第 5 版
5TH EDITION

超声诊断学
DIAGNOSTIC ULTRASOUND

胎儿及新生儿分册

主　编 ◎ [美] 卡罗尔·M. 鲁马克（Carol M. Rumack）
　　　　　[美] 黛博拉·莱文（Deborah Levine）
总主译 ◎ 梁　萍　张　运　姜玉新　李建初
主　译 ◎ 谢明星　马春燕　许　迪　袁丽君　穆玉明

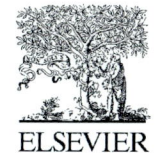

科学技术文献出版社
SCIENTIFIC AND TECHNICAL DOCUMENTATION PRESS
·北京·

图书在版编目（CIP）数据

超声诊断学：第5版. 胎儿及新生儿分册/（美）卡罗尔·M.鲁马克（Carol M. Rumack），（美）黛博拉·莱文（Deborah Levine）主编；谢明星等主译. —北京：科学技术文献出版社，2023.4

书名原文：DIAGNOSTIC ULTRASOUND（5TH EDITION）

ISBN 978-7-5235-0161-0

Ⅰ.①超… Ⅱ.①卡… ②黛… ③谢… Ⅲ.①胎儿—超声波诊断 ②新生儿疾病—超声波诊断 Ⅳ.① R445.1

中国国家版本馆 CIP 数据核字（2023）第 061373 号

著作权合同登记号 图字：01-2023-1684

中文简体字版权专有权归科学技术文献出版社所有

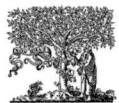

Elsevier (Singapore) Pte Ltd.
3 Killiney Road,
#08-01 Winsland House I,
Singapore 239519
Tel: (65) 6349-0200; Fax: (65) 6733-1817

DIAGNOSTIC ULTRASOUND (5TH EDITION)

Copyright © 2018 by Elsevier, Inc. All rights reserved.
Chapter 32: Mary C. Frates retains copyright for the original figures appearing in the chapter.
Chapter 42: Carol B. Benson and Peter M. Doubilet retain copyright for their original figures appearing in the chapter.
Previous editions copyrighted 2011, 2005, 1998, and 1993.
ISBN-13: 9780323401715

This translation of DIAGNOSTIC ULTRASOUND (5TH EDITION) by Carol M. Rumack and Deborah Levine was undertaken by Scientific and Technical Documentation Press Co., Ltd. and is published by arrangement with Elsevier (Singapore) Pte Ltd.

DIAGNOSTIC ULTRASOUND (5TH EDITION) by Carol M. Rumack and Deborah Levine 由科学技术文献出版社进行翻译，并根据科学技术文献出版社与爱思唯尔（新加坡）私人有限公司的协议约定出版。

《超声诊断学（第5版）：胎儿及新生儿分册》（谢明星等主译）

ISBN: 9787523501610

Copyright © 2023 by Elsevier (Singapore) Pte Ltd. and Scientific and Technical Documentation Press Co., Ltd.

All rights reserved. No part of this publication may be reproduced or transmitted in any form or by any means, electronic or mechanical, including photocopying, recording, or any information storage and retrieval system, without permission in writing from Elsevier (Singapore) Pte Ltd and Scientific and Technical Documentation Press Co., Ltd.

声明

本译本由Elsevier (Singapore) Pte Ltd. 和科学技术文献出版社完成。相关从业及研究人员必须凭借其自身经验和知识对文中描述的信息数据、方法策略、搭配组合、实验操作进行评估和使用。由于医学科学发展迅速，临床诊断和给药剂量尤其需要经过独立验证。在法律允许的最大范围内，爱思唯尔、译文的原文作者、原文编辑及原文内容提供者均不对译文或因产品责任、疏忽或其他操作造成的人身及/或财产伤害及/或损失承担责任，亦不对由于使用文中提到的方法、产品、说明或思想而导致的人身及/或财产伤害及/或损失承担责任。

Printed in China by Scientific and Technical Documentation Press Co., Ltd. under special arrangement with Elsevier (Singapore) Pte Ltd. This edition is authorized for sale in the People's Republic of China only, excluding Hong Kong SAR, Macau SAR and Taiwan. Unauthorized export of this edition is a violation of the contract.

超声诊断学（第5版）：胎儿及新生儿分册

策划编辑：张 蓉	责任编辑：张 蓉 赵 楠	责任校对：张永霞	责任出版：张志平

出 版 者	科学技术文献出版社
地　　址	北京市复兴路15号　邮编 100038
编 务 部	（010）58882938，58882087（传真）
发 行 部	（010）58882868，58882870（传真）
邮 购 部	（010）58882873
官方网址	www.stdp.com.cn
发 行 者	科学技术文献出版社发行　全国各地新华书店经销
印 刷 者	北京地大彩印有限公司
版　　次	2023年4月第1版　2023年4月第1次印刷
开　　本	889×1194　1/16
字　　数	603千
印　　张	22.5
书　　号	ISBN 978-7-5235-0161-0
定　　价	189.00元

版权所有　违法必究

购买本社图书，凡字迹不清、缺页、倒页、脱页者，本社发行部负责调换

原书主编简介

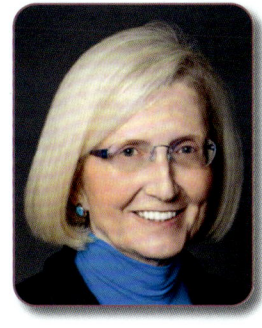

Carol M. Rumack
（MD, FACR）

Carol M. Rumack，医学博士，American College of Radiology 委员，科罗拉多州丹佛市科罗拉多大学医学院放射学和儿科学教授，在科罗拉多大学医院从事临床工作。主要研究领域为高危新生儿超声检查，尤其是在新生儿颅脑方面，发表大量论文并进行广泛宣讲。曾任 Ultrasound Commission、American College of Radiology 及 American Association for Women Radiologists 主席；现任 American Institute of Ultrasound in Medicine 和 Society of Radiologists in Ultrasound 委员。和丈夫 Barry 有两个孩子，分别是 Becky 和 Marc，还有五个孙辈。

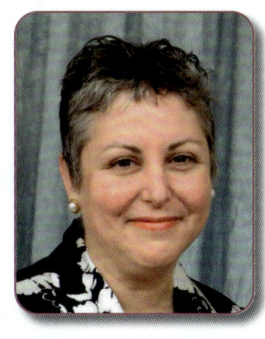

Deborah Levine
（MD, FACR）

Deborah Levine，医学博士，American College of Radiology 委员，波士顿贝斯以色列女执事医疗中心及哈佛医学院影像学教授。主要临床工作内容及研究领域为产科和妇科影像学。曾任 American College of Radiology 副主席；现任 Society of Radiologists in Ultrasound 委员（2016—2017 年任主席），波士顿贝斯以色列女执事医疗中心放射科学术事务副主席，超声联合主任和妇产超声主任。和丈夫 Alex 有两个孩子，分别是 Becky 和 Julie。

译者简介

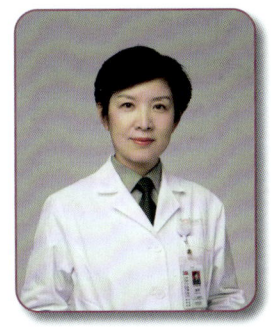

梁 萍

教授，主任医师，博士研究生导师，中国人民解放军总医院第五医学中心超声及介入超声科主任，国家自然科学基金杰出青年科学基金获得者。

【社会任职】

现任中华医学会超声医学分会主任委员，中国研究型医院学会肿瘤介入委员会主任委员，亚洲超声医学及生物学联合会理事。

【专业特长】

擅长腹部、浅表脏器疑难疾病的超声诊断，尤其是多脏器实体肿瘤的微创介入诊疗和热消融治疗；开创了微波消融治疗多脏器实体肿瘤和多模影像导航机器人穿刺等新方法。

【工作经历】

1986年毕业于第二军医大学，至今一直在中国人民解放军总医院从事超声及介入超声诊疗工作。

【学术成果】

作为主编编写中英文专著6部；以第一/通讯作者发表SCI收录论文204篇；制定国内外指南18部；承担"十四五"国家重点研发计划、"十三五"国家重点研发计划、"十二五"国家科技支撑计划，国家自然科学基金重大研究计划、重点项目、重大仪器项目等国家级课题20余项；获国内外发明专利11项；获国家技术发明奖二等奖、国家科学技术进步奖二等奖等国家和省部级二等奖以上奖励8项；培养硕士研究生、博士研究生共80余名。

译者简介

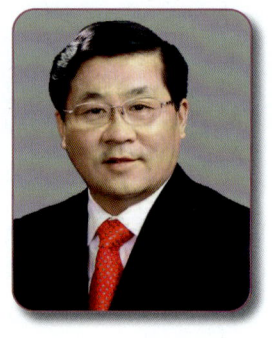

张 运

中国工程院院士，中国医学科学院学部委员，山东大学终身教授，现任山东大学校务委员会副主任、山东大学学位评定委员会副主任、山东大学络病理论创新转化全国重点实验室副主任、教育部和国家卫生健康委心血管重构与功能研究重点实验室主任、山东省心血管病临床医学中心主任。

【社会任职】

现任亚太超声心动图协会副主席，中国超声心动图学会主席，国家心血管病专家委员会副主任委员，中国心脏学会名誉会长等；担任 Frontiers in Pharmacology 副总编辑，Nature Reviews Cardiology、Journal of the American College of Cardiology 等 SCI 收录杂志国际编委；担任《中华心血管病杂志》《中国循环杂志》等国内 10 余个杂志的副总编辑或编委。

【专业特长】

超声多普勒和心血管疾病的基础和临床研究。

【工作经历】

1976 年本科毕业于山东医学院（现山东大学齐鲁医学院），1981 年硕士毕业于山东医学院，1985 年博士毕业于挪威奥斯陆大学（University of Oslo）。1981 年至今，在山东大学齐鲁医院心内科工作。

【学术成果】

作为主编编写专著 13 部，参编专著 33 部。迄今发表 SCI 收录论文 500 余篇，被引用 12 200 余次，H 指数 61，8 次入选"中国高被引学者"。承担国家高技术研究发展计划（863 计划）重大项目课题、国家重点基础研究发展计划（973 计划）项目课题、"十一五"国家科技支撑计划、"十二五"国家科技支撑计划等 40 余项国家和省部级科研课题。获国家自然科学奖二等奖 1 项，国家科学技术进步奖二等奖 1 项、三等奖 3 项，何梁何利基金科学与技术进步奖 1 项，山东省科学技术最高奖 1 项，省部级自然科学奖和科学技术进步奖一等奖 7 项、二等奖和三等奖 40 项。获国家级有突出贡献的中青年专家，"国家百千万人才工程"首批第一、第二层次入选者，全国有突出贡献的回国留学人员、全国卫生系统先进工作者、中华医学会"终身成就奖"、首届中国医师奖、全国首届中青年医学科技之星等荣誉奖励 20 余项。

译者简介

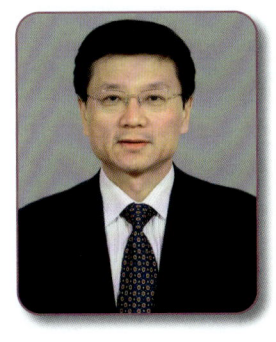

姜玉新

教授，主任医师，博士研究生导师，北京协和医院超声医学科。

【社会任职】

第十二、第十三届全国政协委员，全国政协教科卫体委员会委员，中国医师协会副会长，北京医学会副会长，中华医学会超声医学分会第五、第六、第九届主任委员，国际妇产超声学会中国分会主任委员，《中华医学超声杂志（电子版）》总编辑。

【专业特长】

擅长乳腺超声、甲状腺超声、血管与妇产科超声、超声造影等。

【工作经历】

1983—1991年，任职于北京协和医院；1991—1993年，任职于美国杰斐逊医院；1994年至今，任职于北京协和医院。

【学术成果】

主编多部超声医学专著及教材。承担国家"九五"计划、国家高技术研究发展计划（863计划）、"十一五"国家科技支撑计划、"十二五"国家科技支撑计划、国家自然科学基金、高等学校博士学科点专项科研基金等多项课题。获中华医学科技奖4项、教育部科学技术进步奖3项、华夏医学科技奖2项；获卫生部有突出贡献中青年专家、北京市优秀教师、全国医德标兵、中国医师奖等荣誉。

译者简介

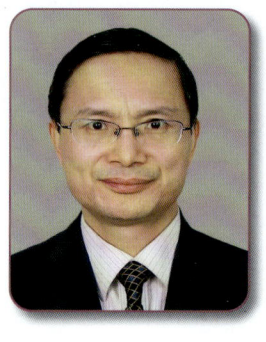

李建初

教授,北京协和医院超声医学科主任。

【社会任职】

现任中华医学会超声医学分会候任主任委员,中国医师协会超声医师分会常务委员,北京医学会超声医学分会候任主任委员,北京医师协会超声医学科医师分会会长,北京市超声医学质量控制和改进中心主任等。

【专业特长】

从事腹部、血管、浅表器官和妇产科超声工作近30年,尤其擅长腹部血管、颈部血管和周围血管领域的疑难杂症超声诊断工作;长期致力于肾动脉狭窄的超声研究,始终工作在临床第一线。

【工作经历】

自1993年开始,历任北京协和医院超声医学科住院医师、主治医师、副主任医师和主任医师。

【学术成果】

主持国家级和北京市基金课题7项;获省部级科学技术进步奖5项;发表专业学术论文百余篇;主编专著6部,作为副主编出版专著8部;牵头5项多中心临床研究。

主译简介

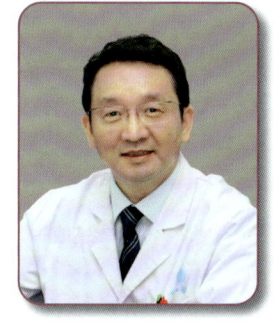

谢明星

国家二级教授，主任医师，博士研究生导师，华中科技大学同济医学院附属协和医院超声医学科主任，心血管研究所副所长，华中科技大学同济医学院医学影像系副主任，湖北省影像医学临床医学研究中心主任，分子影像湖北省重点实验室副主任，科技部国家重点研发计划首席科学家。

【社会任职】

现任中华医学会超声医学分会副主任委员暨心脏超声学组组长，中国医师协会超声医师分会第一、第二届副会长，海峡两岸医药卫生交流协会第三届超声医学专业委员会副主任委员，中国超声医学工程学会常务理事，中国妇幼保健协会胎儿心脏病防治专业委员会常务委员，教育部高等学校医学技术类专业教学指导委员会委员，武汉医学会超声医学分会主任委员，湖北省超声医师协会超声医师分会会长等。

【专业特长】

从事心血管超声临床工作，尤其擅长三维超声心动图、先天性结构性心脏病、瓣膜病及心肌病的超声诊断及介入治疗。

【工作经历】

1990年9月至今，任职于华中科技大学同济医学院附属协和医院。

【学术成果】

主持科技部和国家自然科学基金等国家级项目共11项；作为主要研究者与主持者，获国家科技进步奖3项，获省部级科技进步奖10项；申请专利12项；以第一作者及通讯作者发表学术论文477篇，其中SCI收录论文238篇；主编或参编《超声心动图学》《中华影像医学超声诊断学卷》等专著，以及研究生、本科生与规培生教材40余部。

主译简介

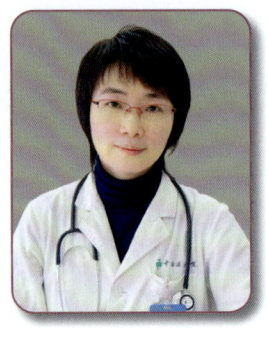

马春燕

教授，主任医师，博士研究生导师，中国医科大学附属第一医院超声教研室主任、心血管超声科主任，辽宁省影像医学临床医学研究中心主任。

【社会任职】

现任中华医学会超声医学分会常务委员暨心脏超声学组副组长，海峡两岸医药卫生交流协会超声医学专业委员会副主任委员，辽宁省医学会超声医学分会主任委员等。

【专业特长】

擅长超声心动图新技术和人工智能技术的使用。

【工作经历】

2001年至今，任职于中国医科大学附属第一医院心血管超声科；2020年12月至今，任中国医科大学附属第一医院超声教研室主任、心血管超声科主任；2021年10月至今，任辽宁省影像医学临床医学研究中心主任。

【学术成果】

主持国家级和省市级课题13项；获省市级科技奖励8项；申请专利5项；发表学术论文100余篇，其中SCI收录论文60余篇；作为主编及副主编参编专著5部。

主译简介

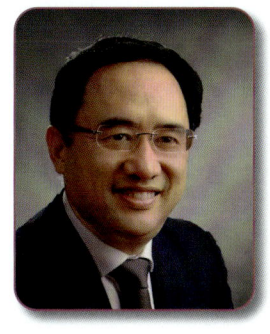

许 迪

教授，主任医师，南京医科大学第一附属医院超声诊断科兼老年心血管科主任。

【社会任职】

现任中华医学会超声医学分会常务委员暨心脏超声学组副组长，中国医师协会超声医师分会超声心动图专业委员会副主任委员，中国医师协会心血管医师分会超声心动图专业委员会副主任委员，中国超声医学工程学会超声心动图专业委员会副主任委员，海峡两岸医药卫生交流协会超声医学专业委员会副主任委员，中国医院协会医学影像中心分会副主任委员，江苏省医学会超声医学分会第六、第七届主任委员，江苏省医师协会超声医师分会第一、第二届会长，江苏省声学学会副理事长暨医学超声专业委员会主任委员。

【专业特长】

从事心血管超声临床工作，尤其擅长心脏超声在心脏起搏和心电生理方面的应用，研究领域涉及心血管超声的基础研究和临床应用。

【工作经历】

1986年8月至今，任职于南京医科大学第一附属医院。

【学术成果】

承担国家自然科学基金面上项目4项；获省部级科技进步奖4项，获省卫生厅新技术引进奖4项；主编专著7部，参编专著23部。

主译简介

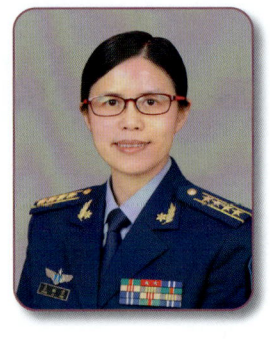

袁丽君

教授，主任医师，空军军医大学唐都医院超声诊断科主任。

【社会任职】

现任中华医学会超声医学分会常务委员，中国医师协会超声医师分会常务委员，中国人民解放军医学科学技术委员会超声医学专业委员会副主任委员，陕西省医学会超声医学分会副主任委员。

【专业特长】

擅长心血管超声、胎儿心脏超声的检查工作。

【工作经历】

2000年至今，任职于空军军医大学唐都医院超声诊断科，先后在空军军医大学生物学博士后流动站、日本东京大学超声心动图研究室、美国宾夕法尼亚大学心血管研究中心进行研究工作。

【学术成果】

主持各类科研课题10余项，以第一作者或通讯作者发表SCI收录论著44篇（影响因子＞10分的论著共12篇）；作为第一或主要参与人获陕西省省级奖项一等奖、二等奖各1项；作为副主编或编者参编教材5部；以第一申请人授权国家发明专利5项；入选国家级百千万人才工程，并荣获"有突出贡献中青年专家""全军优秀研究生导师"等称号；陕西省科技创新团队负责人。

主译简介

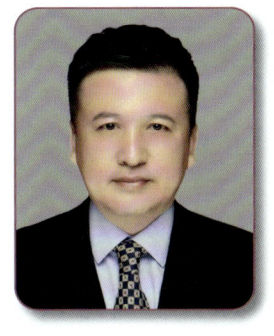

穆玉明

教授，主任医师，新疆医科大学第一附属医院心脏超声诊断科主任。

【社会任职】

现任中华医学会超声医学分会常务委员，中华医学会超声医学分会超声心动图学组副组长，中国医师协会超声心动图专业委员会副主任委员，中国超声医学工程学会常务理事，中国超声医学工程学会超声分子影像学专业委员会常务委员，中国医疗保健国际交流促进会超声医学分会副主任委员，中国医学影像技术研究会副会长，中国民族卫生协会超声医学会副主任委员，中国医学教育委员会超声分会副主任委员，新疆超声医学工程学会会长，新疆医学会超声专业委员会主任委员，新疆超声诊断质量控制中心主任。

【专业特长】

擅长心血管疾病的超声诊断及超声分子影像学的研究。

【工作经历】

1985年8月至今任职于新疆医科大学第一附属医院。

【学术成果】

主持国家自然科学基金项目8项，新疆维吾尔自治区科学基金重点项目等30项；发表学术论文（包括SCI收录论文）235篇；主编专著及教材共13部；荣获省部级科技进步奖一等奖1项、二等奖4项、三等奖2项、四等奖1项，中华医学科技奖1项等多项科研奖励。

原书编者名单

Jacques S. Abramowicz, MD, FACOG, FAIUM
Professor and Director
Ultrasound Services Department of Obstetrics and
Gynecology University of Chicago
Chicago, Illinois
United States

Ronald S. Adler, MD, PhD
Professor of Radiology
New York University School of Medicine
Department of Radiology
NYU Langone Medical Center
New York, New York
United States

Allison Aguado, MD
Assistant Professor
Department of Radiology
Cincinnati Children's Hospital Medical Center
Cincinnati, Ohio
United States

Rochelle Filker Andreotti, MD
Professor of Clinical Radiology
Associate Professor of Clinical Obstetrics and Gynecology
Department of Radiology and Radiological Sciences
Vanderbilt University
Nashville, Tennessee
United States

Elizabeth Asch, MD
Instructor in Radiology
Harvard Medical School
Brigham and Women's Hospital
Boston, Massachusetts
United States

Thomas D. Atwell, MD
Professor of Radiology
Department of Radiology
Mayo Clinic
Rochester, Minnesota
United States

Amanda K. Auckland, BS, RT(R), RDMS, RVT, RDCS
Diagnostic Medical Sonographer
Division of Ultrasound/Prenatal Diagnosis and Genetics
University of Colorado Hospital
Aurora, Colorado
United States

Diane S. Babcock, MD
Professor Emerita of Radiology and Pediatrics
University of Cincinnati College of Medicine
Cincinnati Children's Hospital Medical Center
Cincinnati, Ohio
United States

Beryl Benacerraf, MD
Clinical Professor of Obstetrics and Gynecology and
Radiology
Brigham and Women's Hospital
Clinical Professor of Obstetrics and Gynecology
Massachusetts General Hospital
Harvard Medical School
Boston, Massachusetts
United States

Carol B. Benson, MD
Professor of Radiology
Harvard Medical School
Director of Ultrasound and Co-Director of High Risk
Obstetrical Ultrasound
Department of Radiology
Brigham and Women's Hospital
Boston, Massachusetts
United States

Raymond E. Bertino, MD, FACR, FSRU
Medical Director of Vascular and General Ultrasound
OSF Saint Francis Medical Center
Clinical Professor of Radiology and Surgery
University of Illinois College of Medicine
Peoria, Illinois
United States

Edward I. Bluth, MD, FACR, FSRU
Chairman Emeritus
Ochsner Clinic Foundation
Professor
Ochsner Clinical School
University of Queensland, School of Medicine
New Orleans, Louisiana
United States

Bryann Bromley, MD
Professor of Obstetrics, Gynecology and Reproductive
Biology, part time
Harvard Medical School
Department of Obstetrics and Gynecology
Massachusetts General Hospital
Brigham and Women's Hospital
Boston, Massachusetts
United States

Olga R. Brook, MD
Assistant Professor
Harvard Medical School
Associate Director of CT
Department of Radiology
Beth Israel Deaconess Medical Center
Boston, Massachusetts
United States

Douglas Brown, MD
Professor of Radiology
Department of Radiology
Mayo Clinic College of Medicine and Science
Rochester, Minnesota
United States

Dorothy Bulas, MD
Professor of Pediatrics and Radiology
George Washington University Medical Center
Pediatric Radiologist
Children's National Health Systems
Washington DC
United States

Peter N. Burns, PhD
Professor and Chairman
Department of Medical Biophysics
University of Toronto
Senior Scientist, Imaging Research
Sunnybrook Research Institute
Toronto, Ontario
Canada

Vito Cantisani, MD, PhD
Department of Radiologic, Oncologic and Pathologic Sciences
Policlinic Umberto I
Sapienza University
Rome
Italy

Ilse Castro-Aragon, MD
Assistant Professor of Radiology
Boston University School of Medicine
Section Head, Pediatric Radiology
Boston Medical Center
Boston, Massachusetts
United States

J. William Charboneau, MD
Emeritus Professor of Radiology
Department of Radiology
Mayo Clinic
Rochester, Minnesota
United States

Humaira Chaudhry, MD
Section Chief, Abdominal Imaging
Assistant Professor
Department of Radiology
Rutgers-New Jersey Medical School
Newark, NJ
United States

Tanya Punita Chawla, MBBS, FRCR, MRCP, FRCPC
Assistant Professor and Staff Radiologist
Joint Department of Medical Imaging
University of Toronto
Toronto, Ontario
Canada

Christina Marie Chingkoe, MD
Department of Radiology
Beth Israel Deaconess Medical Center
Boston, Massachusetts
United States

David Chitayat, MD
Professor
Department of Pediatrics, Obstetrics and Gynecology, Molecular Genetics and Laboratory Medicine and Pathobiology
Medical Director
The MSc program in Genetic Counselling, Department of Molecular Genetics
University of Toronto
Head
The Prenatal Diagnosis and Medical Genetics Program
Mount Sinai Hospital
Staff
Pediatrics, Division of Clinical and Metabolic Genetics
Hospital for Sickkids
Toronto, Ontario
Canada

Peter L. Cooperberg, OBC, MDCM, FRCP(C), FACR
Professor Emeritus
Department of Radiology
University of British Columbia
Vancouver, British Columbia
Canada

Lori A. Deitte, MD, FACR
Vice Chair of Education and Professor
Department of Radiology and Radiological Sciences
Vanderbilt University
Nashville, Tennessee
United States

Peter M. Doubilet, MD, PhD
Professor of Radiology
Harvard Medical School
Senior Vice Chair
Department of Radiology
Brigham and Women's Hospital
Boston, Massachusetts
United States

Julia A. Drose, RDMS, RDCS, RVT
Associate Professor
Department of Radiology
University of Colorado Hospital
Aurora, Colorado
United States

Alexia Egloff, MD
Diagnostic Imaging and Radiology
Children's National Health Systems
Washington DC
United States

Judy A. Estroff, MD
Instructor
Boston University School of Medicine
Department of Radiology
Boston Children's Hospital
Boston, Massachusetts
United States

Katherine W. Fong, MBBS, FRCPC
Associate Professor
Medical Imaging and Obstetrics and Gynecology
University of Toronto
Co-director, Centre of Excellence in Obstetric Ultrasound
Mount Sinai Hospital
Toronto, Ontario
Canada

J. Brian Fowlkes, PhD
Professor
Department of Radiology
University of Michigan
Ann Arbor, Michigan
United States

Mary C. Frates, MD
Associate Professor of Radiology
Department of Radiology
Harvard Medical School
Brigham and Women's Hospital
Boston, Massachusetts
United States

Hournaz Ghandehari, MD, FRCPC
Department of Medical Imaging
Abdominal Division
University of Toronto
Sunnybrook Health Sciences Centre
Toronto, Ontario
Canada

Phyllis Glanc, MDCM
Associate Professor
University of Toronto
Department Medical Imaging, Obstetric & Gynecology
Sunnybrook Health Sciences Centre
Toronto, Ontario
Canada

S. Bruce Greenberg, MD
Professor of Radiology and Pediatrics
Department of Radiology
University of Arkansas for Medical Sciences
Little Rock, Arkansas
United States

Leslie E. Grissom, MD
Clinical Professor of Radiology and Pediatrics
Department of Radiology
Sidney Kimmel Medical College at Thomas Jefferson University
Philadelphia, Pennsylvania
Attending Radiologist
Department of Medical Imaging
Nemours Alfred I. duPont Hospital for Children
Wilmington, Delaware
United States

Anthony E. Hanbidge, MB, BCh, FRCPC
Associate Professor
Department of Medical Imaging
University of Toronto
Site Director, Abdominal Imaging
Toronto Western Hospital
Joint Department of Medical Imaging
University Health Network, Mount Sinai Hospital and Women's College Hospital
Toronto, Ontario
Canada

H. Theodore Harcke, MD, FACR, FAIUM
Sidney Kimmel Medical College at Thomas Jefferson University
Chairman, Emeritus
Department of Medical Imaging
Nemours/A I duPont Hospital for Children
Wilmington, Delaware
United States

Christy K. Holland, PhD
Scientific Director of the Heart, Lung, and Vascular Institute
Professor
Department of Internal Medicine
Division of Cardiovascular Health and Disease
University of Cincinnati
Cincinnati, Ohio
United States

Thierry A.G.M. Huisman, MD
Professor of Radiology, Pediatrics, Neurology, and Neurosurgery
Director Pediatric Radiology and Pediatric Neuroradiology
Russell H. Morgan Department of Radiology and Radiological Science
The Johns Hopkins University School of Medicine
Baltimore, Maryland
United States

Bonnie J. Huppert, MD
Assistant Professor of Radiology
Consultant in Radiology
Department of Radiology
Mayo Clinic
Rochester, Minnesota
United States

Alexander Jesurum, PhD
Weston, Massachusetts
United States

Susan D. John, MD
Professor and Chair
Department of Diagnostic and Interventional Imaging
University of Texas Medical School Houston
Houston, Texas
United States

Neil Johnson, MBBS, FRANZCR, MMed
Professor
Department of Radiology and Pediatrics
Cincinnati Children's Hospital Medical Center
Cincinnati, Ohio
United States

Stephen I. Johnson, MD
Staff Radiologist
Department of Radiology
Ochsner Clinic Foundation
New Orleans, Louisiana
United States

Anne Kennedy, MB, BCh
Vice Chair Clinical Operations
Department of Radiology
University of Utah
Salt Lake City, Utah
United States

Julia Eva Kfouri, BSc, MD, FRCSC-MFM
Clinical Associate
Division of Maternal Fetal Medicine
Department of Obstetrics and Gynecology
Mount Sinai Hospital
Toronto, Ontario
Canada

Korosh Khalili, MD, FRCPC
Associate Professor
Department of Medical Imaging
University of Toronto
University Health Network
Princess Margaret Hospital
Toronto, Ontario
Canada

Beth M. Kline-Fath, MD
Professor of Radiology
Department of Radiology
Cincinnati Children's Hospital Medical Center
Cincinnati, Ohio
United States

Elizabeth Lazarus, MD
Associate Professor
Department of Diagnostic Imaging
Warren Alpert Medical School of Brown University
Providence, Rhode Island
United States

Deborah Levine, MD, FACR
Co-Chief of Ultrasound
Director of OB/Gyn Ultrasound
Vice Chair of Academic Affairs
Department of Radiology
Beth Israel Deaconess Medical Center
Professor of Radiology
Harvard Medical School
Boston, Massachusetts
United States

Mark E. Lockhart, MD, MPH
Professor of Radiology and Chief, Body Imaging
Department of Radiology
University of Alabama at Birmingham
Birmingham, Alabama
United States

Ana P. Lourenco, MD
Associate Professor of Diagnostic Imaging
Diagnostic Imaging
Alpert Medical School of Brown University
Providence, Rhode Island
United States

Martha Mappus Munden, MD
Associate Professor of Radiology
Department of Pediatric Radiology
Texas Children's Hospital
Houston, Texas
United States

John R. Mathieson, MD
Clinical Associate Professor
University of British Columbia
Vancouver, British Columbia
Medical Director and Department Head
Vancouver Island Health Authority
Victoria, British Columbia
Canada

Giovanni Mauri, MD
Division of Interventional Radiology
European Institute of Oncology
Milan
Italy

Colm McMahon, MB, BAO, BCh, MRCPI, FFR(RCSI)
Assistant Professor
Department of Radiology
Harvard Medical School
Beth Israel Deaconess Medical Center
Brookline, Massachusetts
United States

Rashmi J. Mehta, MD, MBA
Clinical Radiology Fellow
Department of Radiology
Beth Israel Deaconess Medical Center
Boston, Massachusetts
United States

Nir Melamed, MD, MSc
Associate Professor
Department of Obstetrics and Gynecology
University of Toronto
Sunnybrook Health Sciences Center
Toronto, Ontario
Canada

Christopher R.B. Merritt, MD
New Orleans, Louisiana
United States

Derek Muradali, MD, FRCPC
Associate Professor and Staff Radiologist
Department of Medical Imaging
St Michaels Hospital
University of Toronto
Toronto, Ontario
Canada

Elton Mustafaraj, DO
Resident, Department of Radiology
University of Illinois College of Medicine
Peoria, Illinois
United States

Lisa Napolitano, RDMS
Department of Radiology
Beth Israel Deaconess Medical Center
Boston, Massachusetts
United States

Sara M. O'Hara, MD
Professor of Radiology & Pediatrics
Department of Radiology
Cincinnati Children's Hospital
Cincinnati, Ohio
United States

Harriet J. Paltiel, MDCM
Associate Professor of Radiology
Harvard Medical School
Department of Radiology
Boston Children's Hospital
Boston, Massachusetts
United States

Jordana Phillips, MD
Department of Radiology
Beth Israel Deaconess Medical Center
Boston, Massachusetts
United States

Andrea Poretti, MD
Assistant Professor of Radiology
Section of Pediatric Neuroradiology
Division of Pediatric Radiology
Russell H. Morgan Department of Radiology and Radiological Science
The Johns Hopkins University School of Medicine
Baltimore, Maryland
United States

Theodora A. Potretzke, MD
Assistant Professor
Department of Radiology
Mayo Clinic
Rochester, Minnesota
United States

Rupa Radhakrishnan, MBBS
Assistant Professor
Department of Radiology
Cincinnati Children's Hospital Medical Center
Cincinnati, Ohio
United States

Carl Reading, MD
Professor of Radiology
Department of Radiology
Mayo Clinic
Rochester, Minnesota
United States

Michelle L. Robbin, MD, MS
Professor of Radiology and Biomedical Engineering
Department of Radiology
University of Alabama at Birmingham
Birmingham, Alabama
United States

Henrietta Kotlus Rosenberg, MD
Radiologist-in-Chief
Kravis Children's Hospital at Mount Sinai
Director of Pediatric Radiology
Department of Radiology
Mount Sinai Hospital
Professor of Radiology and Pediatrics
Icahn School of Medicine at Mount Sinai
New York, New York
United States

Carol M. Rumack, MD, FACR
Vice Chair of Education and Professional Development
Professor of Radiology and Pediatrics
Associate Dean for GME
University of Colorado School of Medicine
Denver, Colorado
United States

Eric Sauerbrei, BSc, MSc, MD, FRCPC
Professor of Radiology
Diagnostic Imaging
Queens University
Kingston, Ontario
Canada

Chetan Chandulal Shah, MD, MBA
Faculty, Department of Radiology
Mayo Clinic
Pediatric Radiologist
Department of Pediatric Radiology
Nemours
Wolfson Children's Hospital
Jacksonville, Florida
United States

Thomas D. Shipp, MD
Associate Professor of Obstetrics, Gynecology & Reproductive Biology
Harvard Medical School
Department of Obstetrics & Gynecology
Brigham & Women's Hospital
Boston, Massachusetts
United States

William L. Simpson, Jr., MD
Associate Professor
Department of Radiology
Icahn School of Medicine at Mount Sinai
New York, New York
United States

Luigi Solbiati, MD
Professor of Radiology
Department of Radiology
Humanitas University and Research Hospital
Rozzano (Milan)
Italy

Daniel Sommers, MD
Associate Professor
Department of Radiology
University of Utah
Salt Lake City, Utah
United States

Elizabeth R. Stamm, MD
Associate Professor
Department of Radiology
University of Colorado Hospital
Aurora, Colorado
United States

A. Thomas Stavros, MD, FACR
Medical Director
Ultrasound Invision
Sally Jobe Breast Center
Englewood, Colorado
United States

Maryellen R.M. Sun, MD
Department of Radiology
Lowell General Hospital
Lowell, Massachusetts
United States

Wendy Thurston, MD
Assistant Professor
Department of Medical Imaging
University of Toronto
Chief, Diagnostic Imaging
Department of Diagnostic Imaging
St. Joseph's Health Centre
Courtesy Staff
Department of Medical Imaging
University Health Network
Toronto, Ontario
Canada

Ants Toi, MD, FRCPC, FAIUM
Professor of Radiology and of Obstetrics and Gynecology
University of Toronto
Radiologist
Medical Imaging
Mt. Sinai Hospital
Toronto, Ontario
Canada

Laurie Troxclair, BS, RDMS, RVT
Ochsner Clinic Foundation
New Orleans, Louisiana
United States

Mitchell Tublin, MD
Professor and Vice Chair
Department of Radiology
University of Pittsburgh School of Medicine
Pittsburgh, Pennsylvania
United States

Heidi R. Umphrey, MD, MS
Associate Professor of Radiology
Department of Radiology
University of Alabama at Birmingham
Birmingham, Alabama
United States

Sheila Unger, MD
University of Lausanne
Lausanne
Switzerland

Patrick M. Vos, MD
Clinical Assistant Professor
Department of Radiology
University of British Columbia
Vancouver, British Columbia
Canada

Therese M. Weber, MD, MS
Professor of Radiology
Department of Radiology
University of Alabama at Birmingham
Birmingham, Alabama
United States

Kirsten L. Weind Matthews, PhD, MBBS, FRCPC
Lecturer, Medical Imaging
University of Toronto
Department of Medical Imaging
Mount Sinai Hospital
Toronto, Ontario
Canada

Stephanie R. Wilson, MD
Clinical Professor
Department of Radiology
Department of Medicine, Division of Gastroenterology
University of Calgary
Calgary, Alberta
Canada

Thomas Winter, MD
Professor and Chief of Abdominal Imaging
Department of Radiology
University of Utah
Salt Lake City, Utah
United States

Cynthia E. Withers, MD
Radiologist (retired)
Sansum Clinic and Santa Barbara Cottage Hospital
Santa Barbara, California
United States

Corrie Yablon, MD
Assistant Professor
Department of Radiology
University of Michigan
Ann Arbor, Michigan
United States

Hojun Yu, MD
Radiologist
Department of Diagnostic Imaging
Queen Elizabeth II Hospital
Grande Prairie, Alberta
Canada

译者名单

总主译

梁　萍　张　运　姜玉新　李建初

主　译

谢明星　马春燕　许　迪　袁丽君　穆玉明

副主译

（按姓氏笔画排序）

王　浩　刘丽文　刘娅妮　张　丽　张瑞芳　舒先红

编写秘书

洪　柳　邢长洋　梁彗莉

译　者

（按姓氏笔画排序）

于利利	万琳媛	王睿丽	邓荷萍	卢　丹	申屠伟慧
朱天刚	朱向明	刘　俐	刘　艳	刘云楠	刘艳君
刘莹莹	关丽娜	孙玲玲	纪伟英	李　军	李　贺
李奕莹	李朝军	吴　云	吴文谦	邱　悦	余　铖
宋　越	张　丽	张小杉	张明博	陈骊珠	武丽娜
郑明明	郑敏娟	项飞翔	赵　胜	赵联璧	拜合提亚·塔依尔
姜　岚	秦　川	袁　晨	栗河舟	徐金锋	高巍伦
郭玮涛	陶安宇	黄　媛	曹海燕	章春泉	景香香
焦一宇	路　晶	潘　琦			

原书前言

Diagnostic Ultrasound 作为教科书供全世界医学影像学和相关专业使用，并在应用过程中得到了广泛认可与好评。*Diagnostic Ultrasound*（5TH EDITION）在第4版的基础上进行了重大修订，内容及参考文献均已更新。本书包含5800幅图片（2500幅为新增/修订图片）和480个动态视频（380余个为新增），侧重于对实时临床决策的阐释，大幅提升了疑似病变动态扫描的临床诊断准确性。

第5版在编写过程中发生了重大变故，在此我们向主编胃肠道超声相关章节的Stephanie Wilson和甲状腺介入超声相关章节的Bill Charboneau致以衷心的感谢和深切的缅怀。

在编写过程中我们邀请了近百位在超声医学领域具有丰富临床实践经验及较高技术水平的知名专家参与，并借鉴之前版本经验，以图片的形式细致讲解解剖学和病理学案例，直观展现病变部位的超声图像变化。

本书对内容格式进行了重新设计，章节开篇的章节大纲以特殊设计加以突出显示，并增加章节关键点总结。为引导读者扩展阅读相关领域文献，本书还提供了全部参考文献列表。

本书依旧分为两卷。第一卷由第一至第三部分组成。第一部分包含超声物理和生物学效应介绍及对弹性成像和造影剂的描述；第二部分涉及腹部超声检查，包括关于盆腔超声检查的两个新修订章节，以及介入治疗程序（包括胸部手术）和器官移植的章节；第三部分介绍了小部件成像，包括甲状腺、乳房、阴囊、颈动脉、一个新修订的颅外血管成像章节、两个新修订的肌肉骨骼成像章节，以及肌肉骨骼干预的更新章节。

第二卷从第四部分开始。第四部分包括产科超声检查、孕早期扫描和非侵入性胎儿染色体检测（包括无细胞胎儿DNA）的最新进展；第五部分全面介绍小儿超声检查，包括小儿介入超声检查，并在小儿椎管、小儿泌尿系统和肾上腺的新修订章节展示了大量新图和扫描技术。

本书适用于执业医师、住院医师、医学生、超声医师和其他有兴趣了解诊断超声检查在患者护理中广泛应用的专业人士。我们的目标是使*Diagnostic Ultrasound*一书继续成为超声文献中最权威的参考书，并为实现这一目标持续提升图书可读性和图像精准性。

Carol M. Rumack, MD, FACR
Deborah Levine, MD, FACR

原书致谢

我们对以下专家表示崇高的敬意和真诚的感谢：

致敬所有的编者，感谢他们结合多年临床经验，辛勤笔耕，为我们提供丰富、翔实的文字和图片。

感谢Alexander Jesurum博士，他的杰出努力使所有编者的参考文献不断更新，并协助进行作者间的联系与沟通。

感谢诊断学超声医师Lisa Napolitano，她花费数小时整理和剪辑视频。

感谢Elsevier执行内容策略师Robin Carter，他从*Diagnostic Ultrasound*（5TH EDITION）开始就参与我们的合作。

感谢Elsevier的Taylor Ball和Dan Fitzgerald，协助修订编辑全书文字、图片。

过去的一年对我们每个人来说都是紧张的一年，我们为延续*Diagnostic Ultrasound*一书的精湛感到自豪。

原书献词

以此纪念我的父母，Ruth医生和Raymond Masters医生，是他们鼓励我享受医学的智力挑战，并对改善患者的生命质量保持热忱。

Carol M. Rumack

致Alex、Becky和Julie，是你们的关爱和支持让这部著作得以完成。

Deborah Levine

中文版前言

随着现代母胎医学的快速发展，超声成像技术的广泛临床应用在胎儿疾病产前诊断和筛查中具有独特的价值。近年来，随着超声成像技术的不断创新，其临床应用范围亦不断拓展。在日常临床实践中，超声技术与超声医师是胎儿与新生儿疾病诊疗多学科团队的重要组成部分。在现代母胎医学领域内，超声医师必须不断丰富专业知识，不仅要提高超声检查操作技能与图像解读能力，同时还需紧密结合临床资料，对超声声像图进行综合分析与判读。

Diagnostic Ultrasound（5TH EDITION）由国际知名影像学专家、美国科罗拉多大学医学院Carol M. Rumack教授和哈佛医学院Deborah Levine教授联合主编，是超声医学领域的权威参考工具书。《超声诊断学（第5版）：胎儿及新生儿分册》内容涵盖胎儿及新生儿脑部、胸部、心脏、消化道、腹壁、泌尿生殖系统和肌肉骨骼系统等器官及组织的超声检查与声像图解读，既注重基础知识和超声检查规范的阐述，亦注重学科前沿进展介绍。本分册内容翔实，概念清晰，条理明了，文、图、视频并茂，既契合超声专业医师临床应用与研究的需求，也可满足医学生学习胎儿及新生儿超声诊断知识与掌握操作技能的需求。

本分册的翻译团队由60余位国内知名专家和青年才俊组成，他们具有熟练的专业技能、丰富的教学经验和深厚的学术造诣。为确保译本的质量，翻译过程中，全书主译、主审们设置了译者互审、主译统审、主审把关等多个质量控制环节，通过多层次审修，认真核校，最大限度再现原著的学术表达，力求术语准确规范。但由于中外语言表述习惯不同、专业术语表达存在差异，或内涵与外延不准，更囿于参译人员的专业水平和翻译能力，书中一定存在诸多疏漏和不足，甚至存在漏译及错译之处，在此，真诚渴望广大读者批评指正！最后，衷心祝愿本分册的出版能助力中国超声医学事业的发展，能惠及百姓与患者。

Contents 目录

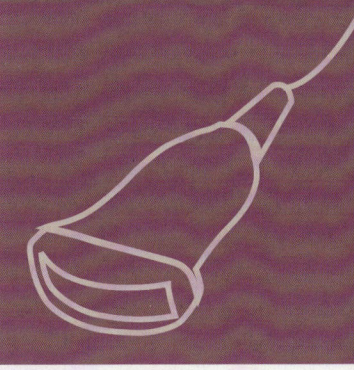

第一章
胎儿面部和颈部　1

第二章
胎儿颅脑　25

第三章
胎儿脊柱　63

第四章
胎儿胸部　83

第五章
胎儿心脏　103

第六章
胎儿消化道和腹壁　129

第七章
胎儿泌尿生殖系统 | 153

第八章
胎儿肌肉骨骼系统 | 185

第九章
胎儿水肿 | 217

第十章
胎儿测量：正常和异常胎儿的生长与健康评估 | 241

第十一章
新生儿和婴儿脑成像 | 261

第十二章
新生儿与婴儿颅脑的双功能超声成像 | 313

动图目录

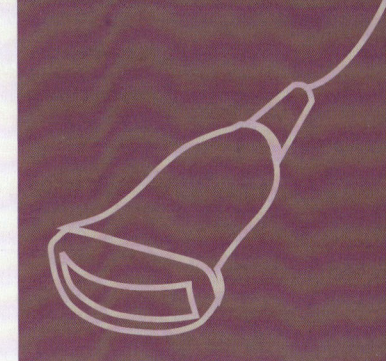

注：由于版权限制，书中动图需通过网址观看，具体操作步骤请见封二。

动图 1.1　妊娠 20 周胎儿左侧完全性唇裂、牙槽裂和腭裂（矢状面）
动图 1.2　妊娠 20 周胎儿左侧单侧完全性唇裂、牙槽裂和腭裂（横切面）
动图 1.3　妊娠 20 周胎儿左侧单侧完全性唇裂、牙槽裂和腭裂（冠状面）
动图 1.4　妊娠 20 周胎儿小颌畸形
动图 2.1　正常脑部（横切面）
动图 2.2　正常脑部（冠状面）
动图 2.3　正常脑部（矢状面）
动图 2.4　脉络丛囊肿
动图 2.5　双侧脑积水
动图 2.6　Chiari Ⅱ 型畸形伴开放性脊柱裂的头颅超声声像图（横切面）
动图 2.7　前裂无脑畸形
动图 2.8　妊娠中期胼胝体发育不全
动图 2.9　胼胝体发育不全（冠状面）
动图 2.10　胼胝体发育不全（矢状面）
动图 2.11　胼胝体发育不全伴中线囊肿（横切面）
动图 2.12　中隔叶缺失
动图 3.1　正常脊柱横切面扫查
动图 3.2　正常脊柱矢状面扫查
动图 3.3　脊髓脊膜膨出
动图 3.4　闭合性神经管缺陷（横切面）
动图 3.5　闭合性神经管缺陷（纵切面）
动图 3.6　骶尾部畸胎瘤
动图 4.1　先天性囊性腺瘤样畸形
动图 4.2　16 周胎儿少量胸腔积液
动图 4.3　32 周胎儿左侧先天性膈疝（横切面）
动图 4.4　32 周胎儿左侧先天性膈疝（矢状面）
动图 4.5　左侧先天性膈疝（较大），大部分肝脏疝入胸腔
动图 4.6　右侧先天性膈疝
动图 5.1　正常心尖四腔心切面
动图 5.2　正常剑突下四腔心切面
动图 5.3　主动脉和肺动脉的正常声像图
动图 5.4　主动脉和肺动脉的彩色多普勒声像图
动图 5.5　心室和大动脉的彩色多普勒短轴声像图
动图 5.6　三血管气管切面
动图 5.7　主动脉弓切面（一）
动图 5.8　主动脉弓切面（二）
动图 5.9　房室间隔缺损
动图 5.10　Ebstein 畸形
动图 5.11　右心室发育不良
动图 5.12　左心发育不良综合征
动图 5.13　法洛四联症
动图 6.1　食管闭锁
动图 6.2　胃内絮状物（一）
动图 6.3　胃内絮状物（二）
动图 6.4　十二指肠闭锁
动图 6.5　空肠闭锁
动图 6.6　重复囊肿
动图 6.7　胎粪性腹膜炎
动图 6.8　肠管回声增强
动图 6.9　正常胆囊
动图 6.10　环状胰腺
动图 6.11　脾囊肿
动图 6.12　腹裂
动图 6.13　脐膨出
动图 6.14　膀胱外翻
动图 6.15　泄殖腔外翻
动图 7.1　单侧肾缺如导致的肾上腺"平卧征"
动图 7.2　双肾缺如
动图 7.3　左侧盆腔肾

动图 7.4	右侧肾
动图 7.5	双肾
动图 7.6	常染色体隐性遗传多囊肾病
动图 7.7	集合系统破裂导致肾周尿瘤
动图 7.8	原发性巨输尿管
动图 7.9	巨膀胱和巨尿道
动图 7.10	泄殖腔发育不全
动图 7.11	卵巢囊肿
动图 8.1	致死性骨发育不良
动图 8.2	妊娠 21 周胎儿马蹄内翻足
动图 9.1	孕 30 周胎儿，腹部伴有少量腹腔积液、羊水过多
动图 9.2	双侧胸腔积液，左侧多于右侧
动图 9.3	大量的单侧胸腔积液使膈肌反向，并伴有腹腔积液
动图 9.4	胎儿少量心包积液并心肌收缩减弱、回声增强
动图 9.5	先天性肺气道畸形胎儿水肿
动图 9.6	大脑中动脉多普勒超声表现
动图 9.7	收缩不良的心脏呈现心脏异常、双侧胸腔积液和显著的全身水肿
动图 10.1	早期胚胎心跳
动图 10.2	胎动
动图 10.3	胎儿呼吸样运动
动图 11.1	正常冠状面扫查
动图 11.2	正常矢状面扫查
动图 11.3	正常乳突扫查
动图 11.4	Chiari Ⅱ型畸形
动图 11.5	Chiari Ⅱ型相关的脑室扩大
动图 11.6	Chiari Ⅱ型畸形，可见尖额角和增大的枕角，部分胼胝体缺失（与动图 11.4 和动图 11.5 中新生儿相同）
动图 11.7	矢状面扫查 Chiari Ⅱ型畸形患者的脊髓栓系
动图 11.8	透明隔缺如（冠状面扫查）
动图 11.9	右侧亚急性室管膜下、脑室内及右侧额叶脑实质内出血
动图 11.10	右侧室管膜下、丘脑尾状核沟及脑室内出血
动图 11.11	小脑延髓池血凝块
动图 11.12	急性脑室内出血高回声超声表现
动图 11.13	双侧脑室内及脑实质出血
动图 11.14	急性高回声出血超声表现
动图 11.15	脑室内出血
动图 11.16	囊性脑室周围白质软化
动图 11.17	巨细胞病毒伴点状钙化
动图 11.18	多发局灶性钙化
动图 11.19	脑室内分隔带

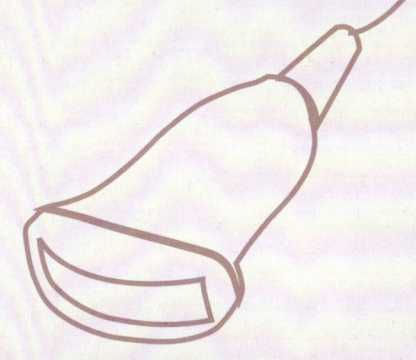

第一章 胎儿面部和颈部

Ana P. Lourenco and Judy A. Estroff

章节大纲

一、胚胎学和发育
    （一）面部
    （二）颈部

二、正常胎儿面部超声检查

三、头部异常
    （一）大小异常
    （二）形状异常
    （三）前额异常

四、眼眶异常
    （一）眶距过窄
    （二）眶距过宽
    （三）小眼畸形和无眼畸形
    （四）脉络膜缺损
    （五）泪囊膨出
    （六）先天性白内障

五、耳部异常

六、面中部异常
    （一）发育不全
    （二）鼻骨缺如
    （三）其他鼻部异常
    （四）唇腭裂

七、下面部异常
    （一）巨舌症和口腔肿物
    （二）小颌畸形和下颌后缩畸形

八、软组织肿瘤

九、颈部异常
    （一）颈项透明层增厚
    （二）淋巴管畸形（水囊状淋巴管瘤）
    （三）颈部畸胎瘤
    （四）甲状腺肿

十、小结

关键点总结

- 耳部与眼部的异常通常合并颅骨和面部的异常。
- 胎儿头部大小和形状的异常可能与各种综合征和染色体异常有关。
- 鼻骨发育不全或缺如可见于21-三体综合征胎儿。
- 唇裂可能与腭裂有关，详细描述唇裂对于准确向父母提供咨询、预测产后结果和制定治疗方案十分重要。
- 孤立的腭裂很少能通过产前超声确诊，通常与小颌畸形和各种综合征有关。
- 小颌畸形最好在正中矢状面上进行评估，其可能与多种综合征相关，并可能导致进食和气道管理困难。
- 胎儿颈部肿块并不常见，包括淋巴管畸形、畸胎瘤、血管瘤和甲状腺肿。评估胎儿气道与肿块的关系对于分娩计划制定至关重要。

随着超声灰阶和三维成像技术的进步，胎儿面部和颈部超声评估已成为中期胎儿解剖结构检查的常规部分。越来越多的颅面部异常可在妊娠早期发现。胎儿面部异常特别重要，这是因为其常与各类综合征及染色体异常有关。本章回顾了胎儿面部和颈部的胚胎学和正常发育过程，并描述了超声可以检测到的解剖结构和发育异常。

一、胚胎学和发育

（一）面部

胎儿面部大约在妊娠4周时开始发育且发育迅速，主要发育过程在妊娠8周时完成（图1.1）。在这个复杂的过程中，外胚层、中胚层、内胚层和神经脊细胞相互作用，形成了经典的人类面部特征。外胚层围绕着口凹（原始的嘴）。成对的咽弓或鳃弓由中央间充质与外胚层和内胚层覆盖组成，在中线融合。神经嵴细胞形成面部的结缔组织（软骨、骨和韧带）。

5个主要的组织芽（称为突或隆起）构成胎儿面部。额鼻突形成前额和鼻背尖端。外侧鼻突形成鼻翼。内侧鼻突形成鼻中隔。上颌突形成上颊和上唇的大部分。下颌突形成下颊、下唇和下颌。上颌突和下颌突起源于第一鳃弓。其余鳃弓形成口咽部。

在妊娠第4周，额突形成于胚胎的头端。两个鼻板位于额突，视盘位于后外侧。在口凹中，口咽膜出现孔洞。

在妊娠第5周，鼻板中的鼻窝开始发育，内侧鼻突和外侧鼻突开始分化。晶状体泡内陷在视盘内，内侧鼻突的尾端开始与上颌突融合。

在妊娠第6周，6个耳丘（间充质增生）形成，

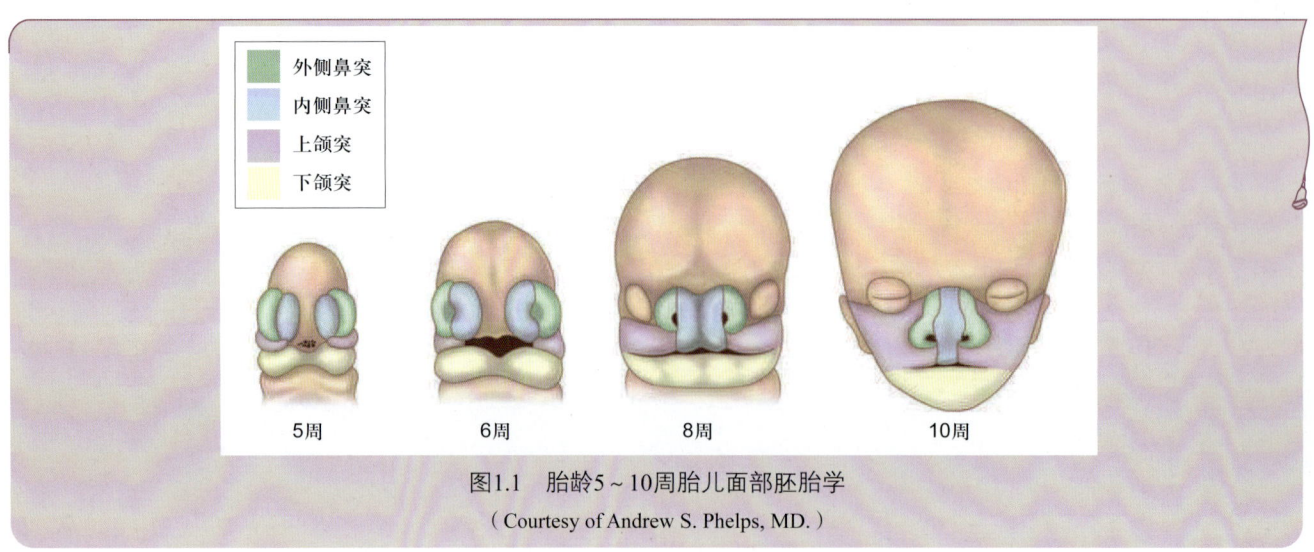

图1.1　胎龄5～10周胎儿面部胚胎学

(Courtesy of Andrew S. Phelps, MD.)

并将发育为耳朵的耳廓。在这些耳丘未完全融合时，可能会出现耳廓凹陷。内侧鼻突和外侧鼻突融合，上颌突开始形成上颌。内侧鼻突在中线处连接形成鼻中隔。脉络膜裂边缘融合，玻璃体血管出现在视柄的中央。这些血管最终将形成视网膜动脉和静脉。

到妊娠第7周时，可见鼻尖轮廓，耳廓开始成形。当内侧鼻突融合完成时，鼻和人中的中轴形成，眼睑变得突出。到妊娠第8周结束时，发育中的眼睛直径可达2 mm。

（二）颈部

胎儿颈部的发育同样复杂，大量的胚胎发育事件推进了血管、神经、肌肉骨骼、淋巴和内分泌系统的发育。喉气管沟在妊娠第4周时沿原始口腔底部形成。喉气管沟外翻后，形成喉气管憩室，远端形成肺芽。憩室的内胚层形成喉和气管的上皮。喉内皮细胞增殖并暂时闭塞其管腔。管腔再通发生于妊娠第10周，形成喉室、声带和前庭壁。第四和第六鳃弓形成周围的软骨和肌肉。

妊娠4~6周时，左、右颈淋巴囊发育为锁骨下静脉憩室。毛细淋巴管渗入体内，排入这些囊中。淋巴囊和静脉系统之间的异常连接被认为会导致妊娠早期的淋巴管畸形和颈项透明层增厚，以及妊娠中期的颈部皮肤皱褶增厚。

二、正常胎儿面部超声检查

胎儿面部超声评估是妊娠中期常规解剖检查的一部分，但实际上其并非是必须进行的。根据美国超声医学研究所2013年实践指南，在解剖学检查期间，只有胎儿上唇的检查是强制性的。尽管如此，仍可以使用最先进的设备获得精美的多平面二维、三维和四维胎儿面部声像图。由于胎位而无法获得标准冠状面时，获取面部轮廓和三维超声声像图是有帮助的（图1.2A）。获得胎儿面部矢状面三维容积成像后，通过旋转图像可清楚显示上唇和上颚。筛查胎儿唇裂时，必须提供胎儿鼻和唇的冠状面（图1.2B）和横切面声像图。

尽可能获取面部轮廓矢状面声像图，并显示正常的鼻骨、唇、下颌和前额（图1.2C）。通常可获

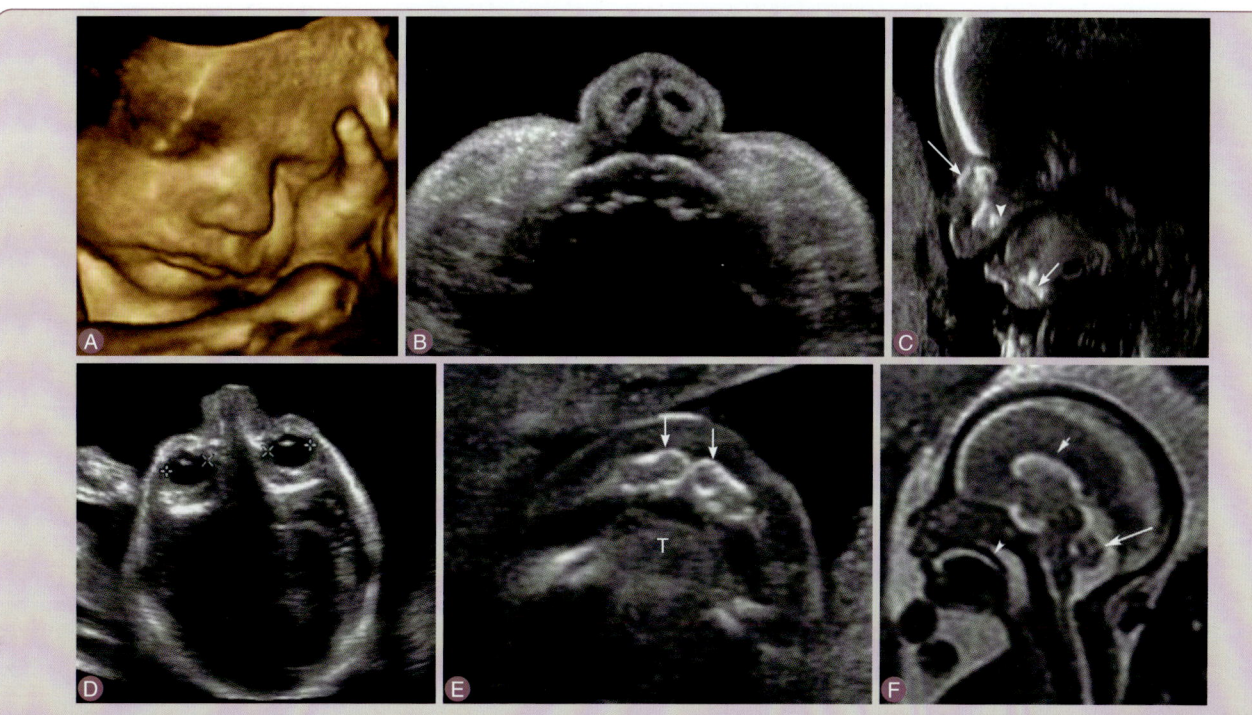

A.正常30周胎儿三维超声声像图；B.胎儿鼻和唇，妊娠33周时不同胎儿的正常鼻孔和上颌牙齿的冠状面声像图；C.17周胎儿的面部矢状面声像图显示正常的鼻骨（长箭头）、上颌骨（三角箭头）和下颌骨（短箭头）；D.横切面声像图中的正常眼眶（标尺：+，外眶距；x，内眶距）；E.正常上颌骨，17周胎儿上颌骨前部的横切面声像图显示舌头（T）和牙槽中的牙芽（箭头）；F.妊娠27周时正常胎儿面部的矢状面MRI T₂WI显示正常的中线结构，如胼胝体（短箭头）、小脑蚓部（长箭头）和继发腭（三角箭头）。

图1.2 正常胎儿面部表现

取三维容积成像协助识别表征异常；可通过眼眶的横切面声像图确认两个眼球是否存在、大小及间距是否正常（图1.2D）；可获得上颌骨和牙槽嵴的横切面声像图，以确定是否存在原发性腭裂（图1.2E）。上颚将鼻腔与口腔分开。继发腭很难在二维超声声像图上显示，但可用特殊的三维超声声像图进行评估，并且通常可在胎儿MRI检查的正中矢状面和冠状面声像图上显示（图1.2F）。

获取胎儿颈部的矢状面、横切面和冠状面声像图，以评估颈椎、气道及肿块（图1.3），还应评估是否存在异常颈部体态（如过度伸展），其可能与合并颈前肿物有关（如肿大甲状腺或颈部畸胎瘤）。颈部皮肤皱褶增厚是在妊娠中期检查中进行评估，并在枕下前囟平面进行测量，该平面的标志包括透明隔腔、大脑脚、小脑半球和小脑延髓池。

三、头部异常

（一）大小异常

胎儿头部通常呈椭圆形，在该情况下，双顶径和头围的测量值可用于估测胎龄。如果头部超声测量值低于平均值3个标准差则诊断为小头畸形。如果测量值高于平均值3个标准差则表明存在大头畸形。胎儿头部大小的异常十分重要。小头畸形可能与大脑发育异常有关，并且通常会导致神经系统预后不良。大头畸形可由良性原因导致，如大头家族史，其病理性原因包括潜在的大脑发育不良或损伤或罕见的占位性病变等。胎头过大，分娩时可能会发生头盆不称，导致胎儿无法分娩产出，进而需要行剖宫产。

基于累及颅缝的颅骨畸形分类
长头畸形或舟状头畸形：矢状缝，最常见的颅缝早闭
前斜头畸形：冠状缝
后斜头畸形：人字缝
短头畸形：双侧冠状缝，第二常见的颅缝早闭
三角头畸形：额骨缝
塔形头骨畸形：所有颅缝和颅底骨缝
分叶状头型：除鳞缝外的其他颅缝

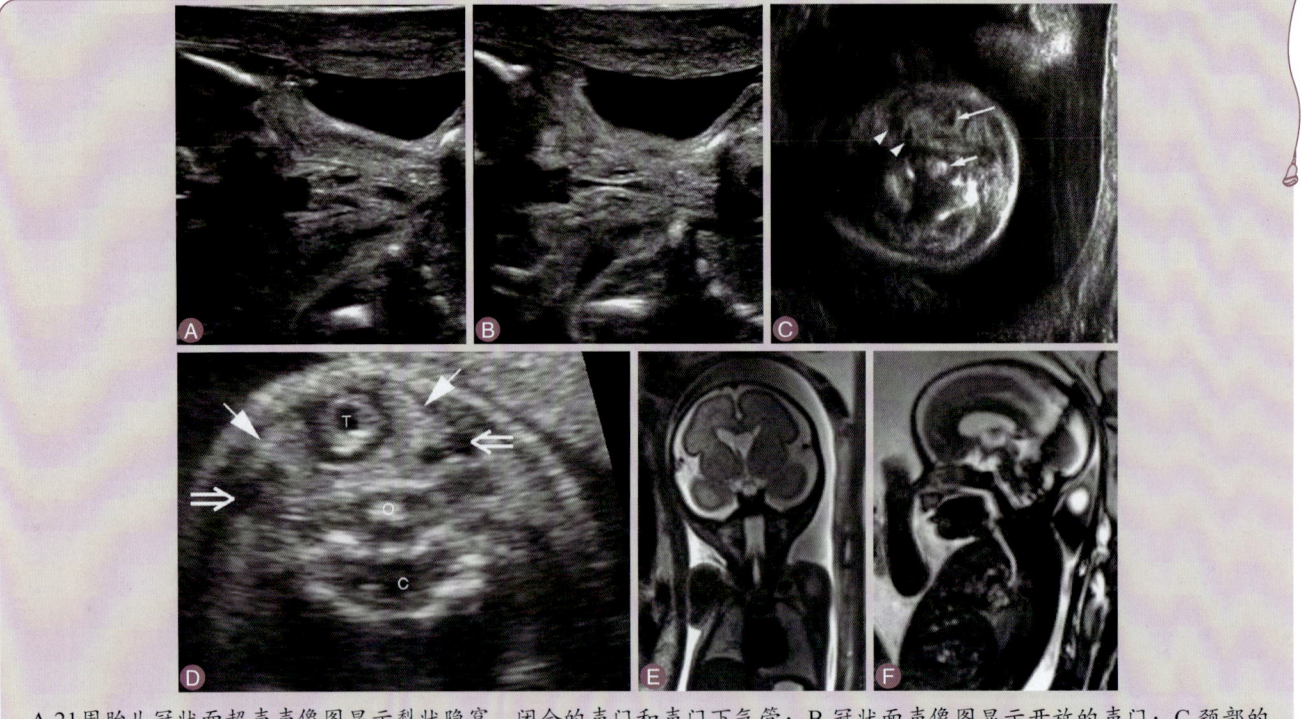

A.21周胎儿冠状面超声声像图显示梨状隐窝、闭合的声门和声门下气管；B.冠状面声像图显示开放的声门；C.颈部的横切面声像图显示颈动脉和颈静脉血管（三角箭头）、气管（长箭头）和椎体（短箭头）；D.颈部的横切面声像图显示甲状腺（箭头），内侧的颈动脉和外侧的颈静脉（空心箭头）位于甲状腺后方，气管（T）位于中线，其后为椎体，中央见一发育中的小骨化中心（O），脊髓（C）位于椎弓内；E、F.另一27周胎儿的正常声门、声带和声门下气管的冠状面（图E）和矢状面（图F）MRI表现。T：气管；O：骨化中心；C：脊髓。

图1.3　正常颈部

（二）形状异常

头部形状异常有多种形式。长而窄（椭圆形）的异常颅骨被描述为长头畸形，更常见于臀位胎儿和羊水过少的情况。异常圆的头部被称为短头畸形，其可能是由冠状缝过早融合所致。柠檬头型存在额骨凹陷，通常与开放性神经管缺陷和后脑Chiari Ⅱ型畸形有关，也可见于正常胎儿（图1.4）。草莓头型表现为枕骨变平且颅骨双额部变窄，可能与18-三体综合征相关。分叶状头型见于一些侏儒患儿，尤其是致死性侏儒患儿，以及一些颅缝早闭的胎儿。

1. 颅缝早闭

颅缝早闭是一组异质性疾病，其中一条或多条颅缝过早融合。虽然头部形状异常可以在子宫内诊断出来，但这种诊断通常要到出生后才会变得明显。大约每2500例新生儿中有1例存在颅缝早闭。最近的研究表明，颅缝早闭的病理生理学与成纤维细胞生长因子的异常分子信号传导有关，导致颅缝过早闭合（图1.5）。大约85%的病例是孤立性的，综合征型约占15%。颅缝早闭与多种综合征相关，包括Apert综合征、Crouzon综合征、Pfeiffer综合征、Antley-Bixler综合征、Beare-Stevenson综合征、Fetter综合征和Carpenter综合征，以及致死性侏儒症。颅缝早闭导致的头部形状异常可引起面部异常，包括眶距过宽、眶距过窄、眼球突出和面中部发育不全。长头畸形（长圆形头）是最常见的颅缝早闭病症，由矢状缝过早融合导致。不对称的头部被称为斜头畸形。

当胎位适合探查时，可以通过超声显示颅缝并使用高频线阵探头评估其开放状态。

产前诊断颅缝早闭具有一定挑战性。胎儿可能在妊娠中期表现正常，但在妊娠晚期又会出现变化，此种情况下正常的生理形态可能会成为误导因素。在高危病例中，早在12周时就可以观察到头部形状的变化。当超声无法探及通常存在于颅骨间的透声区时，提示存在融合的颅缝。低回声颅缝外观的消失滞后于形状变化4~16周。三维多平面成像和表面重建可以在一定程度上帮助医师明确诊断。关联的异常可用于区分类型。

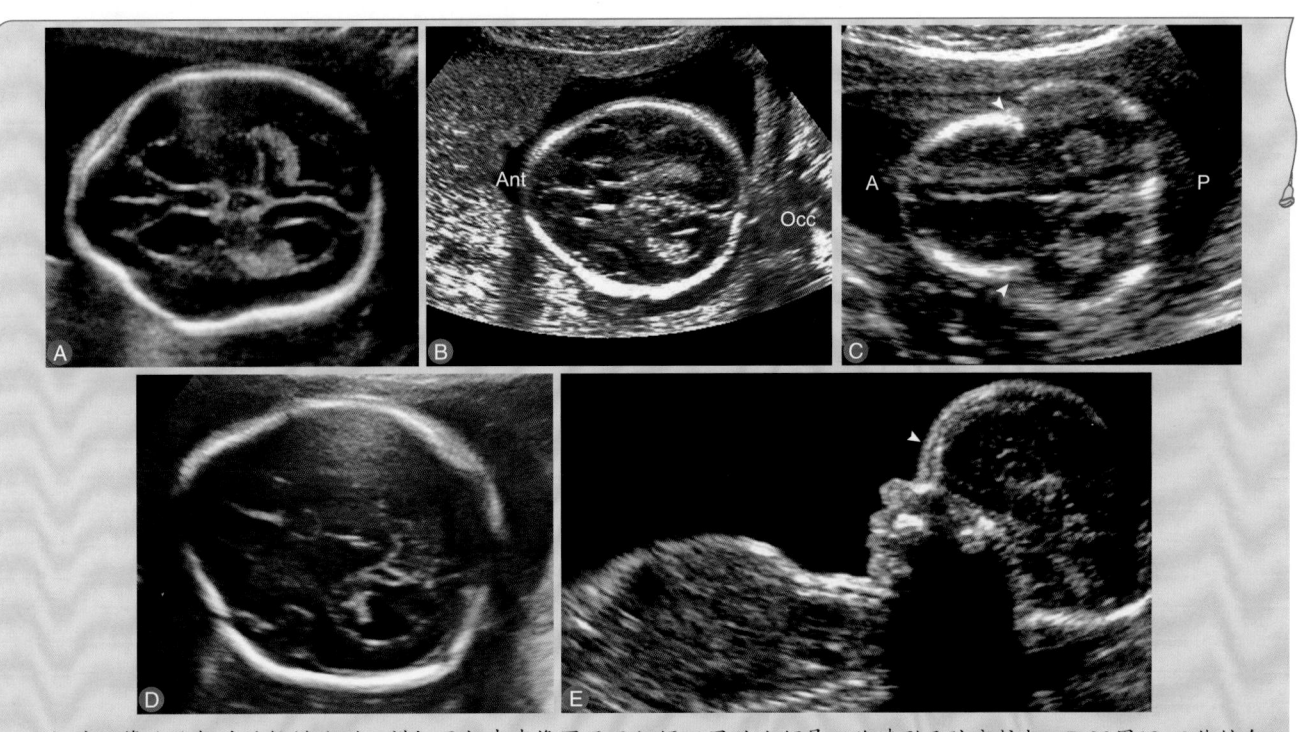

A.与神经管缺陷相关的柠檬头型，横切面超声声像图显示妊娠23周胎儿额骨凹陷畸形及脑室扩大；B.20周18-三体综合征胎儿的短头畸形和草莓头型（额部缩小变尖，枕部扁平），头颅指数96%（正常为80%）；C.颅缝早闭相关的分叶状头型，冠状缝（箭头）和除鳞缝外其他颅缝早闭形成的分叶状头型，该胎儿患有致死性侏儒；D.颅缝早闭，27周胎儿的横切面超声声像图，因额缝早闭导致前颅骨变尖；E.软骨发育不良胎儿的额叶隆起（箭头），需注意"鞍鼻"，鼻骨与额骨呈异常90°角，同时具有小的胸部和突出的腹部。Ant：前额；Occ：枕骨；A：前部；P：后部。

图1.4 不同头部形状异常

（B and C courtesy of Ants Toi, MD.）

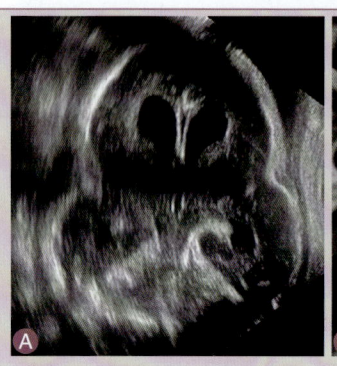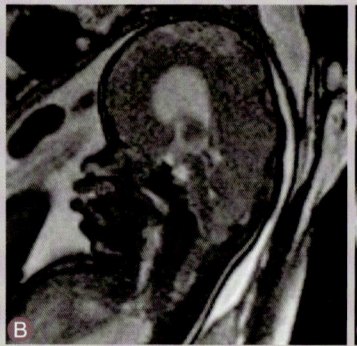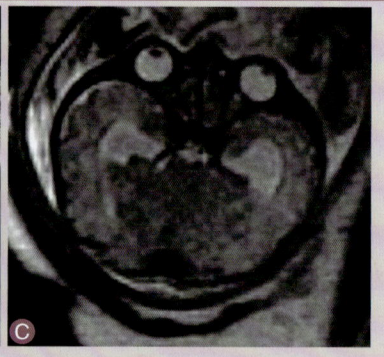

A.冠状面声像图显示妊娠37周时继发于冠状缝、人字缝和鳞缝且均发生早闭的分叶状头型畸形；B、C.矢状面和横切面MRI显示塔形头骨畸形（多颅缝闭合，仅允许向上生长，呈"塔状头"）。

图1.5　颅缝早闭伴分叶状头型

颅骨畸形可能引起其他问题，包括颅内高压、阻塞性呼吸暂停、眼球突出、视力丧失、牙齿咬合不正和智力障碍。在47%的学龄儿童中观察到学习障碍。对产前怀疑存在颅缝早闭的胎儿应进行详细的神经学和解剖学超声检查。MRI可帮助明确诊断。产后行CT表面重建有助于确认诊断，并且CT表面重建是确定手术治疗方案的必要检查。*FGFR*和*TWIST*突变的家族史和分子分析也可辅助诊断。进行包括颅面和神经外科专家在内的多学科咨询十分重要，因为治疗可能涉及塑形头盔和外科手术。

2.缝间骨

缝间骨是位于颅缝或囟门中的小骨，可能与多种疾病有关，如骨发育障碍矮小症、成骨不全、锁骨颅骨发育不良、甲状腺功能减退症和21-三体综合征。三维成像有助于评估缝间骨（图1.6）。

缝间骨鉴别诊断
颅骨锁骨发育不良
先天性甲状腺功能减退症
低磷酸酯酶症
成骨不全
21-三体综合征
Menkes卷发综合征
早老症
骨发育障碍矮小症

（三）前额异常

矢状面最适合用来评估前额，在该切面中可以评估额骨和鼻骨之间的角度。额叶隆起是额骨的异常突出，在胎儿超声检查中很少见，然而，其在各种骨发育不良和综合征中均有报道，包括软骨发

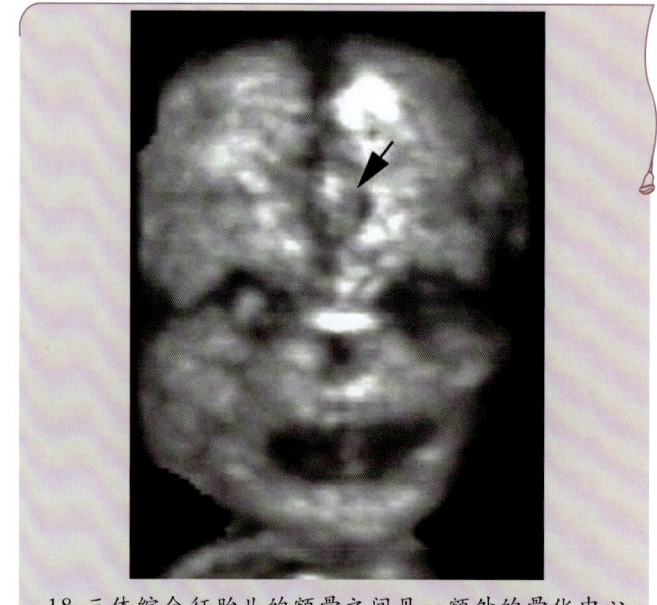

18-三体综合征胎儿的额骨之间见一额外的骨化中心（箭头）。

图1.6　缝间骨

育不全和致死性侏儒，以及与颅缝早闭相关的综合征。

沃尔夫-赫希霍恩综合征，又称4p部分单体综合征，该综合征表现为前额异常倾斜，即"希腊武士头盔面容"（图1.7）。在前脑发育不全合并小头畸形和脑膨出的情况下，前额也可以出现倾斜（图1.8）。

脑膨出

脑膨出指大脑和（或）脑膜通过颅骨缺损异常突出，被认为是脊柱裂的一种形式。在美国和西欧，枕部是脑膨出最常见的部位，额筛脑膨出在东南亚更常见。许多脑膨出是通过胎儿超声检查确诊，表现为颅骨异常缺损，伴有脑组织或脑膜疝

出。胎儿MRI适用于评估脑膨出的内容和颅内脑实质情况。额叶脑膨出可在胎儿面部超声评估中探及，并且通常与眶距过宽和中线面裂有关（参见本书第二章）。

额部隆起的鉴别诊断
软骨发育不全
肢端肥大症
基底细胞痣
颅骨锁骨发育不良
先天性梅毒
克鲁宗综合征
胎儿三甲双酮综合征
Pfeiffer综合征
拉塞尔-西尔弗综合征
致死性侏儒

四、眼眶异常

胎儿眼眶的超声评估最好在横切面或冠状面进行，这些切面可以确认两个眼眶的存在，评估其大小、形状及眼眶之间的距离。矢状面有助于评估眼球的异常前移（眼球突出）。双侧眼眶应大小对称，内外眶距在正常范围内。详细列线图可供参考（表1.1）。

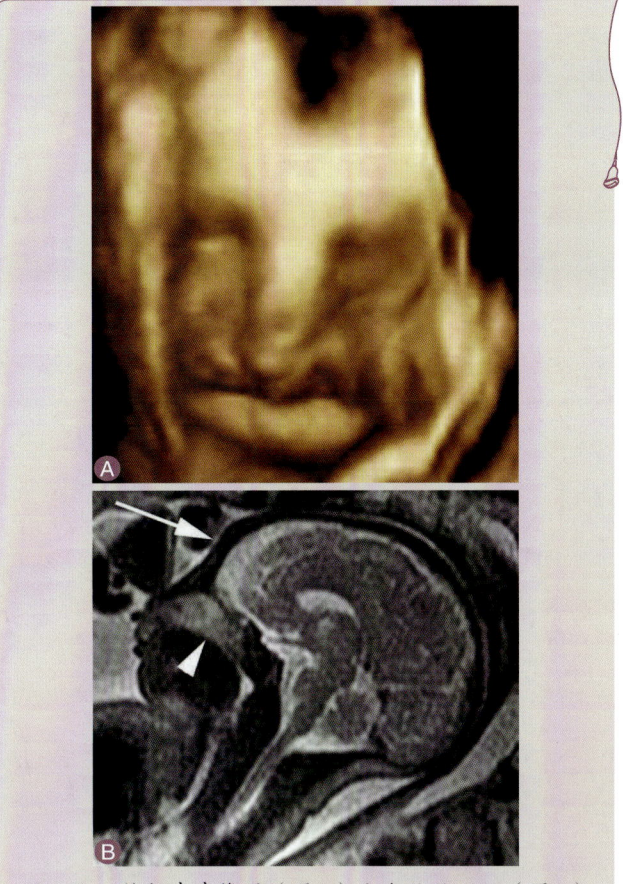

冠状位三维超声声像图（图A）和矢状位MRI（图B）显示妊娠34周胎儿异常宽阔、平坦的鼻梁和前额，即所谓的"希腊武士头盔面容"，可见倾斜的前额（B图中的长箭头）和缺如的继发腭（图B中的三角箭头显示鼻咽与口咽相通）。

图1.7　沃尔夫-赫希霍恩综合征合并腭裂胎儿的前额倾斜

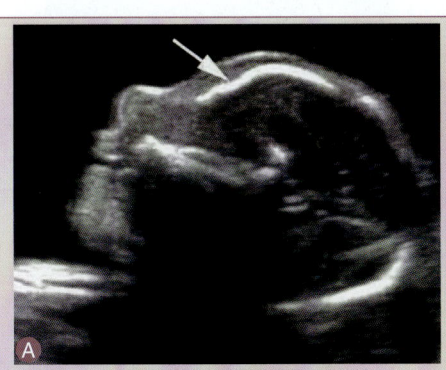 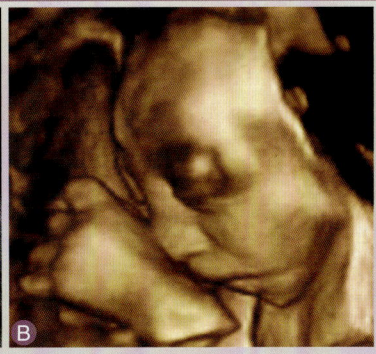 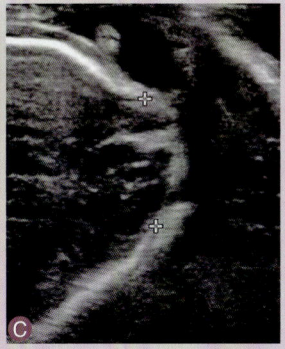

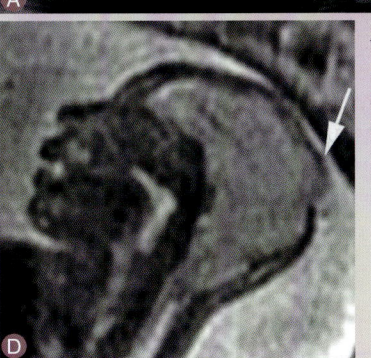

A、B.患有小头畸形和较小后脑膨出的28周胎儿的二维和三维超声声像图，倾斜的前额（箭头）是由前脑发育不足造成的；C.轴向超声声像图显示枕部高位缺损（标尺），少量发育不良的大脑经缺损部位突出；D.矢状面MRI显示小头畸形和颅骨枕部高位缺损（箭头）。

图1.8　伴有后脑膨出的胎儿前额倾斜

表1.1 胎儿的正常眼眶直径

胎龄（周）	眶内距（mm）			眶外距（mm）		
	第5百分位数	第50百分位数	第95百分位数	第5百分位数	第50百分位数	第95百分位数
13	4	7	10	12	16	20
14	5	8	11	14	18	22
15	5	8	11	17	21	25
16	6	9	12	19	23	27
17	7	10	13	21	25	29
18	8	11	s	24	27	31
19	8	11	14	26	30	34
20	9	12	15	28	32	36
21	10	13	16	30	34	38
22	10	13	16	32	36	40
23	11	14	17	33	37	41
24	12	14	17	35	39	43
25	12	15	18	37	41	45
26	13	16	19	39	43	47
27	13	16	19	40	44	48
28	14	17	20	42	46	50
29	14	17	20	43	47	51
30	15	18	21	45	49	52
31	15	18	21	46	50	54
32	16	19	22	47	51	55
33	17	20	23	48	52	56
34	17	20	23	49	53	57
35	18	21	24	50	54	58

注：表格由原始数据通过两个独立的二次回归模型生成。
眶外距 $= -2.17 + 3.36 \times$ 年龄 $- 0.03 \times$ 年龄^2 $R^2 = 0.96$, $p < 0.001$
眶内距 $= -4.14 + 0.94 \times$ 年龄 $- 0.007 \times$ 年龄^2 $R^2 = 0.84$, $p < 0.001$
资料来源：With permission from Trout T, Budorick NE, Pretorius DH, McGahan JP. Signiicance of orbital measurements in the fetus. J Ultrasound Med. 1994; 13 (12): 937-943.

（一）眶距过窄

眶距过窄指眼眶之间的距离异常小，通常与其他的异常有关（图1.9）。前脑无裂畸形（图1.10）可能与单眼畸形［单只眼位于颜面正中，多伴有鼻发育不良，可有或无喙鼻畸形（图1.11）］、猿头畸形（眶距过窄伴鼻过小的鼻发育不良）或猴头畸形（眶距过窄伴单个鼻孔的鼻发育不良）有关。

与眶距过窄相关的疾病

脑畸形
　　前脑无裂畸形
　　小头畸形
染色体异常
　　13、18和21-三体综合征
　　染色体5p缺失
头部形状异常
　　三角头畸形
综合征
　　Langer-Giedion综合征
　　眼齿指发育不良
　　鼻上颌骨发育不良（Binder综合征）
　　强直性肌营养不良
　　Meckel-Gruber综合征
　　Williams综合征

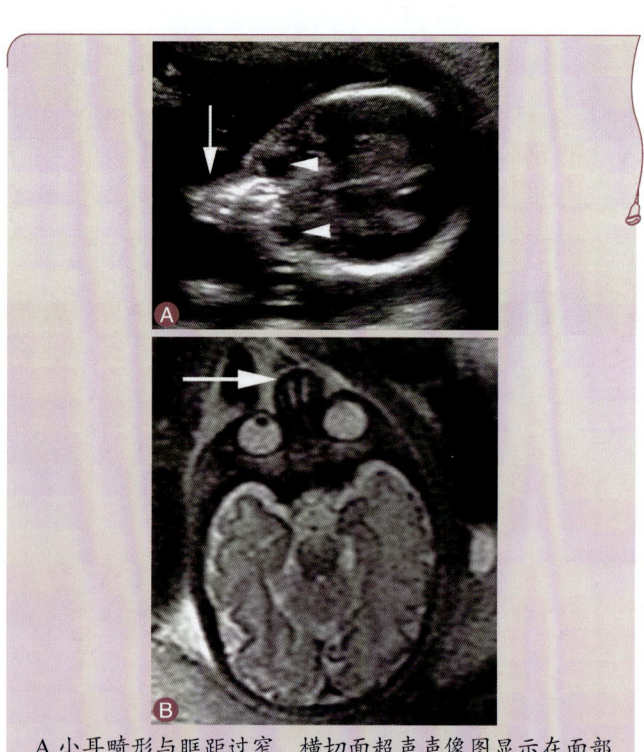

A.小耳畸形与眶距过窄，横切面超声像图显示在面部靠拢的小眼眶（三角箭头），以及突出的上颌骨（箭头），此例胎儿同时存在下颌畸形和低位耳（图1.29）；B.妊娠35周时的眶距过窄和鼻异常（箭头）表现，35周胎儿的横切面MRI显示眶内距离相对较小及鼻异常；由于胎儿为俯卧位，在行MRI检查前，胎儿超声无法看到面部，该胎儿出生后被诊断为患有复杂的Tessier裂隙。

图1.9 眶距过窄

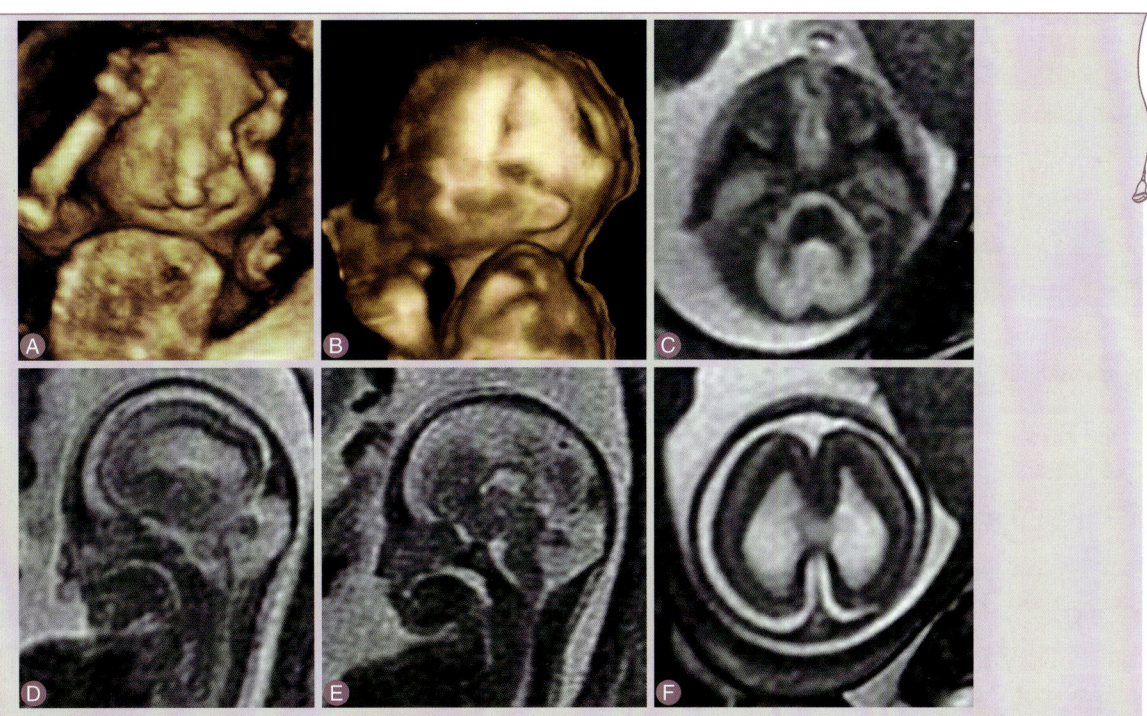

19周龄的13-三体综合征胎儿,伴有多发畸形。A.双侧唇裂和腭裂;B.低位耳;C、D.喙鼻畸形和下蚓部发育不全;E、F.半叶形前脑无裂畸形。

图1.10 前脑无裂畸形

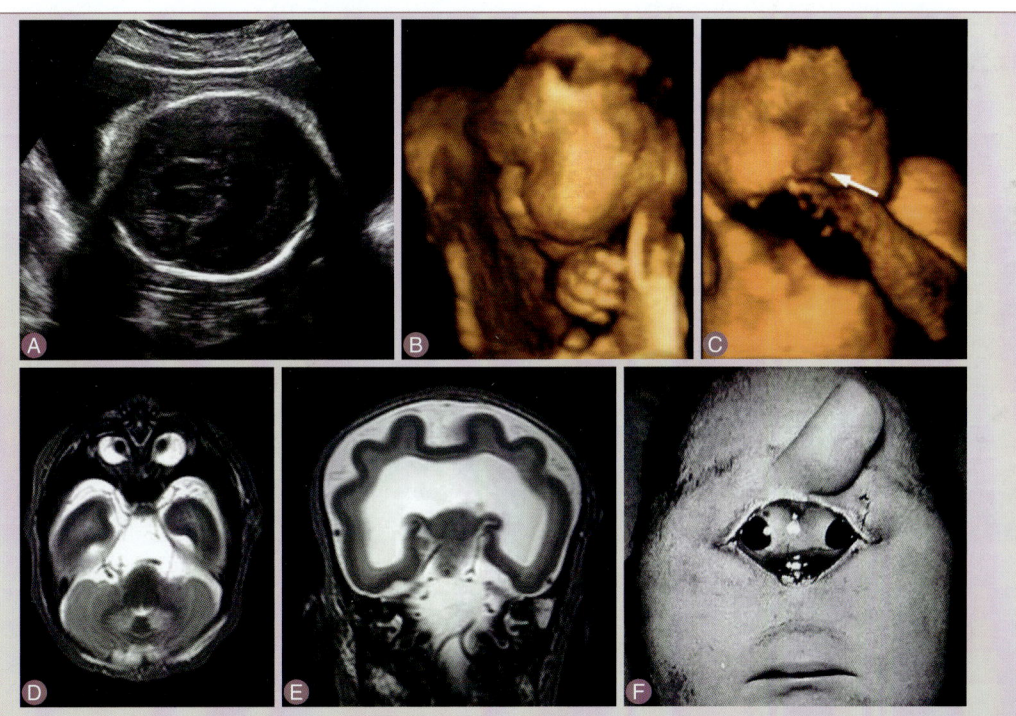

A.在33周胎儿的超声检查中,二维超声检查显示融合的丘脑和前脑无裂畸形;B、C.三维超声检查显示眶距过窄、面中部扁平和单鼻孔(箭头);D、E.出生后的MRI显示单眼畸形(图D)和无叶型前脑无裂畸形(图E);F.另外一婴儿的产后照片,显示眼球融合的单眼畸形,喙鼻畸形和无鼻。

图1.11 眶距过窄

(A-C courtesy of Diana Rodrigues, MD, Boston Maternal Fetal Medicine. F courtesy of Margot Van Allan, MD, Hospital for Sick Children, Toronto.)

（二）眶距过宽

眶距过宽是指双眼间距过大（图1.12，图1.13）。眼在胚胎发育中由两侧向中线处迁移，眶距过宽可能是其他畸形干扰了这种正常的迁移所造成的。大眼眶会导致眼眶测量异常，表1.1为眼球的正常直径。

（三）小眼畸形和无眼畸形

胎儿超声检查很少诊断异常的小眼球（小眼畸形）或无眼球（无眼畸形），一旦出现，其往往与染色体异常或综合征有关（图1.14），应考虑进行胎儿核型分析，并仔细寻找其他胎儿异常。

（四）脉络膜缺损

脉络膜缺损是由脉络膜裂的不完全闭合造成的，通常累及虹膜下端（图1.15）。然而，其可以影响从眼睑到视神经或视网膜的任何结构。患者视力可能受影响，也可能正常，其取决于受累结构和异常的严重程度。宫内诊断取决于显示眼球后方的局灶性隆起，如果骨骼在该区域造成伪影，而此项评估又至关重要，则三维超声或MRI有助于明确诊断。脉络膜缺损是一种罕见的诊断（0.2/1000）并可能与其他畸形和综合征有关，如CHARGE综合征（结肠肿瘤、心脏缺陷、胆道闭锁、生长发育受限、生殖器和耳朵畸形）。

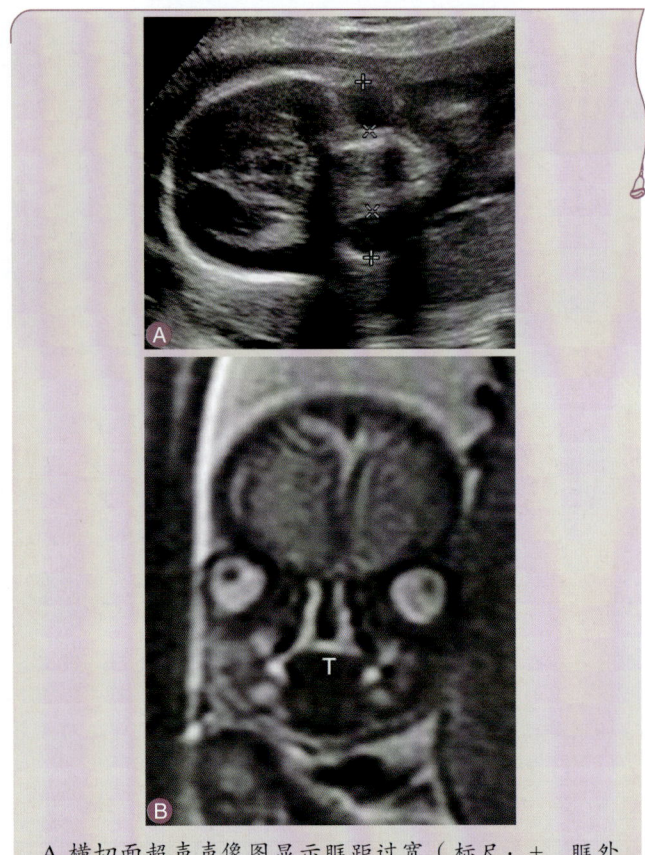

A.横切面超声声像图显示眶距过宽（标尺：+，眶外距；x，眶内距）；B.冠状面MRI显示眶距过宽和双侧无腭突。注意在舌上方无副腭，羊水在口咽和鼻咽之间交通。T：舌。

图1.12　25周胎儿双侧唇腭裂伴眶距过宽

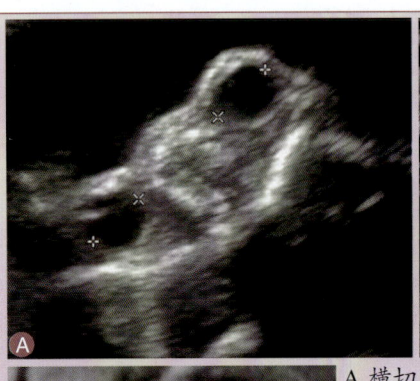 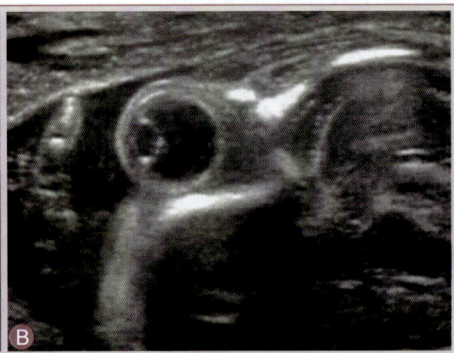 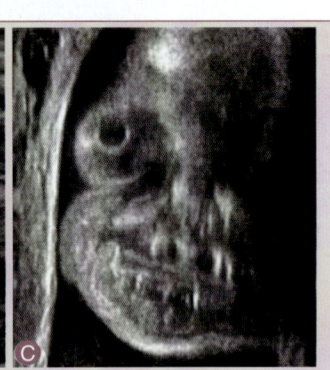

A.横切面超声声像图显示妊娠22周时眶距过宽（标尺：+，眶外距；x，眶内距），外眼眶直径与25周零3天胎儿的一致（比按日期计算的年龄大3周）；B、C.横切面和冠状面超声声像图显示异常突起的眼球（突眼）；D.冠状面MRI显示眶距过宽和双侧腭裂。注意口咽部与鼻咽部的交通，其是由舌上方上腭部缺陷造成的。T：舌。

图1.13　Pfeiffer综合征胎儿的眶距过宽伴突眼

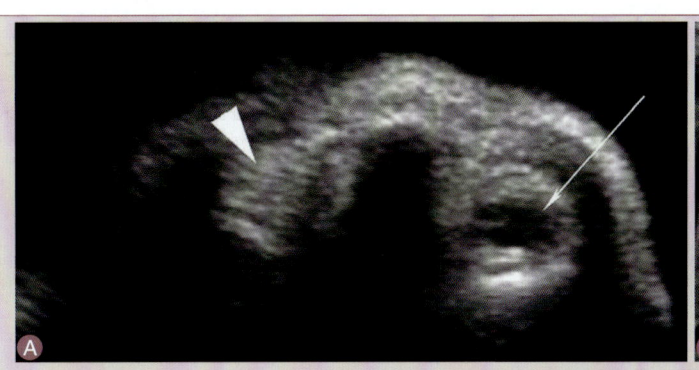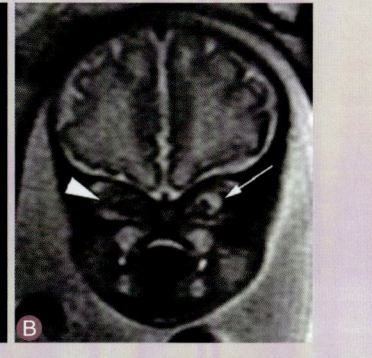

横切面超声声像图（图A）和冠状位MRI（图B）显示右侧无眼球（三角箭头）和左侧小眼球（箭头）。

图1.14 妊娠34周时的小眼畸形和无眼畸形

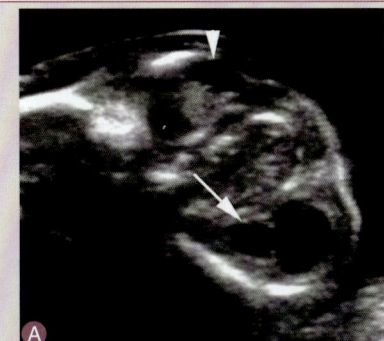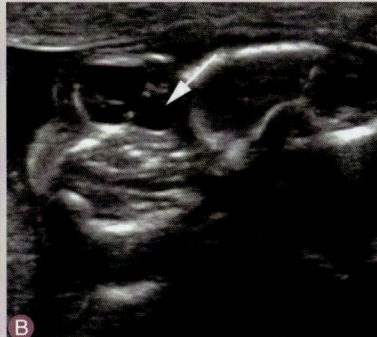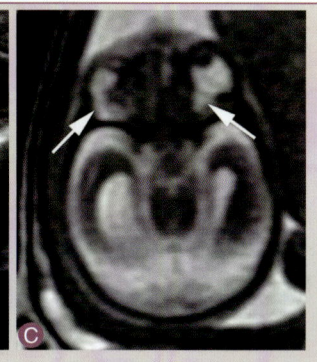

前脑无裂畸形胎儿伴脉络膜缺损。A.眼眶横切面超声声像图显示右侧眼球异常小（三角箭头），左侧眼球后方可见一液性外囊（箭头），与脉络膜缺损一致；B.左侧眼球斜轴向超声声像图显示脉络膜缺损；C.眼球的横切面MRI显示双侧脉络膜缺损（箭头）。前脑无裂畸形疾病谱还包括单脑室的脑畸形。

图1.15 前脑无裂畸形胎儿的脉络膜缺损

（五）泪囊膨出

泪囊膨出是由鼻泪管阻塞所致（图1.16），表现为内部低回声的囊性肿块，通常位于眼眶下内侧，即鼻泪管应在的位置，对眼球通常无占位效应，肿块内部或周围血流量无增多。因为鼻泪管直到妊娠晚期才完成管化，所以通常在妊娠30周后诊断该疾病。泪囊膨出的特征性外观和发病部位有助于与其他面部肿瘤鉴别，如畸胎瘤（通常为实性或囊实混合性占位，可包含钙化）或血管瘤（实性、高回声，伴血流量增加）。泪囊膨出的自然史多样，有的在宫内可退化，有的在出生后通过保守措施消除，如按摩和热敷，有的在出生后需要探查或手术干预。

（六）先天性白内障

先天性白内障可通过产前超声检查诊断，超声检查显示眼球前部有圆形回声肿块。先天性白内障的病因包括遗传疾病、感染、综合征和小眼畸形。部分病例为常染色体显性遗传或常染色体隐性遗传。先天性白内障是一种罕见疾病，据报道，其发病率约为3/10 000。

五、耳部异常

耳部畸形在胎儿超声检查时很难诊断，低位耳与多种综合征有关，包括Noonan综合征和某些三体综合征。低位耳表现为耳轮与颅骨连接的部位低于内眦水平面。耳部畸形在三维超声声像图上比在二维超声声像图上更容易被发现（图1.17）。

小耳畸形是一种罕见畸形，发病率约为每10 000例活产儿中1例，常与综合征和非整倍体有关。Yeo等报告，在96例非整倍体胎儿中，66%在超声上表现为小耳畸形（＜第10百分位数）。

无下颌并耳畸形是一种耳在颈部前方融合的疾病，是由胚胎发育过程中耳廓上升失败引起的。这种畸形通常是致命的，通常合并无颌畸形、小颌畸形或前脑无裂畸形。最严重的无下颌并耳畸形可能与眼、前脑和口的缺失有关。

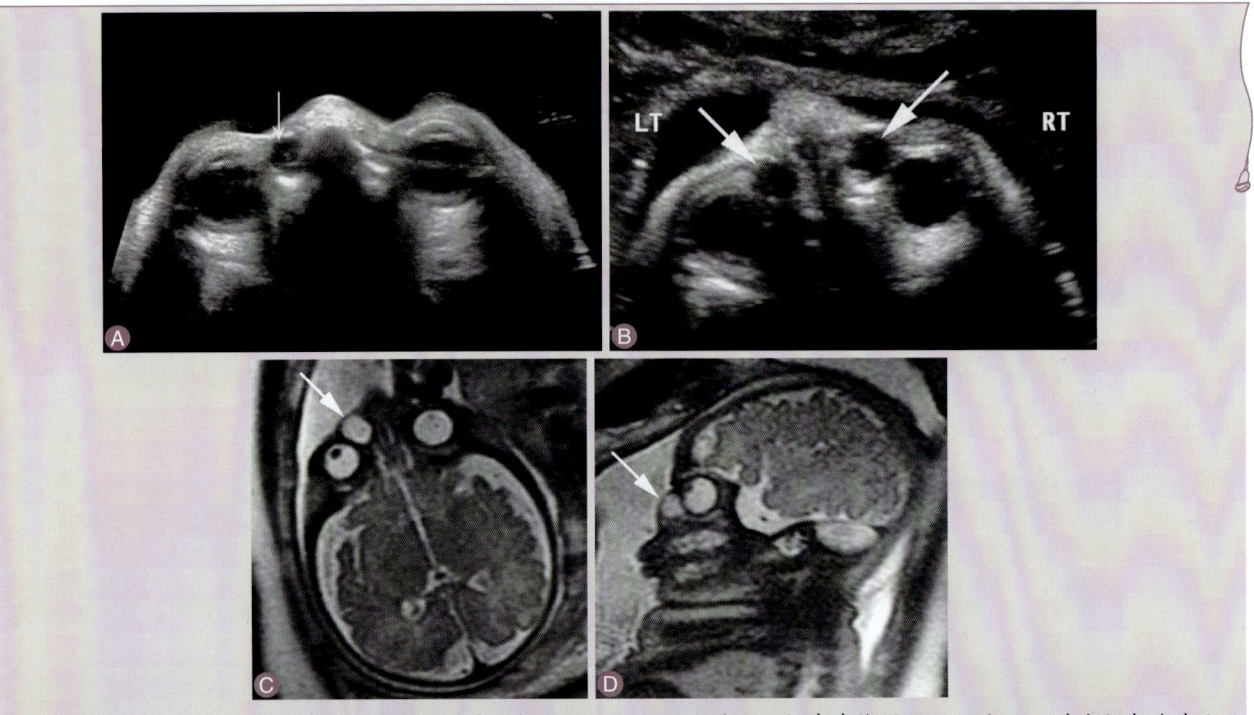

A.妊娠33周时超声声像图显示单侧泪囊膨出（箭头）；B.妊娠35周时横切面超声声像图显示两个眼眶前内侧都存在积液，符合双侧泪囊膨出表现（箭头）；C、D.另一35周胎儿的横切面和矢状面MRI显示胎儿右侧泪囊膨出（箭头）。（译者注：LT，左侧泪囊膨出；RT，右侧泪囊膨出。）

图1.16　泪囊膨出

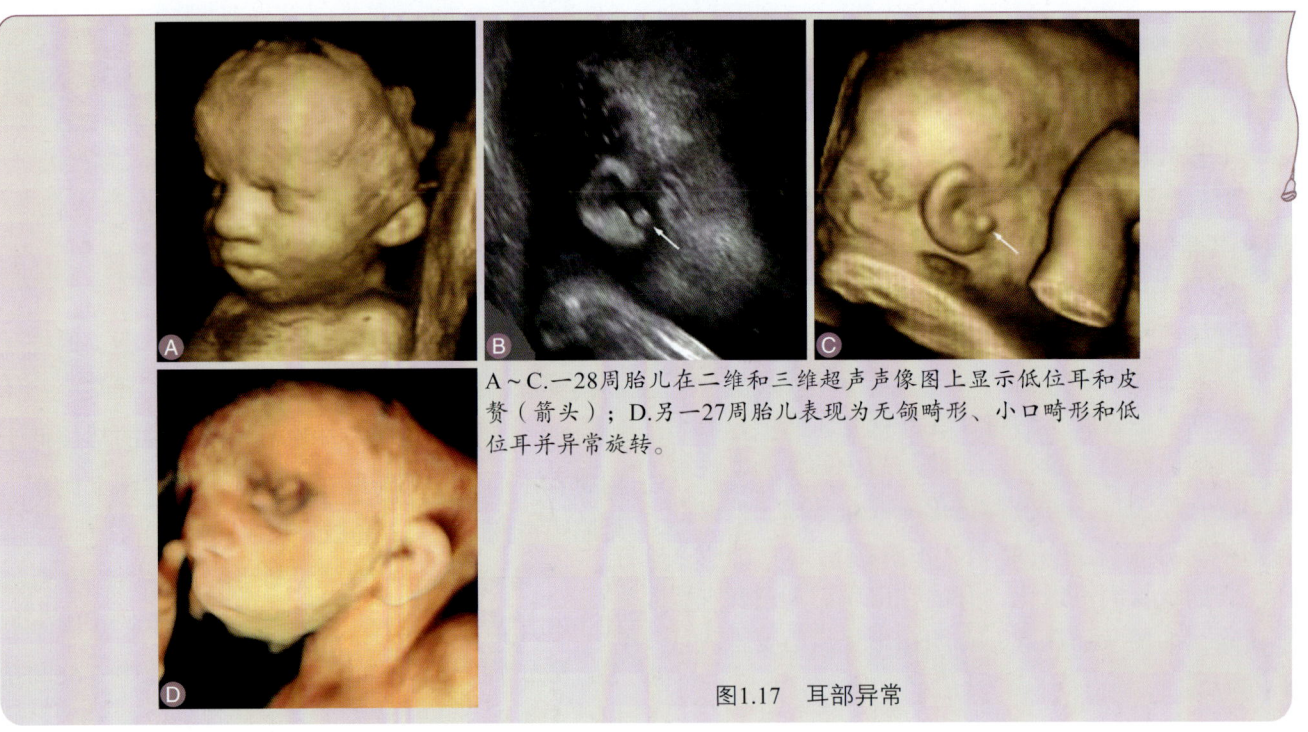

A~C.一28周胎儿在二维和三维超声声像图上显示低位耳和皮赘（箭头）；D.另一27周胎儿表现为无颌畸形、小口畸形和低位耳并异常旋转。

图1.17　耳部异常

六、面中部异常

（一）发育不全

面中部是指上唇和前额之间的区域。面中部发育不全可由多种原因引起，包括Apert综合征、Crouzon综合征、Treacher Collins综合征、Wolf-Hirschhorn综合征、Pfeiffer综合征（图1.13）、Turner综合征和21-三体综合征。面中部发育不全也可能是由面裂、颅缝早闭和骨骼发育不良引起。面中部发育不全在面部正中矢状面上表现最为明显，可看到眶下缘和上颌之间的面中部异常凹陷（图1.18，图1.19）

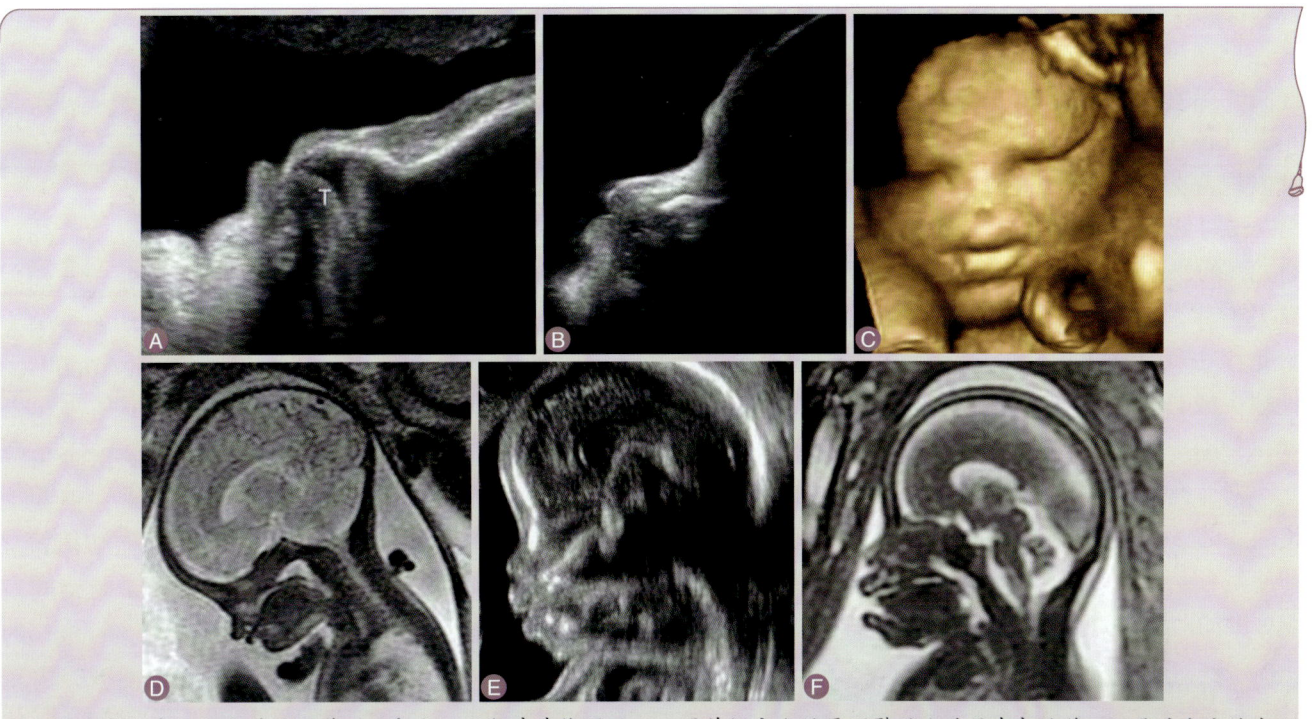

A.面中部发育不全合并唇腭裂，面部矢状面超声声像图显示34周单侧完全性唇腭裂胎儿的面中部后移，可见舌上方缺失的上颚；B~D.二维超声矢状面、三维超声和MRI显示胎儿面中部发育不全合并小眼畸形；E~F.面中部发育不全合并眶距过宽（与图1.13所示为同一胎儿），矢状面超声声像图（图E）和MRI（图F）显示颅骨和面中部发育不全。T：舌。

图1.18　面中部发育不全（一）

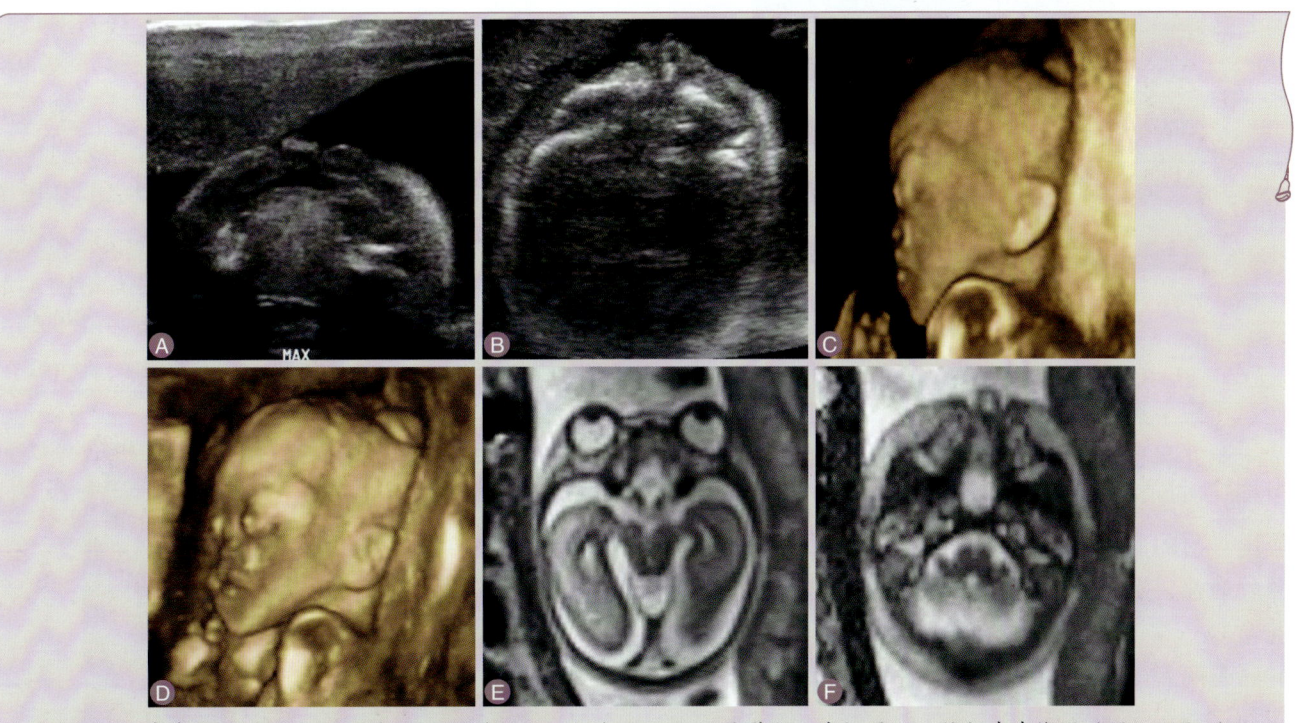

21周胎儿超声声像图（图A~图D）和MRI（图E~图F）显示双侧唇裂和正中切牙；三维超声声像图（图C，图D）可以很好地显示晚期胎儿的轮廓；突眼在图D和图E中表现明显。

图1.19　面中部发育不全（二）

(二) 鼻骨缺如

在21-三体综合征的胎儿中，鼻骨发育不良或缺失的发生率增加，可在怀孕前3个月进行超声评估，这是早期风险评估的一部分。最好在正中矢状面进行胎儿鼻骨的超声评估（图1.20）。研究发现将胎儿鼻骨存在与否的数据和颈项透明层测量相结合，可以提高妊娠早期筛查21-三体综合征的准确性。Cicero对妊娠早期进行鼻骨评估的初步研究发现，约73%的21-三体综合征胎儿存在鼻骨缺失。其他研究报告称，在21-三体综合征胎儿中，50%~67%的胎儿存在鼻骨缺失。在妊娠中期超声检查中，若鼻骨缺失或鼻骨测量异常短，再结合其他非整倍体特点，有助于医师进行非整倍体诊断。

对胎儿鼻骨进行准确的超声评估在技术上是具有挑战性的。以下是鼻骨成像的特殊指南。研究表明，即使是有经验的超声医师也需要进行至少80次符合专业标准的监督检查，才能有效地进行鼻骨超声检查。

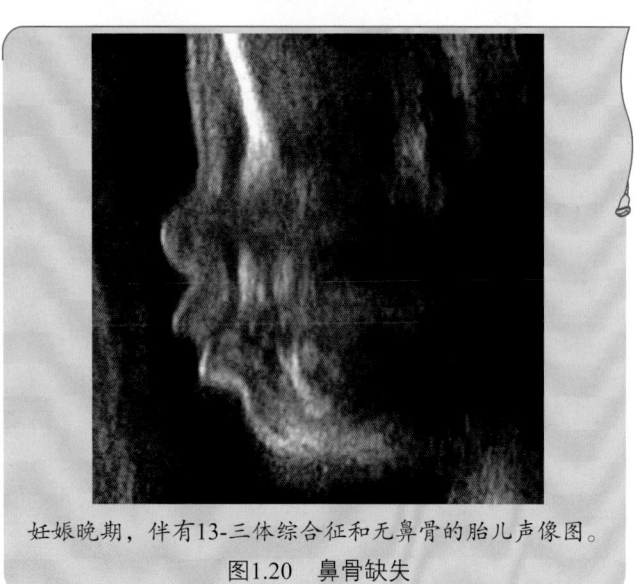

妊娠晚期，伴有13-三体综合征和无鼻骨的胎儿声像图。
图1.20　鼻骨缺失

(三) 其他鼻部异常

胎儿鼻腔肿物是罕见的，可以通过超声检查来识别，鉴别诊断包括胶质瘤、皮样瘤、血管瘤和脑膨出。MRI有助于评估胎儿颅内侵犯，如脑膨出和鼻胶质瘤。鼻胶质瘤是由异位神经胶质组织组成，通常位于鼻梁或鼻侧，鼻外约占60%、鼻内约占30%或两者兼有（10%）。与血管瘤不同，鼻胶质瘤在多普勒上通常无明显的血流信号。皮样瘤通常为实性和囊性的非均质性肿块。血管瘤通常为高回声，彩色多普勒可显示血流信号。脑膨出可能只含有脑膜和脑脊液，因此表现为囊性，或者可能含有脑组织，表现为非均质性。

额鼻发育不良是一种罕见的畸形，涉及眼睛、前额和鼻的异常，由以下两种或两种以上情况所致：眶距过宽、额骨上皮肤覆盖不全（隐匿性前颅骨）、宽鼻根、面正中裂、鼻翼裂、鼻尖缺失及"V"形发际线（美人尖）。

(四) 唇腭裂

无论有无腭裂，世界范围内唇裂的发病率约为每700例活产儿中1例，其中高加索人的发病率约为每1000例活产儿中1例。面裂的发生率在非裔美国人中较低（0.3/1000），在亚洲人中较高（2/1000），在美洲原住民中最高（3.6/1000），男婴比女婴更常见。这些畸形通常是由内侧鼻突和上颌突融合失败所致。虽然面裂可能作为独立的现象出现，但在染色体异常（如13和18-三体综合征）及其他结构异常中，尤其是涉及心脏和中枢神经系统异常时，其发生的频率会增加。既往报道各不相同，5%~30%的非整倍体胎儿存在面裂。如果胎儿存在面裂，需对胎儿进行详细和全面的评估，以确定是否存在其他合并畸形。一部分孤立面裂是家族性的，复发的风险取决于受影响的父母和兄弟姐妹的数量。

据报道，超声诊断胎儿唇腭裂的准确率为16%~93%。Robinson等发现，与妊娠20周前进行的研究相比，妊娠20周后进行超声检查对唇裂的检出率明显提高，因此建议在妊娠20周后对唇裂高危胎儿进行评估（动图1.1~动图1.3）。使用先进的设备、高频探头和阴道内超声，可以在较早的孕周进行检测。一些人质疑三维超声评估的有效性和实用性，但许多人发现三维超声对诊断非常有帮助。最新研究对三维技术在妊娠早期评估初级和继发腭进行了阐述，Sommerlad等发现，90%的患者在20~34

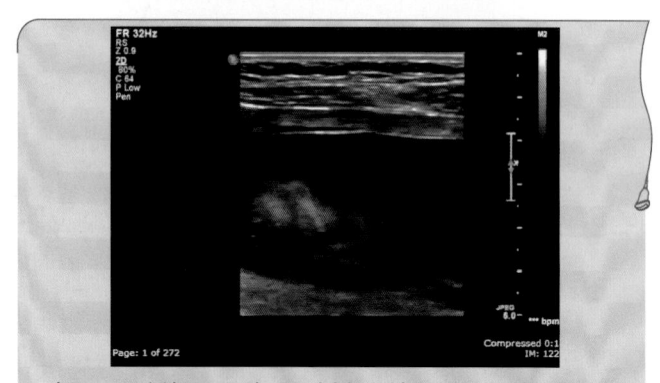

动图1.1　妊娠20周胎儿左侧完全性唇裂、牙槽裂和腭裂（矢状面）

第一章 胎儿面部和颈部

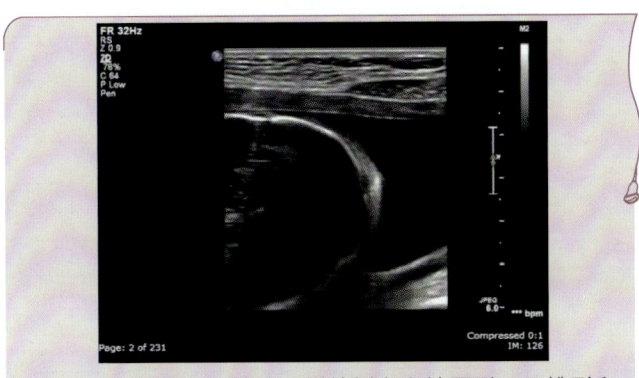

动图1.2 妊娠20周胎儿左侧单侧完全性唇裂、牙槽裂和腭裂（横切面）

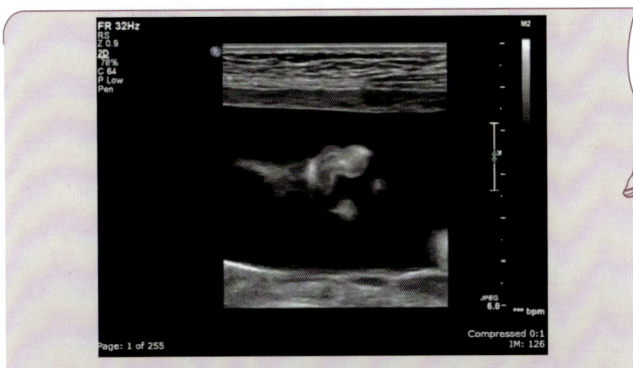

动图1.3 妊娠20周胎儿左侧单侧完全性唇裂、牙槽裂和腭裂（冠状面）

周时可以获得三维反面视图，可对近90%的患者进行正确的唇裂、牙槽脊和腭裂分类。然而，即使基于三维唇面技术和对该技术的一些改进，评估继发腭仍然具有挑战性，仅略超过1/3的患者可充分显示继发腭。

对胎儿面裂的描述应尽可能完整，使用标准的颅面术语，包括准确地描述唇裂与唇部、鼻孔、牙槽（上颌牙齿承重弧）和继发腭的关系，并对其进行分类（图1.21）。继发腭由前部的骨性部分和后部的软组织部分组成。唇裂和腭裂都可以是单侧或双侧的。

明确唇裂是单侧还是双侧、完全性还是不完全性等信息，对于外科医师准确回答家长咨询、制定产后修复方案及预测预后非常重要（图1.22）。完全性唇裂定义为唇部完全分开，并完全延伸到鼻翼底部，通常还伴有下含齿牙槽裂。不完全性唇裂涉及部分唇部，但至少有一条软组织带横跨唇裂。不完全性唇裂不累及同侧骨性含齿牙槽（图1.23）。

与腭裂相关的超声征象包括胎儿异常高位舌、眶距过宽、鼻中隔偏曲（鼻中隔的三角骨，构成鼻中隔的后部和下部）和小颌畸形。为描述腭裂的类型，两种胚胎结构需要被考虑：①初级腭，由前唇、前颌骨和鼻小柱组成，包括唇部、鼻孔和牙槽；②继发腭，起始于切牙孔，由上颌骨、硬腭的水平部分及软腭组成。

腭裂可能干扰胎儿吞咽，导致羊水过多。患有腭裂的婴儿喂养困难，患中耳炎的风险增加，并可能存在听力和言语障碍。

唇腭裂的鉴别诊断
致畸原因
二苯基海因（苯妥因）
丙戊酸
维A酸
卡马西平
地西泮
羊膜带综合征
前脑无裂畸形
外胚层发育不良
额鼻发育不良
罗伯特综合征
米勒综合征
13、18和21-三体综合征
三倍体

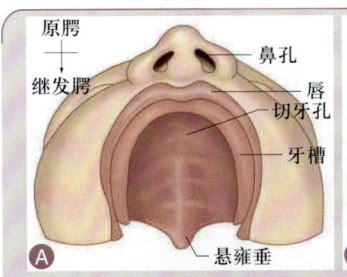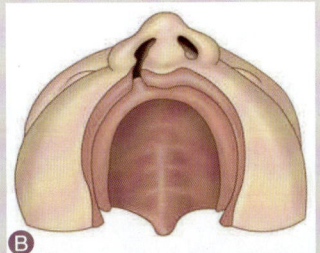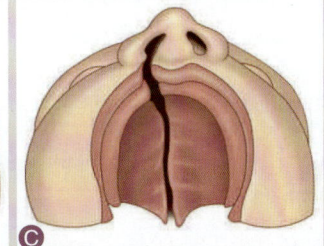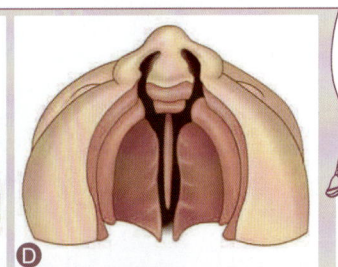

A.唇、原腭和继发腭的正常解剖结构，原腭包含水平线之前的特征，继发腭位于蓝线之后；B.累及唇和鼻的孤立性单侧唇裂；C.完全性单侧唇腭裂，唇裂延伸穿过原腭、切牙孔和继发腭；D.双侧唇腭裂，该裂缝在两侧延伸穿过鼻、唇、原腭和继发腭。

图1.21 唇腭裂的模式

（Courtesy of Andrew S. Phelps, MD.）

腭裂与唇裂的相关体征

横切面和冠状面
　唇：裂
　鼻孔：扁平或变形
　犁骨：偏离裂口侧；如为双侧唇腭裂，裂常位于中线
　上颌骨：间断的牙槽，宽间隙
　眼眶：眶距过宽

矢状面
　面廓：面中部回缩
　舌：口咽内高位舌

1.单侧唇裂或腭裂

单侧裂常发生在左侧。在单侧唇裂或腭裂中，裂两侧通常有偏移，裂的对侧被称为"大段"，裂的同侧被称为"小段"（图1.24）。

2.双侧唇裂或腭裂

只有约10%的面裂是双侧的。在双侧唇裂或腭裂中，正中矢状面通常会于正常上唇位置前方和上方显示异常的上颌前组织突起（图1.25）。双侧唇裂和腭裂可能是对称或不对称的（图1.26）。

3.正中唇腭裂

正中唇裂或腭裂是无叶全前脑畸形的典型表

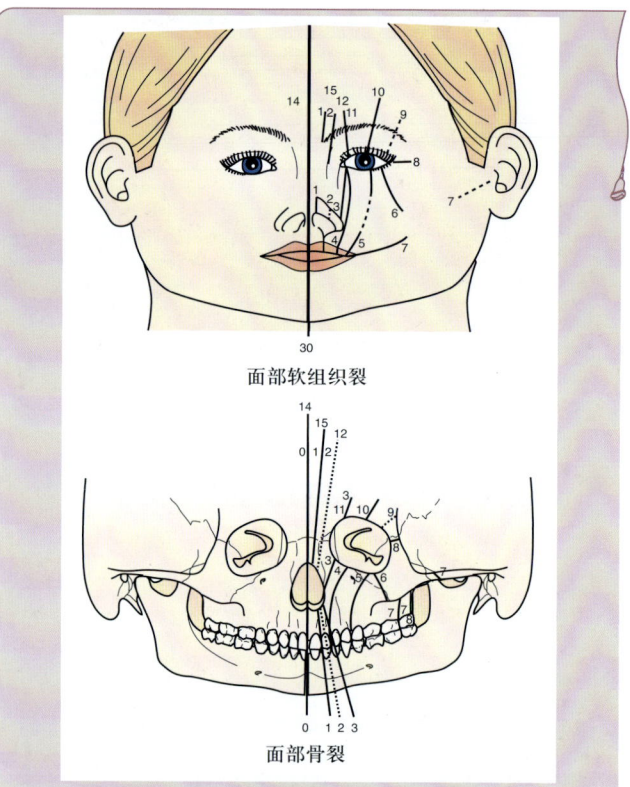

这些裂隙根据其与口、鼻和眼眶的关系进行分类，按1~14编号，中线标记为0。了解这些类型的裂隙对于产前成像非常重要，当发现罕见裂时，可进行归类。

图1.22　Tessier面裂的分类

（Modified from Tessier P. Anatomical classification: facial, cranio-facial and latero-facial clefts. J Maxillofac Surg 1976;4:69-92.）

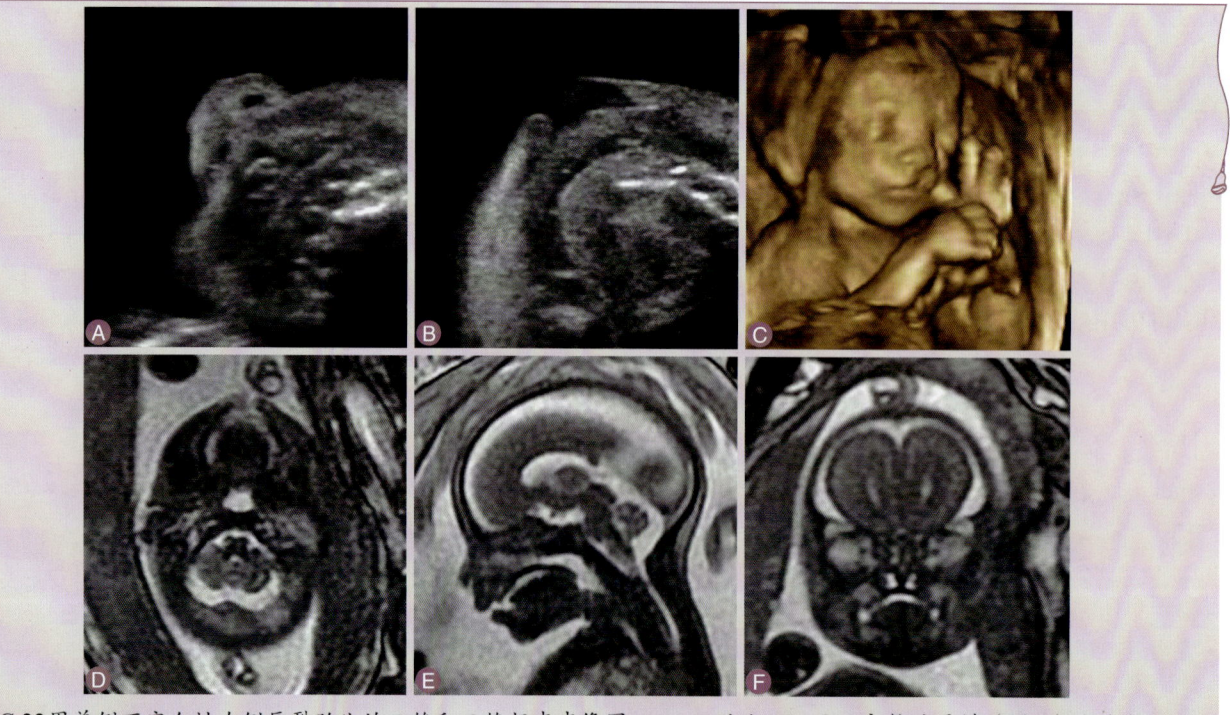

A~C.22周单侧不完全性左侧唇裂胎儿的二维和三维超声声像图；D~F.胎儿MRI显示完整的牙槽（图D）和完整的继发腭（图E，图F）。

图1.23　不完全性唇裂

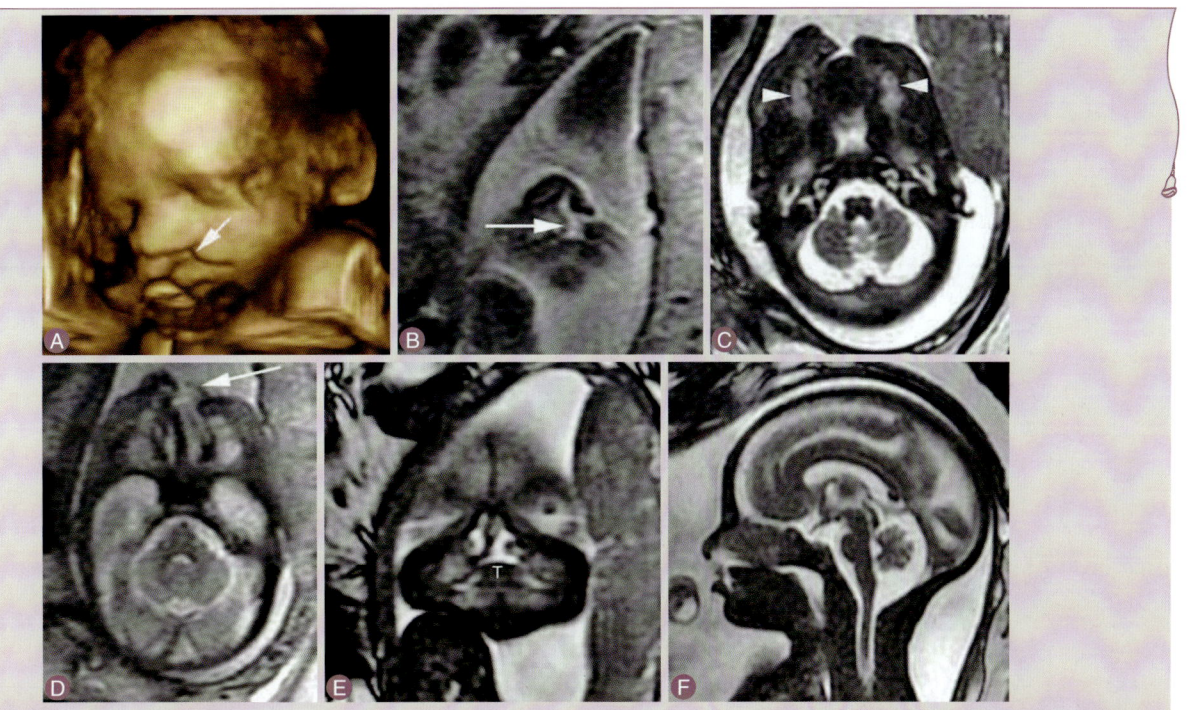

A.妊娠29周胎儿唇和鼻的冠状面三维超声声像图显示右鼻孔和唇正常，左侧唇裂（箭头），左鼻孔向下倾斜；B.冠状面MRI显示完全的左侧唇裂，左鼻孔变形（箭头）；C.横切面MRI显示完全性左侧牙槽突裂和唇裂（三角箭头表示骨质牙槽的外侧缘），右侧为大段，左侧为小段；D.横切面MRI显示骨性鼻中隔（犁骨）尖端偏离裂侧（箭头）；E.冠状面MRI显示右侧水平腭架完整，舌（T）上方左侧腭架缺失，口腔中少量的羊水有助于做出该诊断；F.矢状面MRI显示舌位置异常高，与完全的左侧唇腭裂一致。另参见动图1.1～动图1.3。

图1.24 单侧完全性唇腭裂

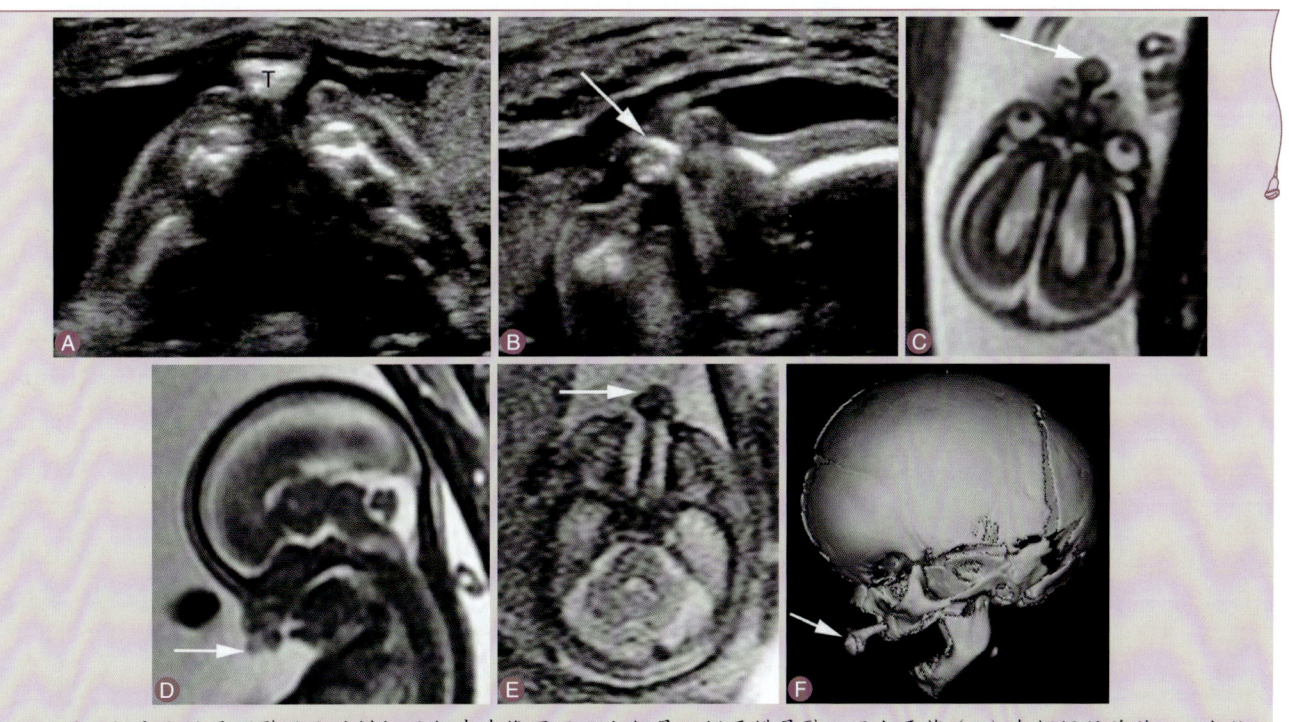

A.18周双侧完全性唇腭裂胎儿的横切面超声声像图显示上颌骨双侧牙槽骨裂，两个牙芽（T）在颌间段前移；B.矢状面声像图显示上颌骨颌间段突出（箭头）；C、D.倾斜的横切面和矢状面MRI显示双侧唇裂和上颌骨颌间段前移位（箭头）；E.在另一患有Pfeiffer综合征的22周胎儿中，横切面MRI显示双侧腭裂，上颌骨颌间段移位（箭头，另参见图1.13）；F.出生后三维CT重建显示冠状缝早闭和颌间段的明显前移（箭头）。

图1.25 双侧完全性唇腭裂

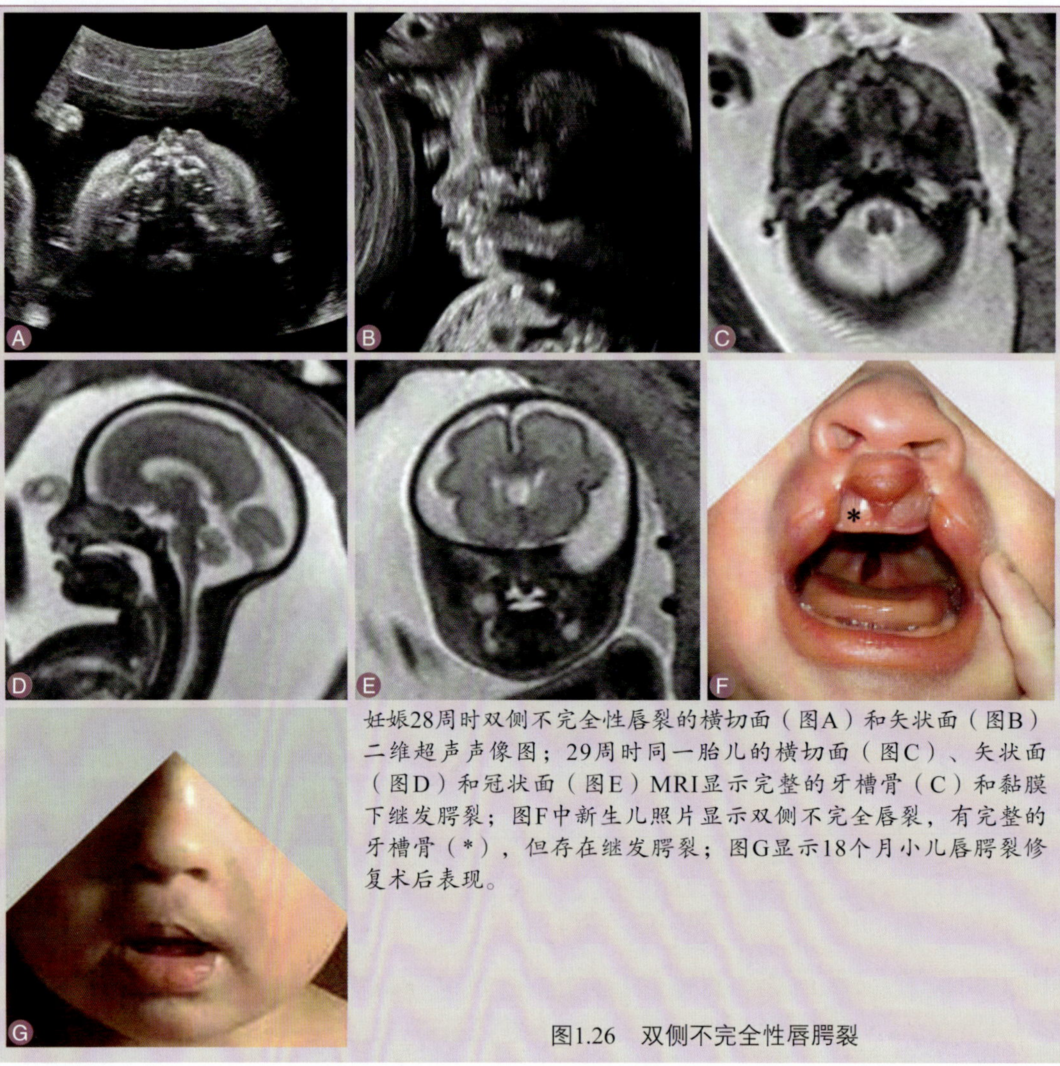

图1.26 双侧不完全性唇腭裂

妊娠28周时双侧不完全性唇裂的横切面（图A）和矢状面（图B）二维超声声像图；29周时同一胎儿的横切面（图C）、矢状面（图D）和冠状面（图E）MRI显示完整的牙槽骨（C）和黏膜下继发腭裂；图F中新生儿照片显示双侧不完全唇裂，有完整的牙槽骨（*），但存在继发腭裂；图G显示18个月小儿唇腭裂修复术后表现。

现。在这些病例中，头部大小对于月经龄来说偏小并伴有眶距过宽。然而，在没有无叶全前脑畸形的情况下也可见正中唇裂和腭裂。在这些病例中，头部大小和眼距是正常的。

4.罕见面裂（Tessier面裂）

罕见部位的不对称裂可能是羊膜带综合征所致，也可能属于Tessier面裂中的一种（图1.22）。Tessier面裂非常罕见，每10万活产婴儿中有1~5例发生。根据裂隙与口、鼻和眼眶的关系进行分类，从1~14编号，中线标记为0。Tessier面裂可累及软组织（如发际线、眉毛、眼睑、鼻孔、唇、耳）或骨骼。三维超声在某些情况可以识别出二维超声声像图无法检测到的面裂。

5.孤立性继发腭裂

孤立性继发腭裂在胚胎学上与唇裂或腭裂不同，并且不太常见，每2500例活产婴儿中约有1例发生。由于骨性结构声影遮挡，在产前超声检查中很少发现此异常。超声诊断基于间接征象（如彩色多普勒成像）提示口咽分泌液异常流动和高位舌。不伴唇裂的软腭裂较伴有唇裂的腭裂与综合征和染色体异常的相关性更强。

与继发腭裂（无唇裂）相关的综合征包括Goldenhar综合征、Pierre Robin序列征、Treacher-Collins综合征、Stickler综合征和Velocardiofacial综合征。在合适的胎位、孕周和充足的羊水条件下，三维超声检查有助于评估继发性腭裂。矢状位胎儿MRI有助于显示正常的腭部软组织，并准确地确定腭裂特征，即使是孤立位于后部的继发腭（软腭）的腭裂。

七、下面部异常

（一）巨舌症和口腔肿物

巨舌症是一种由多种原因导致舌异常增大的疾

病，有时可在胎儿超声检查中发现，通常在矢状面或横切面上（图1.27）表现为舌向口腔外突出。巨舌的病因包括Beckwith-Wiedemann综合征、21-三体综合征和血管畸形（如淋巴管畸形或血管瘤）。如果发现巨舌症，应仔细评估Beckwith-Wiedemann综合征和21-三体综合征的相关征象。

与巨舌症相关的疾病
Beckwith Wiedemann综合征
21-三体综合征
先天性甲状腺功能减退
淋巴管瘤
血管瘤
先天性代谢异常
孤立的常染色体显性性状
舌异位甲状腺
神经纤维瘤
上颌寄生胎

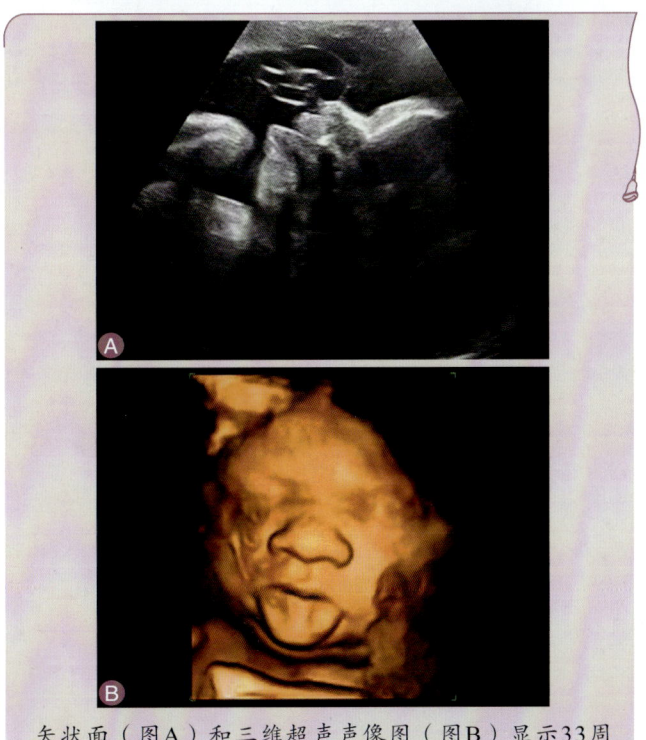

矢状面（图A）和三维超声声像图（图B）显示33周Beckwith-Wiedemann综合征胎儿的巨舌畸形。
图1.27 异常舌

（二）小颌畸形和下颌后缩畸形

小颌畸形表现为下颌短小，而下颌后缩畸形表现为下颌向后移位。这两种不同畸形经常同时发生。Pierre-Robin序列征指小颌畸形、舌下垂（舌向下移位）及随后发生的气道阻塞的临床三联征，通常合并腭裂（图1.28），其与许多综合征（如Stickler综合征、velocardiofacial综合征、Miller-Diecker综合征、Beckwith-Wiedemann综合征、Treacher Collins综合征、Pfeiffer综合征、femoral-facial综合征）、染色体异常（典型的18-三体综合征或13-三体综合征）和骨骼发育不良（如萎缩型、脊柱骨骺型、先天性、肢体屈曲性）相关。如果畸形严重到影响胎儿在子宫内吞咽，则可导致羊水过多。小颌畸形可导致出生后喂养困难和气道管理问题，因此，产前诊断对分娩计划至关重要。

小颌畸形可在胎儿正中矢状面上观察到，由超声医师通过主观评估进行识别（动图1.4）。虽然有学者尝试标准化胎儿颌骨测量来更客观地确定小颌畸形，但其方法学尚未达成共识。当常规超声无法获得胎儿正中矢状面评估小颌畸形时，三维超声检查提供了另一种方法，其可以对容积数据进行处理以获得真正的胎儿面部正中矢状面表现。因为许多小颌畸形胎儿合并有其他畸形，医师在检查时应仔细寻找其他相关畸形，并建议进行胎儿染色体核型分析。胎儿MRI也可用于评估小颌畸形。最近的一项研究表明，几乎所有在产前MRI上表现为中度或重度小颌畸形的胎儿都存在Robin序列征。虽然小颌畸形通常在妊娠中期及之后被诊断，但在妊娠早期发现小颌畸形亦有报道。

无颌畸形指下颌完全或部分缺失，常伴有前脑无裂畸形（图1.29）。小口畸形表现为口裂比正常者较小，常伴有无颌畸形和耳畸形。

八、软组织肿瘤

软组织肿瘤或骨肿瘤可引起头部大小或形状的改变。血管瘤是一种累及面部的常见的软组织病变（图1.30）。血管瘤等血管异常是婴儿最常见的肿瘤，大多数血管异常在临床上并不重要。在胎儿超声检查中，血管瘤往往表现为高回声，以实性肿块为主，有时伴有多普勒超声可探测的血管通道。血管瘤在胎儿期通常会增大，并可呈浸润性，影响较大范围组织。血管瘤一般不浸润骨性结构。血管瘤可发生于任何部位，并可累及胎儿面部或颈部。较大的血管瘤由于内部存在血管分流，会增加高输出性心力衰竭风险。血管瘤中也可存在血小板滞留，

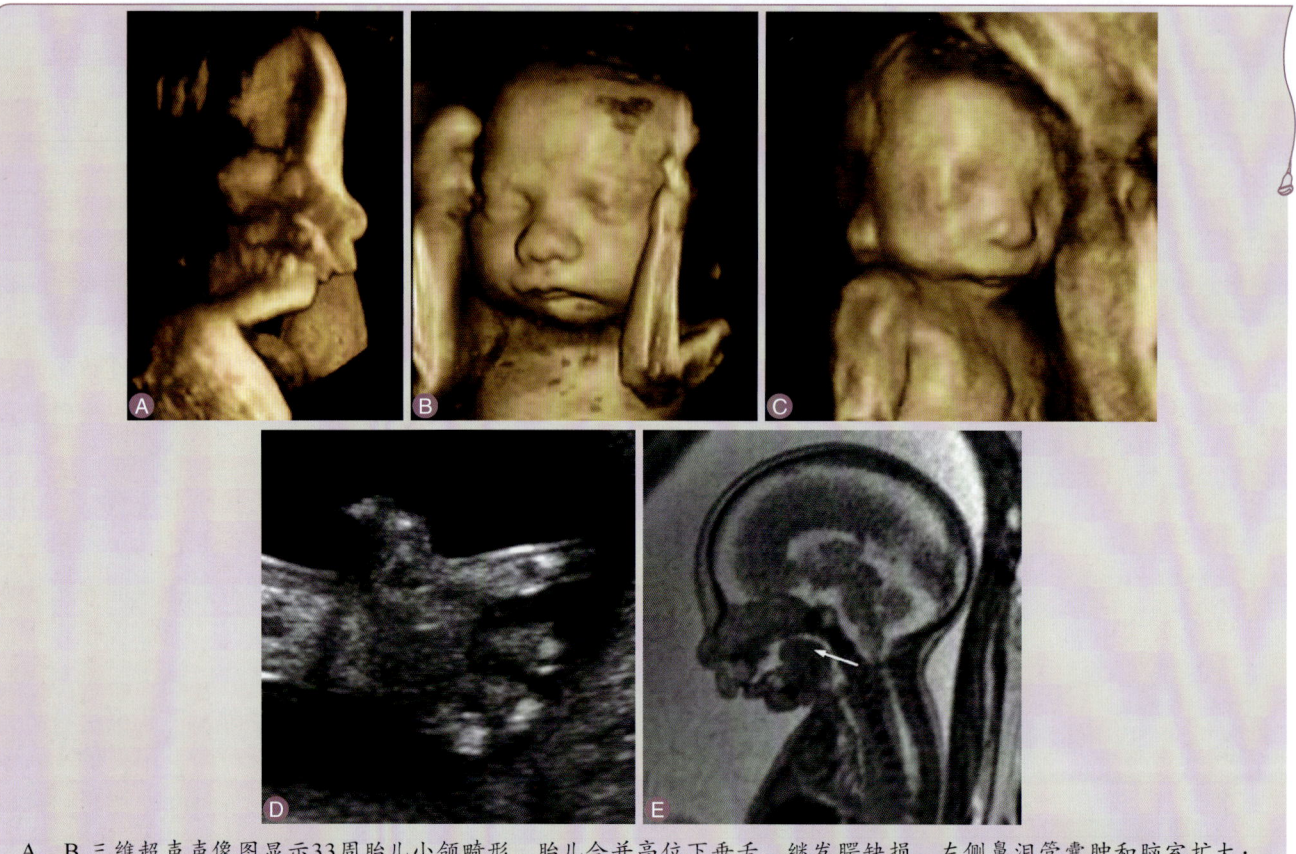

A、B.三维超声声像图显示33周胎儿小颌畸形，胎儿合并高位下垂舌、继发腭缺损、左侧鼻泪管囊肿和脑室扩大；C～E.另一24周小颌畸形胎儿声像图，三维超声声像图（图C）显示小颌畸形，二维超声声像图（图D）显示拇指过伸，MRI（图E）显示小颌畸形和继发腭裂，需注意高位舌（箭头）。另参见动图1.4。

图1.28　小颌畸形

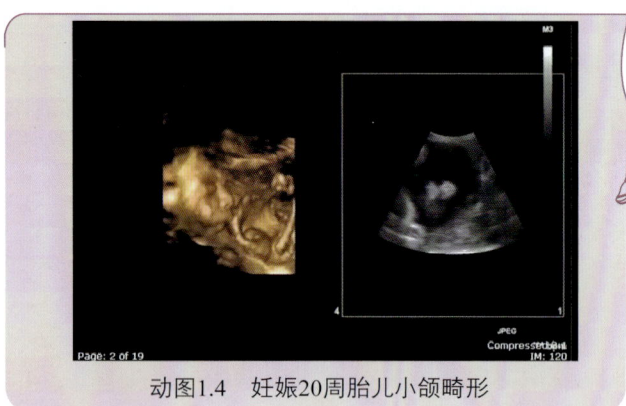

动图1.4　妊娠20周胎儿小颌畸形

导致血小板减少症（Kasabach-Merritt综合征）。若邻近颅骨变薄，可能合并Sturge-Weber综合征中的脑部异常。

九、颈部异常

（一）颈项透明层增厚

颈项透明层是在胚胎早期发育过程中在胎儿颈部后方形成的液体集合。研究已表明，妊娠早期颈

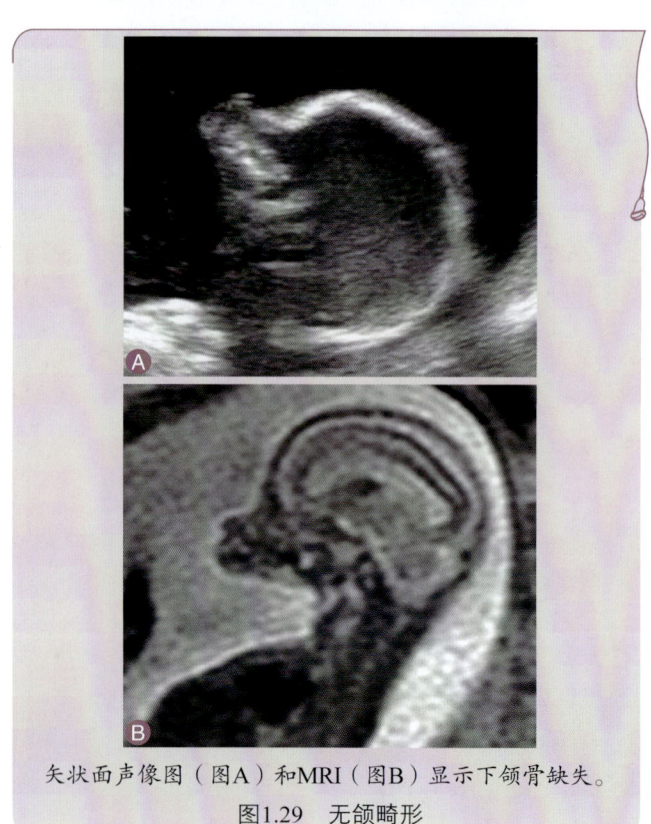

矢状面声像图（图A）和MRI（图B）显示下颌骨缺失。

图1.29　无颌畸形

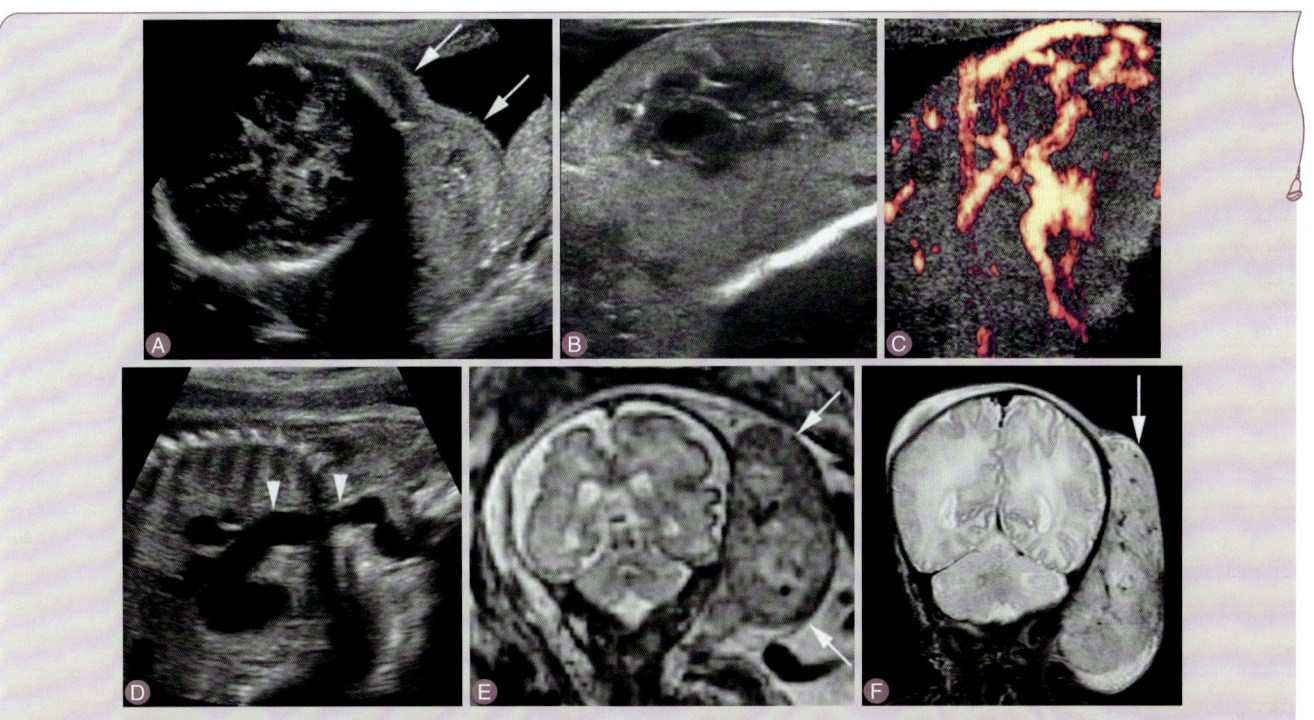

A.横切面声像图显示头皮外侧和后部头皮软组织肿物（箭头）；B.高频放大声像图显示肿物内部呈非均质回声；C.能量多普勒显示肿物内丰富血流；D.胎儿胸部和颈部的斜切超声声像图显示上腔静脉（箭头）明显增宽，心脏增大，胎儿因头皮肿物的血管分流发生心力衰竭；E、F.产前和产后冠状面MRI显示左侧头皮肿物（箭头）。

图1.30　妊娠30周血管瘤

项透明层增厚与胎儿非整倍体、心脏畸形、其他主要畸形及不良妊娠结局相关。必须由训练有素的超声医师在正中矢状面获取图像，并将测量值与患者年龄、孕龄和血清检测相结合，以确定非整倍染色体异常的风险（参见《超声诊断学（第5版）：妇产分册》第六章）。在妊娠中期，在枕下-前囟平面（小脑平面）测量颈后皮肤皱褶厚度。妊娠15～22周，测量值超过6 mm与21-三体综合征风险增加相关。测量值取自枕骨外缘至皮肤外缘之间［译者注：颈项透明层的标准测量方法为，将卡尺正确放置在颈背部软组织和覆盖于颈椎边缘的软组织之间，所测得的最大距离为颈项透明层值］。

（二）淋巴管畸形（水囊状淋巴管瘤）

淋巴管畸形，也被称为"水囊状淋巴管瘤"，是胎儿颈后部呈分隔状的液体集合，由早期淋巴系统发育不良所致。其与特纳综合征（XO）、其他染色体异常和心脏结构异常高度相关。合并淋巴管畸形时，胎儿死亡率非常高。与颈项透明层增厚一样，如诊断出淋巴管畸形但染色体正常，仍应仔细评估胎儿是否存在心脏异常。

淋巴管畸形可能发生在头部和颈部外的其他部位，可能是微囊型或巨囊型，被认为是由未与主淋巴管道相通的淋巴囊阻塞引起。此类病变虽然是良性的，但当肿物位于面部和颈部时，其致死性与病变对胎儿气道的压迫息息相关（图1.31），此时胎儿MRI对评估胎儿气道和制定分娩计划非常重要。液体填充的淋巴管畸形，即使体积大，其可塑性亦比头颈部的实体畸胎瘤更强，累及气道可能性低。当淋巴管畸形累及舌时，可能会干扰产后婴儿的吞咽和喂养。

（三）颈部畸胎瘤

畸胎瘤是新生儿最常见的肿瘤，大多数位于骶骨和尾骨。大约5%的畸胎瘤发生在颈部或口咽。颈部畸胎瘤在男性和女性中发生率相同。在超声声像图上，畸胎瘤通常呈囊性和实体成分组成的复杂肿物，常伴有局部钙化。肿物实性成分内通常可见血流。颈部畸胎瘤通常位于颈部前外侧，体积可能很大，常累及甲状腺。当畸胎瘤出现在颈部时，可能会压迫气道，干扰胎儿吞咽，导致羊水过多。胎儿气道评估对制定分娩计划尤为重要，最好使用胎儿MRI完成（图1.32）。

当颈部出现畸胎瘤时，胎儿颈部可能会过度伸展，在矢状面声像图中最为明显。口咽畸胎瘤（上颌寄生胎）常从口中突出。尽管大多数畸胎瘤在组

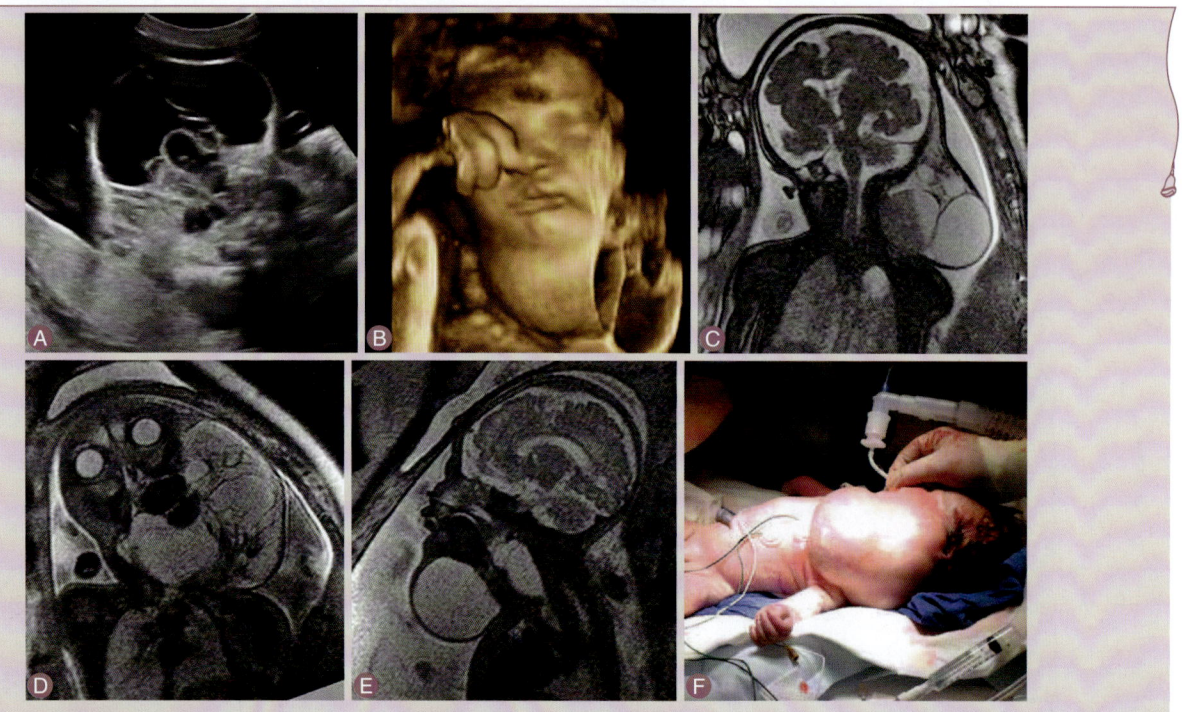

A.35周胎儿左侧颈部肿物的二维超声声像图显示复杂的囊实性表现；B.三维超声声像图显示左侧肿物；C~E.冠状面和矢状面胎儿MRI显示复杂肿物，可能阻塞气道；F.新生儿左侧颈部肿物较大，在分娩过程中通过产时宫外治疗成功插管。

图1.31　淋巴管畸形

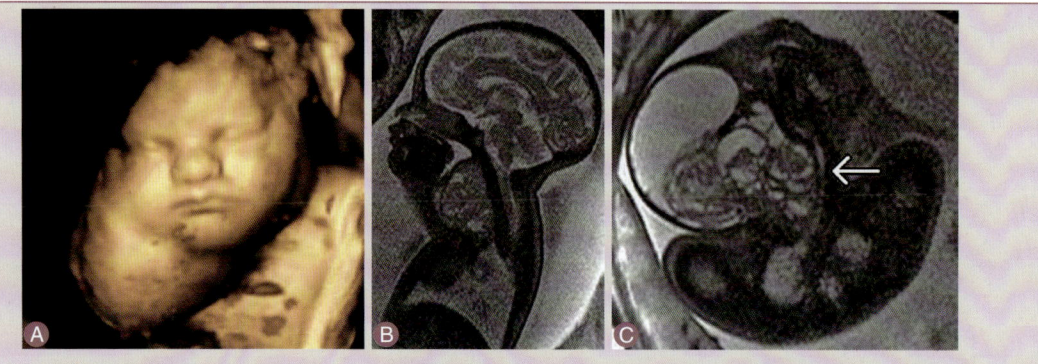

A.34周胎儿三维超声声像图显示右侧颈部畸胎瘤；B、C.矢状面和横切面胎儿MRI T_2WI 表现，气管可显示（箭头），表明气道在出生时可能是通畅的。

图1.32　畸胎瘤

织学上是良性的，但其预后取决于肿物对气管的压迫程度和分娩时对婴儿气道的保护能力。如果存在明显的气道压迫，可能需要进行产时宫外治疗。此复杂技术需要一个负责母亲和胎儿的专家团队，涉及剖宫产及在保证新生儿气道稳定之前，需保证经胎盘的母胎循环。

（四）甲状腺肿

胎儿甲状腺肿比较罕见（每3万~5万活产婴儿中出现1例），大多数与母体甲状腺疾病有关，如Graves病或桥本甲状腺炎，由抗体穿过胎盘导致胎儿甲状腺功能紊乱。母体使用甲状腺阻断剂（如丙基硫氧嘧啶）或原发性胎儿甲状腺功能障碍均可能导致胎儿甲状腺肿。

胎儿甲状腺肿表现为前颈部中线区气管周围的均质实性肿物（图1.33）。甲状腺肿的血流可能增加。较严重的胎儿甲状腺肿会导致颈部过度伸展，从而干扰胎儿的吞咽，导致羊水过多。颈部过度伸展可导致胎位不正及分娩困难。为确定胎儿是否患有甲状腺功能减退症或甲状腺功能亢进症，可能需要进行脐带穿刺术。在胎儿甲状腺功能减退的情况下，使用羊膜内甲状腺激素治疗可使胎儿甲状腺缩小，胎儿颈部过度伸展可能会随之消失。在胎儿甲

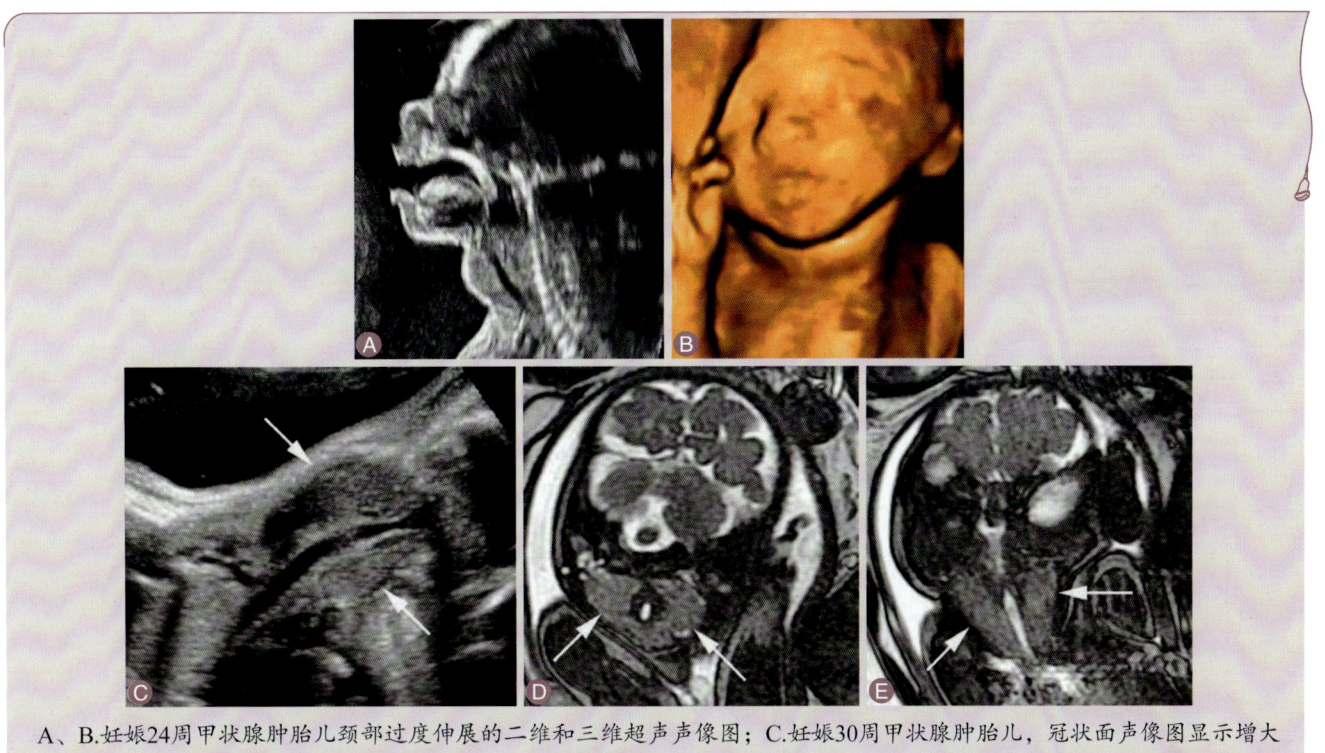

A、B.妊娠24周甲状腺肿胎儿颈部过度伸展的二维和三维超声声像图；C.妊娠30周甲状腺肿胎儿，冠状面声像图显示增大的双侧甲状腺叶（箭头）围绕正常中位气管；D、E.横切面和冠状面MRI显示胎儿甲状腺增大（箭头），未压迫气道。

图1.33　胎儿甲状腺肿

状腺功能亢进的情况下，评估胎儿心动过速和高输出量心力衰竭是非常重要的。

十、小结

胎儿的面部和颈部产前超声评估提供了识别许多异常的机会。这些检查对产前咨询和胎儿预后评估至关重要，因许多异常与综合征和染色体异常有关。对异常的正确诊断有助于在胎儿气道存在受累风险时指导制定合适的分娩和治疗方案。

致　谢

感谢图书馆员Alison Clapp和Miriam Geller的协助，以及波士顿儿童医院放射科Susan Ivey的行政协助。特别感谢Ants Toi医学博士参与对颅缝早闭的讨论。

（谢明星，张丽，项飞翔，余铖，宋越，洪柳译；洪柳校）

参考文献

扫码观看

第二章　胎儿颅脑

Ants Toi and Deborah Levine

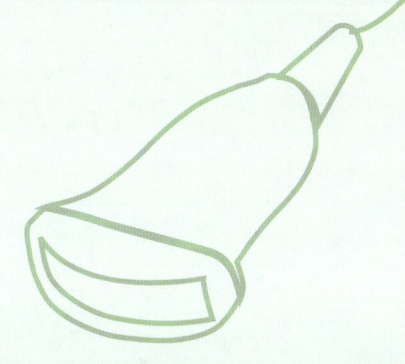

章节大纲

一、发育解剖学
　（一）胚胎学
　（二）超声解剖学
　（三）变异（通常为正常变异）
二、脑室扩张和脑积水
　（一）脑室扩张的发病机制
　（二）脑室扩张的超声评估
三、特异性畸形
四、背侧诱导异常
　（一）无脑畸形或露脑畸形
　（二）脑膨出和脑膜膨出
　（三）纤毛病
　（四）Joubert综合征
　（五）Meckel-Gruber综合征
　（六）羊膜带序列征/肢体-体壁复合畸形
　（七）脊柱裂的颅脑变化
五、腹侧诱导异常
　（一）前脑无裂畸形
　（二）后颅窝和小脑异常
　（三）蛛网膜囊肿
　（四）大脑皮质发育畸形
六、颅内钙化
七、感染
八、血管畸形
　（一）硬脑膜窦血栓
　（二）出血
　（三）积水性无脑畸形
九、肿瘤
十、小结

关键点总结

- 由经验丰富的检查者遵循现有指南,按照既定扫查方案进行超声检查,其对中枢神经系统评估具有高度敏感度。
- 脑室扩张可能由多种潜在原因导致,包括阻塞、破坏、畸形或多种原因结合。
- 大脑异常时,MRI有助于提供超声之外的更多形态学或功能信息。
- 评估复杂中枢神经系统异常时,需要影像学、遗传学、产前和产后护理的专家进行多学科讨论与合作,以获得最佳效果。

中枢神经系统异常是产前诊断转诊的最常见原因,并可导致父母焦虑。其发生率为每1000例活产儿中1.4~1.6例,但可见于3%~6%的死产儿。母体血清甲胎蛋白含量和妊娠早期胎儿颈后透明层厚度这两项筛查的增加使越来越多的孕妇被转诊,以评估中枢神经系统可疑异常的病变情况。由知识与经验丰富的检查者遵循现有指南对孕妇进行超声检查,其对于评估中枢神经系统非常敏感。目前建议在妊娠18~20周时进行常规检查。尽管许多脑发育异常在孕早期和孕中期较早时可被检出,但仍有部分异常仅在孕晚期才出现或表现明显。

MRI已成为超声初步评估后的重要补充。多参数MRI通过使用特殊序列得以评估超声难以评估的内容,其可用于评估形态以外的组织特性,并在缺血、肿瘤、出血、脑代谢及神经束方面提供新的见解,其可阐述一些尚未清楚的可疑病变。目前关于超声与MRI评估胎儿中枢神经系统的作用仍存在争论。笔者认为超声是初步筛查手段,而MRI可被用于阐明征象。对检查者而言,最重要的是熟悉所有成像方法的优势与局限,使用专业知识并进行多学科合作。

一、发育解剖学

(一)胚胎学

掌握胎儿的胎龄在评估妊娠早期的解剖结构时尤为重要。在本章中,使用临床和超声研究中常使用的月经龄和妊娠龄,月经龄指"从末次月经起计算孕周"或"月经后几周"。为保持一致性,笔者将专著中使用的"受精龄"或"受孕龄"增加2周转换为月经龄。

中枢神经系统发育受到大量基因的调控,这些基因不仅在中枢神经系统,也在身体的其他部分发挥作用。近年来,对发育和畸形的分子学基础的认知也以爆炸性的速度在发展。形态学变化大约从月经第5周开始,形成脊索的细胞渗透到胚盘并诱导被覆的胚胎组织增厚、折叠并融合成神经。神经管的拉链式融合始于躯干中部,然后延伸到头侧和尾端(表2.1),约月经龄5.5周时,在头侧神经孔前部闭合,尾神经孔随后几天内闭合。到第六周,头端扩大并弯曲形成大脑。经阴道超声和体外MRI可显示这些阶段。到月经龄12~15周时,几乎所有的结构发育均达最终状态,除胼胝体、小脑蚓部、神经元迁移(起自脑室周围生发基质)、脑沟和脑回的发育、髓鞘形成。后面的这些结构发育大约从第15周开始。胼胝体大约在第12周时开始发育,其发育诱导了两个透明隔膜和中间空腔的形成,即透明隔腔和Vergae腔(1851年后以Andrea Verga命名)。

表2.1 从原始脑泡分化出的脑区

初级脑泡	次级脑泡	成熟结构
前脑	端脑	大脑半球
		基底节
		嗅觉系统
	间脑	丘脑
		下丘脑
中脑	中脑	中脑
后脑	后脑	脑桥
		小脑
	脊髓脑	髓质

资料来源:Modified from Moore K. Essentials of human embryology. Toronto, Ontario: BC Decker; 1988.

位于后脑(菱脑)的神经管背侧非常薄,呈膜状(膜性区域或膜性区)。妊娠早期时,封闭的中央神经管(菱脑腔)非常大,形成一个明显的囊腔,不可误认为异常。该腔最终会成为第四脑室。膜性区被一皱褶分为前喙区域(前膜区域或头侧膜区)和后尾区域(后膜区域或尾膜区域),这一皱褶即为脉络膜,其将形成第四脑室的脉络膜。小脑和蚓部的外侧和头侧增生进入前膜区。后膜区则形成Magendie孔和Luschka孔，并不同程度地膨胀到小脑延髓池，形成Blake陷窝。用高分辨率超声仪器观察时，绝大部分胎儿可见Blake陷窝，其经常被误认为蛛网膜束。22周时小脑和蚓部基本形成，在此之前应注意避免将未完全发育的早期蚓部误认为蚓部发育不良或发育不全。

脑皮质和神经元的发育约于第5周时开始，到28周时发育完成，期间经过3个复杂的互有重叠的阶段：增殖、迁移和重组。神经元是由脑室和神经节隆起处表面的神经胶质干细胞增殖和发育而来的。迁移通过投射迁移和切向迁移两种途径进行。投射迁移时，神经元沿着放射状的胶质纤维直接到达皮层表面，随后形成的神经元穿过早期皮层到达皮层表面。在17～34周，这种迁移在MRI和超声上表现为条带或片状回声，如脑室区、中间区、板下区和皮质板。这种正常的模式会受迁移障碍、畸形和感染等因素干扰，如巨细胞病毒感染。切向迁移时，来自神经节隆起的γ-氨基丁酸细胞（GABA细胞）通过皮质的切向途径为神经元提供控制功能。此时覆盖丘脑的神经节隆起在MRI上显示比超声上更明显。大脑皮层折叠形成脑回以容纳更多细胞。最终，皮层中的神经元组织局部连接，并将轴突作为大束（如胼胝体）远程发送以连接大脑半球。整个发育过程需要功能正常的基因进行操控，并很容易被内在和外在因素所干扰，如母体代谢紊乱、缺氧、感染和致畸物。对于致畸物，最终的形态学外观反映的是发生破坏时所处的胎龄和阶段，而非特定的某一物质。

（二）超声解剖学

早期胚胎检查以经阴道检查最佳。大约8周时就可以分辨出头端。到10或11周时，穹顶骨出现矿化。在此阶段，脑膜菲薄，而脑室较大，其内充满脉络膜，为发育中的大脑提供营养。菱脑腔表现为后脑后方的一个大无回声区，其体积随着小脑的形成而减少，并最终成为第四脑室。在妊娠早期，正常的菱脑腔大且突出，切不可误认为异常（图2.1A）。

妊娠第13或第14周后，超声已可识别大多数脑结构（图2.1B）。在妊娠中期，通过3个标准横切面（经丘脑、脑室和小脑），可检出超过95%的超声可检出的大脑异常。这3种切面（经丘脑切面、脑室切面、小脑切面）是超声常规扫查的基础。怀疑存在异常时，可增加经阴道扫查、脑中线切面，以评估胼胝体和蚓部，阐明疑问（图2.2，动图2.1～动图2.3）。

常规产前超声检查应关注的颅内结构

双顶径和头围测量

胎头形状

骨质密度

大脑镰和脑纵裂

脑室大小与外观

透明隔腔

丘脑

小脑和蚓部

小脑延髓池

颈部皱褶

（胼胝体和蚓部正中切面，不属于常规检查部分，但其应用越来越多）

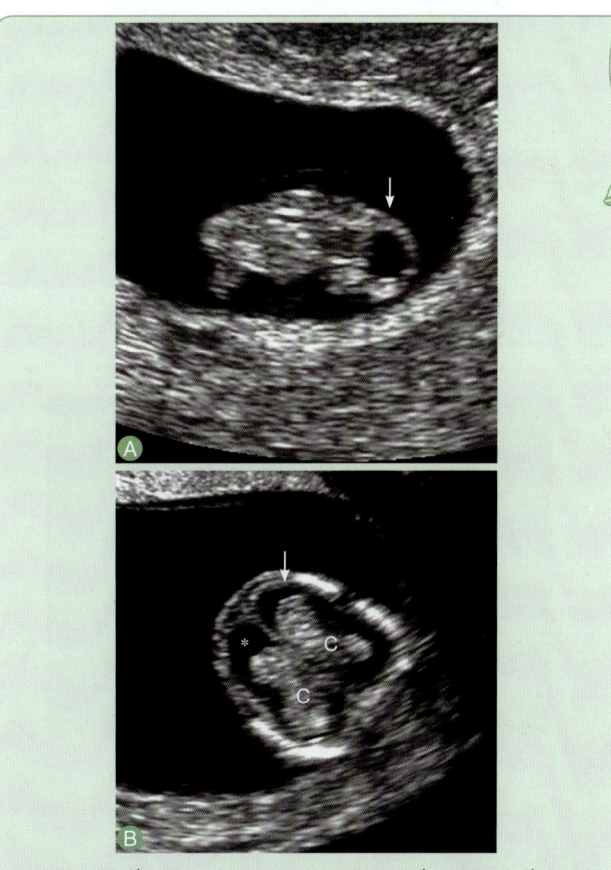

A.月经龄第8周，胎头可明显区别于躯干和肢芽，颅内囊性结构为胎儿的菱形脑腔（箭头），其为正常腔体并最终成为第四脑室；B.第12周半扫查，大脑皮质菲薄（箭头），脉络丛（C）非常大，充满两侧脑室（*），此时已可见颅骨骨化。

图2.1　经阴道探头获得的早期正常胎儿头部声像图

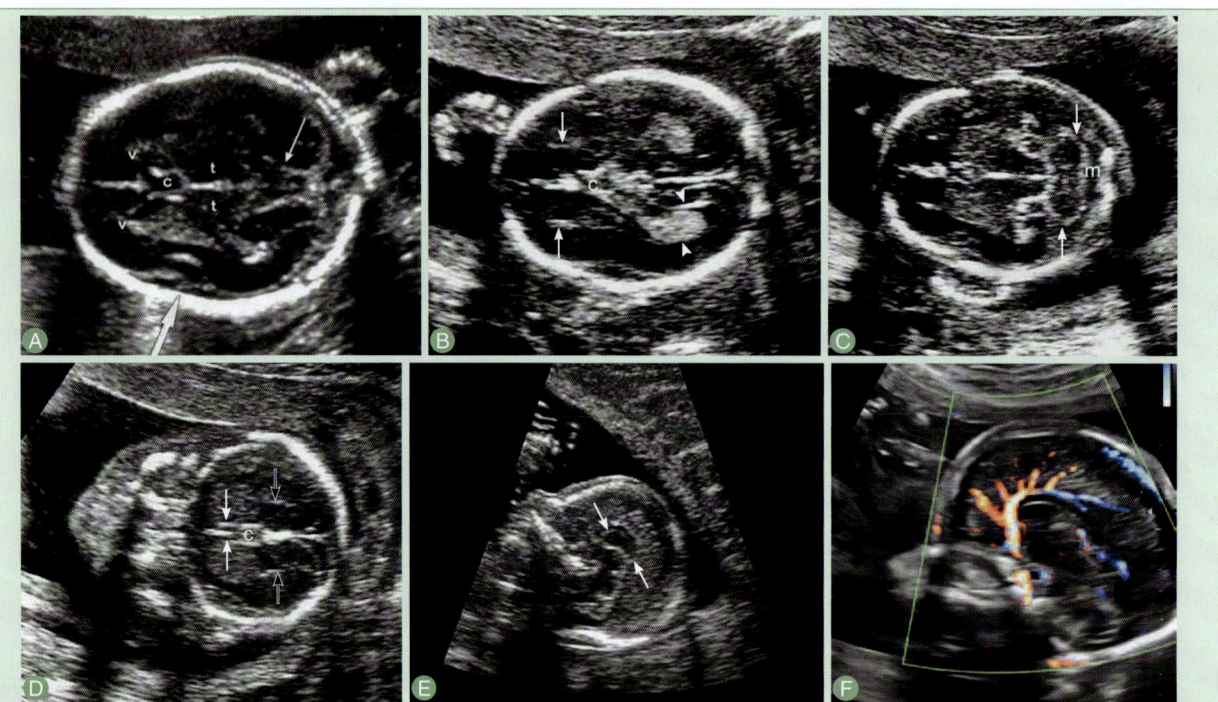

A.月经龄20周时丘脑切面,菱形的丘脑-下丘脑复合体(t)水平横切面包含中线处缝隙样的第三脑室;丘脑后面和枕叶之间的三角形区域即为环池(箭头),其内包含脑脊液,因存在支撑大脑结构的脑膜束而表现出回声;脑岛是一条短而明亮的高回声线(粗箭头),内含搏动的大脑中动脉分支,其周围是正常白质,表现为极低回声,不可误认为液体;丘脑与脑岛之间的高回声带为基底神经节,前部为侧脑室前额角的尖端(v),位于其间的是盒状透明隔腔(c)。B.孕18周时经脑室切面,枕角房部充满高回声脉络膜,箭头指示脑室测量部位(三角箭头),脉络膜占房部宽度的60%以上,内侧脑室壁与脉络膜之间的距离<3 mm,可见前额角的尖端(箭头)。C.孕18周时小脑切面,经丘脑切面旋转探头显示位于后颅窝的小脑半球(箭头),其在中线由回声稍强且较窄的小脑蚓部连接;小脑延髓池(m)位于小脑和枕骨之间;声像图中亦可见丘脑、第三脑室、侧脑室前额和透明隔腔。D.孕19周时经冠状缝冠状面,可见前额角(黑箭头)和大神经干;穹隆(白箭头)于透明隔腔(c)下方清晰可见。E.孕19周时经额状缝正中矢状面,可见正常的胼胝体(箭头),在胼胝体下方的弧形内含有透明隔腔,后方可见小脑蚓部的回声。F.矢状位彩色多普勒图像显示胼周动脉,当怀疑中线结构异常时,图E和图F等冠状和正中切面声像图是非常有价值的。

图2.2 观察大脑结构的标准平面及补充平面

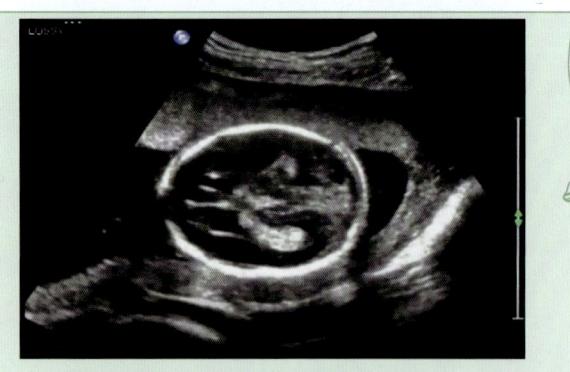

动图2.1 正常脑部(横切面)

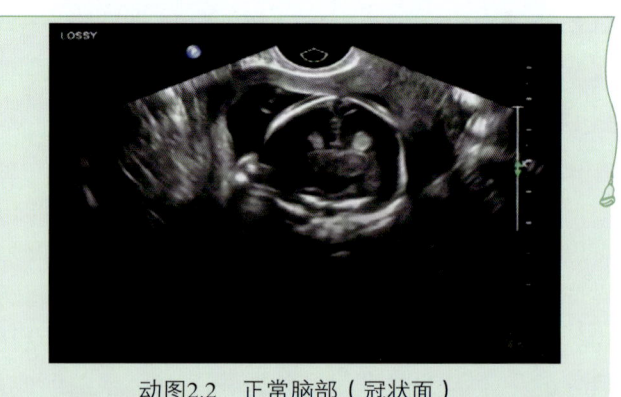

动图2.2 正常脑部(冠状面)

经丘脑切面可显示丘脑、第三脑室、穹隆、基底节、岛叶和环池,并用于测量双顶径、枕额径和头围(图2.2A)。此切面和经脑室切面可以看到平直光滑的半球间裂。若半球间裂呈现不规则形,则应怀疑胼胝体和其他大脑结构的异常。经脑室切面略高于丘脑切面,可显示侧脑室体部,更重要的是可显示侧脑室房部和半球间裂(图2.2B)。

房部宽度(枕角宽度)是公认的测量侧脑室大小最有用且广为接受的指标。侧脑室房部是体部、枕角和颞角相汇合的位置,一旦出现异常,其是侧脑室最早且最明显扩大的部分。在常规产前检查时,脑室测量是必要的组成部分且容易操

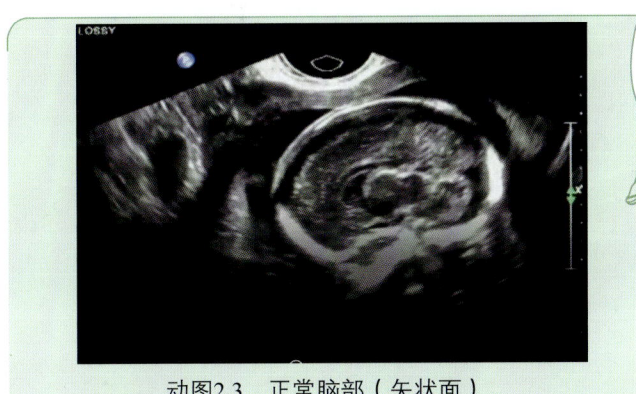

动图2.3　正常脑部（矢状面）

作。因近场脑室易被伪影遮挡，通常只测量远场脑室；脑室通常是对称的，但轻度不对称也比较常见（图2.3）。应在真正的横切面上进行严格的标准化测量。应将标尺放置于顶枕沟最深处对面的脑室内壁上，正常值<10 mm。脑室异常，尤其是脑室扩大，是中枢神经系统异常最早可检测的关键发现，可见于大约88%的大脑异常胎儿。

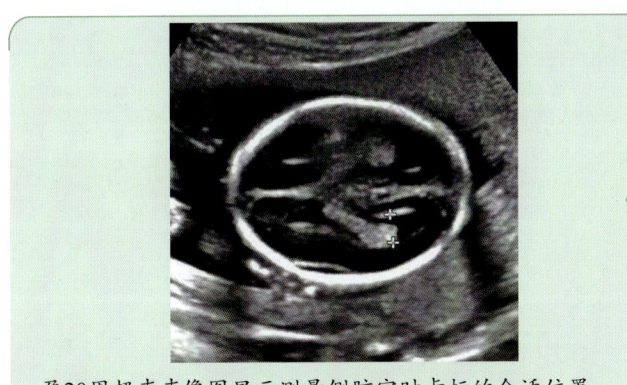

孕20周超声声像图显示测量侧脑室时卡标的合适位置。

图2.3　脑室测量

小脑切面是以丘脑为中心旋转探头至枕骨下平面来显示小脑半球。该切面可显示小脑、小脑延髓池、透明隔腔，并常可显示侧脑室前角。24周之前，小脑横径与孕周是相对应的。小脑延髓池是小脑后方的脑脊液区，需在横切面上测量，从小脑蚓部后缘测至枕骨内缘，该平面包含透明隔腔前缘和小脑中平面，正常值通常是2～10 mm（图2.2C）。小脑延髓池闭塞提示Chiari畸形Ⅱ型和脊柱裂。小脑延髓池过度增大可见于巨大枕大池、Blake囊肿、小脑蚓部发育不良、Dandy-Walker综合征和蛛网膜囊肿。

经囟门和经颅缝声窗可得到补充的超声切面，其有助于阐明大脑的解剖结构和发育情况。

经额缝-前囟-矢状缝正中（正中矢状）切面可显示颅中线结构，如胼胝体，偶可显示小脑蚓部和脑干（图2.2E，图2.2F）。经后外侧乳突状囟门可显示小脑、枕叶和脑室。

脑沟和脑回的发育模式可预测，孕18周时即可进行评估。评估脑沟和脑回发育的特殊切面有助于发现发育异常，如无脑回畸形（图2.4）。

多平面三维成像可以用来重建横轴切面和正中切面，可从任意方向评估大脑。正中矢状面重建对评估胼胝体和小脑的畸形尤其有效。所有这些切面均应关注胎头形态和骨化。超声是产前检查的主要手段，但MRI已被证实在超声发现问题后进一步评估中具有价值。大约在孕22周后，MRI能提供极佳的解剖图像，对评估脑组织特征和大脑周围结构更具优势，而超声视野具有局限性（图2.5）。当然，MRI在显示大脑钙化和小囊肿时具有局限性。

（三）变异（通常为正常变异）

1.脉络丛囊肿

脉络丛囊肿是脉络丛上的囊状区域，是由脑脊液被包裹在神经内皮细胞内所致（图2.6，动图2.4）。只有超过3 mm的脉络丛囊肿因足够大可被显示，可称其为"脉络丛囊肿"。脉络丛囊肿较常见，在1%～6%孕14～24周的胎儿中可发现。大多数脉络丛囊肿都较小，多会在28周左右消失，无临床意义。大的囊肿可短暂导致侧脑室扩张，但较为罕见。脉络丛囊肿不影响神经系统发育。

绝大多数脉络丛囊肿是在正常胎儿筛查中偶然发现的，但其可能与18-三体有关。大约50%的18-三体胎儿存在脉络丛囊肿，且在大约10%的18-三体胎儿中，脉络丛囊肿是唯一明显的初始迹象。18-三体伴孤立性脉络丛囊肿的似然比约为母体背景风险的7倍（范围4～12）。囊肿大小和两侧囊肿的对称性不影响非整倍体的发生。18-三体的胎儿总伴有其他可检测的发育异常。发现脉络丛囊肿后，应详细查找18-三体的其他征象，特别是手、心脏和中枢神经系统。应评估其他与非整倍体检测相关的风险因素，包括孕妇年龄、血清筛查和胎儿游离细胞DNA检测（无创产前检测），以确保非整倍体的低风险。多认为孤立性脉络丛囊肿和非整倍体低风险的患儿，特别是无创产前检测结果正常者，不需要接受进一步的咨询或检测。

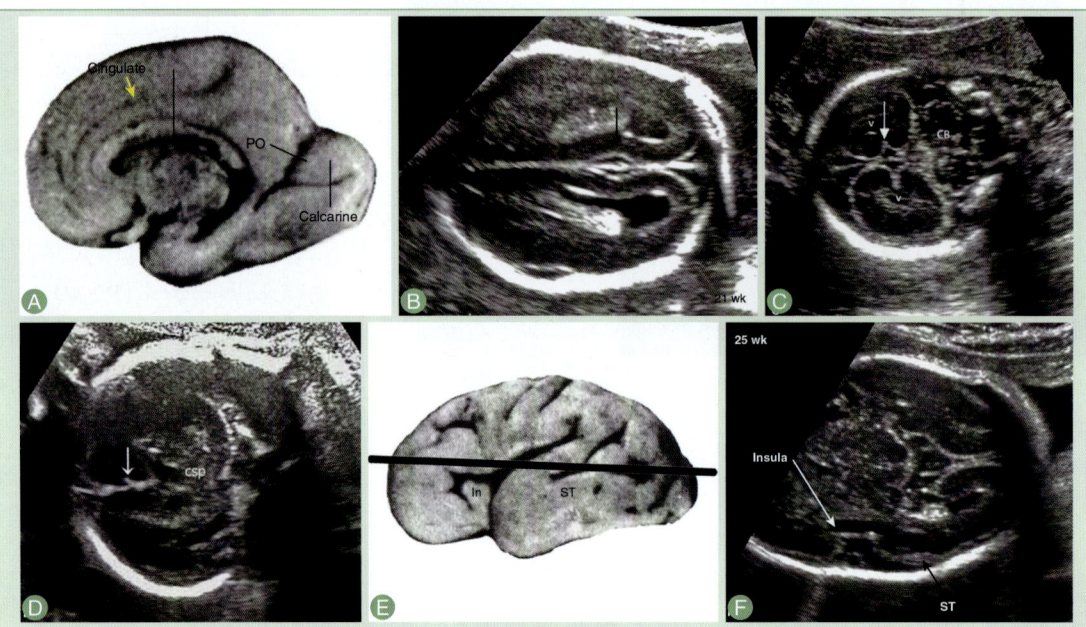

Note that the scan planes are perpendicular to the direction of the sulcus being evaluated. (A) Medial hemispheric surface at 26 weeks. Coronal scan plane is best for cingulate sulcus (yellow arrow) and calcarine sulcus. Axial plane is best for parieto-occipital sulcus (PO). (B) Axial view at 21 weeks shows the diamond shape formed by the normal parieto-occipital sulci (arrow). (C) Coronal view through the occipital lobes at 24 weeks shows the calcarine sulcus (arrow) on the medial surface of the occipital lobe. Mild left-right asymmetry is normal. CB, Cerebellum; V, ventricles. (D) Coronal view through parietal brain shows the notch of the cingulate sulcus (arrow) above the bodies of the lateral ventricles and cavum septi pellucidi (csp). This is an excellent view to conirm normal cavum septi pellucidi. (E) Lateral view of brain surface at 26 weeks shows the scan plane used to evaluate the insula (In) and superior temporal sulcus (ST) behind it. (F) Angular plateau of the insula on axial view, and behind it the subtle indentation of the superior temporal sulcus (arrow with ST).

FIG. 2.4 Scan Planes (Dark Lines) Used to Assess Early-Appearing Sulci

（Anatomic images modiied from Dorovini-Zis K, Dolman C. Gestational development of the brain. Arch Pathol Lab Med. 1977;101:192-195. Ultrasound images from Toi A, Chitayat D, Blaser S. Abnormalities of the foetal cerebral cortex. Prenat Diagn. 2009;29[4]:355-371. 注：版权方要求保留英文）

2. Blake囊肿

Blake囊肿，最早由Robert Blake于100多年前描述，是一种常见的薄壁囊性结构，位于后颅窝中线处、小脑下蚓部及脑干后方。由于包含脑脊液，该囊肿表现为无回声，不同于邻近的蛛网膜下腔内液体，因其内脑膜束的存在，可有少许回声（图2.7）。MRI上无法区分液体囊壁和Blake囊肿的外观差异。通过仔细扫查，发现几乎每个胎儿都可见Blake囊肿，大小不一，非常明显。一个大的Blake囊肿可使完整的蚓部旋转40°~50°。有研究认为这种旋转缘于Magendie孔和Luschka孔延迟开窗，继发下膜区囊性扩张，形成Blake囊肿，进而抬高蚓部。如果囊肿孤立发生，蚓部旋转通常在妊娠后期减轻且预后良好。囊肿孤立存在时，不应误认为异常。三维超声及MRI重建中线，其对于确认小脑蚓部结构正常尤其具有帮助。笔者认为巨大枕大池仅是一个大的Blake囊肿，可能是因第四脑室孔开窗延迟所致；少数孤立性巨大枕大池可能表现出发育迟缓。

3. 中间帆腔

中间帆腔是位于中线的小囊性结构，位于胼胝体压部下方、脑干上段后方和松果体区域上方（图2.8）。其表示第三脑室以上脉络膜内的潜在空间存在液体。大多数中间帆腔可见于胼胝体压部下方，亦可延伸至第三脑室上方的室间孔。冠状面、矢状面和三维扫描有助于诊断，MRI和彩色多普勒可排除大脑大静脉（Galen静脉）动脉瘤样畸形等血管异常（图2.8C）。尽管在产前超声文献中很少提及，笔者发现小的中间帆腔（最大直径<8 mm）在孕18~20周时横轴位切面扫查中非常常见。文献报道，儿童中间帆腔的发生率为5%~34%。大多数中间帆腔无临床意义，可自发消退，神经功能远期预后正常。然而，大的囊肿偶尔会使脑干和邻近的大脑扭曲，引起梗阻性脑积水，需要开窗治疗。

生理性中间帆腔囊肿往往是孤立的、单房的、

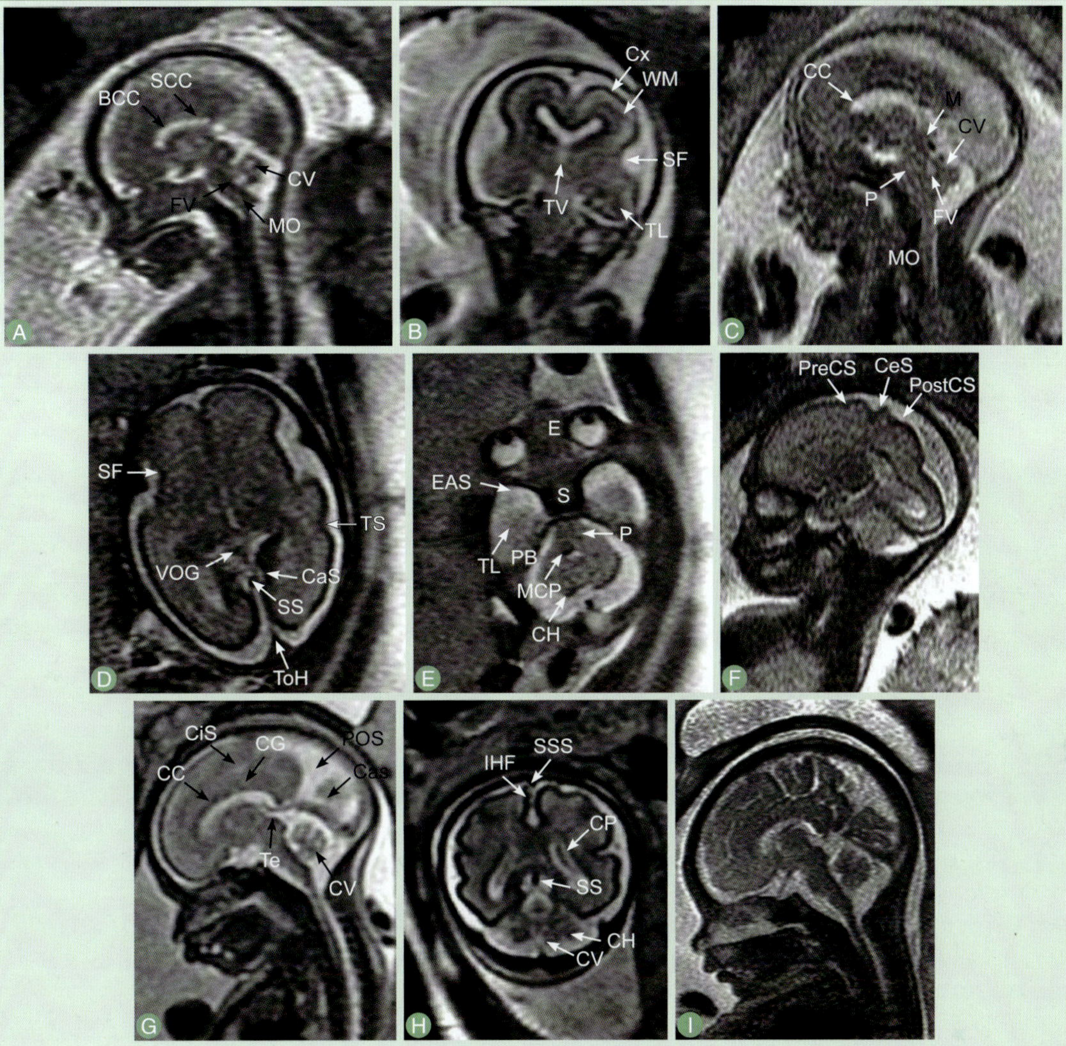

孕20周（图A，图B）、22周（图C）、26周（图D，图E）、27周（图F~图H）和34周（图I）时的T₂WI表现，分别显示正中矢状面（图A，图C，图G，图I）、旁矢状面（图F）、冠状面（图B，图H）和横轴面（图D，图E）。BCC：发育中的胼胝体；CaS：距状沟；CC：胼胝体；CeS：中央沟；CG：扣带回；CH：小脑半球；CiS：扣带沟；CP：脉络丛；CV：小脑蚓部；Cx：大脑皮层；E：筛骨；EAS：脑外间隙；FV：第四脑室；IHF：纵裂池；M：中脑；MCP：小脑中脚；MO：延髓、延脑；P：脑桥；POS：顶枕沟；PostCS：中央后回；PreCS：中央前回；S：蝶骨；SCC：胼胝体压部；SF：外侧裂；SS：直窦；SSS：上矢状窦；Te：顶盖；TL：颞叶；ToH：窦汇；TS：颞沟；TV：第三脑室；VOG：大脑大静脉；WM：白质。

图2.5 正常脑部MRI表现

(With permission from Levine D, Robson C. MR imaging of normal brain in the second and third trimesters. In: Levine D, editor. Atlas of fetal MRI. Bristol, PA: Taylor & Francis; 2005.)

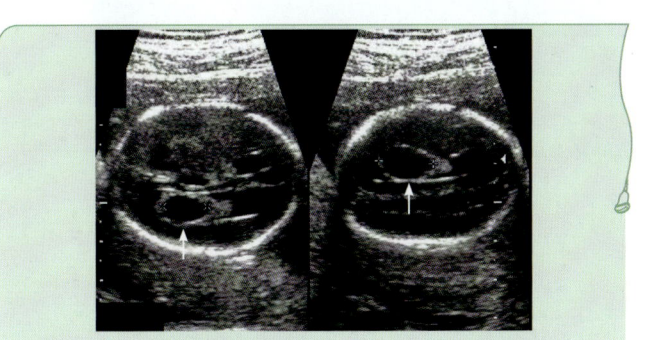

注意右图，通过鳞状缝斜切面可显示上方大脑半球。

图2.6 双侧脉络丛囊肿（箭头）

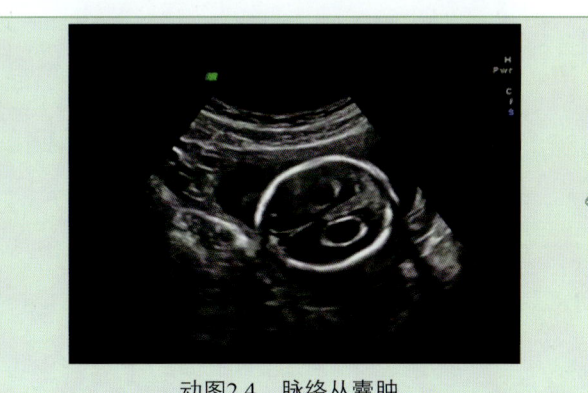

动图2.4 脉络丛囊肿

体积较小（<10 mm），并随时间推移保持稳定或消退。该病尚无已知的关联基因。鉴别诊断包括发生在中线的囊肿和囊样病变，如扩张的Vergae腔、胶质室管膜囊肿、蛛网膜囊肿、囊性肿瘤（主要是囊性畸胎瘤）、Galen静脉动脉瘤样畸形、松果体囊肿和出血。病理性囊性聚集通常较大，随时间推移，可导致相关的发育异常，如胼胝体发育不良，脑室扩大或实性肿块。

怀疑中间帆腔囊肿的胎儿应进行神经系统超声检查，并通过彩色多普勒排除Galen静脉动脉瘤样畸形。如果发现征象不典型或继发性改变，应进一步行MRI检查。不推荐监测偶然发现的孤立性小囊肿（<8 mm），但如果仍怀疑异常或胎儿的父母特别关注，也可以随访观察。

二、脑室扩张和脑积水

脑室扩张指侧脑室房部≥10 mm。需要特别注意在正确的切面测量侧脑室，斜切面测量侧脑室三角区会导致测值明显偏大。与预期的月经龄相比，

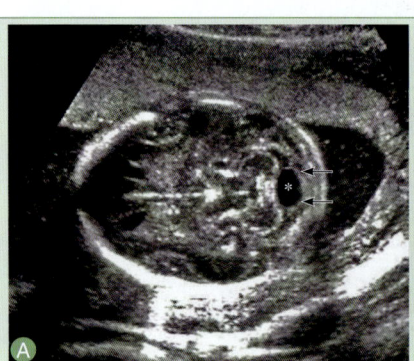 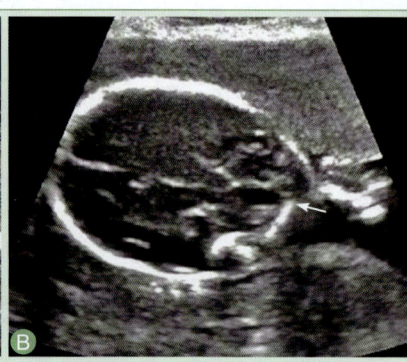 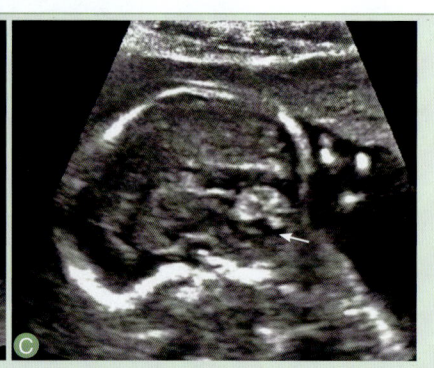

A.中线处正常小脑和蚓部的后方可见清晰的无回声区（*），为Blake囊肿，其内包含清澈的脑脊液，侧壁薄（箭头），与周边结构分界清，其两侧是小脑延髓池内中等回声的蛛网膜下腔；仔细观察，大多数胎儿都可以发现这样的"囊肿"，由于Blake囊肿造成小脑和蚓部旋转，可造成蚓部缺失或发育不良的伪像（图B，图C）；B.横切面声像图显示蚓部（箭头）明显的裂或缺损，容易被认成蚓部发育不良；C.正中矢状面声像图显示蚓部完整、对称、大小正常，可见3个裂，蚓部旋转造成其下部抬高与脑干分离（箭头），目前多认为这是正常胎儿的表现，Blake囊肿抬高了下蚓部，造成蚓部缺损的伪像。

图2.7　Blake囊肿

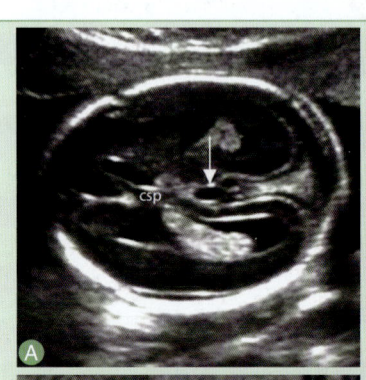 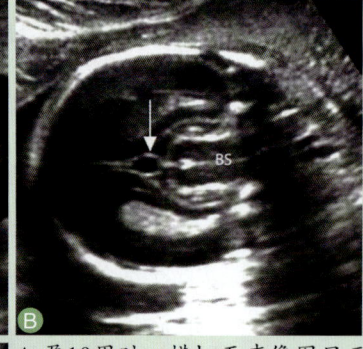 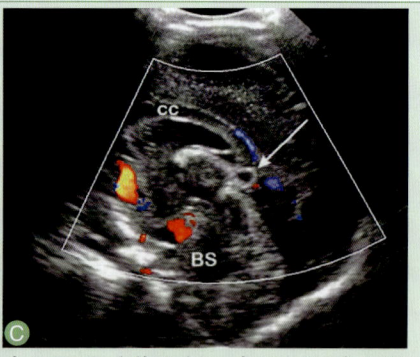

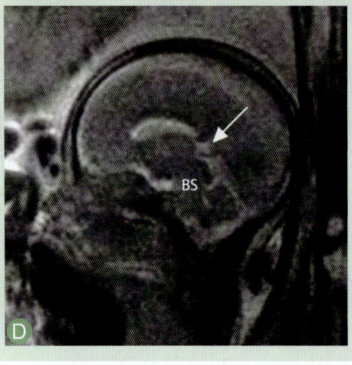

A.孕19周时，横切面声像图显示中间帆腔（箭头），中间帆腔多如图所示大小，但是常常被忽略；B.冠状面声像图显示中间帆腔（箭头）；C.矢状面声像图显示中间帆腔位于胼胝体（CC）压部下方，无血流信号；D.T_2WI显示孕21周胎儿的中间帆腔（箭头）。CSP：透明隔腔；BS：脑干。

图2.8　中间帆腔

胎头可以正常、增大甚至可能是减小的。脑积水指脑室扩张合并颅内压增高，通常伴随胎头增大。脑室异常特别是脑室扩张，是产前超声最常检出的颅内异常，产前发生率为10～80/10 000。脑室扩张通常是最初中枢神经系统畸形检出中的关键发现，在胎儿颅脑异常中的发生率约为88%（图2.9）。

侧脑室的测量方法很重要，应该关注每个细节。在真正的胎头横切面测量，由于近场侧脑室受颅骨声影影响显示不清，所以通常测量远场侧脑室，双侧侧脑室并非对称的。标尺放置在无回声区最宽的部位，垂直于侧脑室长轴，从内侧壁到内侧壁进行测量。为保证测量的一致性，应在顶枕沟对侧部位测量。为测量近场侧脑室，有时需要等待胎头转动，或利用鳞状缝、人字缝及乳突囟，或三维多平面重建，甚至可以利用冠状面"猫头鹰眼"切面。但是最重要的是一定要在真正的横切面测量（图2.3，图2.9）。一旦怀疑脑室扩张应观察近场的侧脑室和大脑半球。

侧脑室的测量存在一些陷阱。如果测量切面不是横切面或侧脑室边界识别不当，会导致测量误差。脑岛、基底节外囊、室上静脉、枕叶内侧壁（图2.2A，图2.2B，图2.10）、近侧颅骨的混响效应，均可表现为线状回声，应注意不要误认为是侧脑室壁。

孕14～38周，侧脑室房部横径测值较恒定，报道为7.5 mm（标准差为0.7 mm）。测值＞10 mm提示脑室扩张的假阳性率低。侧脑室横径为10 mm并不是诊断异常的临界值，只是普遍认为侧脑室超过10 mm足以引起重视并行进一步检查。Filly医师最初提出10 mm的上限值，不是因为其可以显著区分正常和异常，而是因为这是一个对所有孕周都容易记忆的数字，而且足以检出那些需要咨询和进一步检查的胎儿。许多侧脑室超过10 mm的胎儿可完全正常。

通常侧脑室横径为10～12 mm被称为轻度或临界性脑室扩张；12～15 mm为中度脑室扩张（尽管有些学者认为15 mm以下均为轻度）；超过15 mm被称为显著脑室扩张。尽管10 mm被认为是正常值上限，但是有很多侧脑室超过10 mm而预后正常的报道，有学者建议将上限提高至11 mm或12 mm。

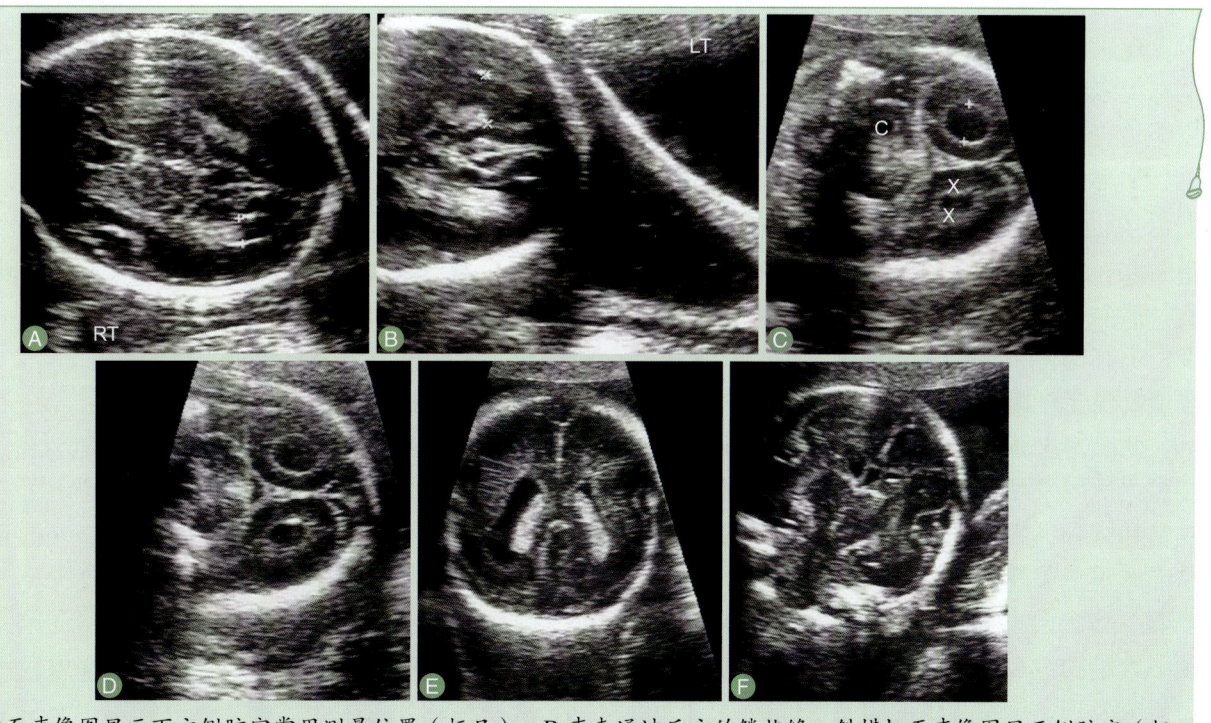

A.横切面声像图显示下方侧脑室常用测量位置（标尺）；B.声束通过后方的鳞状缝，斜横切面声像图显示侧脑室（标尺），斜切面测量会导致侧脑室测值偏大，因此当侧脑室看起来增大时，一定要获得真正的横切面并同时显示双侧脑室；C、D.通过人字缝的冠状面"猫头鹰眼"切面显示双侧枕角不对称（标尺），轻度不对称（差值＜2～3 mm）很常见，也是正常的；E、F.经过前囟的切面（类似新生儿颅脑超声）也可用以评估双侧侧脑室，图E显示枕角，图F显示前角，证实双侧侧脑室轻度不对称。c：小脑。

图2.9 孕23周正常侧脑室，双侧轻度不对称

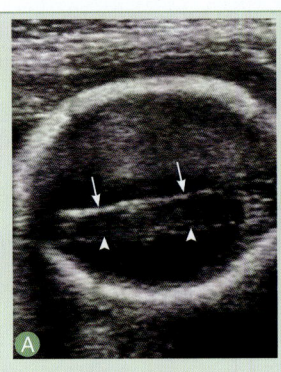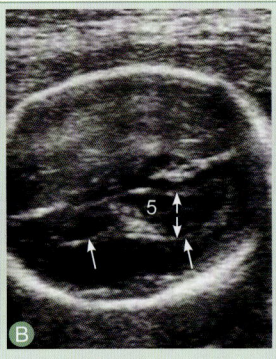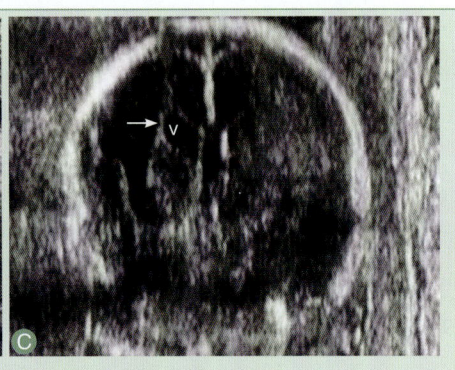

A.侧脑室平面上方横切面声像图显示边缘静脉回声,呈点线样(三角箭头),平行于大脑纵裂(箭头),不要将其误认为脑室壁;B.侧脑室平面横切面声像图显示轻度脑室扩张,枕角测值超过10 mm(短箭头),脉络丛与枕角内侧壁距离为5 mm(5),侧脑室外缘(箭头)弯曲,背离中线,而边缘静脉呈直线,与中线平行;C.经丘脑的冠状面,侧脑室壁回声(箭头)位于脑室上静脉回声的外侧,从侧脑室(v)顶部延伸至大脑半球表面。

图2.10　孕26周脑室上方边缘静脉回声与侧脑室壁

10 mm已经比平均值高出4个标准差,所以笔者赞同其他专家的观点,即保留以10 mm为咨询和进一步检查的标准(图2.11)。

诊断轻度脑室扩张还有其他方法,Mahony和同事们建议测量脉络丛与侧脑室内侧壁间的距离,并报道孕15周以后正常值为1~2 mm。即使侧脑室测值正常,如果脉络丛与侧脑室内壁距离超过3 mm并合并其他胎儿异常,则预后不佳。Hertzberg和同事们发现这种异常的胎儿中有20%结局异常。但是,也有很多专家认为该方法敏感度太高,以至于会造成胎儿的父母们不必要的焦虑。

如果侧脑室扩张不合并大脑和其他躯体异常,染色体也正常,则称为孤立性脑室扩张。脑室扩张胎儿,约60%合并其他异常,40%不合并其他异常。然而,即使经过详细的超声检查和产前MRI检查,仍有7%~16%的孤立性脑室扩张婴儿在出生时才被发现合并其他异常。

侧脑室扩张并非主要问题。尽管脑室扩张可以是孤立性的发现,但更重要的是,其也是怀疑多种异常和综合征的首发超声表现。潜在的大脑异常才是临床重点关注的,而脑室的大小和外形并非那么重要。脑室大小、皮质变薄和外形只能不同程度地预测大脑功能变化。一项针对29 000例妊娠的单中心研究发现,脑室扩张的胎儿占0.38%(1/265)。脑室扩张的胎儿中,57%是非孤立性的,合并其他畸形;43%是孤立性脑室扩张,其中40%为轻度脑室扩张(10~15 mm),60%为重度脑室扩张(>15 mm)。存在神经发育异常者预后最差,这在非孤立性脑室扩张中占91%,在重度孤立性脑室扩张中占68%,但是在轻度脑室扩张病例中仅占19%。

脑室扩张合并的大脑异常发生率分别为:中脑导水管狭窄为30%~40%,Chiari Ⅱ型畸形合并脊柱裂为25%~30%,Dandy-Walker畸形为7%~10%,胼胝体缺失较少见。脑室扩张合并中枢神经系统异常和躯体症状通常较常见。非孤立性脑室扩张(25%~36%)较孤立性脑室扩张(3%~6%)更常合并染色体和基因异常,包括三倍体、男孩的X连锁脑积水,以及其他较多异常。

(一)脑室扩张的发病机制

脑脊液由侧脑室、第三脑室、第四脑室的脉络丛及大脑毛细血管分泌产生。在室管膜细胞的纤毛运动辅助下,脑脊液由侧脑室经Monro孔、第三脑室、中脑导水管、第四脑室、Magendie孔和Luschka孔到达后颅窝的蛛网膜下腔,然后在大脑表面被蛛网膜粒和淋巴系统吸收。

脑室扩张通常见于以下4种情况。第一种情况最常见,即大脑脑脊液循环通路梗阻,通常位于中脑导水管(脑室内梗阻性脑积水);梗阻部位也可位于脑室系统以外,或脑脊液吸收障碍(脑室外梗阻性脑积水或交通性脑积水)。第二种情况较少见,即由于脉络丛乳头状瘤分泌过多的脑脊液引起脑室扩张。第三种情况为大脑发育异常或各种损毁性因素造成大脑破坏和脑组织萎缩(脑外积水),从而发生脑室扩张。第四种情况是脑室扩张作为广泛性大脑异常的特征之一。除基础病变造成的影响之外,梗阻性脑积水大脑损伤的程度与首次发现的年龄、扩张的严重程度和持续时间相关,这些因素均可影响脑室旁轴突、髓鞘和微血管系统,导致脑血管损伤、

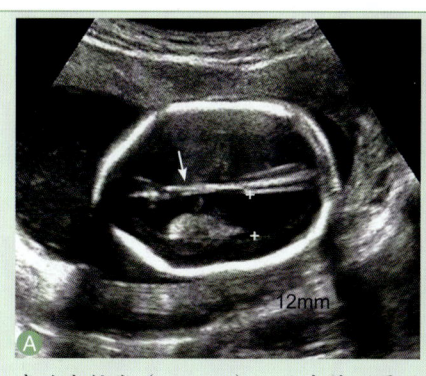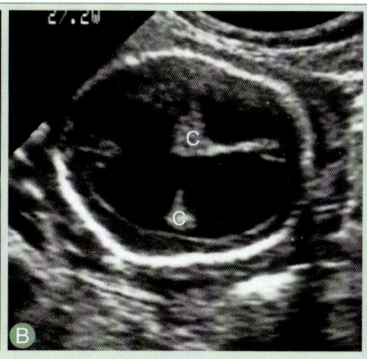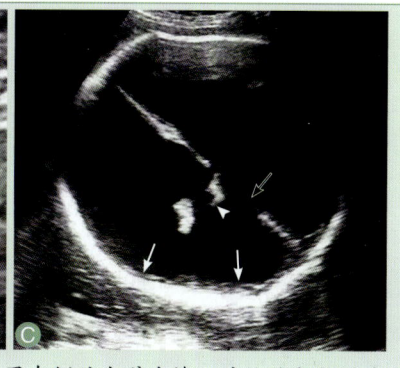

A.轻度脑室扩张（12 mm），注意将测量脑脊液（黑色液体）的标尺（+）放置在侧脑室壁内缘，脉络丛与侧脑室壁间的距离明显增大（>3 mm），透明隔腔被压缩，但仍然可见（箭头）；B.孕27周重度脑室扩张，显示侧脑室外凸，脉络丛（c）悬吊（受重力影响），透明隔腔穿孔，双侧侧脑室互相连通；C.孕35周中脑导水管狭窄合并严重脑室扩张，中隔叶（空心箭头）穿孔，使上方的脉络丛（箭头）下垂越过中线，脑皮质明显变薄但仍可显示（三角箭头），从而能与积水性无脑畸形相鉴别。

图2.11 脑室扩张

神经胶质增生、神经重塑引起的炎症和代偿。

与脑室扩张相关的疾病示例

梗阻性脑积水

中脑导水管狭窄（自发性、感染性、出血、X连锁、肿块梗阻）

脊柱裂合并Chiari Ⅱ型畸形

大的脉络丛囊肿

脑脊液产生过多

脉络丛乳头状瘤

损毁性改变（脑软化）

血管性损伤

感染

缺血

脑裂畸形

积水性无脑畸形

大脑异常

非整倍体（21-三体，18-三体，13-三体）

胼胝体缺失

蚓部发育不良和Dandy-Walker畸形

前脑无裂畸形

神经元移行异常（无脑回畸形，脑裂畸形）

小头畸形

（二）脑室扩张的超声评估

发现脑室扩张通常比较简单，但找到病因比较困难。测量侧脑室大小有多种方法：脑室内径、脉络丛分离、侧脑室与大脑半球比值、合并的前角内径及视觉的解剖学表现。其中，普遍认同的方法是测量侧脑室枕角横径（图2.3，图2.9A，图2.11A）。颅脑扫查常常可以明确病因。胎头大小对发现脑室扩张并无帮助，甚至在严重脑室扩张时双顶径也可以正常。侧脑室其他部位的正常值已经建立，但是并未经常使用。

在妊娠早期，除侧脑室前角可见显著的液体，脉络丛应占据侧脑室的大部分区域，不要将这种特征误认为异常（图2.1B）。脑室扩张应表现为脉络丛小，周边被过多的液体环绕。

提示脑室扩张的定性指标包括：侧脑室外侧壁向外凸起，左侧、右侧脉络丛位置不对称，后者是由脉络丛较脑脊液密度大，在重力作用下不被侧脑室壁支撑（脉络丛悬吊征）所致（图2.11B，动图2.5）。重度脑室扩张时，大脑半球间裂结构，特别是透明隔，受母体脉搏和运动的波动影响，甚至可发生穿孔，导致左侧、右侧侧脑室相通。上方的脉络丛可下垂，通过穿孔处，越过中线进入下方的侧脑室（图2.11C）。

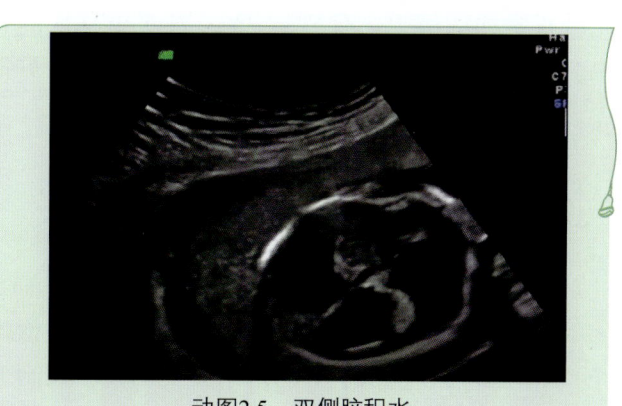

动图2.5 双侧脑积水

一旦怀疑脑室扩张，应通过详细检查寻找可能的病因，是否合并大脑及躯体畸形。左、右侧侧脑室均应测量，双侧大脑半球均要评估。合并的大脑畸形可能很轻微，标准横轴位扫查时不易发现。结合经腹部和经阴道超声，应用冠状面、矢状面及三维超声多平面显示，对检出小脑蚓部及胼胝体异常特别有帮助。对于5%～50%的病例，MRI增加了诊断信息，特别是脑实质损伤、神经元移行异常、缺血、出血和脑干异常。

对于怀疑脑室扩张的胎儿，应由有经验的专业团队检查、咨询、处理和随访产前发现的异常。进一步的检查包括染色体和分子诊断、宫内感染检查（特别是巨细胞病毒、弓形虫和风疹病毒）、血小板抗体检测、随访观察脑室扩张状况及发现与预后有关的晚发性异常（脑穿通畸形、脑皮质发育异常和出血）。产后检查也非常重要，可以发现产前未诊断的异常并制定治疗方案。

预后与脑室扩张的严重程度、进展状况有关，特别是与合并的异常有关。如脑室扩张合并染色体异常或其他中枢神经系统和躯体异常，则预后和再发风险与合并的异常有关。如脑室扩张为真正的孤立性病变，则神经发育的预后与脑室扩张程度有关。据报道，神经功能正常的发生率：轻度脑室扩张（10～12mm）为85%～96%，中度脑室扩张（12～15mm）为76%，重度脑室扩张（>15mm）为28%。如脑室扩张情况稳定或逐渐减轻，则预后好；如脑室扩张进一步加重，则预后差。单侧脑室扩张与双侧脑室扩张的预后基本一致。

脑室扩张的产后咨询仍比较困难，而且长期预后亦不明确。Laskin和同事们曾报道，围产期约85%的儿童预后好，但是到20月龄时，该比例下降至79%。需要注意的是，在胎儿期和儿童期看起来完全正常的病例中，有2%～3%（甚至更高比例）也会发生发育障碍，目前尚不清楚孤立性脑室扩张中这一比例是多少。

三、特异性畸形

先天性中枢神经系统畸形通常反映的是产前受累的时间，而不是特异的原因。越来越多的中枢神经系统畸形与分子水平上的基因突变相关。控制大脑皮层发育和神经元迁移的基因在体细胞的发育中也起着作用。对这些疾病和畸形相关分子机制的理解正在迅速变化。现在越来越多的畸形是根据其潜在的遗传基因异常进行分类的，而不是形态上的异常。即使基因是正常的，其功能也会受到外部因素不同程度的干扰，如缺氧、感染和致畸剂，最终结局通常反映的是受累的时间和程度，而不是特异性的类型。

为达到精确诊断并有助于研究、咨询和治疗，评估不仅要包括中枢神经系统的改变，还应包括附加的细微脑部和躯体的信息。可以在孕妇的妊娠史、家族史、现孕史（包括孕妇的疾病，如糖尿病）、药物、疾病、职业和暴露史及对其父母和近亲的评估中找到其他线索。如果存在已知的特殊疾病的风险，在线资源如人类孟德尔遗传在线网站（OMIM，http://www.ncbi.nlm.nih.gov/omim）和咨询其他专业的专家，可以帮助提供一系列有针对性的超声和MRI检查结果。

四、背侧诱导异常

中枢神经系统的发育始于脊索的发育，脊索随后诱导神经板的背侧发育，神经板闭合形成神经管，成为脊髓和大脑的一部分。背侧诱导异常可由许多不同的遗传因素和致畸因素引起，并影响背侧神经板的发育和神经管的闭合（神经管形成）。

（一）无脑畸形或露脑畸形

无脑畸形（图2.12）是由前神经孔闭合失败所致，其可引起颅顶发育失败进而使无保护的脑组织暴露于羊水中（露脑畸形），脑组织随后被破坏留下平坦的、无定形的血管神经肿块（脑血管区域），一般面部结构和眼眶是存在的，常见合并相关的脊髓和非中枢神经系统畸形及羊水过多。偶有闭合不全累及头部和整个脊柱（颅脊柱裂）。无颅骨畸形有时被定义为大脑正常合并颅骨缺失，因此无脑畸形或露脑畸形即使颅顶缺失时通常也不应用该术语。

在活产婴儿中，无脑畸形的发病率约为1/1000；既往有神经管缺陷的家庭、低龄或高龄的母亲、糖尿病母亲和服用抗癫痫药物者风险增加；服用叶酸具有保护作用；染色体异常占2%，合并其他异常常见，包括唇裂、心脏缺陷、足内翻和腹壁缺损。

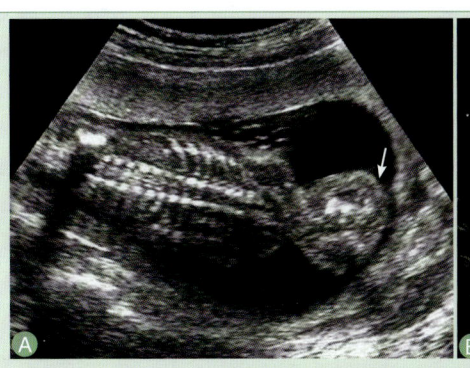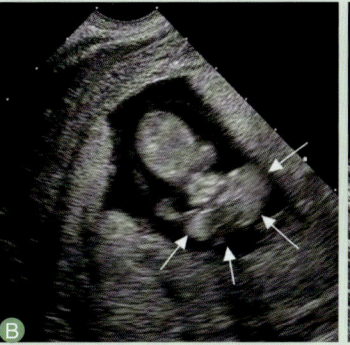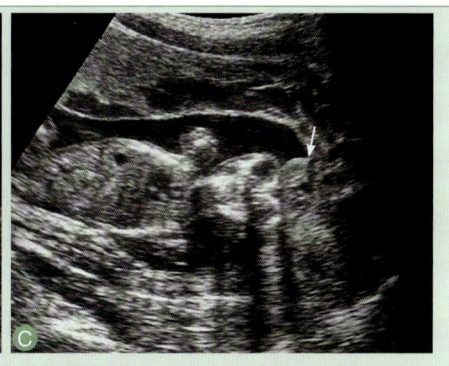

A.孕14周的无脑畸形，胎儿冠状面声像图显示脊柱末端见一团基底颅骨，未形成颅骨环（箭头）；B.孕12周的无脑畸形，胎儿面部上方可见一个不定形的组织团块（血管瘤样间质，箭头）；C.孕15周、类似无脑畸形的羊膜带序列征，胎儿头部及脑组织可见明显的羊膜带粘在子宫壁（箭头），与无脑畸形不同，这种疾病一般是散发性的，复发可能不大。

图2.12　无脑畸形

在孕14周之前很难发现无脑畸形，因为这时的大脑结构看起来相对正常，但也有学者认为最早在孕10～12周时就可以做出诊断。除非检查者特意查找骨化的颅骨，否则可能会漏诊。一般直到孕10周才能通过超声看到骨化的额骨，因此不应在孕10周之前诊断无脑畸形。无脑畸形的大脑结构通常是畸形的，看起来像"米老鼠耳朵"。另一个诊断线索是识别羊水，由于羊水内有脱落的脑组织碎片，羊水比羊膜外绒毛膜下的液体回声更高。随着孕早期胎儿颈后透明层厚度检查的普及和对孕早期胎儿结构的日益熟悉，大多数的无脑畸形可以在孕早期检测出来。

鉴别诊断包括其他颅骨缺失或钙化不全的情况，如羊膜带综合征、严重脑膨出、成骨不全和磷酸酶低下。羊膜带综合征的胎儿通常存在不对称畸形，伴体壁缺损和（或）部分肢体缺如，偶有羊水过少，羊水中可以看到羊膜，或胎儿可能粘在子宫或胎盘的一侧。与无脑畸形和开放性脊柱裂不同，早期羊膜带综合征是散发的，且不增加再发风险。一般来说，严重脑膨出比无脑畸形有更多的颅骨发育，但偶尔两者表现相似。无论哪种情况，预后均极差。

无脑畸形总是致命的，任何孕龄发现都需要终止妊娠。

（二）脑膨出和脑膜膨出

脑膨出是指颅骨或颅底缺损引起的颅内结构膨出。当膨出物只包含脑膜和脑脊液时，称为脑膜膨出；当膨出物包含脑组织时，称为脑膨出。脑膨出在活产婴儿中的发病率为1/10 000～5/10 000，但由于许多胎儿在出生时或出生前死亡，其真实的发病率是被低估的。大多数脑膨出发生在枕部中线（75%）、额部（13%）或顶部（12%）区域（图2.13）。延伸到口腔、鼻腔和蝶骨区的脑膨出难以诊断。中线部位的病变通常与羊膜带序列征相关。脑膨出病变可以是孤立发生的，但大多数（20%～60%）与头部、脊柱、面部、骨骼或肾脏的异常或综合征相关，染色体异常占14%～60%，尤其多见于18-三体和13-三体。西方国家发生在枕部的更常见，而亚洲以额部为主。

脑膨出与脊柱裂存在相似处，也存在一些区别。脊柱裂是神经管原发性闭合（神经管形成）失败，而脑膨出表面大多是有皮肤覆盖的，可能是神经管形成后的继发性异常，也可能是间充质细胞的异常迁移，或是因正常憩室关闭失败所致，如额鼻部的脑膨出。由于表面大多有皮肤覆盖，与脊柱裂（62%）和无脑畸形（92%）相比，脑膨出的母体血清甲胎蛋白升高率仅为33%，这使得超声成为主要的诊断工具。脑膨出更易合并其他脑部和躯体异常及综合征。常见的脑部合并异常包括胼胝体、小脑和脑干等中线结构的异常，包括静脉畸形、前脑无裂畸形、脑积水和面裂畸形（表2.2）。超过30种综合征会合并脑膨出，其大部分与影响中枢神经系统和躯体发育的基因功能障碍有关。这些合并的畸形严重影响预后，因此一旦发现脑膨出，应详细查找其他异常，并考虑行MRI检查和遗传评估。

超声检查显示，脑膨出主要表现为颅骨表面的囊性肿块，通常位于中线部位（图2.13）。肿块内包含脑组织且合并颅骨缺损就可以证实诊断，但有

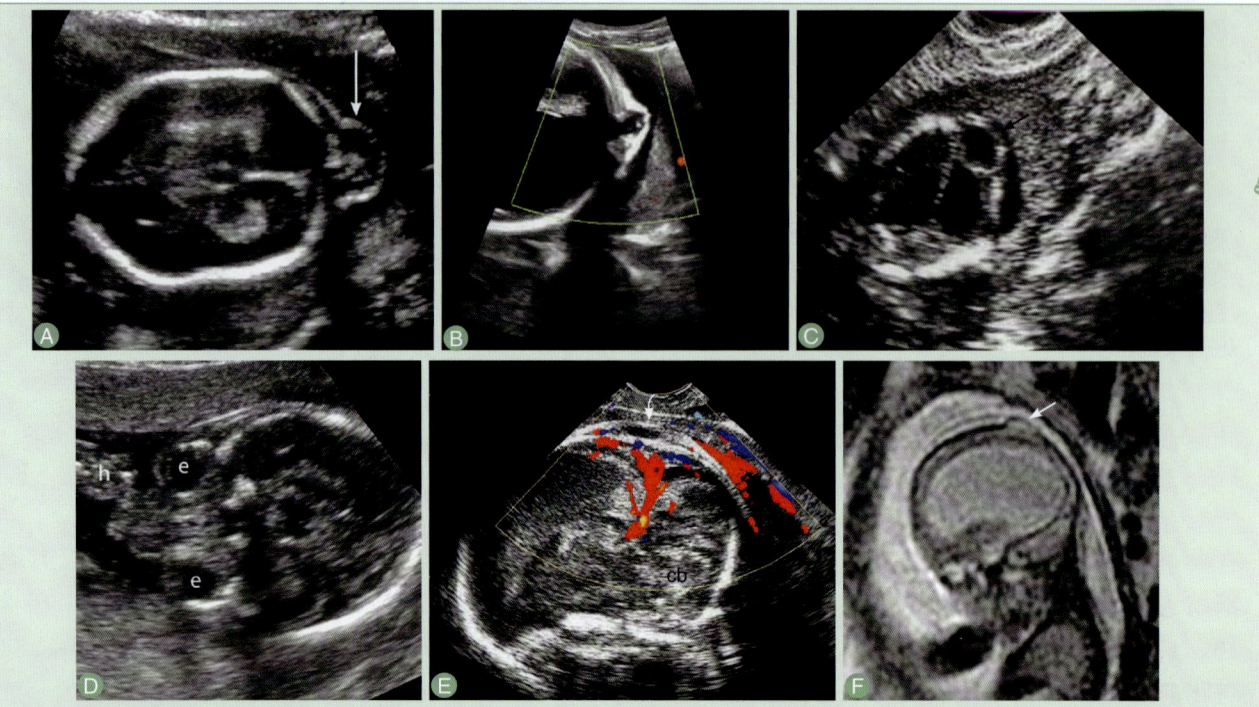

A. 孕22周枕部脑膨出横切面，显示脑组织（箭头）从颅骨枕部缺损处膨出；B. 另一胎儿可见一个小的颅骨缺损，只有脑膜，无脑组织，伴有脑室扩大和脑膜膨出；C. 孕21周不对称顶叶脑膨出（箭头），冠状面声像图显示不对称的脑膨出；D. 孕18周前脑膨出，眼眶之间鼻根所在位置出现缺损，肿块凸出形成脑膨出，同时合并眼距过远；E. 在颅部正中矢状面彩色多普勒图像上，闭锁性脑膨出表现为一个微小的小水泡（弯曲箭头），其典型特征为内部不包含脑组织，可见异常的马尔考斯基镰状静脉窦（箭头），从脑静脉延伸到上矢状窦，Galen静脉可缺失；F. MRI显示小的脑膨出（箭头）伴有严重的脑室扩大。e：眼睛；h：手；cb：小脑。

图2.13　脑膨出

时可能较难看到包含异常脑组织的肿块，颅骨缺损也可能因为非常小而难以发现。脑膨出可在孕早期超声检查时发现，常伴有扩大的菱脑腔。MRI有助于确诊，更重要的是可以帮助寻找其他影响预后的特征性表现。

颅骨表面膨出性肿块还需要注意与淋巴水囊瘤、血管瘤、头皮水肿或头皮血肿、头部表皮囊肿、鳃裂囊肿、皮样囊肿、泪囊膨出、上颌寄生胎和颈部畸胎瘤鉴别。

闭锁性脑膨出是一种产前不常见的畸形，表现为在看似完整的颅骨表面中线近顶点处皮下出现小气泡样集合的结构（图2.13E）。诊断线索是上矢状窦的异常（可有多个通道）和马尔考斯基前脑静脉（Markowski静脉）持续存在，该静脉在大脑镰（镰状窦）从Galen静脉的起始区域走行到脑膨出下方的矢状窦。与其他脑膨出一样，闭合性脑膨出也可能合并其他的脑部异常，特别是累及中线的脑部异常会影响预后。但如果是孤立的脑膨出，儿童期预后较好。

脑膨出的预后取决于膨出的位置、膨出脑组

表2.2　与脑膨出相关的一些常染色体隐性遗传综合征的特征

Meckel-Gruber	囊性肾发育不良，多指畸形，其他中枢神经系统异常，小眼，唇腭裂，小颌，纤毛病
Walker-Warburg	脑积水，无脑回畸形（无脑回畸形2型），视网膜发育不良，蚓部发育不良，脑干扭结，肌肉萎缩
Joubert及相关疾病	小脑蚓部发育不全，深脚间窝（臼齿征），脑积水，纤毛病
Hydrolethalus	脑积水，脑异常，羊水过多，小颌，多指，心脏缺陷
Fraser	隐眼，并指，生殖器异常，肾异常，喉狭窄
Robert	短肢畸性（伪反应停导致的四肢畸形），唇腭裂，宫内生长受限

请注意，以上描述不包括所有的特征表现。

织的多少、实际膨出脑组织的形成、是否合并其他畸形和染色体异常。产前和围产期死亡率很高，智力障碍也很常见。孕28周以前发现，应考虑终止妊娠。妊娠后期的处理取决于脑膨出的大小、位置及合并的畸形。

（三）纤毛病

纤毛病是一组由于纤毛基因突变导致细胞表面纤毛结构或功能异常而引起的疾病。纤毛几乎存在于脊椎动物的所有细胞的表面，其功能比在支气管和各种解剖导管中所见的简单运输功能要复杂得多。正常运作的纤毛看似与大脑、肾脏、眼睛、肝脏和骨骼等部位的正常发育和功能无关，其实是必需的。在大脑中，细胞表面纤毛参与大脑形成和神经元迁移，并帮助引导脑脊液向低处流动。纤毛功能异常可导致脑积水和其他脑畸形，包括脑膨出。超过40个纤毛基因突变已经被发现，其会导致1000多个多肽生成出现异常。因此，纤毛基因突变的表达是多变的。单基因的突变可能导致不同的表型，而不同基因的突变也可能导致相同的表型。常见的纤毛病有重叠的特征，如脑膨出，包括Meckel-Gruber综合征、Joubert综合征、口–面–指综合征、Bardet-Biedl综合征、常染色体隐性遗传多囊肾、常染色体显性遗传多囊肾、Jeune窒息性胸廓营养不良、Ellis-van Creveld综合征等。

（四）Joubert综合征

Joubert综合征及相关疾病的特征性影像表现为MRI上可见"臼齿征"。"臼齿征"由发育不良的小脑蚓部、横向增厚而细长的大脑上脚和脑桥上部增深的脚间窝组成；从脑干轴向MRI上观察这些特征类似"臼齿"。这些影像征象可用于儿童的诊断。Joubert综合征及相关疾病的临床表现为肌张力减退、共济失调、精神运动迟缓、不规则呼吸和眼球运动异常，其发生率约为1/80 000。纤毛基因突变的不同组合可导致原发性Joubert综合征，相关疾病包括各种畸形，如神经元、眼睛、肾小管、胆管和多指畸形。

孕20周后超声可显示小脑蚓部发育不良、大脑上脚增厚和脚间窝增深，并可通过MRI进一步证实。其他的颅脑影像信息还包括胼胝体发育异常、神经元迁移异常、Dandy-Walker畸形、脑膨出及躯体结构畸形。如果基因突变是已知的（约50%），可通过绒毛活检术进行早期诊断。

本病预后一般较差，短期表现为呼吸困难和喂养困难，长期会发生肾脏和肝脏的并发症。

（五）Meckel-Gruber综合征

Meckel-Gruber综合征可能是中枢神经系统异常中最常见的综合征，表现为枕部脑膨出、多囊肾、肝管增生、多指（趾）、后颅窝畸形、颅面和心脏缺陷，其某些特征与Joubert综合征及相关疾病重叠。本病发病率为1/14 000～1/13 000，是一种致命的常染色体隐性遗传病，与几个纤毛基因的突变有关。根据典型的多囊肾、脑膨出和轴后性多指（趾）三联征，在孕14周时就可以诊断，但妊娠晚期因羊水过少可能会导致这些特征的漏诊。本病需与常染色体隐性遗传多囊肾和13-三体进行鉴别诊断，基因检测可在高危家庭中进行。

（六）羊膜带序列征/肢体–体壁复合畸形

羊膜带序列征/肢体–体壁复合畸形描述了一系列严重畸形的集合，与羊膜带对胎儿的黏附有关。

此类病例都是散发性的，发病率为1/10 000～1/1000，通常核型正常。受累的胎儿具有一系列复杂的、非对称性的畸形，从轻微到严重的畸形都存在。颅脑的异常最初可能类似无脑畸形、脑膨出和其他脑部异常，特征是非对称性面部畸形。目前关于这些散发性病变的病因和发病机制的研究尚无定论，包括羊膜破裂、血管破裂和胚胎体褶皱的异常发育等。本病的常见特征是异常粘连的羊膜和非对称性的胎儿畸形。羊膜带可附着在畸形胎体的某部位上，或胎儿部分附着在子宫壁上。当发生更严重的畸形，包括面裂、胸裂或腹裂、脐带过短和四肢缺陷时，则常使用肢体–体壁复合畸形这个术语。还存在部分异常不能用羊膜带解释，如先天性心脏病、肾发育不全和肠闭锁。本病的轻微型可能仅存在缩窄的羊膜带，其会导致环状收缩或肢体局部畸形。

超声检查的结果因受累的部位而异。诊断依据是非对称性畸形和羊膜带附着于胎体或胎儿部分附着于子宫壁（如肢体–体壁复合畸形）。羊膜带可能很难被观察到，通过图像优化技术和增加增益有助于显示羊膜带。有时候胎儿的解剖结构严重损伤以至于一部分变得无法辨认，这种严重的损伤就是诊断的线索，如无脑畸形或脑膨出，还存在其他颅内畸形（图2.12C）。

畸形严重时是可致命的。三维超声和MRI检查可以帮助显示病变范围。预后、咨询和管理取决于胎儿受损的范围和严重程度。幸运的是，这些畸形都是散发性的，复发风险极低。

（七）脊柱裂的颅脑变化

脊柱裂或神经管缺陷是仅次于先天性心脏病的第二大常见出生缺陷。通常分为两类：显性脊柱裂（无皮肤覆盖）和隐性脊柱裂（有皮肤覆盖）。两者都是与神经管闭合相关的异常。显性脊柱裂是由于神经管闭合失败留下一个缺损，进而导致脑脊液漏出和神经组织暴露于羊水内的损伤性缺陷。脊柱裂80%～90%是显性的，表现为背侧囊肿（脊膜膨出或脊髓脊膜膨出，取决于囊内容物）或脊髓外露（裸露的开放性缺损）。显性脊柱裂一般存在母体血清甲胎蛋白升高，高于中位数的2.50倍。脊柱裂10%～20%为隐性的，表面有皮肤覆盖，脑脊液不渗漏甲胎蛋白，母体血清甲胎蛋白水平正常。隐性脊柱裂是由神经管与皮肤分离失败和邻近间充质组织发育异常造成的，其会导致不同的脊柱、椎体和皮肤病变，包括脂肪瘤、脂肪脊膜膨出、多毛症、背侧上皮窦等。

本病发病率为2/10 000～1/100，补充叶酸可下降约70%。其病因是多因素的，包括综合征、遗传异常、母体和胎儿因素（包括糖尿病和抗惊厥剂的致畸物）。

显性脊柱裂几乎总是与Chiari Ⅱ型畸形有关，其是一种复杂的畸形，累及颅骨、硬脑膜、大脑和后脑。在Chiari Ⅱ型畸形中，后脑发育畸形非常明显，包括蚓部、脑桥和髓质的突出，脑干扭结，第四脑室减小，导水管狭窄和顶盖喙。其他全颅改变包括颅骨异常（颅后窝减小、小脑幕下移、枕骨大孔增大），大脑半球异常（脑积水、胼胝体发育不良、皮质异位、皮质发育畸形和边缘系统扭曲）。一般认为，脑脊液通过脊柱缺损渗漏导致后颅窝发育不全、后脑压迫和阻塞脑脊液循环，出现继发的大脑和颅骨异常。神经管关闭失败不仅仅是单一事件，会导致一系列继发的脑部和躯体的发育异常。

在神经管缺陷的新生儿中，80%是孤立的神经管缺陷，剩下的20%合并其他异常，包括染色体异常和几乎所有系统的散发性异常。一项尸检研究发现，68%的脊柱裂病例存在非中枢神经系统异常，最常见的是骨骼异常（足内翻），还存在肾脏、胃肠道、腹壁和其他结构的异常。最近的一项多中心产前超声研究发现，6.2%的病例出现染色体异常（最常见的是18-三体和三倍体），4.6%的病例出现其他结构异常（最常见的是心脏异常）。

实际上，超声筛查常常很难发现显性神经管缺陷的脊柱异常，但经缺损处漏出的脑脊液中含有甲胎蛋白，其通过母体血清甲胎蛋白可以检测到，这是早期血清甲胎蛋白筛查开放性脊柱裂的基础。孕16～18周时，88%的无脑儿、79%的开放性脊柱裂胎儿母亲的血清甲胎蛋白水平>2.5 MoM，但在约3%正常胎儿中也可出现。母体血清甲胎蛋白筛查会漏诊所有闭合性的、表面有皮肤覆盖的神经管缺陷。

在20世纪80年代，人们发现孕中期超声容易检测到的Chiari Ⅱ型畸形的颅脑改变几乎总是与开放性神经管缺陷相关（图2.14，动图2.6），其不同于闭合性脊柱裂，后者大脑和颅后窝是正常的，只有通过对脊柱仔细地检查才能发现异常（图2.15）。改进和标准化使用颅脑特征性超声表现使孕中期对开放性脊柱裂的诊断率达到88%～96%，一些专家的诊断率甚至可以达到100%。许多学者认为，孕中期超声已取代了母体血清甲胎蛋白检测对开放性病变（无脑畸形、脑膨出、开放性脊柱裂）的筛查。

妊娠中期脊柱裂的许多颅脑征象已经被广泛关注（表2.3），最常见的是枕大池消失、"柠檬征"（双侧颞骨内陷）、"香蕉征"（小脑包绕脑干）和侧脑室增宽超过10 mm。较少使用的妊娠中期征象包括双顶径和头围减小（即使存在侧脑室增宽），由小斜坡-上枕骨角测出的漏斗状颅后窝，以及枕角锐化，这些征象具有一定的警示作用。脊柱裂的程度和范围与颅脑征象无关。"柠檬征"在孕24周前更常见（5%～100%），但孕24周后的发生率仅有13%，其在染色体异常的胎儿中不太明显，也可见于约1%的正常胎儿。"香蕉征"和侧脑室增宽可在妊娠过程中不断恶化。

近年来通过超声技术扫查胎儿颈后透明层厚度时进行脊柱裂筛查的应用越来越广泛。有趣的是，脊髓异常作为背侧缺陷，早在孕9周头部变化明显之前即可被检测到。大约孕12周后，可以开始观察到颅脑的改变（图2.14G，图2.14H，表2.4）。这些改变包括头部尺寸减小，头部形状改变。后颅窝的改

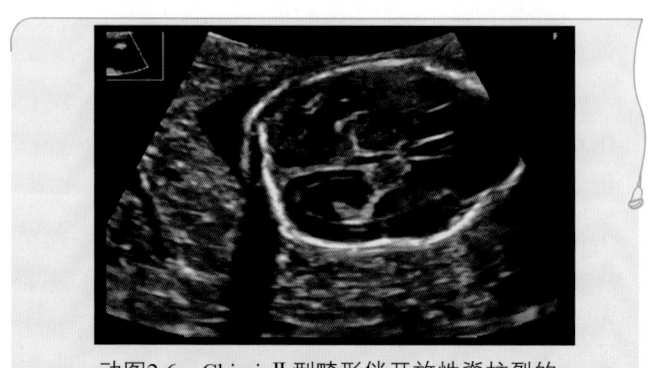

动图2.6　Chiari Ⅱ型畸形伴开放性脊柱裂的头颅超声声像图（横切面）

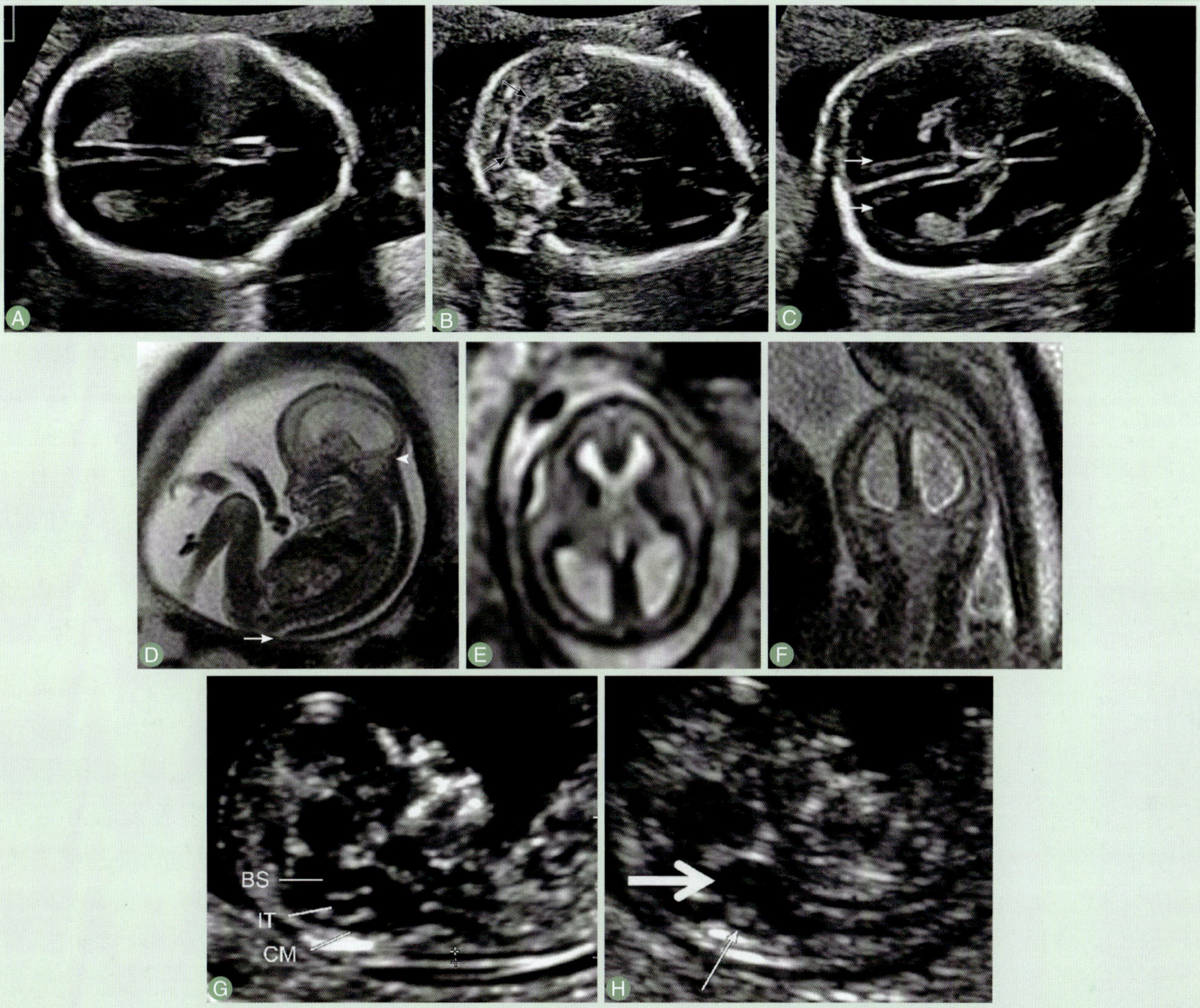

A. 额骨凹陷的"柠檬征"; B. 小脑受压的"香蕉征"（箭头），小脑紧压枕骨，在脑干周围弯曲，枕大池内无液体（枕大池消失）; C. 横切面超声声像图显示脑室后端尖状外观（箭头）; D. 矢状面T₂WI显示Chiari Ⅱ型畸形，典型的小脑下移（三角箭头），下方为脊柱缺损（箭头）; E. 横切面MRI显示脑室尖状外观; F. 冠状面MRI显示脑室扩大和枕大池闭塞; G. 孕12周时颅内透明层正常（IT），注意3条暗带和4条白线。颅内透明层以后形成第四脑室。H. 颅内透明层异常伴脊柱裂，脑干（粗箭头）增厚，颅内透明层和小脑延髓池缺失（不含液体，小箭头）。BS：脑干；CM：小脑延髓池。

图2.14　Chiari Ⅱ型畸形伴开放性脊柱裂的颅脑表现

（Courtesy of Dr. K. Fong, Mt. Sinai Hospital, Toronto, Ontario.）

变包括中脑和大脑脚的后移、脑干增厚、枕大池和第四脑室的液体腔消失。

最近一项关于妊娠早期生物标记物的前瞻性研究结果显示，由训练有素的操作员对颅内透明层厚度和枕大池外形进行了观察，发现11例患者中100%（11例）有阳性或可疑表现。

妊娠早期病例的处理与妊娠中期不同，因间接的颅脑征象只是提示性的，而妊娠早期直接确认脊柱缺损是有困难的。这些征象的敏感度、特异度和假阳性率尚未明确。比较稳妥的做法是在孕15～16周时对疑似病例进行再次评估，此时可以更有把握地发现脊柱异常和更具特征性的颅脑表现。

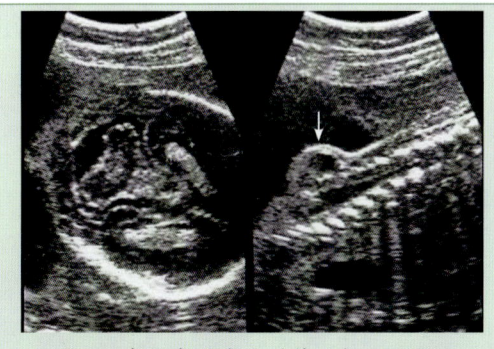

右图显示明显的脊髓脊膜膨出（箭头）；左图显示正常的脑室、小脑和枕大池。闭合的、有皮肤覆盖的脊柱裂胎儿不存在Chiari Ⅱ型畸形，也缺乏典型的颅内特征；因为皮肤覆盖了缺陷，其母体血清甲胎蛋白是正常的。

图2.15　孕21周时闭合且有皮肤覆盖的脊柱裂

表2.3 妊娠中期与开放性脊柱裂相关的颅脑征象

表现	频率	注释
枕大池消失	95%~100%	大约孕14周以后
双侧颞骨内陷（柠檬征）	53%~100%	孕14~24周时出现，之后消失；也见于1%的正常胎儿和骨骼发育不良等其他情况
小脑"香蕉征"	62%~97%	小脑包绕脑干
脑室扩大，>10 mm	46%~86%	孕24周后更常见
胎头双顶径减小，低于正常值5%	26%~70%	
头围减小，<5%	26%~70%	
小脑萎缩，<10%	96%	
漏斗状后颅窝	96%	上枕骨-斜坡角<72°
枕骨角扩张	70%	横切面显示

表2.4 妊娠早期开放性脊柱裂的征象

征象	敏感度	注释
直接征象		
脊髓异常（脑膜膨出、脊柱后侧凸）	50%~60%	孕9周后背部肿块或颅脑改变出现前的无规律表现
间接征象		
双顶径+生物标志物	70%	双顶径减小，甲胎蛋白升高
双顶径/腹径比≤1	69%	
双顶径低于正常值5%	50%~56%	
额上颌角低于头-臀长的5%	90%	前额倾斜
"柠檬征"或"橡果征"	?	类似于妊娠中期的"柠檬征"
脑干/枕骨比例	87%~100%	随脊柱裂减小而减小
脑干直径在95%以上	96.7%	脑干直径增大
可见4条近乎平行线	67	正常4条划分脑干前后、第四脑室和枕骨的分界线不可见
大脑脚或脑干后部平行	?	横切面扫查，于双顶径水平以下可见
颅内透明层缺失	18%	
枕大池缺失	64%	枕大池未见积液
利用颅内透明层，四维，双顶径，颅内透明层/小脑延髓池比值，脑干直径，脑干与枕骨的距离的前瞻性研究	50%~100%	

检查疑似脊柱异常的胎儿时需对相关颅脑和躯体异常进行详细评估。确定缺损的病变水平对判断肠道、膀胱和行走的功能预后非常重要。MRI有助于显示其他的大脑异常，包括大脑发育不全、移行和胼胝体畸形。即使看似是孤立的神经管缺陷，也有7%~16%的病例存在染色体异常，因此应进行染色体核型分析。

本病预后存在差异，且其取决于相关畸形的情况，其20年总生存率约为66%。选定病例是否进行产前手术需考虑手术过程所造成的额外的母体和早产风险。然而，胎儿接受手术后，后脑疝减少，需要进行脑室分流的情况减少（40% vs. 82%），行走等神经运动功能有改善（42% vs. 21%），但泌尿系统的功能并未改善。开放性神经管缺陷患儿的预后和生活质量与Chiari Ⅱ型畸形的表现有关，包括呼吸暂停、吞咽困难、下颌神经功能情况和枕骨大孔嵌塞，其他问题包括脊柱畸形、脊髓拴系综合征和进行性的整形问题。大约70%的人智商在80以上，一半的人能够独立生活，25%~38%的人有就业能力。

五、腹侧诱导异常

腹侧诱导异常发生在胚胎的头端，导致前脑、中脑和菱脑的大脑异常，通常还会影响面部发育。前脑是通过腹侧诱导形成的，包括脑中线结构和面部结构的形成、分裂和发育。多种发育异常可能发生，前脑形成缺失较为罕见，包括前脑畸形（前脑缺失）和端脑畸形（端脑缺失）；更常见的是前脑、相邻的面部结构和裂隙形成失败导致前脑不能完全分离为两个独立的半球，并合并脑中线和面部结构异常，表现为不同程度的前脑无裂畸形。

（一）前脑无裂畸形

前脑无裂畸形是一种复杂的脑畸形，其原因是前脑分裂失败，未完全分离为左侧、右侧大脑半球，其亦与面部发育异常密切相关。这是最常见的大脑发育异常，大约每250例胎儿中出现1例，由于存活率仅有3%，所以分娩时出现前脑无裂畸形的概率为1/16 000。

大脑半球大约在孕5周时开始发育，随着脊索前中胚层迁移到脊索前的区域。此区域在遗传控制下诱导面中部和前脑的发育。正常情况下，中线区细胞凋亡使面部和前脑结构在孕5周后分离为左、右两侧。细胞凋亡所致的分离失败，则导致前脑无裂畸形中大脑和面部融合的表现。约80%的病例，面部畸形的严重程度与大脑异常相对应（面部预测大脑）。在50%~65%的病例中发现涉及大脑和身体任何部位的其他异常。

前脑无裂畸形的遗传和表型不一，是由多种不同的遗传和环境"打击"发育过程所致。前脑无裂畸形是多种综合征的一部分病变，约40%存在染色体异常，但许多病例是散发的且无病因学解释。

前脑无裂畸形的相关因素

环境致畸物：酒精、吸烟、视黄酸、水杨酸、抗惊厥药物

代谢方面：胰岛素依赖性糖尿病（1型糖尿病），1%风险

感染因素：巨细胞病毒、弓形体病、风疹

正常核型的综合征（约占前脑无裂畸形的25%）
  Smith-Lemli-Opitz综合征
  Pallister-Hall综合征
  Velocardiofacial综合征
  Meckel综合征

染色体异常
  13-三体（70%存在前脑无裂）
  18-三体
  三倍体

基因突变
  SHH（音猬因子；表达于神经管脊索和基底板）
  ZIC2（在背侧中线神经元形成中起作用）

不明原因或散发（50%~65%）

孤立性前脑无裂畸形可存在不完全外显和可表达的常染色体显性遗传，应检查患儿父母是否存在如孤立中切牙和鼻软骨缺失等轻微的临床表现。

前脑无裂畸形是一种连续型畸形，DeMyer根据其严重程度将其分为3种有重合的表型：无脑叶型（约占病例的75%，单脑室型，典型的面部异常）、半脑叶型（约占病例的10%，前脑未分离，但有两个后脑叶）和脑叶型（约占病例的10%，两个半球形成，但前脑未完全分离）。约5%病例为非典型形态，包括半球中央变异型（全端脑畸形）。严重的病例常伴有背侧囊肿，为丘脑融合致脑脊液低位梗阻，进而继发第三脑室松果体上隐窝扩张（图2.16，动图2.7）。异常所累及的实际范围较这些简单分类所示更广泛，不仅涉及大脑，还涉及基底神经节和其他较低位置的区域。此外，还可出现表现较轻的微形态前脑无裂畸形，如孤立中切牙、眼间距过窄或嗅叶缺失等。

产前诊断主要基于影像学检查。早在9周时就

前脑无裂畸形解剖分类

无脑叶型
单一前脑室
半球未分裂
嗅觉束缺失
胼胝体缺失
大脑深部灰质核团未分裂（融合）
背侧囊肿
常见面部畸形

半脑叶型
原始脑叶
前半球分裂不完全
嗅觉束缺失或较小
前部胼胝体缺失（后部可发育）
大脑深部灰质核团未分裂程度不一

脑叶型
发育完全的脑叶
前半球分裂完全
额叶新皮质中线连续
胼胝体缺失，发育不良或正常
深部灰质核团分裂
融合的穹隆
奇（游走）大脑前动脉

半球中央变异型（全端脑畸形）
顶叶半球未分裂
垂直的外侧裂表现为于顶点中线连接
胼胝体部前部、后部形成
胼胝体中部缺失或异常
下丘脑和豆状核的正常分裂
脑灰质异位

可通过单一脑室、单眼眶和喙鼻确诊前脑无裂畸形。对于这类早期病例，不要将正常的菱形脑腔误认为前脑无裂畸形是尤为重要的。

在妊娠后期，前脑无裂畸形通常出现胎儿透明隔腔缺失，各种大脑镰缺失和中线结构的融合。无脑叶型前脑无裂畸形根据背侧囊肿的大小和形态，分为煎饼状、杯状和球状3种。脑前部类似煎饼状，有一个小的、扁平的脑板，后部有一个大的背侧囊

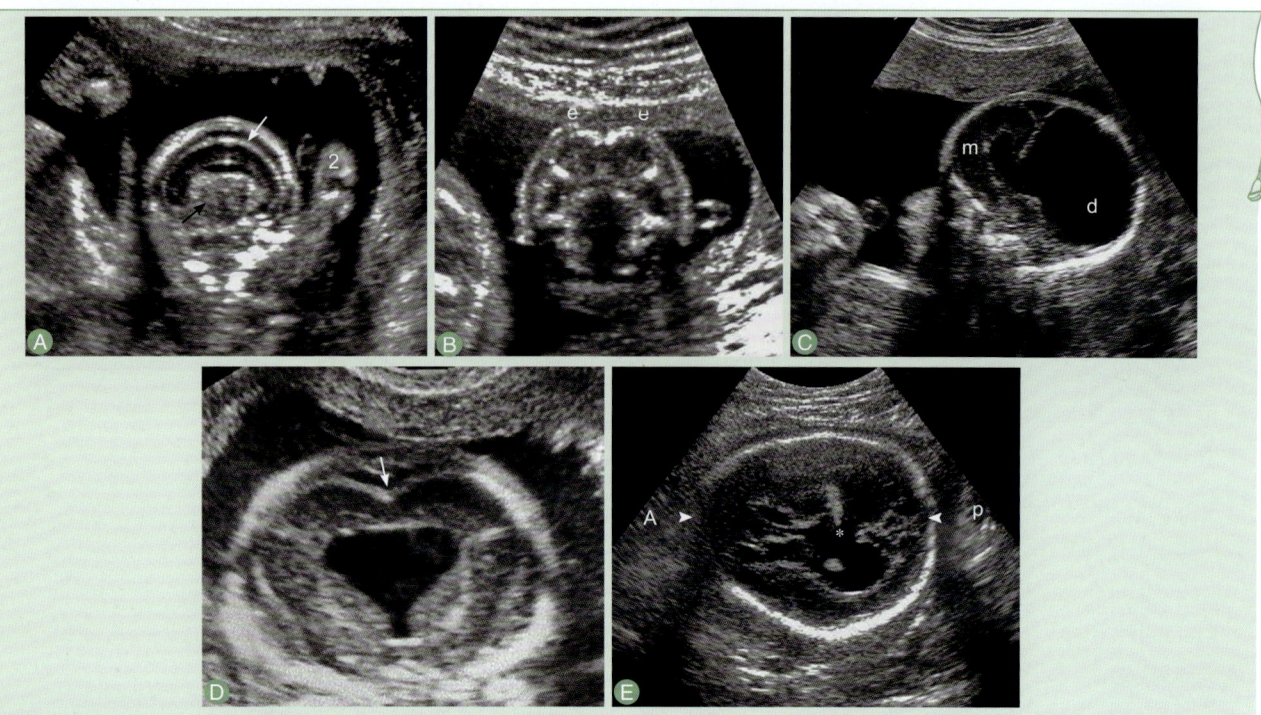

A.无脑叶型前脑无裂畸形于末次月经13周后（冠状面）显示为丘脑融合（黑箭头），顶部覆盖一个半球（白箭头），下方为单一脑室，无脑镰或半球间裂，此处另显示13-三体综合征胎儿脐带的两根血管；B.眼距过窄，头面处横断位显示双眼非常接近。此类面部畸形常见于严重无脑叶型前脑无裂畸形；C.杯状无脑叶型前脑无裂畸形，正中矢状面显示前部"杯状"皮质（m）和一个巨大背侧囊肿（d）；D.半脑叶型前脑无裂畸形出现在20周时，表现为单一脑室，但存在脑镰和半球间裂的原始发育（箭头）；E.全端脑畸形或半球中央变异型前脑无裂畸形，于脑室中央间（*）存在交通，但前（A箭头）、后（P箭头）半球间裂已形成（另请参见动图2.7）。

图2.16 前脑无裂畸形

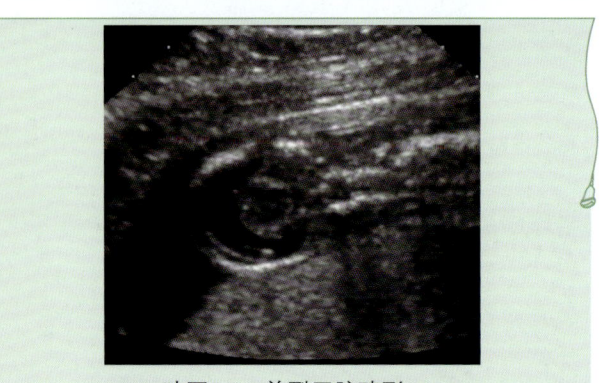

动图2.7 前裂无脑畸形

肿。杯状多位于大脑前部，形成杯状前罩和背侧囊肿。球状是一个无特征的单一脑室，被不同厚度的脑室壁所包围。半脑叶型前脑无裂畸形表现为枕角分裂发育不完全（图2.16D）。由于脑叶型前脑无裂畸形存在大脑半球，产前诊断是非常困难的。提示脑叶型前脑无裂畸形的特征包括：透明隔腔缺失、额角融合并呈方形，以及两个大神经干在第三脑室上方融合成一束，即原始穹隆。彩色多普勒超声可观察到，大脑前动脉可能呈非对称（游走的）走行，"匍匐"于颅骨下。前脑无裂畸形中的穹隆融合有助于区分前脑无裂畸形和视隔发育不良。

许多学者强调在前脑无裂畸形诊断中应关注相关的面部畸形（图2.16B）。面部改变通常更多见于更严重的前脑无裂畸形并可分成4类，其严重程度近似于大脑畸形严重程度。

前脑无裂畸形合并面部改变
独眼畸形，有或无喙鼻
头发育不全畸胎（眼间距过窄和眼间喙鼻）
猴头畸形（眼间距过窄，单鼻孔）
中央唇腭裂和眼间距过窄
孤立中切牙

鉴别诊断包括重度脑积水、视隔发育不良、透明隔缺失、脑裂畸形、积水性无脑畸形和脑穿通畸形。病情较轻者即使在分娩后也较难诊断，可能需要有经验的神经放射学专家会诊。关于会诊目的，非常重要的是，应明确大脑畸形的程度及是否为孤立性的或是一种综合征，还是合并其他畸形。MRI、染色体和遗传学分析有助于确诊。

该病预后因人而异，取决于前脑无裂畸形的严重程度，合并的畸形，以及医疗条件和神经系统并发症。受影响严重的胎儿在宫内即出现状况不佳或死亡。病情轻的儿童可能表现出轻微症状，不影响正常生活。大约75%病例需要行分流手术。总的来说，临床症状及神经功能障碍的严重程度与半球和下丘脑分裂畸形的严重程度相关，症状包括内分泌系统疾病（尤其是尿崩症）、体温调节异常、动作协调及运动异常和发育迟缓。产前诊断明确后通常考虑终止妊娠。对于存活患儿则对症处理。

前脑无裂畸形的第四种变体是半球中央变异型，也被称为全端脑畸形，其大脑前后半球分裂，但大脑中央区域的顶叶半球之间相互融合，面部通常是正常的。通常，这一类病例包括轻度脑室扩大，部分透明隔缺失，胼胝体中部异常及背侧囊肿，该情况类似于轻度脑室扩大伴透明穿孔。冠状位扫查可能显示大脑半球中央部分融合。MRI有助于确认这种典型表现，显示大脑外侧裂在中线上异常连接（图2.16E）。

半球中央变异型往往结局更好，其功能障碍与脑叶型前脑无裂畸形相似，但由于下丘脑往往不受影响，因此内分泌功能正常。

（二）后颅窝和小脑异常

小脑的发育始于妊娠6～7周，形成最终的大体形态在妊娠18～20周。小脑起始于外侧增厚的菱唇，向后扩大，并在中线与由唇侧发育而来的小脑蚓部相连。这些增厚的菱唇长入神经管的薄膜背侧，即膜面，这是一个菱脑"囊"，在妊娠早期突出，后来成为第四脑室和裂隙，形成第四脑室正中孔和第四脑室外侧孔。大约从24周开始，小脑生长加速，此后"小脑直径=妊娠周数"的规则不再适用。小脑成分持续发育到出生后7个月左右，神经组织持续发育到分娩后20个月左右。随着后颅窝的发育，最初的脑干变得弯曲或扭结（中脑、脑桥和颈部弯曲），但在14～16周后，随着脊髓扩张和脊髓神经束的发育，脑干再次变直。小脑发育涉及许多遗传和分子机制，这些机制在中枢神经系统和躯体发育中发挥着其他的作用。因此，小脑发育异常常伴随着大脑皮层和身体其他部位发育和功能的变化。特殊的畸形可能提示存在遗传综合征，但任何畸形都有可能由一些破坏性的病理过程引起，包括感染、致畸、代谢或创伤。在功能上，小脑不仅控制自主运动，还参与非运动和认知功能的控制。许多患有小脑畸形的儿童都是因发育和行为问题而就医。

常规小脑检查是通过标准的横轴切面，重点观察横径、蚓部的完整性、大小及枕大池的深度，其测值应＜10 mm。如发现可疑异常，那么正中矢状面则非常重要，可用于评估蚓部的完整性、大小、旋转及第四脑室和脑干的外观。经阴道超声检查、三维超声和MRI（包括矢状面）尤为有用（图2.17）。18周前应注意不要将未完全成形的蚓部误认为异常。

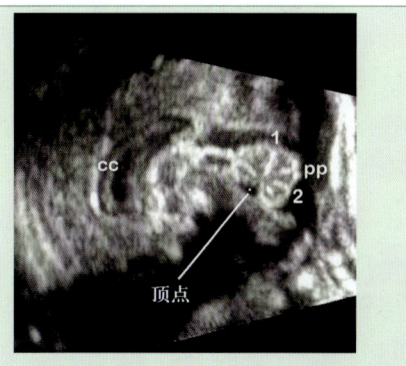

通过容积对比成像观察21周时的胎儿正常大脑的三维正中矢状面，其是一种可以增加对比度并减少噪声的厚层扫描。注意脑干后面的小脑蚓部呈三角形，这是评估胼胝体（cc）和蚓部的最佳视图。线条表示第四脑室的尖端和顶点。正常情况下，小脑上部和下部与脑干相连，一条连接顶点和下降缘（蚓部最后部隆起部分）的线通常将蚓部分为大致相等的上、下两部分。大约20周后，通常可以确定3个蚓部裂，表现为白色分隔陷入深色小脑组织，分别为原裂（1）、锥体前裂（pp）和次级裂（2）。如此例胎儿所示，更多小脑裂随孕龄增长而表现出来。

图2.17　正常颅脑三维超声正中矢状面

如前所述，通过仔细扫查，80%以上的胎儿可以看到一个小的生理性Blake's囊肿，即位于小脑下缘外膜下方中线的小囊肿，其不影响中线位置的小脑（图2.7A）。当此结构增大时，可以使小脑蚓部旋转或可能在小脑后方扩张成巨大枕大池。

在正中矢状面上可以看到小脑蚓部的其他解剖特征（图2.17）。第四脑室是一个小的三角形空间，通常有一个尖锐的顶部，即顶点。上部和下部通常与脑干相连，但下部可能向外旋转（被盖-蚓角）约10°。在第四脑室顶点和小脑蚓部后部隆起处之间画的一条线将蚓部平分成大致相等的两半。用列线图可获得小脑蚓尺寸。大约18周后可见蚓裂，以此来确定小脑蚓部是否发育正常。24周后，在2点钟左右的位置，小脑蚓部顶点和下降缘之间，可见原裂。30周后，锥体和蚓垂之间，大约5点钟的位置，可见次级裂。通常，以上两种裂之间水平位置可见第三种小脑蚓部裂。

事实上，从解剖学角度探讨后颅窝异常是最容易的，同时应考虑Guibaud提出的3个因素：后颅窝池的空间、小脑大小、小脑形态。应通过包括正中矢状面、三维超声及MRI等多种方法，对大脑和躯干进行详细检查，进一步评估脑干和小脑蚓部可疑异常。

脑室扩张和窦汇位置抬高提示可能存在Dandy-Walker畸形，而窦汇位置正常和小脑形态正常提示可能为巨大枕大池畸形、Blake囊肿、蛛网膜囊肿。如果小脑整体较小，则应评估脑干。脑干正常提示小脑发育不全，脑干小则提示脑桥小脑发育不全。局部缩小提示缺血或出血。总体体积减小提示综合征、非整倍体和感染的可能。如果存在解剖异常，则应考虑伴有Joubert综合征的小脑蚓部发育不全和Chiari Ⅱ畸形伴脊柱裂。

由于不同情况的胎儿被分到不同的组，因此对后颅窝异常进行会诊较困难。令人沮丧的是，产前的临床表现往往未能与病理学检查结果相关。许多后颅窝疾病都存在遗传异常的描述，其中较多是常染色体隐性遗传。如果怀疑后颅窝异常，应考虑影像学专家的意见并进行多学科会诊。

1. Dandy-Walker畸形

典型的Dandy-Walker畸形是一种部分性或完全性小脑蚓部发育不全、第四脑室囊性增大和窦汇及小脑幕上移的三联征（图2.18）。大约每30 000例妊娠中就有1例发生该病，人们认为这是在胎儿发育7~10周时第四脑室膜性顶部异常发育引起。正中矢状面非常重要，因为该病预后与小脑蚓部畸形的程度、是否合并其他畸形相关。其他中枢神经系统异常也较常见，尤其是脑积水（70%~90%）、胼胝体发育不全（30%）、脑膨出（16%）、迁移障碍、脑干发育不全和脊柱裂。20%~30%的患者出现躯体异常，包括多囊肾、先天性心脏病和面裂。Dandy-Walker畸形的病因是多因素的，大多数病例与遗传和非遗传综合征有关。在孕11~14周扫查时，较大的后颅窝可能是Dandy-Walker畸形的首发征象，但同时也可见于染色体异常和其他畸形，应在妊娠后期重新评估。

鉴别诊断包括小脑蚓部发育不良，Blake囊肿，颅后窝蛛网膜下腔囊肿。进一步检查包括胎儿MRI、母体TORCH（特殊病原微生物）感染评估、染色体分析、微阵列分析及综合征表型的考虑，包括Walker-Warburg综合征。

Dandy-Walker畸形的预后取决于其合并畸形。孤立Dandy-Walker畸形和较正常的小脑蚓部预后较好，但中枢神经系统受累或躯体表现异常的胎儿预后差。新生儿死亡率为12%~55%。在活产儿中，大约40%的儿童智力正常，20%的儿童智力处于临界状态，40%的儿童智力低于正常水平。

2. 小脑蚓部发育不全或发育不良

小脑蚓部发育不全或发育不良，由于小脑下蚓部缺失，在小脑半球下部之间可见一明显的线状裂隙。围绕该征象的争议，人们对其进行了各种各样的命名，Dandy-Walker变异、Dandy-Walker连续、小脑蚓部发育不全或发育不良、Blake囊肿。目前公

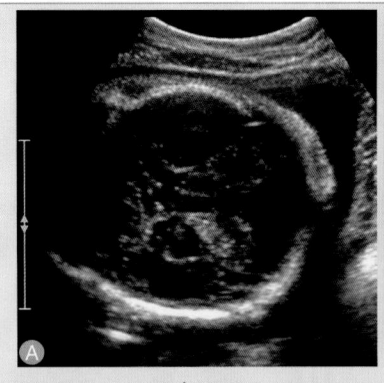
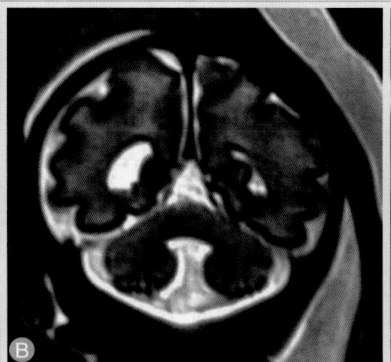
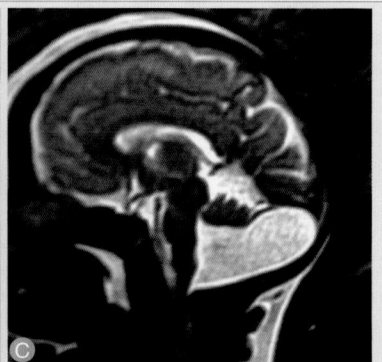

A. 34周时的斜轴切面声像图显示Dandy-Walker畸形胎儿的枕大池增大并伴有锁孔畸形；B、C. 38周时的MRI表现，正中矢状位显示升高的小脑幕。

图2.18　22周胎儿的Dandy-Walker畸形

认的术语是小脑蚓部发育不全或发育不良。但问题是,在标准的经小脑横轴切面中,Blake囊肿也与其表现非常相似。

小脑蚓部的发育是从上到下的。发育不全或发育停滞导致不同大小的下蚓部,留下一个近似方形的缺损与第四脑室相通,并将小脑下部半球分开。一般来说,后颅窝不会扩大。正中矢状面扫描、三维成像和MRI等技术有助于评估蚓部的大小、形态及第四脑室的形状,并明确早期正常的蚓裂是否发育。

注意可能存在的诊断陷阱。在妊娠18周前不应诊断发育不全或发育不良,因为此时小脑蚓部还未发育完全。在常规横轴切面上,过于陡峭的扫查角度可能看到小脑半球下部之间出现一个明显的裂隙,与蚓部发育不全非常相似(图2.7B,图2.7C)。

真正的小脑蚓部发育不全通常伴发与Dandy-Walker畸形相似的其他畸形,这些伴发畸形有助于明确小脑蚓部发育不良诊断(图2.19)。小脑蚓部发育不良可与多种综合征相关,包括Joubert及相关综合征、Walker-Warburg综合征、脑-眼-肌综合征和脑桥小脑综合征。

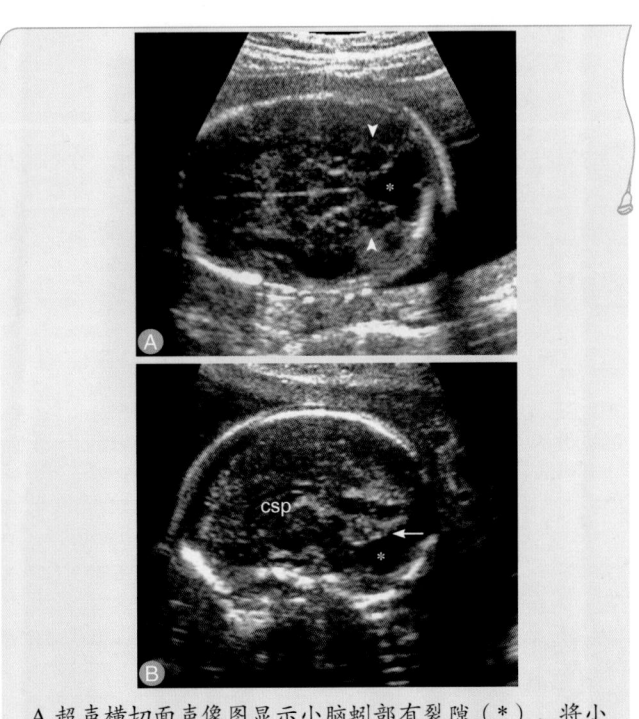

A.超声横切面声像图显示小脑蚓部有裂隙(*),将小脑半球分开(三角箭头);B.超声正中矢状面声像图显示小脑下蚓部缺损(三角箭头),缺损处充满液性无回声区(*)。csp:透明隔腔。

图2.19 20周胎儿小脑蚓部发育不良或发育不全

产前诊断咨询具有不确定性,存在一定困难。在一组病例中,有高达50%的具有典型蚓部发育不良超声表现的胎儿在分娩后功能正常。超声检查更有可能预测真正异常的梯形小脑蚓部缺损、>10 mm的枕大池和完全性蚓部不发育。相反,正常病例趋于存在小脑下蚓部钥匙孔状缺损。产前MRI有助于明确上述病变,但也存在一定的局限性。

波士顿儿童医院的一项研究对42例怀疑小脑蚓部异常的胎儿进行了出生前和出生后的头颅MRI检查,结果发现其中有6例胎儿出生后的MRI诊断结果与出生前不一致(1例小脑蚓部发育不良,1例巨大枕大池)。此外,42例胎儿出生后的MRI检查还发现了其中10例存在其他的脑部异常(异位、脑干发育不全、脑缺血、出血)。由于诊断的不确定性,当怀疑小脑蚓部异常时,应寻找其他异常情况协助诊断,包括病史、评估母体TORCH病毒感染情况、MRI检查、染色体分析及DNA分子分析(染色体正常时)等。

3.巨大枕大池

巨大枕大池超声表现为小脑延髓池增宽(>10 mm),而小脑蚓部完整(图2.20),仔细扫查增宽的小脑延髓池周围,可见囊壁样回声,与大的Blake囊肿相似。多数学者认为巨大枕大池只是小脑后方扩大的Blake囊肿,而无小脑蚓部的旋转。当出现孤立性小脑延髓池增宽,大多数孩子都是正常的。然而若合并其他异常时,只有11%的孩子是正常的。小脑延髓池增宽多并发的异常包括脑室扩大、先天性感染或核型异常,特别是18-三体综合征。小脑延髓池增宽需要与压迫颅后窝的蛛网膜囊肿和Dandy-Walker畸形进行鉴别。蛛网膜囊肿压迫小脑组织,常位于小脑上方或后方,可不对称,且不与第四脑室相通。

4.菱脑融合

菱脑融合是一种罕见的小脑发育畸形,其临床特点包括小脑蚓部完全或部分缺失及小脑半球与齿状核融合。大多数病例是散发的,偶尔有家族性病例报道。

菱脑融合的胎儿最早在14周时可能会出现脑室扩大的表现。在横切面上,通常小脑的异常表现最初可能不明显。典型超声表现为小脑呈豆状,蚓部和小脑半球之间的裂缝消失,无典型的凹陷回声特征,两侧小脑半球横向走行并跨过中线,无中线回

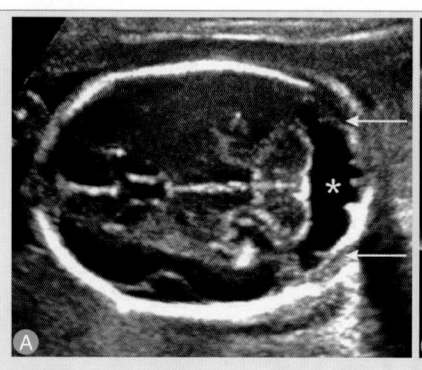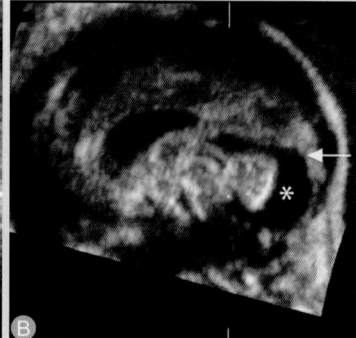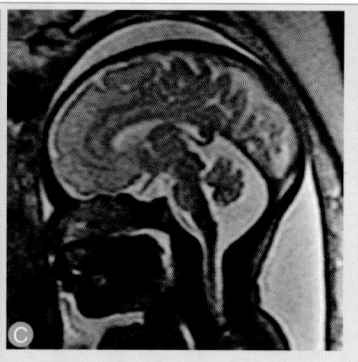

A.巨大枕大池（*）横切面超声声像图显示液性无回声、Blake囊肿侧壁及囊肿外侧的蛛网膜下腔（箭头）；B.巨大枕大池（*）矢状面三维超声声像图显示小脑完好，但在Blake囊肿壁上方（箭头）轻微受压；C.另一胎儿，MRI矢状位T_2WI仅见巨大枕大池而无其他异常表现。

图2.20　巨大枕大池

声中断。正中矢状面显示典型的蚓部缺损，并可显示形状异常的第四脑室，MRI图像可更清晰地显示上述特征。

合并其他大脑和躯体异常也较常见，脑部主要涉及中线结构异常，包括中脑导水管狭窄、胼胝体发育不全、透明隔缺如和视隔发育不良。躯体异常包括脊柱节段性异常、指骨和桡骨缺失，以及少见的心血管、呼吸和泌尿系统异常。

此疾病预后差，大多数患儿在儿童期死亡，部分可能存活到成年，但大多数幸存者都存在神经系统发育迟缓和运动障碍。

5.其他后颅窝异常

由于小脑蚓部异常在常规孕中期超声检查时相对容易发现，所以有关小脑蚓部异常的研究也很多。许多其他难以发现或较晚出现的异常也涉及颅后窝，包括小脑蚓部发育不全及缺损，脑缺血、出血和梗死相关的改变，皮质迁移障碍（Ⅱ型鹅卵石样无脑回畸形），代谢紊乱和其他神经退行性疾病。

如果怀疑小脑和后颅窝异常，应进行详细的神经系统和躯体超声检查，并需要进一步评估，包括MRI和染色体核型检查、感染评估和专家咨询。

（三）蛛网膜囊肿

蛛网膜囊肿由蛛网膜内互不相通的液体聚集而成，是一种良性病变，大多数情况下比较稳定，不需要手术治疗，其可以发生于颅内和椎管内，有时可在妊娠早期被发现。该病好发部位依次为大脑外侧裂、颞窝、颅后窝、大脑表面和幕上，包括鞍上池（图2.21）。蛛网膜囊肿即使非常大，也很少引起症状，偶尔阻碍脑脊液循环时需要行减压处理。脑中线囊肿可伴发胼胝体发育不全，因此当发现幕上囊肿时，评估整个胼胝体尤为重要。在鞍上区域，这些囊肿可能与垂体功能障碍相关。蛛网膜囊肿的鉴别诊断需要结合病变发生部位，颅后窝蛛网膜囊肿需与Dandy-Walker畸形、小脑蚓部发育不全、巨大枕大池和Blake囊肿相鉴别，幕上囊肿需与中间帆腔、Galen静脉瘤样、出血、囊性肿瘤进行鉴别。在评估和咨询这些患者时，小儿神经外科的意见非常重要，因为其中许多异常是不需要治疗的。

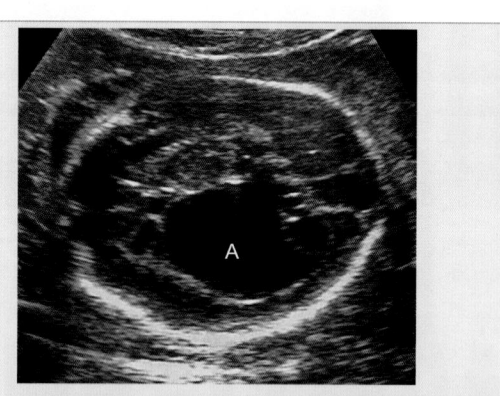

25周胎儿横切面超声声像图显示发生于幕上半球位置的蛛网膜囊肿（A）。

图2.21　蛛网膜囊肿

（四）大脑皮质发育畸形

大脑皮质发育畸形指皮质发育过程中主要环节受到干扰引起的广泛且多样的疾病汇总，包括皮质生发区神经元细胞的增殖、凋亡、神经元迁移和皮质组织化。大脑皮质异常可能是局灶性的，也可能是弥漫性的，可能是由内在因素导致的，如控制大脑发育的基因发生突变，也可能是由外部因素造成的，包括疾病综合征、产妇疾病（苯丙酮尿症）、致畸原（缺氧，药物，X射线）、代谢异常和胎儿感染，但往往无法明确原因。脑皮质异常改变反映的只是其受到异常干扰的时间，而非其具体特征。除大脑之外，致病基因通常在胎儿的各个发育阶段和其他的身体结构中也发挥作用，同一基因的不同突变可能导致不同的综合征。因此这种异常可能出现在看似不相关的器官中，如致死性骨骼发育不良，其中的*FGFR3*基因功能异常可同时引起大脑皮质和骨骼畸形。

大脑皮质发育畸形的脑皮质改变是多样性的，脑室扩大是常见改变之一，其他还可表现为皮质神经元层不同程度的增厚、紊乱，脑沟、脑回和白质结构的改变及胼胝体和颅后窝的异常。在24周左右脑沟发育之前，大脑皮质异常很难被发现，因此有些病变无法在产前检测，只有在出生后出现症状（或异常）时才会被检出。这些疾病的详细分类是复杂的，主要基于遗传学、生物学途径、神经影像学特征和最初发生的发育阶段。在过去的几年里，人们对这些畸形的遗传和分子基础的认识有了显著的提高。目前的分类被认为是既不完美也不完整的，其随着新基因的发现而更新。在临床实践中，这些疾病以其最明显的异常表现作为描述性诊断，包括小头畸形、大头畸形、无脑回畸形、多小脑回畸形、脑室周围结节性异位和脑裂畸形。

对于所有这些异常需要进行更详细的检查，包括MRI，其可以进一步帮助确定针对性检查的方向。多学科会诊是最佳的产前评估和咨询的重要内容。其余的评估依据具体情况而定，包括详细的家族和妊娠史、感染筛查、羊膜腔穿刺术（染色体核型分析）和微阵列基因组杂交、其他特殊基因突变检测及临床和影像学表现建议的其他特殊检测。其预后取决于病情的严重程度和合并的异常，出生后常见癫痫和发育迟缓。

1. 小头畸形

小头畸形是指胎头较小，与胎龄和体型不成比例。精确的诊断定义非常困难，但一般来说，头围小于正常平均值的3个标准差，并排除宫内生长受限，即诊断为小头畸形。有些人建议以2个标准差为标准，但是很多正常人头围也低于2个标准差。小头畸形的发生率为1/10 000～1/1360。诊断小头畸形预示大脑发育失败（小头畸形）。其发病原因是多

大脑皮质发育畸形分类

异常的神经元增殖或凋亡
异常的脑部大小
小头畸形
巨脑畸形（大头畸形）
半侧巨脑畸形

异常增殖
非肿瘤性或肿瘤性

异常神经元迁移
经典的无脑回畸形和皮质下带状异位
鹅卵石样无脑回畸形和复杂或先天性肌肉萎缩症异位

异常皮质组织
多小脑回畸形
脑裂畸形

未定义分类
继发于先天性代谢异常（线粒体，丙酮酸）
过氧化物酶体病

资料来源：Modified from Raybaud and Barkovich.

样的，可能与多种产前因素有关，包括遗传因素、环境问题、缺氧、感染（寨卡病毒）、母体状况（苯丙酮尿症）、药物（如胎儿酒精综合征）、各种综合征（如Smith-Lemli-Opitz综合征，Cornelia de Lange综合征）和辐射。病理检查时发现，大脑体积小但外观正常，或有其他表现，包括少脑回、脑穿通畸形、胼胝体缺失和脑室扩张，通常合并中枢神经系统和非中枢神经系统异常。

如果头围小于正常预期，就应该怀疑小头畸形，但是仅通过头围测量来诊断小头畸形具有局限性。一项研究显示，24例产前测量头围过小的胎儿中最终只有4例在分娩时诊断小头畸形。小头畸形的其他征象包括大脑异常、头-腹围比例异常、前额倾斜、额叶过小（图2.22）。

小头畸形通常直到孕后期才表现明显，此时头部无法正常生长，但其最早可见于孕15周时。当遇到胎头小于正常预期时，应该仔细扫查大脑和其他异常，这将有助于临床诊断。孕晚期由于颅骨变得非常致密，超声对脑结构的观察受限。此时，MRI有助于评估脑实质及相关异常。头颅小与智力低于正常水平有关，头围越小，智力水平越低。该病预

后因中枢神经系统及合并异常而各有不同。

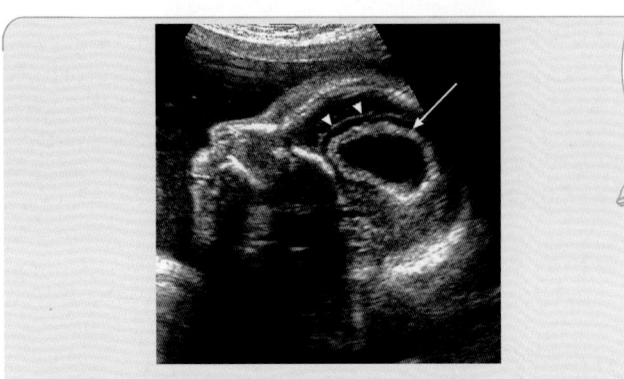

正中矢状面超声声像图显示脑室周围钙化（箭头）及发育不全的脑实质（三角箭头）。

图2.22　小头畸形伴有伪TORCH综合征的25周胎儿

2. 大头畸形和巨脑畸形

大头畸形是指头部较大，头围大于正常平均值的2个标准差，或大于胎龄第98百分位数。其不包含头部相对增大的情况，如不对称的宫内生长受限、脑积水、肿瘤和三倍体。巨脑畸形是指脑巨大症（大脑增大），其通常分为遗传性（非综合征性或综合征性）或非遗传性（出血或感染后继发脑积水、创伤、蛛网膜囊肿）。非综合征性巨脑畸形意味着孤立性头部或大脑增大，无明显其他异常。综合征性巨脑畸形则与其他异常或综合征相关，如过度生长综合征、骨骼发育不良（致死性骨发育不良、软骨发育不全）、神经皮肤综合征（Ⅰ型神经纤维瘤病）和代谢异常（如脑白质营养不良和有机酸中毒）。胎头增大可早在妊娠20周时就出现，但通常直到妊娠晚期或儿童早期才表现出来。

良性家族性大头畸形（外部性脑积水）约占大头畸形病例的50%。这是一种常染色体显性遗传疾病，表现为蛛网膜下腔液体增多，其通常在妊娠晚期甚至出生后才表现出来，但是在家族成员有大头畸形病史的情况下，可早在妊娠18周时就能发现，大多数患儿大脑功能正常。

当头围测量值大于正常预期（大头畸形）时，应仔细寻找颅内异常和非中枢神经系统异常。头颅大的家族史对诊断会有帮助。多学科的咨询和评估尤为重要，其预后结局不同，取决于病因。

3. 半侧巨脑畸形

半侧巨脑畸形是一种皮质发育畸形，表现为大脑半球一侧过度增生，神经元迁移各个方面都存在缺陷。大多病例为散发，且病因不明。典型病例在出生时即有大头畸形。半侧巨脑畸形可以是孤立性的，也可以与神经皮肤和躯体偏侧肥大综合征相关，包括神经纤维瘤病、结节性硬化症、表皮痣综合征、Proteus综合征、Klippel-Trénaunay-Weber综合征等。患侧大脑半球和脑室增大，脑结构和脑沟异常；健侧大脑半球一般未受影响，但因受压而变形也可表现出轻度的中线偏移异常。该疾病常伴有大脑功能缺陷和癫痫发作，对于癫痫发作患者，有时需要行大脑半球切除术。

4. 无脑回畸形

无脑回畸形是指大脑表面光滑，缺乏正常的沟回，这是由神经元迁移的整体紊乱造成的。最严重的表现为完全光滑的皮质（无脑回），一些病例表现为大的畸形脑回（巨脑回）。根据发生机制无脑回畸形分为两种类型，Ⅰ型表现为典型的无脑回畸形，神经元无法迁移到皮层；Ⅱ型表现为鹅卵石样无脑回畸形，神经元会迁移，但不会停留在皮层表面，而是过度迁移到血管增生的蛛网膜下腔内膜，导致"鹅卵石样皮层"。这两种类型的无脑回畸形在病因上是不同的，与许多基因突变相关，通常合并其他中枢神经系统和躯体异常。曾认为在28周之前不能诊断无脑回畸形，但是随着对正常脑沟早期发育的认识，23周之前就可以诊断Ⅰ型无脑回畸形（Miller-Dieker综合征），14周时可以诊断Ⅱ型无脑回畸形（Walker-Warburg综合征）。

Ⅰ型或典型无脑回畸形在横切面上表现为皮层光滑，呈沙漏形，伴有轻度脑室扩张、原始岛叶、脑沟发育延迟或缺失、皮层血管异常但小脑蚓部正常（图2.23）。典型无脑回畸形包括几种不同的基因型突变，最常见的Miller-Dieker综合征在染色体17p13.3（*LIS1*）区带上存在基因突变，与先天性心脏病、脐膨出、泌尿生殖异常、宫内生长受限和营养不良相关，患有与X染色体连锁的Ⅰ型无脑回畸形的女性患儿，尽管可以通过MRI看到大脑的"双皮层"改变，但其功能可能正常，男性患儿的情况则较差。

Ⅱ型或鹅卵石样无脑回畸形与肌肉发育相关的基因功能障碍有关（如*POMT1/2*，*FKRP*，*FKTN*），这些病症被归类为先天性肌肉萎缩症。这些婴儿出生时通常会有其他的中枢神经系统和躯体异常，并缺乏肌肉张力，最严重的类型是Walker-

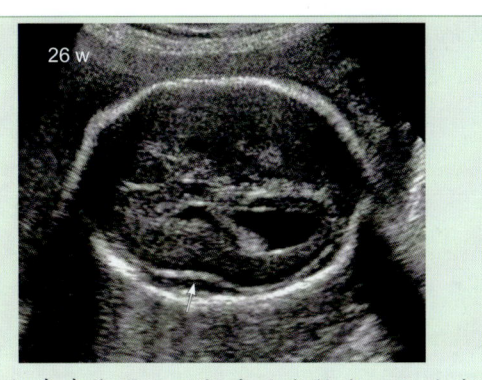

图2.23　26周胎儿Ⅰ型无脑回畸形（Miller-Dieker综合征）

横切面超声声像图显示轻度脑室扩张，无脑沟形成，脑岛光滑且平浅（箭头），缺乏该胎龄段应有的角状平台样脑回外观；大脑皮质回声增强与迁移障碍相关。

Warburg综合征，也称为HARD-E综合征，表现为脑积水、无脑回、视网膜发育不良和（或）脑膨出及畸形的脑干。较轻的类型包括Fukuyama综合征和肌肉-眼-脑病。超声改变可能在20周时明显，包括脑室扩大、脑缺血、脑沟发育延迟或异常、小脑蚓部发育不良、眼睛异常、小型脑膨出及脑干畸形（图2.24）。

胎儿MRI检查和基因突变分析可以帮助诊断无脑回畸形。患儿出生后预后较差，但也需因具体情况而异。

5.局灶性皮质病变

多小脑回畸形是皮质发育中最常见的畸形，其特征具有多样性，主要表现为大范围的小而浅的脑回结构，皮层或白质分界线不规则，病变分布可以是局灶性的，也可以是弥漫性的。多小脑回畸形可以是孤立发病，也可能与许多遗传和后天因素有关。然而，在大多数情况下，其病因不详。在多小脑回畸形病变中，发现有30多个基因发生突变，其中包括微管蛋白家族和代谢相关疾病，如过氧化物酶体病和DiGeorge综合征（22q11.2）。非遗传因素包括巨细胞病毒感染、缺氧和缺血。

局灶性皮质病变在妊娠中期至晚期表现为皮质轮廓呈锯齿状外观，通过超声检查难以发现，其往往在超声检查发现胎儿存在其他异常时，进一步行MRI扫查时被发现。多小脑回畸形是癫痫患儿最常见

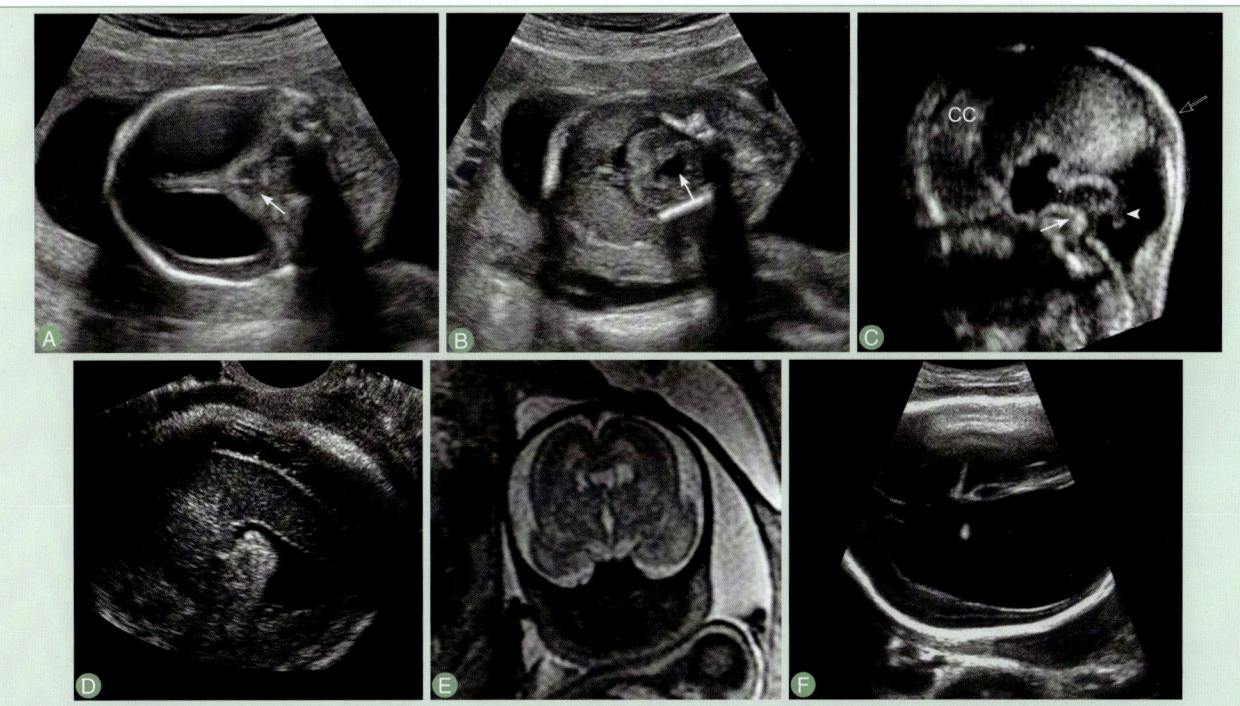

A.冠状面超声声像图显示大而光滑的脑室和非常小的脑干（箭头）；B.横切面超声声像图显示小脑蚓部缺陷（小脑蚓部发育不全，箭头）；C.正中矢状面超声声像图显示脑干呈Z形扭曲（箭头），说明脑干在早期胚胎发育时未能伸直，该过程通常发生在12~13周后，此外，小脑蚓部非常小（三角箭头），第三脑室畸形，胼胝体（CC）畸形且位置升高，可见一微小的枕部脑膨出（空心箭头），本例胎儿还存在眼睛异常；D.另一例36周的胎儿，经阴道扫描显示脑皮质光滑，在该胎龄是不正常的；E.冠状位T$_2$WI显示实质中光滑的皮层和高信号强度的异常带，明显的蛛网膜下腔脑脊液；F.横切面超声声像图显示另一例因Walker-Warburg综合征导致严重巨脑室和脑裂的胎儿，这是图2.13B中存在小脑膨出的同一例胎儿。

图2.24　21周胎儿Ⅱ型无脑畸形（鹅卵石样皮层，Walker-Warburg综合征）

的皮质畸形，可表现为发育迟缓，病因和临床表现的多样性使该疾病的产前咨询变得困难（图2.25）。

神经元异位指在大脑中任何位置出现的异常的神经元聚集，MRI检查将其分为3种类型：脑室旁结节状异位、皮层下局灶性异位和束带状异位。只有脑室旁的结节状异位在产前超声检查中容易被发现，表现为不规则的脑室壁表面（图2.26）。MRI检查较超声检查更容易发现脑实质内结节状异位和皮层异位，异位的病因是多样的，其可以是孤立发病，也常合并其他中枢神经系统和躯体异常，尤其易累及胼胝体。鉴别诊断包括由巨细胞病毒感染、出血和结节性硬化症引起的脑室不规则改变。预后取决于相关的综合征和其他异常，出生后可以表现为基本正常、延迟发病和癫痫，均较为常见，但是某些异常可以是致命的。

脑裂畸形是一种罕见的大脑结构畸形，其特征为先天性脑裂或脑缺损，裂隙范围从脑室延伸至脑外皮层，通常是对称的，常累及顶叶或颞区。裂隙部位由皮层灰质构成，常伴有多小脑回畸形，而裂隙性损伤导致的脑穿通畸形是由白质构成裂隙。裂隙可以是开放的（开放性脑裂畸形），脑室和蛛网膜下腔之间的脑脊液相通；也可以是闭合的（闭合性脑裂畸形），裂隙由脑室和脑表面之间异常的固体灰质构成。病因可以是破坏性的（脑损害的）或发育性的。破坏性病因包括血管损伤、缺血、致畸原暴露（如可卡因）、感染（尤其是巨细胞病毒）和创伤。脑裂畸形的表现类似于脑穿通畸形或积水性无脑畸形。胎儿发育型病例被认为与神经元迁移和组织紊乱导致的多小脑回畸形有关。巨脑室病例多见于孕晚期，但也有在孕中期发现的。脑裂畸形的诊断依据是发现脑裂或异常的灰质从脑室穿过到达皮层，还可能伴有中线缺损的表现（图2.27），包括视隔发育不良、胼胝体发育不良、透明隔缺损、其他皮质发育畸形和视神经异常。

胎儿MRI检查可以更好地发现皮质和灰质的病变，出生后常见神经发育迟缓和癫痫。疑似病例受益于多学科咨询和指导，预后与缺损的大小及相关异常有关。

6. 其他皮质发育畸形

皮质发育畸形可合并感染、先天性代谢紊乱（如过氧化物酶体病）、线粒体疾病及其他病因不明的疾病。代谢和神经退行性疾病可能与大脑发育异常有关，但通常无法通过产前超声检查到，但也有一些疾病与宫内生长受限、小头或大头畸形、胼胝体异常、巨头畸形、小脑异常、脑钙化、脑囊肿、肾异常、肝异常、先天性心脏病和水肿等多种病变相关。最常见的是脑肝肾综合征（Zellweger综合征），其是一种致命的过氧化物酶体病，胎儿在妊娠早期表现为胎儿颈后透明层厚度增厚，随后

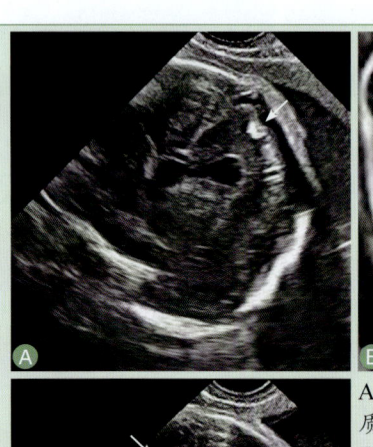
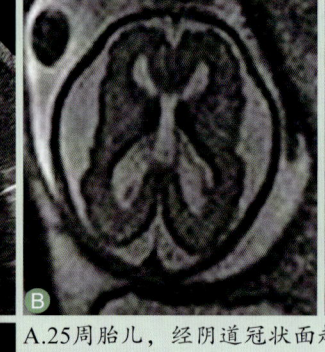
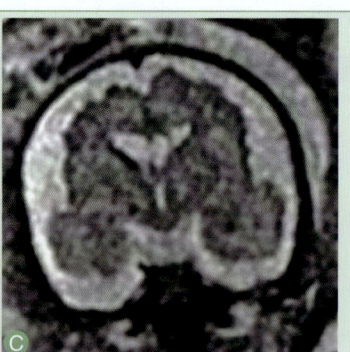
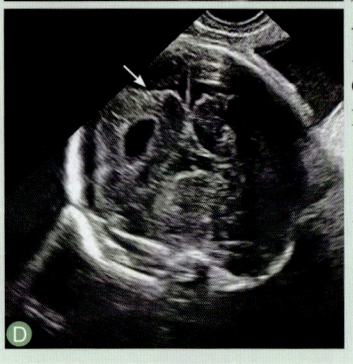

A.25周胎儿，经阴道冠状面超声像图显示皮质不规则和皮质钙化（箭头）；B、C.MRI横轴位（图B）和冠状位（图C）T₂WI显示皮质呈锯齿状外观，钙化在超声声像图上比MRI上显示更清晰；D.30周胎儿多小脑回畸形，横切面超声像图显示脑室扩大及明显的蛛网膜下腔积液，萎缩的大脑已从颅骨上脱落，可见较宽的充满脑脊液的蛛网膜下腔，大脑表面可见细小结节（箭头）。

图2.25 多小脑回畸形

出现巨脑室、室管膜下囊肿、脑皮质迁移异常、肝大、肾皮质囊肿和斑点状软骨发育不良，其可以通过绒毛穿刺取样获得胎儿细胞，并进行DNA和生化检测来确定诊断。

7.结节性硬化症

结节性硬化症是一种多系统的错构瘤性疾病，累及大脑、皮肤、心脏、眼睛和肾脏等多脏器。结节性硬化症是常染色体显性遗传疾病，与 *TSC1*、*TSC2* 基因异常有关，大约70%的病例是基因新生突变。临床主要依据其主要的和次要的各种特征进行诊断，包括颅内的皮质结节、白质迁移线、室管膜下结节、室管膜下巨细胞星形细胞瘤、心脏横纹肌瘤、肾脏血管平滑肌脂肪瘤和皮肤病变等。

产前诊断主要是在孕晚期通过超声检查及MRI检查发现心脏横纹肌瘤、室管膜下结节或皮质结节（图2.28）。对存在风险的胎儿，MRI检查最早在21周就可以发现病变。如果已知基因异常，产前诊断可以使用绒毛穿刺取样或羊膜穿刺术、超声检查和胎儿MRI检查进行诊断。其他疑似病例的诊断可以通过寻找父母中结节性硬化综合征的轻微异常来帮助诊断。患儿出生后发生癫痫和神经功能障碍是较常见的，发病率和死亡率主要与中枢神经系统和肾脏疾病有关。

8.胼胝体发育不全及发育不良

胼胝体发育不全是胼胝体和其他连接左、右两侧大脑半球的联合体发育异常。新生儿中胼胝体发育不全患病率约为1.4/10 000，然而，表现为发育障碍的患儿比率更高，这可能是对产前发病率的低估，因为许多受感染的胎儿在子宫内死亡，并非所有的病例都是产后诊断的。

胼胝体是连接并允许大脑半球之间通信的3个连合体中最大的一个，另外两个是海马前连合体和海马后连合体。这3种连接中的任何一种都可以单独存在，也可以结合存在。胼胝体的发育在12周左右，从靠近第三脑室前端的终板开始，其在大约15周时就可以被观察到，在大约20周时发育完成。胼胝体是按前后方向发育，先从前部的膝部开始发育，随后是后部的体干和压部，最后是前端，即胼胝体嘴。胼胝体在孕16周时长4 mm，当足月时长达45 mm。胼胝体的长度无性别差异，但女孩的胼胝体较厚。胼胝体发育与隔区和透明隔腔的发育有关。当存在隔区时，至少胼胝体的前部已经形成。

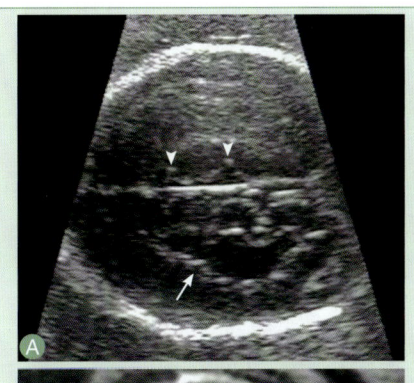
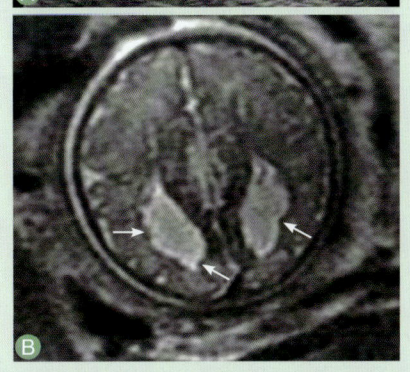

A.31周患有胼胝体发育不全的胎儿，脑室壁表面可见结节状改变（三角箭头），代表未能迁移到皮层的神经元的聚集，大脑半球分离（多毛中线）和半球间沟方向异常（箭头）；B.另一例35周的胎儿，MRI横轴位T₂WI显示胼胝体发育不全和结节状异位（箭头）。

图2.26 脑室旁结节状异位与胼胝体发育不全

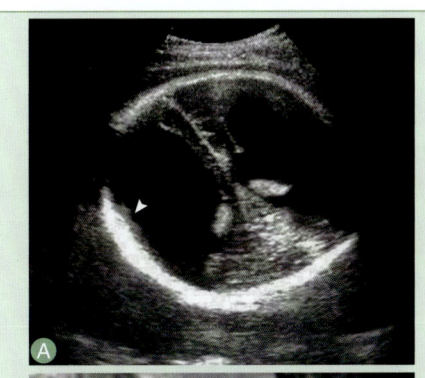
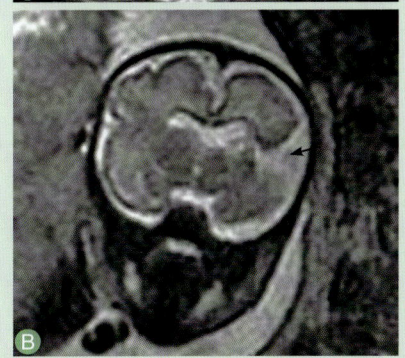

A.顶叶区有较大间隙，周围无脑组织（三角箭头），仅前额和枕部有部分脑组织保留；B.另一胎儿的MRI冠状位T₂WI显示分裂区（黑箭头）。

图2.27 开放性脑裂畸形

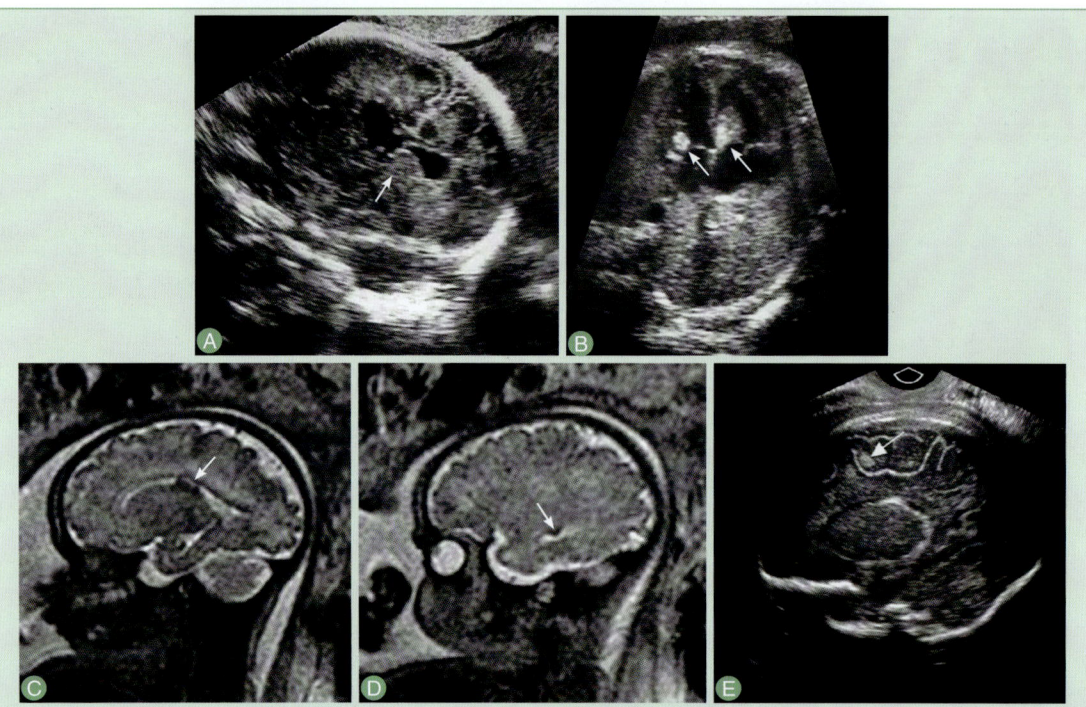

A.超声显示典型的错构瘤或巨细胞瘤,侧脑室前额角的孟氏孔凹陷(箭头),两个脑室均扩张;B.超声显示累及心脏的横纹肌瘤,两侧心室可见心脏肿块回声(箭头);C、D.矢状位MRI显示室管膜下错构瘤(箭头,与心脏横纹肌瘤不是同一胎儿),显示低信号强度病灶投射到侧脑室的体部和颞角,超声检查中未发现这些室管膜下错构瘤;E.经阴道超声矢状面声像图显示胎儿的脑皮质结节(箭头)。

图2.28 30周胎儿结节性硬化症

(C and D reproduced with permission from Levine D. MR imaging of fetal brain and spine. In: Atlas SW, editor. Magnetic resonance imaging of the brain and spine. Philadelphia: Lippincott; 2008.)

胼胝体发育不全可分为完全型和部分型,也可分为发育型和获得型。胼胝体发育不全多伴发其他畸形,表明其是广泛性发育障碍的一部分。45%~80%的胎儿报道了其他中枢神经系统异常,特别是涉及后颅窝的异常,包括Dandy-Walker畸形、下蚓部发育不全、Chiari Ⅱ型畸形和异常神经元迁移。高达60%的患儿出现躯体和代谢畸形,包括面部畸形、先天性心脏病、骨骼和泌尿生殖系统畸形。胼胝体缺如是诸多综合征的一部分,包括Aicardi综合征、Joubert综合征、胎儿酒精综合征和感染等获得性疾病。

胼胝体刚开始形成后的发育障碍通常会中断胼胝体后部的形成,但胼胝体已发育完全后的发育障碍会导致已发育的胼胝体中部继发性萎缩。由于胼胝体发育要到孕20周才能完成,因此早期诊断胼胝体缺如存在一定困难。诊断胼胝体异常需要直接显示正中矢状面;目前,该切面不包括在常规解剖扫查的推荐切面之中(图2.2E,图2.17),但每当检测到胎儿形态异常时,应使用该切面进行详细的神经超声检查。

在超声常规扫查时,对胼胝体和其他脑中线异常的筛查依赖于标准切面显示的间接征象,尤其是透明隔腔,孕16~17周之后,所有矢状面都应出现透明隔腔。这些间接征象包括透明隔腔缺如或变形、脑室扩张伴枕角扩大(泪滴状脑室)、脑室平行于中线、大脑半球间距增宽,以及有时可见的相关征象,如大脑半球间囊肿和脂肪瘤(图2.29,另参见图2.26;动图2.8~动图2.11)。如果在标准切面上无法明确显示透明隔腔,则应额外地进行冠状面和矢状面评估,更重要的是评估胼胝体及其他脑中线异常,如全前脑畸形。务必谨慎检查,不然可能会忽略透明隔腔畸形,因为部分型胼胝体缺如可能存在小的透明隔腔,而完全型胼胝体缺如可能存在高位第三脑室或类似于透明隔腔的大脑半球间囊肿。但脑室扩张、枕角扩大和大脑半球分离等间接征象并非同时出现。

一旦怀疑存在胼胝体缺如,在冠状面和正中切面,特别是经阴道检查和三维超声检查,有助

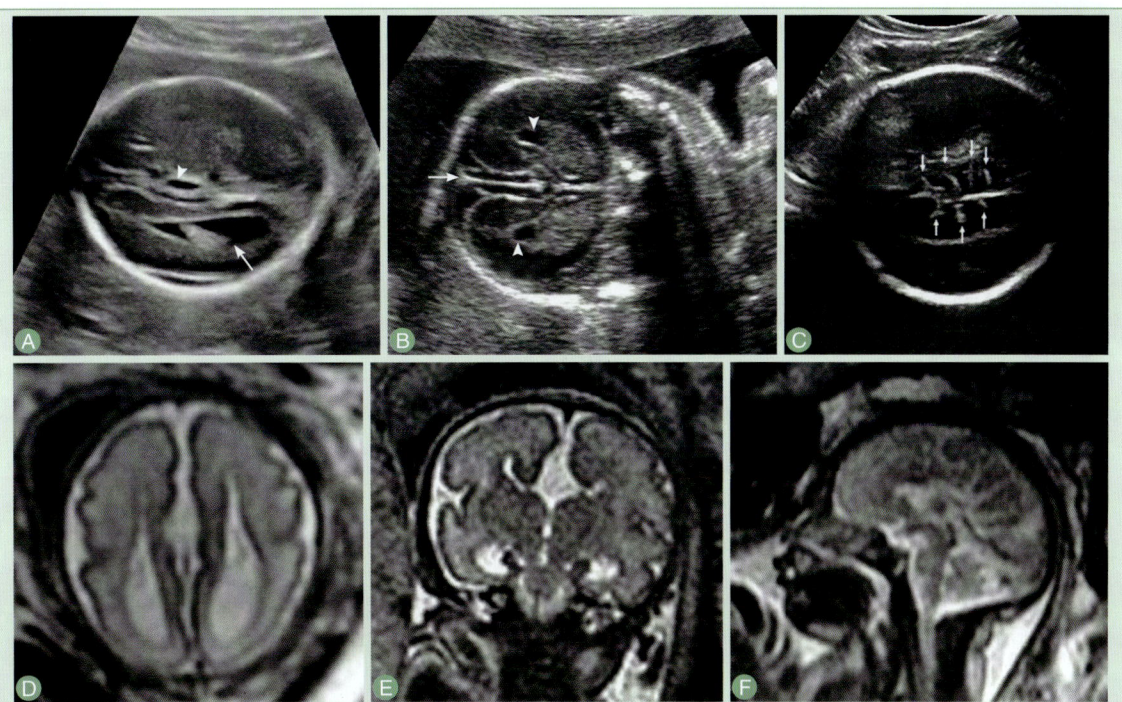

A.孕21周脑室切面显示特征性枕部脑室扩张（箭头）并轻微累及至前角，该"泪滴状"的侧脑室形态被称为枕角扩大，颅中线水平的液性无回声区（三角箭头）为扩张、上移的第三脑室，不可将其误认为透明隔腔，透明隔腔更偏长方形且在胼胝体缺如时透明隔腔消失；B.经前侧脑室冠状面（三角箭头）显示前角呈"U"形或"维京号角"形而不是正常的"V"形，大脑半球裂被大脑镰（箭头）分离，透明隔小叶和透明隔腔消失；C.孕38周侧脑室上切面显示"多毛状中线"脑沟回垂直于半球间裂（箭头），异常放射状排列的半球沟回呈"日光放射征"；D.孕29周横轴位T₂WI显示侧脑室枕角扩大呈"泪滴状"，前角平行，半球间距扩大；E.另一孕30周胎儿，冠状位MRI显示侧脑室前角方位改变及胼胝体纤维消失；F.孕31周胼胝体部分缺如胎儿，矢状位MRI显示后方日光放射状排列的脑沟回，由于无胼胝体，半球间裂较正常更向下。

图2.29 胼胝体缺如

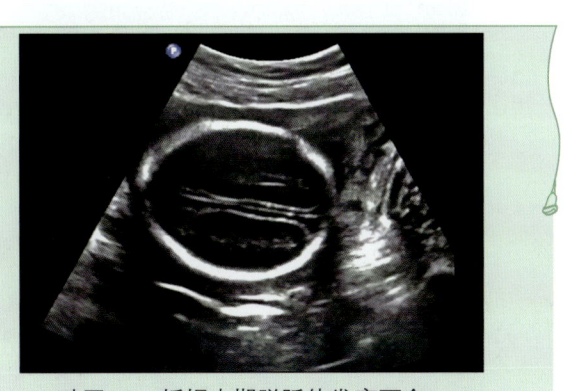

动图2.8 妊娠中期胼胝体发育不全

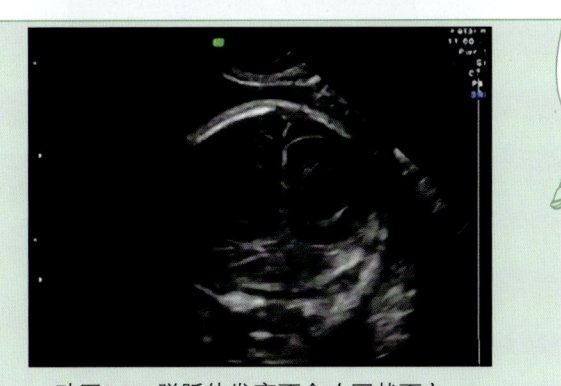

动图2.9 胼胝体发育不全（冠状面）

于明确诊断。诊断依据为正中矢状面声像图显示胼胝体缺失或异常，并且显示确凿征象。在冠状面上，第三脑室可能上移并且胼胝体未显示。侧脑室前角的内壁通常从其上内侧被Probst束（未能越过中线的胼胝体纤维的积聚）缩进，侧脑室形态从"V"形变为"U"形（维京号角或牛角外观）。彩色多普勒超声检查可显示胼周动脉和扣带回动脉走行异常，这些动脉正常原本沿胼胝体边缘沟轮廓走行，但在胼胝体缺如时，其呈更为放射状的走行。这种血管改变可在孕早期被发现。胼胝体畸形的胎儿偶尔会出现半球间囊肿或中线脂肪瘤，囊肿通常与迁移异常有关，可以由第三脑室疝出或从脑室中分离。在妊娠晚期，内侧半球沟由丘脑发出，呈"日光状"放射状排列，而非由扣带沟发出的正常弧线。在横轴切面上，其会表现为"多毛状中线"，即脑沟由纵裂向外辐射。MRI检查有助于明确诊断，尤其有助于发现额外的细微畸形，如迁移障碍。

超声声像图解读的陷阱在于将高位第三脑室、

其他液性区域和穹隆误认为透明隔腔。在三维超声扫查时，应避免将胼周沟误认为胼胝体。其他情况也可能显示透明隔腔畸形，包括脑积水与隔膜开窗、视-隔发育不良、全前脑畸形和脑裂畸形。重度脑积水可能使隔膜开窗，被误认为胼胝体缺如，但在正中矢状面上，可发现在预期位置显示的拉伸的胼胝体。

疑似病例的检查应包括详细的中枢神经系统和躯体超声检查、核型检查（约18%发生染色体异常）、微阵列分析、TORCH感染筛查和MRI检查。如果继续妊娠，后续检查可能会发现迟发畸形。预后与相关畸形有关，但约15%的相关问题在产前并不明显。在真正孤立性胼胝体缺如的病例中，65%~75%的病例可能预后较好，但仍须谨慎，因为部分病例的功能缺陷直到晚年才表现明显。

胼胝体缺如或发育不良超声征象

妊娠中期

横轴切面

透明隔腔消失或呈不典型形态（也需考虑全前脑畸形、视-隔发育不良、脑积水、脑裂畸形的可能）

轻度侧脑室扩张，前角变尖（泪滴状=枕角扩大）

侧脑室平行排列

半球间裂扩大（正常为一条线，此时变为三线征=大脑镰+两侧半球内缘）

冠状面

前角呈"U"形（维京号角或牛角形）

穹隆以上水平透明隔腔不可见

50%~60%病例可能出现第三脑室向上移位（可能与透明隔腔相混淆）

正中矢状面

胼胝体消失，变短或变形

环状的胼周动脉不显示

妊娠晚期

横轴切面声像图显示多条脑回垂直于半球间裂排列（多毛状中线）

正中矢状面声像图显示由丘脑发出的多条脑回呈放射状排列（日光放射状）

其他表现

半球间囊肿或脂肪瘤

其他畸形，特别是中线及后颅窝结构畸形

9.透明隔缺如和视-隔发育不良

透明隔缺如是罕见的，每10万例妊娠中有2~3例发生，其可以是原发的，由前脑无裂畸形、视-隔发育不良、脑裂畸形、胼胝体缺如等发育障碍和脑皮质发育畸形所致，或继发于脑积水或脑穿通畸形。实际上，透明隔缺如常合并其他畸形，透明隔腔缺如时必须行详细的神经超声检查评估。透明隔缺如多数预后不佳。

视-隔发育不良（de Morsier综合征）表现为多样性的三联征，包括透明隔和透明隔腔缺如、视神经和视交叉发育不良及垂体功能紊乱（图2.30，动图2.12）。其病因和表现是多样的，绝大部分为散

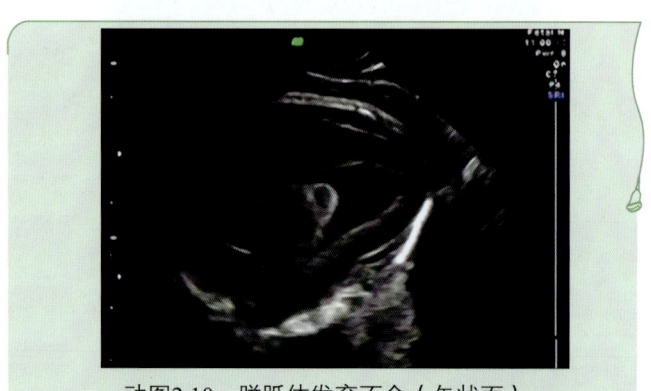

动图2.10 胼胝体发育不全（矢状面）

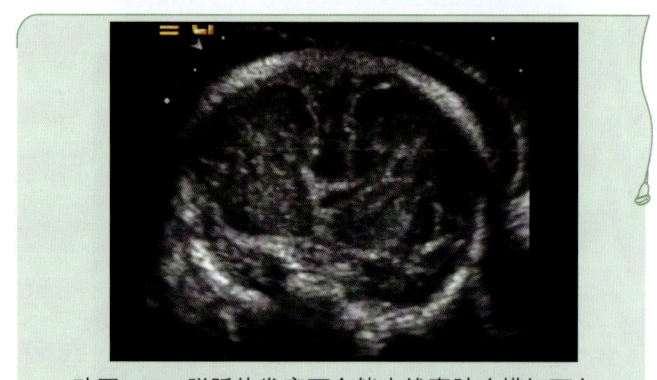

动图2.11 胼胝体发育不全伴中线囊肿（横切面）

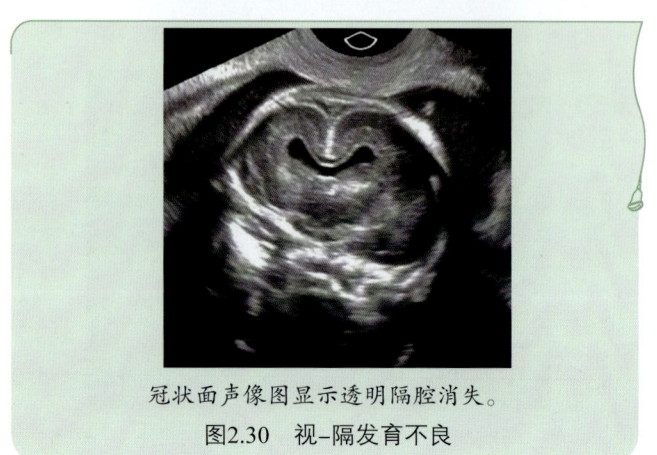

冠状面声像图显示透明隔腔消失。

图2.30 视-隔发育不良

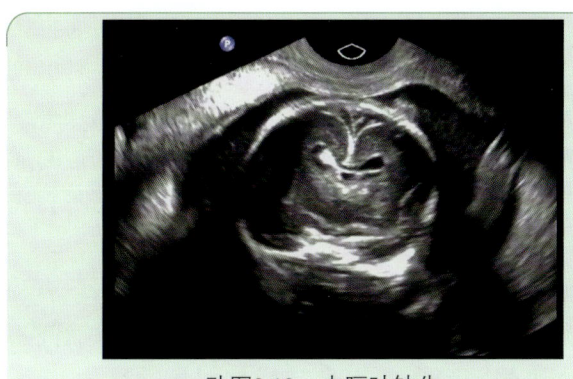

动图2.12　中隔叶缺失

发病例,但一些病例为家族性的。其在超声上表现为透明隔消失,在冠状面上前角呈方形,半球间裂与大脑前动脉正常。该病与轻度前脑无裂畸形鉴别较为困难,且部分学者认为视-隔发育不良属于脑叶型前脑无裂畸形的一种轻度变种。MRI有助于评估如移行异常等其他大脑畸形,也可用于评估视神经与视交叉。母体尿液检查与血液检查、胎儿血检查有助于评价伴发的胎儿内分泌紊乱。产前咨询具有难度,这是由于该疾病结局多变,包括视力障碍、下丘脑垂体功能低下(如生长迟缓和尿崩症)。

六、颅内钙化

大脑钙化可见于大脑的任何部位,包括白质、脑室周围区域、脑表面及血管。钙化的模式可提示潜在病因。钙化通常发生于妊娠晚期(图2.22,图2.31和图2.32),许多疾病与之相关,包括小头畸形、宫内感染(巨细胞病毒、弓形虫、疱疹病毒、细小病毒、人类免疫缺陷病毒、寨卡病毒)、出血性疾病、缺氧或缺血性疾病(双胎输血)、肿瘤(畸胎瘤)、神经皮肤综合征(结节性硬化症、神经纤维瘤病、Sturge-Weber综合征)、其他综合征(Aicardi综合征、伪TORCH综合征)、非整倍体(特别是13-三体和21-三体)及血管畸形(静脉血栓、动静脉畸形)。当发现钙化时,建议进行详细检查及多学科会诊,其预后取决于潜在基础疾病。

豆纹动脉血管病(丘脑纹状体血管病)表现为由基底神经节血管周围矿化引起的丘脑及基底神经

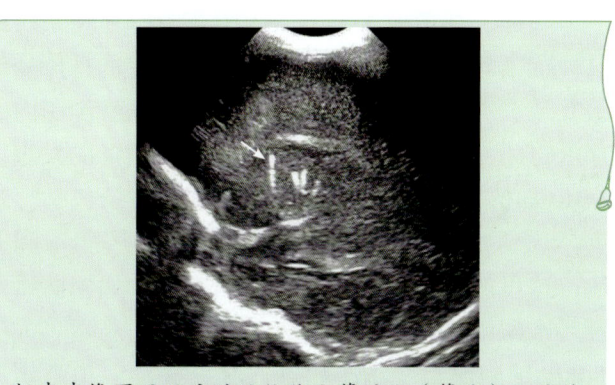

超声声像图显示丘脑纹状体血管矿化(箭头),这些血管形成丘脑内的树枝状增强回声,可见于正常胎儿,但可与许多胎儿疾病相关。

图2.31　豆纹动脉血管病

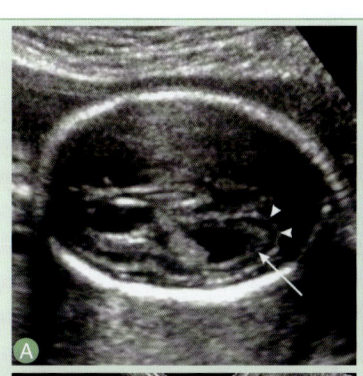
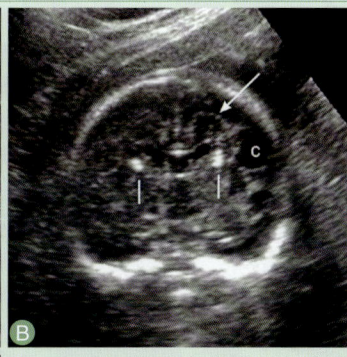
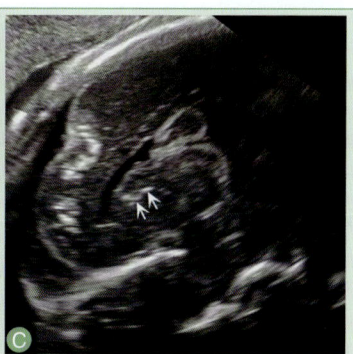
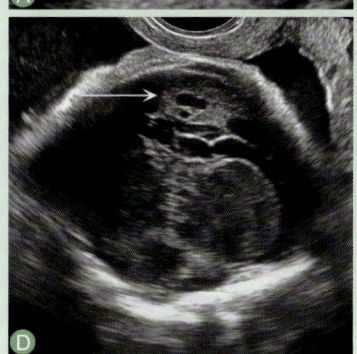

A、B.巨细胞病毒感染,超声声像图显示脑室扩大,伴有明显的脑室周围高回声(箭头)和小平滑脑(无脑畸形,三角箭头),图B可见基底神经节钙化(白线)、小平滑脑(箭头)和脑皮质囊肿(c);C、D.寨卡病毒感染,图C经阴道胎儿颅脑旁矢状面声像图显示灰白质交界区和基底神经节钙化(箭头),图D冠状斜切面声像图显示窦汇合区小脑后方的血液(箭头)。

图2.32　胎儿宫内感染

[A and B courtesy of Dr. K. Fong, Mt. Sinai Hospital, Toronto, Ontario. C and D Reproduced with permission from Soares de Oliveira-Szejnfeld P, Levine D, Melo AS et al. Congenital brain abnormalities and Zika virus: what the radiologist can expect to see prenatally and postnally. Radiology. 2016;281(1):203-218.]

节内的树枝状条形回声增强（图2.31）。豆纹动脉血管病发生是由于血管周围铁沉积而非钙沉积。该疾病病因尚未确定，可见于正常胎儿，其结局良好，但也可伴发许多不同的相关疾病，包括感染（巨细胞病毒、风疹病毒、水痘带状疱疹病毒、梅毒螺旋体、人类免疫缺陷病毒、寨卡病毒）、非整倍体（主要为13-三体和21-三体）、胎儿酒精综合征、窒息、双胎输血、畸形及先天性疾病。与孤立的豆纹动脉血管病相比，脑实质钙化更可能与感染有关，当与其他情况相关时，其预后取决于潜在基础疾病。

七、感染

病毒、细菌或寄生虫引起胎儿中枢神经系统的各种感染均是在怀孕或分娩期间由母亲垂直传播给胎儿或婴儿的。TORCH感染将这些都包含在内，TORCH是一个首字母缩略词，随着新病毒的发现，TORCH的含义随时间变化。TORCH感染包括弓形虫、风疹病毒、巨细胞病毒、单纯疱疹病毒和其他，这里的"其他"包括各种病原体，如柯萨奇病毒、水痘带状疱疹病毒、人类免疫缺陷病毒、人类T淋巴细胞病毒、细小病毒、肝炎病毒、梅毒螺旋体和寨卡病毒。这些病原体导致不同的结果，具体取决于每种病原体和母体感染的时间。建议采取免疫接种、产前筛查和病例管理方案。寨卡病毒感染（尤其是在妊娠早期）往往非常严重，导致小头畸形、皮质异常、胼胝体发育不全和钙化，通常见于灰白质交界区。

在北美地区，巨细胞病毒感染为最常见的宫内感染，0.2%~2.0%的活产儿被感染，是导致智力低下和感觉神经性听力丧失的常见原因。北美地区第二常见感染是弓形虫和单纯疱疹病毒感染。通常，损伤的严重程度更多是与感染首次发生并影响大脑发育时患儿的年龄有关，而非与特定病原体有关。巨细胞病毒感染的颅脑和非颅脑超声征象将在下文叙述，这些超声征象与其他许多感染是共通的，所以发现任何这些超声征象都应该对感染进行全面评价。一些超声征象出现或发展于妊娠晚期，因此应在整个妊娠期间持续进行超声监测，并酌情考虑采用MRI检查。

大多数母亲是通过与感染者接触导致原发性巨细胞病毒感染，但也可能发生再感染。巨细胞病毒影响1%~2%的妊娠，其中30%~40%发生垂直传播，感染胎儿。这些胎儿10%~15%在出生时出现症状，其中20%~30%死亡，90%的幸存儿出现神经发育障碍；剩下85%~90%在出生时表现正常的胎儿中，有5%~15%会出现晚期并发症，包括听力丧失或发育迟缓。

通过羊膜穿刺术可诊断胎儿宫内感染。超声和MRI检查有助于判断预后，但在结果预测方面并不完善。非颅脑畸形的不良结局相对危险度为7.2，颅脑畸形的不良结局相对危险度为25.5；无异常征象并不能保证好的结局。大脑和后颅窝区域的异常超声征象包括：脑室增宽、脑室周围回声增强、钙化、脑室粘连、小头畸形、脑室周围假性囊肿或其他囊肿、皮质发育畸形和小脑异常（图2.32）。非脑部的异常超声征象包括肠道回声异常、肝大、宫内发育迟缓、羊水过少或羊水过多、腹水或胸腔积液、肝内钙化灶和胎盘增大。

先天性弓形虫病由被感染母亲的胎盘传播引起，母亲通常无症状，她们是通过接触生肉或未煮熟的肉、接触猫砂或受污染的水和土壤（园艺）而感染。在美国，约15%的育龄期妇女被感染，先天性弓形虫病的发病率为每年400~4000例。值得关注的是，传播至胎儿的概率随着胎龄增长而增加，据估计妊娠早期仅为6%~15%，但妊娠晚期则高达60%~81%。如果不进行治疗，20%~50%会发展为感染。然而，胎儿疾病的严重程度随着感染胎龄的增长而降低，在妊娠早期最为严重。产前颅脑异常征象可在孕24周之后开始出现并提示预后不良，包括脑室增宽、颅内钙化、脑实质结节、脑室周围弥漫性回声、胼胝体发育不全、小头畸形、宫内发育迟缓和脑积水。大部分胎儿（70%~90%）在妊娠晚期被感染，出生时无症状，但部分可表现为有诊断意义的三联征（脉络膜视网膜炎、脑积水、颅内钙化）和肝脾肿大。无症状婴儿仍具有高风险，可能发展为晚期脉络膜视网膜炎和神经系统缺陷。母体血清检测和羊膜穿刺术可确诊感染。产前和产后针对性治疗可改善预后。

八、血管畸形

产前可发生各种血管畸形，包括Galen静脉动脉瘤样畸形、硬脑膜窦畸形和软脑膜动静脉畸形

Galen静脉动脉瘤样畸形最为常见，是先天性畸形的颅中线脉络膜和壁血管血液流至Galen静脉的胚胎前体静脉（大脑前正中静脉，也叫Markowski静脉），并使之扩张，然后通过异常镰状窦（可能被误认为Galen静脉）引流。通常，该畸形可在妊娠晚期被检出，表现为中线水平丘脑后方囊样回声区，多普勒显示为湍流信号（图2.33）。产前病例中81%伴发其他畸形，提示不良预后结果，包括心力衰竭和颅脑畸形（如脑室扩大、皮质发育畸形、缺血和出血改变）。该疾病与染色体异常无关。产后治疗采用栓塞术，可推迟至出生后6个月接受治疗，除非存在心力衰竭。少数为孤立病变且无心力衰竭的患儿预后可能较好。

软脑膜动静脉畸形是一种通常位于幕上的浅表动静脉异常的交通，最终回流至Galen静脉并使之扩张，可导致心力衰竭，治疗方法为出生早期栓塞术。

硬脑膜窦畸形是先天性血管畸形，其特征为单个或多个硬脑膜窦显著扩张，通常在出生后出现，但最早可发生于孕19周，可伴发血栓或动静脉瘘。彩色多普勒可对诊断有所帮助，但有时由于流速太慢而难以检测到血流信号。该畸形可在产前退化也可继续发展，导致脑损伤、出血或心力衰竭。评估方法包括详细的超声和MRI检查。治疗方法为手术栓塞，但仅10%患儿结局正常。

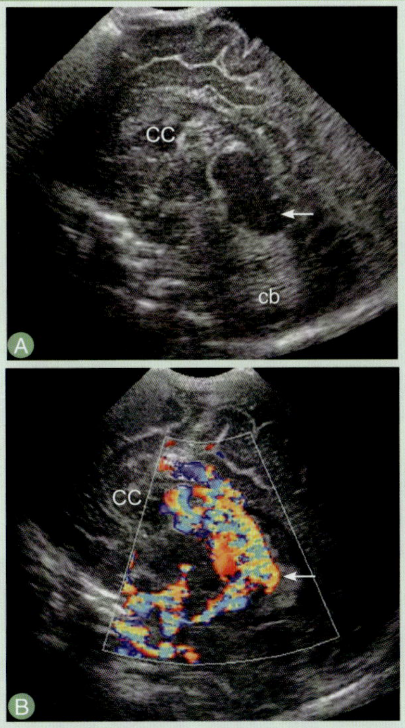

（一）硬脑膜窦血栓

硬脑膜窦血栓可以是特发性的（40%），也可见于高凝状态的病例，如创伤、感染、红细胞增多症和生理性抗凝物质（如抗凝血酶蛋白C、蛋白S、凝血因子V Leiden）缺乏。典型的超声征象为静脉窦区域的高回声团块（血栓），周边被低回声包绕，通常靠近窦汇，无血流信号显示（图2.34）。更近段的静脉窦可扩张而大脑被压缩。许多硬脑膜血栓最初被误诊为肿瘤或硬膜下出血。大多数病例被发现于妊娠中期及晚期，MRI检查可以确诊并有助于评估大脑其他畸形和出血区域。鉴别诊断包括肿瘤、颅内出血和硬脑膜窦畸形。很大一部分病例会在3~11周内自发消退。如果未发现其他畸形则预后良好，且大脑表现为正常。

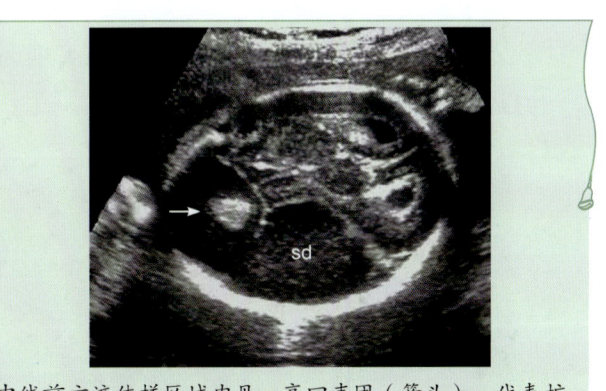

中线前方液体样区域内见一高回声团（箭头），代表扩张的矢状窦中的血栓，图中还可见硬膜下积液（sd）。

图2.34　矢状窦血栓形成

（Courtesy of Dr. K. Fong, Mt. Sinai Hospital, Toronto, Ontario）

（二）出血

颅内出血定义为颅脑内及周围的出血，其在活产儿中的发病率约为万分之一，最常见部位与早产儿病例相似。在一个109例产前颅内出血的队列中，89例为脑内出血（79例为脑室内，10例为幕下），20例为硬膜下出血。与新生儿相同，产前脑出血分为1~4级，可继发化学性脑室炎（脑室壁回声增厚）、脑积水、脑室穿通性囊肿、白质损伤及脑室周围白质软化。大约半数病例为特发性的，诱发因素包括缺氧、胎儿凝血障碍（包括同种免疫性血小板减少症和母体使用抗凝剂）、单绒毛膜双胎之一死亡、癫痫、病毒或细菌感染、发热疾病、药物

A.矢状面声像图显示低回声"囊状"结构（箭头）位于脑干后方、胼胝体（CC）下方，初次可能会被误诊为大的中间帆腔；B.彩色多普勒检查显示该畸形特有的血流特征。cb：小脑。

图2.33　Galen静脉动脉瘤样畸形

（可卡因）、胎母输血综合征和外伤。

超声声像图上脑出血表现为脑室内和周围脑实质的高回声（图2.35）。出血灶随后机化并凝结成凝血块，并可能与脑室扩张和脑室壁增厚（化学性脑室炎）相关。这些征象可能会消退也可能进展为梗阻性脑积水、脑裂隙和脑皮质畸形，合并缺血时也可能发展为囊性白质软化症。硬脑膜下出血表现为颅骨下方的高回声并压迫邻近大脑。

颅内出血预后差异很大，主要取决于胎儿年龄、损伤程度和潜在因素。大约50%的病例死于宫内或出生后不久，约一半幸存儿伴有缺陷。如预期一样，较轻者病灶可能会完全吸收，而更严重的出血（3~4级）和大脑变化则提示预后不良。超声可准确诊断出血，而MRI检查可以更准确地确定累及范围，并可能显示白质缺血性变化（图2.35）。疑似病例的评估内容需包括外伤和药物史，以及筛查母体抗血小板抗体和易栓症。

（三）积水性无脑畸形

积水性无脑畸形是一种罕见畸形，表现为几乎所有床突上段大脑中动脉供血区域的大脑半球缺失，被一个含有脑脊液和碎片的薄壁囊袋替代。通常大脑前动脉和后动脉的供血区域不受累及，包括部分额叶、颞叶和枕叶。基底神经节和丘脑发育不全，但脑干和小脑完好。病例为散发性的，发病率约为每5000例妊娠中发生1例。许多学者认为积水性无脑畸形是由颈内动脉或大脑中动脉闭塞所致的最严重的一种脑穿通畸形。积水性无脑畸形可能与感染、毒素、缺氧状态和外伤有关，并且可以是双胎输血综合征的并发症。

超声显示大脑皮层消失，最初大脑被低回声的液体取代，随着时间推移，液体回声变得清澈（图2.36），大脑镰可显示但可能发育不全，后颅窝结构显示正常。大多数病例于妊娠晚期被发现，但也有报道早在孕11周即出现的病例。超声征象异常最开始表现为大脑回声增强，被认为是缺血或出血所致，然后出现特征性的大脑被液体回声替代表现。鉴别诊断包括其他导致大量颅腔积液的疾病，如重度脑积水、前脑无叶无裂畸形、双侧硬膜下积液、脑裂畸形和无侧脑。脑积水时，通常脑室均匀扩张，周围脑皮质变薄，彩

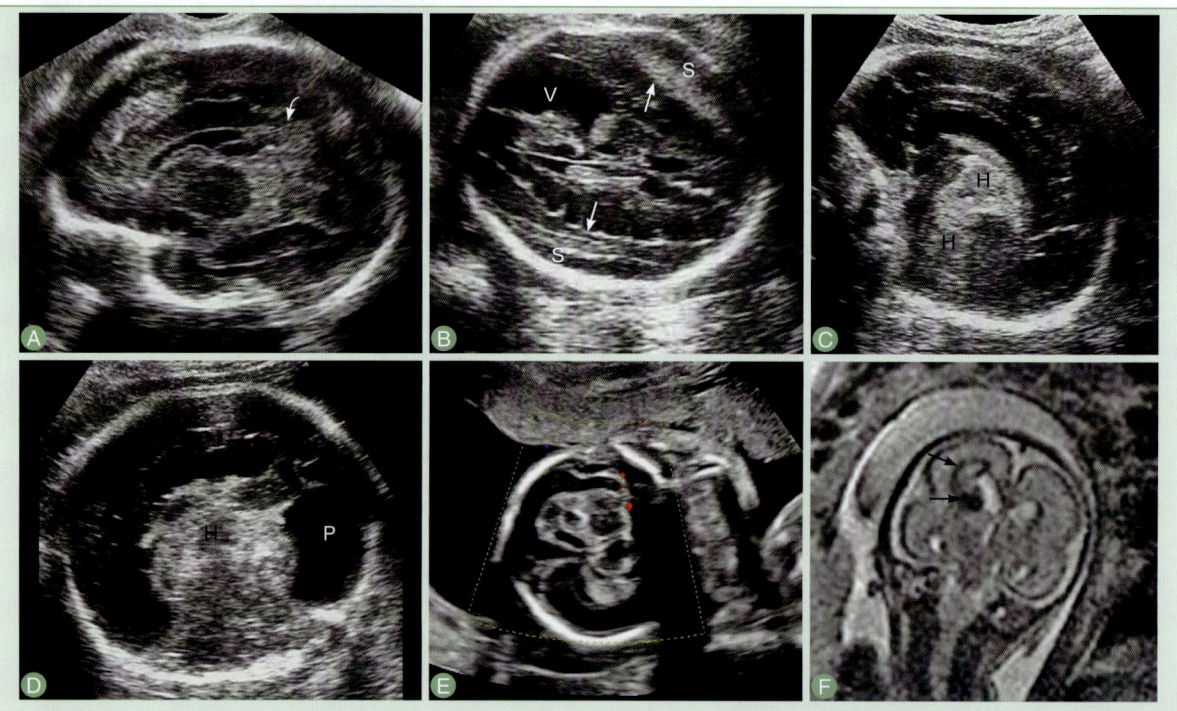

A.颅内出血4级，旁矢状面声像图见凝血块（箭头）延伸至枕叶皮质；B.双侧硬膜下出血（S）压迫大脑（箭头）并伴有轻度的脑室不对称扩张（V），该病例出血灶自发消退，患儿恢复良好，未找到病因，而大多数出现该表现的患儿预后不佳；C、D.旁矢状面和冠状面声像图显示孕38周时丘脑和脑干出血（H），出血后脑孔囊肿（P）有助于将其与畸胎瘤等肿瘤相鉴别，缺氧为可能的病因，该胎儿在检查后不久死亡；E.孕23周时冠状面声像图显示颅内出血4级，凝血块延伸至脑实质；F.T$_2$WI显示脑实质出血为低强度信号（箭头），周围脑实质中相对较高的信号提示水肿与静脉栓塞。

图2.35　颅内出血

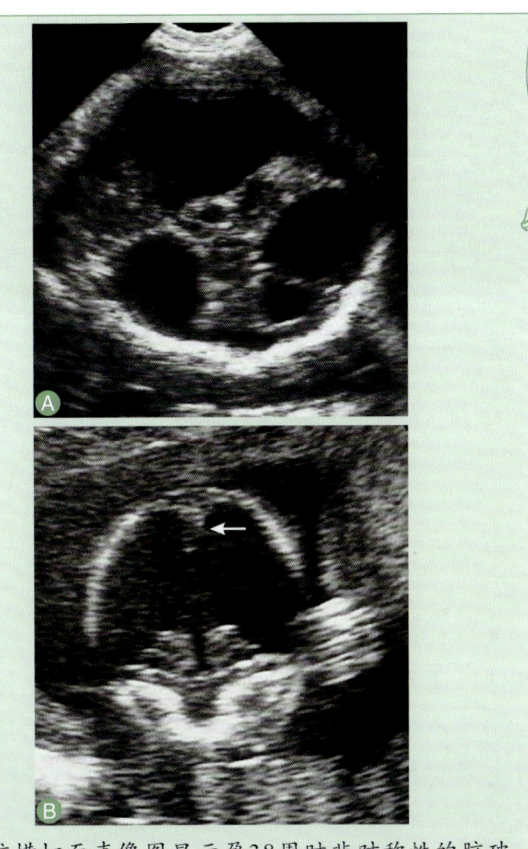

A. 丘脑横切面声像图显示孕38周时非对称性的脑破坏，大脑半球裂尚存；B. 孕17周时，积水性无脑畸形表现为颅腔积液，最初，这些表现提示可能为前脑无叶无裂畸形，但大脑镰存在（箭头）且第三脑室扩大说明无丘脑融合，有助于确定为积水性无脑畸形。

图2.36 积水性无脑畸形

色多普勒超声可显示大脑中动脉血流。全前脑畸形时，丘脑融合且大脑镰消失。硬膜下积液将大脑向中线压迫。大的脑裂畸形可与积水性无脑畸形表现相似，但脑裂畸形时，裂隙壁如开唇状，衬以灰质，可由MRI检查加以识别。

大多数患病胎儿死于宫内。胎儿出生时，可通过临床上大脑透亮的表现而便捷地做出诊断。大多数患儿死于出生后一年，但有报道以植物人存活32年的病例。

九、肿瘤

产前颅内实体瘤罕见，每10万例妊娠中有1.4~3.6例发生，约占所有围产期肿瘤的10%。在产前颅内实体瘤中，约45%为畸胎瘤，之后依次为神经上皮肿瘤（星形细胞瘤、髓母细胞瘤、脉络丛乳头状瘤、神经胶质瘤，43%）、颅咽管瘤（7%）、间充质肿瘤（脑膜瘤、肉瘤）（5%）和血管网状细胞瘤（0.4%）。产前颅内实体瘤大多数为散发病例，少数与遗传异常的家族综合征有关，如神经纤维瘤病、结节性硬化症、von Hippel-Lindau综合征和Li-Fraumeni综合征。胎儿脑肿瘤多位于幕上，这与大龄儿童的肿瘤不同，后者更易累及后颅窝结构。

产前超声表现为胎头增大，内含一个复杂的颅内肿块，偶伴有钙化、巨头畸形和脑积水（图2.37）。肿瘤生长迅速，可侵犯眼眶、口腔或颈部。其他表现包括羊水过多和颅内出血。尽管畸胎瘤可早在孕17周时被发现，但通常肿瘤都是在妊娠晚期因羊水过多致子宫过度生长而被超声诊断出。怀疑脑肿瘤的胎儿应进行详细的超声检查来发现相关畸形，其可发生于大约12%的病例中，尤其是累及颜面部时。大多数病例具有正常核型。MRI检查有助于显示肿瘤特征，评估肿瘤侵犯范围，并将肿瘤与其他疾病进行鉴别，如出血、硬脑膜窦血栓和血管畸形。

该疾病预后较差，特别是早期即出现肿瘤时。该疾病总生存率约为28%，与肿瘤的大小和位置、组织病理、手术可切除性、对化疗的反应及诊断时胎儿的状况有关。头围增大会影响分娩，需要进行头颅穿刺才能进行阴道分娩。对于少数幸存儿，也几乎都存在长期的神经缺陷。脉络丛乳头状瘤（73%）和脑膜肿瘤（36%）的生存率略高。

脉络丛乳头状瘤是体积较大的结节状肿块，长入侧脑室并分泌大量的脑脊液，导致整个脑室系统严重扩张与大头畸形。大多数病例为散发，但少数与Aicardi综合征和巨大色素痣有关。手术切除可治愈该疾病，但技术难度大，因为脉络丛乳头状瘤的血供特性可导致致命性出血。脉络丛乳头状瘤总生存率约为73%。

颅内脂肪瘤并不是"肿瘤"，而是一种原始脑膜发育畸形。原始脑膜在孕8~10周时未被吸收，其持续存在并发展成一大团成熟的脂肪组织。其发病率为每100 000例尸检中发现4~40例。病灶大多位于胼胝体附近，但也可发生于任一脑池中。颅内脂肪瘤可能会干扰胼胝体发育，故常伴发胼胝体发育不全。其他伴发畸形包括动脉瘤和其他大脑中线和面部畸形。超声检查时，颅内脂肪瘤最早可见于孕23周时，表现为胼胝体中线区域的高回声团块，偶

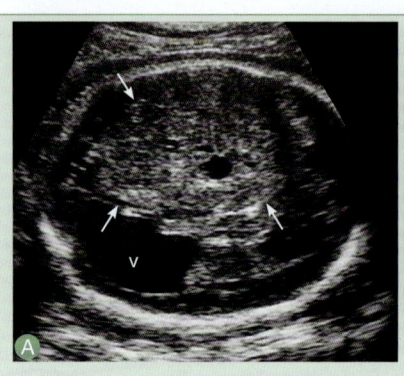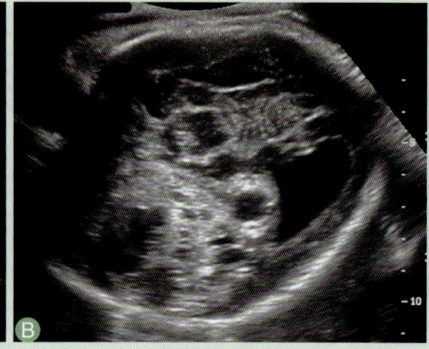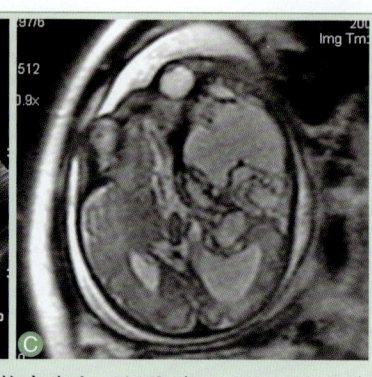

A.孕34周超声检查显示畸胎瘤表现为一高回声肿块,伴有小的囊腔(箭头)推挤中线向一侧偏移,可见侧脑室(V)扩张;B.另一胎儿,面部畸胎瘤侵犯大脑;C.图B同一胎儿的MRI表现,显示肿瘤在颅内的范围。

图2.37　颅内畸胎瘤

见钙化甚至骨化(图2.38)。MRI检查有助于确认肿块中的脂肪并进一步评估胼胝体和其余大脑的改变。大多数肿块生长缓慢,多数患儿无症状,但相关畸形可能导致相应症状,如癫痫和发育迟缓。脂肪瘤通常不需要手术治疗,且手术可能非常危险,因为脂肪瘤与周围结构及肿块内的神经和血管关系密切。

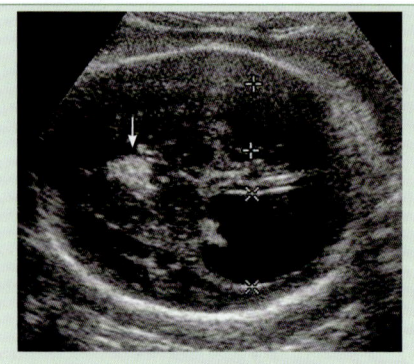

脑中线脂肪瘤表现为一高回声团(箭头),位于原胼胝体前端室间孔位置附近,其并非肿瘤,而是原始脑膜(前体)异常分化为脂肪;脑中线脂肪瘤通常伴发胼胝体发育不全,该病例中,患儿透明隔腔缺如且脑室(标尺)扩张。

图2.38　脂肪瘤

十、小结

与其他器官系统相比,胎儿的中枢神经系统评估,通常更需要通过胎儿MRI检查来完善。联合应用超声与MRI检查能使更多其他专家参与帮助调查、诊断和管理胎儿状况,包括儿科神经放射科医师、神经科医师、神经外科医师、遗传学家、病理学家和其他专家。这种交叉领域协作,使我们对许多疾病和综合征的遗传基础、病理生理学、自然史和预后的理解呈爆炸式增长。进行超声检查能发现新生儿疾病的复杂性和广谱性,提供产后护理能发现影响胎儿的产前状况通常与影响出生后新生儿的状况大不相同。只有通过多学科的咨询和合作,才能获得最佳结果。

致　谢

衷心感谢同事Susan Blaser、David Chitayat、Katherine Fong、Charles Raybaud和Patrick Shannon医师的建议与支持。

(谢明星,朱向明,赵胜,卢丹,朱天刚,景香香,宋越译;洪柳校)

参考文献

扫码观看

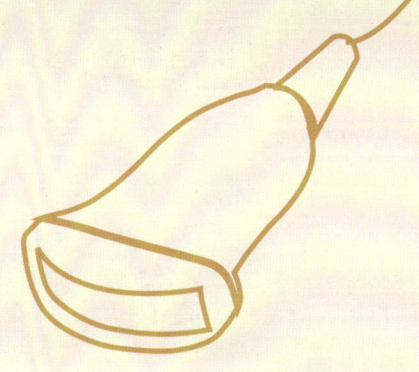

第三章　胎儿脊柱

Elizabeth Asch and Eric Sauerbrei

章节大纲

一、解剖发育
　　（一）脊柱胚胎学
　　（二）胎儿脊柱骨化
　　（三）脊髓正常位置
二、扫查技术
　　三维超声
三、脊柱裂
　　（一）叶酸强化
　　（二）发病机制和病理学
　　（三）甲胎蛋白和超声检查
　　（四）脊柱超声声像图
　　（五）伴发颅脑异常
　　（六）伴发非颅脑异常
　　（七）预后
　　（八）脊髓脊膜膨出的胎儿手术治疗
四、脊髓囊性膨出
五、脊髓纵裂
六、脊柱侧凸与脊柱后凸
七、骶骨发育不全
八、尾部退化综合征
九、并肢畸形
十、骶尾部畸胎瘤
十一、胎儿骶前肿块

> **关键点总结**
> - 神经管缺陷是一种常见的先天性畸形，与临床相关发病率和死亡率有重要联系。
> - 大多数开放性神经管缺陷伴有超声可检出的颅内异常，最常见的是Chiari畸形Ⅱ型。
> - 闭合性神经管缺陷虽不常见，但常常不伴有相关颅内异常，排查时需对脊柱进行仔细检查。
> - 其他脊柱畸形，如脊柱侧凸、骶骨发育不全、尾部退化综合征和骶尾部畸胎瘤，均具有特异性超声声像图表现，有助于产前诊断。

脊柱畸形是最常见的先天性畸形。在2000年之前，美国的神经管缺陷总体发生率为每1000例新生儿中发生1～2例，2007年该病发生率降至每1000例新生儿中发生不到0.5例，其主要归功于孕前服用叶酸的推广和在谷物产品中添加叶酸的措施。自从开始补充叶酸以来，美国每年约有1300例神经管缺陷得以被预防。至少有42个国家实行强制服用叶酸补充剂以预防神经管缺陷。

神经管缺陷往往伴随高发病率和死亡率。许多幸存者有严重的长期症状，对患儿家庭的情感、身体和经济方面产生了巨大影响。幸运的是，由于实施了孕产妇筛查计划（孕产妇血清检测和产前超声检查），以及近年来育龄妇女开始服用叶酸，世界上许多地区的脊柱裂和无脑畸形的出生率正在下降。

在产前成像方面，三维超声和胎儿MRI检查起到了积极作用，尤其是在对脊柱裂的精准定位和相关畸形的全面评估方面，其提供的精确信息对评估脊柱裂的预后和产前手术的选择非常有价值。目前，只有少数几个医疗中心开展了产前封闭骨髓腔的胎儿手术。

一、解剖发育

（一）脊柱胚胎学

脊髓和周围脊柱的前体在受孕后的第三和第四周形成（月经龄第五和第六周）。在受孕第三周，两层胚盘发育为由外胚层（羊膜腔的一部分）、中胚层和内胚层（卵黄囊腔的一部分）组成的三胚层胚盘（图3.1A）。中胚层发育出中线部位的中央管，即脊索突，沿着胚盘的长轴延伸。脊索外侧的中胚层由3部分组成：近轴中胚层、中间中胚层和侧板中胚层。在孕21天时，中空的管状脊索突已经演变成一个实心的索，称为脊索，轴旁中胚层已经发展出多个离散的突起，称为体节，至发育完全，共有37对体节形成（图3.1B）。

从受孕18天开始，脊索和胚内中胚层的其余部

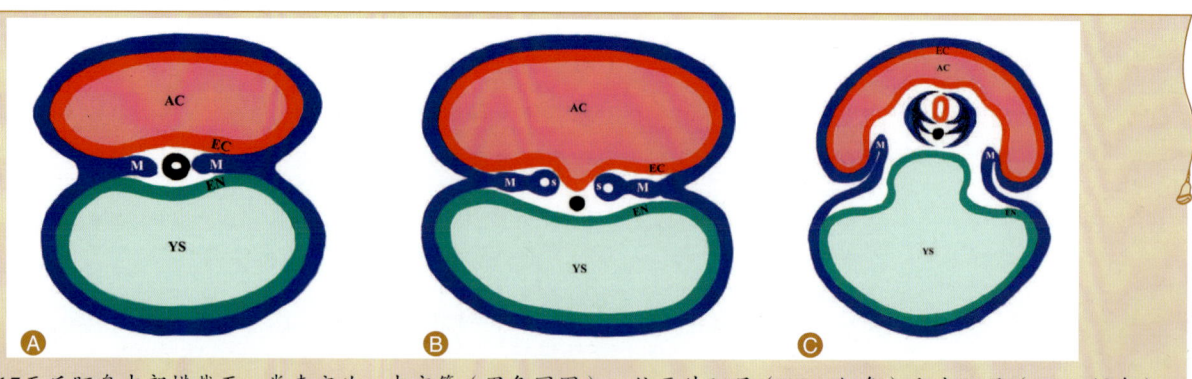

A.受孕17天后胚盘中部横截面，脊索突为一中空管（黑色圆圈），位于外胚层（EC，红色）和内胚层（EN，绿色）之间，并与中胚层板（M，蓝色）相连；B.受孕后21天胚胎中部横截面，中胚层板（M，蓝色）的内侧部分形成体节（s），外胚层（EC，红色）在中线折叠成神经皱襞，将形成神经管，这种折叠是由相邻的脊索（实心黑色圆圈）诱导的，脊索现已从受孕17天的中空管样结构演变为一实心索；C.受孕后28天胚胎中间部分的横截面，神经皱襞已经进化成一个封闭的神经管（中空的红色卵形结构），与其外胚层（EC，红色）分离，体节沿内侧破裂，从体节（生骨节）迁移的细胞包裹着神经管（红色卵形）并形成椎弓，围绕脊索（黑色圆圈）的生骨节形成椎体和椎间盘，脊索残余随后分化成为椎间盘的髓核，其余的脊索细胞退化并消失。AC：羊膜腔；YS：卵黄囊。

图3.1　三层胚盘横截面

（Illustrations by Karen Sauerbrei, RT, BA.）

分诱导外胚层（胚盘的羊膜腔侧）中神经板形成。神经板长度及宽度不断增长，至受孕21天神经胚形成。神经胚形成是神经板折叠形成神经管的过程，该过程可能由相邻的脊索诱导。神经皱襞的外侧边缘开始向背侧融合成枕颈区域的闭合神经管，仅在头端（颅神经孔）和尾端（尾部神经孔）各留一个开口。神经管中空的中心被称为椎管，将成为脊髓和脑室系统的中央管。至受孕24天，颅神经孔闭合，至受孕25天，尾部神经孔闭合（表3.1）。

神经管的头端发育成大脑，尾端发育成脊髓。在受孕第4周，神经管形成后，胚内中胚层中相邻的37对体节将形成围绕脊髓的椎体和椎弓。一组细胞，即生骨节，从体节迁移并围绕相邻的神经管和脊索。生骨节的腹侧部分围绕脊索并形成椎体的雏形。生骨节的背侧部分围绕神经管并形成椎弓的前体（图3.1C）。在胎儿中，脊索残余部分对应形成椎间盘的髓核。

神经管闭合异常不仅影响脊髓和大脑，还干扰周围来源于相邻中胚层体节的椎弓的正常发育。神经管闭合障碍是脊柱裂和无脑畸形发生的基础。

尾部退化综合征可能与受孕第三周时中胚层发育缺陷有关，在胚盘从两层（双胚层胚盘）转化为三层（三胚层胚盘）时发生。中胚层不同程度的发育异常是尾部退化综合征中如此宽泛的畸形谱形成的原因。

部分神经管未能闭合，称为脊髓闭合不全，会扰乱神经系统的发育并破坏上覆椎弓的诱导，由此导致的椎管开放称为脊柱裂。若硬脑膜和蛛网膜从椎管突出，则为脑（脊）膜膨出；若神经组织和脑脊膜膨出，则为脊髓脊膜膨出。在最严重的神经管缺陷中，神经管无法形成并且无法与上覆的外胚层分离。在脊柱中，这种情况称为脊柱裂（先天性椎弓不连）或脊髓裂，脊髓沿胎儿背侧表面暴露在外。如果缺损涉及颅神经管，大脑则表现为暴露在背侧的由未分化神经组织构成的肿块，称为露脑畸形、无脑畸形或颅脊柱裂。已分化的大脑和脑膜可以从颅骨的非骨化间隙中凸出（脑膜脑膨出），但这与神经管闭合失败无关。

在动物中，某些致畸物可诱发神经管缺陷，如视黄酸、胰岛素和高血糖水平。在人类中，相关因素包括丙戊酸（抗癫痫药）、母体糖尿病和体温过高。丙戊酸可能会干扰叶酸代谢。

表3.1 受孕后第三周和第四周的脊柱胚胎学

月经龄（天）	孕龄（天）	胚胎长度（mm）	孕囊直径（mm）	标志物
31	17	0.5	2	三胚盘 脊索突 轴旁中胚层（图3.1A）
35	21	2	4	脊索 神经盘 体节（图3.1B）
42	28	5	10	神经管 脊索 生骨节（图3.1C）

（二）胎儿脊柱骨化

产前超声很容易显示出胎儿脊柱的骨化部分，而非骨化的软骨则很难显示。因此，对于超声技师和超声医师来说，了解胎儿发育过程中的脊柱骨化时间和空间模式以优化对脊柱的评估非常重要。

每个椎骨会形成3个骨化中心：椎体骨化中心、右侧神经突骨化中心和左侧神经突骨化中心。椎体骨化中心将形成椎体的中央部分，神经突骨化中心将形成椎体的后外侧部分、椎弓根、横突、椎弓板和关节突。

胎儿脊柱在妊娠约10周（月经龄）时，从下胸椎开始骨化。椎体的骨化在头侧和尾侧同时进行。椎弓的骨化则从下胸椎（T）向尾侧进行到腰椎（L），依次从$L_1 \sim L_5$，然后至脊柱骶骨（S）部。至月经龄13周时，$C_1 \sim L_3$椎骨均有3个骨化中心（图3.2）。椎弓的骨化始于横突底部的一点，同时向前延伸到椎弓根，向后延伸到椎弓板（图3.3）。

对脊柱的超声评估通常在妊娠16~22周进行。至妊娠16周，椎弓中的骨化足以评估低至L_5水平的脊柱裂，19周时可至S_1水平，22周时则可达S_2水平（图3.4，图3.5）。在某些胎儿中，可能在此孕龄前椎弓就已有足够的骨化来评估脊柱裂。Braithwaite等联合经腹和经阴道超声检查评估了妊娠12~13周的胎儿解剖结构，并报告在所有病例中均成功获得了椎骨和上覆皮肤的横轴切面和冠状面声像图。其他报道称，基于异常的颅脑发现，在孕12~14周成功进行了脊柱裂的产前诊断。值得注意的是，虽然特征性的颅脑征象可能在妊娠第11~14周出现，但这些征象在妊娠早期的发生率仍有待确定（表3.2）。此外，闭合性神经管缺陷不太可能伴发异常颅脑表现，因此更难在孕早期被检出。

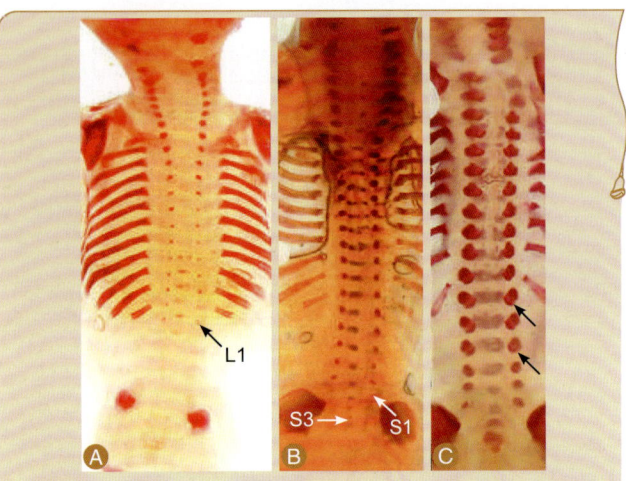

A.神经突骨化,从C_1延伸到L_1(箭头),神经突骨化从位于椎弓根和椎弓板交界处横突的基部开始;B.月经龄13周的脊柱骨化,骨化延伸至S_1神经突(S_1箭头)和S_3椎体(S_3箭头)水平;C.月经龄15周+2天的脊柱骨化,骨化延伸至胸椎和腰椎的椎弓板,箭头显示L_1和L_3水平椎弓板骨化,S_1的椎弓板骨化水平很低。

图3.2　月经龄11周+4天的脊柱骨化

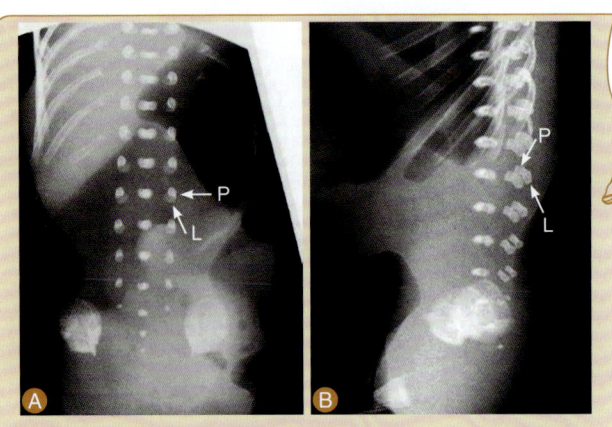

前后位(图A)和侧位(图B)X线片。椎体骨化良好,已延伸至S_3水平。腰椎神经突的骨化延伸至椎弓板(L)和椎弓根(P)。神经突骨化开始类似于软骨神经突的形状,而非妊娠13周时的局灶点状骨化。

图3.3　妊娠14周时X线片上的脊柱骨化

表3.2　胎儿脊柱骨化的时间和模式(月经龄10～22周)

月经龄(周)	事件
10	骨化出现在下胸椎椎体
13	C_1～L_5椎体和椎弓出现部分骨化
13～22	椎弓骨化同时向前延伸至椎弓根,向后延伸至椎弓板
16	椎弓已有足够骨化,基本可以评估脊柱裂至L_5水平
19	椎弓已有足够骨化,基本可以评估脊柱裂至S_1水平
22	椎弓已有足够骨化,基本可以评估脊柱裂至S_2水平

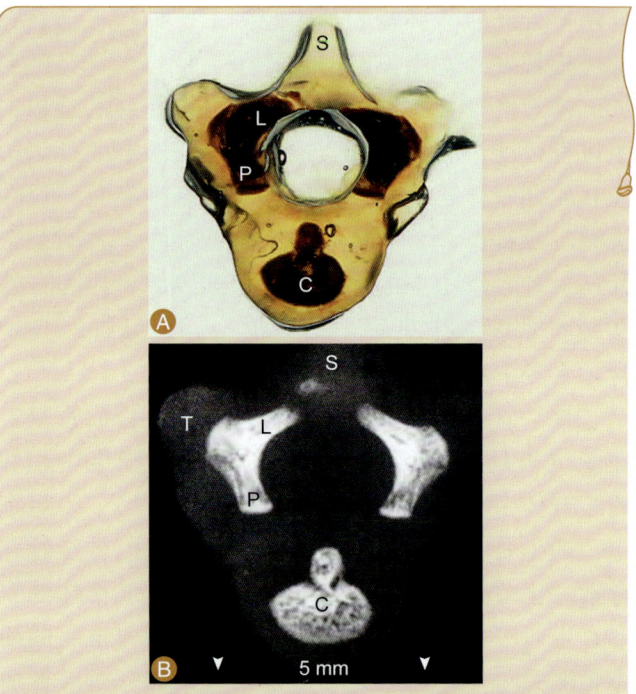

A.标本;B.X线片表现。骨化延伸至椎弓根(P)和椎弓板(L)相当远处。注意横突底部的早期骨化(T),此时椎骨的宽度约为5 mm,椎体内已有骨化现象(C)。S:棘突(软骨);T:横突(软骨);箭头间距为5 mm。

图3.4　妊娠16周时T_9椎体的骨化

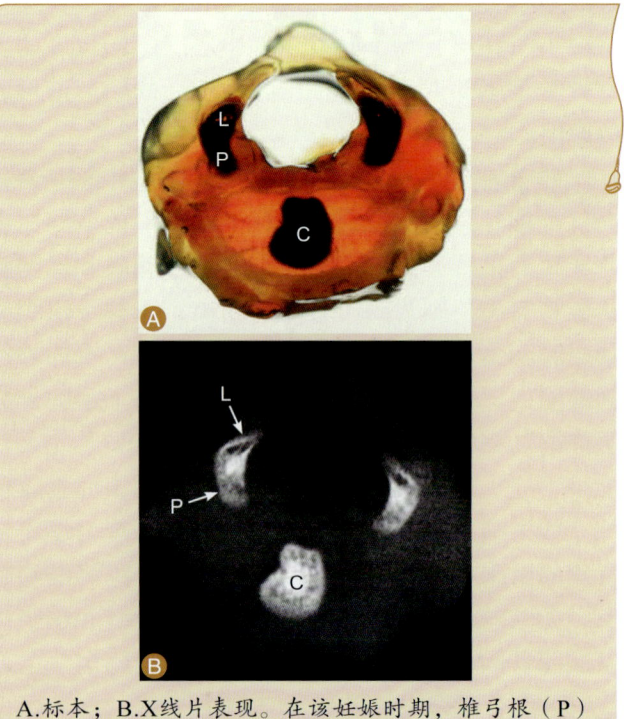

A.标本;B.X线片表现。在该妊娠时期,椎弓根(P)和椎弓板(L)通常有足够的骨化,可以在X线片和超声声像图中确定这些结构的真实形态。此时椎骨的宽度约为5 mm,椎体内已有骨化现象(C)。

图3.5　妊娠17周时L_5椎骨的骨化

（三）脊髓正常位置

对于妊娠19~33周的胎儿，脊髓圆锥通常位于L_2~L_3或更高水平（图3.6）。脊髓圆锥位于L_3水平尚无法确定位置是否异常，但若位于L_3~L_4或更低，则认为位置异常。对于合并脊髓栓系综合征的胎儿，脊髓圆锥的位置通常低于正常水平。在妊娠早期（妊娠13~18周），脊髓圆锥通常可能低至L_4水平。足月时，圆锥通常位于或高于L_2水平。

二、扫查技术

在临床工作中，评估后部椎弓最有用的扫查切面是后方横切面（图3.7）、侧方横切面（图3.8）、侧方纵切面（冠状面，图3.9）、后方纵切面（矢状面，图3.10）及后方倾斜横切面（图3.11）。后部倾斜横切面扫查平面有助于同时观察椎弓根和椎弓板。由于椎弓板走行在包含椎体和椎弓根的横轴平面的尾部，因此只有倾斜的扫查平面才能同时完整地显示椎弓根和椎弓板。

在常规超声筛查中，妊娠18~20周的脊柱裂检出率可能为80%或更低，这是由于超声的准确性高度依赖于操作者的技术和经验。对于疑似神经管缺陷或母体血清甲胎蛋白增高者，转诊中心进行详细针对性检查的准确性则接近100%。

出现以下原因时，应对胎儿脊柱进行详细超声检查：既往有可疑的超声检查异常、神经管缺陷家族史、血清或羊水甲胎蛋白升高。为提高脊柱裂的检出率，应始终遵循详细全面的扫查原则。评估脊柱的第一步是扫查头部，因为大多数开放性脊柱裂

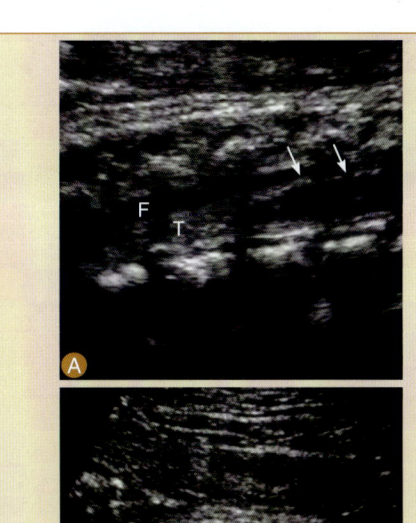

正常脊髓的后方长轴切面（图A）和后方横轴切面（图B）声像图。注意脊髓（箭头）和终丝（T）在椎管内附着处的正常位置。脊髓前方和椎管前壁之间可见脑脊液（F）。

图3.6　正常脊髓

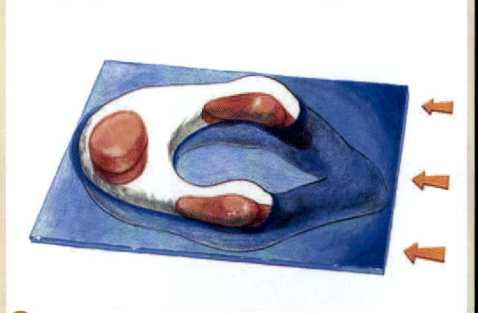
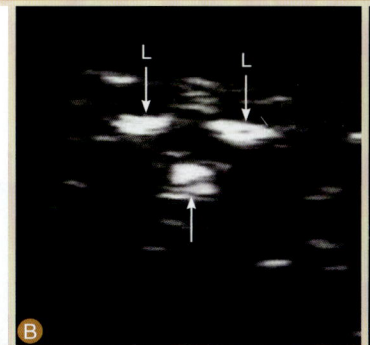
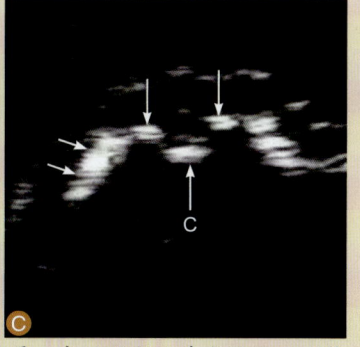
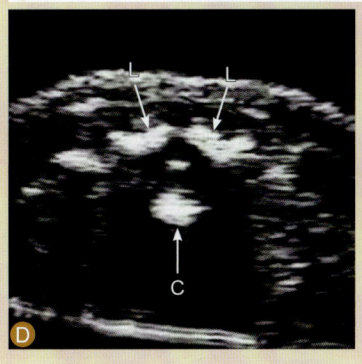

A.图中显示声束从后方射入（箭头），经椎骨后表面反射后清晰地显示了椎弓板和椎体，但未显示椎弓根，红色结构代表椎骨的骨化部分；B.妊娠17周时的L_3椎骨，显示椎弓板（L）及椎体骨化（底部箭头），但椎弓根尚未骨化；C.妊娠17周时，扫查S_1椎体显示两侧椎弓板-椎弓根交界处的早期骨化（长箭头），此时的骨化程度尚无法确定椎弓板整体情况，因此很难排除脊柱裂，短箭头为髂骨翼；D.妊娠24周时对T_{10}的扫查显示椎弓板（L，箭头）内骨化进一步发展，几至中线，尽管椎弓根骨化有了进一步发展，但在该扫描平面椎弓根并未显示。C：骨化的椎体。

图3.7　后方横切面扫查平面

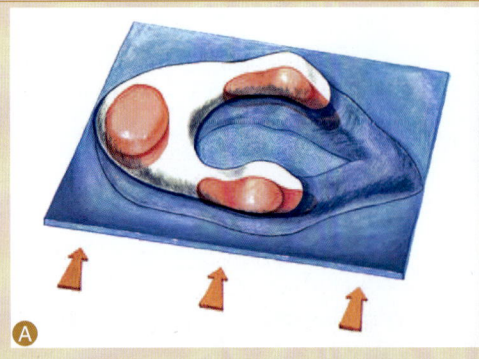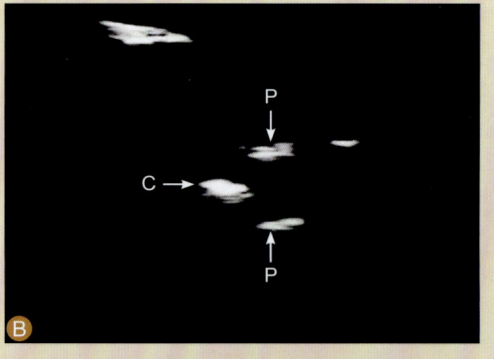

A.该图显示扫查声束从侧方进入后(箭头),经椎体和近侧椎弓根的侧面及远侧椎弓根的内侧面反射,进而显示椎体和椎弓根,但并不显示椎弓板;由于椎弓根向内朝中线走行,因此声束未垂直于椎弓板表面,且又因椎弓板向尾侧走行,因此椎弓板位于入射声束扫查平面外,红色结构是椎骨的骨化部分;B.妊娠17周时扫查L_3椎骨,显示椎弓根(P)和骨化的椎体(C),但未显示椎弓板。

图3.8 侧方横断扫查平面(横切面)

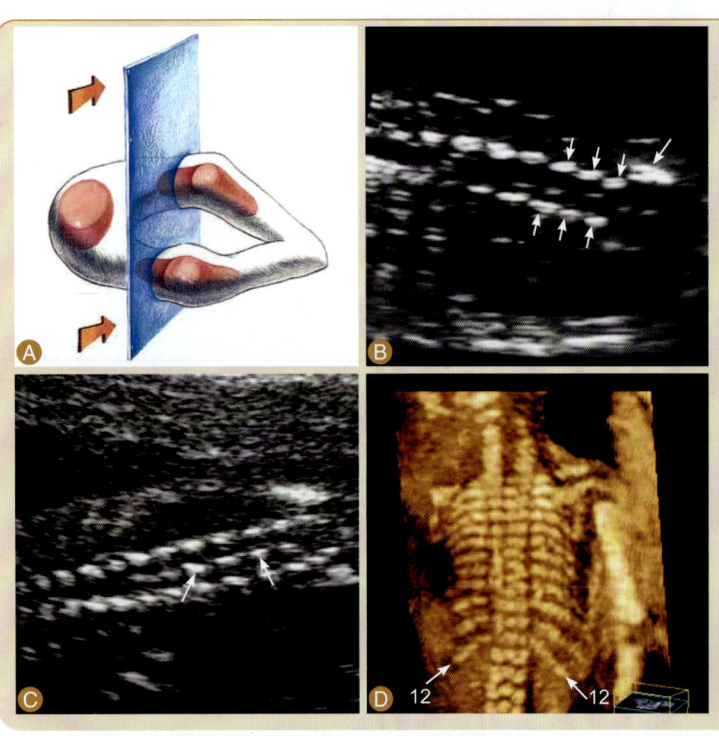

A.该图显示声束从侧方入射(箭头),经近侧椎弓根侧面及远侧椎弓根的内侧面反射,因此,该扫查平面将显示每个椎骨的椎弓根横切面,但不显示椎体和椎弓板,红色结构是椎骨的骨化部分;B.妊娠16周时腰椎侧方纵向扫查显示骨化的椎弓根(短箭头),腰椎椎弓根通常形成"串珠样"平行排列的强回声灶,通常可以间隔1~2 mm;椎弓根之间微弱的强回声结构为来自椎体的回声,椎体在此处阻挡了入射声束(长箭头,髂骨翼);C.当断层扫描平面较厚或靠近椎体时,可同时显示椎弓根和椎体,椎体将在"串珠样"平行排列的椎弓根之间显示为一串额外的强回声点(箭头);D.孕19周胎儿的三维扫描,显示从胎儿后侧观察到的自颈部至腰骶水平的脊柱骨化成分,同时12根肋骨均显示,L_1椎骨紧邻第12肋骨并位于其尾侧(箭头)。

图3.9 侧方纵切扫查平面(冠状面)

(D courtesy of Siemens Ultrasound.)

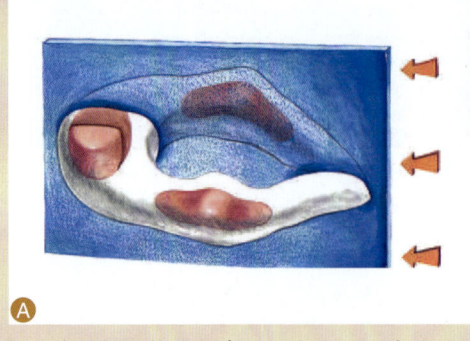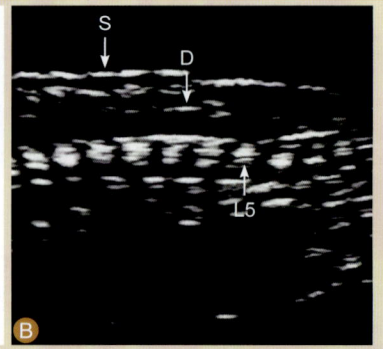

A.该图显示入射声束(箭头)经椎体后表面反射,如果中线附近的椎弓板未骨化,则扫查时椎弓板不显示,只显示椎体,如中线附近椎弓板存在骨化,则椎体和椎弓板都可显示为强回声灶,红色结构是椎骨的骨化部分;B.妊娠15周时腰骶椎后部纵向扫查,显示下胸椎、腰椎和骶椎(L_5,椎骨的椎体)椎体骨化,在该中线扫查中,硬膜囊后表面后方未见骨化(D)。S:皮肤表面。

图3.10 后方纵切扫查平面(矢状面)

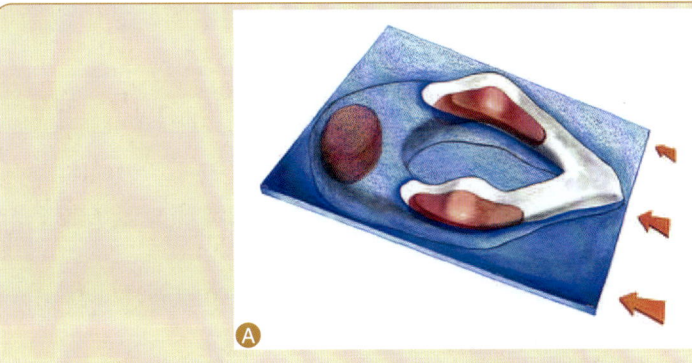 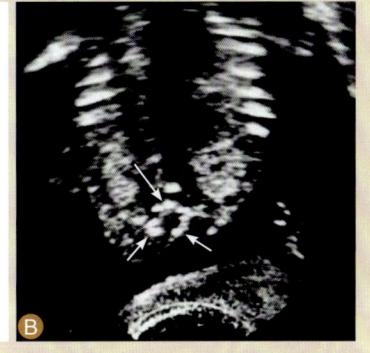

A.该图显示入射声束（箭头）经椎弓板后部和椎弓根部反射，声束也可经骨化的椎体反射，该扫描平面可以描绘整个椎管的骨化环，红色结构是椎骨的骨化部分；B.妊娠18周时经阴道内扫查中段腰椎，勾勒出每个椎弓的完整曲线形结构（短箭头，椎板和椎弓根）和骨化的椎体（长箭头），这些结构共同形成了椎管的骨化环。

图3.11 后方倾斜横切扫查平面（横切面）

胎儿在妊娠第16~22周时颅内会出现Chiari Ⅱ型畸形的征象，这些征象包括小脑延髓池消失（"香蕉征"）、额骨凹陷（"柠檬征"）和侧脑室扩张。"香蕉征"对诊断开放性脊柱裂的敏感度接近99%，假阳性诊断很少见，但"柠檬征"可能出现在1%~2%的正常胎儿中。

下一步是对胎儿脊柱进行定位。扫描平面应垂直于胎儿脊柱的长轴，或脊柱后方横切面、侧方横切面（图3.7，图3.8），超声医师应从脊柱的一端向另一端扫查，同时保持扫查平面与脊柱垂直（动图3.1），重复数次。在此过程中，超声医师可建立对脊柱三维结构的印象。然后，扫描平面应平行于胎儿脊柱长轴重新定位，以获得后方和侧方纵向切面。接下来检查者在后方横切面、侧方横切面、冠状面和后方矢状面各平面上扫查脊柱的所有层面（动图3.2）。由于胎儿体位原因，可能无法在短时间内完成所有切面的扫查，但在孕16~22周时，胎儿体位通常会在30~45 min内发生变化，这足以获得所有扫查的切面。如果胎儿脊柱无法显示清晰，则可在后续的孕周重复进行扫查。重要的是，无论是横轴还是纵轴切面扫查，均需确保胎儿和子宫壁之间有羊水充填，以充分观察覆盖于胎儿背部的皮肤层。

三维超声

三维超声成像在评估正常胎儿结构和提供许多胎儿结构异常的额外信息方面已显示出良好前景，如在胎儿脊柱、手、足和胎儿颜面部方面。胎儿骨骼结构可以用三维重建（最大信号强度滤波技术）进行观察（图3.9D）。在评估脊柱异常时，三维超

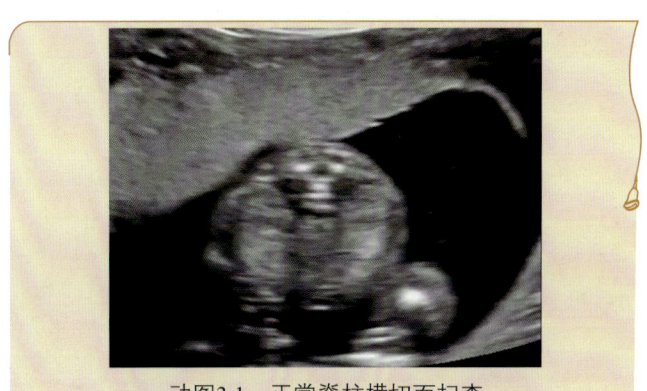

动图3.1 正常脊柱横切面扫查

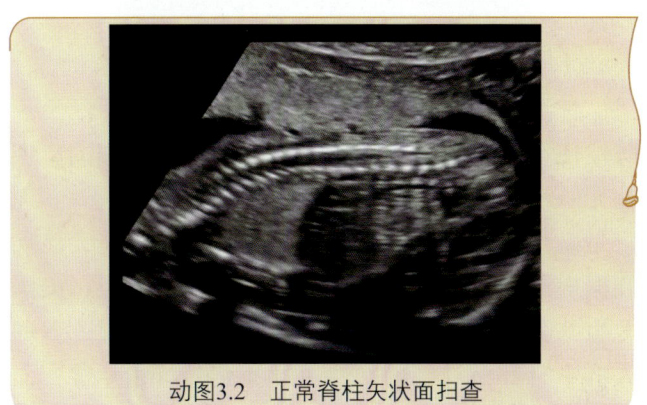

动图3.2 正常脊柱矢状面扫查

声最具帮助的地方是其可以借助多平面同时成像和容积渲染成像对脊柱病变部位实现准确定位。为了对脊柱进行定位，T_{12}被认为是有对应肋骨的椎体中最尾端的一个。三维超声还可显示脊柱异常所伴随的肋骨畸形，并且通过对骨骼异常的直观展示，来为胎儿的父母提供咨询。

三、脊柱裂

脊柱裂是指椎管结构的物理缺陷，可导致椎管

内容物（脑膜、脑脊液和神经组织）的突出（表3.3）。这些缺陷通常沿背侧中线发生（最常见于腰骶部），但在少数情况下可能发生在前部。

在北美地区，每1000例新生儿中开放性神经管缺陷的发生率不到0.5例，而在其他地域发生率更高。美国的西班牙裔妇女神经管缺陷患儿的出生率较高，可能是因为亚甲基四氢叶酸还原酶缺失基因的突变率较高。在中国的一个地区，2003年神经管缺陷的总发病率为每1000例活产儿中发生13.9例。然而，近年来，神经管缺陷的发病率有所下降，部分下降可归因于一些筛查项目的实施，其中包括母体血清甲胎蛋白的检测和孕中期超声检查。

> **三维容积成像数据评估脊柱裂的操作方案**
> - 对脊柱行矢状面和横切面扫查以获得容积成像数据
> - 容积数据被重新排列以显示胎儿脊柱的标准化多平面图
> - 胎儿脊柱的三维重建（用最大信号强度滤波技术）显示脊柱的骨化成分
> - 脊柱定位，T_{12}被视为具有相应肋骨的最尾侧椎骨

表3.3 脊柱异常的术语定义

术语	定义	注释
脊柱闭合不全（神经管缺陷）	部分神经管未能闭合	既破坏了中枢神经系统的分化，也破坏了椎弓的诱导
脊柱裂	后部中线部位椎弓缺陷	椎弓未能沿背侧中线部位融合，也未能封闭椎管
隐性脊柱裂	单个椎骨的椎弓无法融合	其下方神经管分化正常，无内容物从椎管突出
脑（脊）膜膨出	硬脑膜和蛛网膜通过后中线部位椎弓的脊柱裂缺损处从椎管突出	
脊髓脊膜膨出	硬脑膜、蛛网膜和神经组织通过后中线部位椎弓的脊柱裂缺损处从椎管突出	
脊柱裂、先天性椎弓不连（如脊髓裂）	与将来形成脊髓相对应的神经皱襞未能融合、分化（脊髓裂）、内陷，并从表面外胚层分离	畸形的未发育完善的脊髓暴露于背侧，这是最严重的一类脊神经管缺陷
颅裂（如露脑畸形、无脑畸形）	与将来形成大脑相对应的神经皱襞未能融合、分化、内陷（露脑、无脑），并从表面外胚层分离	大脑由暴露于背侧的未分化的神经组织形成的肿块取代
枕外隆突裂	枕部和脊柱上部神经管无法正确分化和闭合	

（一）叶酸强化

神经管缺陷发病率下降的另一个主要因素是预防性使用叶酸。多项临床试验已证明孕产妇围产期补充叶酸能使神经管缺陷的风险降低至少60%。无论是既往有脊柱裂胎儿妊娠史的母亲，还是无该病妊娠史的母亲，这种风险均会降低。1992年，美国卫生与公众服务部和英国专家咨询小组建议，普通人群中有怀孕计划的女性每日补充0.4 mg叶酸；而既往有脊柱裂胎儿妊娠史，处于高风险的妇女则应每日补充4 mg叶酸。在受孕前后常规补充叶酸可使神经管缺陷发生的可能性降低72%~87%。然而，这些观点和建议并未使普通人群中神经管缺陷发病率降低，主要是因为只有少数人在育龄期常规服用叶酸，而在服用叶酸的这部分人群中，又可能未在适当的时间进行补充。20世纪90年代的研究表明不到45%的孕妇在受孕前服用叶酸。2007年，美国40%的育龄期（15~45岁）女性每日服用叶酸补充剂，补充剂可以是一份含每日推荐叶酸需求量的谷物早餐，也可以是含量为0.4 mg的叶酸补充剂。

另一项提高叶酸水平的政策是系统性的在食品中添加叶酸。1996年3月，美国食品药品监督管理局下令在1998年1月1日之前开始对所有富含叶酸的谷物产品进行叶酸强化（每100 g谷物含叶酸0.14 mg）。Honein等表明，叶酸强化谷物使美国的神经管缺陷减少了19%，但这项研究未考虑到其中很大比例的神经管缺陷是在产前诊断并选择终止妊娠的。加拿大新斯科舍省的一项研究表明，实施叶酸强化后神经管缺陷的年发病率降低了54%，从1991—1997年的2.58/1000降至1998—2000年的1.17/1000。该研究包括了因孕期诊断神经管缺陷而终止妊娠的病例，其重要之处在于加拿大新斯科舍省有超过50%的神经管缺陷妊娠者选择终止妊娠。若不包括因孕期诊断神经管缺陷而终止妊娠的病例，可能会低估叶酸强化谷物的好处。加拿大在1998年11月开始立法对谷物产品进行叶酸强化，其水平与美国相似。之后，在加拿大，全国范围内神经管缺陷的患病率从强化前的每1000例新生儿中的1.58例下降到完全强化期间的每1000例新生儿中的

0.86例，减少了46%。实施叶酸强化后，神经管缺陷发病率的地理差异几乎消失了，脊柱裂的减低率（53%）高于无脑畸形和脑膨出的减低率（分别为38%和31%）。

脂肪脊髓脊膜膨出是一种类似于脊髓脊膜膨出的神经管缺陷，每10 000例新生儿中约有0.5例患病。夏威夷和加拿大的研究表明，脂肪脊髓脊膜膨出的发生率不受叶酸强化的影响，这与叶酸强化下脊髓脊膜膨出发生率显著降低不同，脂肪脊髓脊膜膨出似乎在发病机制上不同于脊髓脊膜膨出。

对于既往有神经管缺陷妊娠史的女性，再次妊娠时胎儿神经管缺陷风险上升至每1000例活产婴儿中20～30例，相当于一般人群风险的10倍。一项关于叶酸预防复发性神经管缺陷的随机试验的荟萃分析表明，在怀孕前服用叶酸补充剂的女性神经管缺陷减少了87%。其他增加神经管缺陷风险的因素包括使用丙戊酸或卡马西平（10～20∶1000）进行抗惊厥治疗、使用华法林和维生素A、孕前糖尿病、肥胖、父母患有脊柱裂（11∶1000）及胎儿的兄弟姐妹患有多发椎体缺损和脊柱侧凸（15～30∶1000）。母体维生素B_{12}水平低也可能是神经管缺陷的危险因素。在安大略省，RAY等人进行了以下研究，在妊娠15～20周时通过血清全反钴胺素检测母体维生素B_{12}水平，证实母体水平低使胎儿神经管缺陷的风险增加了3倍。

神经管缺陷的危险因素
叶酸缺乏
既往神经管缺陷妊娠史（兄弟姐妹患神经管缺陷）
母体服用抗惊厥药
丙戊酸
卡马西平
母体服用华法林
母体服用维生素A
孕前糖尿病
肥胖
父（母）亲患神经管缺陷
母体维生素B_{12}水平低

（二）发病机制和病理学

大多数脊柱裂病例是由胚胎期神经管闭合失败造成的，尽管有些病例可能是由神经管在初级闭合后破裂引起的。大多数染色体正常的神经管缺损个体是孤立的畸形，但9%～17%的脊柱裂胎儿存在染色体异常（主要是18-三体和13-三体）。通常情况下，染色体异常的胎儿除脊柱异常外，超声检查还会发现其他异常。有些神经管缺陷是遗传性疾病的一部分，其中常染色体显性遗传病包括雷曼综合征；常染色体隐性遗传病包括Meckel-Gruber综合征和VATER综合征（椎体缺陷、肛门闭锁、气管食管瘘、桡骨和肾发育不良）；两种X连锁的疾病是Mathias偏侧序列征和X连锁神经管缺陷。

一些研究发现，自然流产中神经管缺陷的发生率比足月产高10倍左右，这表明宫内对有这种缺陷的胚胎进行了自然选择。

在最严重的神经管缺陷中，胚胎神经管（脊髓的前体）仍然是开放的，虽然上面覆盖有中胚层结构（包括神经弓、肌肉和皮肤），其导致的病理结果是脊髓裂；开放的、扁平的脊髓通过后部神经弓、相关肌肉组织和皮肤的广泛缺陷暴露在身体后方。

在非严重性的神经管缺陷病例中，主要的解剖学缺陷来自于胚胎神经管上覆盖的中胚层组织结构。虽然脊髓在解剖学上常常是完整的，但胚胎神经管未能引起上覆神经弓、肌肉和皮肤的闭合，其结果是脊髓脊膜膨出，即从椎管内突出的囊性肿块。此囊性肿块的壁是由无皮肤覆盖的蛛网膜构成，内容物为脑脊液和神经成分。脊髓脊膜膨出偶尔有皮肤覆盖，有皮肤覆盖的脊髓脊膜膨出被认为是闭合性缺损，而无皮肤覆盖的脊髓脊膜膨出被认为是开放性缺损。开放性缺损会使甲胎蛋白外渗入周围的羊水中，而闭合性缺损则不会。因此，一个闭合性或有皮肤覆盖的缺损通常不会伴有羊水或母体血清甲胎蛋白水平的升高。少数情况下，突出的囊性肿块仅包含脑脊液而无神经成分，这就是脑（脊）膜膨出。

隐性脊柱裂仅限于后部椎弓的中胚层受累，很少表现为脊髓的内部发育不良，其可能是由胚胎期第四周末（月经龄第六周）发生的损伤导致后部中线结构未能完全形成引起的。除外后来消失的病例（如先前存在的完整软骨的延迟骨化），隐性脊柱裂的发病率大约是17%。腰骶部脊柱最容易受累。大约66%的闭合性脊柱裂病例有皮肤表现：痣、腰骶部脂肪瘤、皮毛窦、多毛症（成簇毛发，"马尾或鹿尾征"）或瘢痕形成。骶骨凹陷或浅窝与隐性脊柱裂的相关性不高。隐性脊柱裂虽然不常与其他异常相关，但可能伴有泌尿系统功能障碍和脊髓拴系综合征、足部畸形、脊椎前移和椎间盘突出的发生率增加。除非伴发脂肪瘤、单纯性脑（脊）膜膨出或脊髓拴系，否则产前超声很难发现隐性脊柱裂。隐性脊柱裂家族史是否是开放性神经管缺陷的危险因素目前未知。

（三）甲胎蛋白和超声检查

由于大多数神经管缺陷发生在没有此类异常病史的家庭中，产前检测依赖于常规筛查方法，即超声检查和母体血清甲胎蛋白测量。

甲胎蛋白是一种由胎儿肝脏产生的糖蛋白（分子量70 000），其一部分通过胎儿尿液进入羊水，一小部分通过胎盘进入母体血清。羊水和母体血清中的正常甲胎蛋白水平随孕龄而变化。在没有皮肤覆盖的神经管缺陷中，母体血清甲胎蛋白和羊水甲胎蛋白会升高。如果正常母体血清甲胎蛋白的上限为特定胎龄的2.5倍中位数，则大约90%的开放性神经管缺陷中母体血清甲胎蛋白会升高。约2%的正常孕妇存在母体血清甲胎蛋白升高；即在所有母体血清甲胎蛋白升高的情况中，部分胎儿是正常的（图3.12）。在这个阶段，需要进行详细的超声检查，以确定哪些胎儿确实具有神经管缺陷。

母体血清甲胎蛋白升高的原因
多胎妊娠
胎儿死亡
母胎输血
脐膨出和腹裂
先天性肾病
食管或十二指肠闭锁
多囊性肾病
肾缺如
尿路梗阻
大疱性表皮松解症
骶尾部畸胎瘤
淋巴水囊瘤
成骨发育不全
泄殖腔外翻
独眼畸形
正常（2%的正常孕妇）

Norem等发现，25%的神经管缺陷（102例中的25例）母体血清甲胎蛋白检测正常，其中包括筛查出的40例脊柱裂中的15例（38%），9例脑积水中的6例（67%），以及53例无脑畸形中的4例（8%）。在186例产前诊断的神经管缺陷病例中，115例（62%）是在最初不知道母体血清甲胎蛋白值的情况下，在孕中期通过常规超声检查发现的；69例（37%）是在母体血清甲胎蛋白筛查提示有较高的神经管缺陷风险后通过针对性超声检查诊断的；2例（1%）是在流产后通过病理检查诊断的。

母体血清甲胎蛋白在多胎妊娠、胎儿死亡、母胎输血及其他伴有皮肤缺陷的胎儿异常中也会升高，如脐膨出和腹裂（50%~60%的病例）、先天性肾病（芬兰型，100%的病例），也有少数见于食管或十二指肠闭锁、多囊性肾病、肾缺如、尿路梗阻、大疱性表皮松解症、骶尾部畸胎瘤、淋巴水囊瘤、成骨发育不全、泄殖腔外翻和独眼畸形等情况。

由于开放性脊柱裂有关的小脑征象的敏感度高，部分中心几乎完全依赖超声诊断神经管缺陷。对于母体血清甲胎蛋白升高者，且无法通过超声解释异常检测结果的妇女（如错误的末次月经日期、多胎、死胎、无脑畸形、脊柱裂、腹壁缺损、其他导致甲胎蛋白升高的胎儿异常），或脊柱显示不佳时，可进行羊膜腔穿刺。如果羊水甲胎蛋白正常，且无乙酰胆碱酯酶存在，则发生开放性神经管缺陷的可能性非常低。如果羊水甲胎蛋白升高且存在乙酰胆碱酯酶，则可能存在开放性神经管缺陷或腹壁缺损，只是未被超声检查发现。

1989—1990年，加州110万例妇女在孕早期接受了母体血清甲胎蛋白检测。在这些检测中，发现了1390例胎儿异常（每1000例孕妇有1.3例胎儿存在异常），其中包括710例神经管缺陷（417例无脑畸形、247例脊柱裂和46例脑膨出）和680例非神经性异常（286例前腹壁缺陷、163例21-三体综合征和231例其他染色体异常）。随着母体血清甲胎蛋白检测的使用逐渐减少，并转而使用基因筛查，超声检查在神经管缺陷的筛查中越来越重要。

（四）脊柱超声声像图

脊柱裂可能发生在胎儿脊柱的任何部位，但最常见于腰骶部。脊柱的超声检查异常包括后部骨化和相关软组织的异常。

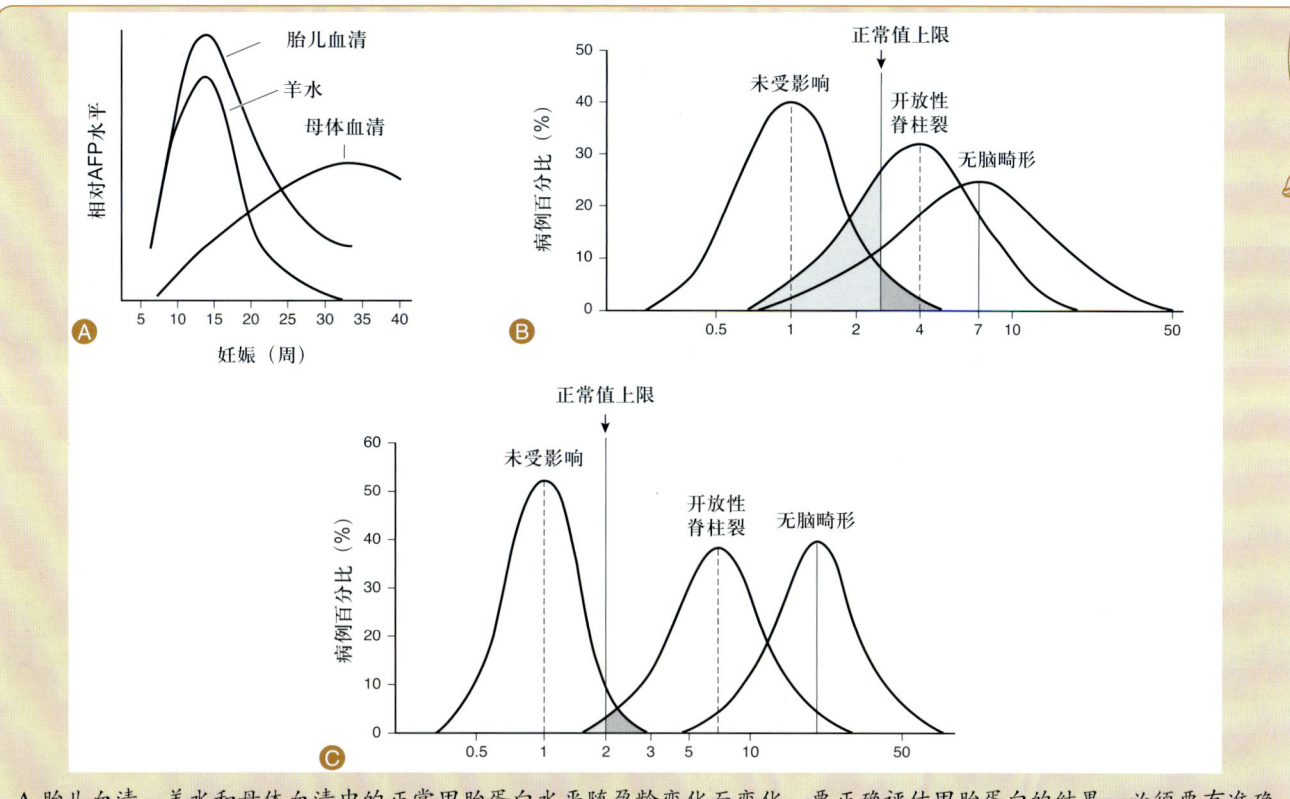

A.胎儿血清、羊水和母体血清中的正常甲胎蛋白水平随孕龄变化而变化，要正确评估甲胎蛋白的结果，必须要有准确的末次月经日期；B.妊娠16～18周的母体血清甲胎蛋白水平（病例百分比与甲胎蛋白水平的关系，横轴为中位数的倍数），在正常胎儿与开放性脊柱裂、无脑畸形的胎儿中，母体血清甲胎蛋白数值有一定的重叠，图中显示了以2.5倍中位数作为正常上限时的重叠情况（曲线下的阴影区域），截断值为2.0倍中位数会检出更多受影响的孕妇，但会增加假阳性率和正常孕妇接受羊膜腔穿刺的可能性，浅色阴影区为假阴性（检测阴性，但存在神经管缺陷），深色阴影区为假阳性（检测阳性，但胎儿正常）；C.孕16～18周时的羊水中甲胎蛋白水平（病例百分比与甲胎蛋白水平的关系，横轴为中位数的倍数），正常胎儿与开放性脊柱裂胎儿之间的重叠明显减少，曲线下2.0倍中位数左边的阴影区域代表假阴性，2.0倍中位数右边的阴影区域代表假阳性，实际上，羊水中的乙酰胆碱酯酶水平正常就可以基本排除假阳性。

图3.12　甲胎蛋白水平与孕（月经）龄的关系

在脊柱裂中，后方横切面扫查可直观显示椎弓板不能向中线靠拢（图3.13A，图3.13B，动图3.3）。若椎弓根位置正常，无脊髓脊膜膨出，后方横切面扫查是唯一可能发现异常的切面。当椎弓根向侧方移位时，则侧方横切面和侧方纵切面也将显示脊柱裂的骨性异常（图3.13C，图3.13D）。所有这些扫查平面通常都能显示脑（脊）膜膨出或脊髓脊膜膨出（图3.14～图3.16；动图3.4，动图3.5）。当无囊性肿块存在时，后方纵切面是显示脊髓脊膜膨出和软组织缺损的最佳切面。

在大多数脊柱裂病例中，多个椎体椎弓根有异常分离或外展，这在可以同时评估多个椎体间距（图3.13）的三维成像和侧方纵切面中显示最清晰。然而，在正常胎儿中，与胸椎相比，颈椎的椎弓根通常有轻度分离，而腰椎可能有轻微（1～2 mm）分离（图3.2）。

超声检查也可用于确定脊柱异常的病变水平和范围，病变水平是指骨畸形的顶部或头侧端。胎儿MRI检查和胎儿超声检查在确定胎儿脊髓脊膜膨出的病变水平方面同样有效，虽然在20%的病例中，两种方法都可能误诊为上两个或多个节段。胎儿MRI检查对脊髓本身的评估更为敏感，在约10%的病例中可获得额外信息。

神经管缺陷的预后受病变水平、神经管缺陷类型、是否合并相关异常及染色体异常、有无颅内病变（如Chiari Ⅱ型畸形和脑室扩大）的影响。Biggio等人描述了33例患有孤立性开放性脊柱裂婴儿的预后。较低的病变水平和较小的脑室大小与行走状态有关。所有患有L_4骶骨神经管缺陷的婴儿都具有行走能力；50%的L_1～L_3神经管缺陷婴儿具有行走能力；胸部神经管缺陷婴儿则不具备行走能力；患有脊髓裂的婴儿完全不具备行走能力。

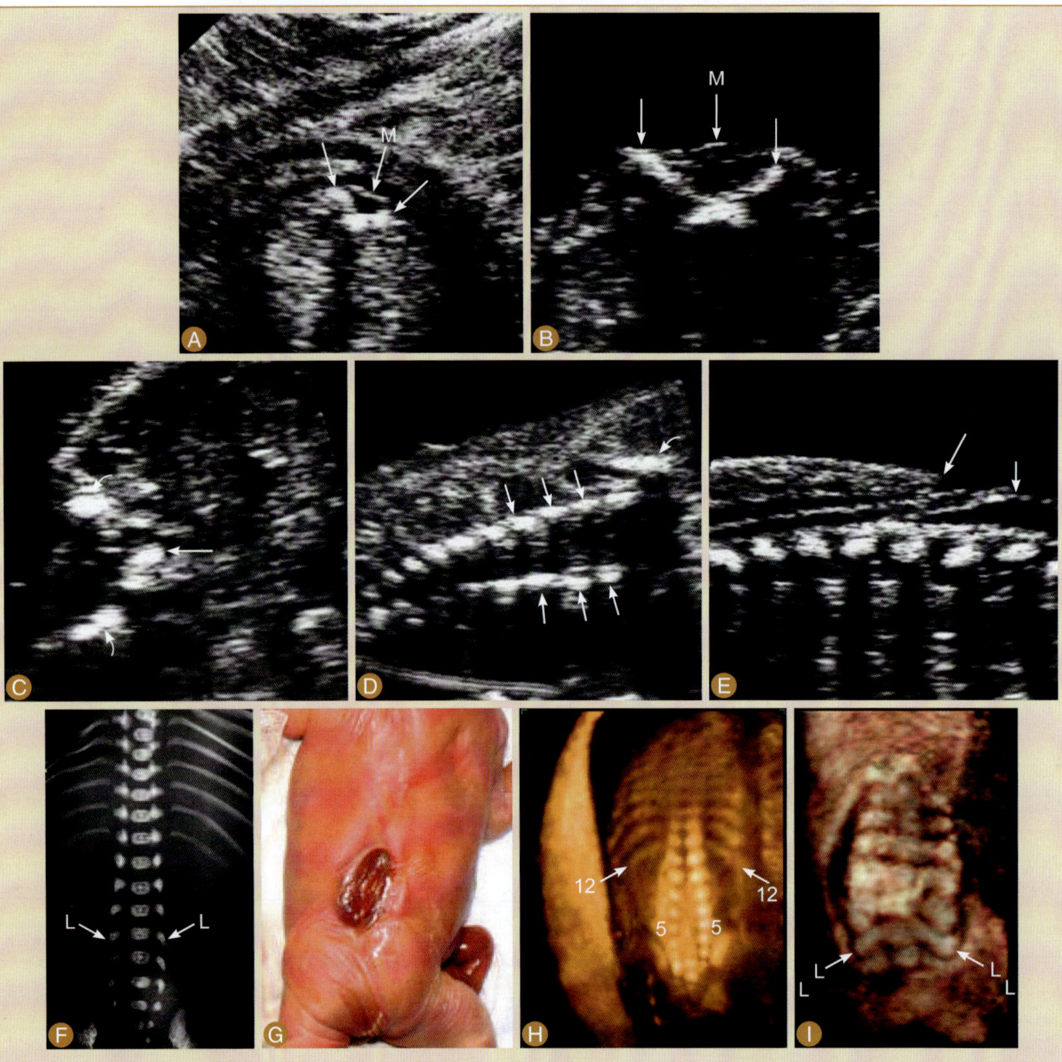

A.后方横切面扫查显示腰椎椎弓板展开（箭头）远离中线，只有一层薄膜（M）覆盖在脊柱缺陷的后方；B.分娩后标本的后方横切面扫查更详细地显示了腰椎椎弓板（箭头）展开远离中线和覆盖缺损的薄膜（M）的情况；C.标本的侧方横切面扫查显示椎弓根之间的距离增加（弯箭头），椎弓根轻度向侧方倾斜，偏离其预期位置（直箭头，骨化的椎体）；D.标本的侧方纵切面扫查显示腰椎的椎间距逐渐增大，表明存在脊柱裂，直箭头示骨化的椎弓根，弯箭头示髂骨翼；E.标本的后方纵切面扫查显示胎儿背部软组织在开放性神经管缺陷部位突然中断（长箭头），短箭头示脊髓；F.标本的X线片显示椎弓板（L）分散偏离中线，而非正常的走向（向中线靠拢）；G.胸腰椎脊髓裂的照片显示缺损内有暴露的、紊乱的神经组织；H.从后方对另一妊娠19周的胎儿进行三维扫查，注意腰椎椎弓根的异常分离（箭头，第12肋骨水平；5，L_5水平）；I.从背部对另一妊娠21周的胎儿进行三维扫查，注意腰椎椎弓根的分离和椎弓板（L）远离中线的情况。

图3.13 脊髓裂

（I courtesy of Siemens Ultrasound.）

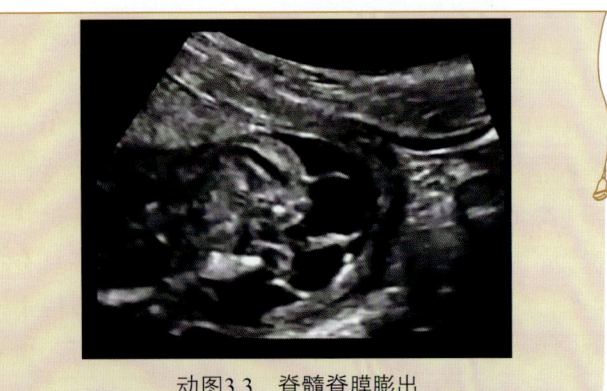

动图3.3 脊髓脊膜膨出

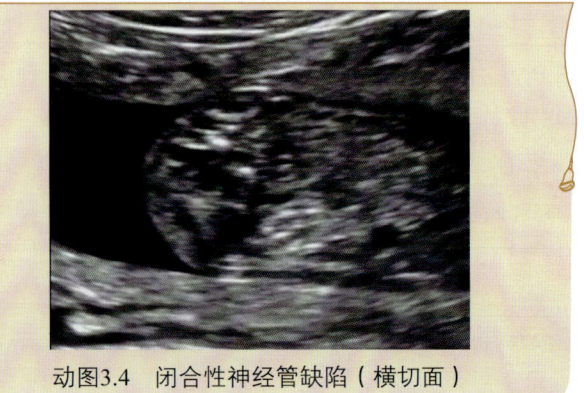

动图3.4 闭合性神经管缺陷（横切面）

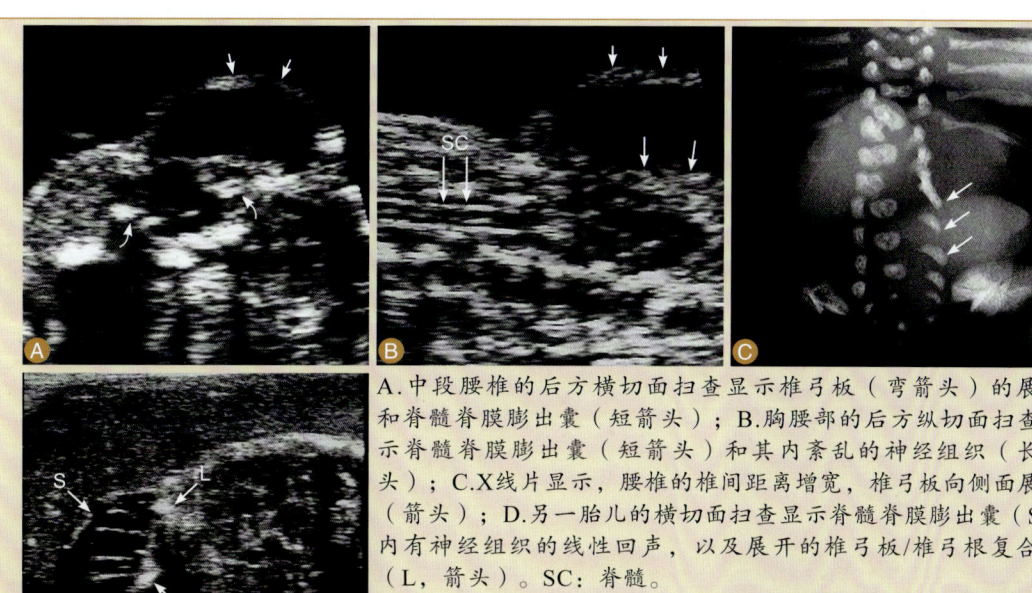

A.中段腰椎的后方横切面扫查显示椎弓板（弯箭头）的展开和脊髓脊膜膨出囊（短箭头）；B.胸腰部的后方纵切面扫查显示脊髓脊膜膨出囊（短箭头）和其内紊乱的神经组织（长箭头）；C.X线片显示，腰椎的椎间距离增宽，椎弓板向侧面展开（箭头）；D.另一胎儿的横切面扫查显示脊髓脊膜膨出囊（S）内有神经组织的线性回声，以及展开的椎弓板/椎弓根复合体（L，箭头）。SC：脊髓。

图3.14　妊娠17周的脊柱裂伴脊髓脊膜膨出标本

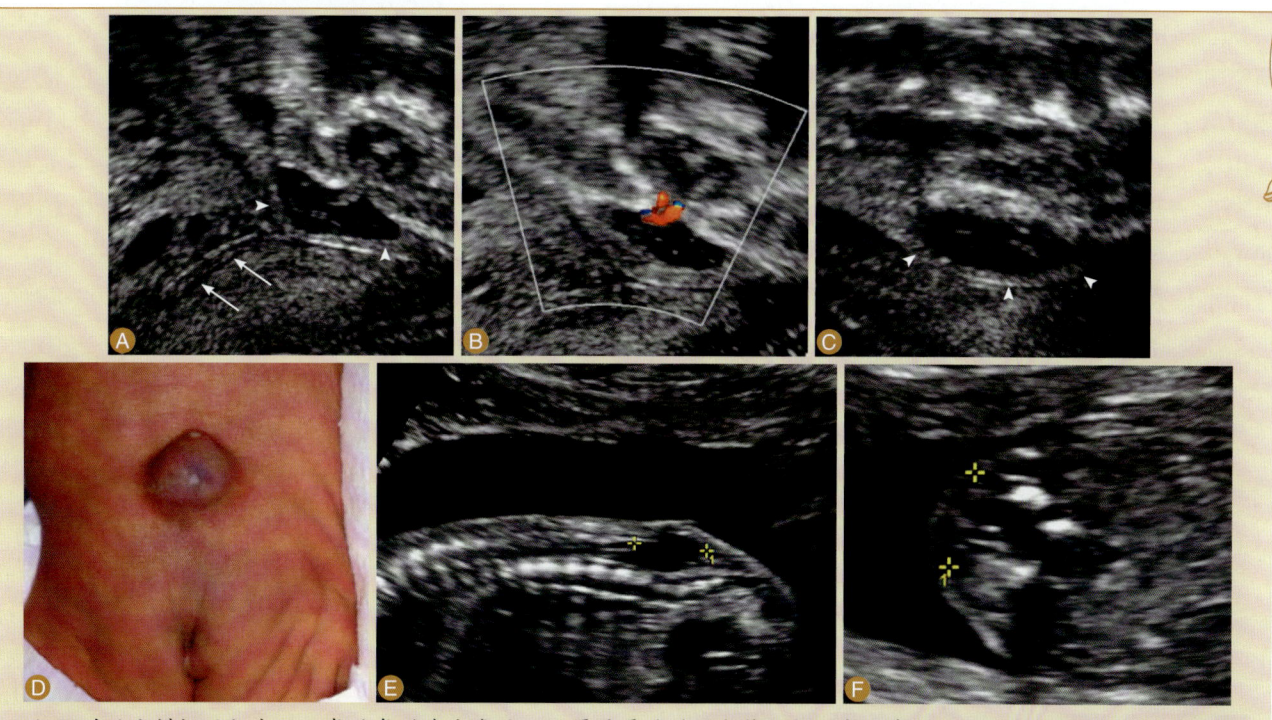

A.经阴道后方横切面扫查显示脊髓脊膜膨出囊被一层厚壁覆盖（三角箭头），高回声组织通过脊柱裂缺损处进入脊髓脊膜膨出囊内，箭头示宫颈内口；B.经阴道后方横切面扫查，彩色多普勒血流成像显示一支血管从椎管内突入脊髓脊膜膨出囊；C.经阴道后方纵切面扫查显示脊髓脊膜膨出囊被一层厚壁覆盖（三角箭头）；D.新生儿照片显示病灶处皮肤覆盖的腰椎脊髓脊膜膨出，囊内浅蓝色结构是图B中经阴道彩色多普勒血流成像发现的一支血管；E、F.另一孕19周胎儿的纵切面和后方横切面扫查显示内含神经成分的后方小囊肿（标尺）被皮肤覆盖，穿过展开分离的椎弓板向外凸出，未发现颅内异常。

图3.15　皮肤覆盖的脊髓脊膜膨出

（五）伴发颅脑异常

神经管缺陷胎儿双顶径可能小于预期（即使在侧脑室增大时）。当出现其他4种颅内表现时应高度怀疑神经管缺陷，包括小脑延髓池消失、小脑变形（"香蕉征"）、额骨凹陷（"柠檬征"）和侧脑室扩张。

Chiari Ⅱ型畸形与开放性脊柱裂高度相关（＞

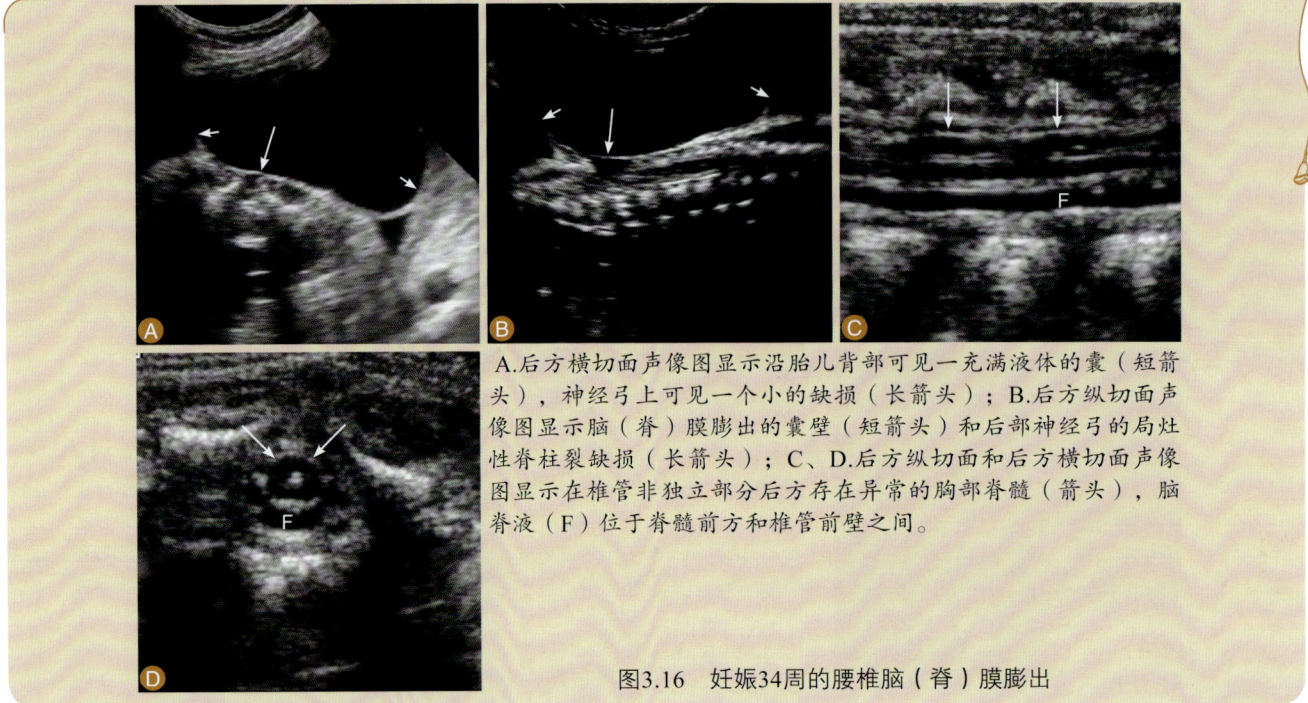

图3.16 妊娠34周的腰椎脑（脊）膜膨出

A.后方横切面声像图显示沿胎儿背部可见一充满液体的囊（短箭头），神经弓上可见一个小的缺损（长箭头）；B.后方纵切面声像图显示脑（脊）膜膨出的囊壁（短箭头）和后部神经弓的局灶性脊柱裂缺损（长箭头）；C、D.后方纵切面和后方横切面声像图显示在椎管非独立部分后方存在异常的胸部脊髓（箭头），脑脊液（F）位于脊髓前方和椎管前壁之间。

97%的病例）。这种颅内病变包括小脑蚓部、第四脑室和延髓不同程度的移位并通过枕骨大孔进入上部椎管，其通常在妊娠16～24周时比脊柱病变更容易识别。在经后颅窝池的横切面扫查中，Chiari Ⅱ型畸形表现为小脑变形（"香蕉征"）和小脑延髓池消失。颅内畸形可以提示超声医师需要对脊柱进行详细的扫查，以寻找脊柱裂。

用来确定骨质缺损水平的解剖标志

- T_{12}对应最尾端肋骨的内侧末端。
- L_5～S_1位于髂骨翼的上缘。
- S_4是孕中期最尾端的椎体骨化中心。
- S_5是孕晚期最尾端的椎体骨化中心。

注：T，胸椎；L，腰椎；S，骶椎。

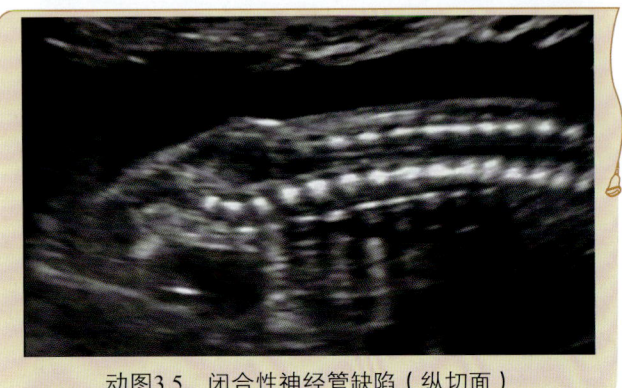

动图3.5 闭合性神经管缺陷（纵切面）

脊柱闭合不全使脑脊液从椎管内漏入羊水中，从而在妊娠早期造成颅内压降低。颅内压降低导致后颅窝池小于正常，小脑生长在这个异常狭小的空间内，从而导致小脑延髓池消失，小脑半球受压，小脑扁桃体疝入颈椎管，并出现相关的异常情况，如脑室扩大。脑室扩大通常在孕中期比较轻微，出生后在脊柱缺损修复后会加重。44%～86%的脊柱裂胎儿出现脑室扩大。引起脑室扩大最常见的单一原因是脊柱裂，虽然只有30%～40%的脑室扩大胎儿真正患有脊柱裂。在超声检查中，Chiari Ⅱ型畸形表现为小脑延髓池消失，小脑受压改变了其形状，形成"香蕉征"。在两项不同的病例研究中，妊娠16～27周时，23例脊柱裂病例中22例出现小脑延髓池消失；在妊娠24周和更早时，20例中18例出现小脑延髓池消失。

孕中期，胎儿额骨的凹陷畸形被称为"柠檬征"。已经有不少研究者指出，在妊娠24周前，85%的脊柱裂胎儿存在"柠檬征"。实际上，"柠檬征"可能是难以被清晰描述的。"柠檬征"在孕晚期会自动消失。此外，1%的正常胎儿会出现这种现象。"柠檬征"提示检查者应对后颅窝池进行详细检查，以寻找小脑延髓池消失和"香蕉征"，并对胎儿脊柱进行检查，以寻找脊柱裂的直接证据。

（六）伴发非颅脑异常

足部畸形（主要是马蹄内翻足）和髋关节脱位

通常与脊柱裂有关。这些畸形是由神经管缺陷的周围神经受累而导致肌肉活动不平衡引起的。在开放性脊柱裂的胎儿中，24%在孕中期超声检查中表现出其他的形态学异常，如肾脏异常、脉络丛囊肿、心脏室间隔缺损、脐膨出和宫内生长受限。

脊柱裂的声像图标志
小脑延髓池消失
小脑变形（"香蕉征"）
额骨凹陷（"柠檬征"）
侧脑室扩张
Chiari Ⅱ型畸形（97%）
小于预期的双顶径

（七）预后

已确定的脊髓脊膜膨出胎儿的远期预后是很难预测的。低位病变（下腰部或骶部）、闭合性缺损、脑积水少或无脑积水、后脑未受Chiari Ⅱ型畸形压迫者，预后较好。在880多例活产的脊柱裂患者中，约85%生存年龄超过10岁，2%在新生儿期死亡。在这些生存者中，大约50%有某种类型的学习障碍；约25%的生存者的智商高于100，约75%高于80；约33%的生存者出现与后脑和脑干受压有关的症状和体征（如疼痛、无力和手臂痉挛），部分需要进行颈椎椎板切除术来缓解压力。Wong和Paulozzi研究发现1979—1983年的5年生存率为82.7%，1984—1988年为88.5%，而1989—1994年则为91.0%。60年代、70年代和80年代出生患者的相关报道显示，医疗和手术在逐渐进步，因此难以断定目前新生儿的生存预后。

除存活外，患者可能出现多种损伤，包括运动功能障碍、膀胱和肠道功能障碍及智力损害。肌肉功能障碍的程度是由开放性神经管缺陷的最高病变水平决定的，而不是由受累椎体的数量或上覆囊的大小决定的。当病变部位为胸椎时，腿部肌肉没有功能，当病变累及上腰椎（$L_1 \sim L_2$）时，腿部功能受限。当病变最高部位达$L_3 \sim L_5$时，能否长期行走和是否需要辅助设备是难以预测的。骶骨缺陷者通常能够很好地行走，但步态不完美。几乎所有的脊柱裂患者，包括骶骨缺陷者，将会有某种程度的肠道和膀胱功能障碍。

预测智力功能的最终水平是非常困难的。一般来说，无须行脑室分流者智力功能预后要好得多。需要行脑室分流者平均智商约为80，属于低正常范围。在分流患者中，严重智力障碍（智商<20）者占5%，其通常与医疗并发症有关，如分流感染和Chiari Ⅱ型畸形的影响（如呼吸暂停、缺氧）。

（八）脊髓脊膜膨出的胎儿手术治疗

1997年首次进行了修复脊髓脊膜膨出的胎儿手术治疗。2003—2010年进行了正式的临床试验，由于胎儿结局良好（后脑疝或需要分流者减少，脊柱功能水平提高），该研究提前终止。然而，家属和临床医师必须评估小儿功能改善的潜力与胎儿或产妇手术伤害的风险，最常见的是早产和子宫破裂。胎儿脊髓脊膜膨出是非致命的；而宫内手术修复脊髓脊膜膨出有可能是致命的。

虽然脊髓脊膜膨出是一种原发性胚胎性疾病，但神经系统的损伤是继发于暴露在宫内的脊髓的渐进性损伤。在出生前关闭开放性神经管缺陷技术的发展，使人们对胎儿干预和预后产生了极大兴趣和希望。在2003年的试验之前，来自两个中心的初步观察表明，可能出现改善的并非如最初推测的脊髓功能，而是后脑疝的程度和需要分流以控制脑积水的比率。在Vanderbilt大学对25例接受宫内脊髓脊膜膨出修复术患者的报告中，手术没有改善腿部功能，但中度至重度后脑疝的发病率大大降低（4% vs. 50%），分流依赖性脑积水的发病率也中度降低（58% vs. 92%）。美国（胎儿手术）中心的数量是受限制的，以防止提供这种复杂多学科手术的新中心无节制地增加。选择手术的胎儿父母应该权衡潜在的益处和风险。

四、脊髓囊性膨出

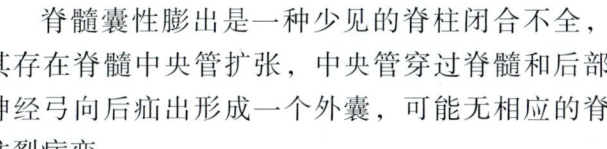

脊髓囊性膨出是一种少见的脊柱闭合不全，其存在脊髓中央管扩张，中央管穿过脊髓和后部神经弓向后疝出形成一个外囊，可能无相应的脊柱裂病变。

囊由3层组成，从内到外分别是：由椎管室管膜衬垫的脊髓积水囊，与脊髓周围的脑膜相邻的脑膜层，皮肤。内囊内的液体与脊髓中央管的液体相延续，脊髓积水囊和脑膜层之间的液体与蛛网膜下腔的液体相延续。

脊髓囊性膨出可能发生在脊柱的任何水平，通常与Chiari Ⅱ型畸形有关。产前和产后超声检查显示存在"囊中囊"表现（图3.17）。椎弓板和椎弓根的展开可能出现或不出现。脊髓囊性膨出的预后比单纯脑（脊）膜膨出差；单纯脑（脊）膜膨出的婴儿在手术修复后神经系统可能保持正常；脊髓囊肿的预后更差，因为通常存在某种程度的脊髓发育不良。虽然在术后不久神经功能是正常的，但神经系统的缺陷在以后的生活中会变得明显。

末端脊髓囊性膨出发生在脊髓末端，脊髓的中央管和上覆的蛛网膜和脑脊液通过脊柱后部的缺损疝出，表现为沿腰骶部后方被皮肤覆盖的肿块。其可能伴有下脊柱、骨盆、生殖器、肠道、膀胱、肾脏和腹壁的畸形。MRI检查可对出生后的形态学异常提供最好的影像学评估。

五、脊髓纵裂

脊髓纵裂，又称脊髓分裂畸形，是指脊髓、脊髓圆锥或终丝的部分或完全矢状裂。脊髓纵裂的特点是脊髓上有矢状走行的骨性或纤维隔膜，其可能

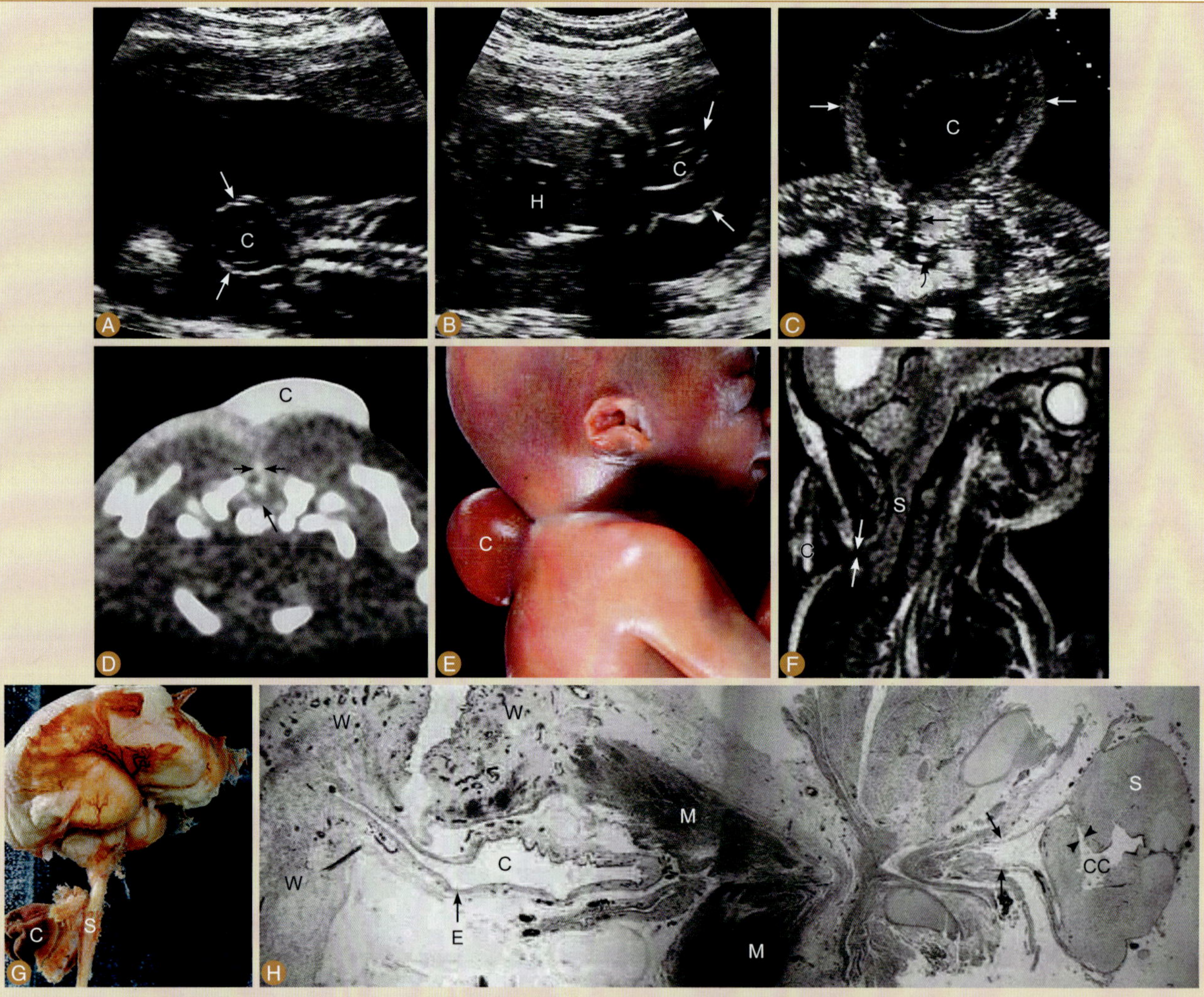

A.妊娠18周时胸椎的冠状面声像图显示一双壁囊性肿块（箭头），内部有起源于上胸部的囊性成分（C）；B.1周后的胎儿胸部轴向声像图显示，沿胎儿胸部后方起源的双壁囊性肿块（箭头），H为胎儿心脏，与第一次扫描相比，内部的囊性成分（C）略变小且变平，骨化的神经弓中未发现异常；C.标本的声像图显示起源于胸腔后部的双壁囊性肿块（白箭头），低回声窦道（黑箭头）从脊髓后部（弯箭头）向后部肿块的中央囊性成分（C）延伸；D.向囊肿内注射水溶性造影剂后，标本CT扫描显示囊肿内（C）和窦道内（短箭头）有造影剂，通向脊髓（长箭头）；E.胸部后方囊性肿块的侧面图（C）；F.矢状位MRI扫描显示沿上胸部区域的囊性肿块，以及从脊髓（S）后方向囊性肿块（C）延伸的小窦道（箭头）；G.大体病理标本显示塌陷的囊肿（C）与颈部脊髓（S）相邻；H.组织学切片显示与脊髓（S）后部相通的异常通道（箭头），以及与脊髓中央管（CC）相通的脊髓后部缺陷（三角箭头）。C：后方肿块的中央囊性成分（M）；E：中央囊肿的室管膜，与脊髓中央管相通。W：囊性肿块的外壁。

图3.17 脊髓囊性膨出

与脊柱裂和脊髓积水（脊髓中央管扩张）有关，但也可能在无明显的脊柱裂时发生。脊髓纵裂也可能与椎体节段性异常或内脏畸形有关，如马蹄肾或异位肾、子宫-卵巢畸形和肛门直肠畸形。如果椎管被骨性隔膜或骨刺穿过，隔膜将显示为异常的高回声灶，其在后方横切面和侧方纵切面扫查平面上显示最为清晰（图3.18）。当脊髓纵裂不伴有其他脊柱异常时，其预后是良好的。Has等报告的8例病例中，7例羊水甲胎蛋白和乙酰胆碱酯酶水平正常，被认为是孤立的病变。该报告的文献回顾结果显示，在26例产前诊断脊髓纵裂的病例中，12例无相关异常者预后良好。

六、脊柱侧凸与脊柱后凸

脊柱后凸是指脊柱在矢状面的过度弯曲。脊柱侧凸是指脊柱在冠状面的侧向弯曲。脊柱后凸和脊柱侧凸可以是位置性和非病理性的，或者是基于潜在结构异常的永久性的，如半椎体、蝴蝶椎和阻滞椎。病理性的脊柱后凸和脊柱侧凸通常与脊柱裂或腹侧腹壁缺损有关。少见的相关异常包括体蒂异常、羊膜带综合征、关节挛缩、骨骼发育不良、VACTERL综合征（椎体异常、肛门闭锁、心脏异常、气管食管瘘、肾缺如和肢体缺陷）、尾部退化综合征。轻度脊柱侧凸可能是由半椎体引起的（图3.19）。

后方纵切面是评估脊柱后凸的最佳切面；侧方纵切面是评估脊柱侧凸的最佳切面（图3.19）。由于羊水过少可导致胎儿脊柱的位置性弯曲，因此只有在弯曲严重时才可明确诊断为病理性脊柱后凸或脊柱侧凸。此时必须寻找可能存在的相关畸形，因为预后取决于并发的畸形。

半椎体代表一半的椎体发育不全或不发育；即两个早期骨化中心中的一个是有缺陷的。剩余的骨化中心相对于其上方和下方的椎体而言是横向移位的，从而导致短节段的轻度脊柱侧弯。这些异常可以在产前被发现，三维超声为最佳显示方法。胎儿孤立性半椎体预后极好，而伴有其他胎儿异常（如Potter综合征，心脏、肠道、颅内及肢体异常）者预后差。如果存在相关的异常，生存率会降低至大约50%。如果同时存在羊水过少，死亡率则接近100%。

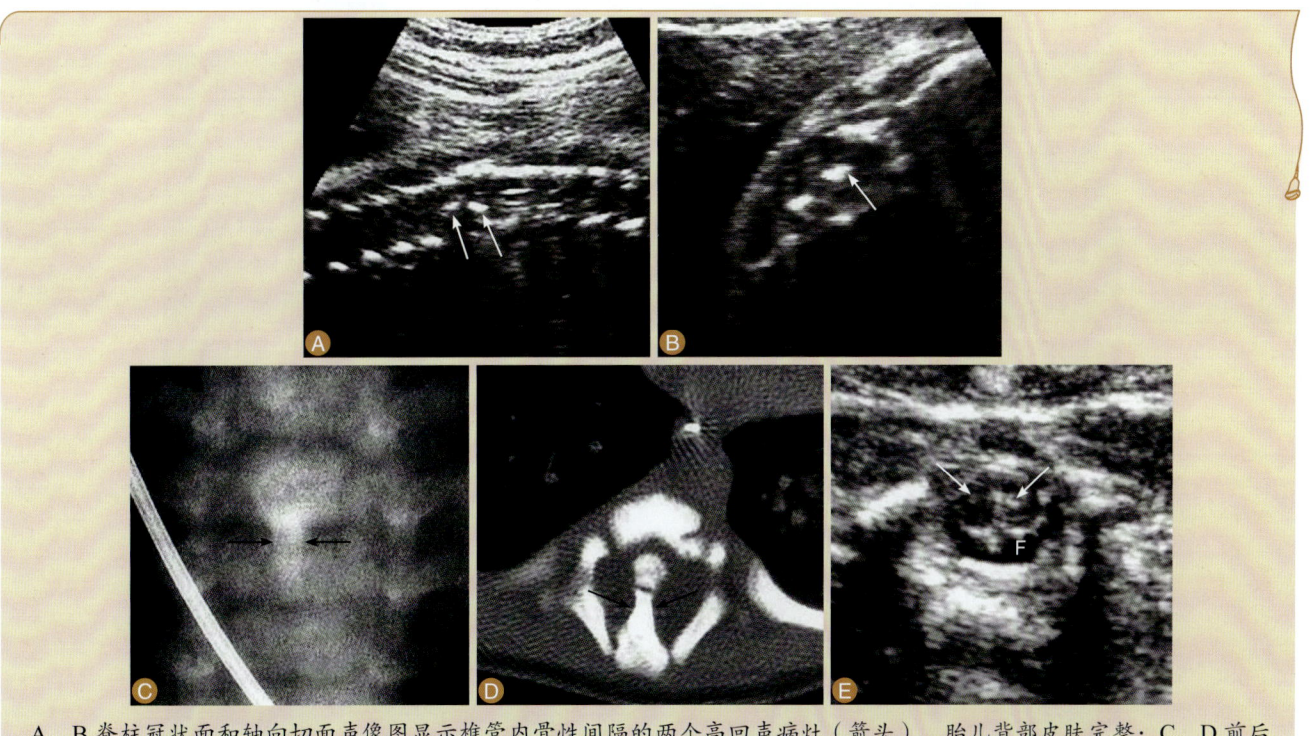

A、B.脊柱冠状面和轴向切面声像图显示椎管内骨性间隔的两个高回声病灶（箭头），胎儿背部皮肤完整；C、D.前后位X线片和CT扫描显示椎管中央部一骨性间隔（箭头）；E.脊髓纵裂和脊髓拴系，另一胎儿的后方横切面声像图显示脊髓位于椎管的非独立部分，脊髓和椎管前缘之间有液体相隔（F），脊髓的前部呈双叶状，而非光滑的圆弧形，并可见双侧中央管回声（箭头）。

图3.18 脊髓纵裂

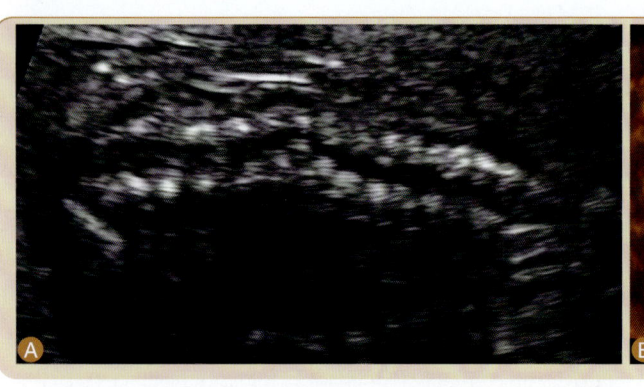
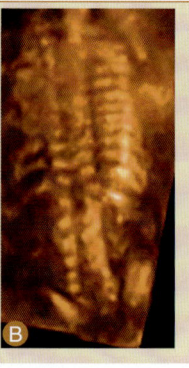

A.脊柱矢状面扫查显示胸腰椎交界处一局灶性脊柱后凸；B.同一患者的三维超声声像图显示左侧上部一个腰椎为半椎体是导致脊柱后凸的原因。

图3.19 脊柱后凸

脊柱侧弯或脊柱后凸的原因
半椎体
蝴蝶椎
阻滞椎
脊柱裂
腹壁缺损
体蒂异常
羊膜带综合征
关节挛缩
骨骼发育不良
VACTERL[a]综合征
尾部退化综合征

注：[a]椎体异常、肛门闭锁、心脏异常、气管食管瘘、肾缺如和肢体缺陷。

七、骶骨发育不全

骶骨发育不全是一种不常见的胎儿畸形，可见于尾部退化序列征、并肢序列征、泄殖腔外翻序列征和VACTERL综合征中。尾部退化序列征（尾部退化综合征）和并肢序列征被认为是不同的病理类型。

八、尾部退化综合征

在尾部退化或发育不良中（图3.20），会出现下部脊柱和肢体的异常，包括骶骨发育不全、腰椎缺陷和腿部异常（如股骨发育不良），常见神经管

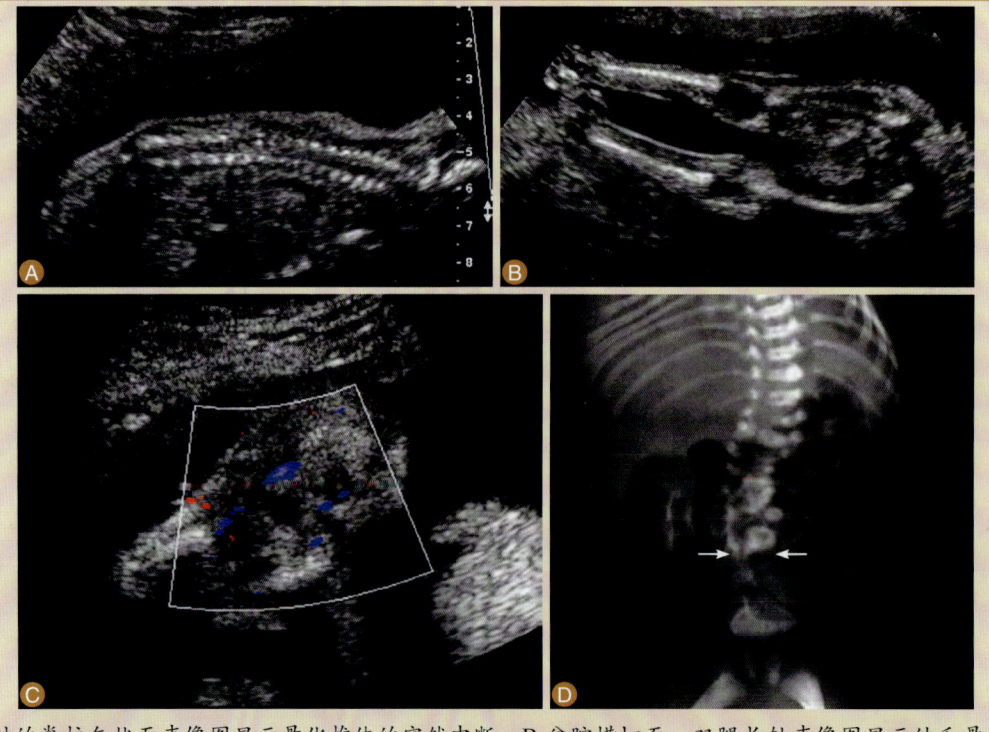

A.妊娠21周时的脊柱矢状面声像图显示骨化椎体的突然中断；B.盆腔横切面，双腿长轴声像图显示缺乏骨化的盆骨和下肢肌肉组织萎缩；C.膀胱水平的彩色多普勒血流成像横切面声像图显示缺乏骨化的盆骨；D.在另一胎儿标本中，X线片显示腰椎突然中断（箭头）和骶骨缺如，盆骨小而畸形。

图3.20 尾部退化

和泌尿生殖系统缺陷、胃肠道和心脏系统异常。尾部退化为散发性，在母亲患有糖尿病的婴儿中更为常见，其病因尚未被证实。超声检查可显示骶骨缺如和股骨缩短，双腿可在臀部弯曲和外展，可能存在马蹄内翻足。超声检查可发现相关的泌尿系统异常（肾缺如、囊性发育不良、肾盏扩张）和胃肠道异常（如十二指肠闭锁）。预后取决于骨骼异常和相关异常的严重程度和范围。在无内部器官受累的骶骨发育不全中，通常有腿部缺陷和膀胱及肠道功能控制不足。在有内部器官受累的婴儿中，其预后与这些缺陷有关。

九、并肢畸形

并肢序列征是一种罕见的畸形，包括腿部融合、足部畸形或缺失（图3.21）。其病因可能是胎儿存在从近段腹主动脉分支进入脐带回流至胎盘的异常动脉。动脉血未进入胎儿身体下部，远段腹主动脉、主动脉远段分支及附属结构小且发育不良，导致脊柱、腿部、肾脏、肠道及生殖器畸形。正常情况下，源于胎儿髂动脉的脐动脉将血液从胎儿体内输送到脐带，然后进入胎盘。

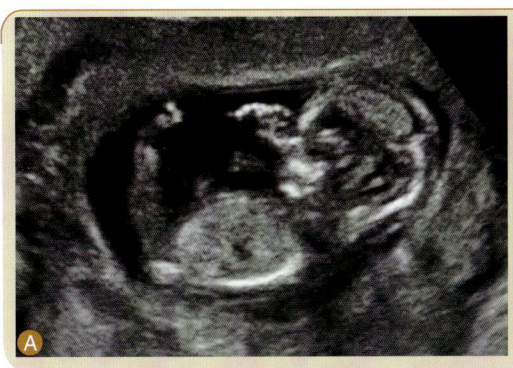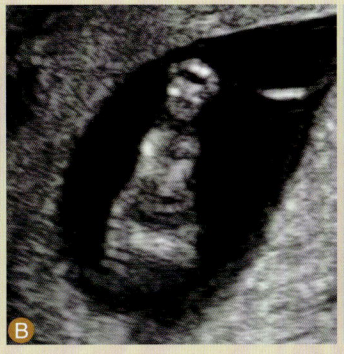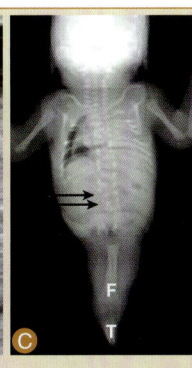

A.妊娠12周时胎儿的矢状面声像图显示下肢呈不寻常的角度；B.单一下肢的长轴切面声像图；C.另一胎儿X线片显示单股骨（F）和单胫骨（T），可见胸椎和腰椎椎体的节段性缺损（箭头）。

图3.21 并肢畸形

由于肾功能减退或缺失，超声检查时会发现进行性羊水过少。腿部融合或为单腿、足部缺如或为单足、骶骨发育不全、下腰椎缺陷和胸腔异常，这些表现可能因为进行性羊水过少或无羊水而难以被发现。长时间的无羊水会导致胎儿肺发育不良，通常是致命的。并肢畸形的复发风险与普通人群相同。

十、骶尾部畸胎瘤

胎儿畸胎瘤可能来源于骶骨或尾骨，也可能来源于从大脑到尾骨水平的其他中线结构，或来自性腺。骶尾部畸胎瘤来源于尾骨前方亨森结（又称原结）的多能细胞。骶尾部畸胎瘤包含3个胚层（外胚层、中胚层和内胚层），因此可能包含多种组织成分，包括神经、呼吸和胃肠道系统。骶尾部肿瘤较罕见（1∶35 000），但却是新生儿最常见的肿瘤。女性受累概率比男性高4倍。骶尾部畸胎瘤分为4种类型：Ⅰ型，肿瘤主要位于外部，仅累及少部分骶前；Ⅱ型，肿瘤在外部可见，但有明显的盆腔内延伸；Ⅲ型，肿瘤在外部可见，但以盆腔肿块为主，

并延伸至腹部；Ⅳ型，骶前肿瘤，无外部表现（图3.22）。

骶尾部畸胎瘤的类型
Ⅰ型（47%）：外部肿块为主
Ⅱ型（34%）：外部肿块，有明显的内部成分
Ⅲ型（9%）：以内部肿块为主，外部成分较少
Ⅳ型（10%）：仅有骶前肿块

出生时，75%的骶尾部畸胎瘤为良性，12%为未成熟性，13%为恶性。由于恶性的可能性随着婴儿年龄的增长而增加，因此必须在出生后不久进行手术。

其超声检查通常显示为臀部或脊柱附近臀部区域肿块（动图3.6）。大多数畸胎瘤（85%）为实性或混合性的（实性和囊性）；15%主要为囊性，这是一种良性征象，钙化现象较常见。

较大的肿块可能使邻近结构移位和变形，如直肠和膀胱（图3.22），压迫远端输尿管可引起肾积水。较大的实体瘤可产生大量的动静脉分流，导致胎儿心力衰竭和水肿。骶尾部畸胎瘤导致胎儿出现水肿，提示预后不佳。

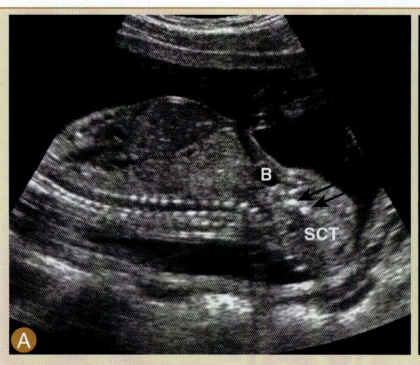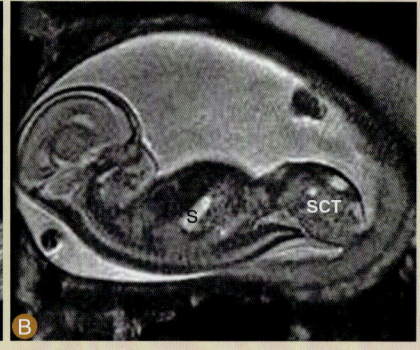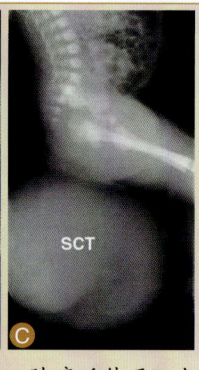

A.矢状面声像图显示Ⅱ型骶尾部畸胎瘤（SCT），肿瘤主要位于外部，部分位于盆腔内，肿瘤延伸至L_5水平，使胎儿膀胱（B）前移，可见肿瘤内的钙化（箭头）；B.矢状位T_2WI显示骶尾部肿瘤（SCT）的范围和内部结构；C.另一新生儿侧位X线片表现。S：胃。

图3.22　骶尾部畸胎瘤

（A and B courtesy of Drs. Fong, Pantazi, and Toi, Mt. Sinai Hospital, Toronto.）

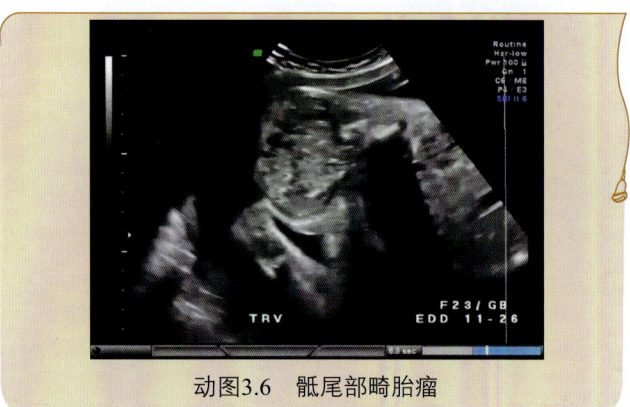

动图3.6　骶尾部畸胎瘤

给予妊娠期连续超声监测以评估并发症，特别是胎儿心力衰竭的征象。完整的胎儿评估还应该包括肿瘤的内部特征、肿瘤的大小及相关的胎儿异常。

对于直径<4.5 cm的肿块，如果无相关的异常情况，可以考虑经阴道分娩。对于直径>4.5 cm的肿块，由于阴道分娩时有难产和出血的风险，可以考虑剖腹产。动静脉分流的宫内手术可用于治疗妊娠早期（<30周）充血性心力衰竭引起的胎儿水肿，但仅当有经验丰富的专家时才能予以考虑。

十一、胎儿骶前肿块

胎儿骶前肿块的鉴别诊断还包括脊索瘤、前部脊髓脊膜膨出、神经肠源性囊肿、神经母细胞瘤、肉瘤、脂肪瘤、骨肿瘤、淋巴瘤和肠重复畸形。胎儿患有骶尾部肿瘤时羊水甲胎蛋白水平往往升高，羊水中往往可以检测到乙酰胆碱酯酶。这些检查结果排除了除脊髓脊膜膨出以外的其他大部分病因。

如果产前超声怀疑存在胎儿骶尾部畸胎瘤，应

骶前肿块
骶尾部畸胎瘤
脊索瘤
前部脊髓脊膜膨出
神经肠源性囊肿
神经母细胞瘤
肉瘤
脂肪瘤
骨肿瘤
淋巴瘤
肠重复畸形

（许迪，孙玲玲，潘琦，吴云，郑明明译；邢长洋校）

参考文献

扫码观看

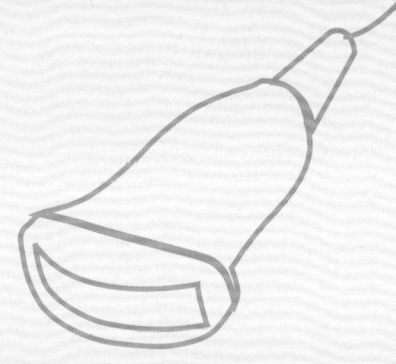

第四章　胎儿胸部

Dorothy Bulas

章节大纲

一、胸部结构的发育
　　（一）肺发育
　　（二）胎儿胸部的正常超声特征
　　（三）正常横膈
　　（四）正常胸腺
二、肺发育不良，肺未发育，肺未发生
三、先天性肺气道畸形疾病谱
　　（一）先天性肺气道畸形
　　（二）支气管肺隔离症
　　（三）先天性肺叶过度充气
四、胸膜肺母细胞瘤
五、先天性高位气道阻塞综合征
六、支气管源性囊肿
七、神经肠源性囊肿
八、胸腔积液
九、心包积液
十、肺淋巴管扩张症
十一、先天性膈疝
　　（一）其他疝与膈膨升
　　（二）相关异常
　　（三）发病率和死亡率
　　（四）宫内治疗
十二、结论

关键点总结

- 正常胎儿肺脏在超声上表现为心脏周围的均匀回声,心胸比在孕中期及孕晚期保持恒定。
- 肺发育不良可为原发性或继发性,可为单侧或双侧。
- 先天性肺气道畸形是一系列疾病,包括支气管肺畸形,混合病变(先天性肺气道畸形和肺隔离症),以及先天性肺过度通气/支气管闭锁。
- 巨大的胎儿肺部肿块可以压迫并使心脏和腔静脉移位,导致胎儿水肿。
- 先天性肺气道畸形容积比是先天性肺气道畸形容积与头围的比值。如果先天性肺气道畸形容积比≤1.6,且无典型的囊腔,则发生胎儿水肿的风险较低。
- 先天性肺叶过度充气在超声上表现为回声增强,可累及一个肺段或亚段,先天性肺叶过度充气在胎儿肺脏发育畸形中可高达20%。
- 先天性膈疝的结局各异,取决于肺发育不良及肝脏疝入的严重程度,以及是否存在其他合并畸形。

熟悉胎儿胸部的正常发育对识别胸部畸形和了解这些畸形的结局至关重要。产前准确诊断胸部病变对提供恰当的咨询建议、计划是否需要宫内干预、确定最佳分娩方式及产后护理均非常重要。产前影像学可以识别胸部病变,评估其对纵隔结构的影响,以及是否会发展为胎儿水肿。尽管胸部畸形可能与致死性肺发育不良、致死性染色体异常及致死性结构畸形有关,但许多胸部病变可在宫内消失,很少有后遗症。在超声诊断不明确或可能需要宫内干预的情况下,胎儿MRI检查可能是一种有效的辅助手段。

评估肺容积对了解胎儿是否有肺发育不良风险十分重要,尤其是在先天性膈疝、胸腔积液、持续性羊水过少和骨骼畸形的情况下。评估肺部大小的方法包括测量胸围、肺面积(四腔心横切面上的胸廓内面积减去舒张期心脏面积),以及应用超声或MRI进行三维肺容积测量。

胎儿的肺、胸腔和心脏生长速度相似,因此正常胎儿的心胸比在孕中期和孕晚期保持不变。

在正常的横向四腔心切面上,心脏应占胸腔直径的1/3~1/2。

肺发育分期

胚胎期:至孕7周。

假腺管期:孕6~16周;肺类似于管泡状腺体,上皮管萌发并形成分支进入周围肺间质。

小管期:孕16~28周;上皮细胞分化为肺泡Ⅰ型及Ⅱ型细胞,分泌肺表面活性物质,形成第一层稀薄的血气屏障。

囊形期:孕28~36周;肺实质形成,周围结缔组织变薄,表面活性物质分泌系统逐渐成熟。

肺泡期:孕36周~生后3岁。

一、胸部结构的发育

(一)肺发育

肺发育分为5个不同时期,在此期间肺逐渐成熟,肺泡数量增加。出生时,肺具有功能性,但结构尚未发育成熟;出生后肺泡数量增加达到最大。3岁以前,通过不断分隔形成肺泡以增加气体交换表面积。需要注意,肺发育过程是持续的,因此,正常肺部的生长发育若受到占位性病变或其他外源性病变的影响,会导致肺发育不良。

(二)胎儿胸部的正常超声特征

胎儿肺部在超声声像图上表现为环绕心脏的均匀回声,低回声、圆顶状的横膈将其与腹腔脏器分隔(图4.1A,图4.1B)。胎儿肋骨为强回声的弧形骨性结构,起源于脊柱附近,向前延伸环绕胸围的一半以上。胎儿肺回声可随孕周变化,通常是伴随肺发育过程回声逐渐增强。

正常胎儿心脏的位置和心轴是固定的。心尖指向左侧,紧贴前胸壁。右心房后侧面位于中线右侧(图4.1E)。

熟悉胎儿心脏的正常解剖结构和位置,以及判断宫内胎儿的左、右方位至关重要。应注意左心房位于后方、最接近脊柱,而右心室位于前方、最接近胸壁,可据此作为胎心方位的参考。任何心脏位置的偏

第四章 胎儿胸部

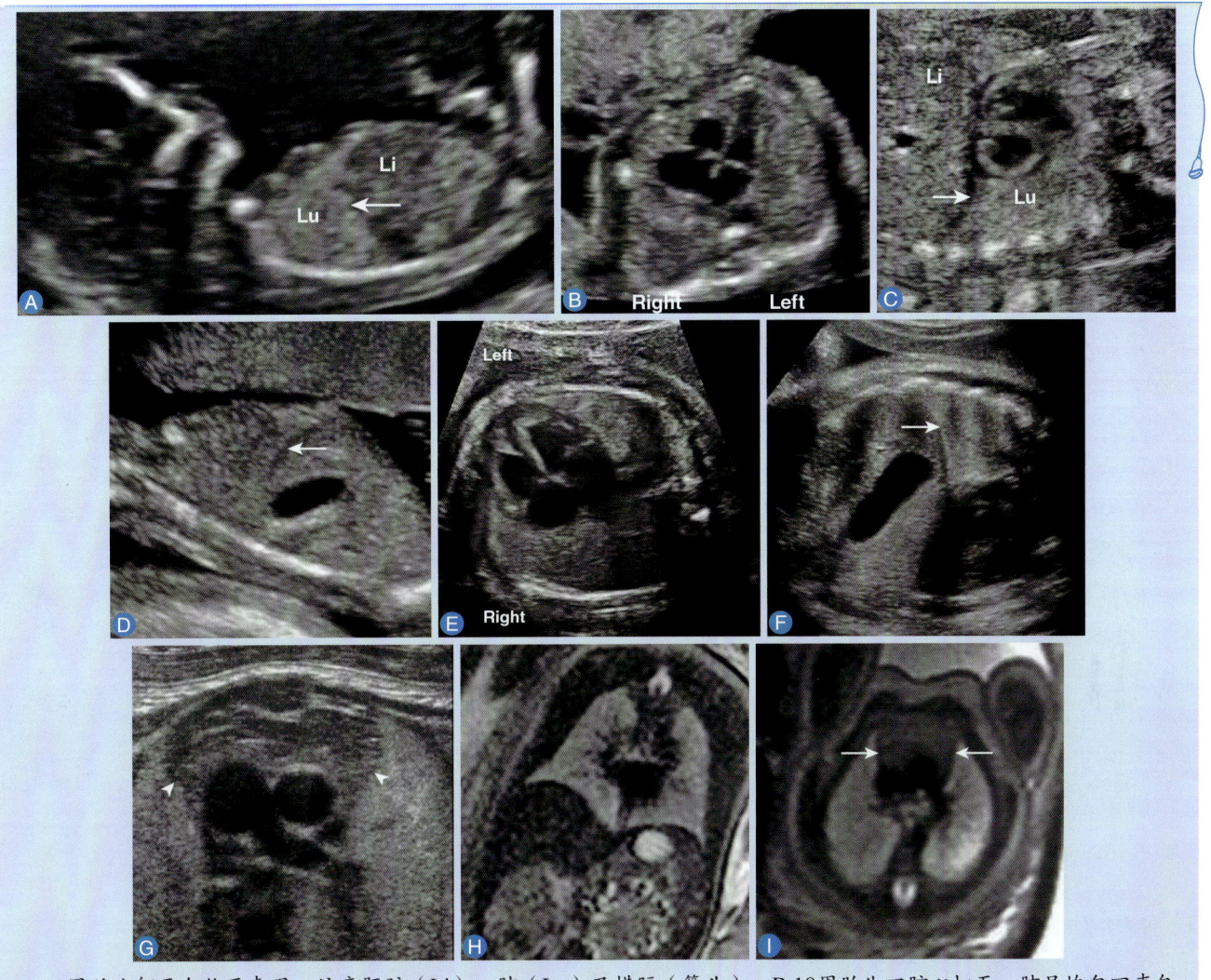

A.13周胎儿躯干矢状面表现,注意肝脏(Li)、肺(Lu)及横膈(箭头);B.18周胎儿四腔心切面,肺呈均匀回声包绕心脏;C、D.18周胎儿胸部冠状面和矢状面,显示圆顶形膈肌(箭头)分隔肺(Lu)与腹部脏器,以及相对低回声的肝脏(Li);E、F.37周胎儿胸部(箭头)的横切面和矢状面表现;G.37周胎儿胸腺(箭头)的正常表现;H.MRI冠状位T₂WI显示37周胎儿正常肺和膈肌;I.MRI轴位T₂WI显示胸腺(箭头)位于心脏前方,胸腺在超声上回声低于周围肺组织,在MRI上呈中等信号。

图4.1 正常胎儿胸部

离都应寻找心脏或肺异常。胎儿心脏的解剖结构,包括大小和位置,均易受心外胸腔异常的影响。

(三)正常横膈

胚胎发育早期,狭长的胸腹膜管连接着胸膜腔和腹膜腔。横膈逐渐发育,9周时分隔胸腔、腹腔。早在孕10周就可以看到正常横膈。横膈为一薄层低回声拱形的线状结构,分隔胸腔与腹腔脏器(图4.1C~图4.1F)。在矢状面和冠状面上均易识别横膈的圆顶状结构,横膈高度在任何一侧都无差异。如果观察到充满液体的胃腔位于腹腔内,更容易证实左侧膈肌的完整性。然而,在右侧则需要仔细辨别肝脏和肺部之间的低回声线状肌性横膈。

(四)正常胸腺

胎儿胸腺位于前纵隔,最早可在孕14周被观察到。孕晚期的胸腺显示为卵圆形的相对低回声结构(图4.1G,图4.1I)。胸腺内含有梭形回声,可与周围肺组织区别。妊娠期间胸腺大小变化很大。产前扫查常规不需要对胸腺进行成像及测量。然而,当怀疑DiGeorge综合征(合并胸腺发育不全或发育不良)时,胎儿胸腺的识别和测量则非常重要。有时,体积较大的胸腺可能会与纵隔内的巨大肿块混淆。回声是否均匀、纵隔有无偏移有助于鉴别正常胸腺和纵隔畸胎瘤、胸腺囊肿。正常胸腺平均横径在孕19周为12 mm,孕33周为33 mm。孕38周时,正常胸腺平均周长为128 mm。据报道，急性胎儿胸腺退化与绒毛膜羊膜炎有关。

纵隔畸胎瘤是罕见的前纵隔复杂性肿块。超声显示肿块内回声不均匀，可伴有钙化。MRI是一种重要的辅助手段，可用于评估肿块是否需要行宫内或产后手术治疗。肿块可使食管受压造成继发性羊水过多，并使静脉回流受阻导致胎儿水肿甚至死亡。抽吸肿瘤囊液的宫内干预治疗可以降低胸膜腔内压，从而阻止胎儿水肿进展并预防肺发育不良。推荐采用产时子宫外处理技术，以确保在分娩时能建立合适的气道。

二、肺发育不良，肺未发育，肺未发生

肺发育不良定义为细胞、气道和肺泡数量的减少，导致胎肺大小和重量相对于胎龄绝对减少。肺未发育是指仅有残存的支气管盲端，无肺实质。肺未发生（肺缺如）是指完全无支气管、血管和肺实质。胎儿肺损伤发生越早，肺发育不良、肺未发育或肺未发生的程度越严重。肺发育不良可导致出生后呼吸窘迫和相关的新生儿高死亡率。肺发育不良可为原发性或继发性，可为单侧或双侧，其取决于肺损伤发生的原因及时间。原发性肺发育不良罕见，是肺发生过程中未能正常形成所致。单侧肺缺如的发病率为1/15 000，且常合并其他先天畸形。双侧肺缺如则出生后无法存活。

肺发育不良的继发原因包括肿块压迫肺部（如先天性膈疝）、骨骼畸形导致肺发育受限（如致死性发育不良，图4.2）和严重的持续性羊水过少（如双肾缺如）。导致肺发育不良的其他因素包括激素影响、肺流体动力学异常和胎儿呼吸运动的异常。大多数肺发育不良胎儿会合并严重结构畸形或染色体异常（表4.1）。

表4.1　肺发育不良病因

主要类别	举例
原发性肺发育不良或肺未发育	发育畸形
胸腔占位性病变	先天性膈疝 肺肿块 纵隔肿块 大量胸腔积液
羊水过少	双肾缺如 持续性胎膜早破
骨骼畸形	骨骼发育不良 胸壁肿瘤
呼吸异常	膈神经异常，神经肌肉和中枢神经系统异常
染色体异常和综合征	13、18和21-三体综合征

预测肺发育不良及其严重程度对产前咨询及出生后管理均十分重要，尤其是那些出生后需要立即行重症呼吸监护的胎儿。产前预测肺发育不良的方法包括采用三维超声或MRI评估肺体积、胸围（表4.2）、肺头比、肺体重比和肺动脉多普勒指标。

表4.2　随孕周变化的正常胎儿胸围测值

孕龄（周）	预测百分位数								
	2.5	5	10	25	50	75	90	95	97.5
16	5.9	6.4	7.0	8.0	9.1	10.3	11.3	11.9	12.4
17	6.8	7.3	7.9	8.9	10.1	11.2	12.2	12.8	13.3
18	7.7	8.2	8.8	9.8	11.0	12.1	13.1	13.7	14.2
19	8.6	9.1	9.7	10.7	11.9	13.0	14.0	14.6	15.1
20	9.5	10.0	10.6	11.7	12.9	13.9	15.0	15.5	16.0
21	10.4	11.0	11.6	12.6	13.7	14.8	15.8	16.4	16.9
22	11.3	11.9	12.5	13.5	14.6	15.7	16.7	17.3	17.8
23	12.2	12.8	13.4	14.4	15.5	16.6	17.6	18.2	18.8
24	13.2	13.7	14.3	15.3	16.4	17.5	18.5	19.1	19.7
25	14.1	14.6	15.2	16.2	17.3	18.4	19.4	20.0	20.6
26	15.0	15.5	16.1	17.1	18.2	19.3	20.3	21.0	21.5
27	15.9	16.4	17.0	18.0	19.1	20.2	21.3	21.9	22.4
28	16.8	17.3	17.9	18.9	20.0	21.2	22.2	22.8	23.3
29	17.7	18.2	18.8	19.8	21.0	22.1	23.1	23.7	24.2
30	18.6	19.1	19.7	20.7	21.9	23.0	24.0	24.6	25.1
31	19.5	20.0	20.6	21.6	22.8	23.9	24.9	25.5	26.0
32	20.4	20.9	21.5	22.6	23.7	24.8	25.8	26.4	26.9
33	21.3	21.8	22.5	23.5	24.6	25.7	26.7	27.3	27.8
34	22.2	22.8	23.4	24.4	25.5	26.6	27.6	28.2	28.7
35	23.1	23.7	24.3	25.3	26.4	27.5	28.5	29.1	29.6
36	24.0	24.6	25.2	26.2	27.3	28.4	29.4	30.0	30.6
37	24.9	25.5	26.1	27.1	28.2	29.3	30.3	30.9	31.5
38	25.9	26.4	27.0	28.0	29.1	30.2	31.2	31.9	32.4
39	26.8	27.3	27.9	28.9	30.0	31.1	32.2	32.8	33.3
40	27.7	28.2	28.8	29.8	30.9	32.1	33.1	33.7	34.2

资料来源：With permission from Chitkara U, Rosenberg J, Chevanak FA, et al. Prenatal sonographic assessment of thorax: normal values. Am J Obstet Gynecol. 1987；156（5）：1069-1074.

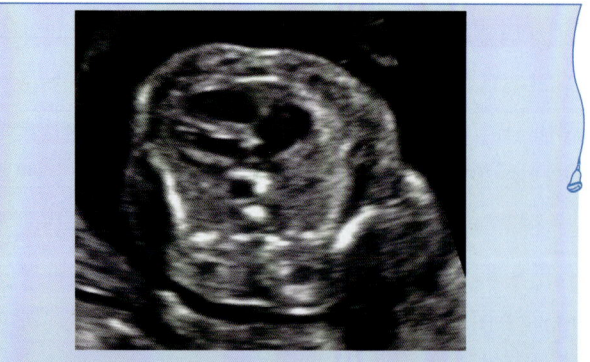

孕20周胎儿胸部横切面声像图显示，该致死性发育不良胎儿异常的短肋骨所致的继发性胸廓窄小。

图4.2　致死性发育不良胎儿继发的肺发育不良

肺发育不良的预后和管理并非一成不变，取决于肺发育不良的严重程度，分娩时的胎龄，以及其他合并异常的情况。在胎膜早破造成羊水过少的孕妇中，若胎儿表现为缺乏呼吸运动，可以预测肺发育不良。肺发育不良临床结局从轻度呼吸功能不全到新生儿死亡均可发生。

单侧肺发育不良或肺未发育时，纵隔会向肺发育不良的一侧移位，而此时的纵隔移位是由肺发育不良或肺未发育所致，而非对侧肺肿块压迫所致（图4.3）。对侧肺可能增大并出现回声增强。肺发育不良也会继发于占位性病变，如先天性肺气道畸形、先天性膈疝或胸腔积液。

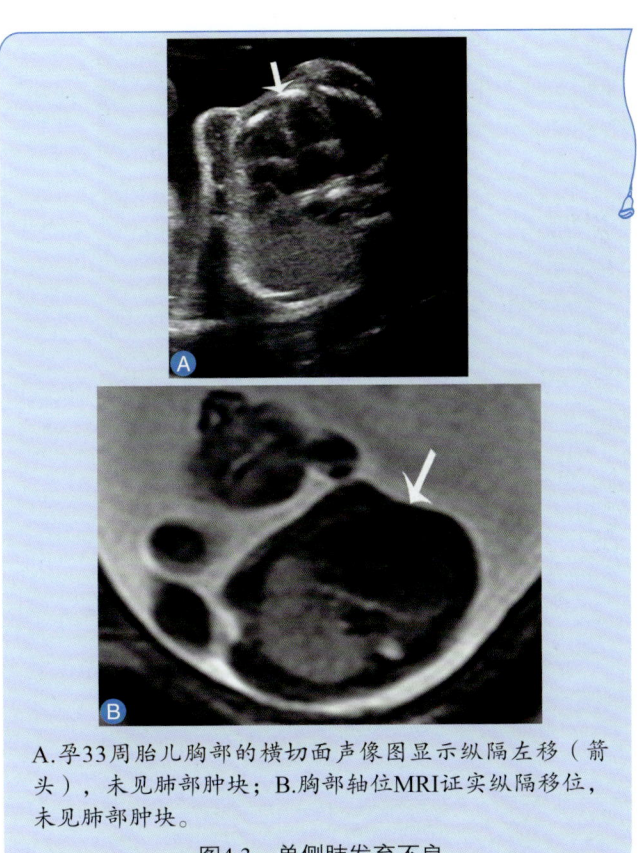

A.孕33周胎儿胸部的横切面声像图显示纵隔左移（箭头），未见肺部肿块；B.胸部轴位MRI证实纵隔移位，未见肺部肿块。

图4.3 单侧肺发育不良

三、先天性肺气道畸形疾病谱

胎儿胸腔的高回声病变（表4.3）或囊性病变可能是先天性肺气道畸形疾病谱的一部分。此疾病谱包括既往被称为先天性肺囊性腺瘤样畸形的病变、支气管肺隔离症和先天性肺叶过度充气。先天性肺气道畸形是一种先天性肺部错构瘤样病变，与支气管树异常沟通，有正常的肺血供，静脉血引流至肺静脉。支气管肺隔离症是发育良好的肺组织，由体循环供血。然而，先天性肺气道畸形和支气管肺隔离症病变往往同时发生，被称为混合病变或先天性肺气道畸形疾病谱的一部分。为清晰理解上述病变，笔者将分别进行描述。但应注意，仔细的进行组织学检查往往会发现，在疑似隔离肺的肿块中有局限性的先天性肺气道畸形病变，以及类似先天性肺气道畸形的病变中同时存在肺循环和体循环双重供血。这两种类型的病变在出生后都可能有空气潴留，因此有形成先天性肺叶过度充气（曾称为先天性大叶性肺气肿）的基本要素。

表4.3 胎儿胸腔病变的鉴别诊断

病变	位置	鉴别特征
先天性肺气道畸形	单侧（2%~3%双侧）	可能发现与高回声病变相关的多发囊性回声
隔离肺	单侧；左肺下叶常见	体循环供血
先天性肺叶过度充气	单侧；肺上叶常见	类似于微囊型先天性肺气道畸形；肺增大、回声增强，伴纵隔移位
先天性膈疝	典型为单侧；左侧最常见	胸腔可见肠蠕动 胃泡位于膈肌以上 部分膈肌缺失
先天性高位气道梗阻	双侧	气管和主要中央气道扩张 双肺对称性增大、膈肌反张

（一）先天性肺气道畸形

先天性肺气道畸形约占先天性肺肿块的25%，其发病率在活产儿中为1/25 000，由具有支气管异常增生的肺组织组成，可累及任意肺叶。在85%~95%的病例中，先天性肺气道畸形局限于一个肺叶或肺段，仅2%~3%的先天性肺气道畸形发生在双侧且左右肺受累程度相当。

先天性肺气道畸形是由孕7周前支气管树胚胎发育过程中的肺损伤引起，导致支气管不能发育成熟、缺乏正常肺泡。组织学上，先天性肺气道畸形与其他肺部肿块的区别在于，除胸膜下区域外，先天性肺气道畸形缺乏支气管软骨和支气管状腺体，伴随有终末细支气管过度生长及肺泡未分化。由此产生的囊性病变会导致受累肺叶（或肺段）体积增大。如果肿块过大将导致纵隔移位，并影响邻近肺的正常肺泡发育。先天性肺气道畸形常保留着与气管支气管树的正常交通，并存在依赖于肺循环的动脉供血及静脉引流，但在与隔离肺相关的先天性肺气道畸形中除外，此种情况被称为"混合性病变"。

根据组织学或产前超声表现对先天性肺气道畸形有不同的分类方法。根据超声特点分为3种主要类型，Ⅰ型（大囊型，囊腔大小为2～10 cm）、Ⅱ型（多个小囊肿）和Ⅲ型（微囊型，表现为高回声肿块）。

先天性肺气道畸形最早可在孕16周时进行超声诊断，可表现为肺部高回声实性肿块（微囊型），也可表现为混合性、囊性或实性肿块（图4.4，动图4.1）。彩色多普勒超声可显示病变区域来自肺动脉的分支血供。典型的先天性肺气道畸形无体循环供血，但正如前文所述，先天性肺气道畸形可与隔离肺同时出现。微囊型先天性肺气道畸形病灶呈实性高回声，而大囊型先天性肺气道畸形则可观察到明显的囊肿，偶尔仅可见一个大囊肿。

对于任何胸腔肿块来说，评估有无纵隔移位、羊水过多或胎儿水肿是非常重要的，因为上述因素均会影响胎儿预后和管理。是否会发展为胎儿水肿取决于先天性肺气道畸形肿块大小，而非囊肿大小。大囊型病变通常预后相对较好。巨大先天性肺气道畸形会压迫心脏和腔静脉，引起中心静脉压升高，导致血流动力学改变和胎儿水肿，此时可能需要宫内介入治疗。

先天性肺气道畸形容积比是一项最初由超声描述的测量值，用于评估预后和胎儿水肿的风险。

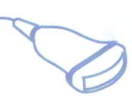

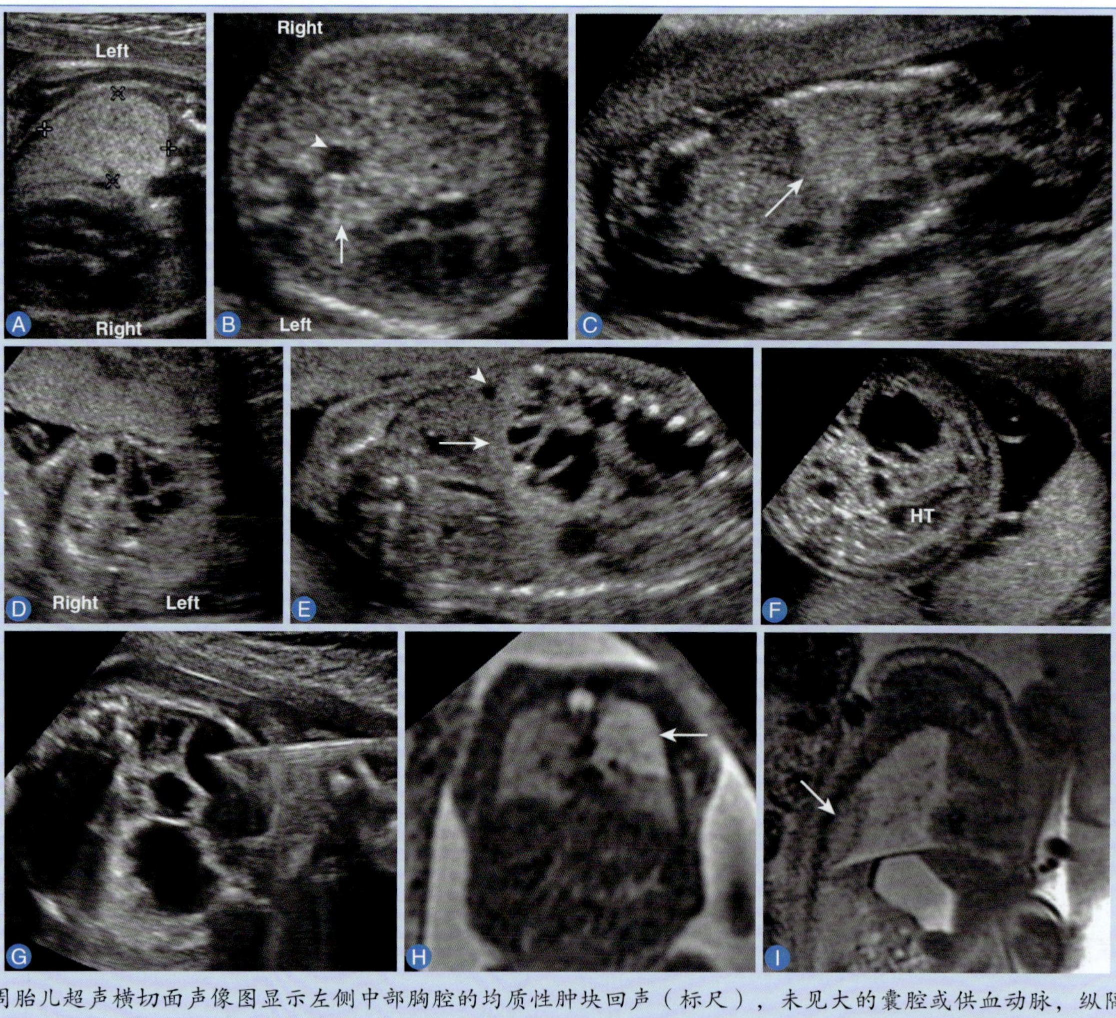

A.28周胎儿超声横切面声像图显示左侧中部胸腔的均质性肿块回声（标尺），未见大的囊腔或供血动脉，纵隔轻度右移；B.20周胎儿超声横切面声像图显示右侧先天性肺气道畸形（箭头），伴有小的囊腔，最大者为8 mm（三角箭头），纵隔中度左移；C.斜矢状位声像图显示先天性肺气道畸形致膈肌反张（箭头）；D.胸部横切面声像图显示先天性肺气道畸形中存在小的囊腔，并伴有轻度纵隔移位；E、F.25周胎儿斜冠状面和横切面声像图显示大囊型先天性肺气道畸形（箭头）伴有膈肌反张、微量腹水（三角箭头）、纵隔重度移位及心脏受压（HT）；G.超声引导下经皮穿刺引流先天性肺气道畸形，采用20G细针穿刺最大的囊肿并引流，缓解心脏受压；H.MRI冠状位T_2WI显示左肺上叶边界清晰的T_2高信号区域（箭头）；I.MRI斜冠状位T_2WI显示一典型正在消退的胎儿先天性肺气道畸形，呈边界清晰的T_2低信号区域（箭头）。

图4.4　先天性肺气道畸形

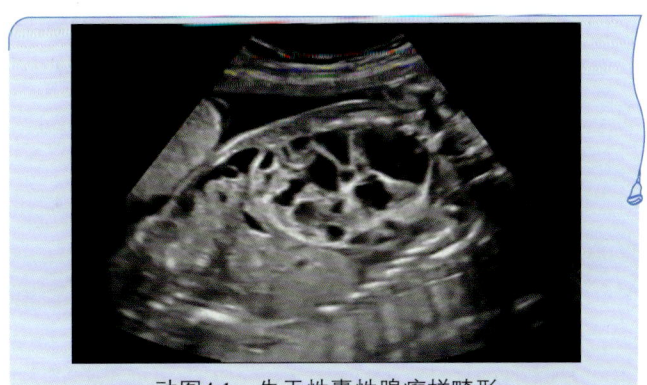

动图4.1　先天性囊性腺瘤样畸形

先天性肺气道畸形容积比由病灶体积（高度×前后径×横径×0.52）除以头围计算得到。当先天性肺气道畸形容积比<1.6时，大囊型先天性肺气道畸形发生胎儿水肿的风险为14%，微囊型为3%。当先天性肺气道畸形容积比>1.6时，胎儿水肿的风险增加至75%。不发生水肿的情况下，胎儿预后良好，据报道活产率为95%或更高。然而，由先天性肺气道畸形导致胎儿水肿且未行治疗者，其死亡率可高达100%。因此，胎儿水肿是宫内治疗的指征，当先天性肺气道畸形容积比较高时，需要在孕中期和孕晚期早期密切随访。如果液体只存在于一处体腔内（如腹水），则仍有可能出现病灶自发消退及积液自行改善。类固醇类药物可以预防胎儿水肿进展或加速病变消退，尤其是在微囊型先天性肺气道畸形中。在非对照研究中，母体使用类固醇类药物可以逆转胎儿水肿并改善预后，该情况也有可能是胎儿胸廓生长和（或）先天性肺气道畸形消退导致水肿缓解，而非类固醇药物的作用。

类固醇对于大囊型先天性肺气道畸形的治疗效果有限，宫内治疗通常包括单针穿刺引流最大的囊肿（图4.4G），或者液体量持续增加时可考虑放置引流管。开放性胎儿手术罕见报道。一项Meta分析结果显示，与存在胸部肿块但无胎儿水肿者相比，先天性肺气道畸形分流术提高了合并水肿胎儿的存活率。先天性肺气道畸形开放性胎儿手术的成功率为29%~62%，但其缺点是可能发生早产。

高达26%的病例中存在合并畸形，常见为肾脏、肠道和心脏异常，在双侧先天性肺气道畸形中更为常见。因此，需要对胎儿进行全面的解剖筛查。需要与之鉴别的诊断包括：肺隔离症，先天性大叶性肺过度充气，支气管囊肿，先天性膈疝，喉或气道梗阻，神经管原肠性/肠源性囊肿，以及纵隔畸胎瘤。

MRI已成为评估和管理先天性肺气道畸形的一种有用辅助手段（图4.4H，图4.4I）。大囊型先天性肺气道畸形T_2WI为高信号，而微囊型为中高信号且分布相对均匀。随着病灶消退，其T_2WI信号强度逐渐减低。

先天性肺气道畸形的纵向研究表明，大多数先天性肺气道畸形在孕20~26周时快速生长，在25周左右达到顶峰，随后增长停滞并通常开始消退。目前尚无可靠的指标确定哪些病灶会继续生长，而哪些会稳定或消退。大约有50%的病灶会持续到分娩时。在孕中期较晚时及孕晚期，15%的病灶会缩小；由于正常的胎儿胸廓生长，大多数病灶尺寸相对减小，但也有少数增大。伴随病灶尺寸减小，其回声也渐渐与周围正常肺组织相近，这是由于正常肺组织回声随孕周增强，而先天性肺气道畸形回声减低。因此，这也使得先天性肺气道畸形在孕晚期很难被观察到，超声主要关注残余肿块效应。

如果胎儿在孕26周之前未出现水肿，预后通常较好。建议在整个孕中期密切观察病灶的生长情况，尤其是先天性肺气道畸形容积比>1.6时。应与新生儿科和（或）小儿外科团队共同制定分娩计划。如果肺部肿块已经消退或较小，且无纵隔移位或胎儿水肿，则新生儿呼吸问题发生概率较低，先天性肺气道畸形则不构成早产或剖宫产指征。

先天性肺气道畸形容积比有助于预测新生儿呼吸系统疾病的风险。一项回顾性研究显示，非水肿胎儿的最终先天性肺气道畸形容积比>1.0可预测出生时的呼吸道症状（其敏感度、特异度、阳性预测值和阴性预测值分别为：75%、98%、75%和98%）及预测围产期手术切除概率（敏感度、特异度、阳性预测值和阴性预测值分别为：100%、98%、75%和100%）。

对于巨大肿块导致纵隔移位和（或）水肿的胎儿，应选择在配备新生儿重症监护室的三级医疗中心进行分娩，该中心应具有提供体外膜肺氧合的能力，并配有处理该类疾病经验丰富的儿外科医师。如果在孕32周后出现水肿，建议提前分娩，并可能采用产时子宫外处理技术流程，即在胎儿分娩过程中，在未断脐的情况下行气管插管。维持子宫胎盘的血流和气体交换以使子宫处于松弛状态，并且进行羊膜腔灌注以维持子宫容积。在极少数情况下，产时子宫外处理技术可为新生儿完全分娩之前切除肺部肿块提供时间，或采用体外膜肺氧合插管这一更为常见的方式，为后续处理先天性肺气道畸形创造条件。据报道，新生儿的总体生存率为90%。

尽管产前超声检查中先天性肺气道畸形的消退很常见，但病变并未完全消失。在无症状新生儿中，出生后的胸部X线片可看不到病变，此种情况建议在出生后行CT检查。由于先天性肺气道畸形潜在的继发性感染和致癌风险，仍推荐在出生后切除该无症状肿块。先天性肺气道畸形手术切除的时机仍存在争议，但大多数中心倾向于在一岁以内择期手术切除。

（二）支气管肺隔离症

支气管肺隔离症是指无功能的肺组织与本身的气管支气管树未能连接，处于隔离状态，并由体循环供血。肺隔离症占先天性肺畸形的6%。与支气管肺隔离症有关的伴发畸形包括先天性膈疝、膈膨升、膈肌麻痹、支气管囊肿、异位胰腺、脊柱畸形和前肠重复畸形。先天性肺气道畸形和支气管肺隔离症的混合病变相对常见，由肺循环和体循环同时供血。

肺隔离症有两种主要类型：叶内型和叶外型。合并支气管肺前肠畸形者，为第三种变异类型。

叶外型肺隔离症（也称为肺外隔离）占出生后支气管肺隔离症的25%。这种病变是指额外发育的肺芽包裹在其自身的胸膜内，典型者其血液供应来自前肠周围的内脏血管，造成隔离肺由体循环供血，静脉引流通常由单根血管回流入奇静脉、半奇静脉和（或）腔静脉系统。然而，高达25%的叶外型肺隔离症通过肺静脉引流。肺外隔离好发于左后肋膈隐窝内，在肺下叶和横膈之间（80%）。

在10%~15%的病例中，肺外隔离发生在膈肌下肾上腺的位置（需与神经母细胞瘤和肾上腺出血鉴别）。在极少数病例中，肺外隔离可表现为纵隔或心包肿块。

叶内型肺隔离症指的是正常肺内由体循环供血的异常肺组织，与正常肺组织拥有共同的脏层胸膜，其血液回流至肺静脉，但也可能回流至腔静脉、奇静脉或右心房，其好发于下叶，左侧稍为多见，占据出生后支气管肺隔离症的75%。

早在孕16周时即可通过产前超声发现叶内型肺隔离症。典型者表现为靠近膈肌的肺下叶内边界清晰、分布均匀的高回声楔形肺肿块（图4.5）。通常这些病变中无囊性结构。然而，当细支气管扩张，或同时合并先天性肺气道畸形的混合病变时，亦可见囊性结构。通过彩色多普勒追踪到肿块内的供血动脉起源于胸主或腹主动脉，即可将肺隔离症与其他先天性肺部肿块相区别。确定肿块的血供起源，对决定出生后手术切除肿块的方式具有重要意义，可据此为患儿父母提供产前咨询。肺隔离症需要与先天性肺气道畸形、先天性肺叶过度充气、先天性膈疝、神经母细胞瘤和肾上腺出血相鉴别。

MRI可帮助明确诊断并确定肿块的位置（膈肌上方、内部或下方）。肿块在T_2WI上为高信号，供血动脉为主动脉走行至肿块内的线性低信号。较小范围的肺内隔离伴随轻微纵隔移位，其临床预后良好。与其他胸部肿块相同，大范围的肺内隔离可致纵隔移位。然而，大多数产前发现的隔离肺均较小或呈中等大小。这些病变可随孕周增长逐渐变小。较大范围的隔离肺可并发胸腔积液，而发生胎儿水肿时产前死亡率增加（图4.6）。大型肿块压迫心脏

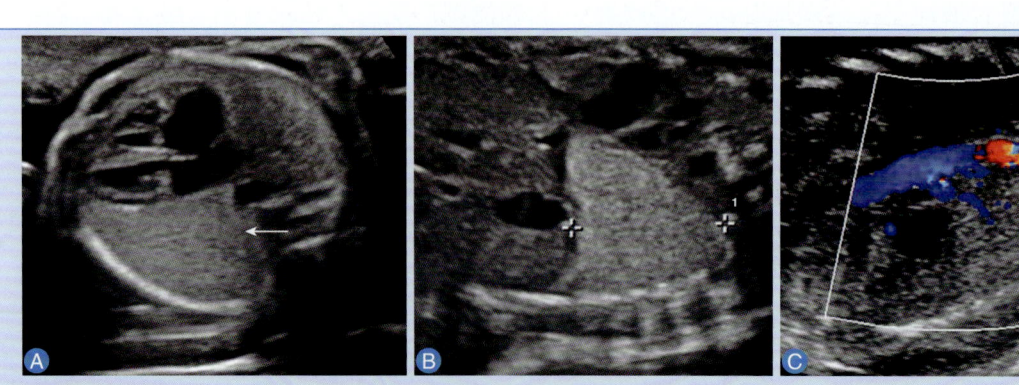

A、B. 横切面和斜冠状面声像图显示左侧胸腔的均质高回声肿块（箭头），伴有轻度纵隔移位和膈肌扁平；C. 彩色多普勒显示一条从膈下的主动脉直接延伸至肿块内的供血血管，证明其为隔离肺。

图4.5 孕19周胎儿支气管肺隔离症

和腔静脉，或血管蒂扭转均致积液发生。胎儿水肿罕见，但也可能继发于体循环供血动脉大量分流或隔离肺所致的纵隔移位及心脏或下腔静脉受压。对于这种复杂病例，可采取胸腔羊膜腔分流术或引流术治疗胸腔积液。激光手术也被尝试用于治疗，并已有一些成功的先例。

在无胎儿水肿的情况下肺隔离症预后极佳，而一旦出现胎儿水肿，死亡率可高达80%。往往我们认为在宫内消退的肿块在产后的CT扫描中仍可观察到。

肿块的明显消退可能是体循环的自然发展或血管蒂扭转的结果。随着肿块的消退，其在超声上更难被探查到，而在MRI中表现为低信号。

分娩计划应综合新生儿科及儿外科医师的意见。如果肿块很小，则无提早分娩或剖宫产的指征；对于大的肿块合并胎儿水肿，应在三级医疗中心分娩。如果孕32周后水肿持续进展，建议提前分娩，并可能采用产时子宫外处理技术。

（三）先天性肺叶过度充气

先天性肺叶过度充气是指肺叶过度膨胀而不破坏肺泡壁。病理学上存在两种亚型。一种亚型是继发于气道软骨异常、支气管软骨缺失、或由扩张的肺动脉或支气管源性囊肿形成外在压迫导致的肺部过度膨胀，塌陷的气道就像一个单向阀，使得产前的液体和产后的空气不能被排出，该亚型之前被称为先天性大叶性气肿，常发生于左肺上叶。第二种亚型的特征是与支气管闭锁相关的肺叶、肺段或亚段过度膨胀，常发生于肺下叶，症状较少。高达50%的先天性肺叶过度充气是特发性的。

先天性肺叶过度充气在产前超声中与微囊型先天性肺气道畸形类似，表现为均匀的高回声肿块。中央扩张的支气管可帮助做出与支气管异常相关的诊断。当过度膨胀的肺向对侧突出时，可发生纵隔移位的占位效应（图4.7）。

彩色多普勒超声显示先天性肺叶过度充气的血供来自肺动脉，并引流至肺静脉。应行超声心动图检查以排除先天性心脏病。

MRI上，先天性肺叶过度充气表现为T_2WI信号增强，呈大叶分布。先天性肺叶过度充气较先天性肺气道畸形信号更均匀，比支气管肺隔离症信号低，肺解剖结构完整，肺门部血管拉伸。

与先天性肺气道畸形类似，该病变可以在宫内消退，亦可见胎儿水肿；因此应在产前进行随访观察，记录其稳定性。由于无特异性表现，即使肿块

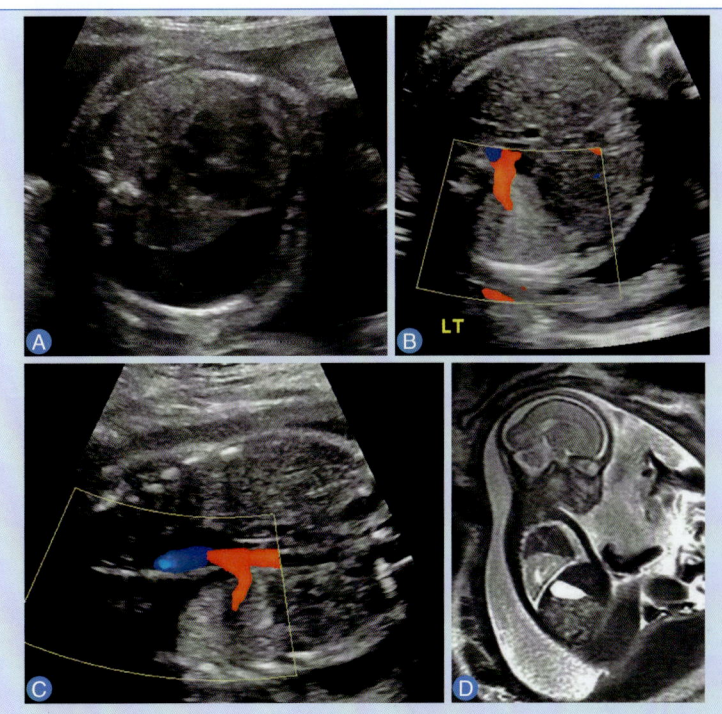

A.胎儿胸部的横切面声像图显示左侧胸腔积液，纵隔向右侧中度移位；B、C.横切面和冠状面彩色多普勒声像图显示，体循环供血动脉进入左下肺叶高回声区；D.矢状位T_2WI显示左下肺叶高强度信号肿块，周围见中量胸腔积液。

图4.6　支气管肺隔离症合并胸腔积液

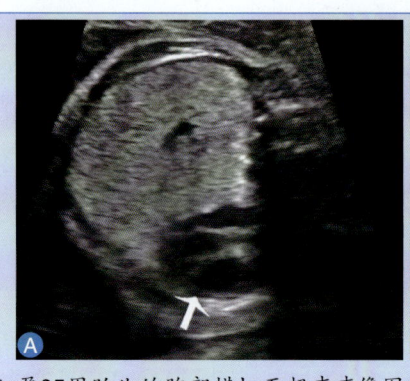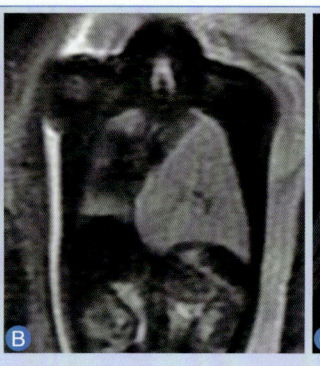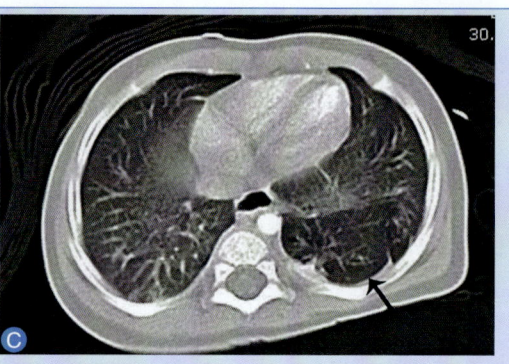

A.孕27周胎儿的胸部横切面超声声像图显示左肺增大，呈弥漫性高回声，致心脏（箭头）向右偏移，未见囊性结构或体循环供血动脉；B.冠状位T_2WI证实左肺增大，横跨中线，肺血管分支穿过肿块；C.出生后5个月，轴位CT扫描显示左肺下叶仍有残留的肺叶过度充气（箭头）。

图4.7　先天性肺叶过度充气

缩小，也需要在出生后进行随访，因为在空气滞留和呼吸窘迫时需要行肺叶切除术。

四、胸膜肺母细胞瘤

胸膜肺母细胞瘤是一种罕见的原发性肿瘤，起源于胸膜肺间充质（既往称之为肺母细胞瘤或恶性间充质瘤）。胸膜肺母细胞瘤有3种类型：Ⅰ型（囊性型）、Ⅱ型（囊实相间型）和Ⅲ型（实性型）。

胸膜肺母细胞瘤超声表现为胸腔内复杂的大囊性病变，与先天性肺气道畸形难以鉴别。阳性家族史、多灶性病变及与之相关的胸腔积液等特点有助于区别胸膜肺母细胞瘤与先天性肺气道畸形。

Ⅰ型胸膜肺母细胞瘤与Ⅰ型先天性肺气道畸形在图像特点上无明显的区别。孕晚期或出生后肿块进行性增大提示胸膜肺母细胞瘤，这与先天性肺气道畸形不同，先天性肺气道畸形会随着时间的推移而变小。早期诊断和完整切除对获得良好的临床结局至关重要。

五、先天性高位气道阻塞综合征

先天性高位气道阻塞综合征是一系列以胎儿高位气道不完全或完全阻塞为特征的疾病。任何阻塞喉部或气管的胎儿异常，造成内源性闭锁或外源性压迫，均会导致先天性高位气道阻塞综合征。喉闭锁是最常见的原因。其他原因包括喉或气管蹼、喉囊肿、气管闭锁、声门下狭窄或闭锁，以及喉或气管发育不全。如果不治疗，先天性高位气道阻塞综合征几乎均为致死性的。

虽然先天性高位气道阻塞综合征为散发，且发病率未知，但先天性高位气道阻塞综合征属于染色体疾病的一种。先天性高位气道阻塞综合征可为家族性常染色体显性遗传，或为其他类型的遗传方式。喉闭锁可能是Fraser综合征（气管或喉闭锁、肾发育不全、小眼症和并指或多指）的表现之一，属于常染色体隐性遗传。

早在孕16周，产前超声即可观察到相关征象，双侧肺对称性增大、回声增强，气管和支气管扩张，其内充盈液体，膈肌扁平或反张（图4.8）。

心脏比正常位置更靠中央、更靠前，且由于双肺增大而受压，通常，会伴有腹腔积液及其他胎儿水肿征象。产生腹水的原因可能与增大的肺压迫心脏和大血管有关，还可伴有羊水过多或过少。

由于上呼吸道梗阻引起肺内液体增多及肺脏不断生长，显示为双肺增大且回声均匀性增强。肺内的组织-液体界面增多，使其回声增强。肺体积可增大至正常的15倍之多。增生的肺除有水肿的表现外，并无其他组织学异常。

MRI检查可识别梗阻区域，并协助制定宫内干预及分娩过程中的管理方案。典型表现包括：肺体积增大，T_2WI上双肺信号弥漫性增强，气管及支气管扩张并充满液体。此外，MRI可鉴别外部原因导致的气管受压。

喉梗阻的胎儿中，超过半数以上伴有其他畸形，以肾脏及中枢神经系统异常最为多见。先天性高位气道阻塞综合征偶尔会与气管食管瘘同时存在。此时，肺内积聚的液体通过瘘管排出，使肺体积缩小、膈肌反张消失、腹水及羊水过多情况缓解。

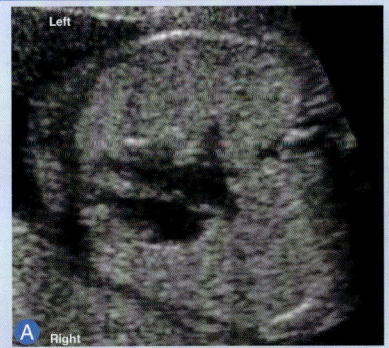
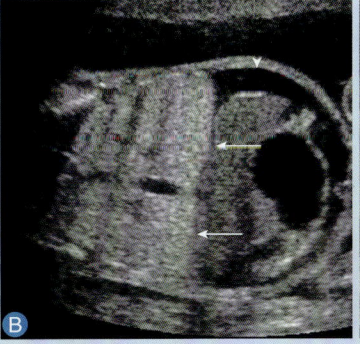
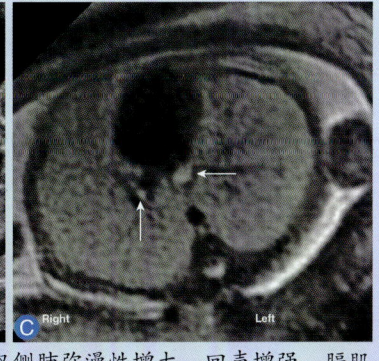
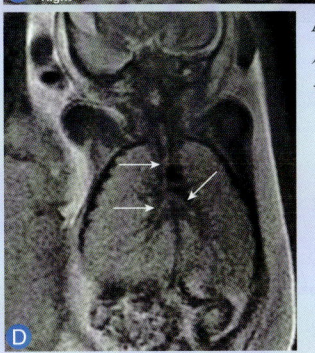

A、B.胸部横切面及冠状面声像图显示双侧肺弥漫性增大、回声增强，膈肌反张（箭头）及腹水（三角箭头）；C、D.MRI胸部横切面及冠状面T_2WI显示肺体积增大，气道充满液体（箭头）。

图4.8　19周胎儿先天性高位气道阻塞综合征

（Courtesy of Katherine Fong, MD, University of Toronto.）

如果不予治疗，喉和气管闭锁可致胎儿水肿造成宫内胎儿死亡，或出生后几分钟内新生儿因呼吸衰竭而死亡。产时子宫外处理技术让该类新生儿存活成为可能。产时子宫外处理技术是在维持母体胎盘循环的同时，在梗阻以下部位行气管切开。

六、支气管源性囊肿

支气管源性囊肿（表4.4）是一种罕见畸形，由气管支气管树异常出芽或分支所致，好发于纵隔内隆突下区域。但也有15%的支气管囊肿发生在肺、胸膜及横膈。支气管囊肿占婴儿及儿童纵隔肿块的11%~18%。囊肿内覆具有分泌功能的支气管纤毛上皮细胞，囊内可充满黏液样物质。纵隔内的支气管囊肿一般不与支气管树相通，而肺内的支气管囊肿通常与支气管树相通。

支气管囊肿的大小不等，从几毫米至>5 cm均有可能。产前超声检查多表现为胸腔内的无回声单房囊肿（图4.9），其内偶可见分层回声。若囊肿无明显的占位效应，一般不会对胎儿造成影响。而如果囊肿压迫气道，会造成胎儿出生时气道梗阻。支气管囊肿主要需与先天性肺气道畸形进行鉴别。先天性肺气道畸形通常有一个以上囊肿，且存在与之相关的、具有占位效应的高回声肿块。当支气管囊肿造成梗阻时，可导致远端肺积液，此时易与肺内高回声病变如先天性肺气道畸形、肺隔离症相混淆。

囊肿可位于纵隔内，也可位于肺实质内。纵隔内的病灶多呈单房结构，位于隆突下方中线位置（75%）。肺实质内的病灶以单房结构多见，沿气管支气管树分布，内可见分隔。支气管囊肿偶可引起支气管受压，导致远端肺过度充气。

胎儿MRI检查有助于明确诊断。囊肿在T_2WI呈高信号，当支气管囊肿造成支气管梗阻、远端肺过度充气时，该区域的肺也呈高信号。由于支气管囊肿会增加出血、感染或恶变的风险，一般需要在出生后行支气管囊肿切除术。

表4.4　胎儿胸部囊性病变的鉴别诊断

	鉴别要点
先天性肺气道畸形	肺部高回声肿块，典型者伴多发囊性结构
先天性膈疝	胸腔内可见肠蠕动 胃泡位于膈肌上方 膈肌部分缺失
畸胎瘤	占位不按肺叶分布，可有钙化
神经肠源性囊肿	毗邻脊柱
支气管囊肿	通常为单发，可有梗阻表现导致远段肺过度充气
食管重复畸形	毗邻食管
淋巴管瘤	越过解剖边界

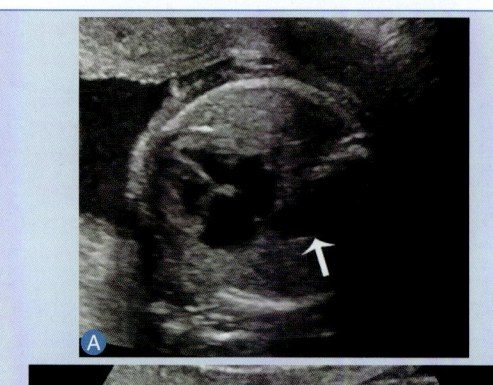

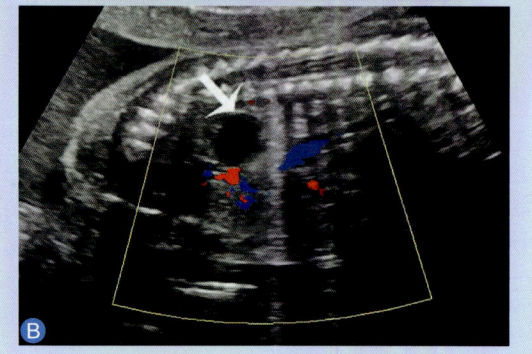

横切面二维灰阶（图A）及矢状面彩色多普勒声像图（图B）显示心脏后方单纯囊肿（箭头）。

图4.9 23周胎儿支气管囊肿

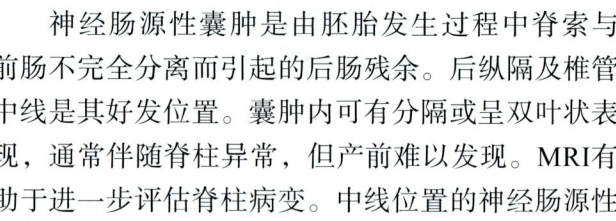

七、神经肠源性囊肿

神经肠源性囊肿是由胚胎发生过程中脊索与前肠不完全分离而引起的后肠残余。后纵隔及椎管中线是其好发位置。囊肿内可有分隔或呈双叶状表现，通常伴随脊柱异常，但产前难以发现。MRI有助于进一步评估脊柱病变。中线位置的神经肠源性囊肿需要与先天性食管囊肿相鉴别。

八、胸腔积液

胸膜腔内出现任何液体即视为异常，如积液量过多，胸腔积液可有占位效应，使心脏受压、胎儿水肿，以及肺部受压，进而引起肺未发育。

原发性胸腔积液较为罕见，胎儿期发病率为1/15 000。乳糜胸是其最常见的病因，由淋巴管系统发育缺陷引起。任何对后纵隔胸导管的损伤均可导致胎儿乳糜性胸腔积液。由于后纵隔胸导管在T_5水平从右侧穿行至左侧，故其受损后胸腔积液在左侧或右侧均可出现。若积液只存在于单侧，或一侧积液量明显多于对侧，且无其他胎儿水肿征象时，需考虑原发性胸腔积液。原发性胸腔积液以高压力表现为特征，胸腔穿刺后压力可快速降低，此外胎儿进展性水肿多局限于上半身。

原发性乳糜胸病例中非整倍体异常的发病率为2%~6%。根据新生儿乳糜胸的定义，胸腔积液内的甘油三酯含量在经口摄入脂肪后>1.1 mmol/L，且淋巴细胞百分比>80%。由于胎儿在宫内无法进食，且正常胎儿血液中淋巴细胞比例平均>80%，因此上述标准不适用于胎儿。

继发性胸腔积液发生于非整倍体异常（特纳综合征或21-三体综合征）、感染［TORCH（弓形虫、风疹、巨细胞病毒、单纯疱疹病毒、人类免疫缺陷病毒）］、遗传综合症及其他结构畸形（先天性肺气道畸形、支气管肺隔离症、淋巴管扩张、心脏畸形）。以上疾病通常表现为双侧胸腔积液（尤其是有水肿的胎儿），但有时也可见单侧胸腔积液。

胎儿胸腔积液超声表现为胸膜腔内无回声液性暗区，肺组织漂浮其中，积液周围为胸壁和横膈（图4.10，动图4.2）。少量积液表现为肺及纵隔边缘的薄层无回声。单侧胸腔大量积液可有占位效应，导致纵隔移位、膈肌扁平或反张。若胸腔积液量少且局限，其预后较好。如果积液量大且有占位效应，未经治疗的胎儿其死亡率可达22%~53%。

少量胸腔积液不会引起纵隔移位。与胎儿水肿相关的胸腔积液可为单侧或双侧，通常在初期表现为单侧，随着病情进展变为双侧。一旦胎儿水肿进展（单侧胸腔积液压迫心脏），此时难以鉴别胸腔积液为原发性或继发性。如果观察到纵隔移位但仅有少量胸腔积液，需要考虑是否存在如先天性膈疝、先天性肺气道畸形或支气管肺隔离症等胸腔占位。不同性质的胸腔积液（脂肪性、蛋白性或血性积液）在MRI的T_1WI及T_2WI上信号强度不同，有助于明确病因。

胎儿胸腔积液的自然进程区别较大，可自发性吸收，也可逐渐进展为胎儿水肿、羊水过多，其围产期发病率和死亡率较高。通过超声可计算出积液比率（积液面积除以胸腔面积），然后进行一系列检查。若该比率升高，发生胎儿水肿的风险也将增高，但目前尚无该指标的截断值作为预后判断依据。

应进行胎儿相关异常评估，包括胎儿超声心动图、母亲血清学感染指标、胎儿染色体核型分析等。胸腔积液的预后情况取决于是否存在相关异

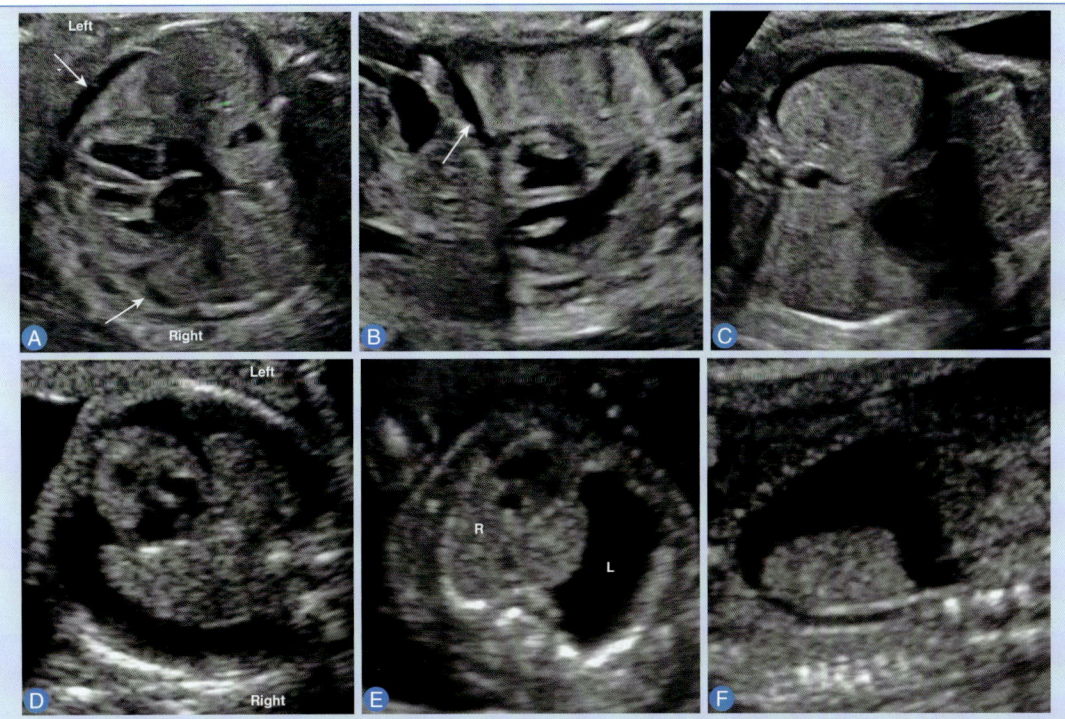

A、B.横切面与冠状面声像图显示25周胎儿少量胸腔积液（箭头）；C.横切面声像图显示28周胎儿胸腔积液伴轻度纵隔移位；D.横切面声像图显示双侧中量胸腔积液使肺轮廓显示清晰，双侧积液量基本相同，故无纵隔移位表现；E、F.横切面及斜矢状面声像图显示17周胎儿左侧胸腔大量积液（L），纵隔显著向右侧移位（R）。

图4.10 胸腔积液

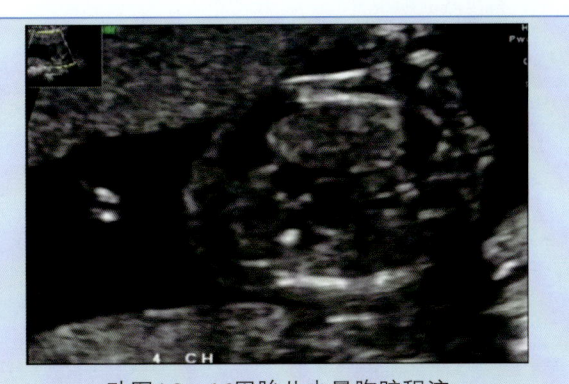

动图4.2 16周胎儿少量胸腔积液

常、积液为双侧或单侧、积液量及纵隔移位的严重程度。少量原发性胸腔积液中22%的病例可自发吸收。积液为单侧、可自行吸收，以及无明显纵隔移位或胎儿水肿的病例，其生存率可达73%~100%。

当单侧积液发展为双侧时，意味着即将发生胎儿水肿。当积液量过多，累及双侧胸腔且有纵隔移位时，胎儿死亡率将升高至52%。若进展为胎儿水肿，死亡率将升高至62%。继发性胸腔积液的预后较差，根据积液量多少，是否进展为胎儿水肿及基础病因不同，其死亡率可高达98%。

不伴随其他异常的孤立性（或不对称性）胸腔积液，尤其是具有水肿风险的胎儿（存在严重纵隔移位或其他水肿征象者）需要接受胸腔引流治疗。通常，胸腔积液只需要一次穿刺引流操作，如果复发，可行胸腔-羊膜腔分流术。一项对于65例胎儿的随访研究发现，接受胸腔-羊膜腔分流术的非水肿胎儿的生存率高达93%，水肿胎儿的生存率为86%。胸腔-羊膜腔分流术的风险包括胎儿出血、分流管堵塞或移位、胎盘早剥或早产。大量胸腔积液胎儿在分娩前行引流术，有助于出生时的气道管理。一项2007年的系统综述指出，对不伴有水肿的孤立性原发性胸腔积液胎儿行产前介入治疗，其生存率可高达60%。

其他有案例报道的治疗方法包括胸膜固定术、胸膜腔内自体血注射，这些治疗措施使患儿的生存率可达到80%。

九、心包积液

与胸腔积液围绕肺脏分布、将肺组织向内侧挤压不同，心包积液位于胸腔前内侧。心包积液厚度一般不超过2 mm，且少量心包积液（最高可达7 mm，孤立性）可为正常现象。大量心包积液可将双肺向胸腔后部推挤（图4.11），可见心脏在胸腔前部的积液内漂浮。

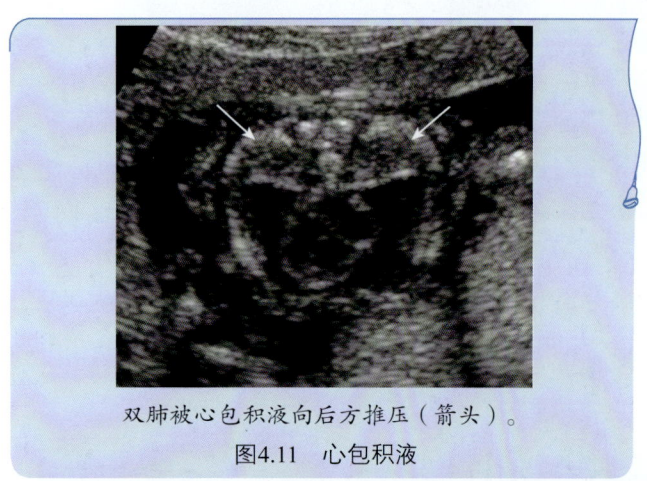

双肺被心包积液向后方推压（箭头）。

图4.11 心包积液

十、肺淋巴管扩张症

肺淋巴管扩张症是一种以肺淋巴管梗阻和扩张为特点的先天性疾病，肺部变大、僵硬，随着积液量增加可导致呼吸衰竭。肺淋巴管扩张症分为原发性和继发性两种类型。继发性肺淋巴管扩张症的主要病因是先天性心脏病导致的静脉–淋巴管回流不良。该病超声表现可能不明显，可有胸腔积液及肺实质回声不均等改变（图4.12），需要行超声心动图检查排除心脏畸形。

胎儿MRI表现为胸腔积液、肺实质信号不均匀，T_2WI高信号管状分支由肺门部呈放射状发出。肺实质不均匀的表现被称为"肉豆蔻肺"（图4.12C），是较为特异的诊断依据。

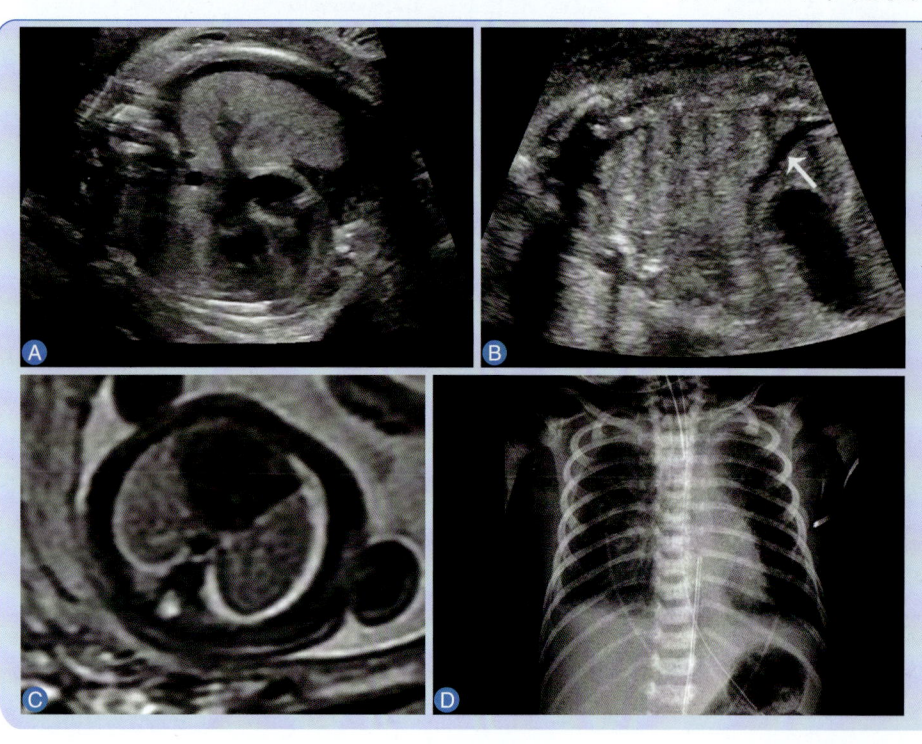

A、B.28周胎儿横切面及矢状面胸部声像图显示胸腔积液（箭头），肺回声不均匀；C.MRI横切面T_2WI轴位图像证实少量胸腔积液，信号不均的肺呈"肉豆蔻样"改变；D.出生后2天，胸部X线片显示新生儿呈肺间质性改变合并少量胸腔积液，右侧积液多于左侧。

图4.12 先天性原发性肺淋巴管扩张症

出生后管理包括限制脂肪摄入、胸腔积液引流、胸膜固定术及胸导管结扎术。近期的试验通过乙基碘化油栓塞扩张的肺淋巴管，也获得了一些成功。

十一、先天性膈疝

先天性膈疝是由器官形成末期胸腹腔通道关闭失败所致。"双重打击"学说认为，缺损发生在胚胎时期（第一次打击），在随后的妊娠过程中肺发育出现异常（第二次打击）。腹腔脏器经膈肌缺损处疝入胸腔，其导致的占位效应严重影响正常胎儿心肺系统的发育。因此，先天性膈疝发病率高、死亡率高，其发病率约为1/3000。

先天性膈疝根据解剖位置可分为后外侧疝（70%～75%），前侧疝（23%～28%）和中心疝（2%～7%）。先天性膈疝以左侧多见（85%～90%），右侧占10%～15%，双侧仅占2%。膈肌缺如、膈肌中心腱疝、心包疝、疝囊包裹疝、膈膨升等是较为罕见的形式。

先天性膈疝的超声表现为胸腔内可见胃泡、胆囊或肠管结构，心脏和纵隔移位，肝疝，脐静脉和肝静脉位置异常，胸腔积液，羊水过多。胎儿腹围通常较小，因腹腔脏器疝入胸腔呈舟状腹。

当在胸腔内观察到临近左心房的胃泡，而在膈肌下方未见正常胃泡时，即可诊断左侧先天性膈疝（图4.13，动图4.3，动图4.4）。小肠、大肠、肝脏、脾脏、肾脏均可疝入胸腔。当腹部内容物疝入胸部时，将导致纵隔移位及心脏右移。疝囊较大、纵隔移位程度严重时，将导致血管受累。由于心脏受压、吞咽障碍、胃肠道部分梗阻可造成羊水过多，此现象在高达69%的胎儿中会出现，尤其在妊娠后期（孕晚期）更明显。

先天性膈疝在孕早期即可诊断，先天性膈疝在产前筛查中心的检出率可高达74%，当合并其他畸形时检出率更高。

左侧膈疝偶可表现为仅有小肠袢疝入胸腔，而胃泡仍位于腹腔。实时超声检查可显示胸腔内蠕动的肠管。除常规超声表现外，实时观察胎儿吸气时腹腔内容物的反常运动也有助于确认先天性膈疝。

大部分左侧膈疝，肝左叶疝入胸腔，诊断依据为在胸腔内观察到肝脏结构（动图4.5）。而有时因胎儿肝脏与肺回声相近，超声不易发现胸腔内的肝脏。此种情况下，追踪门静脉和肝静脉的走行可帮助显示肝血管进入胸腔内。腹腔内的肝静脉走行迂

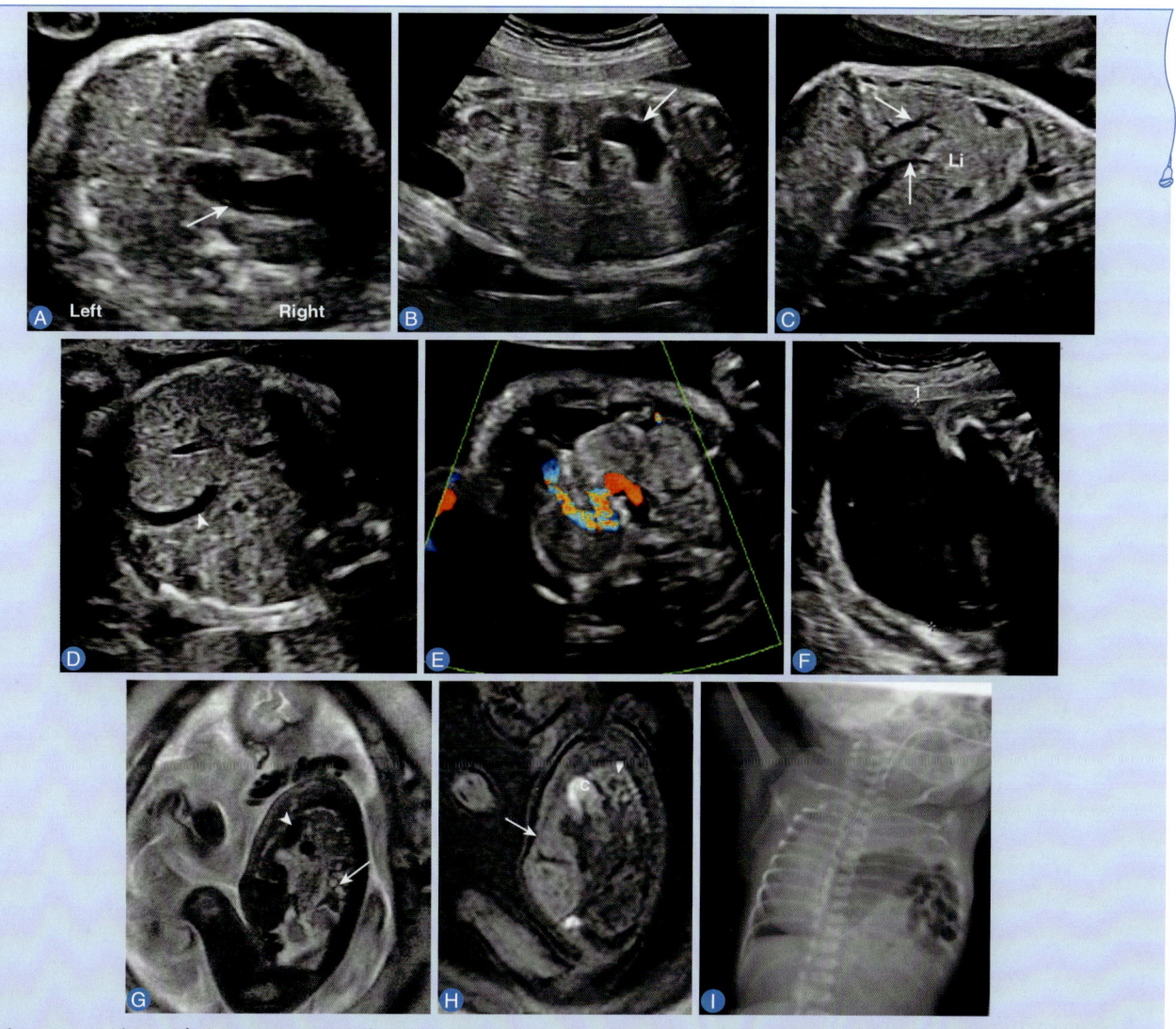

A.孕28周胎儿横切面声像图显示胃泡（箭头）位于胸腔，纵隔向右侧移位；B.另一孕28周胎儿冠状面声像图显示胸腔内轻度扩大的胃泡（箭头）；C.斜矢状面声像图显示大部分肝脏（Li）疝入胸腔，注意肝脏血管（箭头）；D.腹部横切面声像图显示因肝脏疝入胸腔，脐静脉（三角箭头）走行异常；E.胸部横斜切面声像图显示迂曲的肝血管；F.在同一胎儿的横切面声像图右下象限内可见与妊娠相关的羊水过多表现；G.MRI矢状面T_2WI显示胸腔内可见小肠（箭头）及结肠（三角箭头）回声，伴少量胸腔积液；H.胎儿矢状面T_1WI显示肝脏（箭头）位于胸腔内，位于胸腔的结肠内（C）的高信号为胎粪，胸腔内亦可见小肠肠袢（三角箭头）；I.出生后胸部X线片显示肠管及鼻胃管位于左侧胸腔，右肺极小、肺未发育。

图4.13　左侧先天性膈疝

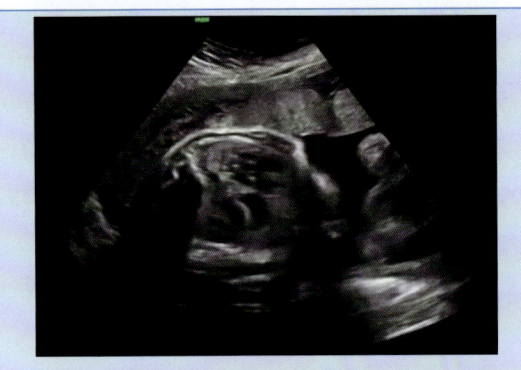

动图4.3　32周胎儿左侧先天性膈疝（横切面）

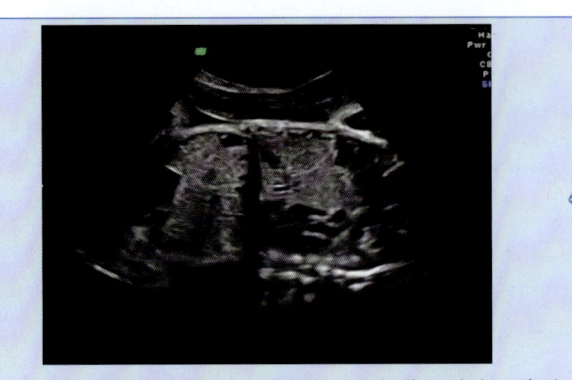

动图4.5　左侧先天性膈疝（较大），大部分肝脏疝入胸腔

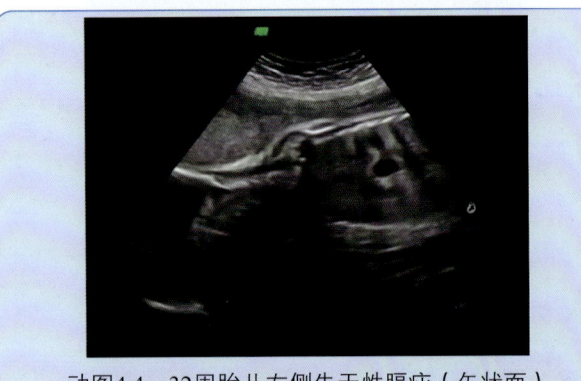

动图4.4　32周胎儿左侧先天性膈疝（矢状面）

曲，且在膈肌水平或膈肌上方可观察到门静脉左支的分支。

右侧先天性膈疝肝脏疝入胸腔，纵隔向左侧移位（图4.14，动图4.6）。因肝与肺的回声相近，故在胸腔内发现胆囊及肝脏血管有助于明确诊断。肠管同样可疝入胸腔，但胃泡位于膈肌下方。下腔静脉迂曲，会出现腹水（积液可延伸至胸腔）及胎儿水肿。右侧缺少低回声的膈肌结构可帮助鉴别先天性膈疝与其他胎儿胸部占位。

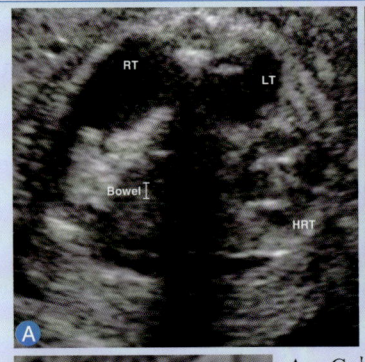
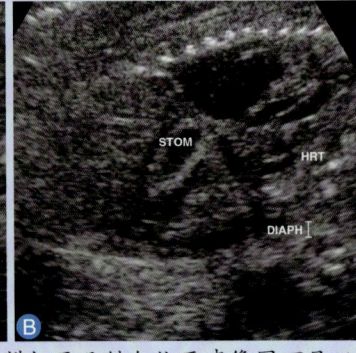
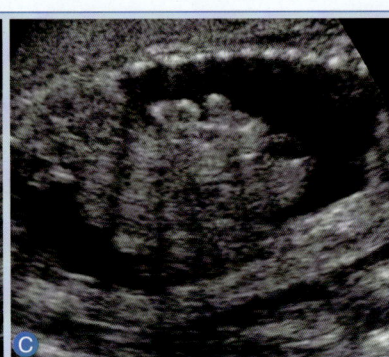
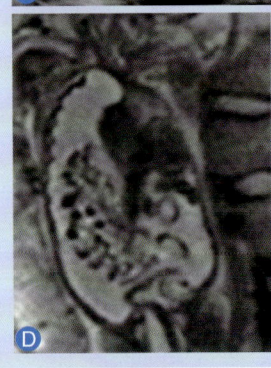

A～C.横切面及斜矢状面声像图可见双侧胸腔积液（RT，LT），右侧胸腔内可见肠袢（Bowel），纵隔移位，心脏（HRT）被推向左侧，左侧膈肌（DIAPH）完整，胃（STOM）位于膈肌下方；D.MRI冠状面T₂WI可见积液从腹腔延伸至胸腔，纵隔向左移位，右侧膈肌缺失，右侧胸腔内可见肠管。

图4.14　30周胎儿右侧先天性膈疝

先天性膈疝胎儿应进行完整的解剖结构检查，以评估是否存在合并畸形（25%～75%）。建议行胎儿超声心动图检查，因10%～35%的先天性膈疝胎儿会合并心脏畸形，若合并心脏畸形轻微，胎儿生存率可从73%降低至67%，若合并心脏畸形严重，胎儿生存率可降低至36%。

MRI是确诊先天性膈疝及是否存在其他合并畸形重要的辅助手段。MRI可更清楚地显示肝脏的位置，确定疝囊内容物是某一肝叶（T_2WI上呈高信号），抑或是压缩的肺组织或实质性先天性肺气道畸形。

因胎粪在T_1WI上呈高信号，故MRI可显示肠管

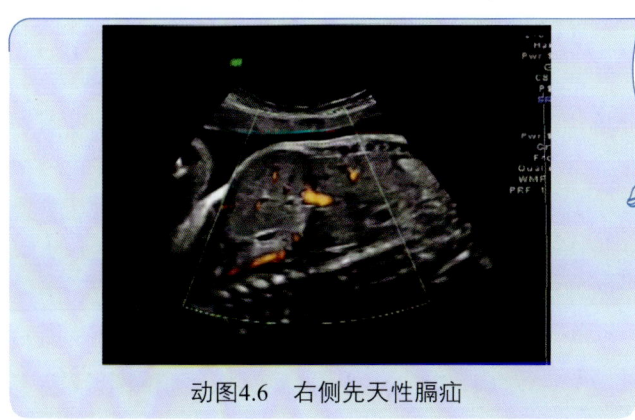

动图4.6 右侧先天性膈疝

的位置。若疝入肠管的顶部呈圆顶状,且下方有积液时,可提示为疝囊。有疝囊包裹的先天性膈疝预后相对较好。MRI还可显示患侧及对侧的正常肺组织,计算肺容积以判断预后。MRI的测量指标包括胎肺容积、胎肺容积实测值与预测值比值、预测肺容积百分比、胎肺容积与胎儿体积比值、肝疝百分比、肝疝体积与胸腔体积比值。MRI还可测量主动脉与肺动脉分支内径,计算改良McGoon指数以作为肺动脉高压的预后指标。

该病预后多变,主要取决于先天性膈疝位于左侧还是右侧、肝脏的位置、有无合并畸形及诊断时的胎龄。若疝入的肝脏体积过大将显著降低生存率。此外,肺发育不良的严重程度和肺高压是影响死亡率与发病率的主要决定因素。孕早期发现的大型膈疝,其肺发育程度相对更差,预后亦会差于孕晚期发现的不伴其他异常的小型膈疝。双侧膈疝通常是致命的。相对于孤立性膈疝,家族性和综合征性膈疝的预后更差。

先天性膈疝预后不良因素

右侧或双侧膈疝

孕早期诊断

肺体积小(测量肺头比或肺容积)

合并畸形(结构畸形或染色体异常)

胎儿水肿

羊水过多

纵隔移位程度

宫内生长受限

肝脏疝入胸腔

心平面测量右肺面积,再除以头围获得该肺头比,从而达到对胎龄的标准化。Metkus等学者首次描述了肺头比,提出肺头比<0.6的胎儿出生后无法存活。Laudy等学者的研究指出,胎儿肺头比<1时死亡率为100%,而肺头比>1.4时预期生存率为100%。肺头比的预测效果在孕23~34周可靠性最高。

超声计算肺头比的方法目前有3种。

- 显示胎儿四腔心切面,在与胸骨平行的方向上测量右肺最大横径,再与之垂直的方向上测量右肺最大前后径,两者相乘再除以头围(mm)。
- 显示胎儿四腔心切面,测量右肺的最大横径及与之垂直的最大前后径,两者相乘再除以头围(mm)。
- 显示胎儿四腔心切面,描画右肺轮廓(mm)获得右肺面积,再除以头围(mm)。

在一些医疗中心,描记法(第三种方法)被认为是预测生存率最为准确的方法。通常肺头比<1.0提示预后不良,生存率约为45%。肺头比的预测价值因测量方法不同、孕周不同会受到很大影响,导致肺头比与死亡率的相关性仍存在争议。

为帮助评估胎儿结局,研究者又采用了另一种超声测量参数,即肺头比实测值与预测值比值。该比值较肺头比预测价值更高。当该比值<25%时,胎儿生存率明显降低。

三维超声可用于先天性膈疝胎儿肺容积的测量,当胎肺容积实测值与预测值比值低于35%时,被认为可预测生存率减低。然而,在高达45%的病例中超声测值不够理想,通常比MRI的测值低25%。

先天性膈疝胎儿生存率降低的预测指标

超声测量的LHR<1

超声测量的o/e LHR<25%

三维超声测量的TFLV<35%

肺动脉内径实测值/预测值较低

MRI测量的o/e TFLV<25%

MRI测量的PPLV<15%

MRI测量的LiTR>20%

注:LHR,肺头比;LiTR,肝疝体积与胸腔容积比值;MRI,磁共振成像;o/e,实测值/预测值;PPLV,预测肺容积百分比;TFLV,总胎肺容积。

应用超声及MRI测量多种指标,以评估肺发育不良的程度及可能的胎儿结局。超声测量肺头比已被用来预测左侧先天性膈疝的胎儿预后。通过在四腔

部分研究在四腔心切面水平对肺门处的肺动脉进行测量,通过测量肺动脉主干及左、右肺动脉并

与正常胎儿对比，发现先天性膈疝及肺发育不良胎儿的肺动脉内径实测值/预测值比值降低。多普勒频谱形态有助于诊断极重度先天性膈疝。肺动脉搏动指数增高（>1）及肺动脉主干舒张早期反向血流（>3.5）提示肺血管床阻力增高，血流优先从动脉导管通过，其均与肺发育不良相关。

其他评估方法包括在孕31～36周通过高氧试验评估肺血管反应性［若反应性正常（肺动脉搏动指数较测试前降低20%）则提示预后较好］，以及测量血流量分数（该指标减低提示先天性膈疝胎儿肺发育减缓及肺内动脉阻力增加）。

先天性膈疝胎儿通常需接受多次影像学检查及产前咨询。此外，需要通过超声随访评估胎儿健康状态、羊水量、肺容积和纵隔移位程度，纵隔移位可导致血流动力学改变。

（一）其他疝与膈膨升

在双侧膈疝中，镰状韧带会进入疝囊。纵隔移位程度不一，但心脏通常会向前上方移位。左、右侧先天性膈疝的特征在双侧膈疝中并存。

心包疝是由横膈胸骨后部分未能闭合导致心包腔与腹腔相沟通。肝脏可疝入心包腔内。心脏受压、静脉回流受阻或心包膜受机械性刺激等可引起心包积液。由于心包占位的鉴别诊断包括心包肿瘤（如畸胎瘤），可通过辨别肝血管来确认肝脏是疝囊内容物的一部分。

膈膨升是指膈肌薄弱部分上移，但膈肌本身完整，胸腔与腹腔之间无连通（图4.15）。膈膨升的围产期死亡率较先天性膈疝低，且可能不需要手术修复治疗，因此，对两者的鉴别诊断十分重要，以提供恰当的产前咨询。

（二）相关异常

先天性膈疝可单发，也可与其他结构畸形、染色体异常或综合征同时存在。25%～55%的先天性膈疝合并其他异常，其中以先天性心脏病最为常见（20%），且11%的病例伴随严重血流动力学异常。由于合并心脏异常的概率较高，建议先天性膈疝胎儿行规范的胎儿超声心动图检查。

先天性膈疝胎儿合并的结构畸形中，中枢神经系统异常发病占第二位，主要包括无脑畸形、脑室扩张及神经管缺陷。10%～20%的先天性膈疝胎儿伴染色体异常，其中以18-三体综合征最为常见。染色体异常在合并其他结构畸形的先天性膈疝胎儿中最为常见。鉴于先天性膈疝与非整倍体高度相关，通常要进行染色体检查。常见的综合征包括Fryn综合征、Beckwith-Wiedemann综合征、Simpson-Golabi-Behmel综合征、Brachmann-de Lange综合征及Perlman综合征。

（三）发病率和死亡率

先天性膈疝的死亡率差异很大，取决于诊断时的胎龄、膈疝位置（右侧先天性膈疝较左侧生存率低，双侧先天性膈疝较单侧预后差）、有无合并畸形、疝的大小、肝脏位置、有无胎儿水肿、纵隔移位的程度、是否羊水过多及残余肺的大小。表4.5列举了如何利用影像学征象预测胎儿预后（生存率预测）。

由于终止妊娠及宫内死亡（继发于合并畸形及水肿），先天性膈疝的死亡率较高。由于肺发育不良、肺动脉高压及机械通气引起的医源性呼吸道损伤，先天性膈疝胎儿在出生后的患病率及死亡率依旧很高。先天性膈疝相关的新生儿肺动脉高压被认为与肺小动脉管壁增厚有关。肺发育不良及肺动脉

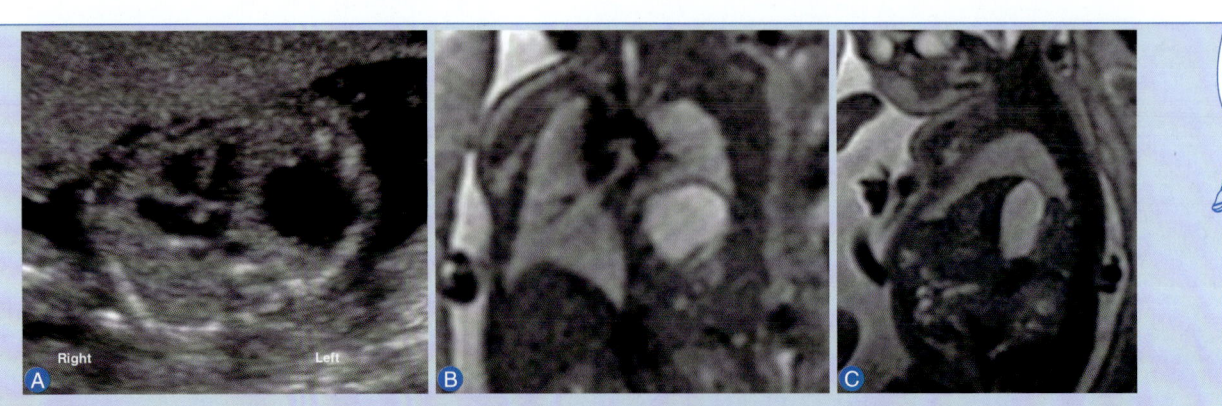

A.胸部横切面声像图显示胃泡位于胸腔内，纵隔轻度移位；B、C.MRI冠状面及矢状面T₂WI显示胃泡位置高，但膈肌完整。

图4.15 膈膨升

高压的严重程度与腹腔脏器疝入胸腔的体积及时间点有关。一项2000年发表的荟萃分析显示，在1975年至1998年间诊断的676例先天性膈疝胎儿中，142例（21%）终止妊娠，36例（5%）宫内死亡，333例（49%）出生后死亡，仅有165例（24%）存活。近期的研究显示生存率有所改善。1999年至2001年的一项临床研究中，肺头比<1.4且肝脏疝入胸腔（既往被认为生存率较低）的胎儿生存率为77%（上述胎儿均未行宫内干预）。近年来先天性膈疝胎儿总生存率得以提高，这得益于先天性膈疝临床护理策略的改进，包括采用合适方式通气以减轻对气道的医源性损伤，以及营养支持。如果在具有护理先天性膈疝婴儿相关经验的专业医疗机构进行分娩，胎儿结局将会得到改善。

表4.5 先天性左侧膈疝生存率的预测因素

影像学表现	征象/值	胎儿结局（生存率%）
肝脏位置	肝脏在上方 肝脏在下方	45% 93%
LHR比值	<1 >1	35% 75%
o/e LHR	<25%	差
o/e TLV MRI	<25%	差（13%）

注：LHR，肺头比；o/e，实测值/预测值；TLV，总肺容积。

（四）宫内治疗

先天性膈疝的治疗主要在于改善肺部发育。膈疝体积较小且肺体积较大，或孕晚期诊断的膈疝可在具有新生儿重症监护室（配备体外膜肺氧合）的三级医疗中心进行分娩。一些中心采用了产时子宫外处理技术及体外膜肺氧合治疗，但并未显示其对生存率的改善。

对于那些在出生后行传统手术治疗难以存活的胎儿，可考虑在专业的医疗中心行宫内手术。胎儿开放性手术可能导致与之相关的胎膜早破及早产，因此该手术旨在改善肺部发育，通常不针对膈肌缺损进行修补。此外，先天性膈疝宫内手术还可能引起肝脏还纳入腹腔时脐静脉及静脉导管扭曲，进而导致胎儿术中死亡。

现阶段的宫内手术旨在通过球囊或夹子行胎儿镜腔内气管阻塞术来刺激肺的发育。该手术在脊椎麻醉、硬膜外麻醉和胎儿镇静下进行，通过3.0 mm的鞘管，将1.2 mm的内镜送至气管内并在气管隆嵴与声带间放置一个可拆卸球囊。胎儿镜腔内气管阻塞术改善了重度先天性膈疝的预后，但其效果取决于术前肺的大小。其他干预手段，如胎儿镜腔内气管阻塞术联合其他治疗方式（如肺泡表面活性物质、类固醇激素）的疗效尚在研究中。

非手术疗法的产前治疗方案目前仍在评估中，主要包括药物治疗、干细胞治疗，有望能改善肺动脉高压及肺发育不良。

十二、结论

当发现胎儿胸腔内异常时，对胎儿进行全方位评估至关重要。病变的回声为囊性或实性，心脏的位置和形态，正常肺的大小，有无胎儿水肿，有无合并异常等均是初次诊断时十分重要的信息。随访观察胎儿水肿表现和进展程度对预后评估具有重要意义。明确诊断非常重要，其关系到是否实施宫内治疗、制定恰当的分娩方式及如何向患儿父母说明出生后可能的治疗方案。

（穆玉明，袁晨，拜合提亚，关丽娜，曹海燕译；梁彗莉校）

参考文献

扫码观看

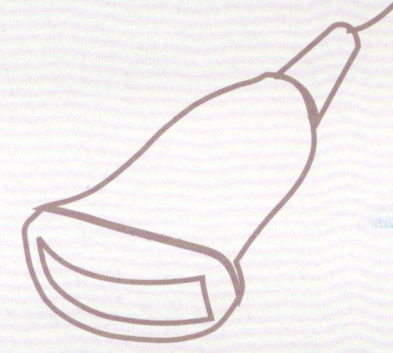

第五章 胎儿心脏

Elizabeth R. Stamm and Julia A. Drose

章节大纲

一、正常胎儿心脏解剖结构和扫查技术
二、结构异常
  （一）房间隔缺损
  （二）室间隔缺损
  （三）房室间隔缺损
  （四）Ebstein畸形
  （五）右心室发育不良
  （六）左心发育不良综合征
  （七）单心室
  （八）法洛四联症
  （九）永存动脉干
  （十）右心室双出口
  （十一）大动脉转位
  （十二）肺静脉异位引流
  （十三）主动脉缩窄
  （十四）主动脉狭窄
  （十五）肺动脉狭窄
  （十六）心脾综合征
  （十七）心脏肿瘤
  （十八）心肌病
  （十九）心脏异位
三、心律失常
  （一）房性和室性期前收缩
  （二）心动过速
  （三）心动过缓
  （四）先天性心脏传导阻滞

> **关键点总结**
> - 中到重度先天性心脏病在新生儿中的发病率约为6/1000。
> - 胎儿的先天性心脏病发病率明显更高,估计至少为15/1000。
> - 有先天性心脏病家族史、单绒毛膜双胎或体外授精者,先天性心脏病发病率更高。
> - 大多数患有先天性心脏病的胎儿无已知的风险因素。
> - 胎儿超声心动图是检出先天性心脏病的安全、有效的手段。
> - 早期检出先天性心脏病对胎儿管理和预后有重要影响,可开展宫内治疗、计划周密的分娩及为父母提供咨询。
> - 外科手术技术和围手术期管理的进步,已经显著改善了很多病例的预后。

胎儿超声心动图可检出胎儿心脏异常,并从多个方面指导产科管理策略,包括分娩方式、是否宫内治疗、给予父母产前诊断咨询及是否选择终止妊娠。先天性心脏病是一个严重问题,中到重度先天性心脏病在新生儿中的发病率约为6/1000。若包括微小病变,如小的肌性室间隔缺损,那么先天性心脏病在新生儿中的发病率可高达75/1000。胎儿先天性心脏病准确的发病率则更难确定。一项大样本研究表明,胎儿先天性心脏病的发病率至少为15/1000。在先天畸形致围产期死亡的病例中,超过20%是由先天性心脏病所致。约85%的先天性心脏病由环境和遗传因素共同导致(表5.1),其余15%的心脏异常与单基因或染色体异常相关。当有一名兄弟姐妹患先天性心脏病时,胎儿患先天性心脏病的风险可升高至2%~3%,当有两名兄弟姐妹或母亲患病时,胎儿患先天性心脏病的风险接近10%;发病率因患病亲属先天性心脏病类型不同而有所差异。母亲患病时,子代的发病率显著高于父亲患病,提示细胞质遗传可能在先天性心脏病遗传学病因中发挥着作用(表5.2,表5.3)。只有50%的胎儿再发心脏异常与先前(亲代)诊断的心脏缺陷为相同类型。

先天性心脏病活产新生儿中,25%伴随心外畸形,13%存在染色体异常。在心脏畸形伴非免疫性水肿的胎儿中,约50%存在染色体异常,10%存在心外畸形。先天性心脏病合并水肿提示预后不良。

尽管胎儿超声心动图检查最常见指征是先天性心脏病家族史及胎儿心律不齐,但其中大部分胎儿心脏结构是正常的。在因常规产科超声检查中发现四腔心切面结构异常、胎儿水肿或明显的羊水过多而行胎儿超声心动图检查的胎儿中,先天性心脏病的发病率最高。常规超声检查中怀疑心脏异常的胎儿,产后发生先天性心脏病的风险为50%~69%。单绒毛膜-双羊膜腔双胎的先天性心脏病风险较高,文献表明,单绒毛膜-双羊膜腔双胎妊娠的先天性心脏病发病率可升高9倍。体外授精的胎儿先天性心脏病的发病风险也略有提高,可能与体外授精较高的双胎妊娠率有关。大部分先天性心脏病的胎儿无明确的风险因素,因此必须强调常规产科超声检查中仔细评估四腔心切面和流出道的重要性。当产前检出严重的结构性心脏异常时,可建议终止妊娠。胎儿超声心动图的另一个重要作用是为存在风险的胎儿确定心脏解剖结构和功能正常,指导临床及家庭决策。

表5.1 先天性心脏病和相关风险因素

因素	发生率	最常见病变
母体因素		
糖尿病	3%~5%	TGA,VSD,缩窄
红斑狼疮	(1%~5%)	心脏传导阻滞
苯丙酮尿症	(12%~14%)	TOF,VSD,ASD,主动脉缩窄
感染		心肌病
风疹	(1%~2%)	TOF,PS,VSD,ASD,PDA,心脏肥大
药物		
异维A酸(视黄酸)	8%~20%	永存动脉干,TGA,TOF,DORV,VSD,主动脉弓离断/发育不良
酒精	25%~30%	VSD,ASD,PDA,DORV,PA,TOF,右位心
金刚烷胺		PA合并单出口
安非他明	5%~10%	VSD,TGA,PDA
硫唑嘌呤		PS
卡马西平		ASD,PDA
甲氨二氮䓬		非特异CHD
可待因		非特异CHD

续表

因素	发生率	最常见病变
可的松/肾上腺皮质素		VSD，缩窄
可迈丁（华法林/苄丙酮香豆素钠）		非特异CHD
环磷酰胺		TOF
阿糖胞苷		TOF
柔红霉素		TOF
右旋安非他明		ASD
地西泮		非特异CHD
苯妥英钠		AS，VSD，ASD，主动脉缩窄
锂	<2%	Ebstein畸形，TA，ASD，右位心，MA
甲氨蝶呤		右位心
口服避孕药		非特异CHD
甲乙双酮		TOF
青霉胺		VSD
普奈米酮		VSD
黄体酮		TOF，动脉干，VSD
奎宁		非特异CHD
沙利度胺	5%~10%	TOF，VSD，ASD，永存动脉干
三氟拉嗪		TGA
三甲双酮	15%~30%	ASD，VSD，TGA，TOF，HLHS，AS，PS
丙戊酸		TOF，主动脉缩窄，HLHS，AS，ASD，VSD，主动脉弓离断，PA不伴VSD
华法林/（苯丙酮）		非特异CHD
综合征		
阿佩尔氏综合征		VSD，主动脉缩窄，TOF
先天性多发性关节挛缩症		VSD，主动脉缩窄，AS，PDA
家族性心房黏液瘤		黏液瘤
伯-韦综合征		心脏肥大
C综合征（Opitz三角头综合征）		PDA
尖头多指（趾）并指（趾）畸形		VSD，PS，TGA，PDA
猫眼综合征（22-三体）	40%	TAPVR，VSD，ASD
CHARGE		VSD，ASD
CHILD		VSD，ASD
Conradi-Hünermann（亨纳曼氏综合征，斑点状软骨发育异常）		VSD，PDA
德朗热综合征	29%	VSD，TOF，DORV，PDA
迪格奥尔格综合征		VSD，主动脉缩窄，永存动脉干
埃利伟综合征（软骨外胚层发育不良）	50%	ASD，单心房

续表

因素	发生率	最常见病变
范科尼全血细胞减少综合征		ASD，PDA
戈尔登哈尔综合征/眼-耳-椎骨畸形综合征		TOF，VSD，ASD
心手综合征		ASD，VSD
卡塔格内综合征		右位心
先天性短颈综合征		VSD，TGA，TAPVR
劳-穆-比综合征		VSD
心脏皮肤综合征		PS
Meckel-Gruber		VSD，ASD，主动脉缩窄，PS，PDA
努南综合征		PS，VSD，ASD，PDA
Pallister-Hall		非特异CHD
皮埃尔·罗班综合征		ASD
波伦综合征		TOF，ASD，PDA，VSD
雷夫叙姆综合征		房室传导缺陷
塞克尔综合征		VSD，PDA
史-莱-奥综合征		VSD，PDA
特雷彻·柯林斯综合征/下颌颜面发育不全		VSD，ASD，PDA
鲁宾斯坦-泰比综合征		ASD，VSD，PDA
Silver/拉塞尔-西尔弗综合征		TOF，VSD
短肋-多指趾综合征（非Majewski型）		TGA，DOLV，DORV，HRH，AVSD
血小板减少-桡骨缺失综合征（TAR）		ASD，TOF，右位心
VACTERL		非特异CHD
瓦登伯革氏症候群		VSD
Weill-Marchesani		PS，VSD
威廉斯氏综合征		主动脉瓣上狭窄，PS，VSD，ASD
脑肝肾综合征		VSD，ASD，PDA
染色体		
13-三体（Patau）	90%	VSD，ASD，右转位，PDA
18-三体（Edward）	99%	主动脉瓣二叶式畸形，PS，VSD，ASD，PDA
21-三体（Down）	50%	房室通道，VSD，ASD，PDA
三倍体		ASD，VSD
5p-（猫叫综合征）	30%	非特异CHD
9p-		VSD，PS，PDA
10q部分三体型	50%	非特异CHD
13q-		非特异CHD
T 20p综合征		VSD，TOF

续表

因素	发生率	最常见病变
Turner（45, XO）	20%	主动脉瓣二叶式畸形, AS, 主动脉缩窄, VSD, ASD, AVSD
8-三体（嵌合体）	50%	VSD, ASD, PDA
9-三体（嵌合体）	50%	VSD, 主动脉缩窄, DORV
13q	25%	VSD
+14q	50%	ASD, TOF
18q	50%	VSD
XXXXY	14%	ASD, ARCA, PDA
疾病和状态		
Crouzon综合征		主动脉缩窄, PDA
神经纤维瘤病		PS, 主动脉缩窄
结节性硬化		横纹肌瘤, 血管瘤
重型地中海贫血		心肌病

注：ARCA, 右冠状动脉起源异常；AS, 主动脉狭窄；ASD, 房间隔缺损；A-V, 房室的；AVSD, 房室间隔缺损；CHD, 先天性心脏病；DOLV, 左心室双出口；DORV, 右心室双出口；HLHS, 左心发育不良综合征；HRH, 右心发育不良；MA, 二尖瓣闭锁；PA, 肺动脉闭锁；PDA, 动脉导管未闭；PS, 肺动脉狭窄；TA, 三尖瓣闭锁；TAPVR, 完全型肺静脉异位引流；TGA, 大动脉转位；TOF, 法洛四联症；VSD, 室间隔缺损。

资料来源：Data from Lachman RS and Donofrio MT.

表5.2 兄弟姐妹存在先天性心脏缺陷时胎儿再发的风险[a]

缺陷	可能风险（%）	
	如有一名兄弟姐妹	如有两名兄弟姐妹
纤维弹性组织增生	4	12
室间隔缺损	3	10
动脉导管未闭	3	10
房室间隔缺损	3	10
房间隔缺损	2.5	8
法洛四联症	2.5	8
肺动脉狭窄	2	6
主动脉缩窄	2	6
主动脉狭窄	2	6
左心发育不良	2	6
大动脉转位	1.5	5
三尖瓣闭锁	1	3
Ebstein畸形	1	3
永存动脉干	1	3
肺动脉闭锁	1	3

注：[a]来自欧洲和北美人群20余年的合并数据。
资料来源：With permission from Nora J.

表5.3 亲代患有先天性心脏缺陷，子代可能的再发风险（%）

缺陷	患病亲代	
	父亲	母亲
主动脉狭窄	3	13～18
房间隔缺损	1.5	4～4.5
房室间隔缺损	1	14
主动脉缩窄	2	4
肺动脉狭窄	2	4～6.5
法洛四联症	1.5	2.5
室间隔缺损	2	6～10

资料来源：With permission from Nora J.

一、正常胎儿心脏解剖结构和扫查技术

胎儿心脏结构与成年人相似，但在解剖结构和生理学上有若干不同。胎儿心脏的长轴与身体长轴垂直，因此经过胎儿胸腔横切面可在单切面中显示4个心腔。成年人心脏长轴的方向为左髋部至右肩的斜线。四腔心切面十分重要，在此切面可检出10%～96%的心脏结构异常。

胎儿超声心动图的常见适应证

- 常规筛查发现心脏异常
- 水肿
- 羊水过多
- 胎儿心律失常
- 胎儿染色体异常
- 胎儿心外畸形
- 家族史（先天性心脏病，与先天性心脏病相关的综合征）
- 母体疾病（糖尿病，胶原血管病，苯丙酮尿症）
- 母体感染（风疹）
- 致畸原暴露
- 孕早期筛查颈后透明层增厚
- 体外授精
- 单绒毛膜双胎
- 监测宫内治疗反应
- 监测具有失代偿风险的胎儿（持续性快速性心律失常，水肿）

心轴和心脏位置正常时，心尖指向左侧，心脏主要位于左侧胸腔内（图5.1A），即为左位心。中位心时，心脏位于胸腔中央，心尖指向前方。右位心时，心尖指向右侧，心脏主要位于右侧胸腔内。右位心需与心脏右移鉴别（图5.1B），后者指心轴正常，而心脏受到外力影响而位于胸腔右侧，如左侧胸腔占位或胸腔积液。心轴异常时死亡率约为50%，心脏位置异常时死亡率可达81%。

胎儿心血管系统包含3个特有的循环途径：静脉导管、卵圆孔和动脉导管（图5.2）。产前，胎儿氧气的唯一来源是胎盘，而不是肺。含氧血离开胎盘，经脐静脉运输到肝血管床，通过静脉导管汇入下腔静脉，然后进入胎儿的右心房。经静脉导管进入下腔静脉的含氧血液因血流加速，大部分通过卵

第五章 胎儿心脏

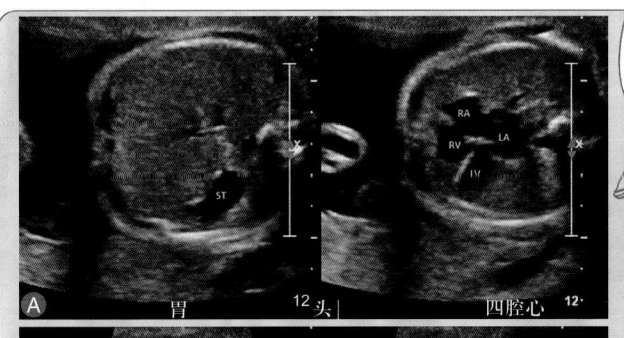

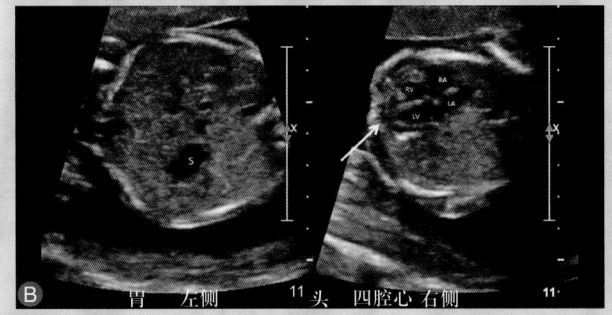

A.正常心脏位置和心轴，心脏主要位于左胸腔内，心尖指向左侧，双屏声像图显示胃（ST）也在左侧；B.因先天性肺气管畸形受压致胎儿心脏向右移位，通过胎儿胸部横切面声像图显示心脏位于右侧胸腔，但心尖（箭头）仍朝向左侧，双屏声像图显示胃在左侧。LA：左心房；LV：左心室；RA：右心房；RV：右心室；S：胃。

图5.1　心脏位置和心轴

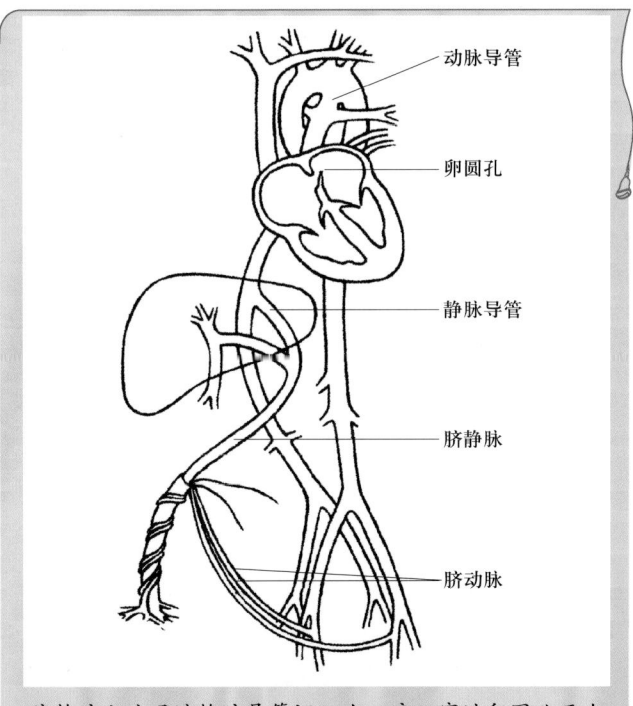

脐静脉血流通过静脉导管汇入右心房，穿过卵圆孔至左心房；胎儿右心输出量通过动脉导管分流至降主动脉。

图5.2　胎儿血液分流示意图

圆孔被分流至左心房，然后进入左心室、主动脉和胎儿头部。来自上腔静脉的低氧血也汇入右心房，同来自下腔静脉的含氧血混合，随后流向右心室和肺动脉，大部分血液直接通过动脉导管进入降主动脉。在这些分流的作用下，两个心室心输出量的大部分都进入体循环，而不是同成年人一样，心输出量大部分进入肺循环。通过肺动脉进入肺血管床的血液经4条肺静脉回流至左心房，从左心房进入左心室，最终到达降主动脉，通过髂动脉和脐动脉回流至胎盘。胎儿心脏和大血管的正常测量值如图5.3和图5.4所示。

胎儿超声心动图检查最适宜孕龄为孕18～22周。18周以前，由于胎儿心脏过小而分辨力受限。22周以后，检查可能因胎儿颅骨、脊柱和长骨逐渐骨化，羊水量相对较少和胎位不佳而受到影响。需要注意的是，某些先天性心脏畸形是逐渐进展的，在孕22周或更早的孕期时，变化较细微或无法识别，但越接近足月时表现得越明显。快速性心律失常可能在孕晚期才会有所表现。阴式超声在某些病例中最早可于11～14周完成孕早期胎儿心脏评估。近期研究表明经腹超声也可以在孕11～13周给予评估，但在孕早期行胎儿超声心动图检查仍有诸多限制，应将其作为孕中期评估的补充手段，而非替代手段。

胎儿心脏扫查需要遵循系统性方法，从判断宫内胎方位和心脏在胎儿胸腔内的位置开始。在膈肌水平以上，胎儿胸腔横切面可显示4个心腔。声束平行于室间隔（心尖四腔心切面；图5.5A，动图5.1），或垂直于室间隔（剑突下四腔心切面；图5.5B，动图5.2）均可获得四腔心切面。在四腔心切面中，可观察到卵圆孔瓣回声摆动于左心房侧，同时观察到两条肺静脉进入左心房。四腔心切面还可观察房室瓣活动。三尖瓣隔叶附着于室间隔的位置较二尖瓣前叶附着点更靠近心尖部。左心室壁相对光滑，形状较右心室更细长。正常情况下，心尖由左心室构成。右心室壁心内膜面粗糙，特别是靠近心尖的位置，此处调节束和隔缘肉柱常显示为细束明亮的回声，有助于确定形态学右心室。

在剑突下四腔心切面基础上，将探头偏向胎儿的右肩，可评估左心室和升主动脉的连续性（图5.6）。在该方向进一步偏转探头，可显示右心室和肺动脉的连续性（图5.7，动图5.3，动图5.4）。孕14～42周，肺动脉内径较主动脉宽约9%。M型与二维超声声像图在主动脉和肺动脉内径测量上较为一致，测量差异可忽略不计（2%~5%）。进一步向右旋转探头，获得胎儿胸腔矢状面和心室短轴切面（图5.8，动图5.5）。在该切面基础上将探头向左肩偏转，可显示大血管短轴切面，短轴切面声像图显示位于中央、呈圆形的主动脉，肺动脉包绕其前方向左侧延伸（图5.9）。

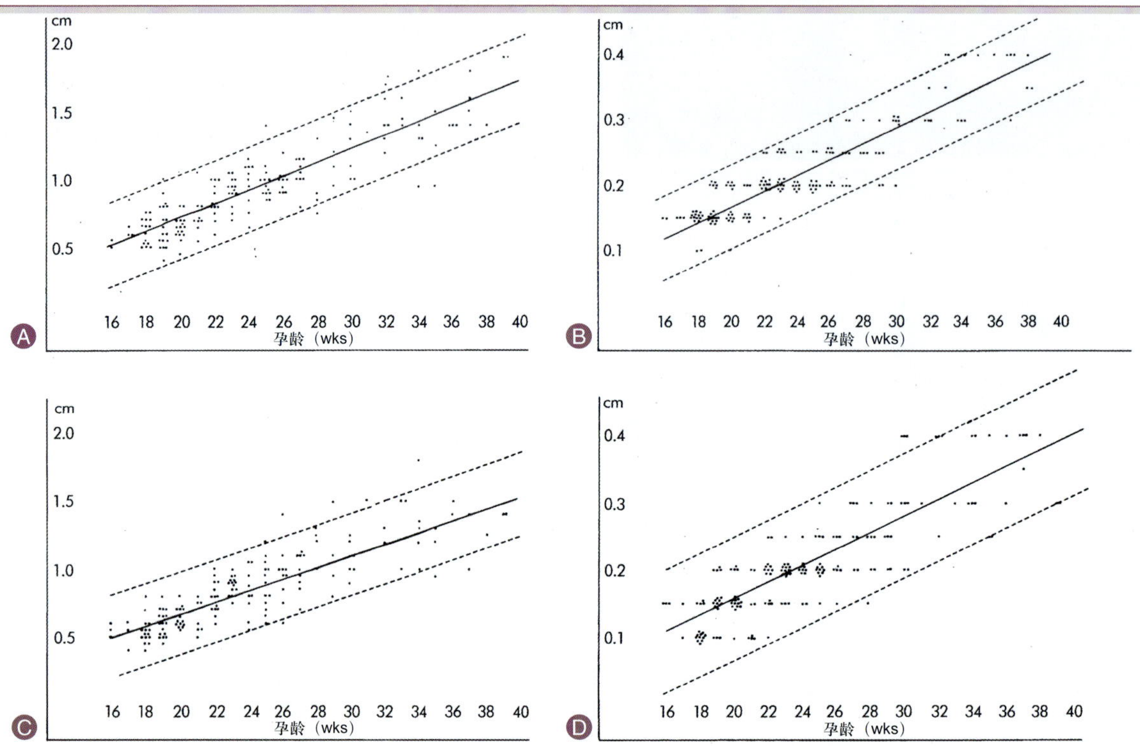

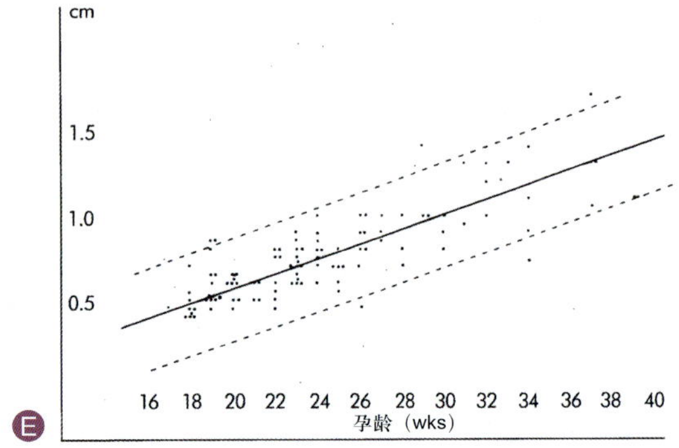

A.左心室内径随孕龄的变化，y=0.049x-0.262；
B.右心室内径随孕龄的变化，y=0.045x-0.228；
C.左心室后壁厚度随孕龄的变化，y=0.012x-0.063；D.室间隔厚度随孕龄的变化，y=0.012x-0.088；E.左心房内径随孕龄的变化，y=0.040x-0.214；各图中，95%可信区间代表了均值的两倍标准误。

图5.3 胎儿心脏内径

[With permission from Allan LD, Joseph MC, Boyd EG, Campbell S, Tynan M. M-mode echocardiography in the developing human fetus. Br Heart J. 1982；47（6）：573-583.]

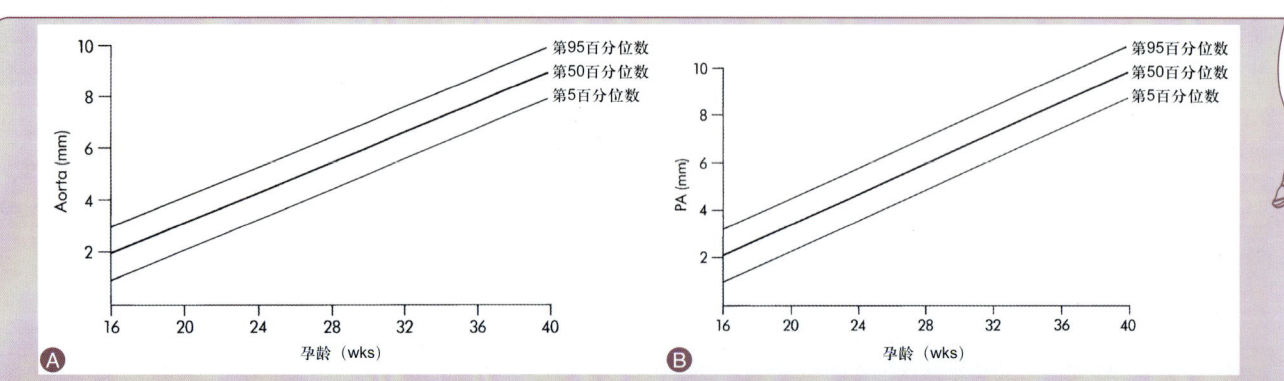

A.主动脉根部（Aorta）内径随孕龄的变化；B.肺动脉（PA）主干内径随孕龄的变化。超声心动图测量的正常值和可信区间。

图5.4 胎儿主动脉根部和肺动脉内径

[With permission from Cartier MS, Davidoff A, Warneke LA, et al. The normal diameter of the fetal aorta and pulmonary artery: echocardiographic evaluation in utero. Am J Roentgenol. 1987；149（5）：1003-1007.]

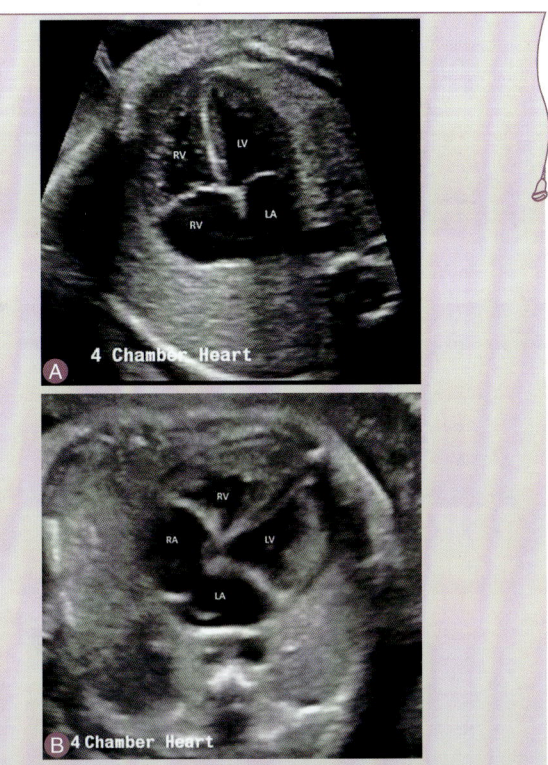

A.心尖四腔心切面显示房间隔和室间隔与声束方向平行；B.剑突下四腔心切面显示房间隔和室间隔与声束方向垂直。LA：左心房；LV：左心室；RA：右心房；RV：右心室。

图5.5　心脏四腔心切面

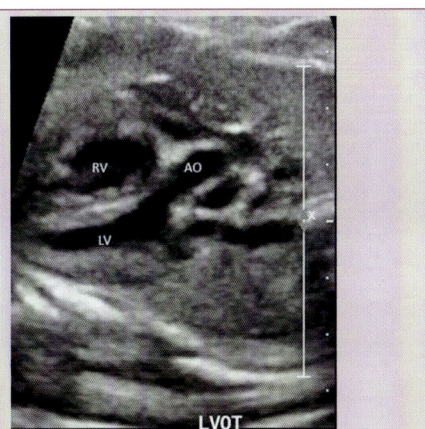

RV：右心室；LV：左心室；AO：主动脉；LVOT：左室流出道。

图5.6　主动脉和左心室的连续性

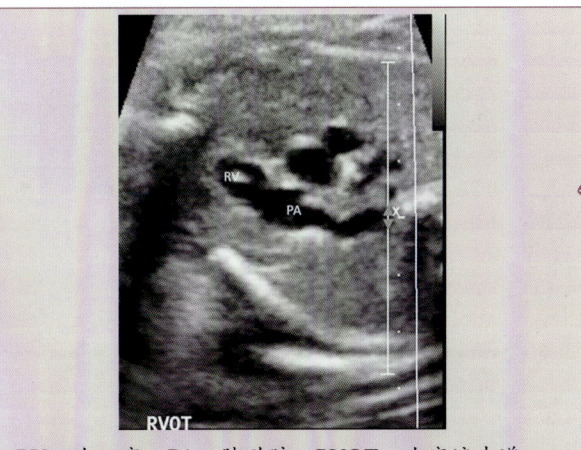

RV：右心室；PA：肺动脉；RVOT：右室流出道。

图5.7　肺动脉和右心室的连续性

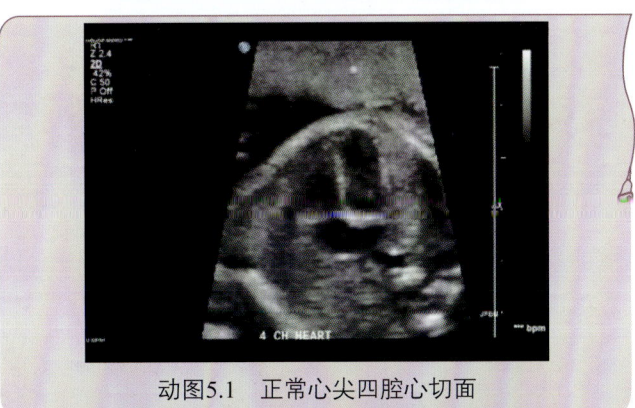

动图5.1　正常心尖四腔心切面

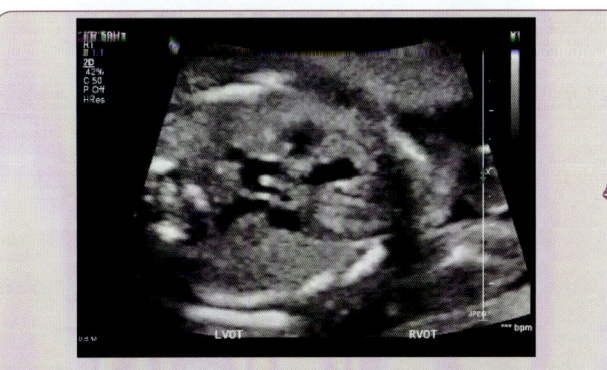

动图5.3　主动脉和肺动脉的正常声像图

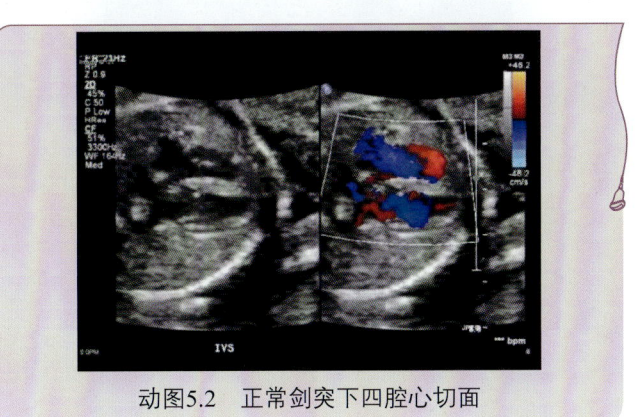

动图5.2　正常剑突下四腔心切面

心尖四腔心切面可作为评估心脏解剖结构的起始切面。Yagel及其同事描述了一系列由心尖四腔心切面衍生的切面，均可通过将探头向头侧偏移获得。将探头向头侧轻微移动可显示心尖五腔心切面，可用于评估左心室和升主动脉的连续性（图5.10）。继续向头侧移动探头，可显示肺动

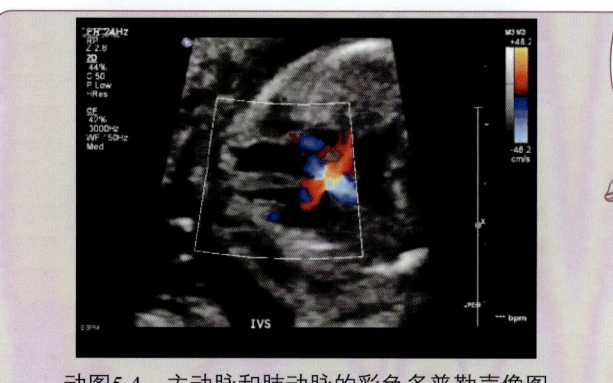

动图5.4 主动脉和肺动脉的彩色多普勒声像图

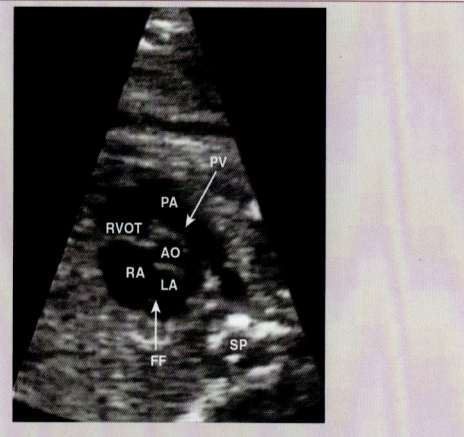

主动脉位于中心,肺动脉包绕其前方。FF:卵圆孔瓣;LA:左心房;PV:肺动脉瓣;RA:右心房;RVOT:右室流出道;SP:脊柱。

图5.9 大血管短轴切面

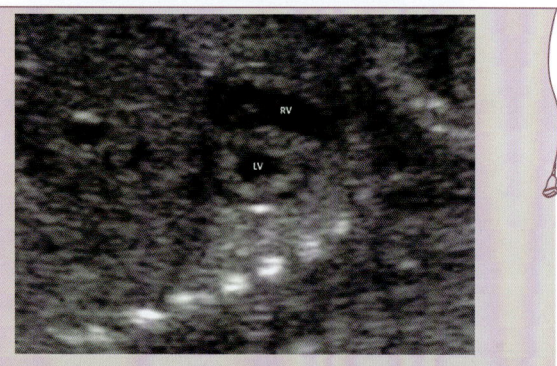

右心室位于前方,正常情况下其应略大于左心室。RV:右心室;LV:左心室。

图5.8 心室短轴切面

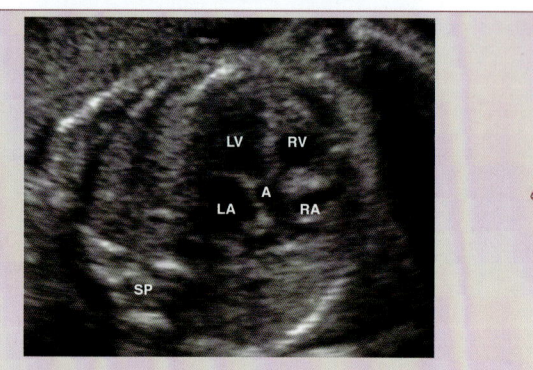

A:主动脉;LA:左心房;RA:右心房;RV:右心室;SP:脊柱。

图5.10 心尖五腔心切面显示主动脉和左心室的连续性

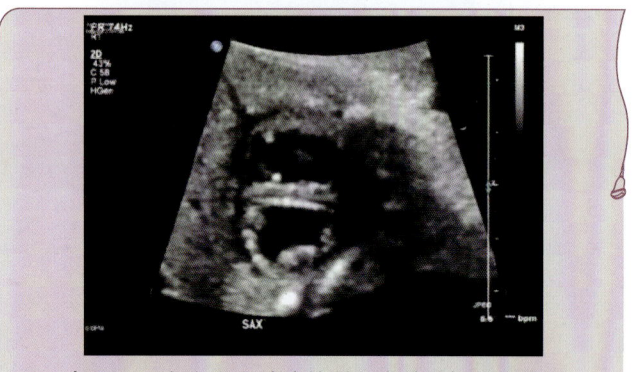

动图5.5 心室和大动脉的彩色多普勒短轴声像图

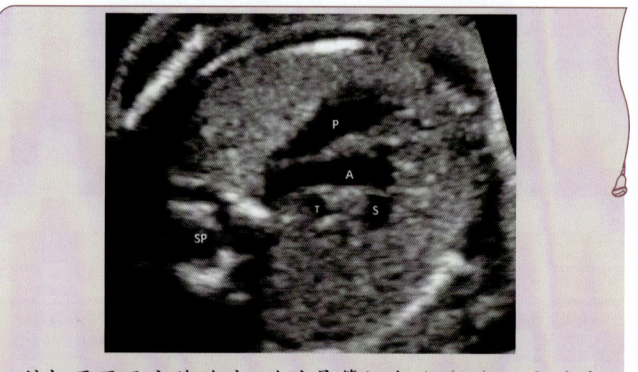

该切面显示主肺动脉-动脉导管汇合处(P),主动脉横弓(A)和上腔静脉(S)走行正常,两条大血管均位于气管(T)左侧。SP:脊柱。

图5.11 三血管气管切面

脉分叉及其与右心室的关系。接下来显示三血管气管切面(图5.11,动图5.6),该切面可评估主肺动脉-动脉导管汇合处,主动脉横弓和上腔静脉。在该切面可对比血管内径、确定血管数目,并通过彩色多普勒判断血流方向。此外,还可确定两条大血管的位置,正常情况下其均位于气管左侧。将探头方向从胎儿左肩转向右侧胸腔,进一步观察胎儿矢状面,可观察到主动脉弓特征性的"拐杖糖"形状及其发出的3条头颈部血管分支(图5.12,动图5.7,动图5.8)。头颈部3条主要血管及动脉导管均可显示。应注意区分主动脉弓与导管弓(图5.13),后者由右室流出道、肺动脉和动脉导管构成,导管弓较主动脉弓更宽且更平。最后在胎儿矢状面基础上,将探头向右滑动,可观察到下腔静脉和上腔静脉汇入右心房。

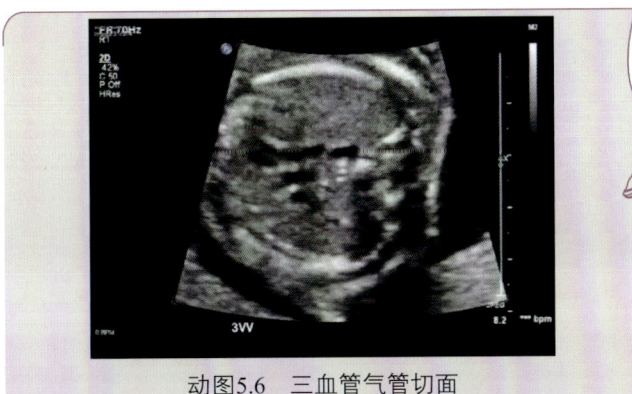

动图5.6 三血管气管切面

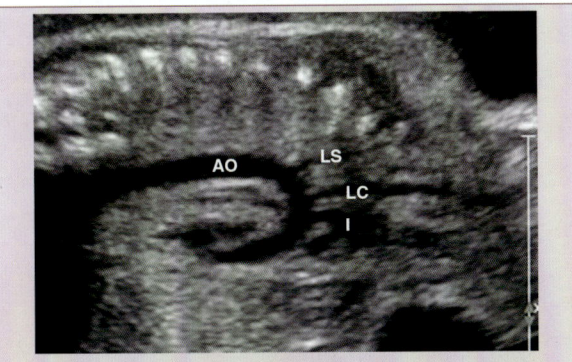

胎儿矢状面声像图显示"拐杖糖"样的主动脉弓和其上发出的头颈部血管分支。AO：降主动脉；I：无名动脉；LC：左颈总动脉；LS：左锁骨下动脉。

图5.12 正常主动脉弓

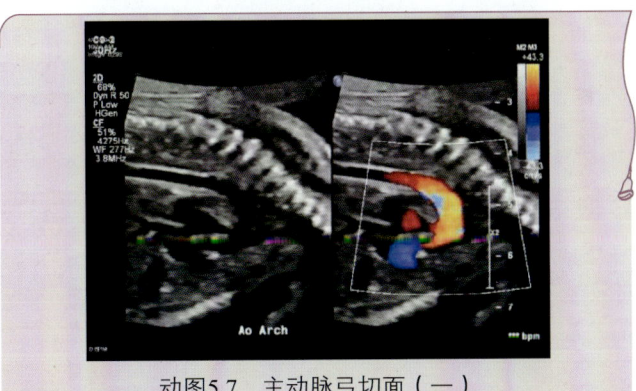

动图5.7 主动脉弓切面（一）

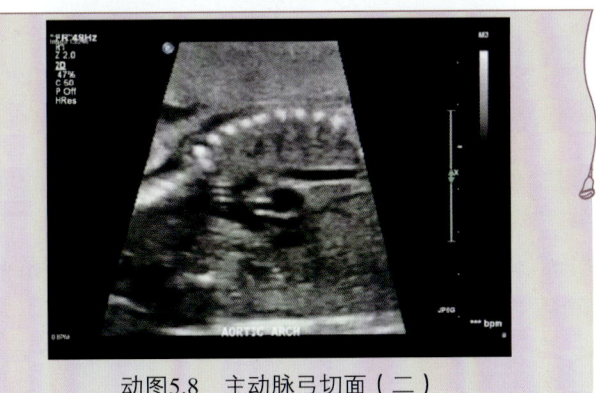

动图5.8 主动脉弓切面（二）

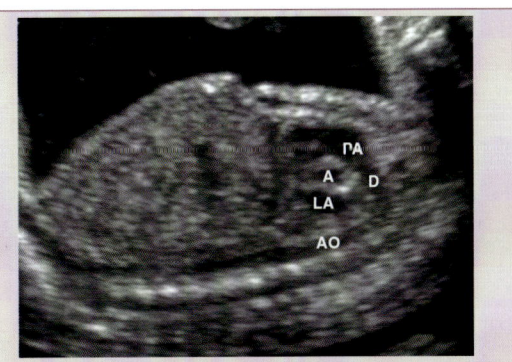

胎儿矢状面声像图显示肺动脉包绕主动脉，延续为动脉导管，与降主动脉相连。LA：左心房；PA：肺动脉；A：主动脉；D：动脉导管；AO：降主动脉。

图5.13 正常导管弓

M型超声心动图显示心室壁随时间运动的二维超声声像图，有助于评估心率、心腔径线、室壁厚度及室壁运动（图5.14）。取样线同时通过心房和心室的

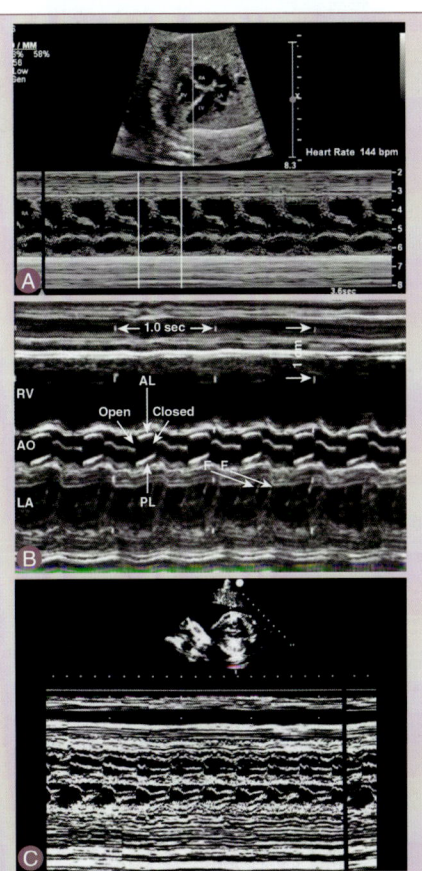

A.右心房（RA）和左心室（LV）的M型超声声像图显示正常情况下心房收缩后出现心室收缩；B.通过主动脉根部的M型超声声像图显示主动脉瓣开放和关闭，可见卵圆瓣摆动于左心房侧（LA）；C.M型超声声像图显示二尖瓣和三尖瓣的开放和关闭。LA：左心房；RA：右心房；LV：左心室；RV：右心室；AL：主动脉瓣前瓣；AO：主动脉；PL：主动脉瓣后瓣；IVS：室间隔；F：卵圆孔瓣；MV：二尖瓣；TV：三尖瓣。

图5.14 M型超声心动图

M型超声声像图有助于分析心律失常（图5.15）。心腔径线及功能应在房室瓣水平进行评估。

频谱多普勒超声可用于测量通过胎儿血管或瓣膜的血流速度（图5.16）及评估心脏瓣膜的反流（图5.17）。血流速度的变化可反映心脏结构或功能的异常。例如，房室瓣狭窄可表现为受累瓣膜频谱形态异常。频谱多普勒超声有助于评估结构异常对心脏功能的影响和心律失常。

彩色多普勒超声可快速查看心内和大血管内的血流模式（图5.18），能够更快速地确定功能和结构的异常。如彩色多普勒超声可清晰显示瓣膜狭窄，以及关闭不全的瓣膜或大血管中的反向血流。

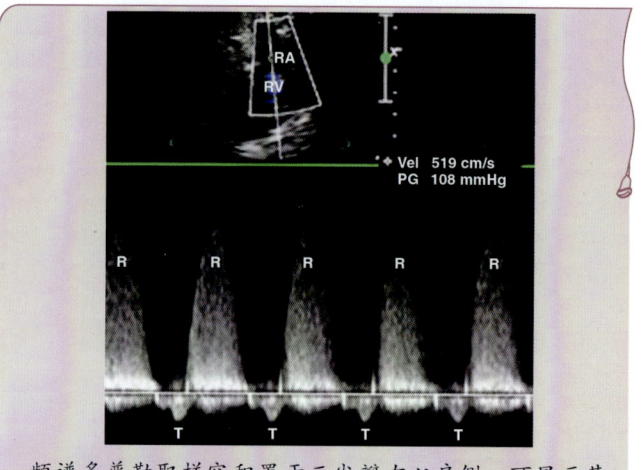

频谱多普勒取样容积置于三尖瓣右心房侧，可显示基线上方的反流频谱，提示该瓣膜在收缩期未能完全闭合，血液反流回右心房。RA：右心房；RV：右心室；T：三尖瓣；R：反流血流；Vel：速度；PG：压差。

图5.17　三尖瓣关闭不全

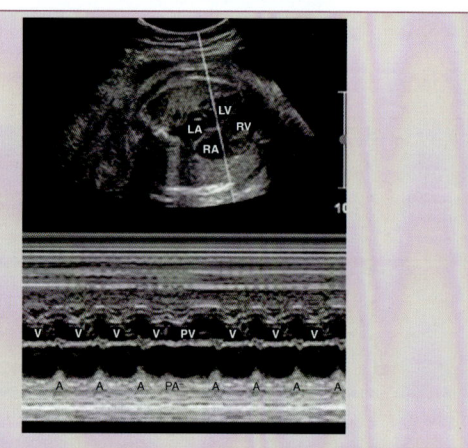

取样线同时通过左心室和右心房，M型超声声像图显示在正常的心房搏动后出现了一个房性期前收缩，心室运动声像图显示每个心房搏动后跟随正常的心室收缩，以及房性期前收缩后跟随的室性期前收缩。LA：左心房；RA：右心房；LV：左心室；RV：右心室；PA：房性期前收缩；PV：室性期前收缩；V：心室收缩。

图5.15　M型超声心动图分析心律失常：传导性房性期前收缩

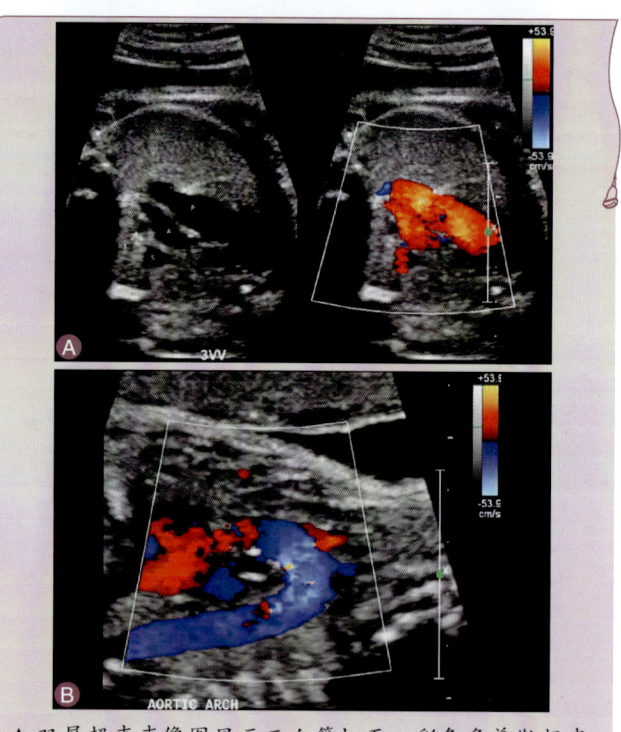

A.双屏超声声像图显示三血管切面，彩色多普勒超声显示肺动脉（P）、主动脉（A）和上腔静脉（S）的正常血流；B.彩色多普勒显示主动脉弓的正常血流。3VV：三血管切面；AORTIC ARCH：主动脉弓。

图5.18　彩色多普勒评估正常血流

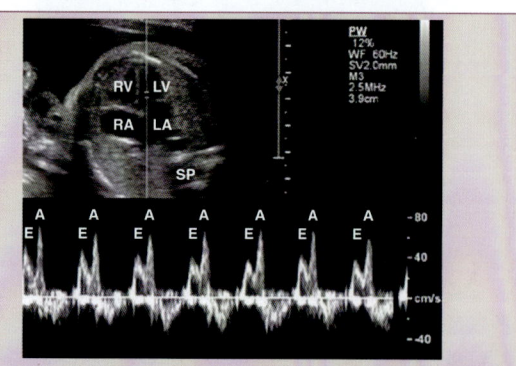

频谱多普勒取样容积置于二尖瓣左心室侧，观察到基线上方的正常二尖瓣波形，显示正常的舒张早期（E）频谱和心房收缩（A）频谱。LA：左心房；RA：右心房；LV：左心室；RV：右心室；SP：脊柱。

图5.16　频谱多普勒评价正常二尖瓣

彩色多普勒超声可快速查看心内和大血管内的血流模式，特别是在存在复杂心脏畸形的情况下。彩色血流多普勒超声可以更容易、更可靠地识别如小室间隔缺损这种微小病变。

据报道，已有一些先进的技术可用于评估胎儿心脏，包括三维和四维超声，组织多普勒成像，应变和应变率成像，以及胎儿心磁图和心血管MRI。但是，其中许多检查需要特殊探头或其他设备、复杂算法及专业技术知识。此外，在某些情况下，分辨力受限和心脏运动仍被认为是限制胎儿心脏评估的主要影响因素。

二、结构异常

（一）房间隔缺损

房间隔缺损是由房间隔组织吸收和融合过程中出现异常所致，位列常见先天性心脏病第五位，也是成年患者中最常见的先天性心脏病类型。活产儿房间隔缺损发病率为1/1500，占活产新生儿先天性心脏病的6.7%。女性房间隔缺损发病率是男性的两倍。房间隔缺损通常与一系列心内、心外结构异常及染色体异常相关。房间隔缺损可根据胚胎发育、大小及其与卵圆孔的关系进行分类。

胚胎学上，妊娠第4～6周，原始心房被分为左右两个腔隙。原发隔为新月形的膜，自心房顶部开始，朝向心内膜垫侧生长。这两个结构间的间隙为原发孔，当原发隔和心内膜垫完全融合时原发孔消失。在完全融合之前，原发隔上会形成许多小筛孔，聚合形成继发孔。

随后在原发隔右侧形成第二个新月形的膜，其朝向心内膜垫生长时，部分覆盖原发孔。新月形膜下缘并不与心内膜垫完全融合，留有一孔，即为卵圆孔（图5.19）。

继发孔型房间隔缺损占房间隔缺损全部类型的80%以上，常为单发。此类型房间隔缺损是由原发隔（卵圆孔瓣）的过度吸收或继发隔生长不全导致（图5.20A）。原发孔型房间隔缺损是第二常见类型，通常发生在房间隔底部靠近房室瓣的位置。尽管原发孔型房间隔缺损可单独发生，但常伴随更复杂的先天性心脏结构异常，即房室间隔缺损（图5.20B）。

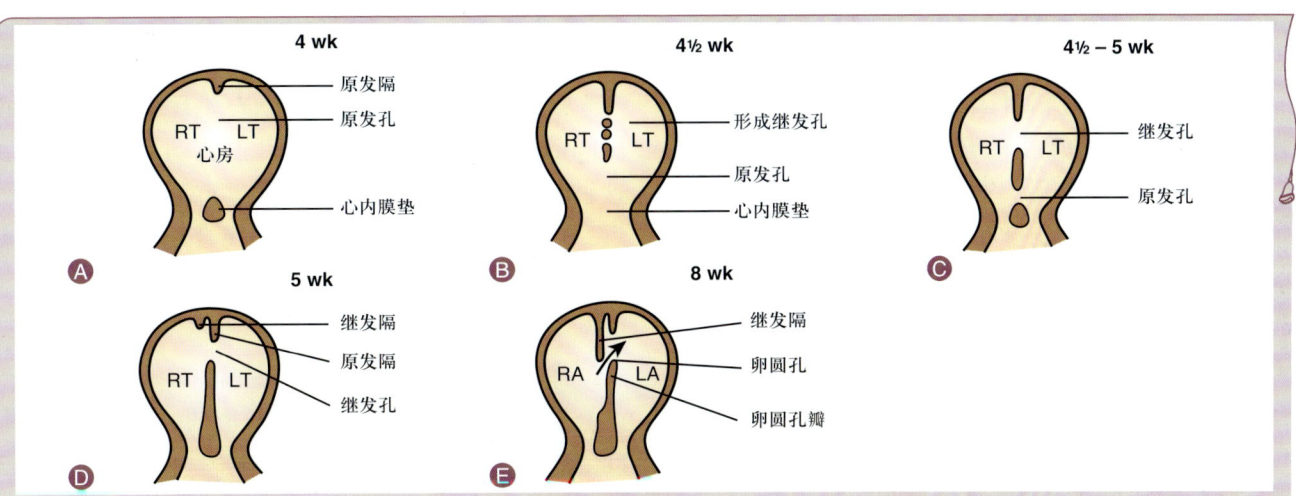

A.孕4周，原发隔较小，原发孔较大；B.孕4.5周，原发隔增大致原发孔变小，原发隔上开始出现筛孔；C.原发隔上筛孔融合形成继发孔；D.孕5周，原发隔与心内膜垫融合，继发隔在原发隔右侧开始发育；E.孕8周，继发隔逐渐增大，已覆盖了继发孔，血流从右心房通过卵圆孔上瓣膜结构（卵圆孔瓣）流向左心房。RT：原始心房右侧；LT：原始心房左侧；RA：右心房；LA：左心房。

图5.19 房间隔发育过程（面向患者观）

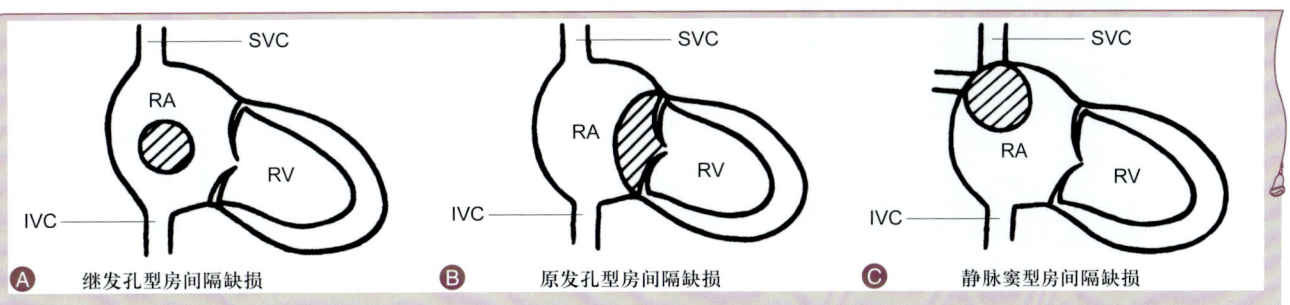

房间隔缺损右心房面观示意图。A.继发孔型房间隔缺损；B.原发孔型房间隔缺损；C.静脉窦型房间隔缺损。IVC：下腔静脉；RV：右心室；RA：右心房；SVC：上腔静脉。

图5.20 房间隔缺损类型

静脉窦型房间隔缺损较为罕见，可分为两种亚型：①缺损靠近上腔静脉，为上腔静脉窦型房间隔缺损；②缺损靠近下腔静脉，为下腔静脉窦型房间隔缺损。第一种亚型通常伴有肺静脉异位引流（图5.20C）。冠状静脉窦型房间隔缺损发生于右心房冠状静脉窦口处，极为罕见。

产前超声诊断房间隔缺损存在一定困难，其原因在于，宫内正常情况下右心房血流通过卵圆孔进入左心房，其本身就表现为房间隔缺损。正常卵圆孔未闭和病理性小房间隔缺损难以鉴别。在四腔心切面，可清晰显示卵圆孔瓣或原发隔，表现为"宽松口袋样"结构，开放时呈环状或线状摆动于左心房侧（图5.21）。

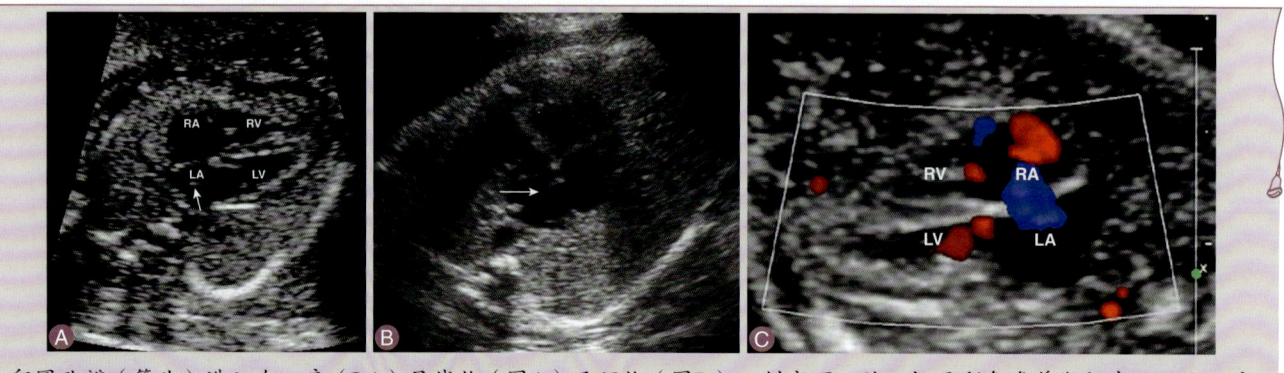

卵圆孔瓣（箭头）进入左心房（LA）呈线状（图A）及环状（图B）。剑突下四腔心切面彩色多普勒超声显示右心房（RA）血流通过卵圆孔进入左心房（图C）。LV：左心室；RV：右心室。

图5.21 卵圆孔瓣及卵圆孔

继发隔较厚且相对固定，构成房间隔的大部分。卵圆孔是继发隔上的开口。四腔心切面可较好识别继发隔和卵圆孔。在整个妊娠期，正常卵圆孔的最大径线与主动脉根部内径相近，最多相差1 mm。继发孔型房间隔缺损较大，位于房间隔中部，靠近卵圆孔，或表现为卵圆孔瓣的缺损。

若房间隔底部（紧邻房室瓣处）出现缺损，要考虑为原发孔型缺损（图5.22）。彩色多普勒超声有助于诊断较大的房间隔缺损，但较小的房间隔缺损常常被卵圆孔未闭的正常血流所掩盖。

产前宫内存在大量的右向左生理性分流，因此房间隔缺损通常不会影响胎儿血流动力学。出生后这种分流可能造成右心室负荷过重和肺动脉高压。近2/3患者的房间隔缺损可自发闭合。较小的房间隔缺损患者可能在50多岁时仍无症状。

（二）室间隔缺损

单发室间隔缺损是最常见的心脏畸形，占活产儿心脏畸形的30%、宫内心脏畸形的9.7%。50%的室间隔缺损病例常伴有其他心脏畸形。在结构性心脏疾病中，室间隔缺损再发概率最高且与致畸原暴露最为相关，其可根据室间隔缺损的位置（图5.23）分为膜部或肌部室间隔缺损（流入道、小梁部、流出道）。

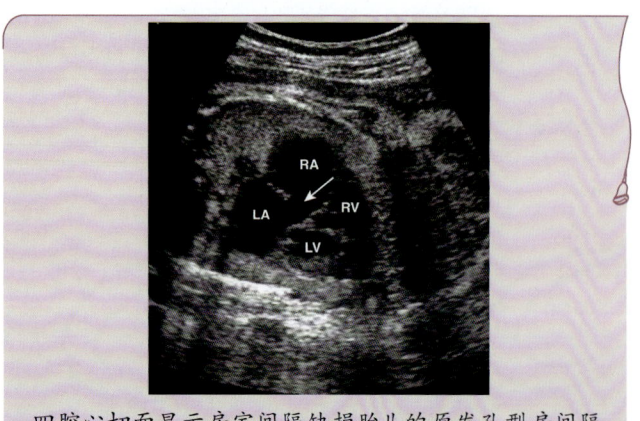

四腔心切面显示房室间隔缺损胎儿的原发孔型房间隔缺损（箭头）。LA：左心房；LV：左心室；RA：右心房；RV：右心室。

图5.22 心脏四腔心切面

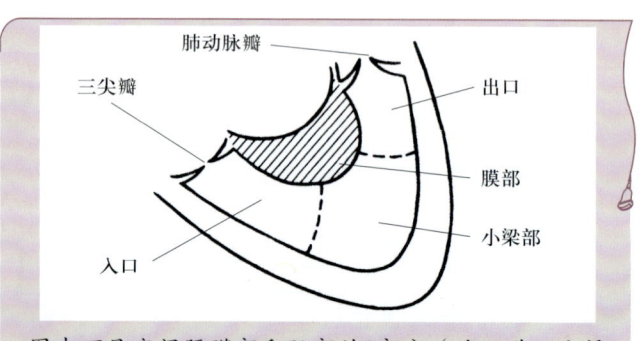

图中可见室间隔膜部和肌部的3部分（流入道、小梁部、流出道），在这些部位均可能发生室间隔缺损。

图5.23 室间隔右心室面观

室间隔缺损约80%发生在膜部。然而，大部分膜部缺损通常会累及部分肌部室间隔，因此这些类型缺损也被定义为膜周部室间隔缺损。剑突下四腔心切面是评估室间隔的最佳切面。室间隔缺损超声图像表现为室间隔连续性中断。当缺损较小时诊断不明确，在四腔心切面至少1/3室间隔缺损可能漏诊。彩色多普勒超声可提高室间隔缺损诊断的准确性，但部分胎儿超声心动图检查中可能会漏诊。在某些情况下，彩色多普勒超声可检出部分灰阶超声心动图难以检测的小室间隔缺损（图5.24）。单发室间隔缺损时，彩色多普勒超声能够呈现典型心室水平双向分流，即收缩期右-左分流和舒张晚期左-右分流。

孤立性室间隔缺损婴儿的预后良好，且部分缺损未被检出。孤立性肌部室间隔缺损5年内自发闭合概率（65%）远高于孤立性膜周部室间隔缺损（20%）。总的来说，约40%室间隔缺损在出生后1年内会自发闭合，60%在5年内可闭合。但存在较大缺损时，胎儿死亡率可达84%。当伴随心内、心外畸形及染色体（13，18，21和22-三体）异常时预后较差。

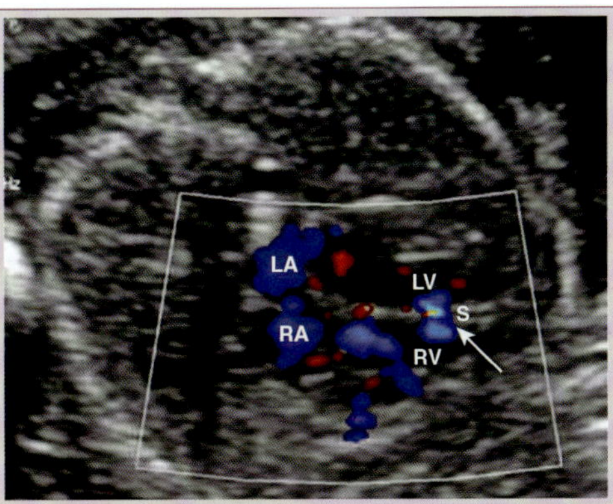

产前诊断室间隔缺损极为困难，特别是缺损较小时。此外，很多微小室间隔缺损在宫内或出生后不久会自发闭合。当在心尖四腔心切面评估室间隔时，室间隔膜部可呈假性缺损，此种情况多发生于声束与室间隔平行时，膜部室间隔薄弱，易出现回声失落伪像。

（三）房室间隔缺损

房室间隔缺损，包括不同程度的房间隔、室间隔缺损及二尖瓣、三尖瓣的病变。这些缺陷是由心内膜垫未能正常融合所致，以往被称为心内膜垫缺损或房-室通道缺损。近2/3的房室间隔缺损胎儿合并其他心脏畸形。约1/3的胎儿存在左房异构（双侧心房解剖结构均与左心房相似），其中大多数胎儿合并完全性房室传导阻滞。78%的房室间隔缺损与染色体异常（尤其是21-三体）或心外畸形有关。

胚胎学上，原始心脏的共同心房和心室通过房-室管相连通。心内膜垫的发育将大而单一的房-室管分成左、右两侧房室孔，并将心房与心室分开（图5.25）。房间隔和室间隔同时发育，最终将单心房和单心室分隔为右心房与右心室，左心房与左心室。当心内膜垫不能正常融合时，二尖瓣和三尖瓣无法正常发育，导致房室间隔缺损（图5.26）。

房室间隔缺损可分为完全型、部分型或过渡型。这两种分型的房室瓣均不正常。在完全型房室间隔缺损中，房室瓣呈单组的多瓣叶形态，而在部分型房室间隔缺损中，两个小叶（桥接小叶）由纤细的组织条索连接，从而形成两个瓣口。完全型房室间隔缺损的房间隔和室间隔均存在不同程度的缺

剑突下四腔心切面彩色多普勒超声显示肌部室间隔缺损（箭头），分流穿过室间隔（S）。LA：左心房；LV：左心室；RA：右心房；RV：右心室。

图5.24　肌部室间隔缺损

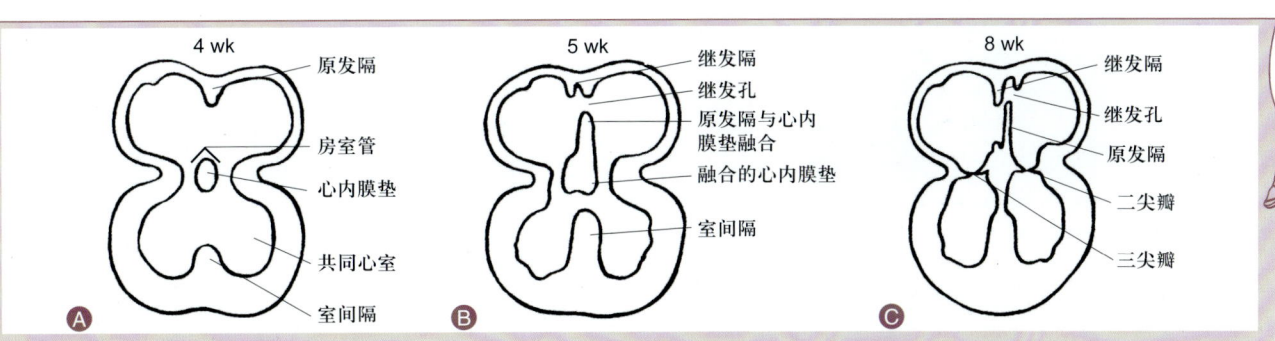

A.4周时，心内膜垫将房室管分隔成两个房室孔；B.第5周时，两房间的交通即继发孔，逐渐变小，室间隔逐渐发育，并几乎完全分隔两室间的交通；C.第8周时，心内膜垫和房室瓣完全发育，将心脏分隔成4个不同腔室。

图5.25　心内膜垫的正常发育

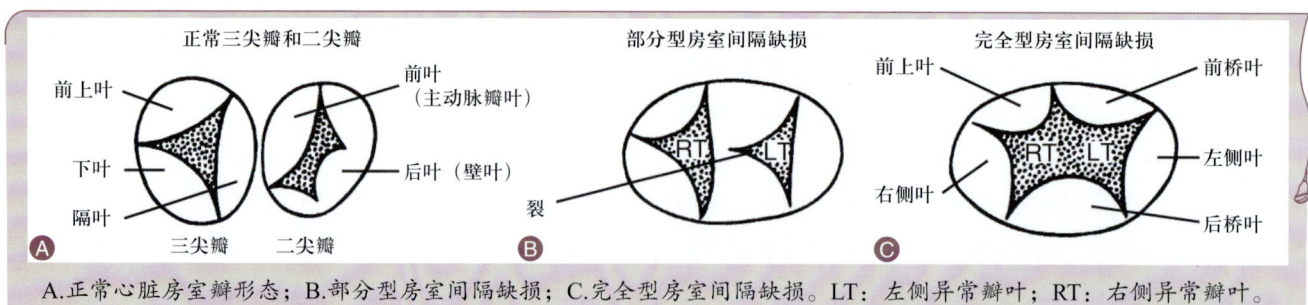

A.正常心脏房室瓣形态；B.部分型房室间隔缺损；C.完全型房室间隔缺损。LT：左侧异常瓣叶；RT：右侧异常瓣叶。

图5.26 瓣叶形态

损。部分型房室间隔缺损与原发孔型房间隔缺损有关。使用胎儿超声心动图筛查房室间隔缺损时，97%为完全型，然而出生后该比例仅为69%。胎儿房室间隔缺损发病率是活产新生儿的4倍，说明其宫内死亡率较高。

当心房与左心室、右心室均相通，血流分布相对均匀时，为均衡型房室间隔缺损。若心房主要连接于一侧心室，则为非均衡型房室间隔缺损，如左心室发育不良。

四腔心切面可见房间隔或室间隔缺损并伴有单组异常的房室瓣（图5.27，动图5.9）。当在房室瓣位无法观察到正常瓣膜结构或在短轴切面只能观察

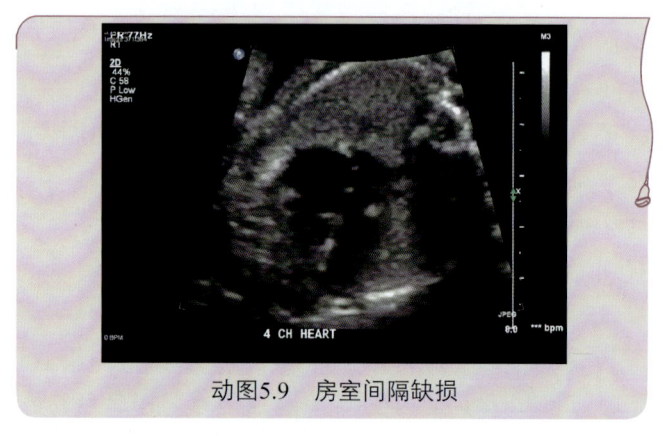

动图5.9 房室间隔缺损

到一组房室瓣时，应考虑瓣膜异常。存在两组房室瓣口可用来区分完全型与不完全型房室间隔缺损。

彩色多普勒超声可显示房室间隔缺损处及异常房室瓣的血流信号，其在评估瓣膜关闭不全方面有很高的应用价值。全收缩期瓣膜关闭不全与胎儿水肿及不良预后密切相关。通常，在全收缩期瓣膜关闭不全出现之前，可观察到经原发孔缺损处的左心室向右心房分流信号。与房室间隔缺损相关的心脏结构畸形包括继发孔型房间隔缺损、左心发育不良综合征、肺动脉瓣狭窄、主动脉缩窄和法洛四联症。针对产前诊断房室间隔缺损的一项Meta分析表明，25%~58%的胎儿伴有染色体异常。因此，有必要对其进行染色体检查。房室间隔缺损常伴有心外结构异常，包括脐膨出、十二指肠闭锁、气管食管闭锁、颜面裂、囊性水瘤、神经管缺陷和多囊肾。

患有房室间隔缺损及相关缺陷的胎儿预后不良。当出现胎儿水肿时，新生儿期存活率极低。尽管近年小儿心胸外科手术有所发展，但产前诊断房室间隔缺损的预后仍不理想，许多研究报道其5~15年生存率低于50%。有研究报道利用双补片法早期修复完全型房室间隔缺损，具有良好的远期预后。

（四）Ebstein畸形

Ebstein畸形病理特征为三尖瓣下移，常伴

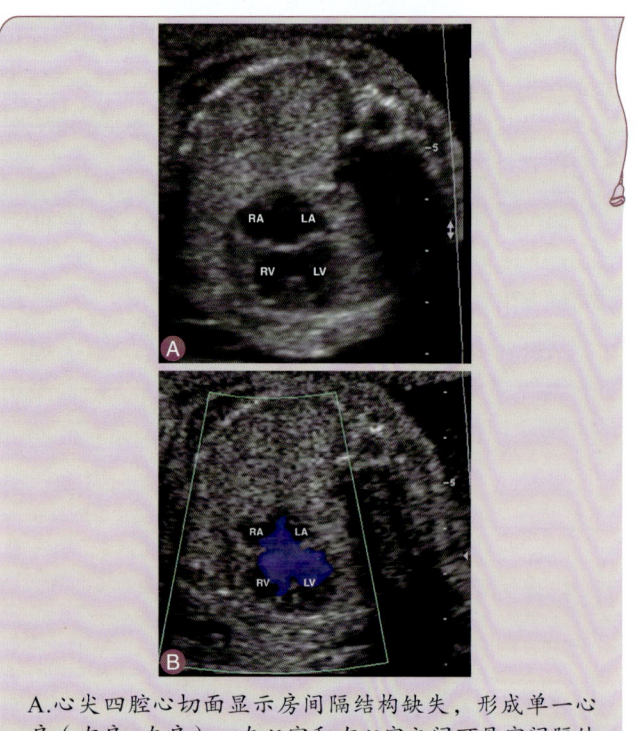

A.心尖四腔心切面显示房间隔结构缺失，形成单一心房（右房-左房），左心室和右心室之间可见室间隔缺损，可见一组房室瓣，呈多瓣叶形态；B.心尖四腔心切面彩色多普勒血流成像显示，房室间隔缺损处血流信号相互交通。LA：左心房；RA：右心房；LV：左心室；RV：右心室。

图5.27 房室间隔缺损

瓣叶赘生物、三尖瓣发育不良及右心室发育不良（图5.28，动图5.10）。Ebstein畸形约占胎儿心脏畸形的7%，高危人群中发病率为0.5%～1%，活产儿发病率约为1/20 000。

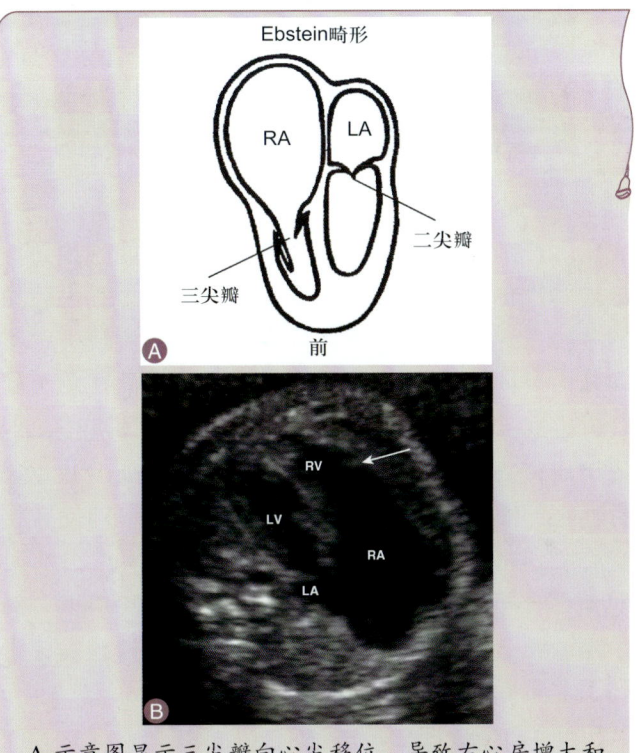

A.示意图显示三尖瓣向心尖移位，导致右心房增大和功能性右心室缩小；B.灰阶声像图显示三尖瓣（箭头）向心尖移位，导致右心室房化及右心房增大。LA：左心房；LV：左心室；RA：右心房；RV：右心室。

图5.28　Ebstein畸形

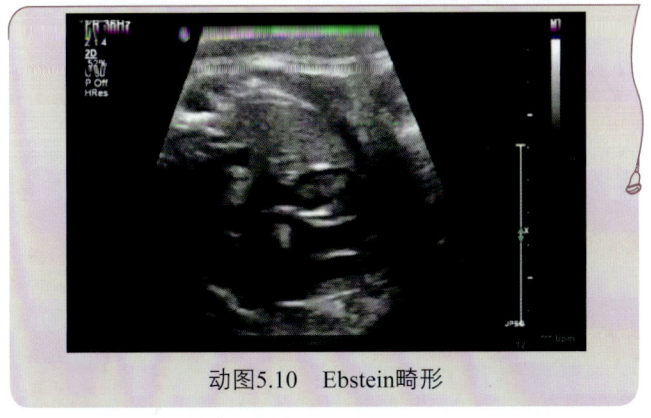

动图5.10　Ebstein畸形

早期一项存在偏倚的回顾性研究表明，妊娠期锂的使用可致胎儿患Ebstein畸形的概率增加500倍，而目前已明确其增加的患病风险<2%。Ebstein畸形可能与多种结构性心血管畸形有关，特别是肺动脉闭锁或狭窄、心律失常和染色体异常。Ebstein畸形在产前较容易诊断。超声诊断依据为三尖瓣向右心室心尖部移位，右心房增大（包含部分"心房化"的右心室），以及功能性右心室缩小。鉴别诊断包括三尖瓣发育不良、Uhl畸形（羊皮纸样右心室）及特发性右心房增大，但这些疾病均无三尖瓣下移，三尖瓣向心尖方向下移是Ebstein畸形最可靠的征象。Ebstein畸形是导致宫内胎儿严重心功能不全的心脏结构畸形之一，常伴有心脏增大、胎儿水肿和快速型心律失常。频谱和彩色多普勒超声检查有助于显示三尖瓣反流，三尖瓣反流可导致右心房和右心室进一步扩大。三尖瓣远端附着系带、明显扩大的右心房及左心室受压伴肺动脉流出道狭窄均与不良预后相关。Ebstein畸形和三尖瓣发育不良的胎儿预后均较差，其围产期总死亡率（胎儿死亡或新生儿出院前死亡）约为45%。

Ebstein畸形常伴心律失常，特别是室上性心动过速，可对胎儿造成进一步损害。产前诊断Ebstein畸形的胎儿，其出生后3个月内死亡率达80%。幼儿时期行Ebstein畸形矫治术可降低死亡率并提高生活质量。由于临床表现、治疗方案和预后不同，患儿个体化管理亦不同。

（五）右心室发育不良

一般来说，右心室发育不良继发于室间隔完整型肺动脉闭锁，其在死产儿中的发病率为1.1%。三尖瓣闭锁可能与右心室发育不良有关，但并不常见。在病理生理学上，右心室发育不良是由三尖瓣闭锁或肺动脉闭锁导致流入道或流出道血流量减少所致。典型的超声表现为右心室容积偏小、室壁肥厚，合并肺动脉细小或肺动脉缺如（图5.29，动图5.11）。频谱多普勒超声有助于显示通过三尖瓣或肺动脉的低速血流。三尖瓣

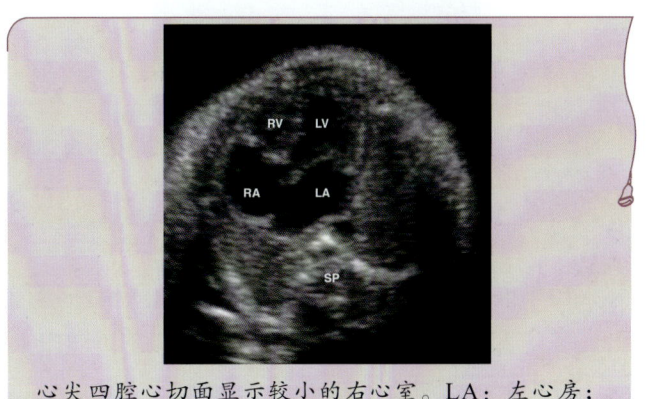

心尖四腔心切面显示较小的右心室。LA：左心房；LV：左心室；RA：右心房；SP：脊柱。

图5.29　右心室发育不良

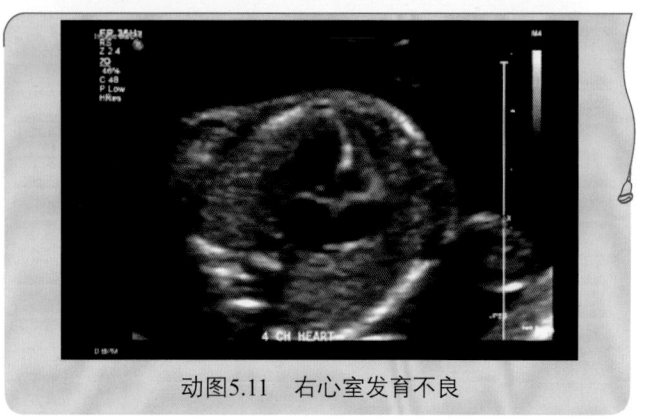

动图5.11 右心室发育不良

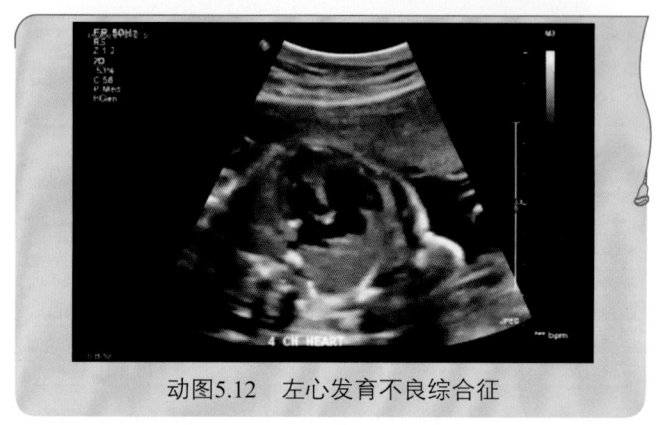

动图5.12 左心发育不良综合征

反流可引起充血性心力衰竭和胎儿水肿。在出生后，由于动脉导管闭合常导致新生儿死亡。术前使用前列腺素可维持导管开放，进而改善预后。

（六）左心发育不良综合征

在左心发育不良综合征中，左心室腔病理性缩小。左心发育不良综合征占所有先天性心脏病的7%~9%，男性多发，男女比约为2：1，再发风险为0.5%。左心室缩小是由左室流入道或流出道血流减少所致，主要结构畸形包括主动脉瓣闭锁、主动脉瓣狭窄和二尖瓣闭锁。80%的病例与主动脉缩窄有关。左心发育不良综合征的主要超声特征是左心室缩小（图5.30，动图5.12），二尖瓣及主动脉发育不良或闭锁。彩色多普勒超声对左心发育不良综合征的诊断非常有帮助，通常表现为二尖瓣和主动脉瓣口血流消失。

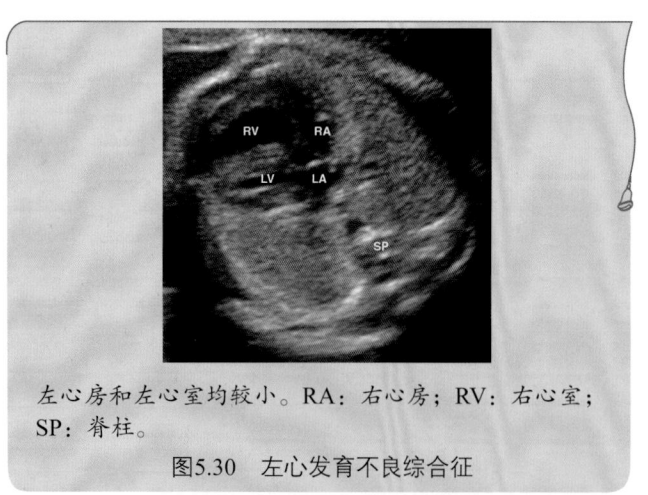

左心房和左心室均较小。RA：右心房；RV：右心室；SP：脊柱

图5.30 左心发育不良综合征

30年前，该综合征的预后极差，出生后一周内死亡率达25%，大多数未经治疗的婴儿在6周内死亡，给予舒适护理并不能延长其生存时间。目前，由于外科技术、围手术期管理和术后护理的进步，预计70%的左心发育不良综合征新生儿可能存活至成年。产前诊断左心发育不良综合征有助于预防动脉导管性休克和维持患儿术前病情稳定。二尖瓣口的单峰低速血流、卵圆孔分流受限或血流缺失、主动脉内反向血流均是提示预后不良的产前征象。尽管过去30年来医疗和外科管理取得了显著进步，但随访研究表明，患有左心发育不良综合征的儿童通常存在严重的发育迟缓和运动能力下降，即使在接受心脏移植后也难以改善。最近的一项Meta分析发现，尽管患者缺陷仍然存在，但在过去20年里，经手术矫正，左心发育不良综合征患者的神经发育得到了实质性改善。

（七）单心室

在单心室中，两个心房通过两组房室瓣或一个共同房室瓣连接单心室。单心室较罕见，约占先天性心脏病的2%，由室间隔发育缺陷所致。在85%的病例中单心室表现为形态学左心室，常伴其他心脏结构畸形，其中无脾或多脾综合征发病率为13%。超声检查可显示一个无室间隔的单心室。多普勒超声检查有助于确定是否存在正常的流出道。在一些病例中，可显示一个无功能、发育不良的副心室，需要与大室间隔缺损和右心室或左心室发育不良相鉴别。

存在流出道梗阻的患者预后不良。充血性心力衰竭或心律失常是导致患者死亡的常见原因。肺动脉环束术和主-肺分流术术后患者的5年生存率可达70%。心室分隔术术后的生存率约为56%。近期文献表明，单心室外科矫治术术后死亡率仍然很高。改良Blalock-Taussig分流术术后8年生存率为68%。双向Glenn术后8年生存率略有提高，可达74%。

（八）法洛四联症

法洛四联症病变包括：①室间隔缺损；②主动脉

骑跨；③右心室肥厚；④右室流出道狭窄（图5.31，动图5.13），其发病率占活产儿先天性心脏病的5%~10%，并与多种心内、心外畸形和染色体异常有关。一项对129例宫内诊断为法洛四联症胎儿的研究报告显示，57%胎儿存在其他心脏结构畸形，50%合并有心外畸形，49%存在染色体异常，47%胎儿孕早期颈后透明层厚度高于95%分位数。

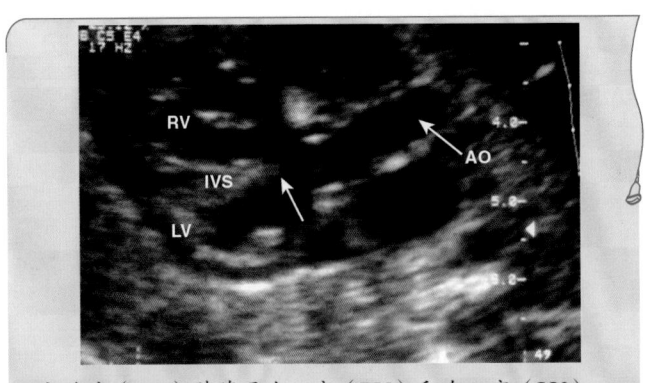

主动脉（AO）骑跨于右心室（RV）和左心室（LV），同时显示室间隔缺损（箭头）。IVS：室间隔。

图5.31　法洛四联症

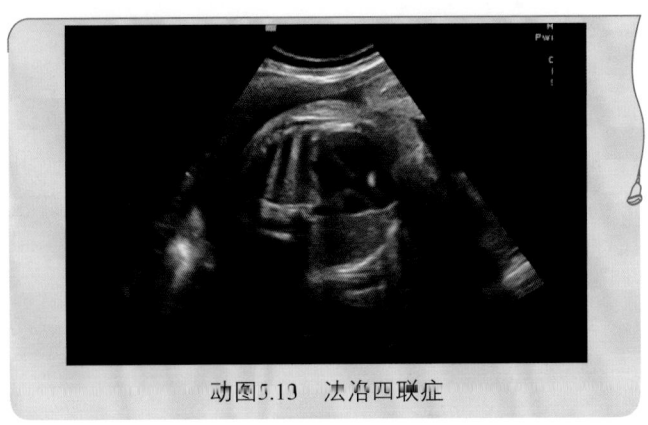

动图5.13　法洛四联症

圆锥间隔过度前移导致法洛四联症，将动脉圆锥分为前方较小的右室部和较宽大的后部，室间隔对合不良，主动脉骑跨于双心室上。室间隔缺损通常发生在室间隔膜周部。产前超声检查极少在宫内发现右心室肥厚，但诊断主动脉骑跨较为明确，可能伴有肺动脉闭锁或狭窄，或继发于肺动脉瓣缺如的肺动脉扩张。经阴道超声可在妊娠15周前明确诊断。彩色多普勒超声对诊断法洛四联症具有指导价值。

患有肺动脉狭窄而非肺动脉闭锁的典型法洛四联症新生儿，出生时通常无症状，但出生后几周内便会出现发绀和心脏杂音。法洛四联症应尽早进行一期修复手术，手术死亡率和术后并发症发生率较低。典型法洛四联症患儿应在出生后4~6个月时进行修复手术，其术后1年存活率约为90%。进行早期手术（5岁前）的患者，其32年存活率为90%。合并充血性心力衰竭的法洛四联症胎儿或新生儿的死亡率为17%~41%。

（九）永存动脉干

永存动脉干占胎儿心脏畸形的1.3%，其病理特点为心底仅发出一条大血管，供应冠状动脉、肺循环和体循环。20%的永存动脉干患者合并主动脉畸形，48%的患者合并心外畸形。几乎所有的患者都存在室间隔缺损。永存动脉干通常骑跨于室间隔上，动脉干瓣膜可能有2~6个瓣叶。Collett和Edwards法将永存动脉干分为以下4种类型。

- Ⅰ型　肺动脉起自动脉干升部，后分出左、右分支。
- Ⅱ型　左、右肺动脉分别起自动脉干后壁。
- Ⅲ型　左、右肺动脉分别起自近端动脉干两侧壁。
- Ⅳ型　肺的血供来源于降主动脉发出的侧支血管。

在四腔心切面和流出道切面上可见一条较宽的动脉干骑跨于室间隔缺损上（图5.32）。这种异常超声最早可于妊娠13周明确诊断。彩色多普勒超声对明确永存动脉干的诊断有重要作用，可准确定位肺动脉，并可快速明确动脉干瓣膜功能不全。在20世纪80年代，永存动脉干预后较差，总死亡率为70%。近期研究表明，永存动脉干完全修复术后的婴儿，10~20年生存率极好，然而，这些患儿在整个儿童期会持续出现严重的并发症，并在运动耐量和整体功能状态方面显著减低。

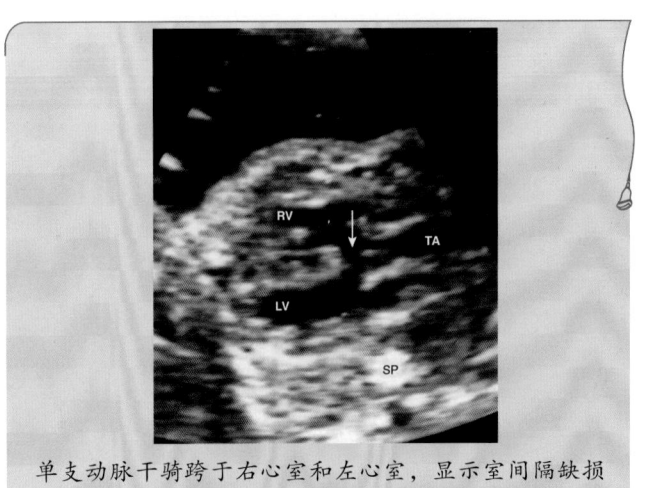

单支动脉干骑跨于右心室和左心室，显示室间隔缺损（箭头），未见肺动脉，可与法洛四联症相鉴别。RV：右心室；LV：左心室；TA：动脉干；SP：脊柱。

图5.32　永存动脉干

（十）右心室双出口

右心室双出口仅占先天性心脏病中不到1%，其特点为50%以上的主动脉和肺动脉均起源自右心室。

右心室双出口分为以下3种类型。
- 主动脉位于肺动脉的右后方。
- 主动脉与肺动脉平行，主动脉位于右侧（Taussig-Bing型）。
- 主动脉和肺动脉平行，主动脉位于左前方。

右心室双出口与其他心脏畸形（特别是室间隔缺损）、多种心外畸形、胎儿染色体异常、母体糖尿病和母亲饮酒等均有关。据报道，该疾病通过手术干预，术后10年生存率高达97%。最近的一项研究报道，该疾病经手术矫正后，5年总体生存率接近94%，而当合并心外畸形或染色体异常时，其预后较差，若产前诊断右心室双出口，其死亡率可达69%。超声检查可见主动脉和肺动脉主要起源于右心室（图5.33），可与大动脉转位和法洛四联症相鉴别。

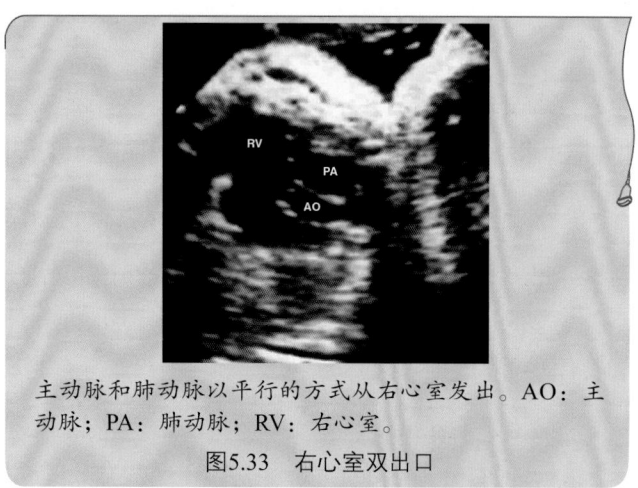

主动脉和肺动脉以平行的方式从右心室发出。AO：主动脉；PA：肺动脉；RV：右心室。

图5.33 右心室双出口

（十一）大动脉转位

大动脉转位分为两种类型：①完全型或右旋转位在大动脉转位中占80%；②先天矫正型或左旋转位占20%。这两种类型心室动脉连接不一致（主动脉起自右心室，肺动脉起自左心室）。完全型大动脉转位被定义为房室连接一致（心房和心室正确连接）而心室与动脉连接不一致（图5.34），该类型占胎儿心脏病的5.5%。也可以根据有或无（70%）室间隔缺损，将完全型大动脉转位分成两种类型。多种心脏畸形与完全型大动脉转位相关，包括伴有室间隔缺损的肺动脉狭窄。在8%的病例中，还合并有其他脏器畸形。染色体异常通常与大动脉转位无关。

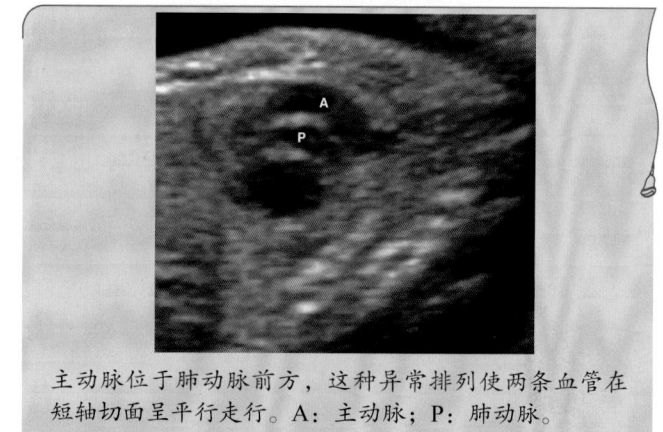

主动脉位于肺动脉前方，这种异常排列使两条血管在短轴切面呈平行走行。A：主动脉；P：肺动脉。

图5.34 完全型大动脉转位

在完全型大动脉转位中，主动脉起自右心室，完成体循环。肺动脉起自左心室，完成肺循环。一般来说，主动脉根部位于肺动脉流出道的右前方。随着出生后动脉导管和卵圆孔的闭合，左右循环各自独立，这种情况下婴儿不能存活，除非存在沟通左右循环的分流。

超声诊断该病的依据是显示两条大血管从心脏平行发出，而非正常的交叉走行，可在大动脉长轴或短轴切面清楚显示。三血管切面也有助于诊断，因为在该切面通常只能看到一条大血管（主动脉）。

多数完全型大动脉转位的新生儿需要紧急治疗。在进行动脉调转术根治性治疗前，可能会创建临时分流通道。经手术干预，完全型大动脉转位术后12个月的存活率可达80%。采用动脉调转术进行早期干预（出生3天内）是最有效的，手术死亡率低于2%。出生3天后接受手术，手术并发症发生率和治疗费用会日益增加。

矫正型大动脉转位的特点是房室连接及心室-动脉连接均不一致（图5.35），占先天性心脏病的1%，占所有胎儿大动脉转位的20%。主动脉起源于左侧的形态学右心室，位于肺动脉的左前方。肺动脉起自右侧的形态学左心室。大约有一半的病例都伴有室间隔缺损和肺动脉狭窄。形态学三尖瓣可能会存在瓣膜畸形及下移。在病理生理学上，尽管形态学右心室在左侧，而形态学左心室在右侧，但肺循环和体循环中血流仍是正常的。

产前超声诊断依据与完全型大动脉转位类似，

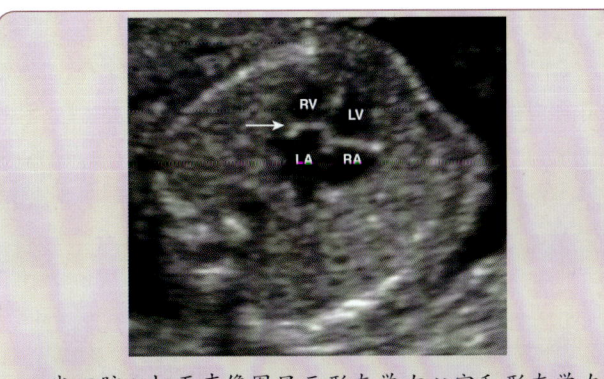

心尖四腔心切面声像图显示形态学右心室和形态学左心室位置不正确，可通过心脏左侧的房室瓣叶（箭头）比右侧的房室瓣叶附着点位置更靠近心尖来判断。LA：左心房；RA：右心房；LV：左心室；RV：右心室。

图5.35　先天性矫正型大动脉转位

显示大血管平行排列。矫正型大动脉转位与完全型大动脉转位的鉴别关键是识别形态学右心室和左心室。在矫正型大动脉转位中，调节束位于左侧解剖学心室，另外，三尖瓣位于左侧解剖学心室，其隔叶更靠近心尖部，多合并其他心脏畸形且种类多样，包括室间隔缺损、肺动脉瓣狭窄或闭锁、房间隔缺损、右心室双出口、三尖瓣畸形、右位心、中位心和内脏反位。胎儿房室传导阻滞在大动脉转位中很常见。

在无其他心脏畸形的情况下，矫正型大动脉转位的患者可能终生无症状。

（十二）肺静脉异位引流

肺静脉异位引流分为完全型肺静脉异位引流，即4条肺静脉均未与左心房相连接，以及部分型肺静脉异位引流，即至少有一条肺静脉存在除左心房以外的异位引流。完全型肺静脉异位引流占先天性心脏病的2.3%。肺静脉异位引流有以下4种异位引流方式。

- 肺静脉引流入垂直静脉，垂直静脉流入无名静脉，后流入上腔静脉。
- 肺静脉引流入冠状静脉窦，然后进入右心房。
- 肺静脉直接引流入右心房。
- 肺静脉经静脉导管引流入门静脉和下腔静脉。

从胚胎学的角度而言，完全型肺静脉异位引流是由于原始肺静脉与内脏静脉、脐静脉、卵黄静脉和主静脉之间的正常连接未能退化。完全型肺静脉异位引流与房室间隔缺损、多脾、无脾综合征相关。

由于异位引流的肺静脉解剖结构细小且走行复杂多变，因此完全型肺静脉异位引流的产前诊断较为困难。肺静脉异位引流的首要间接征象为右心室轻度增大和肺动脉轻度增宽，此时应仔细探查4条肺静脉的连接。即使是在正常胎儿心脏中寻找4条肺静脉亦具有一定难度，下肺静脉较上肺静脉的寻找更为不易。彩色多普勒和频谱多普勒均有助于探查正常肺静脉解剖，发现并追踪异常肺静脉连接（图5.36）。

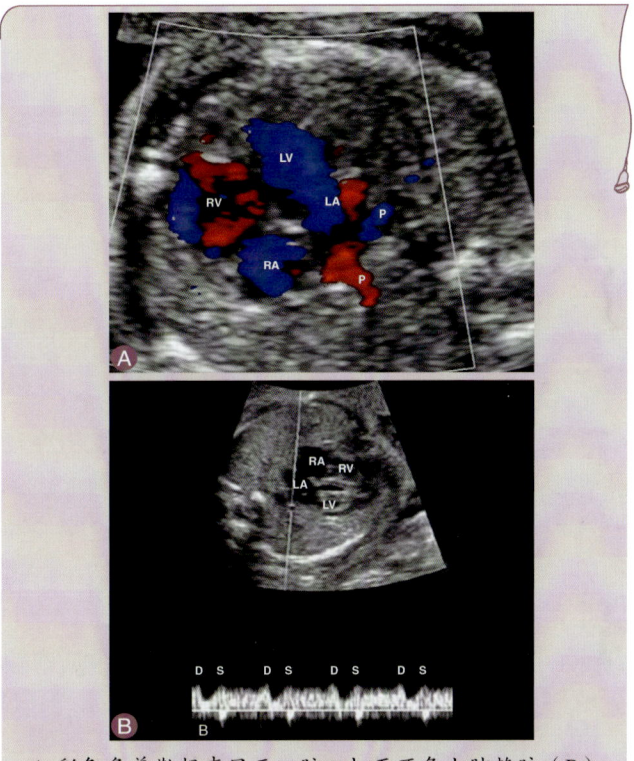

A.彩色多普勒超声显示四腔心切面两条上肺静脉（P）进入左心房；B.频谱多普勒显示剑突下四腔心切面肺静脉流入左心房及肺静脉的正常频谱形态。D：舒张期峰值；LA：左心房；LV：左心室；RA：右心房；RV：右心室；S：收缩期峰值。

图5.36　正常肺静脉解剖

当未见肺静脉汇入左心房时，应考虑诊断完全型肺静脉异位引流（图5.37）。肺静脉未引流入左心房，血液回流减少导致左心房容积减小，也应考虑完全型肺静脉异位引流。大约1/3完全型肺静脉异位引流患者合并其他心内畸形，其中以右房异构较为常见。其他相关的心外结构异常包括肠旋转不良和中位肝、胃。完全型肺静脉异位引流对宫内胎儿血流动力学影响较小，偶可见胎儿水肿。若不进行治疗，新生儿多在一岁前死亡。虽然部分型肺静脉异位引流也可在产前诊断，但其诊断难度更大，仅在明确肺静脉同时进入左、右心房或存在异常旁路将肺静脉引流入右心房时可做出诊断。肺静脉异位引流易合并其他心脏畸形，具有较高的发病率和死亡率。完全型肺静脉异位引流外科矫治手术相关死亡率接近20%。

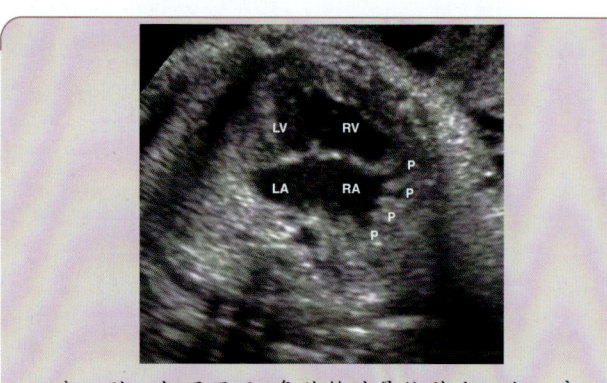

心尖四腔心切面显示4条肺静脉异位引流入右心房。LA：左心房；LV：左心室；RA：右心房；RV：右心室；P：肺静脉。

图5.37　完全型肺静脉异位引流

（十三）主动脉缩窄

主动脉缩窄指主动脉管腔变窄，通常发生在动脉导管插入点和左锁骨下动脉之间。主动脉缩窄的严重程度不一，轻则为主动脉弓远端轻微狭窄，重则为主动脉弓全程严重发育不良。主动脉缩窄约占胎儿先天性心脏病6.8%。其中80%主动脉缩窄合并其他心脏畸形，包括主动脉瓣异常（主动脉瓣二瓣化畸形或主动脉瓣狭窄）、室间隔缺损、右心室双出口和房室间隔缺损。约5%主动脉缩窄病例存在染色体异常，5%与母体糖尿病相关。约20%的Turner综合征（45X）病例伴有主动脉缩窄。

目前关于主动脉缩窄起源的胚胎学理论有3种：①原发性发育缺陷，第四和第六主动脉弓与降主动脉连接失败；②主动脉弓水平存在异常动脉导管组织；③通过主动脉峡部的血流量减少。

超声检出主动脉缩窄较困难。当左、右心室存在差异，即右心室较大、左心室相对较小，右心室直径与左心室直径比值高出正常值两倍标准差时，提示主动脉缩窄。同样，肺动脉与升主动脉直径的差异大于正常值（1.18～0.06）两倍标准差也提示主动脉缩窄。彩色多普勒有助于确定缩窄部位。频谱多普勒可检测缩窄远端增快的血流速度（图5.38）。许多主动脉缩窄病例在出生后动脉导管闭锁后症状逐渐明显。此外，主动脉缩窄婴儿在动脉导管闭合后6～12周内可能不会出现明显临床症状或超声心动图改变。因此若胎儿超声心动图怀疑主动脉缩窄，应对婴儿至少随访至1岁。孤立性主动脉缩窄预后较好，但据相关文献报道，若合并其他畸形时，其死亡率高达39%。主动脉缩窄常采用血管成形术或支架植入术治疗，效果良好。

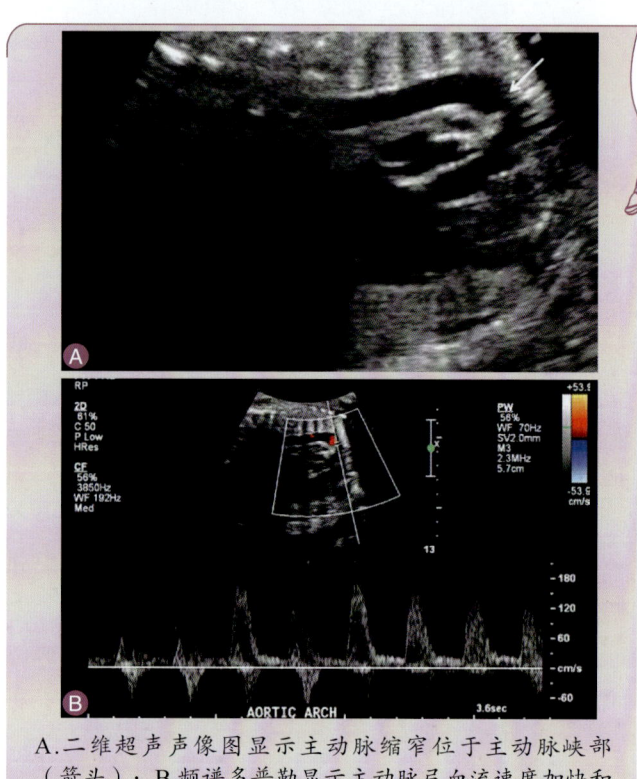

A.二维超声声像图显示主动脉缩窄位于主动脉峡部（箭头）；B.频谱多普勒显示主动脉弓血流速度加快和主动脉弓内双向血流。

图5.38　主动脉缩窄

（十四）主动脉狭窄

主动脉狭窄是指左心室流出道狭窄或阻塞，在新生儿中的发病率为5.2%。主动脉狭窄分为瓣上型、瓣膜型和瓣下型。目前尚无瓣上型主动脉狭窄的产前诊断的相关报道。瓣膜型主动脉瓣狭窄在男性中常见，与主动脉瓣二瓣化畸形和染色体异常相关。瓣下型主动脉狭窄与遗传性疾病、非对称性室间隔肥厚和梗阻性肥厚型心肌病相关。母体糖尿病的婴儿可能存在继发于非对称性室间隔肥厚的一过性左心室流出道梗阻。

主动脉瓣增厚、主动脉狭窄后扩张、左心室增大均为瓣膜型主动脉狭窄的诊断依据。此外，实时超声可观察到主动脉瓣由于开放受限持续可见，而正常主动脉瓣由于瓣叶启闭活动可交替出现及消失。瓣下型主动脉狭窄可见室间隔增厚。脉冲波多普勒可探及主动脉瓣跨瓣血流速度加快。早发性主动脉瓣狭窄可导致心内膜弹力纤维增生症和左心室发育不良。

主动脉狭窄在宫内逐渐进展，早期（<16周）胎儿超声心动图可能难以显示。部分病例在出生后才出现明显表现。据报道，主动脉狭窄婴儿出生后一年内死亡率为23%，经手术治疗可明显改善预后，死亡率降为1.9%~9%。妊娠中期严重的主动脉狭窄可在宫内发展为左心室发育不良综合征。对于严重的主动脉狭窄，宫内球囊瓣膜成形术取得了良好的效果。

（十五）肺动脉狭窄

肺动脉狭窄可发生于瓣膜水平或漏斗部，发病率占先天性心脏病活产儿的7.4%。Noonan综合征和伴发母体风疹的胎儿可出现肺动脉瓣发育不良和狭窄。肺动脉狭窄与完全型肺静脉异位引流、房间隔缺损、主动脉瓣上狭窄和法洛四联症相关。单绒毛膜双胎妊娠的肺动脉狭窄发生率较高，双胎输血综合征中，受血儿肺动脉瓣狭窄发病率可高出10倍以上。受血儿心脏因前负荷增加而引起右心室心肌肥厚，与母体糖尿病相关的胎儿室间隔非对称性增厚的血流动力学类似，均可引起流出道解剖性梗阻。

肺动脉瓣跨瓣血流速度加快和右心室肥厚均提示肺动脉狭窄。与主动脉狭窄类似，肺动脉瓣狭窄由于瓣膜开放受限，肺动脉瓣活动在视野中持续可见。肺动脉狭窄与主动脉狭窄相似，也可在宫内不断进展。肺动脉狭窄预后不一，可通过经右心室闭式瓣膜切开术或经皮球囊瓣膜成形术进行处理。宫内经皮球囊肺动脉瓣成形术已取得成功但仍处于早期阶段。

（十六）心脾综合征

心脾综合征是与无脾（右侧异构）和多脾（左侧异构）相关的综合征，两者均表现为一侧发育缺陷，即正常为单侧发育的系统或器官呈对称性发育。通常认为无脾（Ivemark综合征）和多脾综合征是不同的临床疾病，但其具有许多相同的临床特征，包括多种内脏器官反位或内脏对称位、复杂先天性心脏病，以及慢性心律失常发病率增加。

从病理角度来讲，无脾（右侧异构）综合征，左侧器官为正常右侧器官的镜像，表现为右房异构、双侧三叶肺、双侧右支气管和肺动脉形态，腹主动脉和下腔静脉位于同侧（左侧或右侧），脾脏缺失，可见中位肝和双上腔静脉。多脾（左侧异构）综合征表现为右肺和右支气管形态与左侧相似，可见多脾、左房异构，在多数病例中可见下腔静脉肝内段缺如伴奇静脉回流。

与这些综合征相关的心脏异常包括完全型或部分型肺静脉异位引流、房间隔缺损、室间隔缺损、单心室、大动脉转位、右心室双出口、肺动脉或主动脉狭窄或闭锁。也可观察到主动脉缩窄、左心室发育不良、二尖瓣狭窄、三房心、右位心、右心发育不良、房室间隔缺损、永存动脉干和法洛四联症。伴有房室间隔缺损的完全性房室传导阻滞与多脾相关。多脾综合征是第二常见的与胎儿心脏传导阻滞相关的疾病（矫正型大动脉转位最常见）。

无脾和多脾相关表现
无脾
脾脏缺如
右侧异构
右房异构
双侧三叶肺
双侧右支气管和肺动脉形态
主动脉和下腔静脉同侧
双侧上腔静脉
心房不定位
中位肝
多脾
多个脾脏
左侧异构
左房异构
双侧二叶肺
双侧左支气管和肺动脉形态
下腔静脉离断
奇静脉与离断下腔静脉相连
心房不定位
中位肝
先天性心脏病
完全性房室传导阻滞

当先天性心脏病合并心律失常时应考虑心脾综合征可能。当怀疑心脾综合征时应仔细扫查胎儿脾脏（20周即可见）和胃泡位置。其他异常，包括同

侧主动脉和下腔静脉（合并无脾）或下腔静脉肝内段缺如伴奇静脉回流（合并多脾），均可在产前明确诊断。

心脾综合征的死亡率极高，治疗方法主要取决于合并畸形的类型和数量。由于与多脾相关的心脏畸形较无脾相关心脏畸形病变轻，因而更容易通过手术矫正。由于合并复杂先天性心脏病发病率更高，新生儿无脾的死亡率和术后并发症发病率较高。多脾胎儿多因心脏传导阻滞和水肿死于宫内。

（十七）心脏肿瘤

胎儿心脏肿瘤较少见，其中约10%为恶性。1岁以内婴儿心脏及心包肿瘤中58%为横纹肌瘤，19%为畸胎瘤。心脏纤维瘤约占该年龄组心脏肿瘤的12%。其他不常见的心脏肿瘤还包括房室结间皮瘤（2%）和心脏血管瘤（2%）。

胎儿心脏横纹肌瘤的超声表现为实性团块回声。横纹肌瘤（心脏错构瘤）常为多发，起源于室间隔（图5.39）。胎儿横纹肌瘤早期超声心动图可表现为正常，随着病程进展，横纹肌瘤的大小和数量可增加，提示在存在横纹肌瘤风险的胎儿中进行连续超声心动图随访的重要性。

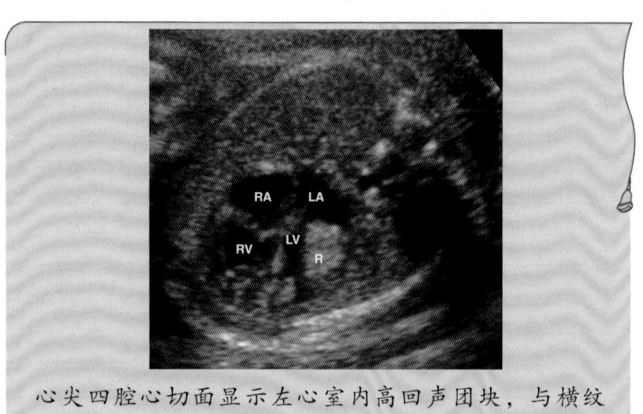

心尖四腔心切面显示左心室内高回声团块，与横纹肌瘤影像学特征相符。LA：左心房；LV：左心室；RA：右心房；RV：右心室；R：横纹肌瘤。

图5.39 横纹肌瘤

心脏横纹肌瘤患者中有30%～78%患有结节性硬化症。除大脑室管膜下结节可通过胎儿MRI检查发现及结节占位效应可能引发脑积水的征象外，结节性硬化症的其他征象在胎儿时期很少发现。在存在结节性硬化症风险的胎儿中，无心脏肿瘤表现时并不能排除结节性硬化症可能。

心脏肿瘤可通过阻塞流出道或房室瓣引起血流动力学改变，从而导致充血性心力衰竭、水肿、心包积液和心律失常。心脏肿瘤的预后取决于肿瘤的大小、数目、位置及是否合并相关心律失常和其他结构异常。一篇关于138例胎儿心脏横纹肌瘤病例的Meta分析发现，与发病率增高显著相关的因素有肿瘤>20 mm、合并心律失常、水肿。需谨慎评估患有心脏横纹肌瘤婴儿的预后。横纹肌瘤是激素敏感性肿瘤，因此有些横纹肌瘤可自发消退。胎儿心脏横纹肌瘤的临床表现多样，从自发消退到致胎儿突然死亡均可发生。出生后，心肌细胞失去分裂能力，横纹肌瘤可缩小或完全消退，因此通常采取保守治疗。然而由于横纹肌瘤与结节性硬化症及心律失常相关，对预后的评估仍需谨慎。

畸胎瘤起源于心包内，附着于主动脉或肺动脉根部，大多数伴有大量心包积液。畸胎瘤可表现为囊性、实性或混合性肿块。虽然畸胎瘤多为良性病变，但其在手术切除后有复发可能，并可能发生恶变。胎儿畸胎瘤与结节性硬化症相关性较弱。

罕见的心脏肿瘤包括纤维瘤和血管瘤。纤维瘤大多为单发，典型表现为中心坏死和钙化。纤维瘤常位于室间隔上，增加了手术切除的困难。血管瘤更为罕见，常位于右心房或室间隔，瘤内常有管腔样结构。心脏血管瘤回声不均匀，可有囊性和实性成分，常伴有钙化，多合并心包积液。

心室内强回声斑是乳头肌或腱索钙化区域，不应将其误认为心脏肿瘤。强回声斑在左心室发生率为93%，右心室发生率为5%，双心室发生率为2%，通常无临床意义（图5.40）。曾有报道心室内强回声斑与染色体异常相关，如21-三体和13-三体。然而近期研究表明，低风险妊娠中孤立的心室内强回声斑，其染色体非整倍体异常的风险不会增加。

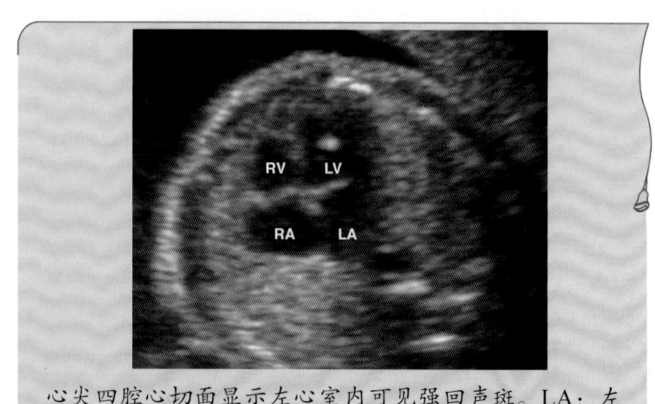

心尖四腔心切面显示左心室内可见强回声斑。LA：左心房；LV：左心室；RA：右心房；RV：右心室。

图5.40 心室内强回声斑

先天性室壁瘤和心室憩室均可在产前进行超声诊断，常为孤立存在。室壁瘤在超声上常表现为心室心肌向外突出，通常与心室收缩不同步。心室憩室常表现为通过狭窄通道与心室相连的囊状结构，通常随心室收缩而同步收缩。

（十八）心肌病

心肌病是一组病因不同、解剖和功能特征各异的心脏疾病，均会导致心脏功能的改变。心肌病占胎儿心血管疾病的8%～11%，仅占活产婴儿先天性心脏病的1.8%。大约1/3患有心肌病的胎儿于宫内死亡，其解释了心肌病发病率在胎儿与活产儿中差异较大的原因。

引起胎儿心肌病的原因很多（图5.41），包括病毒和细菌感染、先天性代谢性异常、心内膜弹力纤维增生症、家族性心肌病和母体糖尿病。感染原通过破坏心肌而诱发心肌炎并最终导致心肌病。贮积症疾病因心肌细胞各种代谢产物累积导致心肌肥大。此外，另有许多病例为特发性心肌病，病因尚不明确。

厚。心内膜弹力纤维增生症分为原发性和继发性。原发性或孤立性心内膜弹力纤维增生症发生于不合并其他心脏结构异常的情况下，受累心室扩张或缩小。病毒性心肌炎是原发性心内膜弹力纤维增生症的原因，腮腺炎和柯萨奇病毒B是最常见的感染原。继发性心内膜弹力纤维增生症多继发于结构性心脏病，受累心室扩张多见于主动脉缩窄、主动脉瓣疾病、二尖瓣病变和其他病变。受累心室变小较少见，见于主动脉狭窄或闭锁。这两类心内膜弹力纤维增生症的心内膜大部分被胶原和弹性组织所取代，大体上表现为亮白色外观，超声心动图上表现为心内膜回声增强（图5.42）。

在母体糖尿病婴儿中，非对称性室间隔肥厚或向心性肥厚的发生率增加，已经由超声心动图相关研究证实。心室肥厚使母体糖尿病的胎儿整体心脏增大。大约20%孕前确诊糖尿病的孕妇的胎儿可出现肥厚型心肌病，其可能与妊娠晚期母体血红蛋白A1C升高和新生儿胰岛素样生长因子-1水平升高有关。无论何种病因，严重的心肌病均会导致心脏功能下降和充血性心力衰竭，可能是由于继发于梗阻性心肌病心室排空受阻或非梗阻性心肌病心脏泵功能衰竭。非梗阻性心肌病可通过一个或多个心室扩张伴随相应的心室收缩功能减低明确诊断。大约37%患有心肌病的活产婴儿合并其他相关畸形。胎儿心肌病的预后不一，取决于心脏病变的严重程度、潜在的病因及合并的相关畸形。当心肌病合并胎儿水肿时，预后较差。

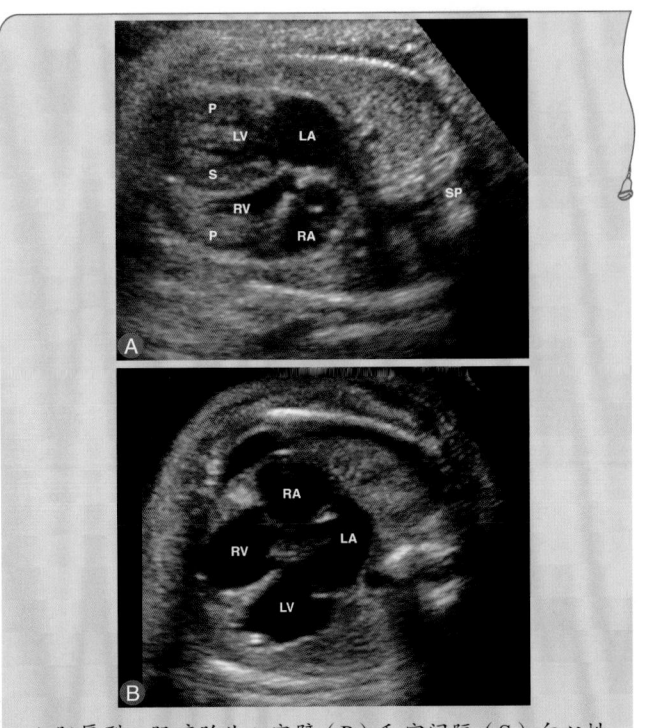

A.肥厚型心肌病胎儿心室壁（P）和室间隔（S）向心性肥大；B.扩张型心肌病胎儿心脏4个心腔均增大，占胎儿胸部面积的一半以上，并伴有胸腔积液。LA：左心房；LV：左心室；RA：右心房；RV：右心室；SP：脊柱。

图5.41 心肌病

心内膜弹力纤维增生症的病理过程尚未明了，表现为一个或多个心腔内发生的弥漫性心内膜增

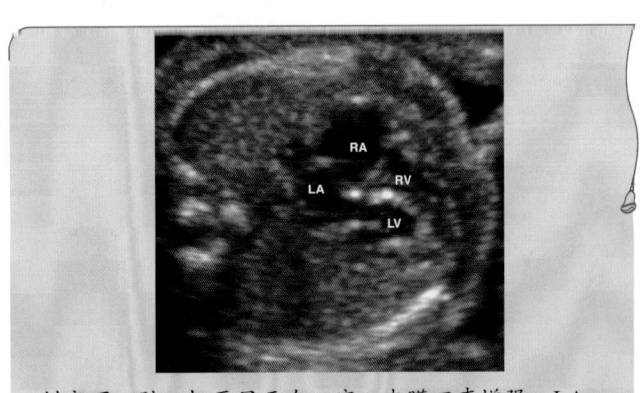

剑突下四腔心切面显示左心室心内膜回声增强。LA：左心房；LV：左心室；RA：右心房；RV：右心室。

图5.42 心内膜弹力纤维增生症

（十九）心脏异位

心脏异位症是一种罕见的心脏位于胸腔外的畸形，是由于胸廓两侧体褶融合失败所致。心脏异位

可分为以下4种类型。

• 胸部型（60%）：心脏通过胸骨缺损从胸腔移位。

• 腹部型（30%）：心脏通过膈肌缺损移位到腹部。

• 胸腹联合型（7%）：心脏通过胸骨下段缺损移位，伴有膈肌或腹壁缺损（Cantrell五联症）。

• 颈部型（3%）：心脏移位至颈部。

大多数心脏异位是孤立性的，但也有部分与Cantrell五联症（胸骨缺损、膈疝、脐膨出、心内结构异常和心脏异位）相关。多种心脏畸形和染色体异常都与心脏异位相关。超声诊断心脏异位症并不困难，早在妊娠9周时就可做出诊断，目前尚无腹部型和颈部型心脏异位宫内诊断的相关报道（图5.43）。心脏异位预后较差，多在出生后早期死亡。

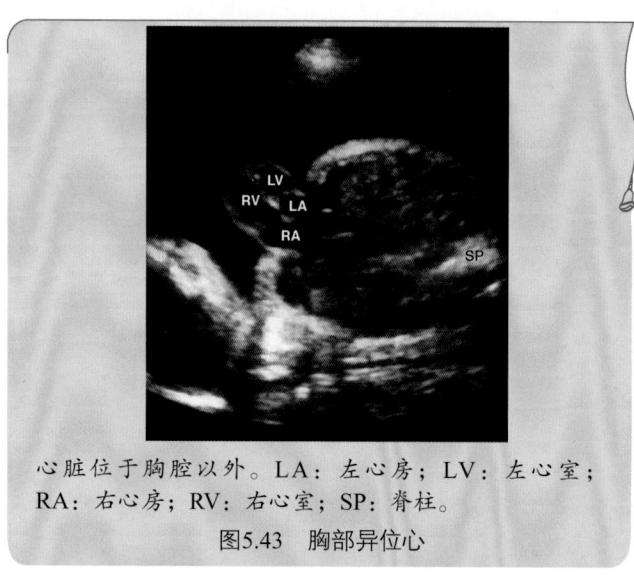

心脏位于胸腔以外。LA：左心房；LV：左心室；RA：右心房；RV：右心室；SP：脊柱。

图5.43　胸部异位心

三、心律失常

（一）房性和室性期前收缩

房性期前收缩和室性期前收缩是指起源于窦房结以外的异常的房性或室性收缩。房性期前收缩约占胎儿心律失常的75%，室性期前收缩占8%。房性期前收缩与卵圆孔瓣冗长（房间隔膨胀瘤）、母亲咖啡因摄入和吸烟有关。1%~2%的房性期前收缩胎儿合并结构性心脏畸形。

房性期前收缩可为传导性或非传导性的。不论何种情况，心房起搏点都被重置，因此下一个正常的心房起搏也将提前。室性期前收缩是室性收缩过早，其前期并无房性收缩，心房起搏点并未重置，如果心律正常，则下一个正常搏动可如期发生。室性期前收缩是代偿性的，预先存在的节律可以继续，而房性期前收缩通常是非代偿性的。将M型取样线或频谱多普勒取样容积同时穿过心房和心室结构，就可通过M型和频谱多普勒超声鉴别房性期前收缩和室性期前收缩（图5.15）。房性期前收缩后跟随有室性收缩的为"下传性的"，房性期前收缩后无室性收缩跟随的为"非下传性的"或"阻滞的"，这些必须同房室传导阻滞鉴别，房室传导阻滞并不发生房性期前收缩。通过观察房性期前收缩在室性搏动前发生，以及大多数情况下房性期前收缩是非代偿性的而室性期前收缩是代偿性的，可以将房性期前收缩与室性期前收缩鉴别开来。

在大多数病例中，期前收缩都是良性的心律不齐，大多数可在宫内或新生儿早期消失。1%~2%的房性期前收缩可能进展为持续的快速性心律失常。

（二）心动过速

胎儿心动过速是指心率超过180次/分。在胎儿中，室上性心动过速比室性心动过速更为常见。5%~10%的室上性心动过速病例与先天性心脏病有关。

室上性心动过速可分为如下几类。

• 阵发性室上性心动过速：心房率为180~300次/分，房室1:1传导（图5.44）。

• 心房扑动：心房率为300~400次/分，常与心脏阻滞有关，房室2:1~4:1传导，使心室率在60~200次/分。

• 心房颤动：心房率超过400次/分，房室传导不规律，心室率为120~160次/分。

室性心动过速是指与3个及以上连续室性期前收缩相关的心率加快。胎儿心律失常一般首先在听诊时被发现。通过M型超声和脉冲波多普勒超声心动图观察心房和心室率可有助于确定和描述心动过速。M型描记曲线能够独立评估心房和心室壁的运动，同时记录心房和心室壁或房室瓣和半月瓣的运动能够获得更多信息。频谱多普勒超声能够显示当出现室上性心动过速时，血流速度和心输出量减低。胎儿室上性心动过速可导致胎儿心血管受损、水肿和死亡。

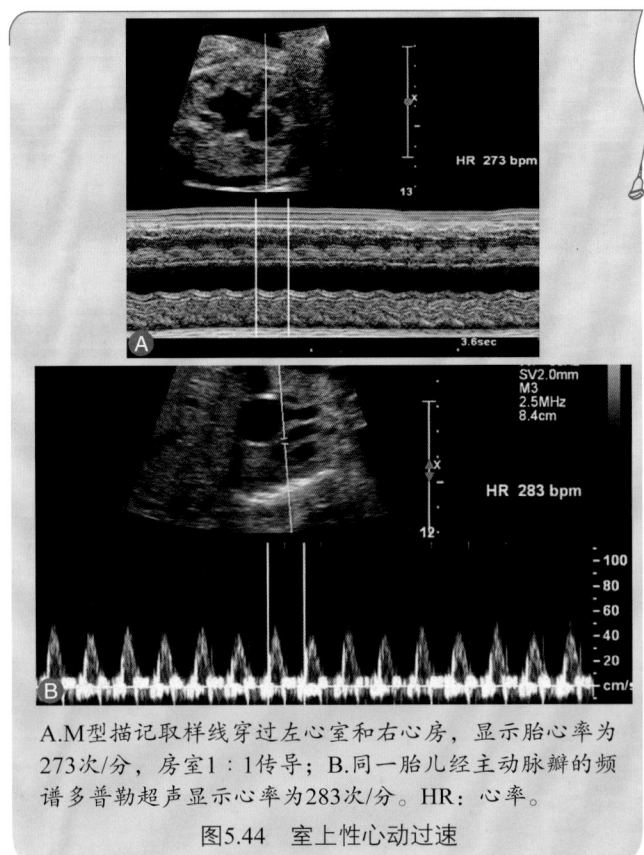

A.M型描记取样线穿过左心室和右心房，显示胎心率为273次/分，房室1∶1传导；B.同一胎儿经主动脉瓣的频谱多普勒超声显示心率为283次/分。HR：心率。

图5.44 室上性心动过速

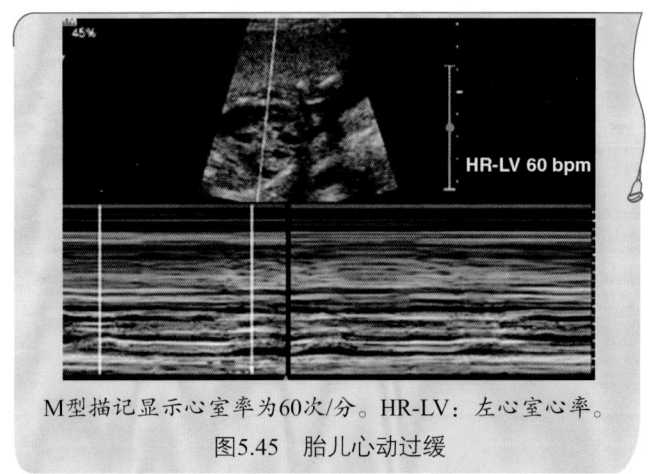

M型描记显示心室率为60次/分。HR-LV：左心室心率。

图5.45 胎儿心动过缓

大部分胎儿心动过速预后相对较好，可于宫内通过药物进行治疗。胎儿心动过速时需使用彩色多普勒和频谱多普勒超声仔细观察三尖瓣，因为三尖瓣功能不良伴随三尖瓣反流可能是即将发生充血性心力衰竭和水肿的首发征象。当出现水肿时，需立即进行积极治疗。一些抗心律失常药可尝试用于宫内室上性心动过速的心律转复。胎儿快速性心律失常的预后取决于多种因素，包括心律失常的类型和持续时间，是否存在结构性心脏畸形，孕周，以及对宫内治疗的反应。

（三）心动过缓

胎儿心动过缓是指心率降低到100次/分或以下（图5.45）。约5%的胎儿心律失常属于心动过缓。一过性心动过缓可能与宫内压力升高有关，偶尔继发于超声探头加压或胎儿脐带受压。一过性心动过缓常见于胎儿超声检查过程中，并无临床意义，持续性心动过缓需要引起关注。

窦性心动过缓而不伴有胎儿水肿是十分罕见的。如果心率低于80次/分，窦性心动过缓可能与胎儿窒息有关。胎心率低于80次/分，持续超过13 min，与酸血症引发的脑瘫有关。孕早期心率低于100次/分与胎儿死亡风险增加有关。当心动过缓与颈后透明层厚度增加同时存在时，先天性心脏病的风险增加，应考虑早期进行经阴道胎儿超声心动图检查。在这种临床情况下，孕早期即可检出复杂先天性心脏病。对持续性心动过缓的胎儿应进行密切随访并监测心力衰竭症状。持续性心动过缓可能需要提早分娩。持续性心动过缓宫内治疗的成功率较低。

（四）先天性心脏传导阻滞

心电冲动无法从心房传导至心室导致房室传导阻滞。房室传导阻滞分为以下3类。

- 一度传导阻滞：PR间期延长导致传导延迟，但不伴有明显的心率或心律异常，其可能只能通过频谱多普勒测量PR间期，在宫内进行评估。
- 二度传导阻滞：单个心房搏动阻滞（Mobitz Ⅰ型）或间歇性传导异常，导致心室率为心房率的分数，即心房率为心室率的倍数（Mobitz Ⅱ型）。
- 三度或完全性心脏传导阻滞：心室率和心房率完全分离（图5.46）。

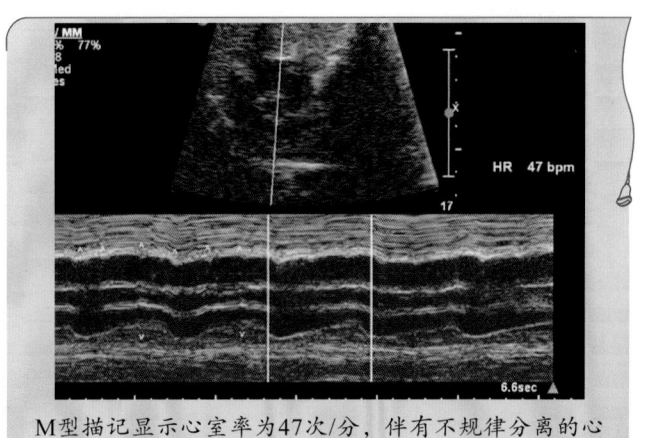

M型描记显示心室率为47次/分，伴有不规律分离的心房率。HR：心率。

图5.46 完全性心脏传导阻滞

在正常心脏中，电传导起源于窦房结，传导至房室结，再通过浦肯野纤维系统到达心室。房室传导阻滞是不完全或完全性传导系统缺失，或房室结水平异常导致的。这种罕见的疾病同母体胶原血管病（系统性红斑狼疮）有关。当一例子代患病时，再孕胎儿发生房室传导阻滞的风险达17%~30%。当母体系统性红斑狼疮的胎儿存在相关先天性完全性心脏传导阻滞风险时，连续进行胎儿超声心动图监测是十分有价值的。该监测能够早期检出和治疗免疫介导的胎儿心肌炎和先天性完全性心脏传导阻滞。

在无相关结构异常时，胎儿先天性心脏传导阻滞的预后良好。但是，至少40%患有完全性心脏传导阻滞的胎儿存在结构性心脏畸形。当存在相关心脏异常时，胎儿预后不良。房室传导阻滞胎儿有心力衰竭风险，应密切监测。

大部分心律失常的胎儿结局良好。心律失常相关的结构性心脏病发生率较低，仅为0.3%，同大众人群相似，严重心律失常的发生率仅为1.6%。

（袁丽君，邢长洋，张小杉，赵联璧，李奕莹，刘云楠译；洪柳校）

参考文献

扫码观看

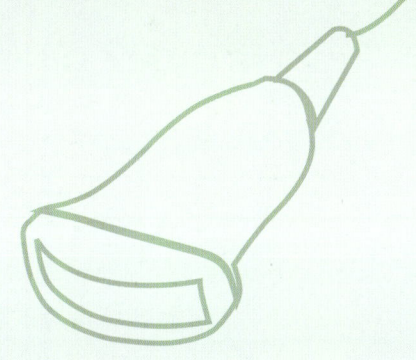

第六章　胎儿消化道和腹壁

Nir Melamed, Anne Kennedy and Phyllis Glanc

章节大纲

一、消化道
  （一）消化管的胚胎发育
  （二）食管
  （三）胃
  （四）小肠与结肠
  （五）肝
  （六）胆囊和胆道系统
  （七）胰腺
  （八）脾脏

二、腹壁
  （一）胚胎学
  （二）腹裂
  （三）脐膨出
  （四）膀胱外翻
  （五）泄殖腔外翻
  （六）异位心
  （七）其他复杂的体壁缺损

> **关键点总结**
>
> - 胎儿胃肠道和腹壁异常多种多样，可单独发生，但多数情况下，常伴发相关的综合征或合并染色体异常，因此，发现相关畸形对于诊断这类疾病十分关键。
> - 熟悉胎儿的正常发育过程，有助于识别胎儿结构在妊娠各阶段的不同表现，如腹壁的生理性中肠疝、妊娠中晚期的胆囊，以及不同孕期胎便的超声表现。
> - 胃肠道或腹壁异常的预后及超声表现在妊娠不同阶段可能存在差异。
> - 胃肠道异常的诊断有时是通过对一些间接征象的评估发现的，如羊水过多。
> - 胃肠道和腹壁异常的早期产前诊断，特别是腹壁异常，可在孕早期的后期与胎儿颈后透明层厚度的评估同时进行。
> - 胃肠道发育异常的胎儿在出生时可无明显的临床表现。因此，产前诊断有助于其选择适合的有治疗能力的医疗机构就诊。

系统全面的评估胎儿胃肠道和腹壁对明确胎儿孤立性和多发性畸形的风险至关重要。胎儿腹部异常可能是继发于遗传性疾病或感染等情况下多系统器官紊乱的唯一的超声学表现。此外，检测胎儿腹腔肿块或异常非常重要，因为这些情况可能在常规的新生儿检查中无法发现。在某些情况下，胃肠道异常可通过间接征象发现并诊断，如羊水过多。

一、消化道

（一）消化管的胚胎发育

消化道于胚胎第3～4周开始发育。原始肠管是在胚盘的纵向和横向折叠后，通过将卵黄囊的背侧部分包卷入胚体内而形成的。肠管壁由内胚层构成，头尾两端分别由口咽膜和泄殖腔膜封闭。随后，肠管分化为3个部分：头端部分为前肠，发育为食管、胃、十二指肠、肝脏、胆管及胰腺；尾端部分为后肠，分化成结肠远端（超过脾曲），部分供血来源于肠系膜下动脉；二者中间部分为中肠，发育成大部分肠道，包括十二指肠的后半部分（肝胰壶腹远端）、空肠、回肠、升结肠和横结肠近端2/3，这些部分主要由肠系膜上动脉供血。中肠仍通过卵黄柄（脐肠系膜管或卵黄管）与卵黄囊相连。

（二）食管

食管闭锁

胎儿食管连接咽部与胃，正常情况下是塌陷的，因此较难观察到，或在超声上表现为2条或4条线样的食管壁回声。

在发育过程中，气管和食管由后咽向下分化而来。呼吸道和消化道的不完全分化可导致食管闭锁，伴有或不伴有气管食管瘘。所有类型的胎儿气管食管瘘的总体发病率为8/10 000。食管闭锁包括5种类型，最常见的类型为食管远端出现瘘管。由于大多数类型的食管闭锁（90%）伴有气管食管瘘，多数情况下，超声上可看到胃泡（通常较小），可无羊水过多，或轻度增多，或仅在妊娠晚期出现（表6.1）。

食管闭锁的主要超声表现包括胃泡不显示或胃泡小（图6.1）、羊水过多及食管囊袋征（液体聚集在食管盲端，图6.2A）。偶尔可观察到口咽部扩张（图6.2B，动图6.1）。然而由于食管囊袋位置的多变性和其周期性的排空，超声对食管囊袋的显示存在一定难度。因此，食管闭锁的产前诊断是具有挑战性的，许多病例只能在新生儿期被发现。一项研究报告中提到，食管闭锁的产前检出率为42%。羊水过多合并胃泡不显示较单纯胃泡不显示更能提示食管闭锁的诊断，但这种组合的阳性预测值仍相对较低（56%）。

表6.1　食管闭锁类型

类型	描述	食管闭锁病例中占比
A	食管闭锁不伴气管食管瘘	10%
B	食管闭锁伴近端气管食管瘘	<1%
C	食管闭锁伴远端气管食管瘘	85%
D	食管闭锁伴近端及远端气管食管瘘	<1%
E	气管食管瘘不伴食管闭锁	5%

超过50%的食管闭锁合并有其他畸形，因此，对于疑似该疾病的胎儿应进行包括超声心动图在内的详细解剖学评估。据报道，多达半数的气管食管瘘是VACTERL联合征的一部分，VACTERL联合征是一种

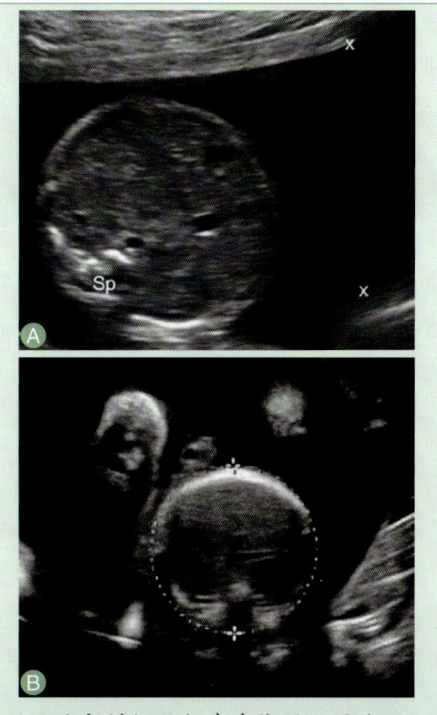

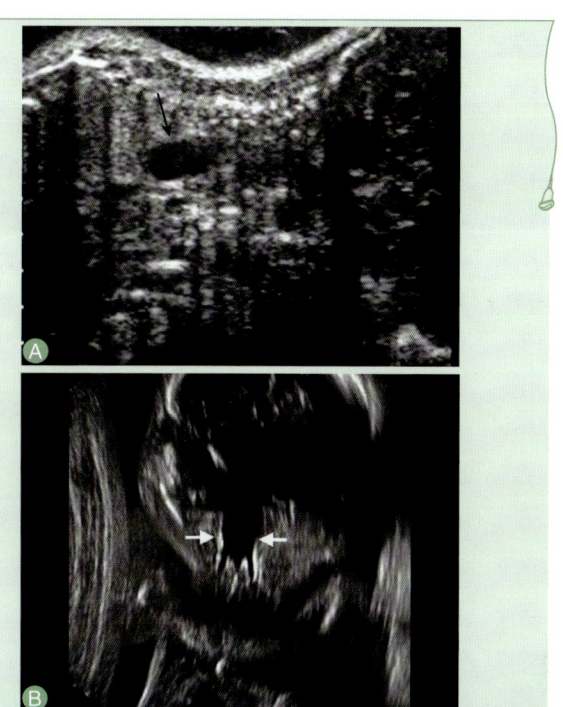

A.25周胎儿腹部横切面超声声像图，胃泡不显示，羊水过多，羊水池垂直深度（x标记）测量值>8 cm；B.孕晚期胎儿胃泡不显示，伴羊水过多。Sp：脊柱。

图6.1　食管闭锁及无胃泡

A.上胸部冠状面声像图显示扩张的食管囊袋（箭头）；B.25周胎儿颈部冠状面声像图显示食管闭锁导致的口咽部扩张（箭头）。

图6.2　食管闭锁

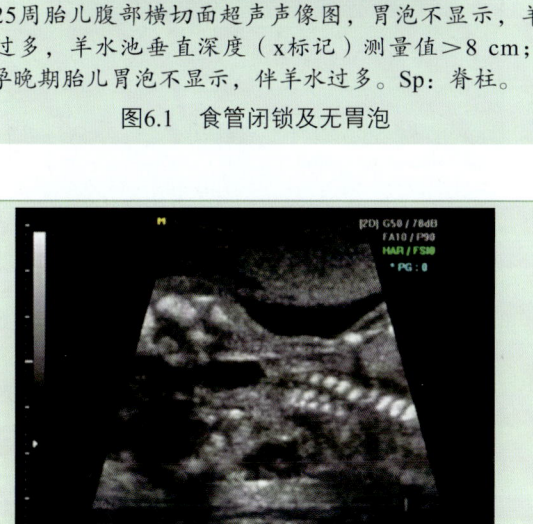

动图6.1　食管闭锁

散发的非随机的联合畸形（包括椎体缺陷、肛门闭锁、心脏畸形、气管食管瘘伴食管闭锁、肾脏和肢体缺陷等，如桡骨发育不良）。由于发生非整倍体的风险为5%～10%，应考虑行羊膜穿刺术。受是否合并畸形的影响，食管闭锁矫正术的成功率为90%。

（三）胃

胎儿胃泡最早在孕7周可见，在孕13～14周时应作为常规检查内容（图6.3）。在胎儿左上腹切面，胃泡呈囊性结构。明确胃泡位置非常重要，因

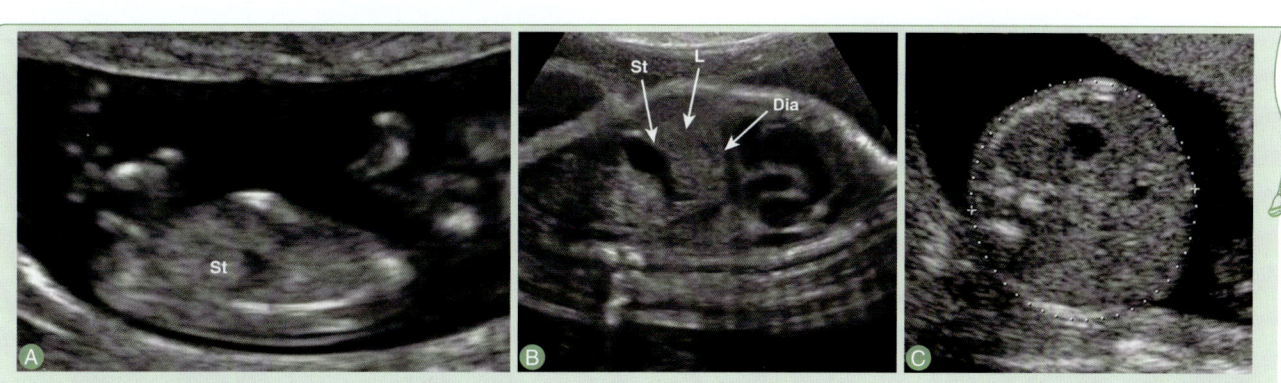

A.孕早期胎儿胃泡（St）表现为膈肌下方的无回声区；B.孕中期胎儿矢状面，在膈肌（Dia）下方可观察到胃泡（St），肝脏（L）向前延伸至腹壁；C.孕中期胎儿腹围横切面，脊柱位于左侧，胃泡位于上方。

图6.3　正常胃泡

为中线或右侧胃泡与内脏异位综合征相关。

1. 胃泡小或胃泡不显示

在孕早期筛查、胎儿解剖学检查及后续所有的胎儿评估中，均应清晰地显示胎儿的胃泡。如果在解剖学检查中未发现胃泡（图6.1），虽然这可能是胃排空的正常表现，但仍提示胎儿畸形风险升高，可能与食管梗阻或闭锁、影响吞咽的疾病、重度羊水过少（胎儿吞咽的羊水量受限）或胃泡位置异常相关。

胃泡不显示

食管梗阻
食管闭锁
食管受压（如甲状腺肿，咽、肺或纵隔肿物）
影响吞咽的疾病
解剖学因素（如腭裂）
神经系统疾病
羊水过少或无羊水
胃泡异位
先天性膈疝
腹壁缺陷
内脏异位综合征

当超声发现胃泡小或胃泡不显示时，应给予充分的时间让胃泡充盈，以鉴别其是否由胃泡排空所致。通常胃泡会在30 min内再次充盈。需重点关注羊水量（过少或过多），全身张力，有无吞咽动作，胸腔、横膈（肿块、膈疝）及腹部位置。

一项回顾性研究发现，23/27例（85%）胃泡不显示及27/52例（52%）胃泡小的胎儿（总体63%）出现了不良预后（结构异常、产前或产后死亡）。8/21例（38%）胃泡不显示胎儿及2/46例（4%）胃泡小胎儿合并有染色体异常。因此，在连续超声扫查中持续未显示胃泡时，应进行详细的解剖学评估、遗传咨询，并考虑行染色体检测。

2. 胎儿胃泡扩张

在妊娠中、晚期，超声可以观察到明显的胃泡结构或胃泡的一过性扩张。虽然使用列线图可以帮助识别真正的异常值，然而，正常胎儿的胃泡大小存在很大变异，并且鉴于胃泡形态不对称，进行标准化的测量比较困难。此外，由于胎儿胃泡大小存在相当大的正常波动，胃泡在整个观察的30 min内持续扩张，并且在后续检查中仍保持扩张，方可诊

断为胃泡扩张。胃泡扩张的鉴别诊断包括胃泡大小的正常变异、消化道闭锁（如十二指肠闭锁、幽门闭锁）及幽门狭窄（图6.4）。

幽门闭锁是一种罕见的肠道闭锁。其潜在机制与消化道其他部位闭锁不同，有证据表明，其是一种常染色体隐性遗传疾病。幽门闭锁的一个独特特点是与大疱性表皮松解症有关，这是一种致命性的常染色体隐性遗传皮肤病，以皮肤和黏膜水疱为特征。幽门闭锁的主要超声表现包括胃扩张（可以是巨大的），胃食管反流引起的食管扩张和重度羊水过多。母体血清甲胎蛋白水平升高和羊水中"雪花样"表现可提示合并有大疱性表皮松解症，可以通过胎儿皮肤活体组织检查及分子学检测进一步证实。

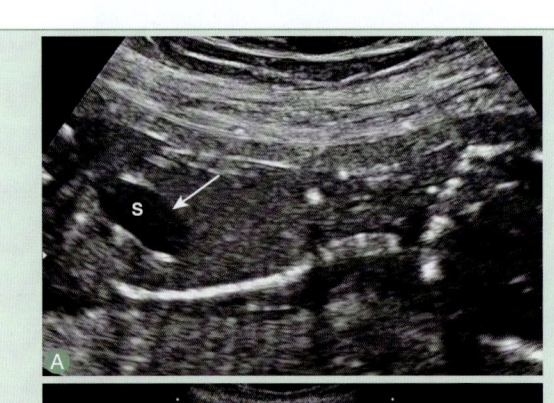
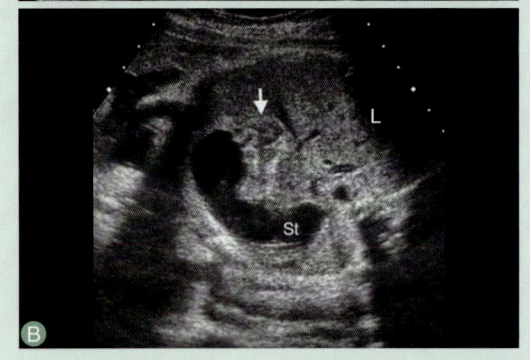

A. 孕中期扩张的胃泡（S），矢状面可见胃泡扩张向下延伸至盆腔，尽管此胎儿胃泡在扫查过程中呈持续扩张的状态，但在下一次超声检查时恢复正常；B. 幽门狭窄，32周胎儿横切面显示胃泡扩张（St），幽门明显呈持续收缩状态（箭头）。L：肝脏。

图6.4 胃泡扩张

3. 中位或右位胃泡

胃泡位置异常是提示胎儿存在严重畸形的重要线索，因此需要进行详细的解剖学评估。右位胃泡胎儿（图6.5B）患有内脏异位综合征的可能性增加，其特征是脏器和静脉的对称性异常，并伴有复杂的心脏畸形、肠旋转不良、脾（无脾或多脾）（图6.6）和肝脏异常。异位综合征合并无脾或多脾

的发病率为0.45/10 000，由于同时存在心血管和消化道异常，其婴儿期死亡率较高，生后1年内死亡率达32%。中位胃泡应考虑到肠旋转不良。

4. 胃内团块

在常规超声检查中，胎儿胃内常可见不规则的强回声内容物或碎片（图6.7，动图6.2，动图6.3）。这种表现是非特异性的，单发时常考虑为正常现象，此类碎片通常为血液、皮肤细胞或被胎儿吞食的胎粪。

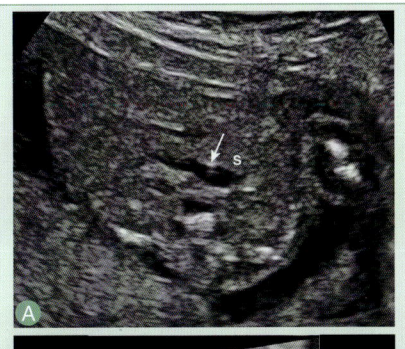
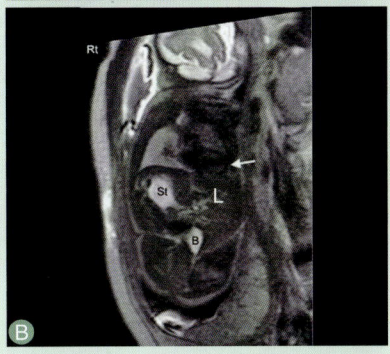

A.胎儿内脏异位胃泡中位，腹部横切面声像图显示胃泡位于中线（箭头），这是胎儿超声筛查中发现的唯一异常，胎儿超声心动图提示肺静脉异位引流，产后确诊为内脏异位；B.胎儿内脏异位胃泡右位，34周胎儿冠状面T₂WI显示左位肝脏及右位胃泡（St），心尖（箭头）指向胎儿左侧。B：膀胱；L：肝脏。

图6.5　胃泡异位

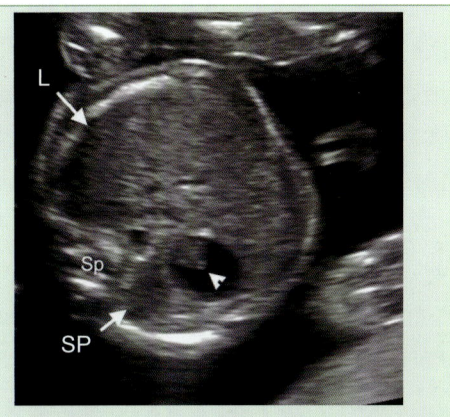

25周胎儿腹部横切面声像图显示胃内团块状结构（三角箭头），这是一种良性征象，是胎儿吞食碎屑或胎脂的表现。L：肝脏；SP：脾脏；Sp：脊柱。

图6.7　胃内絮状物

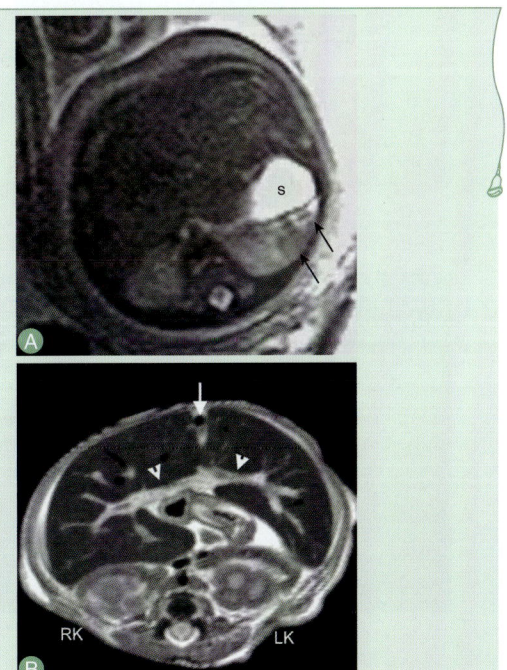

A.多脾，复杂先天性心脏病（未显示）胎儿横切面MRI显示左上腹存在多个脾脏（箭头）；B.无脾，一例不可修复的复杂先天性心脏病足月婴儿尸检，横切面MRI显示无脾合并中位肝，门静脉（三角箭头）在腹部中央分支，箭头所指为脐静脉。S：胃；LK：左肾；RK：右肾。

图6.6　内脏异位伴无脾或多脾

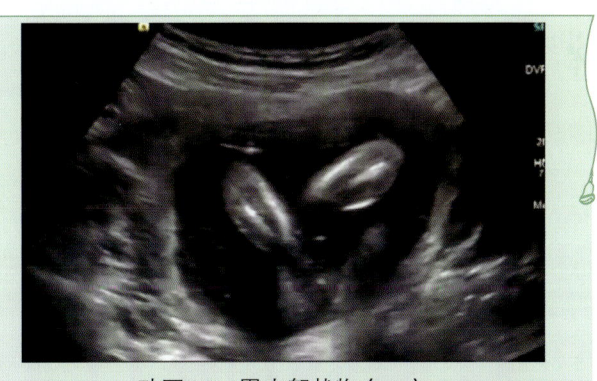

动图6.2　胃内絮状物（一）

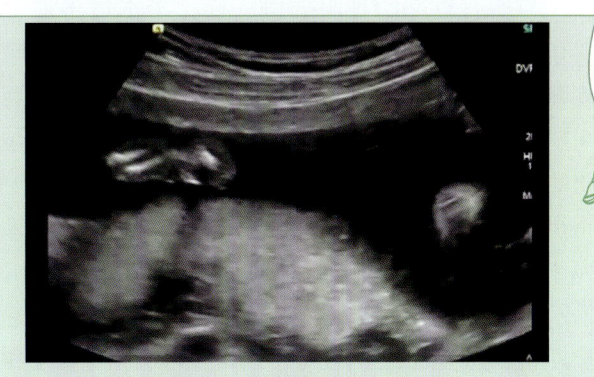

动图6.3　胃内絮状物（二）

（四）小肠与结肠

在孕早期和孕中期的早期，小肠和结肠的回声存在一些异质性，接近于肝脏回声。在妊娠后期，可在小肠内观察到液体回声，在结肠内观察到胎粪回声。肠管在胚胎发育早期是一个实心管，大多数消化道闭锁被认为是由管腔再通失败引起的。

1.肠梗阻

十二指肠梗阻：由十二指肠狭窄或闭锁导致的十二指肠扩张是胎儿期肠梗阻最常见的类型，在活产儿中的发生率为1/10 000～2/10 000。十二指肠闭锁可能是由十二指肠肠腔再通失败、壶腹周围梗阻、十二指肠节段完全缺失或血管缺血所致。少数情况下，十二指肠梗阻可能继发于机械性梗阻，如环状胰腺、肠系膜上动脉综合征或肠扭转。

半数以上十二指肠梗阻的病例合并有其他畸形；30%～44%的十二指肠闭锁病例与唐氏综合征相关。十二指肠闭锁的家族性病例亦有报道。十二指肠闭锁也与VACTERL联合征相关。

十二指肠闭锁典型的超声特征包括严重的羊水过多（可能在孕中期的晚期或孕晚期才出现）和"双泡征"，即在胎儿腹部横切面，于胃泡内侧可观察到另一无回声包块（图6.8，动图6.4）。该征象是由闭锁段近端的十二指肠扩张引起的，高度提示十二指肠梗阻。证实两个充满液体结构之间的连通性，对于明确十二指肠狭窄或闭锁的诊断至关重要。

当突出的胃角切迹与胃体部位于不同的切面时，可能被误诊为"双泡"，但是在仔细地对胃泡进行实时纵向扫查后可排除诊断。其他少见的导致明显"双泡征"的原因包括胆总管囊肿和十二指肠重复囊肿。此外，有个案报道在妊娠中期出现短暂的"双泡征"，胎儿出生后正常。

与所有近端肠梗阻病例一样，羊水过多通常出现在孕中期的晚期，在孕中期的早期进行常规胎儿检查时，往往不出现羊水过多，其在一定程度上与不同孕期胎儿每天吞咽的羊水量不同有关。胎儿在孕中期的早期吞咽的羊水量相对较少（每天2～7 mL），而足月时为450 mL。欧洲一项对138例出生后诊断为十二指肠闭锁病例的研究中，仅33%的病例出现羊水过多。正因为如此，十二指肠闭锁通常在妊娠晚期被诊断出来，而在孕中期的早期，假阴性和假阳性诊断均有报道，因此，产前诊断的病例比例为34%～87%。

有研究认为，十二指肠闭锁的产前诊断有可能降低新生儿的病死率。如果发现"双泡征"，应进行详细的解剖学检查、胎儿超声心动图检查、遗传咨询及考虑进行羊膜腔穿刺，因为其很大程度上与唐氏综合征相关。

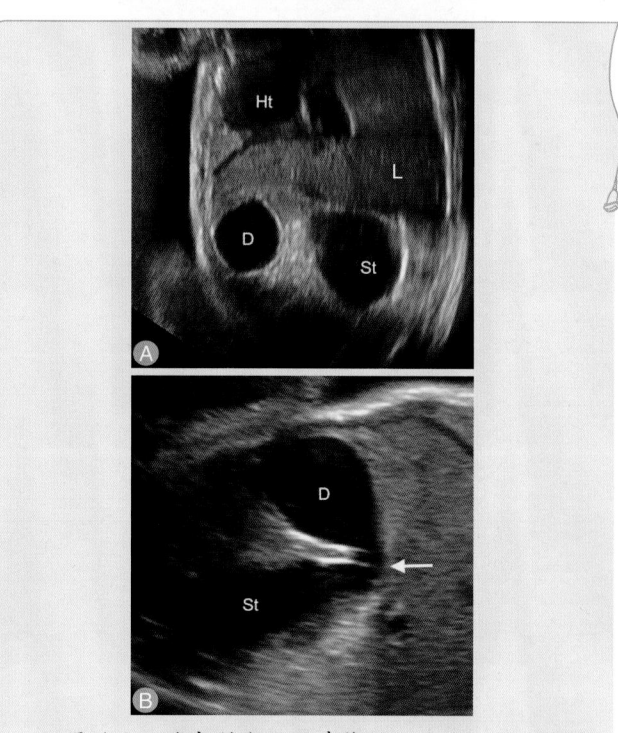

A.33周胎儿，腹部斜矢状面声像图显示十二指肠闭锁的"双泡征"，胃（St）和十二指肠（D）内充满液体；B.腹部斜冠状面声像图显示胃泡与十二指肠相通（箭头）。Ht：心脏；L：肝脏。

图6.8 十二指肠闭锁

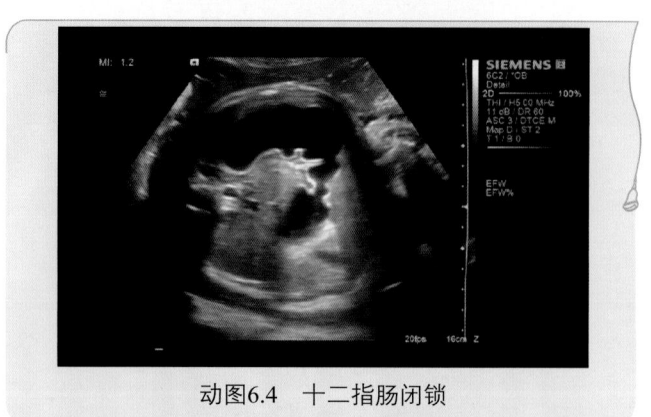

动图6.4 十二指肠闭锁

空肠和回肠梗阻在活产儿中的发生率为0.5/10 000～1.1/10 000。空肠闭锁比回肠闭锁略为常见（51%）。关于空肠闭锁的病因，最常见的假说是中肠发育早期血管受损。在动物实验中，诱发血管损伤可导致孤立性的肠道闭锁。肠道闭锁与胎盘障碍和其他血管源性异常（如腹裂）之间的相关性也支持上述假说。"苹果皮"空肠闭锁是一种涉及肠系膜发育不全的亚型，更常见于家族性，并且可能具有不同的病因。囊性纤维化是回肠梗阻的一个常见潜在原因，囊性纤维化可导致胎粪浓稠，从而导致回肠梗阻（胎粪性肠梗阻），伴或不伴有肠管回声增强。

虽然空肠和回肠闭锁经常被当作一个整体来讨论，但是二者之间有很大的区别。空肠闭锁常涉及多个部位，而且与回肠闭锁相比，其在宫内较少发生穿孔，这可能是因为回肠的顺应性较低。此外，相关畸形的风险取决于梗阻的部位。高达42%的空肠闭锁病例存在消化道外畸形和染色体异常，而在回肠闭锁的病例中，相关异常的比率大约只有2%。空、回肠闭锁都与其他消化道异常有关，包括肠旋转不良、胎粪性腹膜炎和重复囊肿。

空、回肠梗阻的产前诊断依据是肠管的扩张（图6.9，动图6.5），多数情况下胃不扩张，有时伴有肠蠕动亢进。如果未观察到蠕动，扩张的小肠很难与扩张的结肠区分开来。定义小肠扩张的阈值是肠袢直径＞7 mm或肠袢长度＞13 mm。空、回肠

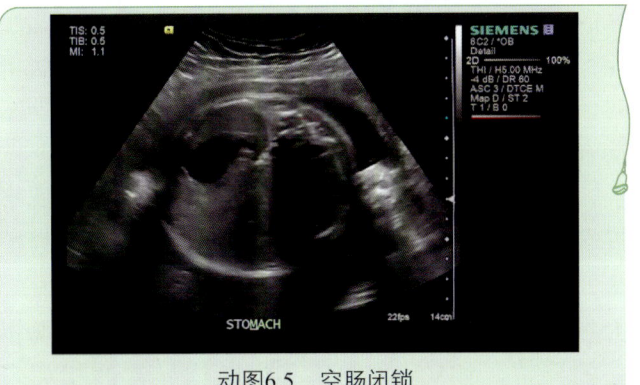

动图6.5　空肠闭锁

闭锁的诊断通常要到孕中期的晚期才能做出，因为在这之前通常看不到肠管扩张。肠梗阻部位越低，羊水过多的发生率越低。因此，在空、回肠闭锁的病例中，羊水过多的病例比十二指肠或食道闭锁要少；据报道，空肠闭锁的病例中约1/3出现羊水过多，而在回肠闭锁的病例中羊水过多更少见。通常在宫内很难准确地区分空肠和回肠闭锁；观察到的扩张肠管越多，存在回肠或远端梗阻的可能性越大。肠管回声增强也是一个与空、回肠梗阻相关的声像图特征，其是由肠道蠕动减少，导致粪便粘稠而产生的。腹水和腹腔钙化可见于肠梗阻并发穿孔的病例，其在回肠梗阻的病例中更为常见。最近对小肠梗阻的超声诊断的准确性进行了系统回顾，发现小肠梗阻的检出率有很大差异（10%~100%），空肠闭锁的检出率（66%）比回肠闭锁（26%）高得多。

2.胎粪性肠梗阻

胎粪性肠梗阻是由粘稠的胎粪阻塞回肠引起的。一些病例与囊性纤维化有关，但只有少数（约20%）的囊性纤维化病例会在宫内出现胎粪性肠梗阻。除肠梗阻的一般超声征象外，肠管回声增强增加了胎粪性肠梗阻的可能性。肠管回声增强与胎粪性腹膜炎的诊断和鉴别诊断将在本章后文讨论。

3.肛门直肠畸形

肛门直肠畸形在活产儿中的发病率为0.8/10 000~4/10 000。肛门直肠畸形包括从孤立的肛门闭锁到复杂的泄殖腔畸形等多种畸形，根据肠管末端与肛提肌水平的位置关系，将其分为低位、中位和高位畸形。大多数病例（＞90%）是低位畸形。高位畸形较少见，通常与膀胱结肠瘘有关。

在48%~98%的病例中，肛门直肠畸形与染色体和结构异常有关。肛门闭锁也是VACTERL联合

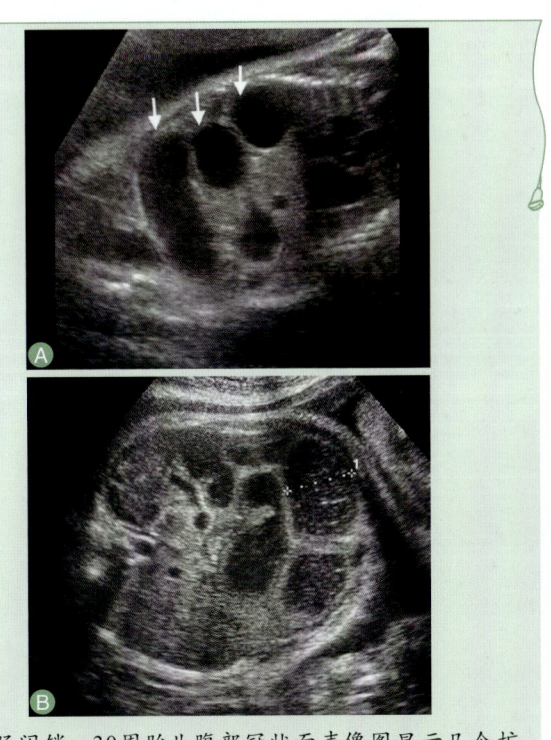

A.空肠闭锁，30周胎儿腹部冠状面声像图显示几个扩张的小肠肠袢（箭头）；B.回肠闭锁，胎儿腹部横切面声像图显示多个扩张的肠袢，测量肠腔的最大横径（标尺）。

图6.9　空肠和回肠闭锁

征的一部分，并且与很多的遗传综合征相关。鉴于相关畸形率较高，在遇到疑似肛门直肠畸形的病例时，应进行详细的胎儿结构检查、胎儿超声心动图检查及进行遗传咨询和非整倍体风险评估。

肛门直肠畸形的产前检出率为7%～24%，低于近端肠梗阻，其主要的超声征象是小肠或结肠的扩张，注意应与妊娠晚期正常的结肠区分（图6.10A）。大多数病例无羊水过多。超声检查通常会发现相关的异常，如VACTERL和染色体异常的相关表现。在合并膀胱结肠瘘的病例中，可能会看到管腔内钙化，这是由胎粪与尿液混合而产生的。最近，有学者认为，在经会阴的横切面上看不到肛门黏膜（称为肛门陷窝，由肛门括约肌的低回声包绕黏膜高回声而形成）是肛门闭锁的一个重要声像图标志（图6.10B）。

4.巨结肠病

巨结肠病是一种由远端结肠的神经节缺失引起的先天性结肠发育异常，可导致功能性结肠梗阻。其在活产儿中的发病率为1/5000。病变部位通常累及结肠的最远端，包括肛门内括约肌，并向近端延伸，累及结肠的不同部分，最严重时可累及整个结肠。10%～20%的病例与染色体结构异常有关，多达10%的病例与唐氏综合征有关。

产前诊断先天性巨结肠的病例并不多见，通常在病变严重累及整个结肠时方可诊断。这些病例的

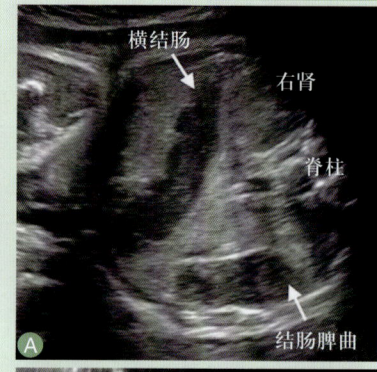
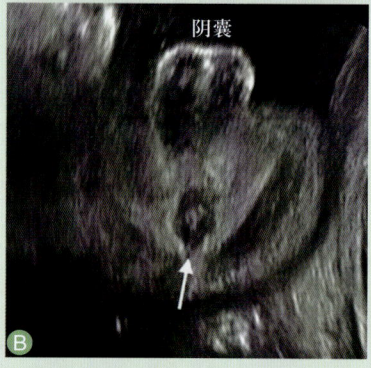

A.正常的妊娠晚期结肠，37周胎儿腹部横切面声像图显示结肠内有明显的胎粪回声，其在妊娠晚期是正常表现，不应认为是肠梗阻；B.肛门陷窝（箭头）虽然未包括在胎儿常规检查指南内，但很容易通过会阴横切面显示，陷窝的显示可以排除肛门闭锁。

图6.10　正常结肠和肛门陷窝

超声特征是非特异性的，包括肠管扩张、羊水过多和肠回声增强（图6.11）。大多数病例是在新生儿早期诊断出的，最常见的症状为不排胎便。

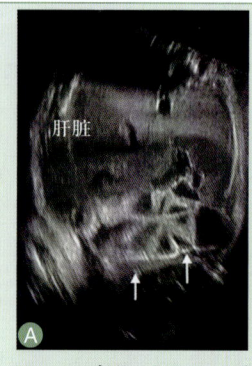
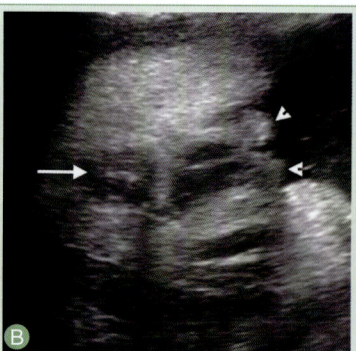
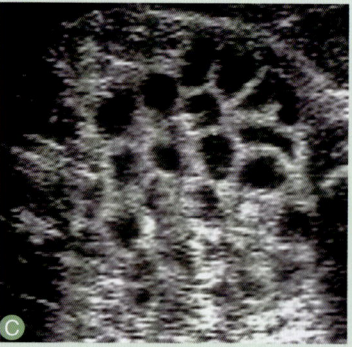

A.36周的胎儿冠状面声像图显示肠管扩张，肠壁回声增强（箭头）；B.同一胎儿的横切面声像图显示正常阴唇（三角箭头）和肛门陷窝（箭头），该胎儿为这对夫妇的第三个患病的孩子，该胎儿的父亲也患有该病；C.在另一胎儿中，整个腹部有多个扩张的肠袢。

图6.11　巨结肠病

5.肠重复囊肿

肠重复囊肿的分类并非根据黏膜的组织学，而是根据病变所累及的解剖区域确定的，其发病率约为1/10 000。囊肿是由消化道的异常再通形成的，可与消化道的管腔相通，也可不通，其可发生在消化道的任何区域，以回肠末端最常见。肠重复囊肿可在产前或产后偶然发现，也可能在肠梗阻时发现。30%的病例会出现相关的其他异常，大多数为消化

道的异常。

肠重复囊肿在超声检查中表现为囊性或管状结构，边界清晰。典型的肠重复囊肿是无回声囊性结构，但有时囊肿内也出现有回声的成分。囊肿的包膜通常是双层结构（肠道特征），显示该结构比较困难，需要高分辨率的线阵探头（图6.12，动图6.6）。根据囊肿出现的部位不同，鉴别诊断包括肝囊肿、胆总管囊肿、肠闭锁和卵巢囊肿。囊肿的蠕动有助于与非胃肠道来源肿块的鉴别。因为肠重复囊肿有引起肠梗阻的风险，出生后应行手术治疗。

6. 胎粪性腹膜炎和假性囊肿

胎粪性腹膜炎是指胎儿肠穿孔，胎粪渗入腹腔，导致的胎儿腹腔化学刺激和炎症反应。胎粪性腹膜炎的声像图特征是腹腔钙化，出现在肠道或肝脏表面的腹膜（图6.13，图6.14A）。其他表现可能包括腹水（动图6.7）、肠管回声增强、肠管扩张和羊水过多。在一些情况下，排出的胎粪会在腹膜中形成囊壁样结构和不均质的囊性外观，称为胎粪性假性囊肿（图6.14）。胎粪性假性囊肿的特征是囊肿被高回声边缘环绕。

8%～40%的胎粪性肠梗阻和胎粪性腹膜炎与囊性纤维化有关。在胎粪性腹膜炎病例中，是否需要产后手术可根据观察到的指标联合预测（表6.2）。一旦明确胎粪性腹膜炎或胎粪性肠梗阻的诊断，建议进行连续的胎儿超声监测。由于可能合并其他胎儿畸形，建议在有新生儿重症监护室和小儿外科的中心进行分娩。

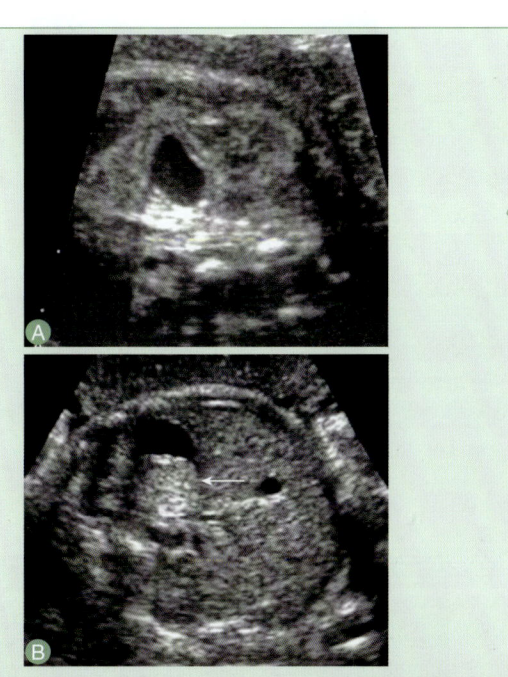

(A) Note the characteristic double line around the wall, which distinguishes a gut duplication from other abdominal cysts. (B) Atypical appearance of gastric duplication cyst with echogenic material *(arrow)*. Note how cyst impinges on stomach. See also Video 38.6.

FIG. 6.12 Enteric Duplication Cyst
（With permission from McNamara A, Levine D. Intraabdominal fetal echogenic masses: a practical guide to diagnosis and management. Radiographics. 2005;25[3]:633-645.注：版权方要求保留英文）

表6.2 胎粪性腹膜炎的特征与外科手术的相关性

超声特征	产后需要外科手术的概率（%）
孤立性钙化	0%
钙化和具备以下特征的一种：假性囊肿，腹水，肠管扩张	52%
钙化和具备以下特征的两种：假性囊肿，腹水，肠管扩张	80%
钙化，假性囊肿，腹水和肠管扩张	100%
羊水过多和以上任一特征	69%

［Modified from Zangheri G, Andreani M, Ciriello E, et al. Fetal intra-abdominal calcifications from meconium peritonitis: sonographic predictors of postnatal surgery. Prenat Diagn. 2007；27（10）：960-963.］

7. 肠管回声增强

肠管回声增强是指在超声检查时胎儿肠管的亮度增加，其与一些胎儿异常相关。诊断肠管回声增强最常用的标准是肠管回声与邻近骨骼（如髂骨）回声相似或更高。为避免因伪像和图像处理造成的假阳性诊断，诊断肠管回声增强时需要使用骨骼仍呈白色的最低超声增益水平，并关闭所有的图像增强功能（图6.15，动图6.8）。使用高频探头（8 MHz）会导致肠管回声增强的过度诊断；因此，在诊断肠管回声增强时需要使用低频探头（≤5 MHz）。尽管尝试使肠管回声增强的诊断标准化，但应该认识到，肠管回声增强的诊断有很大的主观性，其可能会导致观察者之间的显著差异。

当采用严格的诊断标准时，通常肠管回声增强

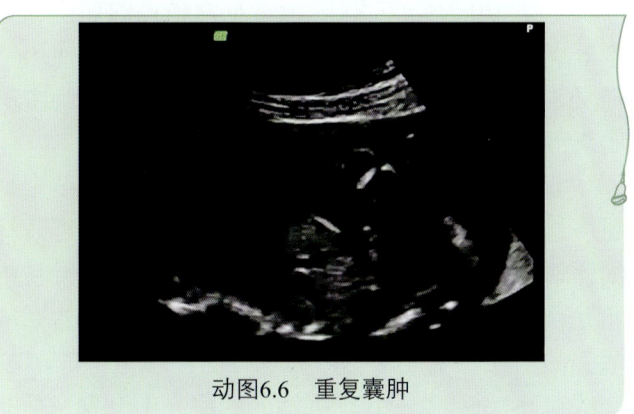

动图6.6 重复囊肿

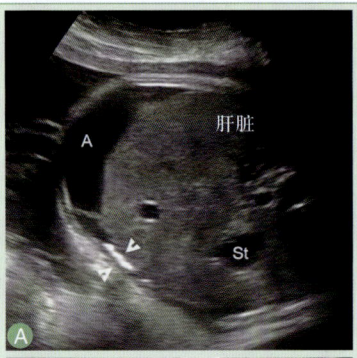

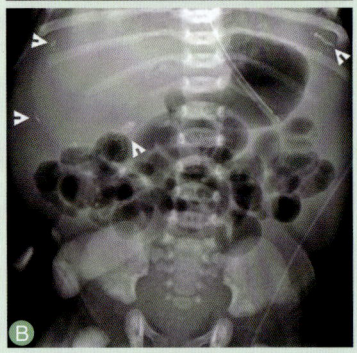

A.34周胎儿腹部横切面声像图显示肝脏周围存在腹水（A），肝脏表面存在钙化（箭头），符合胎粪性腹膜炎的典型表现；B.新生儿腹部X线片证实腹膜钙化（箭头）。St：胃。

图6.13　胎粪性腹膜炎

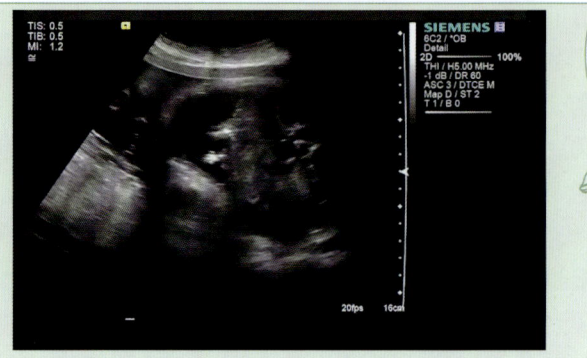

动图6.7　胎粪性腹膜炎

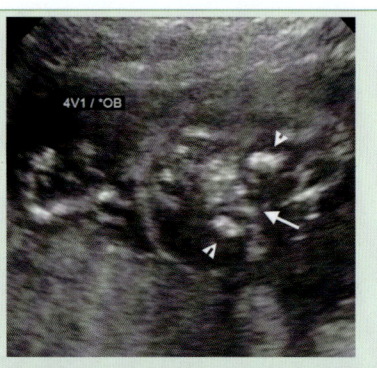

胎儿骨盆横切面声像图显示肠管（箭头）与骨骼（三角箭头指向坐骨结节）回声强度接近，成像所使用探头频率为4MHz，并关闭了谐波功能。

图6.15　肠管回声增强（一）

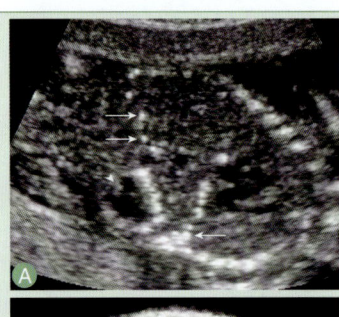

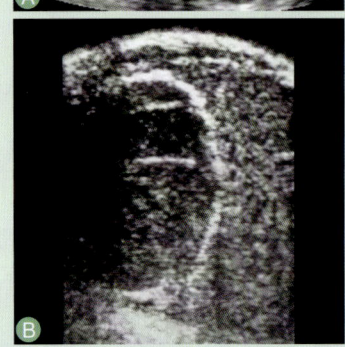

(A) Oblique sagittal view of the torso shows multiple calciications on the peritoneal surface of the liver in a fetus with a meconium pseudocyst (arrowhead), with an irregularly calciied wall.(B)Meconium pseudocyst in another fetus. Note cyst with debris with calciied rim (arrows).

FIG. 6.14　Meconium Pseudocyst

（With permission from McNamara A, Levine D. Intraabdominal fetal echogenic masses: a practical guide to diagnosis and management. Radiographics. 2005;25[3]:633-645.注：版权方要求保留英文）

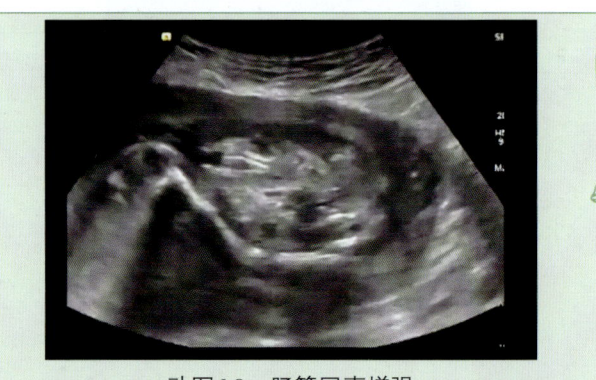

动图6.8　肠管回声增强

的发生率为0.2%～0.7%。由于正常肠道的回声在整个妊娠期间是逐渐增加的，在妊娠晚期肠管回声增强是正常。需要注意的是，在妊娠晚期，结肠中的胎粪可以显示为高回声。

非整倍体：由于与染色体异常相关，在孕中期超声检查中发现肠管回声增强时需要对胎儿进行仔细评估（图6.16A）。在多数情况下，染色体异常的胎儿可能合并其他异常超声表现。孤立性肠管回声增强的胎儿发生非整倍体的风险为1.4%～6.7%。在一项对281例肠管回声增强胎儿的研究中发现，孤立

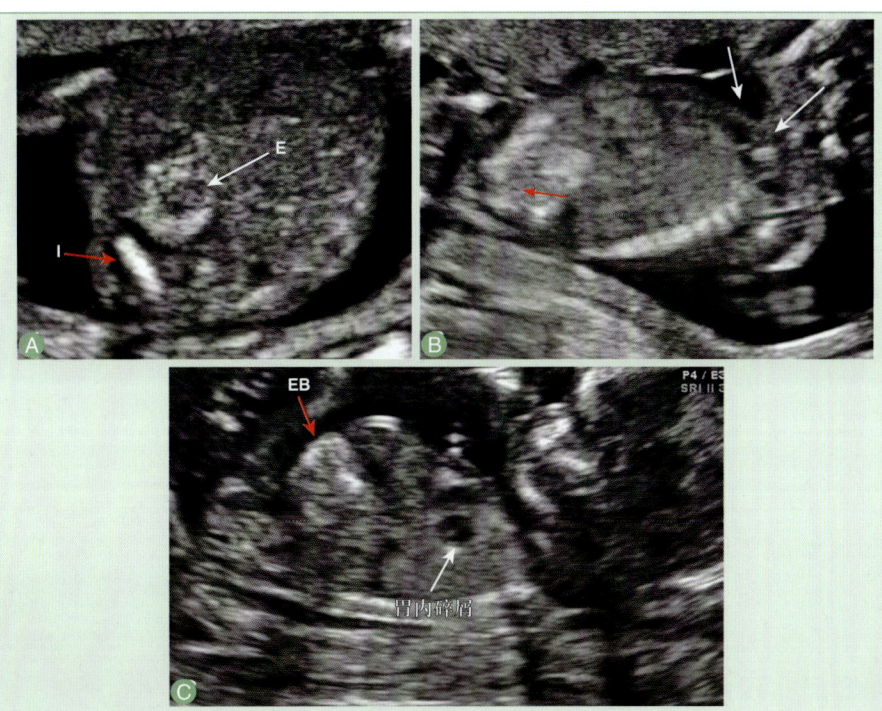

A.18周唐氏综合征伴有十二指肠闭锁的胎儿,盆腔横切面声像图显示肠管回声增强(白箭头,E),于同一切面显示肠管和髂骨嵴(红箭头,I),以便进行对比;B.巨细胞病毒感染的胎儿肠管回声增强(白箭头,译者注:白箭头位置标记不对,应为红箭头位置);C.既往出现绒毛膜下出血的胎儿肠管回声增强(红箭头,EB),注意胃内少量碎屑回声(白箭头)。

图6.16 肠管回声增强(二)

肠管回声增强相关疾病
非整倍体——常见唐氏综合征;其次13-三体,18-三体,(45, XO),三倍体
囊性纤维化
羊膜腔内出血——吞咽的血液(胎盘出血,术后)
胎儿感染——巨细胞病毒、细小病毒B19、水痘病毒、单纯疱疹病毒、弓形虫
胃肠道闭锁、梗阻、运动障碍或淤滞
胎儿生长受限
胎儿贫血
胎儿死亡

性肠管回声增强的染色体异常发生率为6.7%,而合并严重胎儿畸形时,染色体异常发生率为17.4%。

最常见的与肠管回声增强相关的染色体异常是唐氏综合征。在最近一项对妊娠中期唐氏综合征标志物的荟萃分析中,肠管回声增强与唐氏综合征的阳性似然比为11.4。虽然唐氏综合征与肠管回声增强之间的关系尚不清楚,但有人认为这是由消化道功能及蠕动障碍引起的。任何原因造成的肠蠕动障碍,都会导致肠腔内液体的吸收增加,进而导致胎粪粘稠,增加了肠道内容物的回声。其他与之相关的染色体异常包括13-三体、18-三体、(45, XO)和三倍体。

囊性纤维化:囊性纤维化的胎儿可能出现肠管回声增强、胎粪性肠梗阻和胎粪性腹膜炎的超声表现。其肠回声增强是由于小肠黏膜的分泌-消化-吸收功能发生了生化改变,导致胎粪比正常情况下更粘稠,因此更容易出现肠管回声增强。在孤立性肠管回声增强的患儿中囊性纤维化的发生率为1.3%~5%。

羊膜腔出血:在妊娠合并阴道出血、无症状的绒毛膜下出血及绒毛取样和羊膜腔穿刺术等侵入性手术后,都可以出现胎儿肠管回声增强。这些情况导致羊膜腔内出血,而胎儿吞入的血性羊水可在胎儿胃内看到高回声碎片或使肠道内容物回声增加(图6.16C)。在一项对羊膜腔穿刺后孕妇的研究中发现,40例胎儿出现肠管回声增强,而其中有8例(20%)在分光光度法中发现了羊水中含有血液。而在无肠管回声增强的孕妇中,仅有3例(5%)在羊水中发现血液。在另一项研究中,在孤立性肠管回声增强的胎儿中,19%的胎儿被超声证实存在宫内出血，其中70%的胎儿在羊水穿刺时证实存在羊膜下出血。妊娠期间的出血史，妊娠早期的侵入性手术史，胎盘后或绒毛膜下出血的超声证据及胎儿胃内碎屑都支持肠管回声增强的原因可能是羊膜腔内出血。

胎儿感染：肠管回声增强是胎儿感染的表现之一，包括巨细胞病毒、细小病毒B19、水痘病毒、单纯疱疹病毒和弓形虫（图6.16B）。肠管回声增强的胎儿感染发生率为0.5%~6.3%。感染胎儿肠管回声增强的原因尚不清楚，可能与肠壁的炎症、水肿及感染导致的肠道蠕动减少有关。

肠梗阻：正如前文提到的，任何原因造成的肠道梗阻或肠内容物滞留，包括消化道闭锁或巨结肠病，都会导致胎粪变稠，从而增加肠道内容物的回声。

胎儿生长受限和胎儿死亡：肠管回声增强的胎儿，在妊娠中、晚期胎儿生长受限和胎儿死亡的风险都会增加。据报道，肠管回声增强的胎儿生长受限发生率为10%~20%，胎儿死亡的发生率为6%~15%。在最近的一项研究中，对于188例孤立性肠管回声增强的胎儿（排除染色体异常、主要畸形和胎儿感染后），胎儿生长受限和胎儿死亡的发生率分别为19.5%和7.3%（而对照组分别为12.9%和0.9%），出现该现象的原因可能是绒毛膜下出血（可导致肠管回声增强）与胎儿生长受限和胎儿死亡之间的联系。此外，当胎儿出现严重的生长受限时，血液将重新分配到重要器官（大脑、心脏和肾上腺），导致包括肠道在内的内脏供血减少，肠蠕动减弱。胎儿贫血亦可导致肠管缺氧，其与肠管回声增强之间的相关性同样也支持这一假说。

小结：鉴于肠管回声增强与上述疾病之间的相关性，对于这类胎儿应进行仔细的检查和适当的监测。对于胎儿肠管回声增强的评估通常包括：①遗传学咨询和考虑行羊膜腔穿刺术或无创DNA检测；②对双亲进行囊性纤维化的筛查；③母体血清学检测病毒感染，包括巨细胞病毒和细小病毒B19；④详细的超声检查以评估相关的结构异常或软指标、肠梗阻的征象、胎儿的生长指标、胎盘形态和羊水；⑤随访胎儿生长发育情况。应记录妊娠早期的阴道出血或侵入性检查的相关信息。在上述检查结果均为阴性的情况下，孤立性的肠管回声增强可能是正常的变异或假阳性发现，胎儿可能是正常的。

（五）肝

肝位于胎儿右上腹，从孕中期开始就能清晰显示，早期肝回声近似于肾。

1.肝大

肝形状不规则，难以准确测量其大小，而且不同观察者间测量结果差异较大。因此，肝大在许多病例中都是主观的诊断。肝大与多种异常相关，包括由胎儿溶血性贫血导致的肝造血功能代偿性增加，代谢疾病和贮积疾病，胎儿感染（图6.17），肝脏肿物，继发于心力衰竭的肝淤血及脐膨出-巨舌-巨体综合征等过度生长综合征。肝大也与唐氏综合征有关，可能因为这些胎儿存在骨髓生成异常。

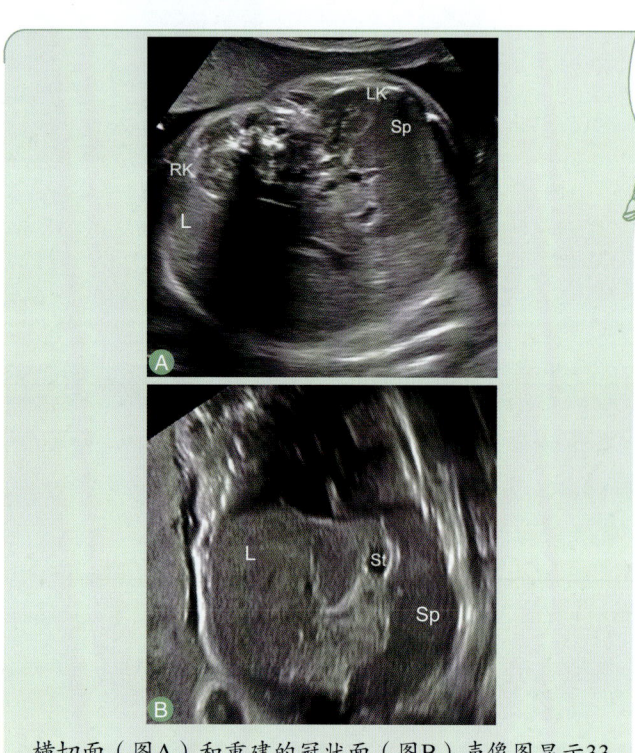

横切面（图A）和重建的冠状面（图B）声像图显示33周巨细胞病毒感染的胎儿出现明显的肝脾大。LK：左肾；RK：右肾；Sp：脾；；L：肝脏；St：胃。

图6.17 肝脾大

2.肝内钙化灶

肝内钙化灶可为单发或多发（图6.18）。一项系列研究连续观察了24 600例15~26周的胎儿，14例出现肝内钙化灶，发生率约为1/1750。正常胎儿肝内钙化灶的病理生理学尚不明确，在大多数情况下，当这种钙化灶作为孤立的声像图特征出现时，往往不会出现临床症状。然而，肝内钙化灶也可能与非整倍体和胎儿感染（如巨细胞病毒、细小病毒B19和水痘病毒）有关。肝实质内钙化灶应注意与分布在肝表面和腹膜腔的腹膜钙化灶相鉴别，后者可继发于胎粪性腹膜炎，可能与囊性纤维化有关。有研究表明，肝内钙化灶还与血管损伤相关，如肝静脉和门静脉的血栓形成。肝脏肿物内亦可出现钙化灶（后文讨论）。在一项对21例孤立性肝内钙化灶患者的研究中，1例为唐氏综合征，1例为细小病毒B19感染，其他妊娠结局正常。

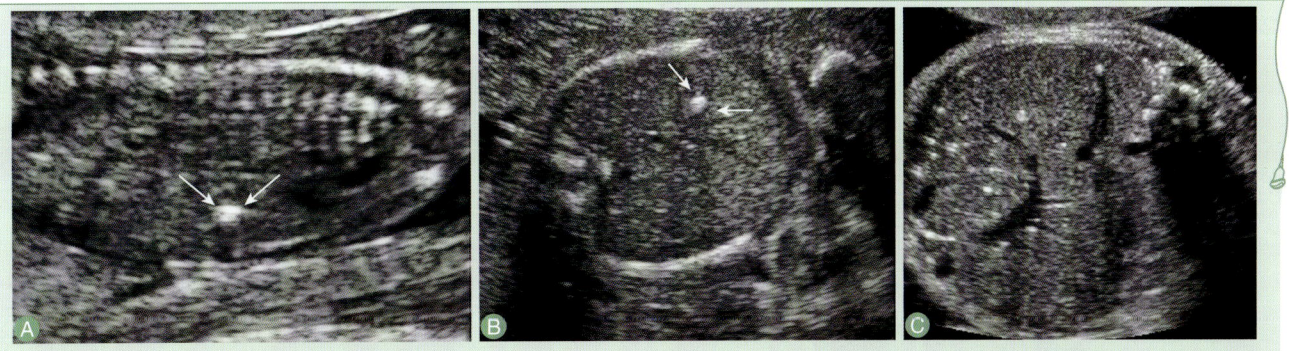

(A) Sagittal and (B)transverse views of hepatic calciication *(arrows)* with shadowing posteriorly. In this fetus, karyotype and infectious workup were normal; the calciications were conirmed postnatally, with a normal newborn physical examination. (C) Multiple hepatic calciications in otherwise normal-appearing fetus.

FIG. 6.18　Hepatic Calciications

（With permission from McNamara A, Levine D. Intraabdominal fetal echogenic masses: a practical guide to diagnosis and management. Radiographics. 2005;25[3]:633-645.注：版权方要求保留英文）

导致肝脏钙化灶的几种情况
正常变异——多为孤立发生，少数合并非整倍体异常
胎儿感染——巨细胞病毒、细小病毒B19、水痘病毒、单纯疱疹病毒、弓形虫
肝血管损伤或缺血
肝脏肿物

当观察到肝内钙化灶时，重要的是要评估钙化的数量、大小和分布；确定是否存在肝脏肿物；记录肝内正常血流以排除血栓形成；寻找其他胎儿感染的征象；评估胎儿是否存在任何结构或生长异常。这类病例还应进行遗传咨询及囊性纤维化和胎儿感染的筛查。

3. 肝囊肿和肝脏肿物

大多数肝脏肿物呈低回声或囊性，包括肝囊肿（图6.19）、肝血管瘤（图6.20）和唐氏综合征胎儿相关的异常骨髓生成。实性高回声肿物比较少见，可能代表良性病变，如错构瘤（呈囊性或囊实混合性表现）和腺瘤，也可能是肝母细胞瘤等恶性病变。应采用彩色多普勒超声明确肿物的血流分布情况。肝血管畸形包括先天性血管瘤和肝母细胞瘤，大多数血管瘤较小，彩色多普勒血流显像无血流显示。较大的肝血管病变可能导致高输出量性心力衰竭和胎儿水肿，以及胎儿贫血和血小板减少症（Kasabach-Merritt序列征）。因此，应密切关注这类胎儿水肿的征象，并监测大脑中动脉频谱以评估胎儿贫血情况。

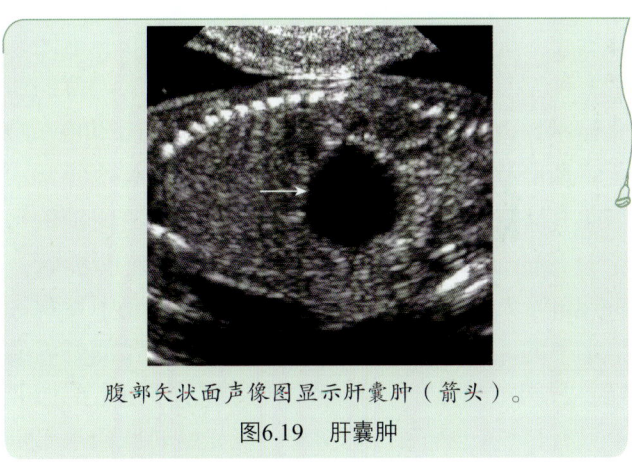

腹部矢状面声像图显示肝囊肿（箭头）。

图6.19　肝囊肿

（六）胆囊和胆道系统

正常胎儿胆囊在肝前部呈椭圆形的无回声结构（图6.21，动图6.9），一般位于中线偏右45°、脐静脉下方。胎儿胆囊大小随孕周增加而增大。多项研究发现，胆囊通常在20～32周可显示。据报道，胎儿胆囊增大与非整倍体相关，但这些胎儿在产前均合并其他异常。

1. 胆囊不显示

胎儿胆囊不显示与胆囊发育不良或闭锁、囊性

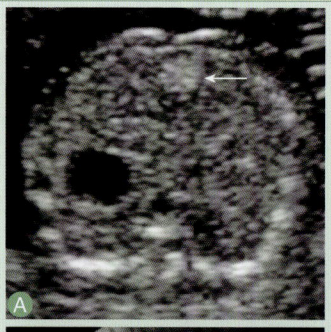

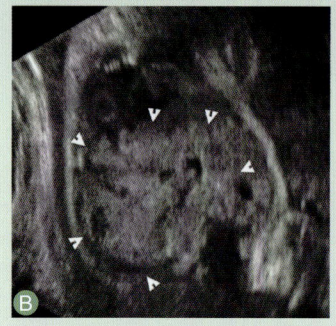

(A) Hepatic hemangioma *(arrow)* in 18-week fetus. (B) Coronal ultrasound at 34 weeks shows a large, heterogenous echogenic mass *(arrowheads)* replacing the entire right lobe of the liver, thought to be an infantile hemangioendothelioma. The infant was delivered at 38 weeks because of signs of cardiac decompensation but did well with spontaneous tumor involution over several months.

FIG. 6.20　Hepatic Mass

（A with permission from McNamara A, Levine D. Intraabdominal fetal echogenic masses: a practical guide to diagnosis and management. Radiographics. 2005;25[3]:633-645.注：版权方要求保留英文）

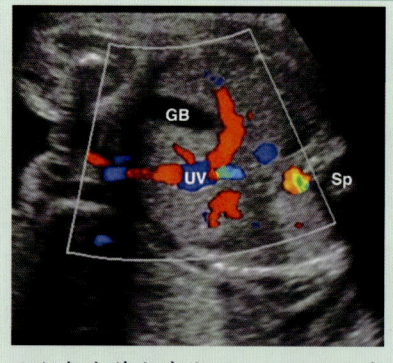

腹部横切面彩色多普勒声像图显示35周正常胎儿胆囊（GB）表现为右上象限椭圆形无回声结构，于脊柱前方可见脐静脉（UV）在主动脉和下腔静脉的前方进入门静脉系统。GB：胆囊；UV：脐静脉；Sp：脊柱。

图6.21　正常胆囊

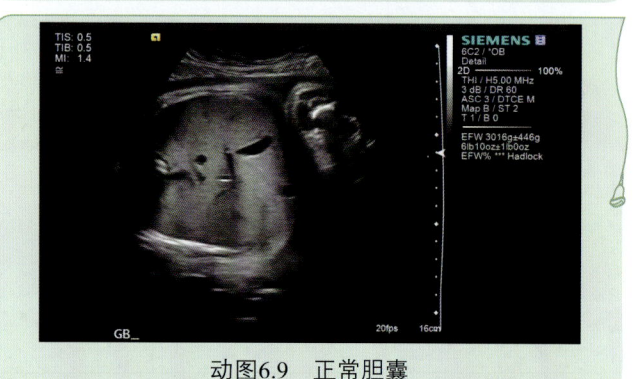

动图6.9　正常胆囊

纤维化、非整倍体和胆道闭锁相关。肝外胆道闭锁是一种罕见的先天性疾病，根据一项基于人群的研究显示，其在活产儿中的发病率为0.6/10 000，是儿童期肝移植的最主要原因，常合并有其他异常。当胎儿胆囊不显示时，应考虑到肝外胆道闭锁的可能，其他征象（如肝门区的囊肿）可辅助诊断。Bardin等人在32例胆囊不显示的胎儿研究中发现，羊水中的γ-谷氨酰转肽酶水平可以帮助预测妊娠结局。27例（84%）γ-谷氨酰转肽酶水平正常的胎儿中只有1例核型异常，而5例γ-谷氨酰转肽酶水平低的胎儿中有3例被诊断为肝外胆道闭锁。

Hertzberg等人在一项包含578例胎儿的研究中发现，82.5%的胎儿在12～40周胆囊可显示，然而没有1例孤立性胆囊不显示的胎儿有任何不良新生儿结局。Blazer等人对29 749位孕妇进行了连续的研究，她们在妊娠14～16周同时接受了经腹和经阴道超声检查。34例（0.1%）胎儿无法观察到胆囊，这些病例全部进行了羊膜腔穿刺术和囊性纤维化筛查，其中有14例（41%）发现了其他异常，20例孤立性胆囊不显示的胎儿核型正常，出生后正常。在另外一项37例胆囊不显示胎儿的研究中，有5例（13.5%）被诊断为囊性纤维化，但所有病例都存在肠管回声增强的征象。

因此，当胎儿胆囊不显示时，应随后进行详细的扫查以明确是否合并其他结构异常、非整倍体软指标或囊性纤维化的其他标志物（如肠管回声增强）。同时，可建议行囊性纤维化筛查、羊膜腔穿刺术后进一步核型分析及羊水中肝消化酶检测。当这些检查均呈阴性时，大部分情况下胎儿预后正常。在多数病例中，胎儿的胆囊在妊娠后期或生后会变得明显，其余病例中胆囊不显示的潜在原因可能是胆囊不发育，其可以被认为是一种解剖变异。

2. 胎儿胆囊结石

胎儿胆囊内的强回声可能是胆泥或胆囊结石，最常见于妊娠晚期。胆囊结石可产生声影（图6.22）。在大多数情况下，胆囊结石于产后消失，儿童期无症状。

3. 先天性胆管扩张症

先天性胆管扩张症是罕见的先天性胆管囊性扩张，与胆道闭锁和肝纤维化有关（图6.23）。最常

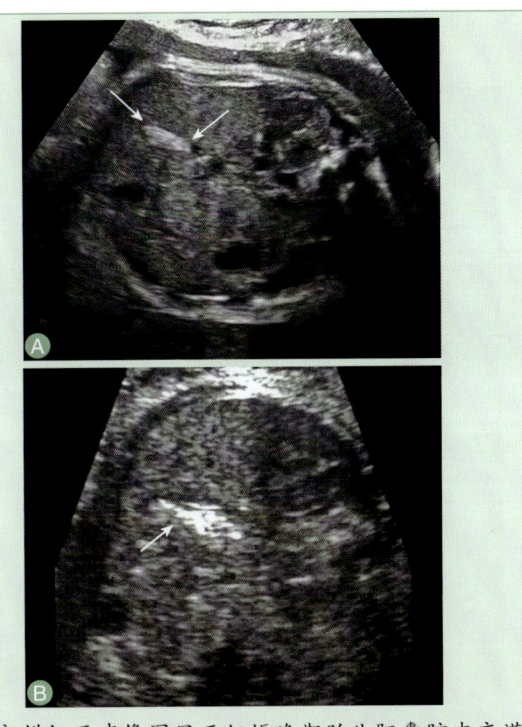

A.腹部横切面声像图显示妊娠晚期胎儿胆囊腔内充满高回声（箭头），符合胆泥回声，该胎儿在新生儿期表现正常；B.胎儿胆囊结石（箭头）。

图6.22　胆泥和胆囊结石

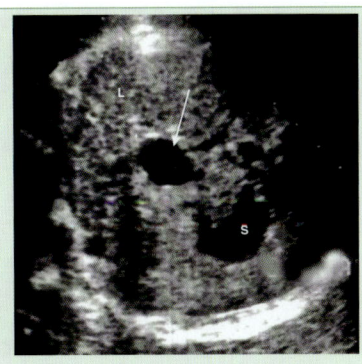

胎儿腹部横切面声像图显示囊肿（箭头），胃（S）在左侧，肝（L）在右侧。

图6.23　胆总管囊肿

见的类型累及肝外胆总管的一段或全部；然而，也可表现为肝外胆管向外凸出的憩室或累及肝内胆管（Caroli病）。胎儿期发生的胆管囊性病变可能是无回声的，也可能出现点絮状回声。这些病变往往是由胆总管囊肿所导致，但是右上腹的囊肿也可能是罕见的双叶胆囊。该病主要应与肝外胆道闭锁鉴别。鉴于胆总管囊肿具有胆管炎症、纤维化和潜在恶变的风险，在大多数情况下，出生后建议手术切除。

（七）胰腺

在妊娠中期超声解剖结构的扫查中，胰腺通常不能清晰显示。在胎儿肾脏水平腹部横切面上，于胎儿胃后方可能会观察到细长的胰腺结构。

1.环状胰腺

环状胰腺是一种罕见的发育异常，占新生儿肠道梗阻的1%。这些病例中的环状胰腺组织被认为起源于腹侧胰芽。环状胰腺需与十二指肠扩张或"双泡征"相鉴别（图6.24，动图6.10）。有1例病例报道环状胰腺表现为包绕扩张的十二指肠远端的高回声包块。另有学者指出三维超声对本疾病诊断有帮助。环状胰腺与唐氏综合征和肠旋转不良有关。

2.胰腺囊肿

胰腺囊肿是一种罕见的胰管来源的先天性胰腺发育异常，可表现为单一的囊肿或多囊性肿块。胰腺囊肿可能是特发性的，也可能与Beckwith-Wiedemann综合征、多囊性肾病和von Hippel-Lindau综合征有

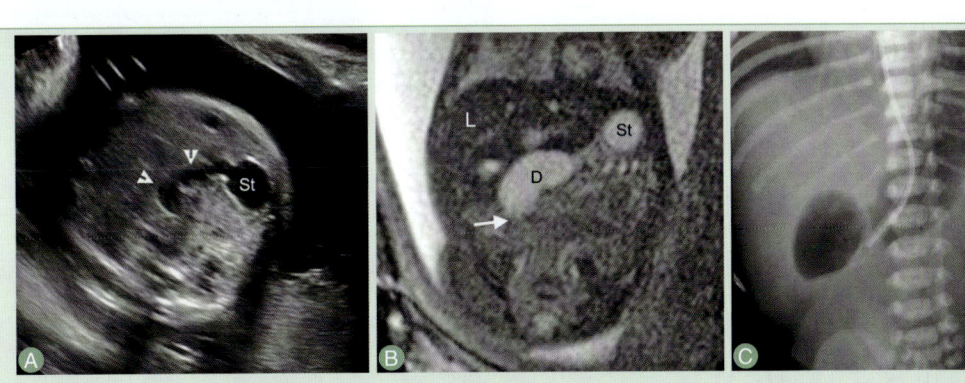

A.腹部横切面声像图显示28周胎儿十二指肠近端扩张（箭头）与胃泡（St）直接相通；B.32周冠状位T$_2$WI证实胎儿十二指肠扩张，胎儿染色体正常，十二指肠扩张段（D）比典型的十二指肠闭锁更长，提示存在导致十二指肠梗阻的其他原因，如环状胰腺；C.仰卧位腹部X线片显示出生1天的新生儿腹部肠气的异常分布，手术探查证实为环状胰腺。L：肝脏。

图6.24　环状胰腺

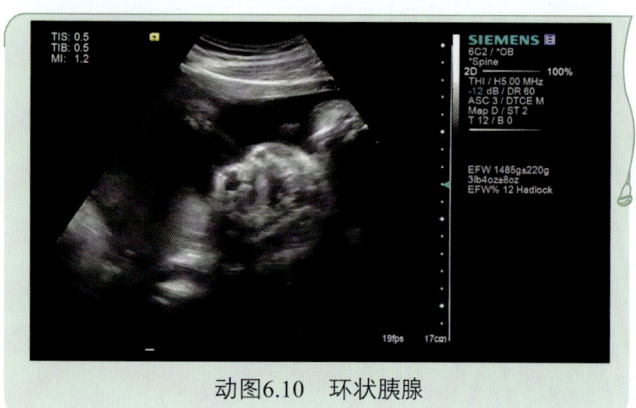

动图6.10　环状胰腺

关。多数情况下，在产前无法明确囊肿是胰腺来源。

（八）脾脏

胎儿脾脏位于左上腹部的脊柱旁及左肾上方，其与胎儿胃泡的位置关系可能有所变化（图6.25）。从18周到足月可以获得正常脾脏大小的列线图。无脾或多脾（图6.5）与内脏异位综合征相关，这类胎儿有必要进行详细的胎儿心脏超声检查。

其他器官（如肾和肝）的相关异常或囊肿。

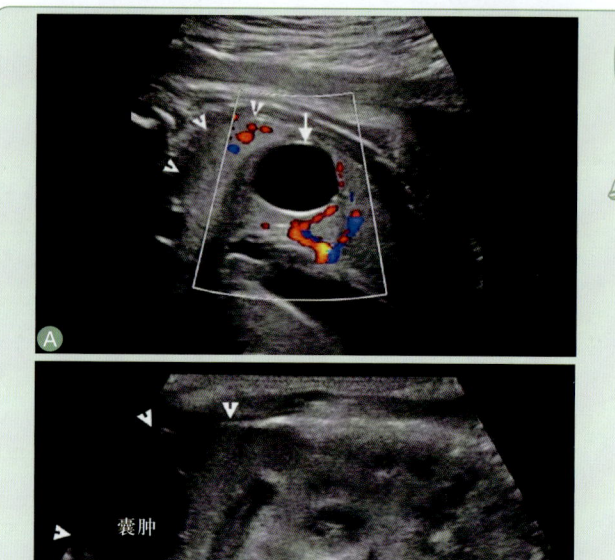

A.34周时通过胎儿腹部斜横切面的彩色多普勒声像图显示左上腹一个单纯性囊肿（箭头），箭头勾画出了脾的膈面，肾与肿块界限清晰；B.新生儿腹部冠状面声像图显示，囊肿位于脾（箭头），与左肾上腺和左肾分离。

图6.26　脾囊肿

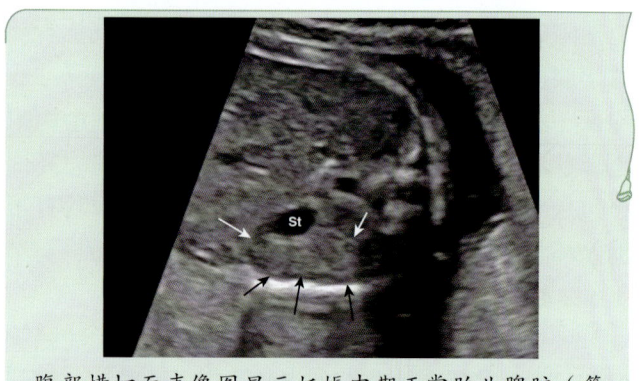

腹部横切面声像图显示妊娠中期正常胎儿脾脏（箭头）。St：胃。

图6.25　正常脾脏

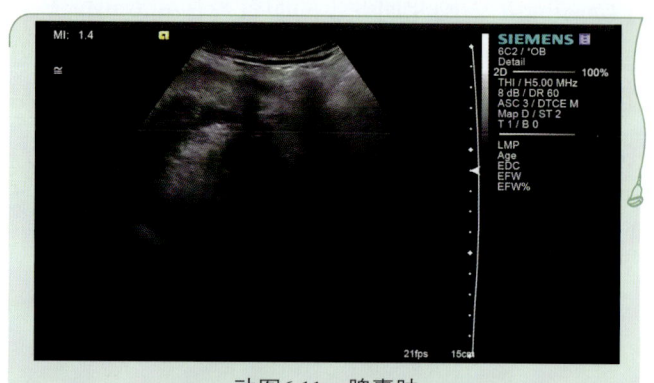

动图6.11　脾囊肿

1.脾大

脾大相关的疾病与肝大相似（图6.17），包括胎儿溶血性贫血（脾大程度与胎儿贫血的严重程度相关），胎儿感染，代谢和贮积障碍，唐氏综合征，以及过度生长综合征（如Beckwith-Wiedemann综合征）。

2.脾囊肿

胎儿脾囊肿比较罕见，通常为良性，整体预后良好（图6.26，动图6.11）。脾囊肿的自然病程多变，虽然脾囊肿可自然消退，但是在某些情况下，囊肿还可能并发感染、快速生长、破裂和（或）出血。当产前发现脾囊肿时，应在之后进行超声随访，需要进行详细的解剖学评估，以了解是否存在

二、腹壁

腹壁缺损最常见的是腹裂和脐膨出，其他不常见类型包括膀胱外翻，泄殖腔外翻，异位心，以及更为严重的Cantrell五联征、体蒂异常和羊膜带综合征合并的前腹壁缺损。腹壁缺损在妊娠中的总发病率为6.3/10 000。由于腹壁缺乏完整的皮肤层覆盖，腹壁缺损伴有母体血清甲胎蛋白水平升高。过去30年，随着

母体血清学筛查和胎儿解剖结构的筛查成为常规，大多数腹壁缺损可在孕中期诊断。在进行孕早期筛查的中心还存在14周前就确定腹壁缺损诊断的报道。随着孕早期筛查的普及，腹壁缺损的早期诊断会更常见。

（一）胚胎学

胚胎第16~26天，胚胎腹壁的发育始于中胚层和外胚层的侧襞。中胚层的每侧襞分裂为脏壁两层，两者之间的空腔即为体腔（译者注：coelom为古希腊语体腔，celum为希腊语体腔），之后再分化为腹膜腔、心包腔和胸膜腔。侧褶（组成侧襞中胚层的壁层和外胚层的表层）沿着尾侧、头侧和两侧体腔方向折叠。在正常折叠过程中，侧褶融合形成前腹壁。如果由于致畸因素或血管原因导致该过程融合失败就会出现腹壁缺损。根据缺损的部位，可以形成腹裂（腹部缺损）、异位心（胸部缺损）或膀胱外翻（盆部缺损）。

消化道的发育与腹壁的发育同时进行，由于肠管生长较快，腹腔暂时相对变小，无法容纳所有肠管，导致肠管短暂突出到脐带根部的胚外体腔（译者注：即脐腔），该过程即生理性中肠疝（图6.27，图6.28）。生理性中肠疝通常可在妊娠9~11周超声检查时显示，并在妊娠12周后消退（或复位）。因此，如果在脐带插入点发现明显的包块，无法判断包块是腹壁缺损还是生理性中肠疝，可以超声随访1~2周来确定。有学者认为超过12周突出的肠管仍无法还纳体腔是脐膨出发病的根本原因。因此，如中肠疝持续超过12周或疝内容物存在小肠以外的结构（如肝），应考虑其为真正的腹壁缺损（脐膨出）的证据。

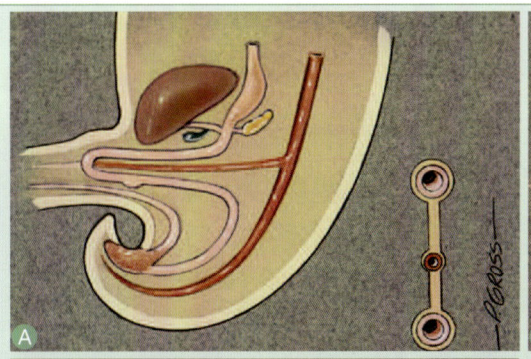
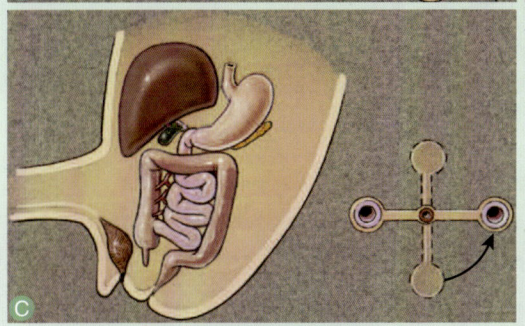
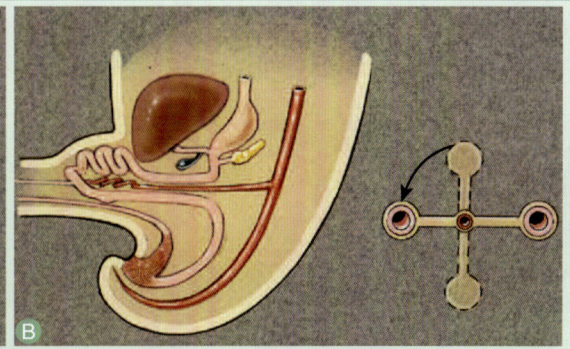

A.9周时，生理性中肠疝肠管向脐带插入处的体腔外突出；B.肠管以肠系膜上动脉为轴旋转90°；C.12周时，肠管以肠系膜上动脉为轴旋转180°后恢复至腹腔内正常位置。

图6.27　生理性中肠疝（示意图）

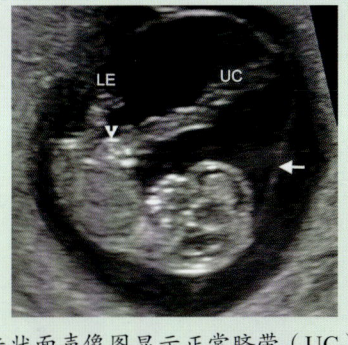

10周胎儿矢状面声像图显示正常脐带（UC）底部的高回声肠袢（三角箭头），下肢（LE）可见，羊膜（箭头）尚未完全扩张至整个绒毛膜腔，以上为10周胎儿的正常超声所见。

图6.28　生理性中肠疝

（二）腹裂

腹裂是一种相对较小的脐旁腹壁全层缺损性病变（多<4 cm），大多数位于右侧脐旁。羊水中发现游离的肠管是超声诊断的关键。

1.流行病学

过去35年里，在以欧洲、澳大利亚和日本人为基础的研究中，腹裂在活产儿的发病率从0.4~1.6/10 000增加至1.4~4/10 000，男女胎儿的发病率差别不明显，青少年母亲发病率更高，大样本研究显示，15~19岁女性的发病率比20~25岁女性高10倍。其他与腹裂有关的因素包括吸烟、使用违禁药物和伪麻黄碱。最近，有人提出腹裂可能与阿特拉津（译者注：一种除草剂）等农药有关。

2. 发病机制

腹裂的发病机制尚不清楚。一种假说认为腹壁的缺损是妊娠早期腹壁孤立性血管损伤的结果。上文所述的腹裂相关危险因素支持该假说，腹裂可以与其他血管原因导致的胎儿异常同时发生也支持这一假说。其他可能的机制还包括中胚层和侧中胚层折叠失败，脐带根部羊膜破裂，右卵黄动脉受损和随后发生的体壁缺损，以及右卵黄静脉退化过程中凋亡模式的异常扩展。

3. 产前诊断

腹裂的诊断相对简单，当缺损局限，羊膜腔内可见漂浮的肠管时即可明确诊断，出现这种表现，最早可于孕早期诊断腹裂。大多数腹裂的缺损位于脐旁右侧区域（图6.29，动图6.12）。游离的肠管具有典型的"菜花状"外观。肠管由于长期暴露在羊水中导致水肿和炎症，肠管可出现强回声。当腹部缺损较小或肠扭转引起肠梗阻时，可在腹内或腹外显示扩张的肠管。胃在腹腔内的位置可下移。脐带的腹壁插入点位置正常，与缺损处相邻但与之分离。缺损向上或向外延伸并不常见，此时除了肠管外翻，肝和胃也有外翻的可能。

4. 相关异常

腹裂相关的消化道异常（如肠闭锁、狭窄、穿孔或肠扭转）占11%～31%。这些相关消化道疾病被认为是腹裂的结果，而其他的非消化道异常则不太常见。在孤立性腹裂病例中，发生非整倍体异常的风险与一般人群相似，还存在关于腹裂早产、生长受限（达60%）和死产（4.5%～12%）风险增加的报道。最近的一项荟萃分析显示36周后死胎的发生率仅为1.3%。导致胎儿生长受限和死产风险增加的机制尚不清楚。

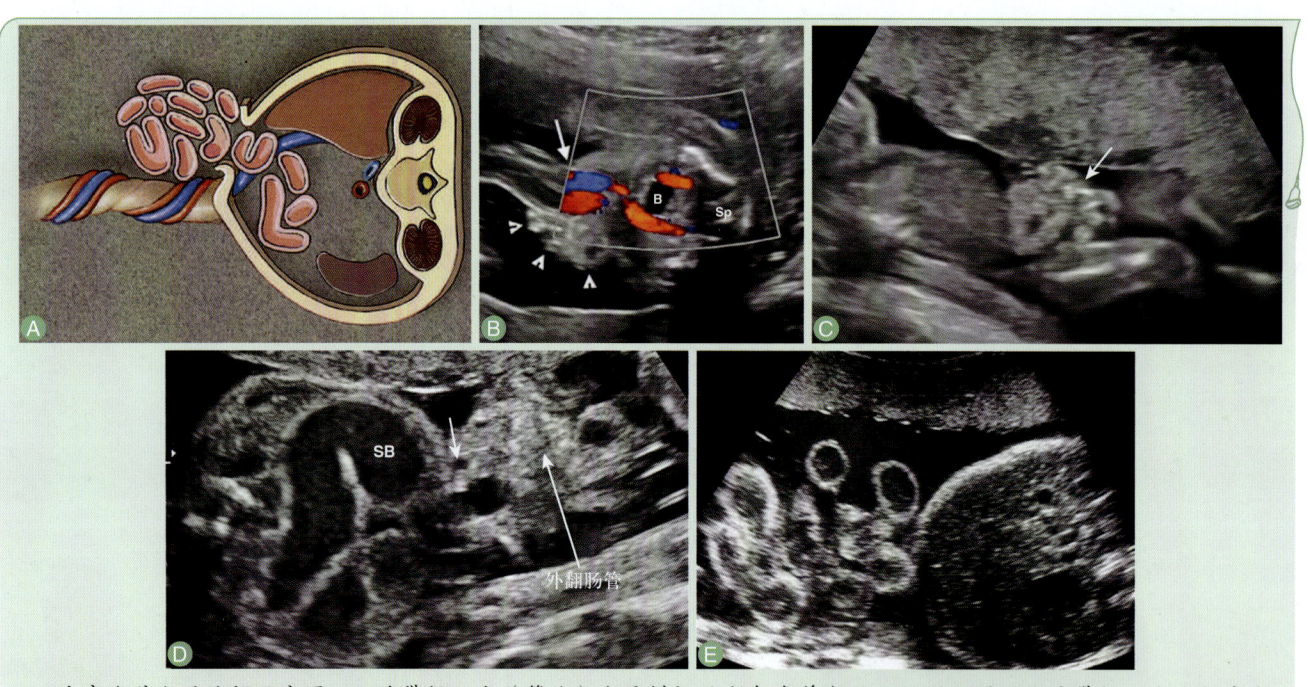

A.脐旁腹壁全层缺损示意图；B.脐带插入点（箭头）水平横切面彩色多普勒显示妊娠20周胎儿脐带插入点右侧自由漂浮在羊水中的肠袢（三角箭头）；C.腹裂胎儿矢状面声像图显示双腿间肠管（箭头）；D.腹裂伴腹腔内扩张的小肠（SB），此胎儿出生后合并脐带插入处的肠扭转，但可复位而未行肠切除；E.腹裂肠管扩张漂浮于羊水中。B：膀胱；Sp：脊柱。

图6.29 腹裂

5. 监测管理

腹裂的孕期管理包括详细的超声评估，以明确诊断和评估腹壁缺损程度及受累脏器。应记录超声检查发现的相关异常。考虑到腹裂胎儿生长受限、胎儿死亡和消化道并发症（如梗阻和穿孔）的风险增加，尽管缺乏关于何时随访和随访次数的明确指南，在妊娠晚期仍建议应用超声检查和无应激试验进行密切监测。对胎儿腹腔或羊膜腔内的胃和（或）肠管扩张的情况进行记录，并采用基于胎儿头颅和股骨的测量参数而非腹围的公式估计胎儿体

第六章 胎儿消化道和腹壁

以改善胎儿结局。只有在胎儿生长受限或胎儿检出异常的情况下，才考虑在37周前分娩。尚无证据支持肠管扩张的病例需提前分娩。在最近一项对296例妊娠合并腹裂病例的研究中发现，与期待至37周以上处理相比，在妊娠37周终止妊娠可以降低脓毒症、肠道损伤和新生儿死亡风险。这些研究结果可能支持在妊娠足月的早期（37～38周）进行常规分娩。关于分娩方式，尚无证据表明剖宫产可改善新生儿结局，因此剖宫产术应在具有产科指征时进行。尽管胎儿复杂腹裂的妊娠结局不佳，但腹裂新生儿总体生存率可超过90%。

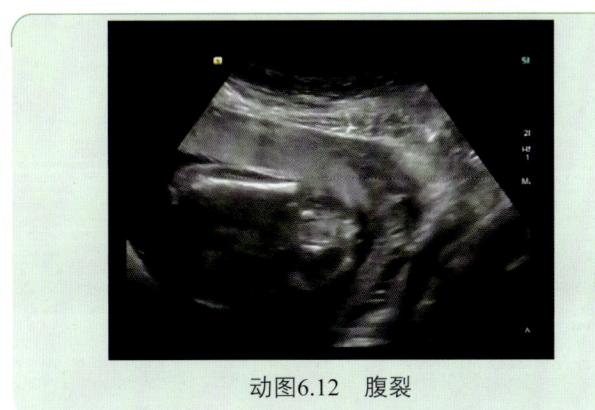

动图6.12　腹裂

重，以免因腹围减小而低估胎儿体重。

关于腹裂的最佳分娩时机还存在争议。考虑到死产风险增加，以及担心胎儿肠管在宫内长期暴露于羊水中可能产生不利影响，有两项试验比较了早产（平均35周）与足月分娩或因胎儿检出异常而分娩的胎儿结局。两项试验结果均未发现提前分娩可

（三）脐膨出

脐膨出是指肠管和其他腹部脏器通过扩大的脐环突入脐带底部，脐带插入疝囊的顶端。疝内容物表面被羊膜和腹膜覆盖（图6.30，动图6.13）。

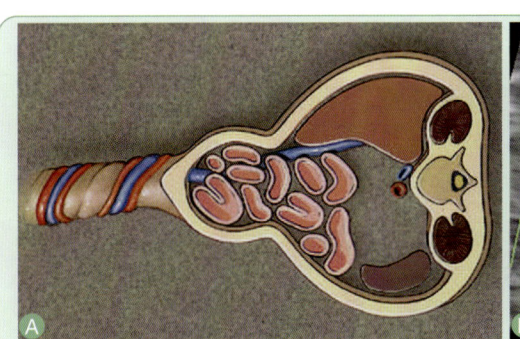
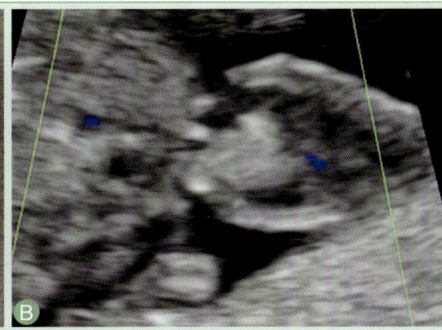
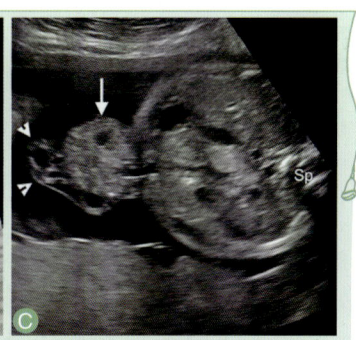
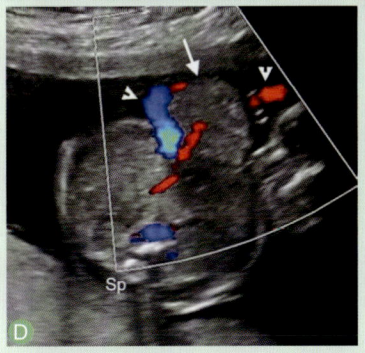

A.只含肠管，具有膜覆盖的脐膨出示意图；B.18-三体综合征胎儿，腹部横切面声像图显示肠袢疝入脐带底部；C.孕26，腹部横切面声像图显示仅含肠管的脐膨出（箭头），脐带（三角箭头）插入覆盖于缺损的膜上；D.孕26周，彩色多普勒横切面声像图显示仅含肠管的脐膨出（箭头），脐血管（三角箭头）于覆盖缺损的膜中包绕肠管走行。Sp：脊柱。

图6.30　小型脐膨出

1.流行病学

脐膨出的发病率具有地域差别，在日本发病率为0.6/10 000，而英国的发病率为6/10 000。在美国的一项基于登记的研究中，脐膨出在活产儿中的发病率为1.92/10 000。据报道，脐膨出在35～40岁和20岁以下的孕妇中更为常见。其他相关因素还包括胎儿为男性和多胎妊娠。

2.产前诊断

妊娠早期，生理性中肠疝可被误认为脐膨出。

动图6.13　脐膨出

生理性中肠疝仅有肠管疝出,并在12周后消失,并且疝出物不含肝脏,大小不超过1 cm。超过12周后,脐带底部即使出现较小的疝出也应诊断为脐膨出(图6.30B)。

大多数脐膨出病例在孕中期检查时很容易被发现有腹部内容物的膨出,主要为小肠进入脐带底部,外部被覆腹膜和羊膜。脐膨出缺损较大时,膨出物可能包含其他脏器,如肝和胃(图6.31)。脐带不直接插入腹壁,而是插入到膨出物的顶部。

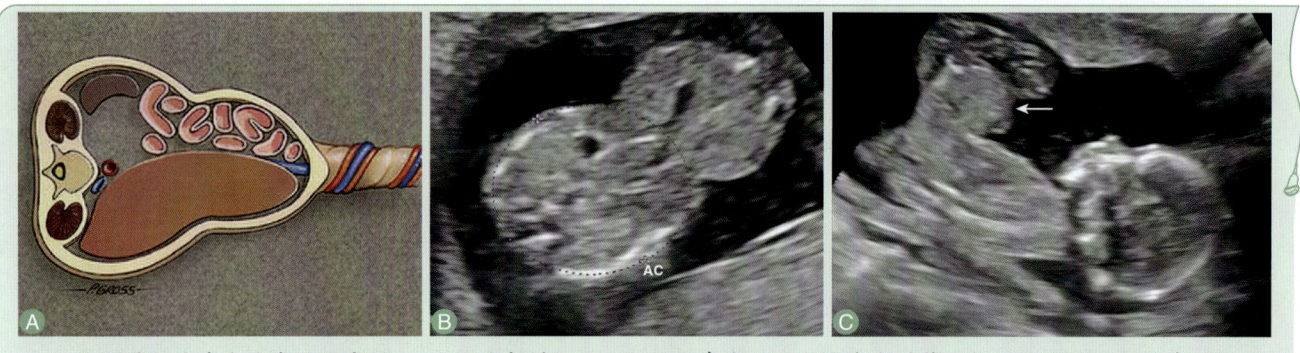

A.肠和肝进入脐膨出疝囊的示意图;B、C.腹部横切面和矢状面声像图显示脐膨出(箭头)和疝出的肝和肠管。AC:腹围。

图6.31 大型脐膨出

3.相关异常

与腹裂不同,脐膨出通常伴有染色体异常(10%~30%)和其他结构异常(55%~58%)。最常见的非整倍体异常是13-三体综合征和18-三体综合征。合并其他结构异常、缺损较小且内容物仅限于小肠时,基因异常的风险更高(图6.30B)。在脐膨出中发现伴有肝膨出的病例与染色体异常相关的可能性较小。脐膨出与几种单基因突变综合征(包括常染色体显性、常染色体隐性和X连锁隐性遗传疾病)和Beckwith-Weidemann综合征相关。Beckwith-Weidemann综合征涉及染色体11p15.5区域的印迹基因的突变或缺失,并与脐膨出、巨舌和过度生长有关(图6.32)。

脐膨出常合并其他结构异常,包括中线异常(如心脏异常,唇腭裂,脊柱或椎体异常),足内翻,中枢神经系统异常。由于脐膨出与非整倍体和多系统异常相关,许多孕妇选择终止妊娠,其可能会影响脐膨出妊娠结局的统计数据。

4.监测管理

发现胎儿脐膨出应对是否合并相关结构异常进行详细的评估,包括胎儿超声心动图。建议进行遗传咨询和羊水穿刺,应优先评估染色体核型或行微阵列分析,并筛查特殊的遗传综合征,包括Beckwith-Weidemann综合征。

考虑到羊水过多、腹水、胎儿生长受限和死产

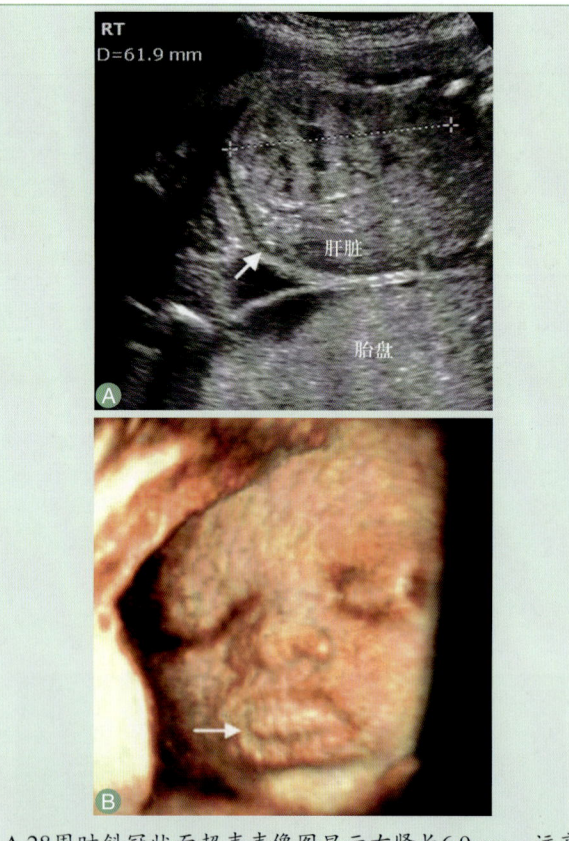

A.28周时斜冠状面超声声像图显示右肾长6.9 cm,远高于第95百分位数,邻近的肝脏(箭头)超出了肾脏边缘,表明肝脏亦增大,内脏肥大是Beckwith-Weidemann综合征表现之一;B.同一胎儿的面部三维表面渲染成像显示巨舌(箭头)。

图6.32 Beckwith-Weidemann综合征

的风险增加,建议进行系列的超声监测。与腹裂一样,胎儿的体重估计应使用基于头颅和股骨参数的计算公式,而不使用腹围的计算公式,以免低估胎儿体重。

尚无证据表明提前分娩或剖宫产能改善胎儿结局,因此,除非有引产或剖宫产的其他指征,否则应选择在自然发动后进行阴道分娩。新生儿结局主要由相关的遗传和(或)结构异常决定。

(四)膀胱外翻

膀胱外翻是指由下腹壁和膀胱前壁闭合不全导致的脐下腹壁缺损,其是一种罕见的腹壁缺损,新生儿发病率约为1/30 000。

产前诊断膀胱外翻主要基于膀胱无法显示。裸露的膀胱黏膜可能感染增厚,因此可能表现为前腹壁下部轮廓不规则(动图6.14)。另一个诊断线索是脐带插入的位置下移(图6.33)。相关异常包括生殖器异常,如尿道上裂,称为膀胱外翻-尿道上裂综合征。

尽管这些缺损修复比较复杂,经常需要分期多次修复,以维持并保存生殖组织的功能,但新生儿的生存率总体较好。

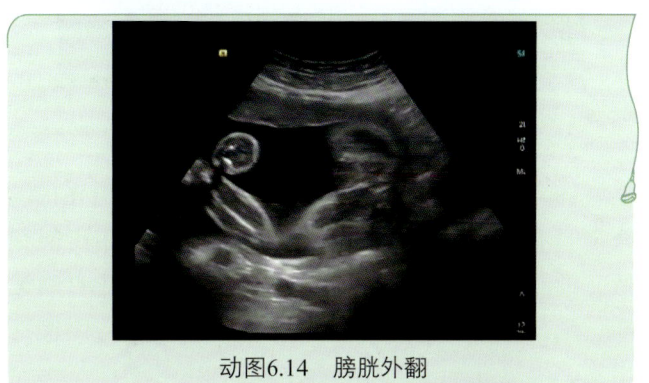

动图6.14　膀胱外翻

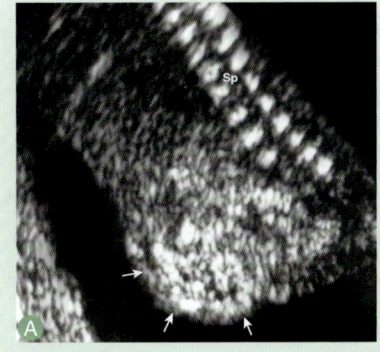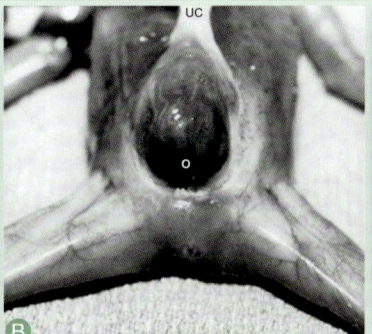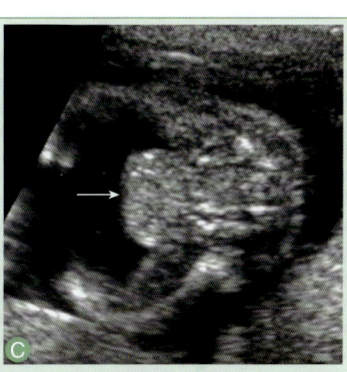

A.16周经阴道超声检查显示位于腹部下方的腹壁缺损(箭头),膀胱未显示;B.引产标本显示膀胱外翻;C.另一胎儿的膀胱外翻(箭头)。UC:脐带;SP:脊柱。

图6.33　膀胱外翻

(五)泄殖腔外翻

泄殖腔外翻是一种更复杂的多系统受累的腹壁缺损,影响泄殖腔的所有组成部分(膀胱、尿道、生殖器和直肠)及脊柱下段。泄殖腔外翻又称为OEIS综合征(脐膨出-内脏外翻-肛门闭锁-脊柱裂)(图6.34,动图6.15)。生殖器异常亦比较常见。泄殖腔外翻的发病机制尚不清楚,有学者认为其是由泄殖腔膜的早破或胚胎早期的前腹侧襞闭合缺陷引起的。泄殖腔外翻在同卵双胎中的发生率高于异卵双胎,说明其可能存在血管原因。

产前诊断主要基于脐膨出,膀胱和肛门不显示,以及存在脊柱异常,如脊髓脊膜膨出或拴系。其他可能的异常包括生殖器异常(如尿道下裂)、单脐动脉、肾脏异常和腹水。还存在一个特征性标志为"象鼻征",其是由外翻的两半膀胱之间肠管

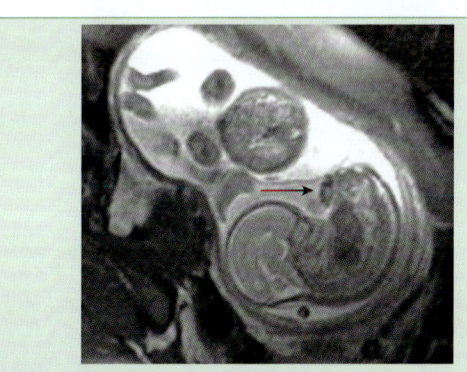

双胎T$_2$WI显示上方胎儿正常,羊水正常;下方胎儿羊水过少伴前下腹壁缺损(箭头)。

图6.34　脐膨出-内脏外翻-肛门闭锁-脊柱缺损(泄殖腔外翻)

脱垂形成的。

OEIS综合征的诊断最早在13周时就有报道。诊断鉴别的难点在于区分其他复杂的腹壁缺陷,包

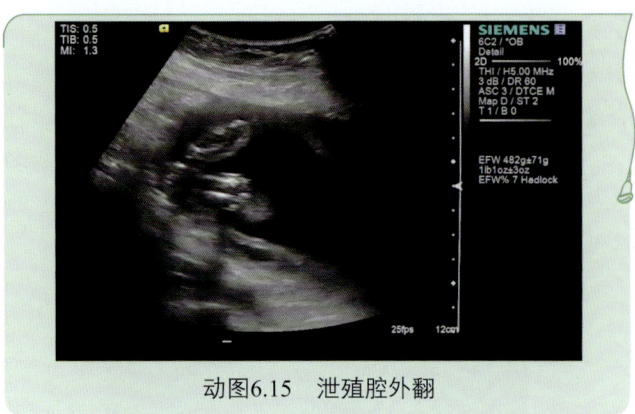

动图6.15　泄殖腔外翻

括肢体-体壁综合征和Cantrell五联征。虽然OEIS综合征具有典型特征（当可见时），但检出率可能很低，有许多OEIS综合征病例被误诊。一旦明确诊断，建议进行遗传咨询，可考虑羊水穿刺，以便在出生前确定性别。

（六）异位心

异位心是胎儿上腹体壁中线的缺损导致心脏全部或部分通过缺损突出于胸腔外，表面可有或无膜覆盖（图6.35）。最常见的是心脏通过胸骨缺损处在胸部水平突出，但突出的心脏也可位于颈部或腹部区域，常伴发心脏畸形或其他腹壁缺损。虽然有异位心存活的报道，但预后较差。18-三体综合征与本病有关，特别是合并其他异常时。

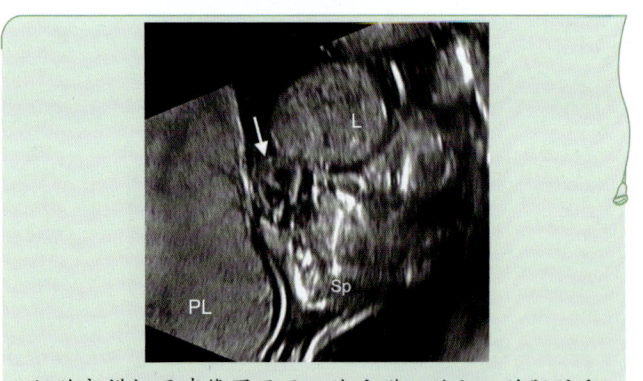

经胸部横切面声像图显示双绒毛膜双胎之一的肝脏和心脏（箭头）位于胸部之外，属于致命畸形，本例疾病由羊膜带引起，实时超声可见羊膜带，双胎的另一胎正常并足月分娩。L：肝脏；PL：胎盘；Sp：脊柱。

图6.35　异位心

（七）其他复杂的体壁缺损

如果在胚胎早期发育阶段，腹壁形成严重障碍，就会导致大的和（或）多发的腹壁缺损，累及腹部、胸部和盆部多脏器出现外翻，还可伴有其他涉及肢体、泌尿系统、外生殖器和脊柱的异常。医学界已经提出了几种综合征和关联征来描述这些复杂情况，每一种都包括前述多种缺陷的不同组合。然而，鉴于这些综合征之间有相当大的重叠，目前尚不清楚其是来源于病理因素不同的疾病，还是仅为单一疾病的不同表现形式。这些重叠也导致了描述这类疾病时会有明显的混淆。

1.Cantrell五联征

Cantrell五联征是一种少见的复杂腹壁疾病，包括胸骨缺损，异位心，心内畸形（如室间隔缺损，法洛四联症，大动脉转位），膈肌前部及膈面心包和脐上腹壁缺损（最常见的为脐膨出）。其他相关异常包括中线异常，如面裂和脑膨出。考虑到本病与18-三体综合征和13-三体综合征相关，建议进行遗传咨询。本病大多散发，复发的风险很低，预后极差。

2.体蒂异常

体蒂异常（也称为肢体-体壁综合征）是一种罕见而致命的前腹壁疾病。本病的3个主要特征为：①腹壁和胸壁的严重缺损；②腹部和胸部器官（如心脏、肺、肝、肠、膀胱）位于体腔外，与胎盘紧密相连，有膜包裹，胎儿位置相对固定；③脐带极短或缺失，可能由体蒂正常发育失败所致。常合并相关的肌肉骨骼异常，包括严重的脊柱后侧凸和肢体缺陷，如足内翻和肢体缺失或畸形。

本病的发病机制尚不清楚，有关假说包括早期羊膜破裂形成的羊膜带导致胚胎血管发育中断，或胚盘折叠包卷过程的完全失败。本病是致死性的。

3.羊膜带综合征

羊膜带综合征可累及胎儿的任何部分，少数病例可累及胎儿的腹壁或胸壁。在这些病例中，缺损可能与腹裂相似，腹部和（或）胸部器官可在羊膜腔内自由漂浮，周围无膜包裹（图6.36）。羊膜带综合征的诊断依据为观察到羊膜带及羊膜带所致的相关异常，包括肢体缺陷（肢体缩窄或截肢）、脑膨出和面裂。与体蒂异常不同，这些病例中脐带可以显示。

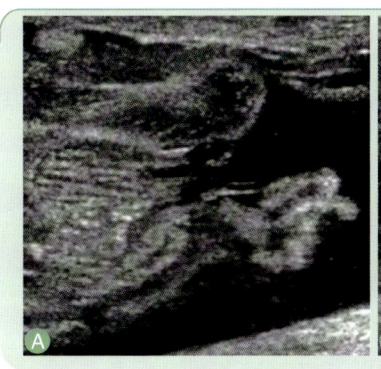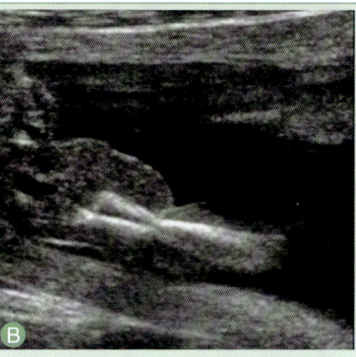

A.腹部横切面声像图显示前腹壁缺损；B.下肢声像图显示由羊膜带引起的缩窄环，这些征象符合羊膜带综合征。

图6.36 羊膜带综合征

（马春燕，刘艳君，陈骊珠，刘艳，邱悦译；梁彗莉校）

参考文献

扫码观看

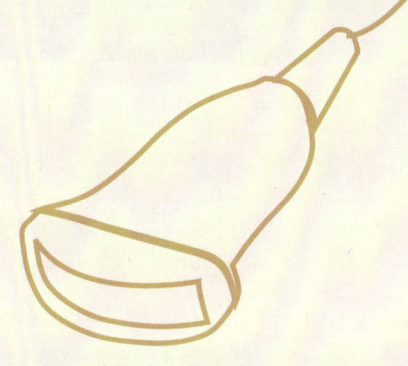

第七章　胎儿泌尿生殖系统

Katherine W. Fong, Julia Eva Kfouri
and Kirsten L. Weind Matthews

章节大纲

一、正常泌尿系统
　（一）胚胎学
　（二）超声表现
　（三）羊水量

二、泌尿系统畸形
　（一）双肾缺如
　（二）单侧肾缺如
　（三）异位肾
　（四）马蹄肾
　（五）肾囊性疾病
　（六）肾脏肿瘤
　（七）肾上腺肿块
　（八）上尿路扩张
　（九）下尿路梗阻
　（十）宫内干预：胎儿膀胱羊膜腔分流术和膀胱镜检查
　（十一）膀胱不显示
　（十二）膀胱外翻

三、生殖系统
　（一）正常生殖器
　（二）生殖器畸形
　（三）阴道积液
　（四）卵巢囊肿

四、总结

> **关键点总结**
> - 羊水量评估（主观评定结合半定量评估方法，如羊水最大垂直深度或羊水指数等）可提供关于母胎情况及胎盘功能等的重要信息。
> - 疑似肾囊性疾病的超声表现包括囊肿、肾脏回声增强和（或）肾脏体积增大。当胎儿疑似存在肾囊性疾病时，需对父母双方进行肾脏超声检查以排除潜在的家族性疾病。
> - 尿路扩张的评估应包括测量肾盂前后径，明确是否存在肾盏扩张，是否存在肾实质、输尿管或膀胱的畸形及羊水量的评估。
> - 对于存在下尿路梗阻的胎儿，泌尿功能测定（结合超声和生化预测指标）有助于临床选择可能从宫内干预中获益的胎儿。
> - 胎儿生殖器检查在许多结构畸形、遗传疾病的诊断及多胎妊娠的评估中起着关键性作用。

胎儿泌尿生殖道的评估是产科超声检查的一个组成部分。超声不仅可显示胎儿发育的正常解剖结构，亦可发现和区分多种泌尿生殖系统畸形。此外，羊水量的评估可提供胎儿肾功能的重要预后信息。准确且早期的产前诊断对妊娠期和新生儿期的临床决策具有重要意义。

先天性肾脏及尿道畸形约占常规产前超声发现畸形的30%。目前提出的针对该疾病的系统性超声检查内容包括相关畸形的检出及肾脏结构与功能的详细评估。

一、正常泌尿系统

（一）胚胎学

在人类胚胎中，永久肾（后肾）是继前肾、中肾之后第三个形成的排泄器官。在孕7周时，后肾的发育来源于两个部分：后肾憩室（输尿管芽）和中段中胚层的生后肾组织（图7.1）。输尿管芽由中肾管近泄殖腔处发出，以二分支的模式伸长并反复分支，形成输尿管、肾盂、肾盏和集合小管。输尿管芽通过与后肾中胚层的相互作用，诱导肾单位的形成。胚胎早期，肾脏位于骨盆内，随后在妊娠第11周前"上升"至成年人位置并开始产生尿液。

妊娠第9周时，泄殖腔（后肠尾部）被尿直肠隔分为前方的尿生殖窦及后方的直肠（图7.1）。尿生殖窦和周围的内脏间质发育为膀胱、女性尿道及男性尿道的主要部分。尿囊最初与膀胱相通，随后很快缩窄成一条自膀胱顶端延伸至脐部的纤维索，称为脐尿管。

（二）超声表现

妊娠早期，最好采用经阴道超声检查胎儿肾脏。肾脏表现为脊柱两侧的椭圆形高回声结构，中央可见由肾盂内液体所形成的小无回声区（图7.2A）。妊娠第12～13周，99%的受检者可通过经腹联合经阴道超声检查显示肾脏。妊娠中期，经腹超声检查肾脏通常表现为与胎儿脊柱相邻的等回声结构（图7.2B）。随着胎儿发育成熟，皮髓质分界变得逐渐清晰，尤其是在妊娠晚期（图7.2C，图7.2D）。肾锥体呈前后两行排列，与肾皮质相比呈低回声。妊娠晚期，与肝脾相比，肾皮质呈等回声或稍高回声。随着肾周脂肪的积聚，回声逐渐增强形成边界，使肾脏轮廓变得更加清晰。正常胎儿肾脏分叶可见，使肾脏表面呈起伏的轮廓。

整个妊娠期间胎儿肾脏不断生长。表7.1为妊娠第14～42周时肾脏长径的列线图。经验法则：肾脏长径（mm）约等于胎儿孕周大小仅适用于妊娠第18～21周。目前已有关于胎儿肾脏前后径、横径及体积大小的图表发表。有时肾脏的边界难以准确界定，特别是肾上极，其是由肋骨声影遮挡或肾脏与肾上腺两者难以区分所致。胎儿呼吸运动有助于观察肾脏。注意肾脏的测量不应在斜切面上进行。在整个妊娠期间，胎儿的肾周长与腹围比值应保持为0.27～0.30。

胎儿肾盏通常不显示，但在肾盂中常可见少量液体。在妊娠中期，肾盂的这一典型声像特征是探查胎儿肾脏的关键。肾盂的测量将在上尿路扩张一节中进行讨论。正常输尿管直径为1～2 mm，通常无法显示。

第七章 胎儿泌尿生殖系统

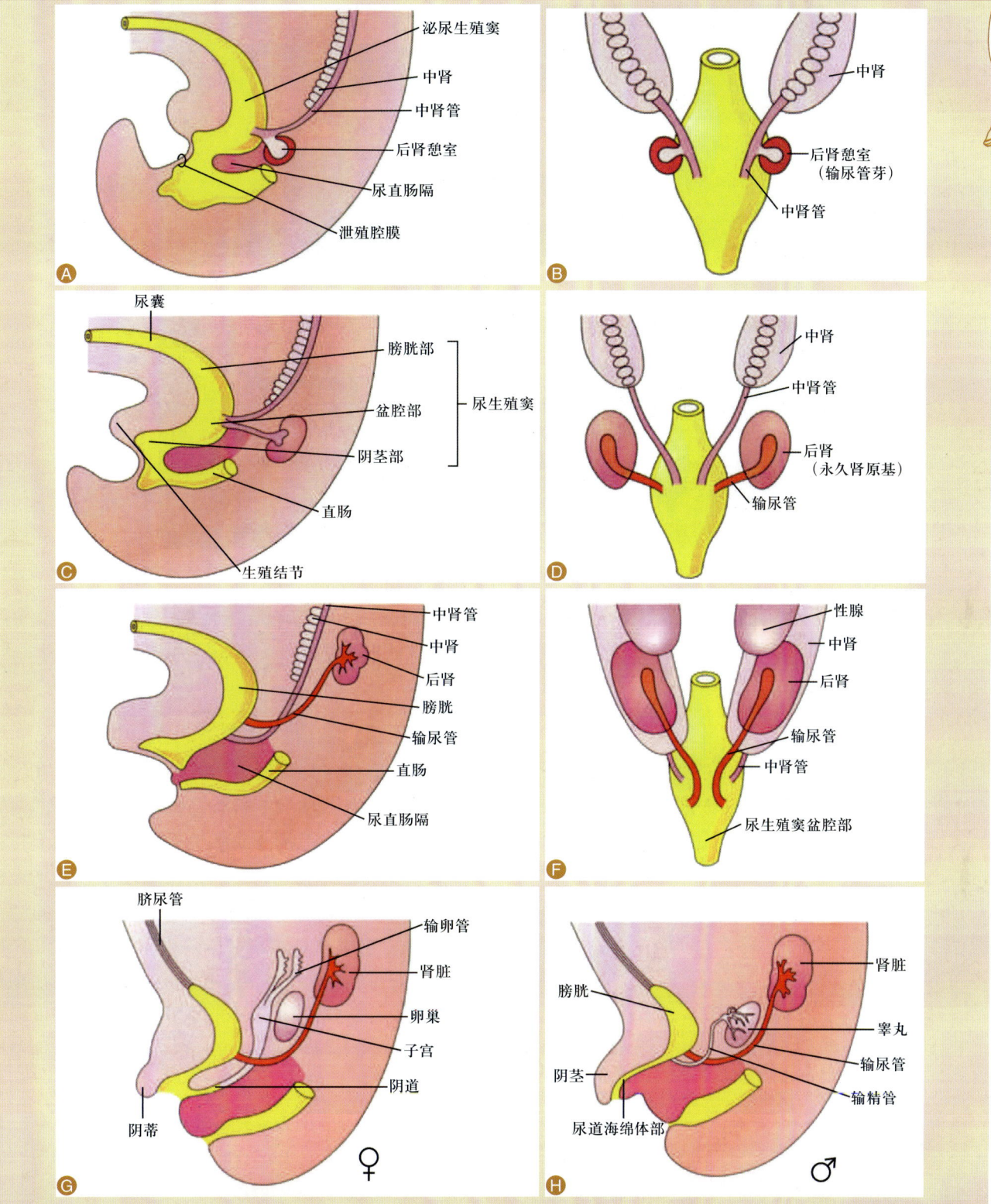

图中显示泄殖腔的分隔（分为尿生殖窦和直肠两部分），中肾管的吸收，后肾、膀胱、尿道和脐尿管的发育，输尿管的位置变化过程。A.妊娠5周胚胎尾部的侧面观；B、D和F.背面观；C、E、G和H.侧面观；G、H.妊娠第12周胚胎。

图7.1 泌尿系统胚胎学

（With permission from Moore KL, Persaud TVN, editors. The developing human: clinically oriented embryology. 7th ed. Philadelphia: Saunders; 2003.）

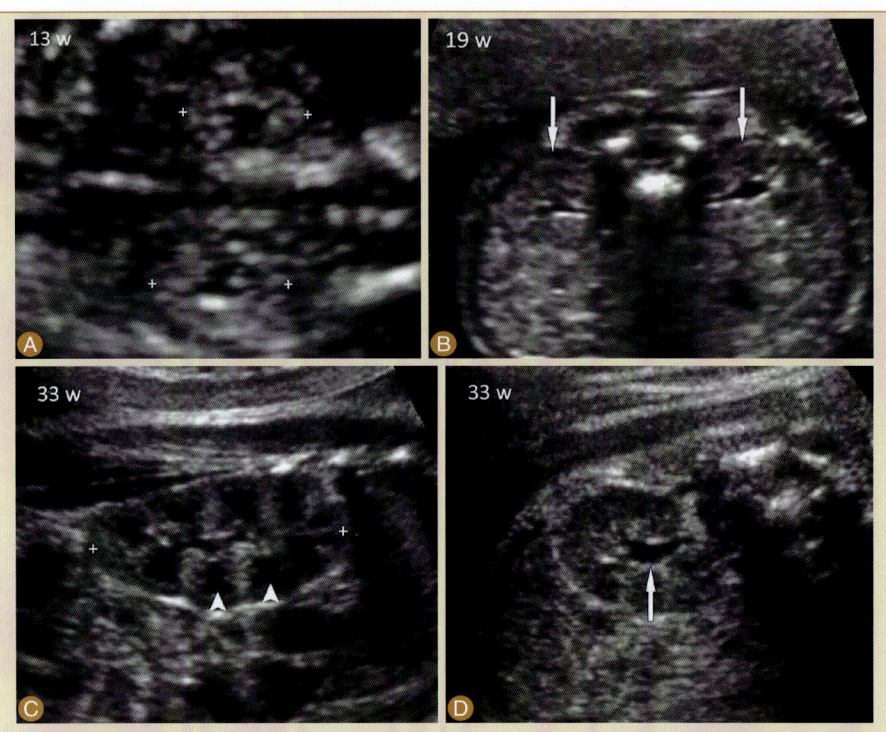

A.妊娠第13周，经阴道超声成像显示正常肾脏冠状面（标尺），呈高回声，中央小片状无回声区为肾盂中的液体；B.妊娠第19周，经腹超声成像显示肾脏横切面（箭头），呈与胎儿脊柱相邻的成对的等回声结构，肾盂内可见少量液体；C、D.妊娠第33周，肾脏纵切面和横切面声像图，随着肾周脂肪的积聚，胎儿肾脏轮廓清晰，可见正常皮髓质分界，肾锥体（三角箭头）呈低回声，肾盂中可见少量液体（箭头）。

图7.2　不同孕周正常肾脏超声表现

表7.1　妊娠第14～42周的肾脏长径（mm）

孕周	N	拟合百分位数				
		3rd	10th	50th	90th	97th
14	3	7.5	8.0	9.3	10.8	11.6
15	3	8.8	9.5	11.0	12.8	13.7
16	2	10.2	11.0	12.7	14.8	15.8
17	12	11.6	12.5	14.5	16.8	18.1
18	10	13.1	14.1	16.3	18.9	20.3
19	15	14.6	15.6	18.2	21.1	22.6
20	15	16.1	17.2	20.0	23.2	24.9
21	15	17.5	18.8	21.8	25.4	27.2
22	14	19.0	20.4	23.6	27.4	29.4
23	16	20.4	21.9	25.4	29.5	31.6
24	17	21.8	23.4	27.1	31.5	33.8
25	18	23.1	24.8	28.8	33.4	35.8
26	20	24.4	26.2	30.4	35.3	37.8
27	24	25.6	27.5	31.9	37.1	39.7
28	18	26.8	28.7	33.4	38.7	41.5
29	19	27.9	29.9	34.7	40.3	43.2
30	19	28.9	31.0	36.0	41.8	44.8
31	23	29.9	32.1	37.2	43.2	46.3
32	23	30.8	33.0	38.3	44.5	47.7
33	22	31.6	33.9	39.4	45.7	49.0
34	19	32.4	34.7	40.3	46.8	50.2

注：N，各孕周的胎儿例数。

资料来源：With permission from Chitty LS, Altman DG. Charts of fetal size: kidney and renal pelvis measurements. Prenat Diagn. 2003；23（11）：891-897.

妊娠第11周时，经阴道超声即可显示胎儿膀胱。妊娠第12～13周时，98%的胎儿膀胱可在经腹或经阴道超声中显示。膀胱是位于盆腔前部的薄壁结构，脐动脉（膀胱上动脉）沿膀胱两侧缘上行至脐部（图7.3）。胎儿每小时产尿量随孕周的增大而增加，从孕20周的4～5 mL/h增加到孕40周的52～56 mL/h。三维超声测量基于膀胱容积估算胎儿产尿率，具有可重复性，但在孕晚期，其估值往往高于标准二维方法的测值。胎儿的最大膀胱容量也随着孕周的增大而增加，从孕20周的平均1 mL增加至孕41周的平均36 mL。正常情况下，胎儿膀胱平均约25分钟（波动范围为7～43分钟）充盈和排空一次（部分或完全排空）。在产科超声检查过程中，应注意观察膀胱体积的变化。

（三）羊水量

羊水量的评估可提供关于母胎情况及胎盘功能等的重要信息。羊水量的评估是胎儿生物物理评分的关键指标。妊娠16周后，胎儿生成的尿液成为羊水的主要来源。羊水量的稳定主要依靠胎儿肺液的分泌、胎儿吞咽羊水及通过胎盘表面胎儿血管膜吸

第七章 胎儿泌尿生殖系统

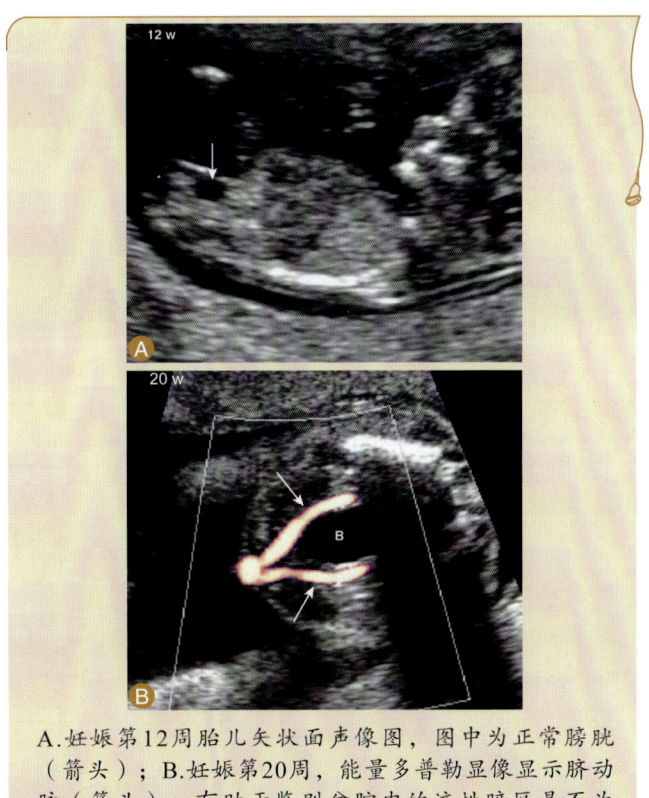

A.妊娠第12周胎儿矢状面声像图,图中为正常膀胱（箭头）；B.妊娠第20周,能量多普勒显像显示脐动脉（箭头）,有助于鉴别盆腔内的液性暗区是否为膀胱（B）。

图7.3 正常膀胱

收水分共同维持。

羊水量的评估方法有多种,其中主观评定可以与半定量方法相结合,如测量最大羊水深度（或单部位最大羊水池深度）和羊水指数。重度羊水过少可导致胎儿受压、胎儿身体各部分相互遮挡及胎儿解剖结构显示不清。羊水过多则会给观察者胎儿在"游泳"的感觉。经验丰富的超声医师对羊水量的主观评估是可靠的。然而,最大羊水深度和羊水指数评估羊水量是否可靠仍有待商榷。测量羊水最大深度应遵循以下指南建议。

- 应在垂直方向上测量最大羊水深度。
- 所选羊水池的宽度应在1 cm以上（避免选择窄的缝隙样的羊水池进行测量）。
- 选择羊水池时应避开胎儿肢体和脐带。

采用最大羊水深度进行评估时,羊水量的分类方法如下：羊水池垂直深度＜2 cm为中至重度羊水过少,2～8 cm为正常,＞8 cm为羊水过多。

羊水指数是分别测量子宫4个象限中羊水池最大深度,4个象限测值之和即为羊水指数。羊水指数随胎龄的增长而变化（表7.2）。在妊娠中晚期,羊水指数的正常范围为5～24 cm,当羊水指数＜10 cm

羊水的评估[a]	
垂直深度	
＜2 cm	羊水过少
2～8 cm	正常
＞8 cm	羊水过多

注：[a]最大羊水深度测量法。

时,建议采用3次测量取平均值的方法。半定量评估方法可用于羊水量的多次动态追踪测量,特别是当检查者的经验参差不齐时。

当最大羊水深度＜2 cm,或羊水指数＜5 cm时,可定义为羊水过少。近来一项对4个随机对照试

表7.2 正常妊娠的羊水指数

胎龄（周）	例数	羊水指数（cm）					
		第5百分位数	第10百分位数	第50百分位数	均值	第90百分位数	第95百分位数
14	50	2.8	3.1	5	5.4	8	8.6
15	50	3.2	3.6	5.4	5.7	8.2	9.1
16	50	3.6	4.1	5.8	6.1	8.5	9.6
17	50	4.1	4	6.3	6.6	9	10.3
18	50	4.6	5.1	6.8	7.1	9.7	11.1
19	50	5.1	5.6	7.4	7.7	10.4	12
20	50	5.5	6.1	8	8.3	11.3	12.9
21	50	5.9	6.6	8.7	8.9	12.2	13.9
22	50	6.3	7.1	9.3	9.6	13.2	14.9
23	50	6.7	7.5	10	10.3	14.2	15.9
24	50	7	7.9	10.7	11	15.2	16.9
25	50	7.3	8.2	11.4	11.7	16.1	17.8
26	50	7.5	8.4	12	12.3	17	18.7
27	50	7.6	8.6	12.6	12.8	17.8	19.4
28	50	7.6	8.6	13	13.3	18.4	19.9
29	50	7.6	8.6	13.4	13.6	18.5	20.4
30	50	7.5	8.5	13.6	13.8	18.9	20.6
31	50	7.3	8.4	13.6	13.8	18.9	20.6
32	50	7.1	8.1	13.6	13.7	18.5	20.4
33	50	6.8	7.8	13.3	13.4	18.2	20
34	50	6.4	7.4	12.9	13	17.7	19.4
35	50	6	7	12.4	12.5	16.9	18.7
36	50	5.6	6.5	11.8	11.8	16.2	17.9
37	50	5.1	6	11.1	11.1	15.3	16.9
38	50	4.7	5.5	10.3	10.3	14.4	15.9
39	50	4.2	5	9.4	9.4	13.7	14.9
40	50	3.7	4.5	8.6	8.6	12.9	13.9
41	50	3.3	4	7.8	7.7	12.3	12.9

资料来源：With permission from Magann EF, Sanderson M, Martin JN, Chauhan S. The amniotic fluid index, single deepest pocket, and two-diameter pocket in normal human pregnancy. Am J Obstet Gynecol. 2000; 182（6）：1581-1588.

验的荟萃分析显示，最大羊水深度（<2 cm）和羊水指数（<5 cm）在预测围产期不良结局方面无明显差异。然而，使用羊水指数会增加羊水过少的诊断率，从而导致引产率的增高。因此，最大羊水深度是胎儿期监测羊水的首选方法，该方法得到了美国妇产科医师学会和近期结束的羊水最大深度或羊水指数评估试验结果的支持。

在多胎妊娠中，羊水评估通常采用最大羊水深度，其截断值与单胎妊娠相似。一项系统性回顾研究通过研究羊水评估和双胎不良妊娠结局之间的关系发现，超声测量羊水量对发现羊水量异常具有较高的特异度，但灵敏度较差，这方面仍需要更多严谨证据的支持。

二、泌尿系统畸形

不同研究中尿路畸形的发病率有所不同，其可能与研究人群的选择及检查方法不同有关。最近对欧洲12个国家709 030例新生儿进行的研究中显示，先天性尿路畸形的发病率为1.6/1000活产儿。另外两项研究显示，该疾病产前检出率较高，分别为82%和88.5%。然而，该疾病在不同研究中心的检出率各异，在36%~100%波动，这一差异可能与许多因素有关，包括研究对象（高危人群或未筛选人群）、超声检查时机的选择、检查者的经验、超声仪器的优劣、随访的力度及对先天性畸形的确诊情况等。对于大多数尿路畸形，57%可在妊娠24周前检出。致死性尿路畸形占所有终止妊娠的10%。

尿路畸形的产前诊断

羊水量评估
判断尿路畸形的位置和表现
探查其他相关畸形

尿路畸形的系统性产前诊断方法包括羊水量评估、尿路畸形的位置和表现、性别的评估及其他相关畸形的探查。

妊娠后期羊水量正常意味着胎儿至少有一个肾脏的功能是完好的，且尿液排泄至羊膜腔的通路是畅通的。若羊水过少，且孕妇不伴有胎膜早破、使用药物（如血管紧张素转换酶抑制剂、血管紧张素Ⅱ受体拮抗剂、环氧合酶-2选择性和非选择性抑制剂、非甾体抗炎药、可卡因等药物）的病史，或无胎儿宫内生长受限的相关证据，此时应高度怀疑尿路畸形。若胎儿存在尿路畸形，羊水量正常则意味着预后较好。孕早（中）期出现羊水过少，通常伴有肺发育不良，提示预后较差。有时也会出现羊水过多的情况，特别是存在单侧梗阻性尿路疾病、中胚层肾瘤或伴有中枢神经系统及消化系统畸形时。

下列问题有助于判断尿路畸形的位置和表现。
• 膀胱可否显示？形态是否正常？
• 肾脏可否显示？肾脏位置、大小和回声是否正常？是否存在肾囊肿？
• 尿路是否扩张？如有尿路扩张，明确扩张的程度、水平及成因。
• 是单侧受累还是双侧受累？对称还是不对称？
• 胎儿性别是什么？

胎儿泌尿系统的评估

膀胱
　　有无
　　形态和大小
肾脏
　　有无
　　数量
　　位置
　　形态（回声、有无囊肿）
　　单侧或双侧
集合系统
　　有无扩张
　　梗阻的水平
　　梗阻的原因
　　单侧或双侧
胎儿性别

全面仔细的结构扫查对寻找相关畸形非常重要。如合并相关畸形，则表明可能存在某种综合征或染色体异常。肾脏畸形可能是VATER联合征（脊柱缺陷、肛门闭锁、气管食管瘘、桡骨发育不良和肾脏异常）的其中一个表现。VACTERL综合征是该疾病的进一步扩展，其还包括了心脏和桡骨以外的肢体缺陷。据报道，34%患有先天性肾脏及尿路畸形的婴儿伴有泌尿系统以外的相关畸形，常见于肌肉骨骼系统、消化系统、心血管系统及中枢神经系统。与孕妇年龄相关风险相比，胎儿存在结构畸形时，出现染色体异常的风险明显增高：单发肾脏缺陷，风险增加为3倍；多发肾脏缺陷则增加至30倍。

此外，建议对疑似患有肾脏畸形（多囊肾、肾缺如或发育不良）胎儿的父母（和兄弟姐妹）行肾脏超声检查，其有助于诊断胎儿多囊肾的类型，并发现父母（和兄弟姐妹）中无症状的肾脏病变，亦有助于就复发风险对父母双方提供咨询。

胎儿MRI检查可作为提高尿路畸形诊断准确率的辅助成像方式。胎儿无羊水（或重度羊水过少）或孕妇体型过于肥胖时，超声检查视野受限，此时MRI可用于胎儿肾脏的检查（图7.4）。此外，随着扩散加权成像的出现，水表观扩散系数的测量在鉴别正常和异常肾实质方面具有良好的前景，可作为评估胎儿肾脏功能的一种非侵入性检查手段。

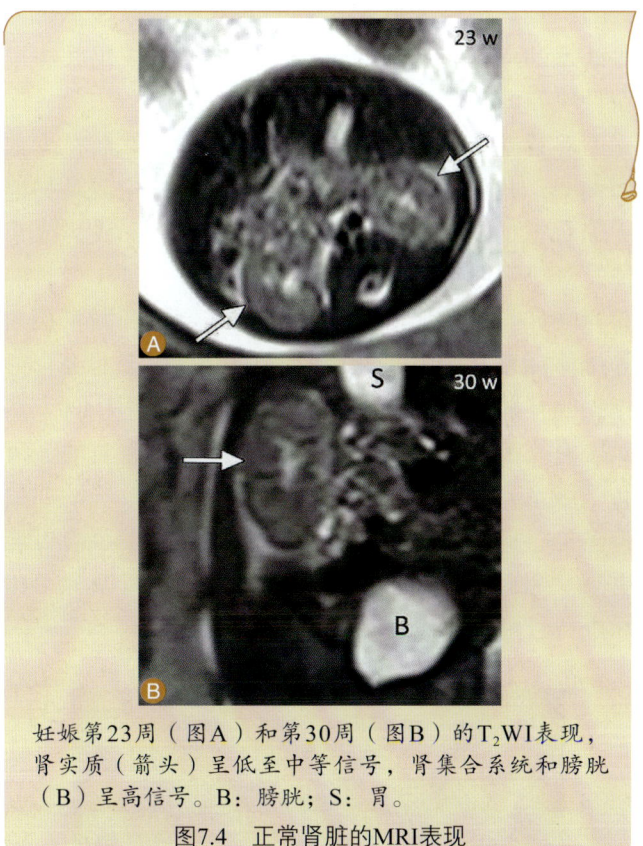

妊娠第23周（图A）和第30周（图B）的T₂WI表现，肾实质（箭头）呈低至中等信号，肾集合系统和膀胱（B）呈高信号。B：膀胱；S：胃。

图7.4　正常肾脏的MRI表现

（一）双肾缺如

双肾缺如是一种致死性先天性畸形，活产儿中的发病率为1/4000，男性多发，男女患病比为2.5∶1。因输尿管芽的不发育，可导致肾脏缺如。无尿液产生可导致重度羊水过少或无羊水。肺发育不全是新生儿死亡的主要原因。Potter's综合征（译者注：双肾不发育综合征）的其他表现包括：特征性面容（"鹦鹉嘴样"鼻、低位耳、内眦赘皮突出、眼距过宽）、肢体畸形和宫内生长受限。

该疾病的超声特征包括重度羊水过少或无羊水，肾脏及膀胱未显示。妊娠16周之前，羊水量不依赖于尿液的产生，此时尽管肾脏无功能，但羊水量仍在正常范围。胎儿肾脏未显示是最具特征性的超声表现，但羊水量极少可导致图像质量较差，识别该特征可能十分困难。此外，肾窝中的肠管和肾上腺结构易被误判为肾脏。然而，在超声纵切面声像图上观察到具有特征性的、形态扁平的肾上腺结构（肾上腺"平卧征"）可有助于明确肾脏的缺如（图7.5，动图7.1）。

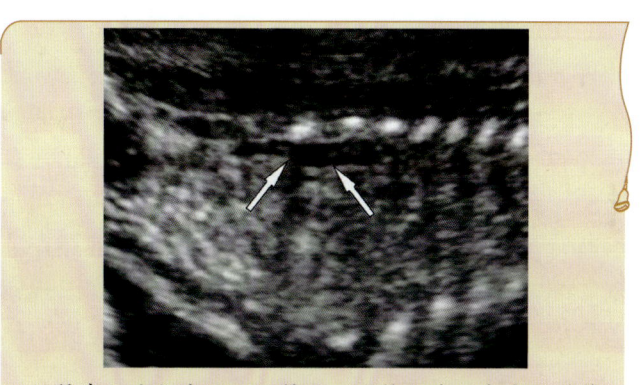

经肾窝纵向扫查显示无肾脏，且肾上腺形态扁平（箭头）；肾上腺"平卧征"是肾缺如或异位肾的表现。

图7.5　肾上腺"平卧征"

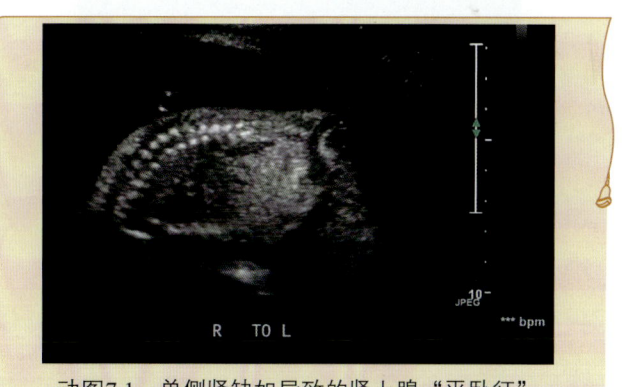

动图7.1　单侧肾缺如导致的肾上腺"平卧征"

经多次且连续观察（超过1小时）膀胱仍未显示是双肾缺如的继发特征（图7.6）。相反，如能观察到正常的膀胱，则可排除这一诊断。小的脐尿管憩室在声像图上易与膀胱混淆，鉴别要点在于前者无充盈和排空的变化过程，可据此与膀胱相鉴别。此外，如何准确地将严重胎盘功能不全或宫内生长受限引起的肾功能不全与双肾缺如相鉴别，也是一大挑战。

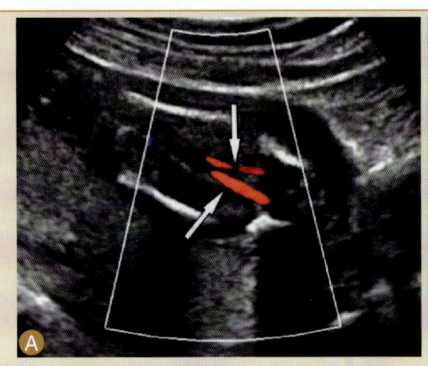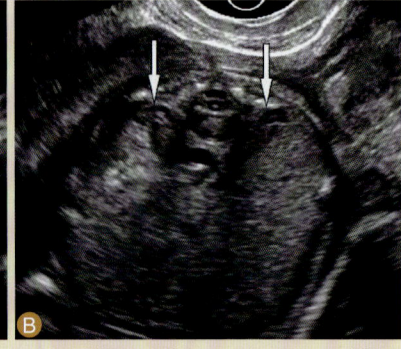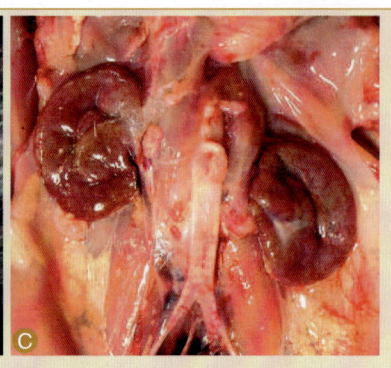

A.妊娠第20周时，臀位胎儿脐动脉（箭头）的彩色多普勒图像，连续观察1小时膀胱仍未显示，同时伴有重度羊水过少；B.经阴道超声清晰显示双侧肾窝内的肾上腺结构（箭头），而肾脏未显示；C.尸检显示位于双侧肾窝内的扁平呈盘状的肾上腺，伴双肾缺如。

图7.6　双肾缺如

为改善胎儿结构的超声显像，学界提出了以下几种方法：在羊膜腔内和腹膜腔内输注等渗生理盐水，经阴道超声及彩色多普勒超声成像。孕中期胎儿为臀位时，经阴道超声对于诊断双肾缺如非常有帮助（图7.6，动图7.2）。彩色多普勒成像还可用于诊断肾动脉缺如，进而为诊断双肾缺如提供补充证据（图7.7）。更重要的是，对于羊水过少难以观察的病例，彩色多普勒还有助于显示肾动脉走行，从而确定肾脏的存在以避免误诊（图7.8）。

当超声检查受限时，胎儿MRI检查可有助于肾脏的识别。但由于妊娠早期胎儿肾脏难以显示，如在妊娠24周前行MRI检查时肾脏未显示，仍无法排除肾缺如可能。

双肾缺如通常为孤立性散发病例，然而在少数病例中，其可能继发于染色体异常，或构成某种遗传综合征的一部分（如Fraser综合征），或构成某种发育缺陷的一部分（如VACTERL联合征）。目前双肾缺如与孕前肥胖、围妊娠期吸烟史和酒精摄入等母体因素之间的关联尚存在争议。对于非综合征相关的肾缺如病例，再次妊娠的复发率约为4%。然而，有文献表明，高达15%的双肾缺如患儿的一级和二级亲属亦存在先天性肾脏畸形，以单肾缺如最为多见，此类家庭中，再次妊娠时的复发风险可能更高。因此，建议对双肾缺如胎儿的父母及兄弟姐妹进行肾脏超声筛查。

动图7.2　双肾缺如

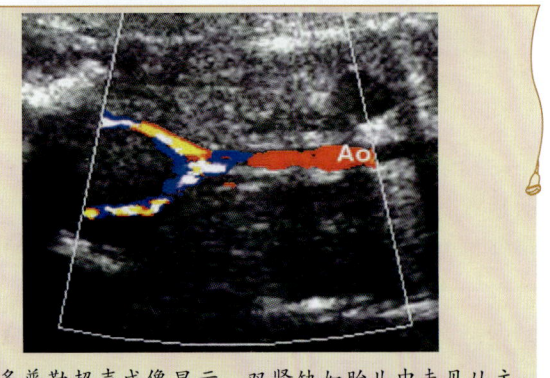

彩色多普勒超声成像显示，双肾缺如胎儿中未见从主动脉（Ao）发出的肾动脉血流信号。

图7.7　双侧肾动脉缺如

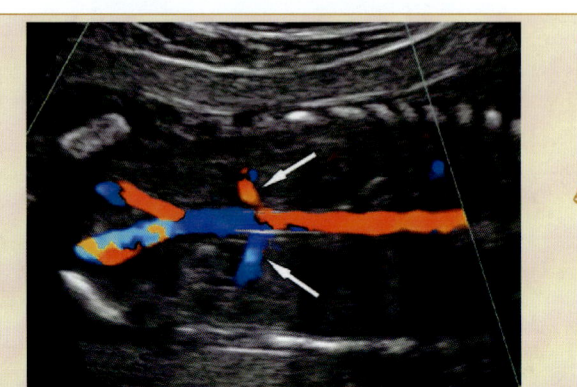

彩色多普勒超声成像显示妊娠19周胎儿的双侧肾动脉（箭头），可由此确定双侧肾脏的存在。

图7.8　正常双侧肾动脉

双肾缺如
超声表现 严重羊水过少 双肾未显示 肾上腺"平卧征" 彩色多普勒成像未显示双侧肾动脉 膀胱未显示（连续观察1小时以上） 检查局限性 羊水过少可导致图像质量差 胎位（臀位） 诊断注意事项 妊娠16周前羊水量可以是正常的 肠道或肾上腺易被误认为肾脏 脐尿管憩室常与膀胱相混淆 膀胱未显示亦可由其他因素（如宫内生长受限等）引起的肾功能受损所致

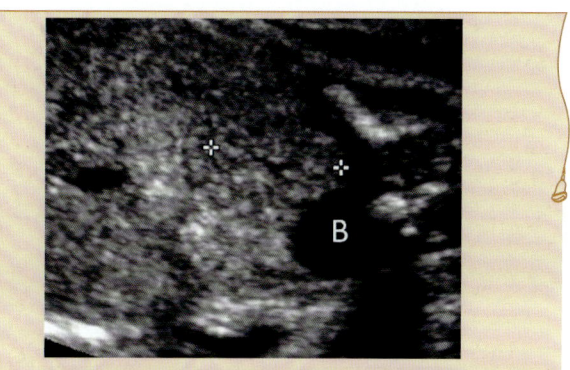

妊娠23周胎儿冠状面声像图显示异位肾（标尺）毗邻髂骨翼和膀胱（B）。

图7.9 盆腔异位肾

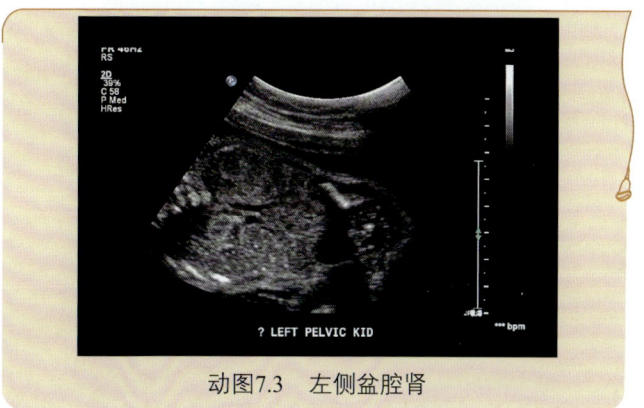

动图7.3 左侧盆腔肾

（二）单侧肾缺如

单侧肾缺如发生率占新生儿的1/1000，是双侧肾缺如发病率的3～4倍。单侧肾缺如羊水量及膀胱形态正常，使得产前难以诊断。由于脊柱声影的干扰，超声很难显示位于远场的肾窝，尤其在横切面扫查时，该局限性更为突出，检查需要一丝不苟（旋转探头、改变孕妇的体位或重复检查）。如一侧肾窝未探及肾脏，很可能是先天性缺如或异位，对侧肾脏则代偿性增大。对侧肾脏畸形的发生率很高，最常见的是膀胱输尿管反流。单侧肾缺如可合并生殖器、心脏、骨骼和胃肠道畸形，也可合并多器官综合征。孤立性单侧肾缺如预后良好，出生之后需要对新生儿进行包括排尿期膀胱尿路造影在内的泌尿系检查。

如果孤立性单侧肾缺如胎儿的父母肾脏超声检查正常，再发风险约为1%。但是，如果父母一方患有先天性孤立肾，则子女发生先天性孤立肾的风险为7%，发生双侧肾缺如的风险为1%。

（三）异位肾

单侧或双侧肾脏均可发生异位，异位肾的发生率为1/500～1200新生儿，其中盆腔异位肾最为常见。当发现肾窝空虚时，仔细扫查可显示膀胱旁或髂骨翼旁的异位肾（图7.9，动图7.3）。但是，盆腔异位肾与肠袢可能难以区分，且常比正常位置的肾脏小，因此产前检查常难以发现。异位于盆腔的肾脏可能发育不良或发育异常。一项中位随访时间为8年的研究显示，盆腔异位肾胎儿出生后总体肾功能保持正常，但仍有33%的患儿盆腔异位肾在出生后出现功能不全。

当肾脏异位到对侧腹部，而输尿管仍在原侧进入膀胱，称为交叉异位肾。大多数情况下，交叉的异位肾脏与正常位置的肾脏融合（交叉异位融合肾），形成一个增大的双叶肾脏（图7.10，动图7.4）。根据融合程度、融合肾的位置和旋转情况，交叉异位肾分为6类。大多数情况下，交叉异位的肾脏位于正常位置肾脏的下方，异位肾脏的上极与正常肾脏的下极相融合。

异位肾易合并泌尿系统畸形（最常见膀胱输尿管反流），也可合并泌尿系统以外的畸形。因此，应对新生儿进行肾脏超声检查，如果异位或对侧肾脏出现肾盂积水，需要进一步进行排尿期膀胱尿路造影检查。

（四）马蹄肾

马蹄肾是最常见的肾脏融合畸形，发生率为

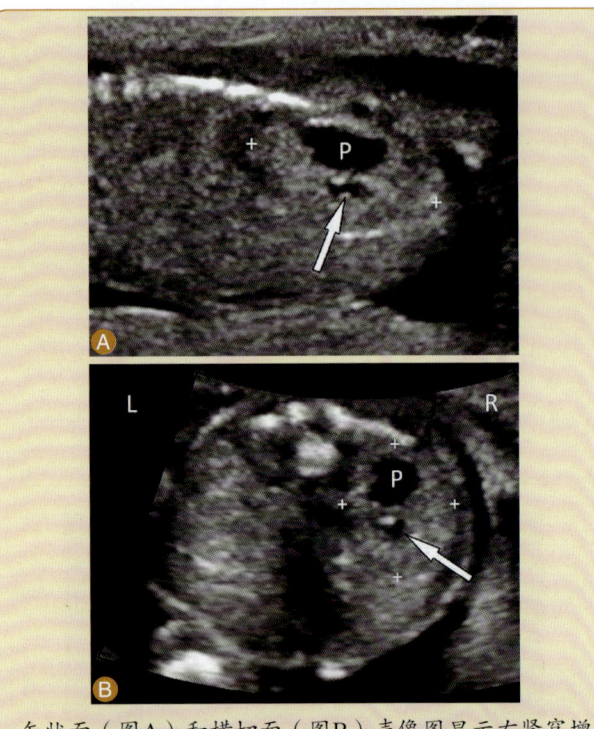

矢状面（图A）和横切面（图B）声像图显示右肾窝增大的双叶肾脏（标尺），左肾窝未见肾脏；正常位置的右侧肾脏（后侧）肾盂（P）扩张，与左侧肾脏（前侧）融合，形成一个"团块肾"，左侧肾脏肾盂正常（箭头）。

图7.10　交叉异位融合肾

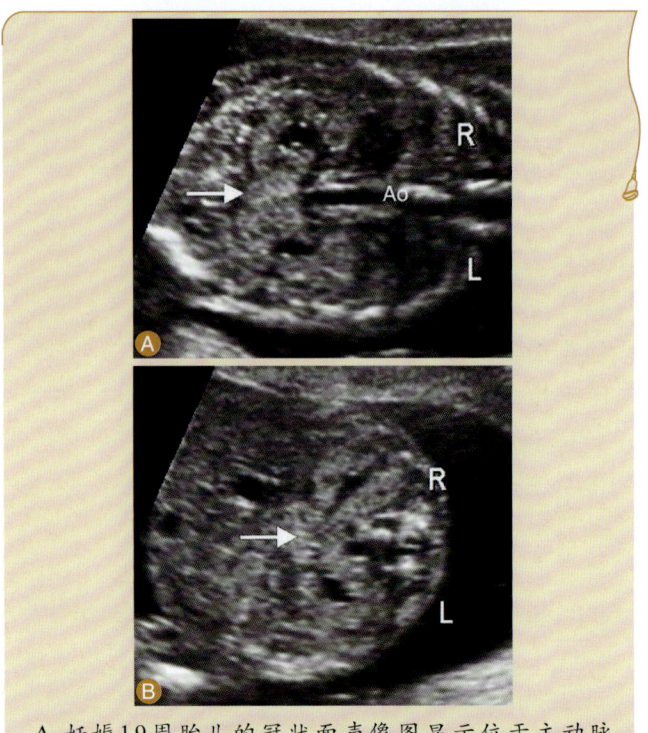

A．妊娠19周胎儿的冠状面声像图显示位于主动脉（Ao）前方的双肾下极肾实质桥接组织（箭头）；B．横切面声像图显示融合的峡部（箭头）及双侧肾盂异常转向前方。

图7.11　马蹄肾

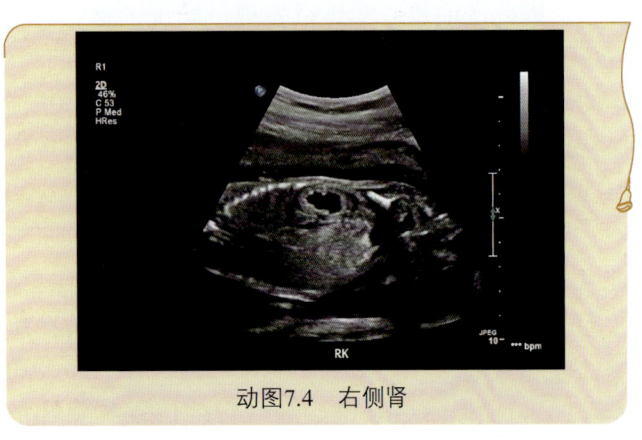

动图7.4　右侧肾

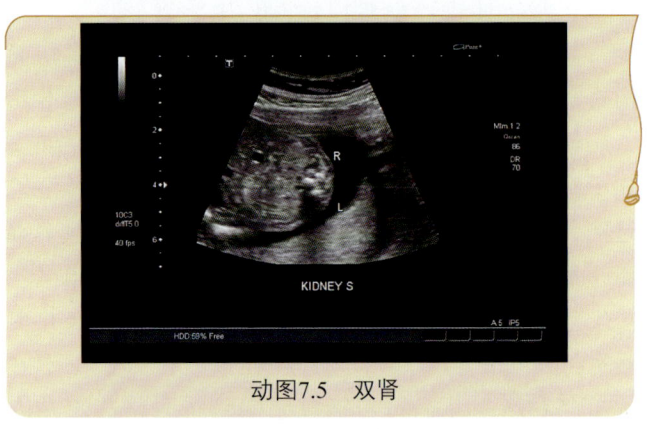

动图7.5　双肾

1/400～500新生儿。产前超声征象包括双肾长轴异常、双肾下极有肾组织桥接（图7.11，动图7.5）。尽管马蹄肾是较常见的疾病，但由于其在产前超声检查中表现不明显，周围的肠管容易遮掩融合的峡部，该疾病很少在产前得到诊断。大多数马蹄肾双侧肾盂异常转向前方，在双肾的标准横切面上测量肾盂角度有助于诊断，当角度<140°时，高度提示马蹄肾。马蹄肾常常合并其他畸形（如泌尿生殖器、心脏、骨骼、中枢神经系统畸形）和染色体异常，如Turner综合征、18-三体、9-三体。孤立性马蹄肾是相对良性病变，但是有较高的膀胱输尿管反流、肾结石、尿路感染和肾盂积水发生率，出生之后需要对泌尿系统进行随访观察。

（五）肾囊性疾病

肾囊性疾病包括多种遗传性和获得性疾病，其病因、组织学和临床表现各异，尚无公认的分类方法。Potter分类法是基于组织学的一种分类方法，未考虑分子遗传学的研究进展。新近有学者针对胎儿肾囊性疾病是遗传性还是非遗传性提出了分类方法。在非遗传性肾囊性疾病中，以多囊性肾发育不良和梗阻性肾发育不良最为常见。遗传性疾病包括常染色体隐性和常染色体显性遗传多囊肾病，以及越来越多的纤毛相关疾病（纤毛病），纤毛病和肾脏囊性疾病及其他异常有关。大多数遗传性疾病与一个或几个基因突变相关，准确的基因诊断对于遗传咨询、产前诊断和临床管理至关重要。

1. 多囊性肾发育不良

多囊性肾发育不良是儿童最常见的肾囊性疾病类型，也是新生儿最常见的腹部团块之一，大部分合并输尿管闭锁和肾盂漏斗部闭锁。多个大小不等的囊肿布满肾脏，囊与囊之间为致密的间质，一般无正常的肾实质。受累肾脏基本无功能，患者的预后完全取决于对侧肾脏的功能。多囊性肾发育不良常常累及整个肾脏，但也可以呈节段性，可发生在合并输尿管闭锁的重复肾部分。

超声征象和大体病理表现相关，病变肾脏通常增大，也可大小正常或较小，肾内可见多个大小不同的囊肿分布，囊与囊之间互不相通（图7.12）。位于肾边缘的较大的囊肿可导致肾脏轮廓变形。肾盂和输尿管常闭锁，无法显示。彩色多普勒检查时肾动脉不显示或非常细小。有时多囊性肾发育不良表现为肾脏中央为一个大囊，周边为多个小囊，类似输尿管肾盂连接处梗阻导致的肾盂积水（见之后的章节）。但在肾盂积水中，扩张的肾盏大小一致，按照解剖结构排列，与扩张的肾盂相通；肾脏形态一般正常，周边可见肾实质。

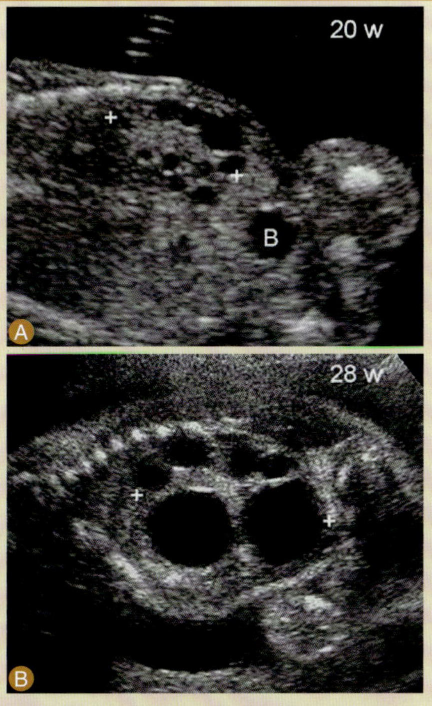

多囊性肾发育不良的外观和大小在妊娠期和出生后可发生显著的变化（图7.12）。系列随访检查发现肾脏及其囊肿的大小可增大或变小，也可先增大而后期消失，这些变化取决于残余肾功能和（或）肾脏纤维化进展程度。

评估对侧肾脏非常重要。19%~24%的多囊性肾发育不良发生于双侧（图7.13）。在单侧多囊性肾发育不良中，13%~26%的患儿对侧肾脏出现异常，包括肾缺如和输尿管肾盂连接处梗阻。患有多囊性肾发育不良的胎儿如出现严重羊水过少，膀胱不显示，提示存在致死性肾脏疾病——双侧多囊性肾发育不良，或对侧肾功能严重不全或缺如，羊水指数正常则不必担心。如对侧肾脏出现肾盂积水，则需要进行超声随访观察，监测肾盂扩张的进展情况，或是否存在羊水过少的情况，其将会影响产科管理。不合并对侧肾脏或肾外畸形的单侧多囊性肾发育不良预后良好。出生48小时后应进行超声检查。通常患儿一出生，未取得产后超声结果和进行肾脏疾病会诊前，就应进行预防性抗生素治疗。如有对侧肾盂积水或尿路感染史，则应进行排尿期膀胱尿路造影。

出生前及出生后的研究均充分证明多囊性肾发育不良自然进程为自发性退化。随访持续时间越长，发育不良的肾脏缩小至超声无法显示的可能性越大。多囊性肾发育不良并发高血压的风险并不高于普通人群，多囊性肾发育不良的恶变率也非

A.妊娠20周胎儿声像图显示肾脏轻度增大（标尺），肾内多发小囊肿；B.妊娠28周胎儿随访声像图显示肾脏显著增大（标尺），囊肿增大，囊与囊之间互不相通，随机分布。B：膀胱。

图7.12 单侧多囊性肾发育不良

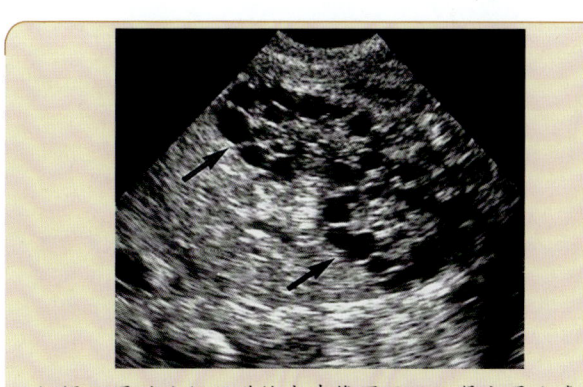

妊娠16周胎儿经阴道检查声像图显示双肾大量小囊肿（箭头），无正常肾实质，肾脏无功能导致无羊水。

图7.13 双侧多囊性肾发育不良

低。有人建议对多囊性肾发育不良进行腹腔镜下肾切除，然而大多数医学中心仍选择保守治疗（临床和超声监测）。大多数情况下多囊性肾发育不良散在发病，复发风险低。但有的病例与肝细胞核因子1β突变有关，携带常染色体显性遗传方式，临床表现在家族间和家族内具有变异性。

2. 梗阻性囊性肾发育不良

尿路梗阻对肾发育的影响取决于梗阻发生的时间和梗阻的严重程度。对羔羊的实验研究显示，妊娠后期发生的尿道梗阻仅导致肾盂积水，严重者出现肾实质萎缩。但是如果尿路梗阻发生在妊娠前期，则会出现肾脏发育不良，有时伴有囊肿形成（图7.14）。胎儿泌尿道对慢性梗阻的反应与成年人不同，成年人慢性尿路梗阻通常出现肾盂肾盏系统显著扩张，胎儿则相对不易出现肾盂肾盏扩张，而可能发展成肉眼可见的肾囊肿。

单侧肾发育异常可由输尿管肾盂连接处梗阻或输尿管膀胱连接处梗阻导致，双侧病变则见于严重的膀胱出口梗阻，通常为尿道闭锁或后尿道瓣膜所致。肾脏发育异常的程度与尿流梗阻的时间及严重程度相关。肾脏形态可缩小、正常或显著增大。肾脏的增大可能因囊肿或肾盂积水所致。囊肿通常位于皮质包膜下。在患有梗阻性尿路疾病的胎儿中，超声检查探及皮质囊肿提示肾发育不良，即不可逆性肾损害（图7.15）。发育不良的肾脏也可表现为皮质变薄，回声相对于周围胎儿结构增强，皮髓质界限不清。但是，肾皮质回声增强并非特异性表现，仅仅根据肾实质回声增强不能诊断肾发育不良。此外，应注意并非所有发育不良的肾脏都有超声可探及的囊肿或皮质回声增强，因此也不能据此排除肾发育不良。肾功能与肾发育不良的程度直接相关，决定了围生期存活患者的预后。

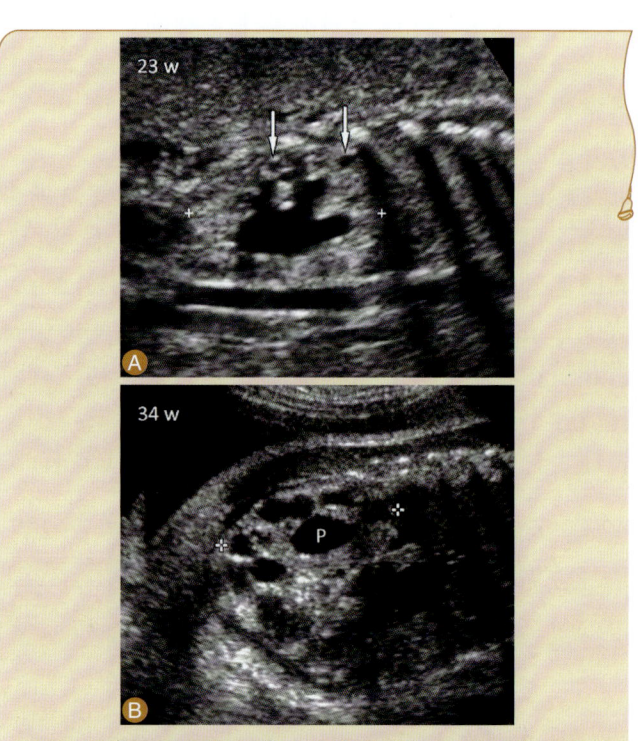

A. 妊娠第23周，输尿管肾盂连接处梗阻胎儿的冠状面声像图，显示肾脏回声增强（标尺），肾皮质可见小囊肿（箭头），提示不可逆性肾损害；B. 妊娠第34周时矢状面声像图显示囊肿增大及肾脏增大，尚存在部分有功能的肾组织，轻度扩张的肾盂（P）内可见积液。

图7.15 梗阻性囊性肾发育异常

一般来说，早期发生的完全性梗阻，肾实质的表现是肉眼可见的囊肿，类似多囊性肾发育不良。超声难以鉴别多囊性肾发育不良和梗阻性囊性肾发育不良，特别是在无肾盂积水的情况下。在梗阻性囊性肾发育不良中，可见到相对较小的囊肿及周围的肾实质，而在多囊性肾发育不良中，囊与囊之间无正常的肾实质，囊肿大小不一，可出现很大的囊肿。梗阻性囊性肾发育不良通常存在尿道梗阻，因此超声发现尿道梗阻有助于明确诊断。此外，下尿道梗阻导致的肾发育不良常累及双侧肾脏，而双侧

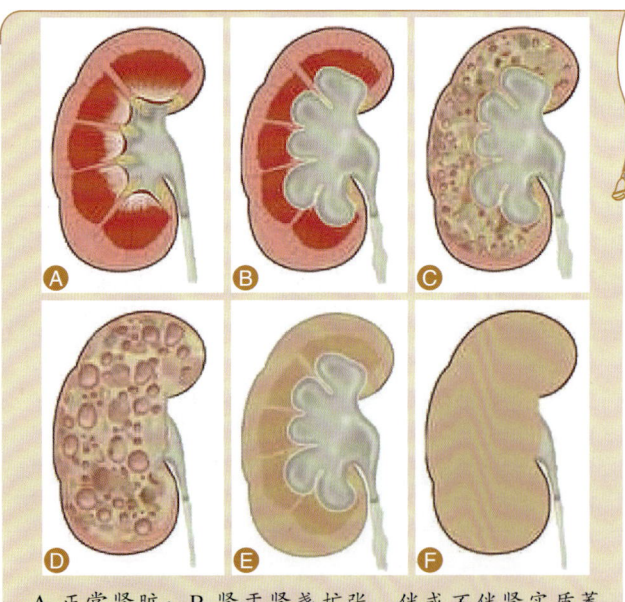

A. 正常肾脏；B. 肾盂肾盏扩张，伴或不伴肾实质萎缩；C. 肾囊性发育异常，伴肾实质囊肿；D. 发育异常的肾脏可能丧失功能（无肾盂肾盏扩张）；E、F. 肾脏回声增强，无明显囊肿，肾盂肾盏扩张（图E）和不扩张（图F）交替出现，在这些情况下可能出现，但并非一定出现肾发育异常。（译者注：原图中未标注ABCDEF。）

图7.14 肾脏对尿路梗阻的不同反应

多囊性肾发育不良发生率仅为19%～24%。

3. 常染色体隐性遗传多囊肾病

常染色体隐性遗传多囊肾病在活产儿中发生率为1/20 000。该疾病曾被称为"婴儿型多囊肾",但亦可见于新生儿期以后,因此称为"常染色体隐性遗传多囊肾病"更为合适。该疾病主要累及肾脏和胆道,临床表现多样,从围生期型到青少年型。围生期型表现为严重的肾疾病,轻微的肝纤维化,早期死于肺发育不良;青少年型肾疾病轻微,有明显的肝纤维化,存活时间较长。肾集合管弥漫性扩张产生无数直径<2 mm的囊腔,主要位于肾髓质。双肾增大,但形态仍正常。肾脏切面呈海绵状,有许多垂直于肾被膜排列的小囊(图7.16)。

超声显示双肾外形增大(图7.16),肾内结构模糊。肾内有大量微小的囊肿,超声分辨率有限,无法显示这些微小的囊肿,但是囊肿所产生的大量声反射界面使肾脏呈特征性的回声增强。当胎儿双侧肾脏显著增大(>4个标准差)、弥漫性回声增强、皮髓质分界不清,伴或不伴明显的囊肿均很可能为常染色体隐性遗传多囊肾病。另一种典型的表现是巨大的肾脏,周边为低回声,可见围绕着中心的增强回声团或高回声锥体(皮髓质回声反转)(图7.17,动图7.6)。当肾功能异常时,出现羊水过少,膀胱变小或不显示。

超声通常在妊娠24～26周显示常染色体隐性遗传多囊肾病的证据,但并非总是如此。如果妊娠中期出现了特征性的肾脏异常,尤其当胎儿具有危险因素时,超声即可诊断常染色体隐性遗传多囊肾

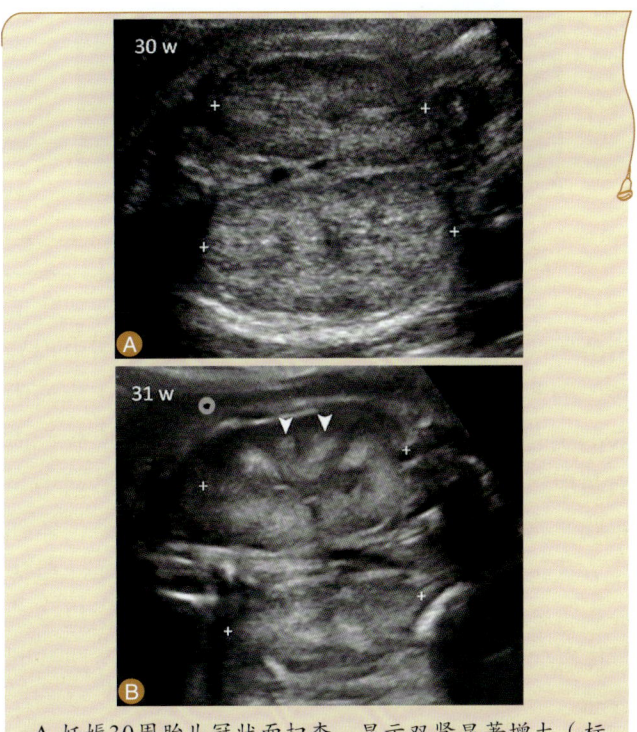

A.妊娠30周胎儿冠状面扫查,显示双肾显著增大(标尺),周边为低回声,包绕中央增强的回声,右肾长径为7.5 cm,左肾长径为8 cm;B.妊娠31周胎儿冠状面扫查,显示双肾显著增大(标尺),锥体呈高回声(箭头),出现"皮髓质回声反转"。

图7.17 常染色体隐性遗传多囊肾病(孕晚期表现)

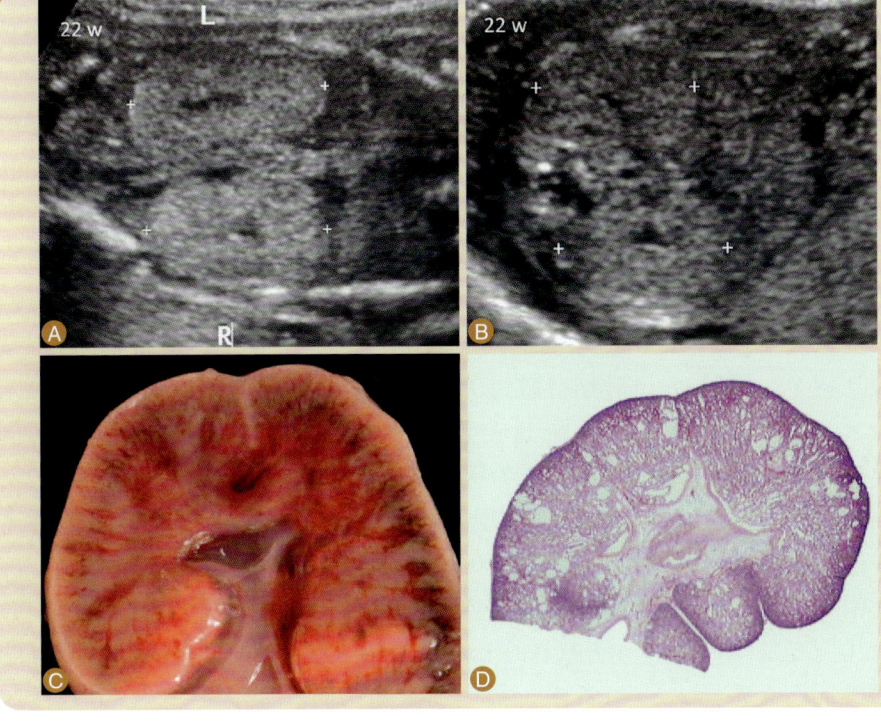

A、B.妊娠22周胎儿冠状面和横切面扫查,显示双肾增大,弥漫性回声增强(标尺),皮髓质分界不清;C.肾脏切面的照片显示海绵状改变,难以看到小囊肿;D.肾脏全组织切片显示小囊肿垂直于肾被膜排列(苏木精-伊红染色)。

图7.16 常染色体隐性遗传多囊肾病(孕早期表现)

(C and D courtesy of Sarah Keating, MD, Department of Pathology and Laboratory Medicin, Mount Sinai Hospital, Toronto.)

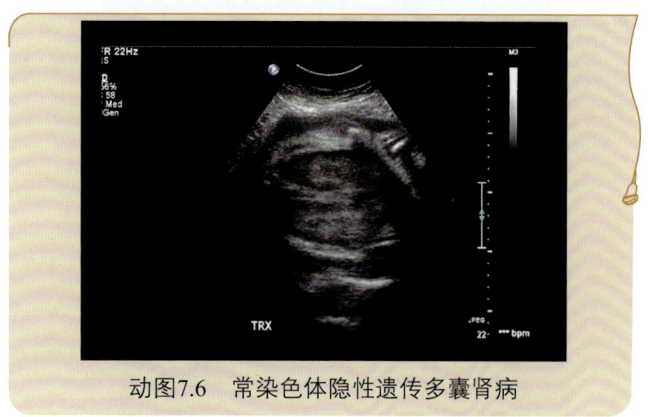

动图7.6 常染色体隐性遗传多囊肾病

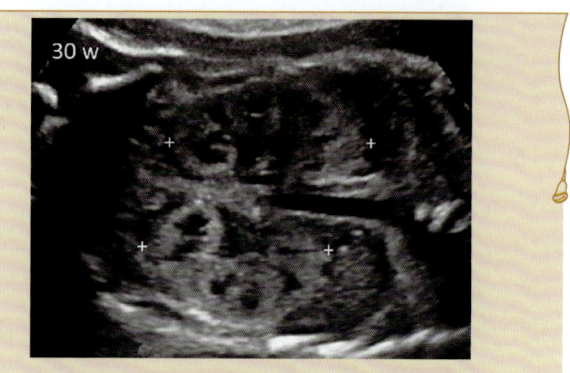

妊娠30周胎儿冠状面扫查，显示双肾增大（标尺），测量长径为5 cm（>3个标准差），皮质回声增强，皮髓质回声差异增大。

图7.18 常染色体显性遗传多囊肾病

病。但是，由于疾病的表型表达不同，出现变化的胎龄不同，肾脏最初形态可正常，后期逐渐出现异常，因此，具有常染色体隐性遗传多囊肾病危险因素的胎儿超声表现正常时，并不能排除该疾病，应用超声进行产前诊断并不可靠，尤其在孕早期更是如此。常染色体隐性遗传多囊肾病通过常染色体隐性方式遗传，复发风险为25%。常染色体隐性遗传多囊肾病由PKHD1基因突变所致，该基因定位于染色体6p12，对于有危险因素的家庭可进行产前基因诊断。

4. 常染色体显性遗传多囊肾病

常染色体显性遗传多囊肾病是最常见的遗传性肾囊性疾病，在普通人群中发病率为1∶1000。该疾病曾被称为"成人型多囊肾"，但亦可见于胎儿和儿童，因此称其为"常染色体显性遗传多囊肾病"更为合适。该疾病的特征为肾脏和肝脏囊肿形成，胰腺和脾脏亦可形成囊肿，也可并发中枢神经系统动脉瘤。疾病早期只有小部分肾单位囊性扩张。成年患者双肾体积增大，其内可见多个大小不等的囊肿。

患有常染色体显性遗传多囊肾病的胎儿，其肾脏通常看起来正常，因此常不能在产前检测出来。在罕见情况下，常染色体显性遗传多囊肾病可在胎儿或新生儿期表现为双肾对称性中度增大，回声增强，肾内可见小囊肿（<7 mm，图7.18）。膀胱一般可显示，羊水量通常也是正常的。与常染色体隐性遗传多囊肾病皮髓质回声无差异相反的是，常染色体显性遗传多囊肾病皮髓质回声差异增大。在一项对27例产前超声显示肾脏异常并最终诊断为常染色体显性遗传多囊肾病患儿的研究中（此处存在选择偏移，产前即发现肾脏异常），20例皮髓质回声差异增大，6例皮髓质回声差异减低或回声无差异，

1例皮髓质回声正常。由于妊娠中期肾脏可表现正常，对于常染色体显性遗传多囊肾病高危胎儿，必须进行超声随访观察。

常染色体显性遗传多囊肾病家族史是诊断胎儿常染色体显性遗传多囊肾病的关键。由于该病是常染色体显性遗传，复发风险为50%。但是，据报道，超过50%的患病父母在进行产科超声检查时并不知道自己患有该疾病，因此对胎儿父母进行肾脏超声检查有助于明确病因。目前已明确的常染色体显性遗传多囊肾病的两种致病基因：PKD1（位于染色体16p13）和PKD2（位于染色体4q21），可以此进行产前基因诊断。患病家庭中如子女发病时间早，则随后的妊娠中，出现胎儿期发病的复发风险高。

由于产后肾脏评估数据有限，随访时间短，超声诊断为常染色体显性遗传多囊肾病的胎儿的长期预后尚不明确。最初研究显示，虽然常染色体显性遗传多囊肾病婴儿大部分都可存活，但是较其患病的成年人亲属更早发生高血压，程度也更重，并且肾功能减低更快。新近研究报道则显示产前诊断为常染色体显性遗传多囊肾病的儿童大部分预后良好。Boyer及同事对26例产前诊断为常染色体显性遗传多囊肾病的患儿进行了研究（不包括3例因孕后期肾脏过大和无羊水而终止妊娠的患儿），显示这些患儿在婴儿期及幼儿期预后良好，其中19例（73%）为无症状，5例（19%）出现高血压，2例（8%）出现慢性肾功能不全（平均随访时间76个月，范围为0.5~262个月）。在另一项对42例产前诊断为常染色体显性遗传多囊肾病患者的研究中，4例患者终止妊娠，在35例已知血肌酐检测结果的患者中（最后一次随访时，患者年龄为1个月~20

岁），只有2例患者肾功能异常。

5. 肾囊性疾病相关综合征

在患有13-三体的胎儿中，大约30%出现肾脏回声增强或囊性肾病。其他与肾脏疾病相关的遗传病包括被归为纤毛病的单基因疾病（由编码纤毛-中心体复合体相关产物的基因突变导致的疾病）。这些疾病包括Bardet-Biedl综合征、肝细胞核因子1β相关疾病、Joubert综合征和Meckel综合征。由蛋白质改变导致的临床表型，可出现从囊性肾病、失明到神经系统表型、肥胖和糖尿病等多种不同表型。

肝细胞核因子1β（*HNF1β*）是肾脏和胰腺发育所需要的关键转录因子，*HNF1β/TCF2*基因突变导致不同的表型，包括肾囊肿和糖尿病。*HNF1β*突变常见于严重肾畸形的胎儿。一项回顾性研究发现，*HNF1β*突变在377例不同先天性肾畸形患者中的发生率为20%。在56例携带*HNF1β*突变基因并且进行了产前超声检查的患者中，可观察到不同的肾脏表型。最常见的（56个胎儿中出现34个）是孤立性双肾回声增强，大小正常或轻度增大（大小≤+3标准差）。其他较少见的肾畸形包括双侧多囊性肾发育不良（2例）、单侧多囊性肾发育不良（8例）、单侧肾缺如或发育不良（5例）。

*HNF1β*突变遵循常染色体显性遗传模式，但是在评估家族史时，需要注意存在不完全外显和较大的家族间和家族内表型变异，以及新的显性突变和基因缺失。肾脏疾病的严重程度变异较大（从产前羊水过少、无羊水到成年后肾功能正常），并且与基因型无关。

Meckel综合征，又叫Meckel-Gruber综合征，是一种致死性常染色体隐性遗传纤毛疾病，再发风险约为25%。妊娠11~14周时，超声检查可发现此疾病，特别是在存在先证者的家庭。产前超声诊断需检出经典三联征中的至少两种征象：双肾增大、回声增强伴多囊样改变（几乎100%的病例都存在），枕部脑膨出（60%~85%），轴后型多指（55%）（图7.19）。孕中期，因羊水过少，超声很难检出脑膜脑膨出及多指畸形，小头畸形可作为脑膨出的有用诊断线索，肾脏明显增大（+4标准差），髓质呈多囊样改变，周围为高回声皮质，囊肿小而多，多数直径<5 mm。明确Meckel综合征的诊断，对于未来妊娠的复发风险、产前和植入前基因诊断的咨询尤为重要。Meckel综合征可由至少13个基因中的1

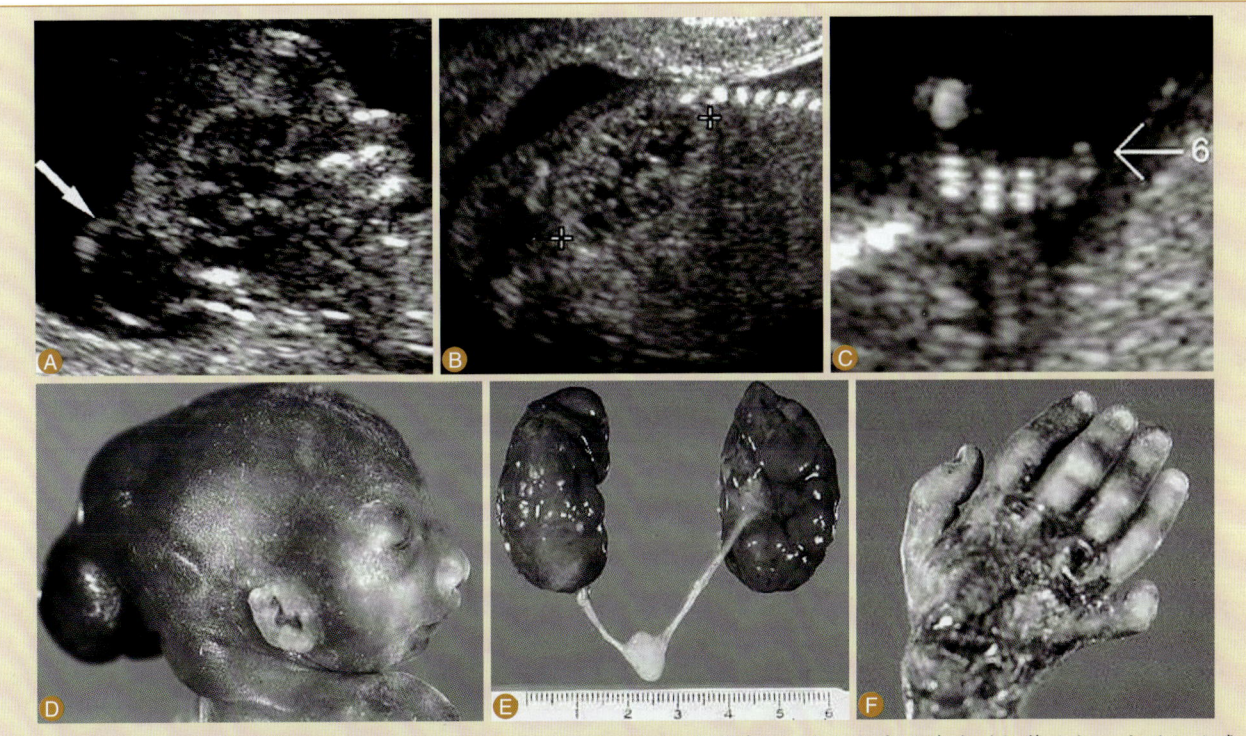

A~C.妊娠14周胎儿的超声声像图显示了Meckel-Gruber综合征的典型特征，包括枕部脑膨出（粗箭头）、充满细小囊状结构的增大的肾脏［仅显示一侧肾脏（标尺）］和轴后型多指（细箭头）；D~F.妊娠18周胎儿的尸检照片证实了枕部脑膨出、增大的双肾和轴后型多指畸形。

图7.19　Meckel-Gruber综合征

个基因突变引起。已知这些基因编码的蛋白质在纤毛形成中起重要作用。

6. 肾脏回声增强

以邻近的肝脏或脾脏作为参照，胎儿肾脏的回声比预期更强时，则认为肾脏为高回声或"明亮的"（图7.20）。产前超声显示为肾脏回声增强，诊断和预后并不明确，特别是在羊水量正常时。有多种疾病需要鉴别，包括遗传性的肾疾病（常染色体隐性遗传多囊肾病、常染色体显性遗传多囊肾病、肝细胞核因子1β变异、Bardet-Biedl综合征、Perlman综合征、Simpson-Golabi-Behmel综合征）、梗阻性肾发育不良、非整倍体、感染（特别是巨细胞病毒）、肾母细胞瘤、肾静脉血栓形成、中毒性损伤、缺血及一些正常变异。

如图所建议的评判法则可用于评估回声增强的肾脏（图7.21）。如果超声检查发现尿路梗阻，特别是当肾脏大小正常或稍小且外周的皮质有许多囊肿时，则可能是肾发育不良。如合并肾外畸形时，则需进一步做核型分析排除非整倍体（特别是13-三体）。如果胎儿肾脏及生物学测量值均高于第95百分位数，则需考虑过度生长综合征（Perlman综合征和Simpson-Golabi-Behmel综合征）。在这两种情况

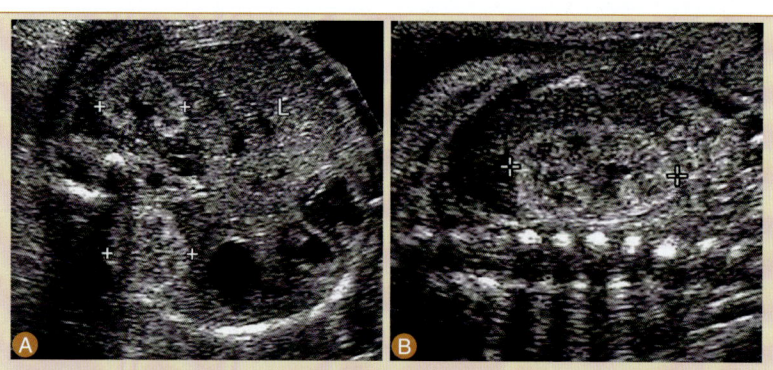

妊娠24周胎儿肾脏横切面（图A）和纵切面（图B）声像图显示，双肾（标尺）的皮质回声增强，高于肝脏（L）回声，皮质和髓质回声差异增强。双肾大小与羊水量正常。妊娠32周胎儿肾脏的超声声像图（未显示）与上述表现相似。出生8天的新生儿肾脏超声像图（未显示）显示其双肾大小正常，肾皮质回声增强，可见几个微小的皮质囊肿。父母的肾脏均正常，且常染色体隐性遗传多囊肾病和肝细胞核因子1β的基因检测为阴性。本例儿童，9岁时肾功能正常，超声声像图（未显示）显示其双肾皮髓质内含多个直径为1~3 mm的囊肿，其双肾囊性改变的原因尚不明确。

图7.20　肾脏回声增强

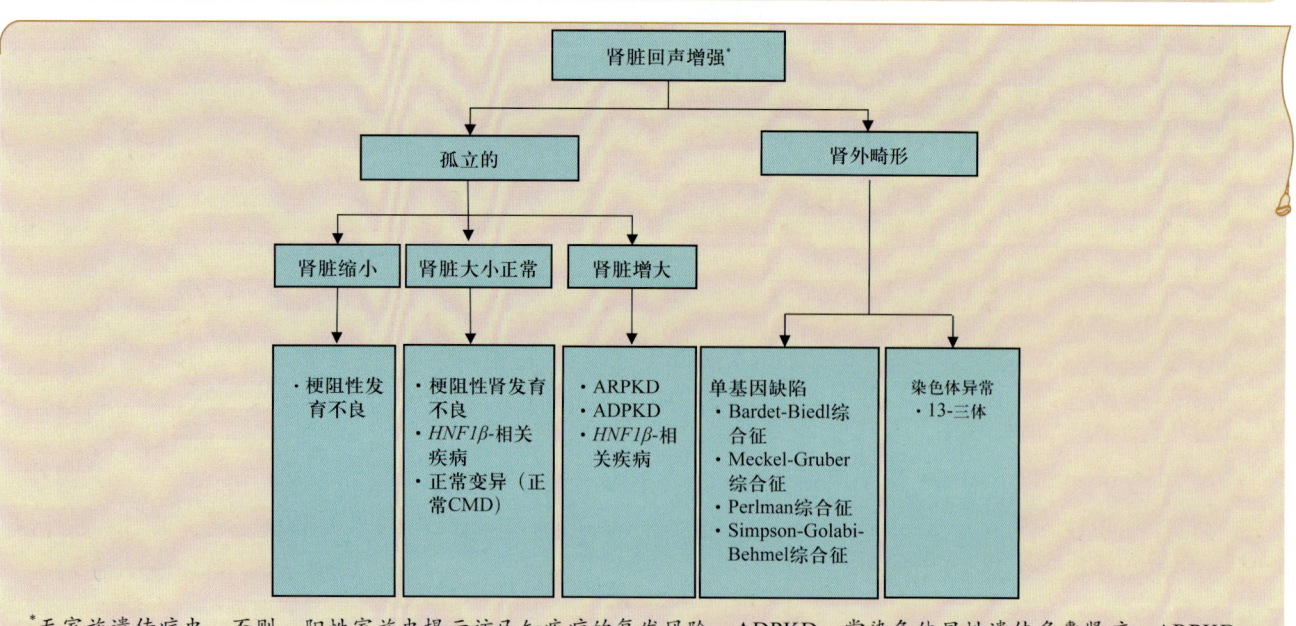

*无家族遗传病史。否则，阳性家族史提示该已知疾病的复发风险。ADPKD：常染色体显性遗传多囊肾病；ARPKD：常染色体隐性遗传多囊肾病；CMD：肾脏皮髓质分界；HNF1β：肝细胞核因子1β。

图7.21　肾脏回声增强的评判法则

下，胎儿全身脏器增大，羊水量可能增多。Perlman综合征可能出现小下颌和塌鼻梁，而Simpson-Golabi-Behmel综合征可能存在先天性膈疝，唇或腭裂和多指。Bardet-Biedl综合征，除表现为肾脏增大且回声增强外，还合并轴后型多指。

在一些产前诊断为孤立性双侧肾脏增大、回声增强的前瞻性或回顾性的研究中，最常见的诊断是常染色体隐性遗传多囊肾病，常染色体显性遗传多囊肾病次之。详细的家族史及双亲肾脏超声检查非常重要。在常染色体显性遗传多囊肾病中，通常父母中的一方患有该疾病，超声检查即可明确诊断。然而，与常染色体显性遗传多囊肾病相关的新突变也可能出现。羊水量正常者倾向于常染色体显性遗传多囊肾病的诊断。常染色体隐性遗传多囊肾病患儿通常羊水过少，且可能有已确诊的兄弟姐妹。

即使结合家族史、羊水量、其他异常及遗传分析，产前也仅能诊断出部分引起肾脏回声增强的疾病。多数病例的确诊还需要结合出生后的检查，如组织学检查及DNA分析。肾脏大小及羊水量是预测围生期结局的最佳指标。肾脏大小正常且存在肾椎体的患者，羊水量通常正常，预后良好，可能为正常变异。虽然特异性的预后指标仍有待探讨，但产前发现肾脏回声增强时，需告知双亲产前无法排除肾实质性肾病，可能存在出生后或婴幼儿期肾功能不全的风险。

（六）肾脏肿瘤

先天性中胚层细胞肾瘤是胎儿及新生儿期最常见的肾脏肿瘤，是一种良性错构瘤，与肾母细胞瘤的上皮组织相反，其由间充质组织（梭形细胞）组成。肾母细胞瘤是一种胎儿期罕见的恶性肿瘤，但在声像图上，中胚层细胞肾瘤与肾母细胞瘤难以鉴别。中胚层细胞肾瘤通常为中等回声实性肿块，完全占据整个肾脏或局限于部分肾脏（图7.22），肿块内可有丰富血流信号和囊性成分，常伴有羊水过多，可导致早产，易出现围生期并发症，包括急性胎儿窘迫、新生儿高血压、高血钙。其他报道的胎儿肾脏肿瘤包括肾内神经母细胞瘤，其是一种更容易发生于肾上腺的肿瘤。

（七）肾上腺肿块

在妊娠早期末，位于肾脏上方的肾上腺呈金字塔状的低回声结构，易于辨识，大小约为肾脏的一

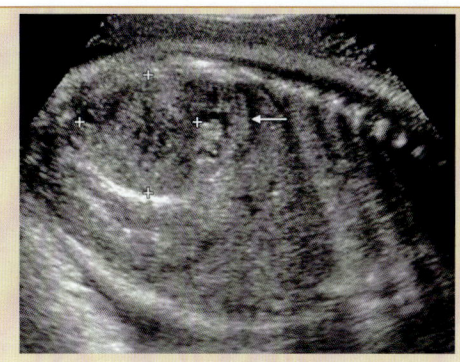

妊娠35周胎儿的右肾纵切面声像图，右肾大部分区域被一个大的、不均质的实性肿块（标尺）占据，仅余肾上极（箭头）。

图7.22 先天性中胚层细胞肾瘤

半。随着孕周的增加，肾上腺的体积逐渐增大，但增大程度小于肾脏。在妊娠中期及晚期，皮质髓质分界清楚，髓质呈高回声，皮质呈低回声。在长轴切面上，肾上腺为"V"形或"Y"形结构，位于肾脏上方（图7.23）。

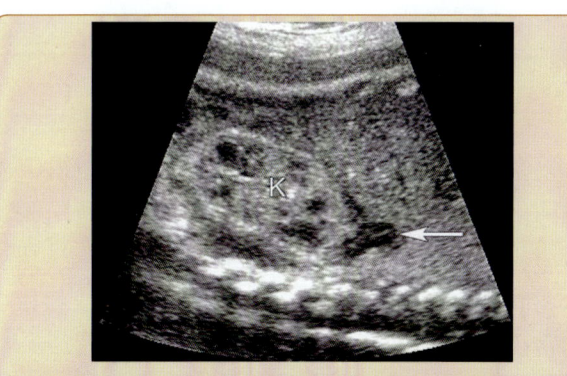

妊娠31周胎儿一侧肾脏纵切面声像图，显示位于肾脏（K）上方的呈"Y"形或"V"形结构的肾上腺（箭头）。

图7.23 正常肾上腺

肾上腺异常包括血肿、囊肿、增生和肿瘤。胎儿肾上腺区肿块的鉴别诊断包括肾上腺来源的肿块（肾上腺神经母细胞瘤、肾上腺血肿、肾上腺囊肿和罕见的肾上腺皮质腺瘤或肾上腺皮质癌）和肾上腺外来源的肿块［包括肾起源的肿块（如中胚层细胞肾瘤、肾重复畸形合并积水、肾上极囊性发育不良、尿性囊肿）、腹腔内隔离肺、肠重复囊肿、脾脏囊肿和淋巴管瘤］（表7.3）。

神经母细胞瘤可发生在交感神经分布的任何部位，但90%位于肾上腺。产前超声声像图多变，从复杂的囊性肿块伴厚分隔带（最常见的表现），到均匀回声的实性肿块（图7.24），再到罕见的钙

表7.3 肾上腺区肿块

肾上腺来源	非肾上腺来源
神经母细胞瘤	肾脏来源：肿瘤（如中胚层细胞肾瘤）
血肿	肾重复畸形
囊肿	肾脏上极囊性发育不良
腺瘤或癌	尿性囊肿
	腹腔内隔离肺
	肠重复囊肿
	脾脏囊肿
	淋巴管瘤

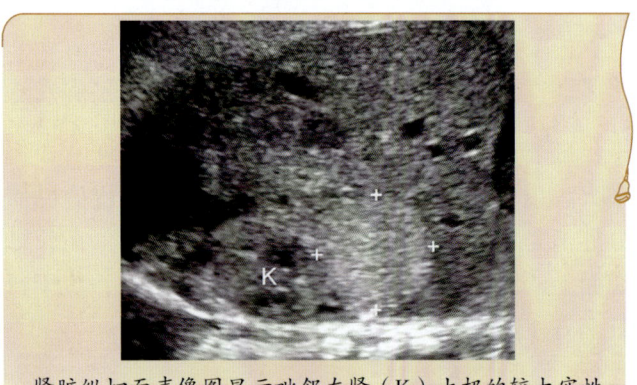

肾脏纵切面声像图显示毗邻左肾（K）上极的较大实性肿块（标尺）。

图7.24 肾上腺神经母细胞瘤

化。复杂的囊性神经母细胞瘤更可能自然消退，而均质回声的则更易继续生长，常常难以找到同侧肾上腺组织。根据文献报道，大多数胎儿神经母细胞瘤于孕晚期得以被发现。转移（肝脏、胎盘）和水肿非常少见，但也有报道。亦有通过胎儿超声心动图诊断的神经母细胞瘤引起胎儿高血压合并继发性心肌病的病例报道，这是由肿瘤合成和分泌儿茶酚胺导致血液循环中儿茶酚胺浓度增高，或者因瘤体压迫肾动脉造成肾血管性高血压。MRI检查有助于详细了解神经母细胞瘤的解剖学特征和病变范围。肾上腺神经母细胞瘤相关胎儿畸形也有报道，特别是心脏畸形及一些综合征。孕妇可能伴有高血压、心动过速或先兆子痫的症状，这是由母体内的儿茶酚胺升高引起的，也与疾病进展有关。

产前发现的神经母细胞瘤总体预后良好，手术切除通常可治愈。最近一项关于期待治疗与手术治疗比较的前瞻性研究结果显示，年龄小于6个月的患儿，其肾上腺小结节若根据国际神经母细胞瘤分期系统分为1期（实性结节＜3.1 cm，囊性结节＜5 cm，囊性成分至少占25%以上），期待治疗因其安全性和有效性可作为首选治疗方法。这使得一大部分出现肿瘤自然消退的患儿免于手术。

新生儿肾上腺出血比胎儿更常见，胎儿期肾上腺出血的超声表现与肾上腺或肾脏囊肿类似。彩色多普勒显示肿块内无血流信号有助于鉴别诊断。肾上腺出血诊断的关键是随着时间的推移观察肿块的变化，动态观察可以发现肿块回声变化（由实性变为囊性）且体积缩小。神经母细胞瘤也可能自然消退，因此对疑似肾上腺出血的胎儿进行产后随访很重要。

（八）上尿路扩张

上尿路扩张约占产前泌尿系统异常的50%，其可发生于单侧也可累及双侧，男性多于女性。随机人群的前瞻性研究显示孕中期上尿路扩张的发生率为0.7%~3.9%。大多数病例（50%~70%）的尿路扩张是暂时性的或生理性的，并无临床意义。部分病例中尿路扩张是由梗阻或非梗阻性病因引起，包括输尿管肾盂连接处梗阻（10%~30%）、膀胱输尿管反流（10%~40%）、输尿管膀胱连接处梗阻或巨膀胱（5%~15%）、后尿道瓣膜（1%~5%）和罕见原因（重复肾、异位输尿管、输尿管囊肿和尿道闭锁）。

"肾积水"是指肾盂肾盏的异常扩张。术语"肾盂扩张"是指仅伴肾盂扩张的轻度肾积水。测量肾盂前后径是评估肾盂扩张最简单常用的方法。肾脏横切面的获取以脊柱位于12点或6点时为最佳，在肾盂最大直径处进行测量（图7.25）。此径线随着孕周增加而增加，目前已有肾盂前后径的正常值参考。轻度肾盂扩张的定义和临床意义一直存在争议，诊断产前肾盂扩张的肾盂前后径截断值各不相同。在通常情况下，肾盂前后径截断值在孕中期为4~5 mm，孕晚期为7~10 mm。虽然将4 mm作为孕中期截断值可提高肾脏疾病诊断的敏感度，但也应认识到其会导致假阳性率增高，且可能带来不必要的产前焦虑。母体饮水状态、母体肾盂扩张和胎儿膀胱大小等因素可影响肾盂前后径测量。因此，基于单次肾盂前后径测量诊断肾盂扩张须谨慎。肾盏扩张是一项重要的病理性改变，不受肾盂大小的影响。1993年美国胎儿泌尿外科学会提出了基于肾盂扩张程度（轻、中、重度）、肾盏扩张评估参数和肾实质外观的分级系统。分级系统分为5级，0级代表无扩张，1~4级代表扩张严重程度逐级增加（图7.26）。

2014年3月的共识会议提出了一个基于7项超声参数的尿路扩张标准化分类系统：①肾盂前后径；②肾盏扩张——中央型（大肾盏）或外周型（小肾盏）；③肾实质厚度（主观测量）；④肾实质特征（回声，皮髓质分界，皮质囊肿）；⑤输尿管异常；⑥膀胱异常；⑦羊水过少。

此分类囊括了所有最相关的特征，建议的肾盂前后径阈值为孕16~27周不超过4 mm，28周以后不超过7 mm（表7.4）。

对于非整倍体和产后泌尿系统疾病，评估肾盂扩张非常重要。肾盂扩张作为非整倍体疾病指标的重要性将在《超声诊断学（第5版）：妇产分册》

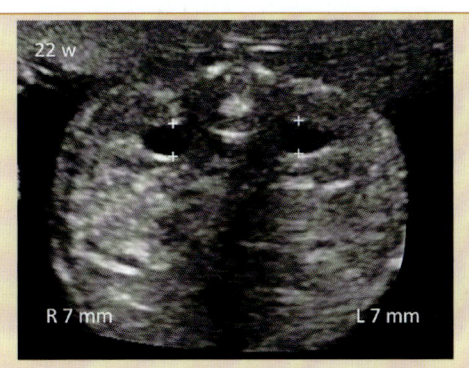

妊娠22周胎儿俯卧位时，超声经腹部横切面扫查肾脏，显示双侧肾盂扩张，应在肾盂扩张内径最宽处进行测量。

图7.25　肾盂前后径的测量方法

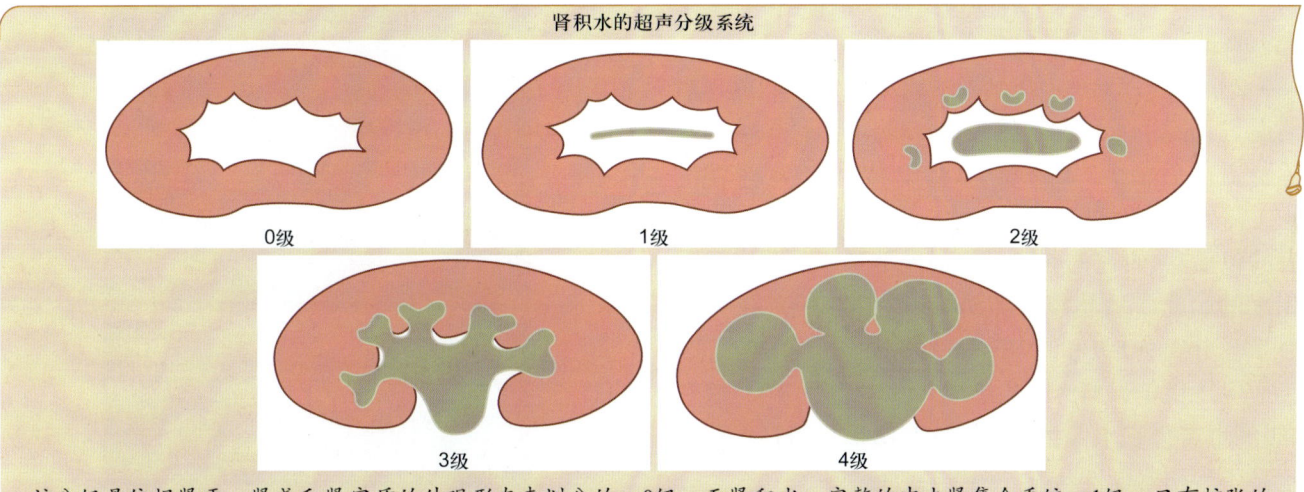

该分级是依据肾盂、肾盏和肾实质的外观形态来划分的。0级：无肾积水，完整的中央肾集合系统。1级：只有扩张的肾盂，肾盂内有部分液体。2级：可见扩张的肾盂和少数肾盏。3级：所有肾盏均扩张。4级：肾盂和肾盏扩张更严重，肾实质受压变薄。

图7.26　胎儿泌尿外科学会分级系统

表7.4　肾盂扩张分类系统及随访

	低风险	高风险
诊断分类		
16~27周肾盂分离内径	4~<7 mm	≥7 mm
≥28周肾盂分离内径	7~<10 mm	≥10 mm
肾盏扩张	仅中央部分	外周
肾实质厚度	正常	异常
肾实质外观	正常	异常
输尿管	正常	异常
膀胱	正常	异常
羊水[a]	正常或增加	羊水少
随访		
妊娠期间	妊娠≥32周还需进行一次肾脏超声检查	在妊娠4~6周内行首次肾脏超声随访检查[b]
出生~出生后1个月	出生>48小时后和1~6个月后进行两次肾脏超声检查	考虑预防性使用抗生素 出生>48小时后~1个月内行肾脏超声检查[b]
其他	提示非整倍体染色体风险	提示存在非整倍染色体风险，行专家会诊（如肾内科，泌尿外科）

注：[a]如果是由于非肾性因素（如宫内生长受限或胎膜早破），低风险胎儿也可出现羊水异常。
[b]某些特定情况（一些严重异常，如后尿道瓣膜或双肾重度积水）可能需要更适宜的随访方式。

第六章详述。肾盂扩张通常是孤立的发现，但应行详细的超声检查，以发现其他导致肾盂扩张的病变或肾外异常。肾盂扩张也是梗阻性泌尿系统疾病的首发表现。运用不同测量方法评价肾盂扩张与预后的相关性的研究很多，采用肾盂前后径的截断值不同，预后结果不同。在一项包含17项研究的荟萃分析（包含104 572例患者）中，Lee和其同事发现产前肾积水（1308例受试者）可作为产后结局的预测因素。轻度、中度和重度肾积水产后出现泌尿系统病变的风险分别为12%、45%和88%（表7.5）。随着肾盂积水的增加，出生后发生疾患的风险明显增加。在一项前瞻性研究中，Sairam和同事报道了227例孕中期被诊断为肾积水胎儿的自然病程，研究发现96%的轻度肾积水胎儿（肾盂前后径>4 mm，18~23周时<7 mm）在孕晚期或新生儿早期肾积水消退，无需手术干预。然而约1/3的重度肾积水胎儿（肾盂前后径>7 mm或孕18~23周时出现肾盏扩张）需要出生后的手术治疗。一项由Sidhu和同事发表的包括7项研究的荟萃分析，显示了产前孤立性肾积水的胎儿产后超声的随访结果。98%胎儿泌尿外科学会分级为1级和2级的患者肾积水自行缓解、改善或保持稳定，51%胎儿泌尿外科学会分级为3级和4级的患者肾积水保持稳定。这些结果表明轻度肾积水是一种相对良性状态。

如果胎儿肾积水加重，则产后出现泌尿系统疾患和需要手术的可能性增加。孕晚期肾盂前后径异常是产后出现泌尿系统疾患的最佳超声预测指标。轻度孤立性肾盂扩张的胎儿，不必每3~4周进行超声随访，但在孕晚期应该进行一次超声检查。由于产前肾积水自行消失很常见，这部分人群产后也不一定需要随访。通常情况下，肾盂前后径越大，肾积水自行消失的可能性越低，产后发生泌尿系统疾患的可能越大，产后需要手术治疗的可能性也越大。

有研究提出，根据产前肾盂扩张的风险级别将人群分为低风险组和高风险组。孤立性轻度肾盂扩张，若孕28周前肾盂前后径为4~7 mm和（或）孕28周后肾盂前后径为7~10 mm，则为低风险组（图7.27）。胎儿肾盂扩张程度加重（<28周时肾盂前后径≥7 mm，≥28周时肾盂前后径≥10 mm）或具有以下任何一种表现（外周肾盏扩张、肾实质厚度或外观异常、输尿管扩张、膀胱异常或羊水过少），则产后出现尿道疾病的风险增加（图7.28）。

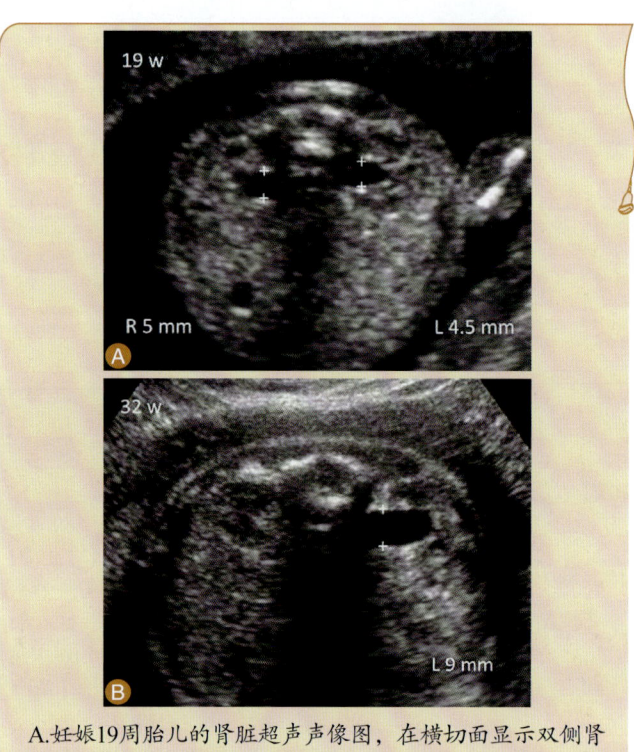

A.妊娠19周胎儿的肾脏超声声像图，在横切面显示双侧肾盂前后径为5 mm；B.妊娠32周胎儿的肾脏超声声像图（不同病例），在横切面测得其左肾肾盂前后径为9 mm。

图7.27 肾盂扩张——低风险

表7.5 产前肾积水程度对应出生后患病风险

病理状态	产前肾积水程度，%（95%可信区间）			P值
	轻度	中度	重度	
任何病理状态	11.9（4.5~28.0）	45.1（25.3~66.6）	88.3（53.7~98.0）	<0.001
肾盂输尿管连接处梗阻	4.9（2.0~11.9）	17.0（7.6~33.9）	54.3（21.7~83.6）	<0.001
膀胱输尿管连接处梗阻	4.4（1.5~12.1）	14.0（7.1~25.9）	8.5（4.7~15.0）	0.10
后尿道瓣膜	0.2（0.0~1.4）	0.9（0.2~2.9）	5.3（1.2~21.0）	<0.001
输尿管梗阻	1.2（0.2~8.0）	9.8（6.3~14.9）	5.3（1.4~18.2）	0.025
其他ᵃ	1.2（0.3~4.0）	3.4（0.5~19.4）	14.9（3.6~44.9）	0.002

注：ᵃ包括梅干腹综合征、VATER综合征和未分类的病理状态。
根据肾盂分离前后径对肾积水进行以下分类。
妊娠中期：轻度4~<7 mm，中度7~10 mm，重度>10 mm。
妊娠晚期：轻度7~<9 mm，中度9~15 mm，重度>15 mm。

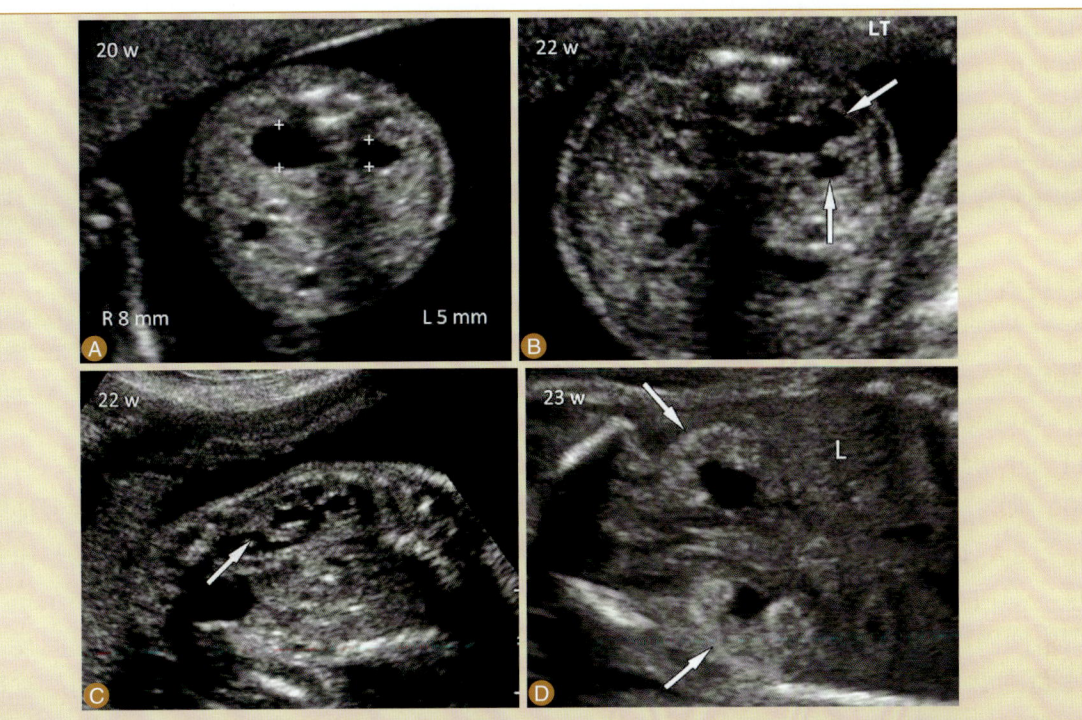

A.妊娠20周胎儿肾脏超声声像图，在横切面显示右肾肾盂前后径为8 mm（标尺）；B.另一妊娠22周胎儿肾脏横切面声像图显示左肾肾盂前后径为6 mm，伴周围肾盏扩张（箭头）；C.与图B为同一胎儿，肾脏纵切面声像图显示左肾周围肾盏及输尿管扩张（箭头），膀胱并未增大；D.另一妊娠23周胎儿冠状面声像图显示其双肾肾实质回声异常（箭头），其肾实质回声高于肝实质回声（L），肾盂前后径（在横切面上测量，图文中未显示）为6 mm。

图7.28　肾盂扩张——高风险

大多数产前发现肾盂扩张的胎儿，出生时无症状。因缺乏循证医学规范化流程，儿科肾病学家及泌尿疾病学家对产前诊断为肾盂扩张患儿的临床管理存在较大差异。在预防性使用抗生素、产后检查和手术治疗等方面缺乏明确的共识。出生后肾脏超声检查是首选的检查方法。对于新生儿，出生后24~48小时内生理性脱水和少尿可导致肾盂扩张程度被低估和超声检查假阴性。除羊水过少、尿道梗阻和双侧重度肾盂扩张等，肾脏超声检查应在出生48小时以后进行。应该认识到患儿水化状态可能导致一过性的肾盂扩张，也可能影响膀胱容量。肾盂扩张时，肾脏超声检查应在膀胱排空后再次进行，以准确评估肾盂扩张严重程度。产后肾脏超声检查结果异常时，可采用排泄性膀胱尿路造影检查。应依据特定的临床状况决定是否应用肾功能显像的肾动态显像检查。最近，MRI尿路造影作为一种无辐射性的肾功能评估方法，已显示出应用前景。

针对孕中期肾盂扩张胎儿的产前、产后超声检查和预防性使用抗生素等方面，笔者根据最新公布的指南共识，提出以下管理方案。

（1）低风险组：如果在16~27周胎龄时仅发现轻度尿路扩张，建议在32周或以后再做一次超声检查，重新评估肾盂前后径、肾脏、膀胱和羊水量，并告知胎儿父母，这是一种常见的现象，可能为生理性的或暂时的，产后出现尿路疾病的风险较小。如果在32周胎龄或之后超声检查显示尿路扩张得以缓解（肾盂前后径<7 mm），则不必再进行产前或产后随访。如果肾盂扩张持续存在（肾盂前后径为7~10 mm），应进行两次产后肾脏超声扫查，第一次超声检查在出生后48小时~1个月内完成，第二次在1~6个月内完成。

（2）高风险组：对于此类胎儿，建议4~6周内复查超声，但超声检查的频率由医师根据检查结果而定。建议产前咨询儿科专家（肾脏内科、泌尿外科），尤其是在可能导致严重肾功能不全或需要手术干预的情况下。对于妊娠晚期超声评估肾盂前后径≥10 mm的胎儿，一般是在分娩后开始预防性使用抗生素治疗，等待产后肾脏超声结果。

1. 肾盂输尿管连接处梗阻

肾盂输尿管连接处梗阻是新生儿非生理性肾积水最常见的原因，活产儿发病率为1/2000，其也是尿路扩张产后手术最常见的原因之一。大多数肾盂输尿管连接处梗阻是功能性的（由肌肉异常引起），而非由纤维粘连、扭转、瓣膜或血管畸形等解剖学病变引起。然而，功能性梗阻的病因是多因素的、多源的，大多数情况下病因不明。肾盂输尿管连接处梗阻在男性中更常见，多发于单侧，左侧较常见。

超声检查可发现肾盂扩张，伴或不伴肾盏扩张；输尿管和膀胱无扩张；慢性重度梗阻导致肾盏消失和肾皮质变薄（胎儿泌尿外科学会分级4级，图7.29）；在极少数情况下，肾盂可能极度扩张，表现为巨大单房囊肿；集合系统破裂导致肾周尿瘤（图7.30，动图7.7）；该"过压释放"机制可以保护梗阻的肾脏，避免进一步产前损伤，并可减轻肾积水程度。然而，应仔细评估受累肾脏的发育不良情况，因为同侧肾发育不良的概率约为80%。

羊水量通常是正常的。当单侧肾积水伴羊水过少时，应评估对侧肾脏有无病变（如肾脏缺如、多囊性肾发育不良）。肾盂输尿管连接处梗阻可能

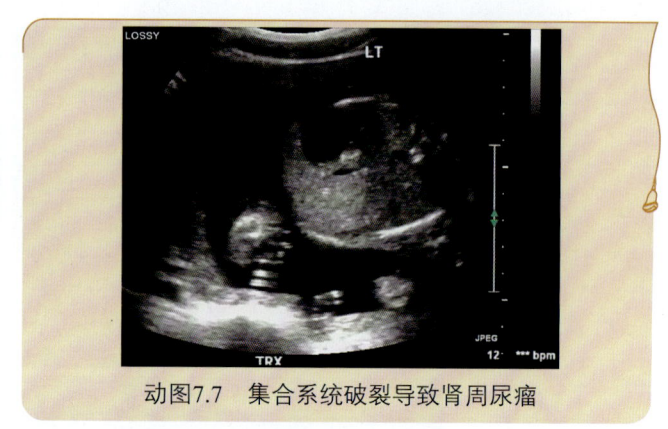

动图7.7 集合系统破裂导致肾周尿瘤

与膀胱输尿管反流和肾外畸形有关。对侧肾脏正常时，产前发现单侧肾盂输尿管连接处梗阻不应改变产科管理。24周前诊断出单侧肾盂输尿管连接处梗阻时，重度扩张（肾盂前后径＞15 mm）预示着受累肾脏将出现产后功能受损。当双侧肾盂输尿管连接处梗阻时，其预后取决于梗阻的严重程度和持续时间及羊水量。系列超声检查对于评估羊水量、肾积水和肾发育不良的发展是必要的。除非出现进行性双侧梗阻伴严重羊水过少，早期分娩较少发生。根据肾积水的严重程度，肾盂输尿管连接处梗阻的治疗方法包括保守治疗和手术治疗。

2. 膀胱输尿管连接处梗阻和原发性巨输尿管

膀胱输尿管连接处梗阻在男性中更为常见，约25%的病例为双侧性，常伴发尿路畸形（输尿管反流、肾盂输尿管连接处梗阻、多囊性肾发育不良）。原发性巨输尿管分为3种类型。Ⅰ型，即原发性梗阻性巨输尿管，近膀胱输尿管交界处的一段输尿管无蠕动能力，导致近段输尿管扩张；输尿管膀胱段及开口位置均正常，多认为是输尿管受累部分肌肉排列紊乱伴结缔组织增生所致。Ⅱ型，即原发性反流性巨输尿管，通常是由膀胱输尿管连接处或邻近处异常所致，包括膀胱内输尿管过短或缺失、先天性输尿管旁憩室或膀胱输尿管连接处的其他异常。Ⅲ型，即原发性非反流非梗阻性巨输尿管，是3种类型中最常见的，此型无远端输尿管反流或明显梗阻，扩张始于膀胱上方，原因不明。

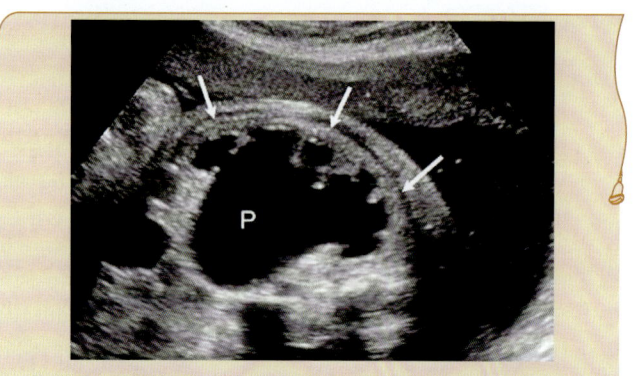

长轴切面扫查显示中度扩张的肾盏和极度扩张的肾盂（P），皮质变薄（箭头）。

图7.29 肾盂输尿管连接处梗阻

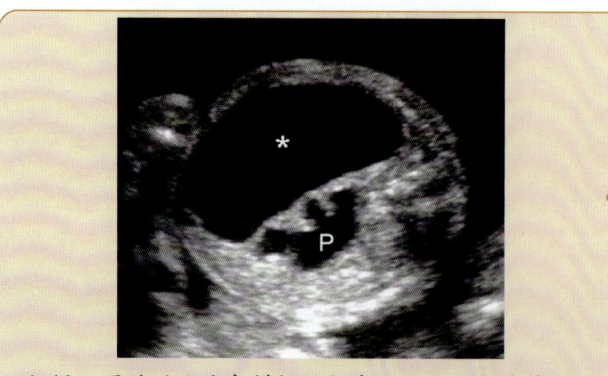

妊娠22周的胎儿腹部横切面扫查显示一巨大的肾周尿瘤（*），肾脏受压移位，并显示肾盂输尿管连接处梗阻所致的肾盂和肾盏扩张（P）。

图7.30 肾周尿瘤

在超声检查中，受累输尿管扩张，伴或不伴肾盂扩张（动图7.8）。轻微扩张的输尿管通常难以识别或被误认为是肠道，尽管肠内容物比尿液回声更强。此外，发现内含液体的蠕动管状结构也不能确定是否为肠管，因为输尿管也可能出现蠕动。为明确诊断，应追踪囊性节段至肾盂或膀胱。输尿管较

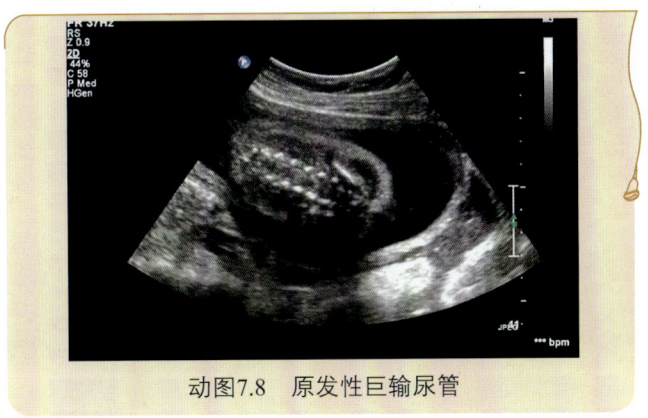

动图7.8　原发性巨输尿管

肠管更邻近脊柱。输尿管扩张可能非常严重，因此仅凭扩张大小并不能排除巨输尿管。

产前诊断为巨输尿管的胎儿尿路感染风险高，应在出生后不久进行预防性抗生素治疗。产后检查包括超声和排泄性膀胱尿路造影，以排除输尿管反流和膀胱出口梗阻。在没有尿路梗阻或输尿管反流的情况下，需进行利尿剂肾图检查以评估膀胱输尿管连接部梗阻。大多数原发性巨输尿管经保守治疗后会自行消退或改善。尿路扩张程度和巨输尿管类型是自行消退率的重要预测指标。

3. 重复畸形

胚胎学上，双肾是由中肾管产生两个输尿管芽，再长成后肾胚芽而形成的。重复的集合系统可能是不完全性或完全性的，多数于普通人群中偶然发现，无临床意义。完全性重复肾有两套肾盂肾盏系统，并由两条独立的输尿管引流。下位输尿管正常开口于膀胱，但壁内部分可能较短。上位输尿管常异位开口于下位输尿管口下方或内侧（Weigert-Meyer定律），其开口处可狭窄、梗阻，常有输尿管囊肿。上位输尿管也可能完全开口于膀胱外（如进入尿道或阴道）。通常情况下，部分上位输尿管可能出现梗阻，而部分下位输尿管发生反流。对产前诊断有价值的超声发现为单侧肾脏增大、两个独立的不相通的肾盂、上位和（或）下位肾积水、同侧输尿管扩张和输尿管囊肿。上位集合系统扩张和输尿管囊肿尤其有助于诊断（图7.31）。由于膀胱输尿管反流，下位集合系统也可能出现肾积水。在某些情况下，识别两个独立的集合系统或未扩张的重复肾的下位肾可能存在困难，因为其体积小并且被扩张的肾盂和输尿管所取代。研究发现肾盂的扩张随着胎龄的增大而增加，多数情况下，重复肾的诊断仅在妊娠晚期才得以明确。

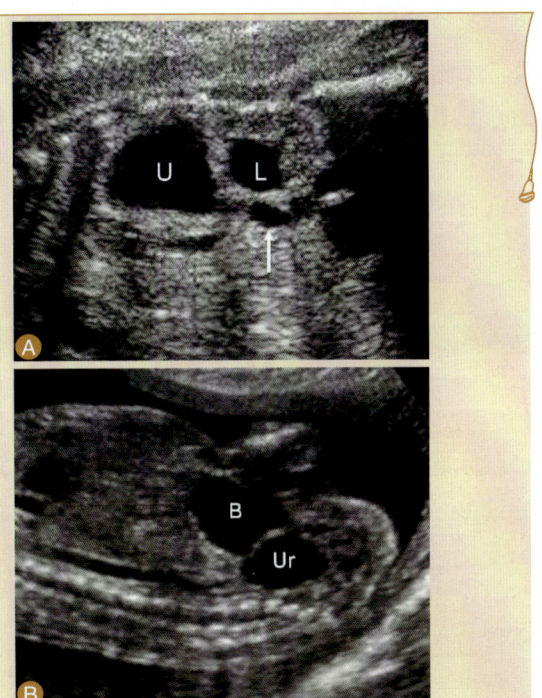

A.纵切面扫查显示两个独立的集合系统，上位肾盂积水（U）与扩张的输尿管（箭头）相连，下位集合系统（L）由于反流而扩张；B.盆腔纵切面扫查显示输尿管囊肿（Ur）与膀胱腔（B）被输尿管囊肿的薄壁分开。

图7.31　重复畸形

重复肾检查结果

单侧肾增大

两个独立的不相通肾盂

上位和（或）下位肾积水

同侧输尿管扩张

输尿管囊肿

输尿管囊肿是膀胱黏膜下输尿管囊性扩张。仔细扫查膀胱对于诊断输尿管囊肿是必需的，输尿管囊肿是膀胱内边界清楚的薄壁囊肿（图7.31B）。输尿管囊肿在膀胱部分充盈时容易诊断，但当膀胱未充盈或仅轻度充盈时可能漏诊。充盈的膀胱压迫输尿管囊肿，导致其无法被观察到。小的非梗阻性输尿管囊肿可能被偶然发现，但大部分输尿管囊肿在产前评估肾积水时被发现。大的输尿管囊肿可能穿过中线，阻塞对侧输尿管或膀胱出口，导致双侧肾积水。大的或脱垂到尿道的输尿管囊肿可能导致膀胱出口梗阻。对于进行性膀胱出口梗阻、羊水过少或肾实质永久性损伤的患儿，采用胎儿宫内治疗，如胎儿镜激光手术解除远端尿道梗阻，可能有帮助。

复杂的重复肾畸形发病率较高，其预后取决于反流和梗阻对肾脏的损害程度。产前诊断有助于制定产后护理计划，包括从出生开始就给予预防性抗生素治疗，降低尿路感染和肾功能损害的发生率，从而改善患儿预后。

4. 膀胱输尿管反流

膀胱输尿管反流分为原发性（输尿管膀胱连接处瓣膜功能不全）和继发性（泌尿系统梗阻和逼尿肌收缩导致膀胱内压力增高）。产前超声检查主要表现为肾积水，可为单侧或双侧。输尿管可能扩张。集合系统间断性扩张有助于膀胱输尿管反流的诊断。产科超声检查中肾盂前后径的波动或变化（变化超过3 mm）与严重膀胱输尿管反流（Ⅳ级或Ⅴ级）密切相关。膀胱输尿管反流可能与其他肾脏异常有关，包括肾盂输尿管连接处梗阻、重复肾、多囊性肾发育不良和单侧肾缺如。

由于采用不同的肾盂前后径截断值和不同的产后检查方案（所有患儿或仅产后肾脏超声检查异常患儿进行排泄性膀胱尿路造影检查），在产前评估为肾积水的患儿中，膀胱输尿管反流的患病率差异很大。一项基于18项研究的系统综述显示，产前出现肾积水的胎儿，其原发性膀胱输尿管反流的平均患病率为15%。

正常的产后超声检查并不能排除膀胱输尿管反流。然而，如果连续两次肾脏超声检查结果（第5天和第1个月）均正常，则排泄性膀胱尿路造影阳性检出率仅为6.7%。反流在男婴中更为常见，通常为轻度反流，到2岁时自发消退率很高。然而，若为严重输尿管反流，则自发消退罕见。严重膀胱输尿管反流与超声显示的肾发育不良或放射性核素肾静态显像扫描显示的肾瘢痕有显著的相关性。大多数输尿管反流的新生儿可通过预防性使用抗生素进行保守治疗。

（九）下尿路梗阻

在妊娠10～14周，膀胱纵径为7 mm或以上时，可诊断为胎儿巨膀胱（图7.32）。在妊娠中期或晚期，巨膀胱的定义较为主观，为观察超过45分钟后仍未能排空的巨大膀胱。妊娠10～14周时，巨膀胱发病率为1∶1600。一项对145例早期诊断为巨膀胱胎儿的研究表明，当膀胱直径为7～15 mm时，染色体异常的检出率为25%。在核型正常的胎儿中，90%的病例在妊娠20周时巨膀胱自发消退。重度巨膀胱，即膀胱长径>15 mm时，染色体缺陷的风险

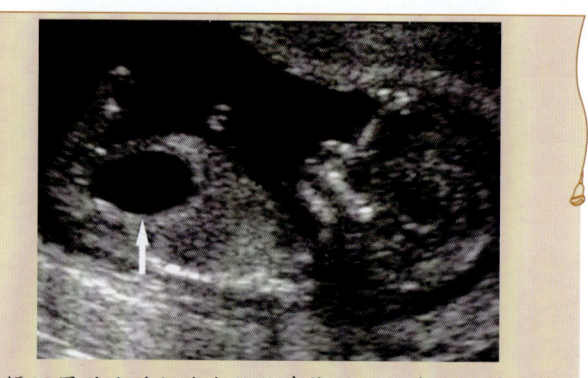

妊娠12周胎儿的经腹矢状位声像图显示膨胀的厚壁膀胱（箭头），长度为13 mm，无肾积水。

图7.32　妊娠早期巨膀胱

为11%；而在染色体正常的胎儿中，巨膀胱总是与进行性梗阻性尿路疾病有关。因此，对已确诊的妊娠早期巨膀胱患者，有必要进行超声随访和染色体核型分析，以提供预后信息，并用于明确诊断或手术治疗。

胎儿巨膀胱的病因
后尿道瓣膜
尿道闭锁或狭窄
输尿管囊肿
梅干腹综合征
巨尿道
泄殖腔畸形
巨膀胱－小结肠－肠蠕动过缓综合征

后尿道瓣膜是引起下尿路梗阻的最常见原因，其次是尿道闭锁或狭窄。后尿道瓣膜仅见于男性，可导致完全性、间断性或部分性梗阻，预后各不相同。大多数病例散发，男婴中发生率约为1∶5000，复发风险低。继发于梗阻的膀胱内高压力使膀胱持续扩张，并伴有近端尿道扩张（匙孔征）（图7.33）。然而，"匙孔征"并非诊断后尿道瓣膜的可靠征象，也可见于其他畸形，如输尿管反流和原发性巨输尿管。后尿道瓣膜可能出现膀胱壁增厚（>3 mm）、双侧输尿管迂曲、肾积水。如果梗阻严重且长期存在，则发展为进行性肾实质纤维化和发育不良，导致羊水严重过少、肺发育不良和压迫畸形（Potter综合征），可能出现自发性膀胱破裂伴腹水（图7.34），或出现肾盏破裂伴肾周尿瘤。该自发性减压过程，正如"安全阀"一样，可能会保护肾脏免于在产前受到进一步损伤，并减轻肾积水程度。

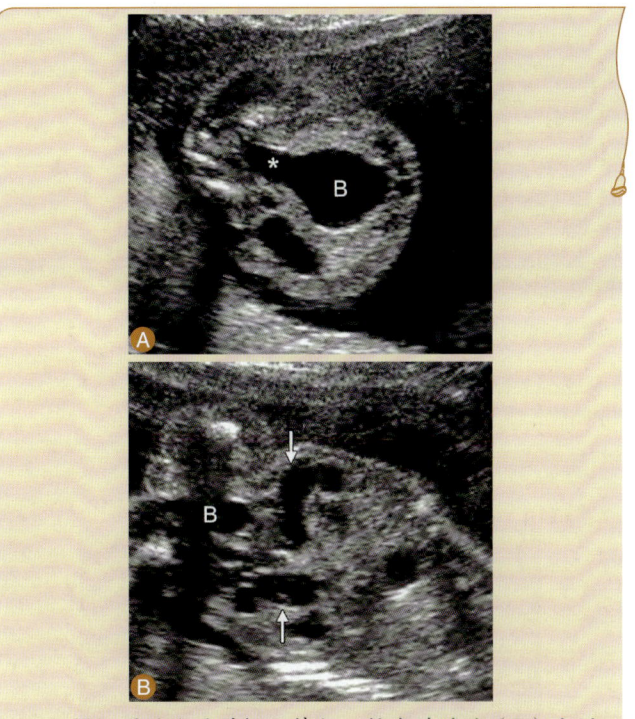

A.妊娠21周胎儿尿道梗阻特征，扩张的膀胱（B）和近端尿道（*）形成"匙孔"；B.冠状面扫描显示扩张迂曲的输尿管（箭头）。

图7.33 后尿道瓣膜导致尿道水平梗阻

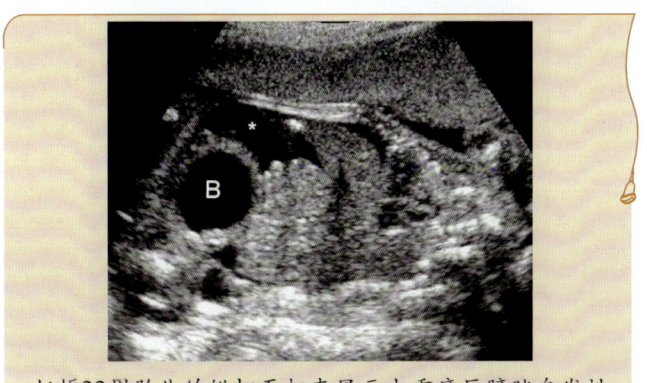

妊娠22周胎儿的纵切面扫描显示由重度巨膀胱自发性破裂引起的膀胱（B）壁增厚和尿性腹水（*）。

图7.34 尿性腹水

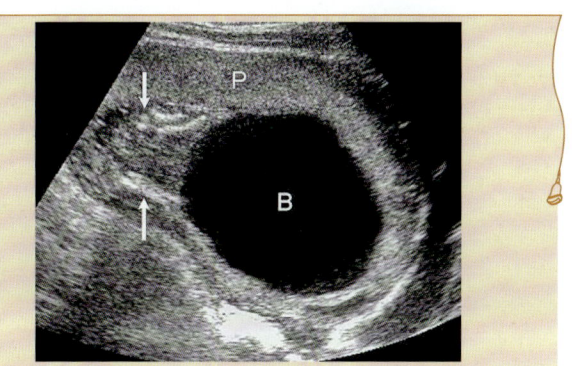

妊娠17周胎儿的冠状面扫查显示膀胱（B）极度膨胀，占据整个腹部，由于肺发育不全，胸部（箭头）被压缩成钟形，伴有羊水过少。P：胎盘。

图7.35 尿道闭锁

尿道闭锁是最严重也是最早被发现的梗阻性尿路疾病，超声声像图特征包括膀胱过度充盈，可能覆盖整个腹部，以及孕早期后羊水过少（图7.35）。尿道闭锁是致命性的，因为其常伴有肾发育不良和肺发育不良，仅有产前治疗后幸存的个例报道。

梅干腹综合征是一种罕见的先天性疾病，以巨膀胱、腹部肌肉缺如和隐睾症为特征，女性患者罕见。梅干腹综合征的发病机制有以下几种：部分研究认为其由原发的中胚层缺乏所致，另一种普遍接受的理论为宫内尿路梗阻导致泌尿系统扩张，继发性腹部肌肉缺陷，腹壁呈松弛、皱褶状，因此得名"梅干腹综合征"。通常情况下，膀胱异常增大，壁薄。后尿道通常不扩张，也无"匙孔"征象。尽管膀胱和尿道的外观有所不同可能帮助区分，但仍然很难将此病与后尿道瓣膜相鉴别。输尿管迂曲扩张，伴有双侧肾积水。如果羊水过少，则很难显示隐睾症。该疾病也可能存在先天性心脏病、肠梗阻和肌肉骨骼畸形等其他异常。

巨尿道的特征是先天缺乏阴茎中胚层组织，阴茎尿道扩张和阴茎增大，可分为梭形和舟状尿道两种类型，但应该将其视为一个谱系。扩张的阴茎尿道中尿液滞留可导致泌尿系统功能性梗阻。产前超声表现包括下尿路梗阻的表现，以及阴茎的扩张和延长（图7.36，动图7.9）。伴发的尿道畸形包括尿道闭锁、后尿道瓣膜、梅干腹综合征和马蹄肾。涉及胃肠道、脊柱和VACTERL联合征的畸形已有报道。巨尿道的预后取决于肾功能受损和伴发畸形的严重程度。产后存活者仍存在肾功能不全、阳痿和不孕的风险。

巨膀胱-小结肠-肠蠕动不良综合征是一种罕见的非梗阻性巨膀胱的病因，女性多见，女性与男性比例约为4：1。其特征是非梗阻性膀胱扩张、肠蠕动过缓和小结肠。巨膀胱-小结肠-肠蠕动过缓综合征的预后很差，且不适合做胎儿膀胱分流术，将其与更常见的后尿道瓣膜相鉴别是非常重要的。该病主要的鉴别特征包括：①羊水正常或升高；②胎儿通常是女性；③极少数情况下，可能出现小肠扩张。MRI是一种有效的辅助诊断手段；超声能显示增大的膀胱，MRI可确定小结肠的存在。在患有下尿路梗阻的胎儿中，羊水消化酶异常诊断巨膀胱-

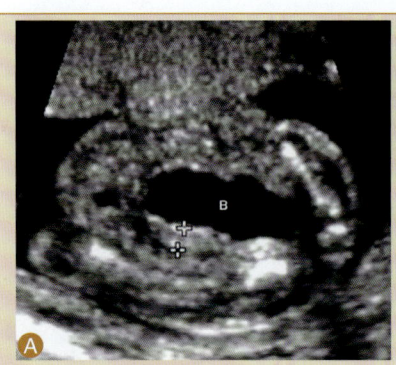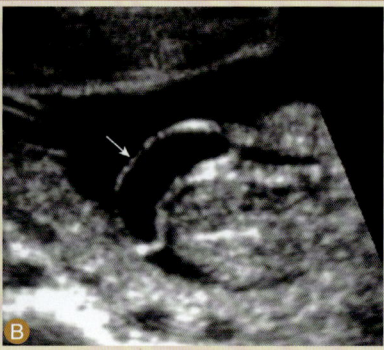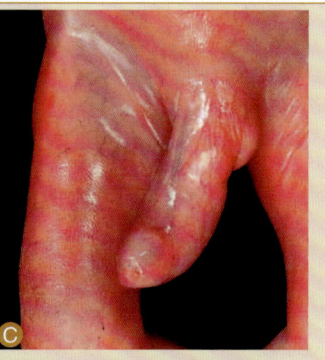

A.妊娠21周的胎儿骨盆斜切面扫查显示膀胱（B）扩张，壁厚（标尺）；B.会阴横切面声像图显示阴茎尿道严重扩张（箭头）；C.妊娠23周胎儿的尸检照片显示阴茎增大，阴茎尿道通畅（未显示）。

图7.36　巨膀胱和巨尿道

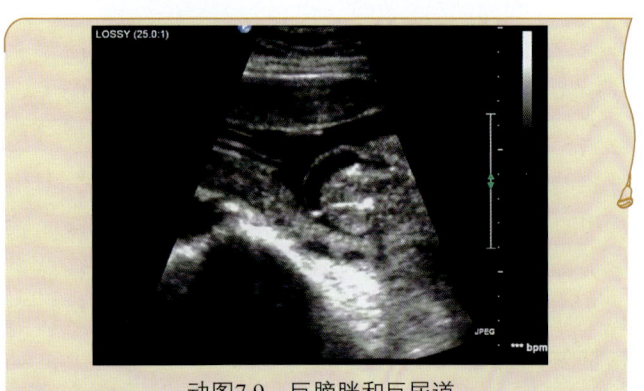

动图7.9　巨膀胱和巨尿道

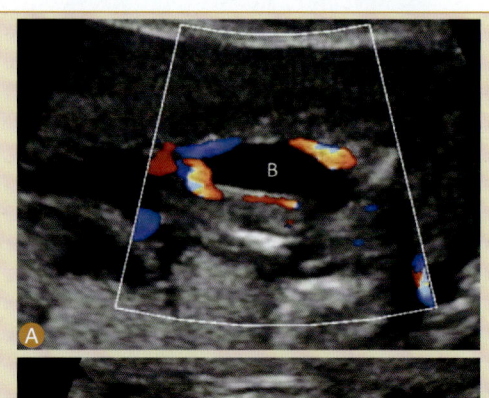
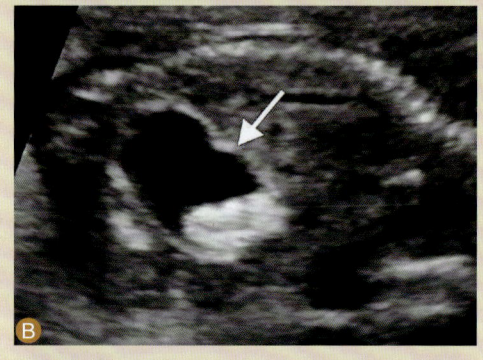

A.妊娠17周胎儿的骨盆横切面声像图显示膀胱（B）增大；B.腹部左侧矢状面声像图显示膀胱上方的囊性肿块（箭头）为扩张的肠管，腔内存在钙化物（胎粪与尿液混合），提示存在尿-肠瘘管。

图7.37　泄殖腔发育不全

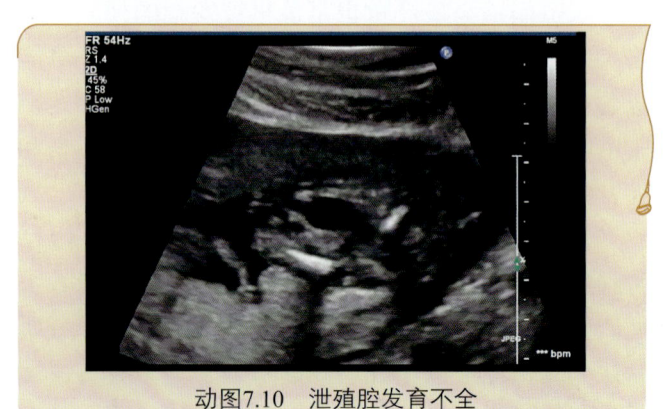

动图7.10　泄殖腔发育不全

小结肠-肠蠕动过缓综合征的敏感度为80%，特异度为89%。该疾病的确切遗传病因尚不清楚。大多数病例是散发性的，但已有家族性的病例报道，提示为常染色体隐性遗传。最近，全外显子组测序的遗传学进展使人们能够识别一些突变，编码平滑肌肌动蛋白的ACTG2可能与此疾病的病因学有关。

泄殖腔畸形罕见，发病率为1∶50 000，其是由尿直肠隔与泄殖腔膜移行和（或）融合失败所致，导致泄殖腔和泄殖腔膜持续存在，以及外生殖器无法正常分化。在可能发生的各种畸形中，最严重的是泄殖腔发育不全（无会阴开口），或在某些情况下，仅有一个会阴开口，作为尿液、生殖器分泌物和胎粪的共同出口。下尿路畸形（反流、输尿管异位、重复膀胱）和生殖器畸形（子宫和阴道重复或闭锁），与肾脏和脊柱畸形一样常见。相关并发症与尿道、生殖器和胃肠道梗阻有关。通常的超声表现是女性胎儿的下尿路梗阻（图7.37，动图7.10）。从骨盆可以看到一个或多个囊性结构，其外观取决于所涉及的解剖结构。膀胱扩张伴有双侧输尿管积水和双肾积水。阴道积水和相关的米勒管畸形，可能出现分隔性囊性肿块，远端肠管可能扩张。如果远端肠道和泌尿系统之间存在交通，可能会看到含有钙化物的囊性肿块（胎粪混有尿液）（图7.37B）。在某些情况下，可能会出现羊水过少，甚至出现无羊水。其他超声表现包括腹水、外生殖器不明确和脊椎畸形。产前超声诊断泄殖腔畸形具有挑战性。胎儿MRI检查有助于评估肛门、直肠和盆腔的解剖结构，明确泄殖腔畸形及其高位远端肠道和较长的共同泄殖腔通道。

（十）宫内干预：胎儿膀胱羊膜腔分流术和膀胱镜检查

对于患有重度下尿路梗阻的胎儿，永久性胎儿膀胱引流可作为一种治疗方法。膀胱羊膜腔分流术的目的是让尿液从膀胱自由排入羊膜腔，减少泌尿系统扩张的压力，纠正羊水过少。在肾功能尚未严重受损的前提下，该治疗方法理论上可预防或使肾发育不良状况得以稳定，保护肺发育。此外，慎重选择合适的病例至关重要，重点在于寻找并精确评估能预测产后肾功能的可靠指标。

对胎儿进行详细的超声评估是确定病因和评估预后的先决条件。如果超声检查提示巨膀胱-小结肠-肠蠕动过缓综合征或泄殖腔发育不全，或胎儿为女性，则无需干预，因为此类患者预后均不佳。

超声引导下的细针抽吸（膀胱穿刺术）可用于评估胎儿肾功能、核型和微阵列。如果尿液迅速重新积聚（其本身就可能表明功能尚好），并且其他预后因素是乐观的，则可以考虑放置永久性膀胱羊膜腔引流管。胎儿的尿钠（Na^+）、钙（Ca^{++}）和$β_2$-微球蛋白（联合）是出生后肾功能的最佳预测指标。

出生后肾功能不良的产前预测指标
超声 严重的羊水过少，尤其是早发的羊水过少 肾回声增强 肾皮质囊肿 膀胱穿刺术后膀胱充盈缓慢
胎儿尿液 ↑钠离子水平（Na^+） ↑钙离子水平（Ca^{++}） ↑$β_2$-微球蛋白水平
胎儿血液 ↑$β_2$-微球蛋白水平

最初，有人建议将每个变量的固定截断值作为预后的预测指标。然而，大多数参数的正常水平随着胎龄的变化而变化，必须对此做出相应的解释。钠和$β_2$-微球蛋白的水平在整个妊娠期下降，而钙和肌酐的值则上升。一般情况下，胎儿尿液渗透压越低，预后越好。部分研究认为，在48～72小时内连续进行尿液采样最能反映真实的肾功能，最初的膀胱穿刺将获得已经存在较长时间的尿液。一项对23篇论文和572例妊娠的系统性回顾报告指出，胎儿肾功能检测最准确的两项是妊娠期第95百分位数以上的钙和钠，而$β_2$-微球蛋白的准确性稍差。最近一项对72例妊娠23周前诊断为巨膀胱的胎儿尿液的生物化学回顾性研究支持$β_2$-微球蛋白、钠、氯和钙在判断肾脏预后不良方面的作用。

研究认为，胎儿血液中的$β_2$-微球蛋白水平可能比尿液标记物能够更好地评估肾小球滤过率，后者一般反映肾小管功能。在无法通过膀胱穿刺收集尿液时，抽血检测电解质和$β_2$-微球蛋白也可能是有用的。最近，蛋白质组学的进展使得26种胎儿尿液中的多肽被鉴定出来，这些多肽在预测出生后的肾功能方面显示应用前景，尽管其还未被纳入临床实践。迄今为止，结合了一些生化和声学预测指标的泌尿功能测定方法似乎最具临床价值。笔者使用Muller及其同事发表的胎儿尿钠、钙和$β_2$-微球蛋白的参考值。尽管存在明显的羊水过少，但只有经过精心挑选的尿液分析"良好"的胎儿才有可能从宫内干预中获益；而在笔者的医疗中心，只有少数被转诊的下尿路梗阻的胎儿会继续接受这种治疗。

笔者的方法是事先为胎儿父母提供大量的咨询，由胎儿医学科、儿科、泌尿科、肾脏科和社会工作专家组成的多学科团队提供意见。胎儿父母们也有机会与其他面临类似困境的人交谈。在做出任何决定之前，努力确保其接受关于病情不偏不倚的完整描述，并充分认识到，尽管成功地进行了分流术，但随后仍可能发生肾衰竭或肺发育不全。

膀胱羊膜腔分流术是在持续的超声引导下，经皮插入一根小的硅胶猪尾导管到膀胱。为便于导管插入，需先进行羊膜腔灌注，预防性使用抗生素和宫缩抑制剂（经直肠使用吲哚美辛和口服钙通道阻滞剂）。尽量将引流管置于中线前方，理想位置为脐带止点下方（图7.38）。彩色多普勒可显示母体和胎儿的血管，避免血管损伤。早期干预是必要的，因其可防止肺发育不良和保护肾功能。干预前，多数情况下羊水量较少。若羊水量正常，但尿液检查提示肾功能恶化或超声检查显示肾脏形态异常进行性加重，也可考虑进行干预。在极少数情况下，可能需要将引流管直接放入扩张的肾盂而非膀胱。引流管可能会被堵塞或移位，在部分情况下需要更换。

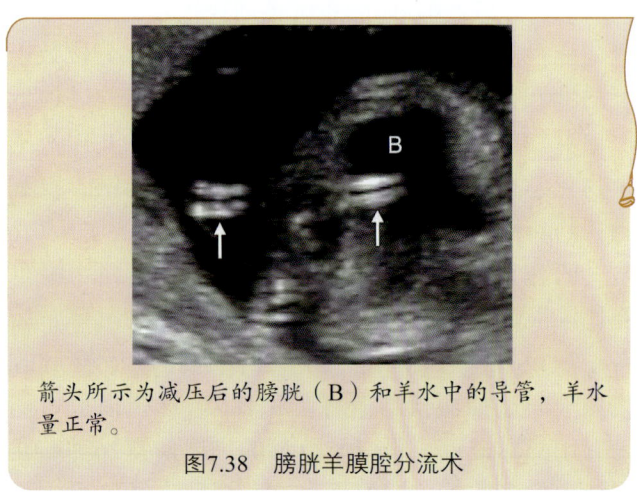

箭头所示为减压后的膀胱（B）和羊水中的导管，羊水量正常。

图7.38 膀胱羊膜腔分流术

最近，胎儿膀胱镜检查和后尿道瓣膜激光消融术已被引入作为阻塞性尿路疾病的另一种诊断和治疗方法。理论上的优势包括通过允许"周期性排尿"实现更多的生理性排泄，区分后尿道瓣膜和尿道闭锁，确定下尿路梗阻的原因，避免不必要的羊膜腔灌注及分流并发症，如移位和堵塞。

下尿路梗阻胎儿的产前管理具有挑战性，因为该病的自然病程差异较大，主要取决于梗阻的原因、严重程度、持续时间和胎龄。目前报道的接受羊膜腔分流术患儿的长期随访研究是基于小样本、异质人群的观察性研究。如表7.6所示，回顾性研究显示接受治疗者存活率为57%~91%，0%~50%的存活者产后肾功能正常。在其中两个系列报道中，1/3的患者失访。一项共计369例胎儿的20项观察性研究的系统性回顾分析认为，产前膀胱引流可提高围生期存活率，尤其是对基于尿液分析预后较差的胎儿，但对长期肾功能的影响尚不确定。最近，一项多中心随机对照试验（经皮膀胱羊膜腔分流术治疗胎儿下尿路梗阻）比较了胎儿分流术与保守治疗的效果，但由于招募不力而提前停止（在4年期间，计划的150例妊娠中只有31例被随机分配），对其结果应谨慎解读。研究结果显示，接受膀胱分流术的

胎儿产后存活率（至28天）比未分流的胎儿高3倍。然而，7例分流幸存者中只有两例患儿2岁时肾功能正常。经皮膀胱羊膜腔分流术治疗胎儿下尿路梗阻试验的结果强调了进一步研究的必要性，因为治疗的目标不仅是提高生存率，而且是远期提高肾功能。然而，无法完成试验对于未来的下尿路梗阻胎儿干预试验来说并不是一个好征兆。目前仍然缺乏评估胎儿肾功能的可靠方法，以及在适当情况下提供及时干预的策略。此外，有必要获取神经发育、发病率和生活质量的长期随访数据，以便让父母了解干预的风险和好处。

表7.6 梗阻性尿路疾病的产前膀胱羊膜腔分流术的长期结果

研究	随访	存活（%）	肾衰竭[a]（%）	肾功能不全	正常[b]
Freedman等	14/21	62	36	21	43
Holmes等	14/14	57	63		37
McLorie等	9/9	67	50		50
Biard等	20/31	91	33	22	45
Müller Brochut	13/13	70[c]	29	71	0

注：[a]肾衰竭：移植或透析。
[b]肾小球滤过率>70 mL/min。
[c]不包括3个终止妊娠的案例。
资料来源：Courtesy of Greg Ryan, MB, Fetal Medicine Unit, Mount Sinai Hospital, University of Toronto.

（十一）膀胱不显示

显示膀胱是常规解剖学检查的内容。膀胱两侧的脐动脉可以帮助发现难以显示的膀胱。膀胱排空导致膀胱变小或无法显示，如果一开始未观察到膀胱，则应稍后再次检查获取图像。膀胱缺失可能是由于尿液无法生成〔如严重的双侧肾脏畸形（如缺如、发育不良或梗阻）、严重的胎儿宫内发育迟

胎儿膀胱不显示的病因

尿液无法生成

双侧严重的肾脏畸形（双肾缺如，MCDK，ARPKD，UPJ梗阻，肾发育不良）

严重的胎儿宫内发育迟缓或胎盘嵌顿

尿液无法储留

膀胱外翻

泄殖腔外翻

泄殖腔畸形

双侧异位输尿管，引流至膀胱之外

注：ARPKD，常染色体隐性遗传多囊肾病；MCDK，多囊性肾发育不良；UPJ，肾盂输尿管连接部。

缓或胎盘功能不全〕和尿液无法储留（如泄殖腔外翻、泄殖腔畸形、膀胱外翻或输尿管异位开口于膀胱下方）。

（十二）膀胱外翻

膀胱外翻发生率为1/（10 000～40 000）新生儿，男性更常见，其是由下腹壁正中和膀胱前壁的腹壁缺损导致膀胱后壁膨出显露。超声检查可见羊水量和肾脏均正常，未发现充盈的膀胱。但可见一不规则的肿块，起自腹前壁，位于脐下，是由黏膜堆积的外翻膀胱形成（图7.39）。其他征象包括脐带的止点位置过低、耻骨变宽和生殖器异常，如小阴茎。产前超声诊断具有挑战性，因为上述所有征象可能不存在，且脐尿管囊肿易与膀胱相混淆。胎儿MRI检查可用于确定解剖畸形并明确诊断。膀胱外翻通常是偶发和孤立的。OEIS综合征鲜有报道，包括脐膨出、膀胱外翻、肛门闭锁和脊柱缺损，常伴发肾脏异常和下肢畸形。

三、生殖系统

（一）正常生殖器

胎儿性别鉴定具有医学和社会意义，包括：①X-连锁病史；②双胎妊娠中异卵双生的确定；③羊膜腔穿刺或绒毛膜绒毛取样时排除母体细胞污染；④需要确认胎儿性别以诊断某些结构异常（如后尿道瓣膜、卵巢囊肿）；⑤生殖器异常常见的家族性综合征。

在妊娠中期，胎儿性别的确定是基于对外生殖器的直接观察：男性的阴茎和阴囊，女性的大阴唇和小阴唇，分别由2条或4条平行线表示（图7.40）。胎儿体位不当、羊水过少、母亲肥胖和操作者缺乏经验是胎儿性别评估的主要局限所在。当圆形的并列阴唇被误认为是一个小的空阴囊或脐带被误认为是阴茎时，可能会出现误判。胎儿性别确定的准确率为92%～100%。当常规方法失败或生殖器不明确时，可通过妊娠中期和晚期的盆腔器官超声评估确定胎儿性别。有报道称，当在骨盆的轴向声像图上进行直肠检查时，测量胎儿膀胱后壁与直肠前壁之间的距离可用于区分男性和女性的内生殖器。然

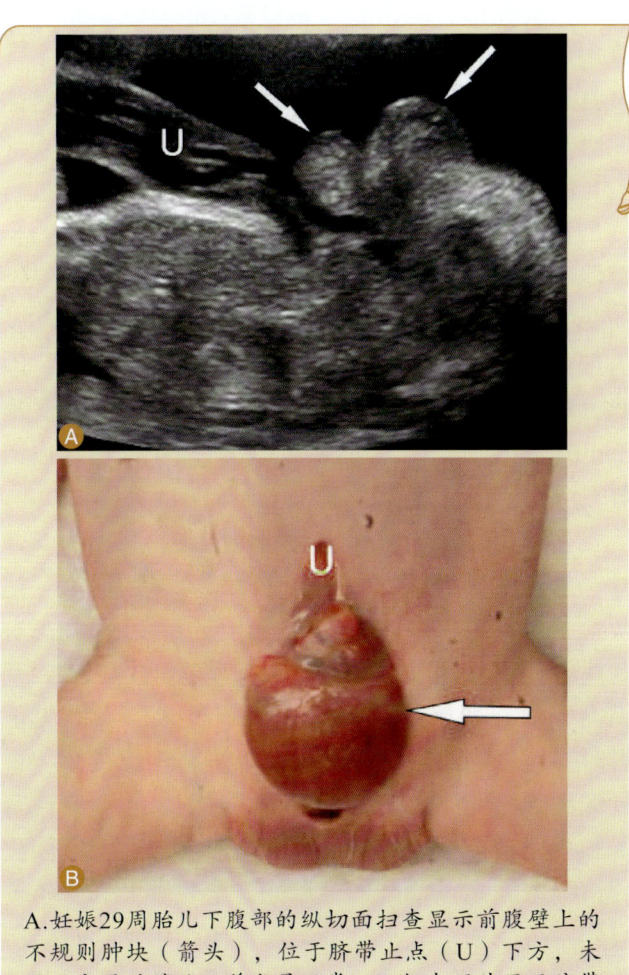

A.妊娠29周胎儿下腹部的纵切面扫查显示前腹壁上的不规则肿块（箭头），位于脐带止点（U）下方，未显示充盈的膀胱，羊水量正常；B.标本照片显示脐带（U）下方外翻的膀胱（箭头）。

图7.39　膀胱外翻

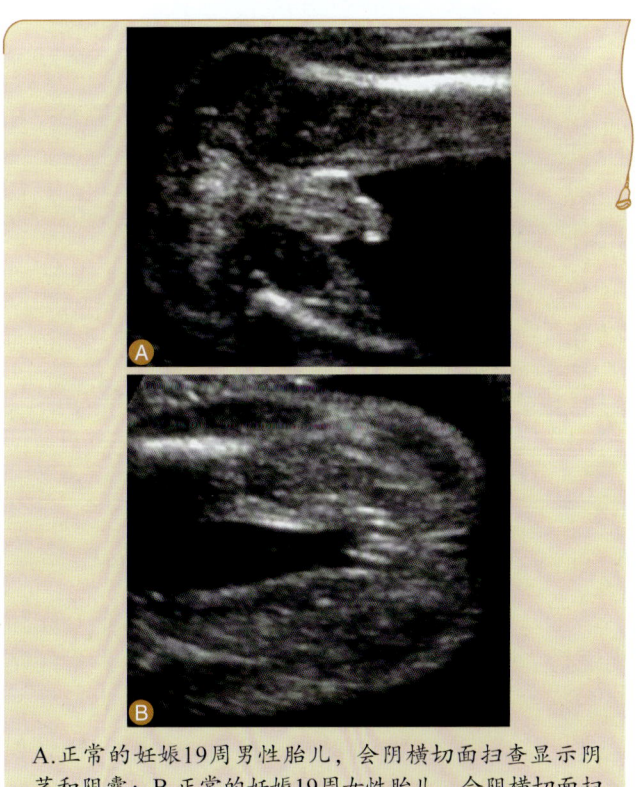

A.正常的妊娠19周男性胎儿，会阴横切面扫查显示阴茎和阴囊；B.正常的妊娠19周女性胎儿，会阴横切面扫查显示阴唇皱襞。

图7.40　正常的生殖器

而，需要进一步的研究来确定其鉴别价值。

在妊娠前3个月的后期，可根据生殖器结节在中矢状面的方向来确定胎儿性别。男性的生殖器结节（阴茎）指向颅内或垂直方向；女性的生殖器结节（阴蒂）指向尾部或水平方向（图7.41）。通过测量生殖器结节与通过腰骶部皮肤表面水平线的角度（生殖器角度），93%的胎儿在妊娠12～14周时可进行性别确定（当角度>30°时为男性，角度<10°时为女性）。在所有年龄段，男性性别判断的正确率为99%～100%。然而，女性性别判断的准确性随胎龄的增加而提高，从12周～12+3周的91.5%，到13周～13+6周的100%。使用三维多平面超声可以获得中矢状面，更容易观察到生殖器，因此，可以准确地测量生殖器角度，该项技术在妊娠14周之前对胎儿性别的确定被认为是准确的和可重复的。

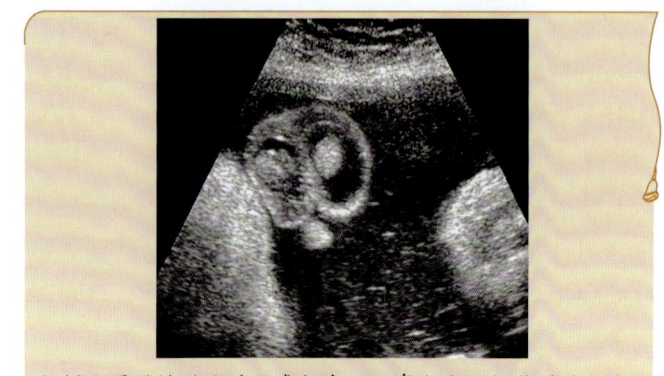

妊娠38周男性胎儿的阴囊扫查显示睾丸和双侧鞘膜腔积液。

图7.42　鞘膜腔积液

（二）生殖器畸形

生殖器畸形可能是孤立的表现或与其他重大畸形有关。在男性胎儿中，超声检查异常包括小阴茎、阴茎下弯（阴茎的异常弯曲）、披肩样阴囊或阴囊对裂，以及睾丸未降（在妊娠晚期）。确认尿道下裂可以通过尿流来自阴茎中部或阴茎根部来证实。在女性中，阴蒂肥大是最常见的症状。准确地界定模棱两可的生殖器是非常困难的（图7.43）。患有小阴茎、阴囊对裂和睾丸未降的男性胎儿可能无法与患有阴蒂肥大（和阴唇融合）的男性化女性胎儿区分。如果怀疑存在生殖器不明确，则应进行核型检查以确定胎儿的基因构成。模棱两可的生殖器、并趾和其他多种异常需要考虑Smith-Lemli-Opitz综合征，这是一种常染色体隐性遗传性疾病，由编码7-脱氢胆固醇还原酶的基因突变所致；因此，羊水中7-脱氢胆固醇的升高是产前诊断Smith-Lemli-Opitz综合征的可靠标志。妊娠中期母体血清雌三醇低也提示此病，还可以进行DNA分析。

当超声显示为男性生殖器而胎儿的基因为女性时，先天性肾上腺皮质增生症是最常见的原因。该疾病是常染色体隐性遗传，因此可能存在一个患有此病的兄弟姐妹。90%以上的病例是由CYP21A2基因突变引起的，导致21-羟化酶缺乏。当存在先证者时，可以通过绒毛膜绒毛取样进行产前诊断。最近无细胞胎儿DNA方面的研究进展显示了先天性肾上腺皮质增生症的无创产前诊断潜力。在无家族史的情况下，超声检查发现胎儿肾上腺肿大和生殖器模棱两可，提示先天性肾上腺皮质增生症。母亲产前服用地塞米松可防止或减少受感染的女性胎儿的男性化，但必须在怀孕第9周或之前开始服用（在目前可以进行先天性肾上腺皮质增生症的产前诊断

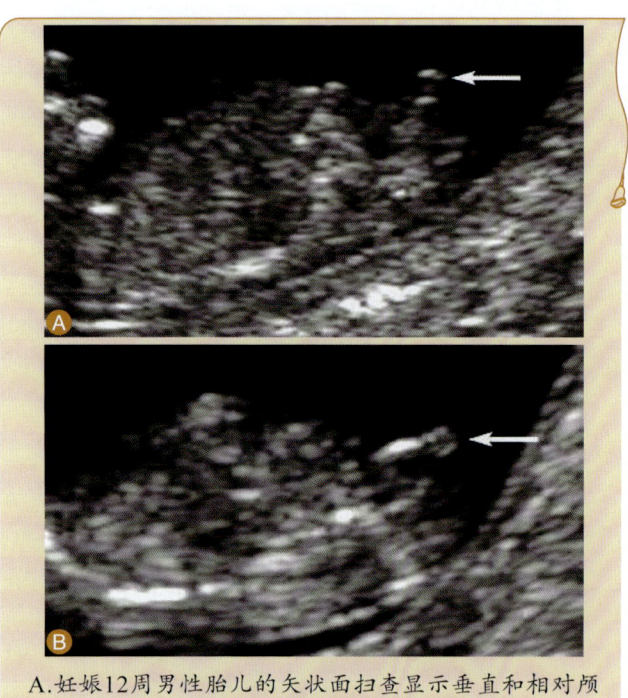

A.妊娠12周男性胎儿的矢状面扫查显示垂直和相对颅内方向的阴茎（箭头）；B.妊娠12周女性胎儿的矢状面扫查显示水平或尾部方向的阴蒂（箭头）。

图7.41　妊娠早期的性别鉴定

睾丸下降到阴囊发生在妊娠25周后。在妊娠32周之后，97%的胎儿两侧睾丸均已下降。少量的鞘膜积液在妊娠晚期的男性胎儿中很常见（15%），通常无临床意义（图7.42）。然而，大量的鞘膜积液，特别是当其随着时间的推移而增多，则表明鞘状突与腹膜腔之间存在开放性交通。这种情况下，应进行腹股沟疝的产后评估。

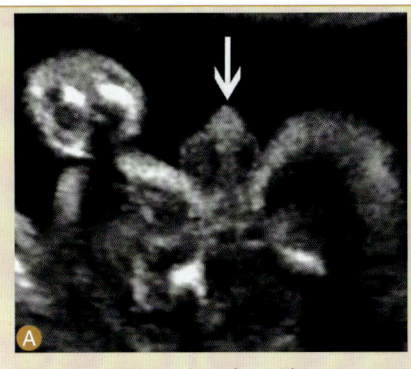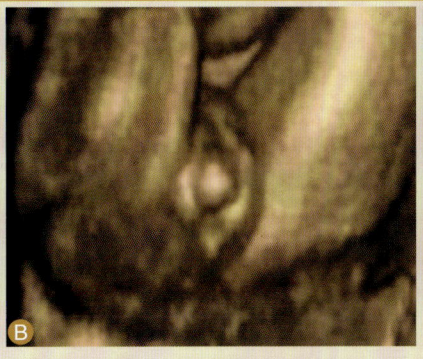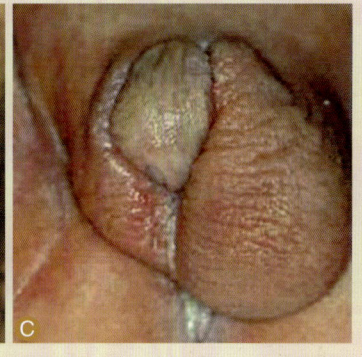

A、B.妊娠25周胎儿会阴部的横切面和三维超声声像图显示模糊的生殖器,一个球状结构(箭头)位于两个唇状肿物之间;C.足月新生儿的产后照片(染色体性别为XY)显示阴茎下弯,在对裂和不对称的阴囊之间严重弯曲,合并阴茎尿道下裂和右侧隐睾症。

图7.43 不明确的生殖器

之前)。因为携带者父母的后代有1/4的机会患有先天性肾上腺皮质增生症,因此有1/8会是患有先天性肾上腺皮质增生症的女性,所以产前有7/8个母亲腹中的胎儿进行了不必要的地塞米松治疗,他们将面临数周的类固醇治疗风险。一项关于先天性肾上腺皮质增生症产前类固醇治疗安全性的系统性回顾发现,在该情况下使用地塞米松的利弊目前仍不确定,也尚无定论,只有在父母接受了详细的知情咨询之后,才应开具此种药物。

已有产前诊断为女性假两性畸形伴有双侧妊娠黄体瘤的报道。在具有女性外生殖器的遗传男性中,睾丸可能会女性化。雌雄同体状态可分为激素和非激素介导的异常,后者往往有相关的泄殖腔异常或染色体畸变,或可能符合众多多形性综合征之一。在许多情况下,准确的诊断和最终的性别确定只能在产后进行。

(三)阴道积液

阴道积液是由液体积聚引起的阴道扩张,其与子宫积液患者的子宫扩张有关。阴道积液的发生是由于阴道发育不良或缺如、阴道横隔或处女膜闭锁。阴道积液表现为位于膀胱后方的盆腔中线肿块。一般来说,其是无回声的,但可能含有液体-碎片分层。当与米勒管异常有关时,其可能表现为隔膜状的肿块。扩大的阴道和子宫可能会压迫尿路并导致肾盂积水或输尿管积水。阴道积液可能与广泛的尿直肠隔畸形有关。因此,包括确定正常肛管和直肠在内的详细超声检查可为产前咨询提供重要信息。当盆腔解剖不能很好地识别或帮助诊断泄殖腔畸形或其他相关的胃肠道异常时,MRI可作为超声的辅助手段。

(四)卵巢囊肿

绝大多数的胎儿卵巢囊肿是良性的功能性囊肿,其是胎盘和母体激素对胎儿卵巢过度刺激的结果,通常在妊娠晚期被诊断出来。该疾病诊断的主要标准为:通常位于骨盆或下腹部一侧的囊性肿块;正常的尿路和胃肠道;女性性别。该诊断是推测,因为不能确定排除其他病变,如肠重复囊肿、肠系膜囊肿、胎粪假性囊肿或脐尿管囊肿。大多数卵巢囊肿是呈小而低回声的(图7.44),特征性表现是"子囊征"(描述较大卵巢囊肿中的较小囊肿)。当并发扭转或出血时,卵巢囊肿可能会呈复杂囊肿(动图7.11,卵巢囊肿),可能出现液体-碎片分层、固缩的血凝块或内部隔膜,囊壁可能因营养不良性钙化而产生回声。

卵巢囊肿的结局取决于囊肿大小和扭转等并

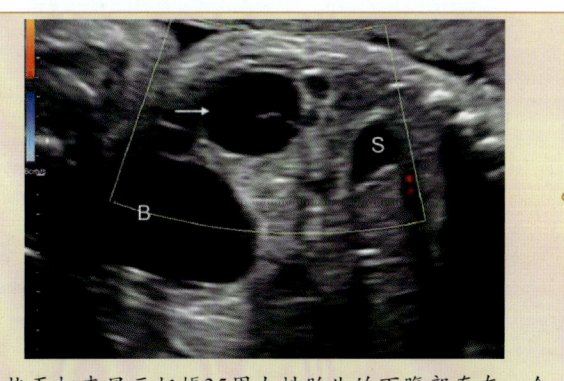

冠状面扫查显示妊娠35周女性胎儿的下腹部存在一个囊肿(箭头),与肾脏(未显示)、膀胱(B)和胃(S)分开。

图7.44 卵巢囊肿

(Courtesy of John R. Mernagh, MD, McMaster University Medical Center, Hamilton, Ontario.)

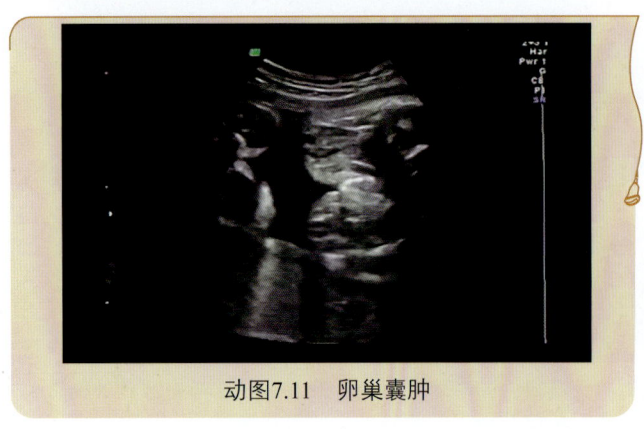

动图7.11 卵巢囊肿

发症。大多数卵巢囊肿（>50%）的自然过程是自发消退，消退可能在产前或产后发生（通常在出生后6个月内）。对于>4～5 cm的单纯性囊肿，其并发症的风险增加，如扭转、出血和破裂。由于扭转可能导致卵巢坏死、粘连形成，并可能导致卵巢丧失生育能力，一些作者主张产前抽吸大的单纯囊肿以防止扭转。然而，胎儿囊肿抽吸的价值是有争议的。囊肿复发很常见，并且存在与手术相关的并发症（感染、早产、胎膜破裂）。在大多数情况下，卵巢囊肿的识别不会改变产科护理。笔者采用保守方法，不抽吸囊肿，对囊肿的大小及内部回声的变化进行超声连续监测。非常大的囊肿可能导致肠梗阻、羊水过多和难产。

产后管理的选择包括观察、经皮囊肿抽吸和手术。无症状的婴儿可通过连续的超声检查进行保守治疗，直到囊肿消退。有症状的囊肿和持续存在或增大的囊肿是手术的指征。

四、总结

泌尿生殖系统异常是产前发现的最常见的胎儿异常之一。对肾脏结构、功能和相关异常进行全面的超声评估将提高产前诊断的准确性，从而实现最佳的产科和新生儿管理。

致　谢

特别感谢David Chitayat博士审阅了肾囊性疾病部分；Greg Ryan博士审查了下尿路梗阻和宫内干预的部分；感谢Ants Toi博士和多伦多Mount Sinai Hospital和Women's College Hospital医学影像联合部的超声检查医师们提供了许多精彩的图像。

（舒先红，徐金锋，邓荷萍，纪伟英，李贺，秦川译；洪柳校）

参考文献

扫码观看

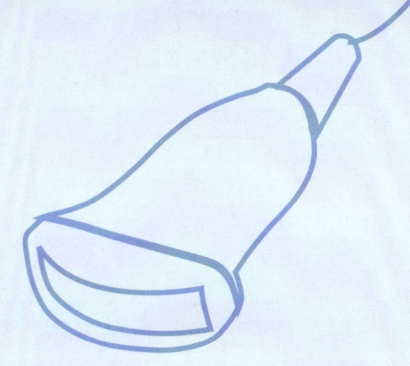

第八章 胎儿肌肉骨骼系统

Phyllis Glanc, David Chitayat and Sheila Unger

章节大纲

一、正常胎儿骨骼
　（一）发育
　（二）四肢测量
二、骨骼发育不良胎儿的超声评价
　（一）阳性家族史
　（二）骨长度或外观异常
　（三）其他诊断技术
三、致死性骨骼发育不良
　（一）致死性骨发育不良
　（二）软骨发育不良
　（三）成骨不全
　（四）低磷酸酯酶症
　（五）躯干发育异常
　（六）短肋多指畸形综合征
　（七）其他发育不良
四、非致死性或预后多变的骨骼发育不良
　（一）杂合性软骨发育不良
　（二）骨畸形发育不良
　（三）窒息性胸廓发育不良
　（四）软骨外胚层发育不良（Ellis-van Creveld综合征）
　（五）点状软骨发育不良
　（六）异常节段性发育不良
　（七）成骨不全Ⅰ、Ⅲ、Ⅳ型－非致死性
五、肢体缺陷及相关疾病
　（一）股骨近端局灶性缺损
　（二）桡骨缺损
　（三）羊膜带序列征
　（四）尾部退化综合征与并腿畸形
　（五）先天性多发性关节挛缩
六、手足畸形
七、与非整倍体相关的骨骼表现
八、总结

关键点总结

- 二维超声是大多数肌肉骨骼疾病的主要成像模式。
- 当超声怀疑胎儿肌肉骨骼发育不良时，转诊至专科中心可能是有帮助的。
- 超声的一个主要作用是确定病情是否可能致命；重要的是使用多个参数来达到该诊断目标。
- 分娩或妊娠终止后，应结合临床检查、影像学和分子学研究明确诊断。细胞培养和DNA库对于分子研究至关重要。应与患儿父母一起分析检查结果，以帮助制定未来的生育计划。

先天性骨骼疾病包括一大类异质性疾病，主要影响肌肉骨骼系统的生长和发育。产前或新生儿期诊断的骨骼发育不良，也称为"骨软骨发育不良"，不包括截肢，在出生的新生儿中患病率为（2.4~4.5）/10 000。

先天性骨骼疾病主要分为3大类：骨发育不良、骨发育不全和骨中断（表8.1）。公认的与骨骼相关的遗传疾病数量正在增加，发育异常、代谢性骨疾病、骨发育不全和畸形综合征之间的区别正在不断演变。2015年修订版《遗传性骨骼疾病的术语和分类》囊括了436种具有实质性骨骼异常的遗传性骨骼疾病（表8.2）。

虽然对许多疾病的遗传信息有了更多的了解，且正确诊断和分类这些疾病的能力亦有所提高，但临床和影像学特征仍然是诊断和指导分子研究的基本工具。许多胎儿骨骼发育异常可以通过产前超声准确识别，但由于其发生率低、表型变异性和外观变异大等因素，产前诊断仍然是一项具有挑战性的任务。而且，大多数病例无类似疾病的家族史。尽管如此，大多数致死性骨发育不良，特别是最常见的，如致死性骨发育不良、软骨发育不良和成骨不全Ⅱ型等，仍能依据产前超声进行诊断。Tretter等报道27例致死性骨发育不良中有26例通过产前超声正确识别；然而，27例中只有13例（48%）接受了准确、特异的产前诊断。当结合细胞遗传学（包括微阵列）、分子诊断学、病理学和影像学结果时，14例中的8例（57%）在遗传咨询中的诊断发生了根本性改变。因此，尽管致死性骨发育不良的超声诊断准确率高（85%~95%），但仅在40%~55%的病例中获得了准确的特异性诊断。结合相关X线片、细胞遗传学分析（包括微阵列和全基因组测序技术）和病理学检查，其诊断特异度可高达86%。

然而，产前确诊特定骨发育不良的致死率对于帮助胎儿父母做出决策至关重要。通常需要结合超声、放射学和遗传学分析对特定的先天性肌肉骨骼疾病进行分类。肌肉骨骼异常的产前诊断将为遗传咨询提供可能，根据胎儿父母的决定选择终止妊娠或三级护理。由医学影像团队、产科医师、医学遗传学家和围产期学家参与的多学科会诊，在优化预后准确性和确定复发风险方面具有重要意义。如果无法获得当地专家的指导和（或）诊断不确定，应考虑咨询该领域的其他专家。关于可用于诊断骨骼发育不良的分子检测的详细和最新信息，可在不同组织获得。

这些信息对参与规划当前和未来妊娠管理的家

表8.1　骨骼发育异常的主要分类

骨发育不良	产前和产后均有表现的、单基因疾病导致的软骨组织发育障碍
骨发育不全	单基因疾病导致信号因子一过性异常引起的个别骨骼畸形
骨中断	外源性因素破坏或干扰最初的正常发育过程，导致器官或较大范围的形态缺陷

资料来源：Modified from Spranger JW, Brill PW, Poznanski AK. Bone dysplasias: an atlas of genetic disorders of skeletal development. 2nd ed. New York: Oxford University Press；2002.

表8.2　骨骼发育不良的出生患病率

骨骼发育不良	患病率（/100 000新生儿）
致死性发育不良	
致死性骨发育不良	2.4~6.9
软骨发育不良	0.9~2.3
成骨不全ⅡA型	1.8
先天性低磷酸酯酶症	1.0
预后多变的骨骼发育不良	
肢根点状软骨发育不良	0.5~0.9
躯干发育异常	1.0~1.5
窒息性胸廓发育不良	0.8~1.4
软骨外胚层发育不良	0.7
成骨不全（Ⅰ、Ⅲ、Ⅳ型）	1.8
非致死性发育不良	
杂合性软骨发育不良	3.3~3.8
总计	24.4~75.0

用于诊断骨骼发育异常的分子检测资源

European Skeletal Dysplasia Network（http://www.esdn.org）
Gene test（https://www.genetest.org）
International Skeletal Dysplasia Society（www.isds.ch）

庭和医务人员至关重要。本章使用"关键特征"这一方法对常见骨骼发育不良进行超声诊断，以帮助分类和鉴别诊断。

一、正常胎儿骨骼

（一）发育

胎儿四肢显著的内在对比度使其成为最早可超声评价的结构之一。在胚胎后期，胎儿骨骼、关节和肌肉组织的分化与成年人相似，其与胎动增加有关。经阴道超声可在妊娠7周时显示肢芽，8周时显示足板和手板。妊娠8周时，锁骨和下颌骨也开始发生。到第11或12周，可确定长骨的初级骨化中心（如肩胛骨、髂骨），以及肢体关节和指（趾）骨。坐骨、掌骨和跖骨在妊娠第4个月骨化。耻骨、跟骨和距骨在妊娠第5个月和第6个月骨化。其他如跗骨和腕骨的骨化发生在出生后。长骨的生长方向是从近端到远端，下肢略落后于上肢。

在长骨的次级骨化中心中，仅股骨远端骨骺、胫骨近端骨骺和偶发的肱骨近端骨骺在产前骨化（图8.1）。骨化从骨骺中心开始。未骨化的骨骺呈低回声，中心有不均质的中等回声。股骨远端骨骺最早可在胎龄29周骨化，最迟可在34周骨化。当测值＞7mm时，胎龄一般晚于37周。胫骨近端骨骺在胎龄35周时开始骨化。在无并发症的妊娠中，股骨远端骨骺≥3mm、存在胫骨近端骨骺是肺成熟的可靠标志。胎儿宫内生长受限与股骨远端骨骺和胫骨近端骨骺骨化延迟有关。最早骨化的是跟骨骨骺，约在妊娠20周，因此，该时间点可评估跟骨的次级骨化中心，是评价延迟骨化的最早时间。

与相对低回声的软骨相比，肌肉内的筋膜具有较高的回声。胎儿肌肉组织的回声略高于软骨的回声。胎儿关节间隙，特别是膝关节，由于滑膜、脂肪和微血管的同时并存，会呈现高回声。胎儿肌肉骨骼系统的正常发育和最终功能取决于胎动，胎动始于孕早期的后半程。在没有正常胎动的情况下，

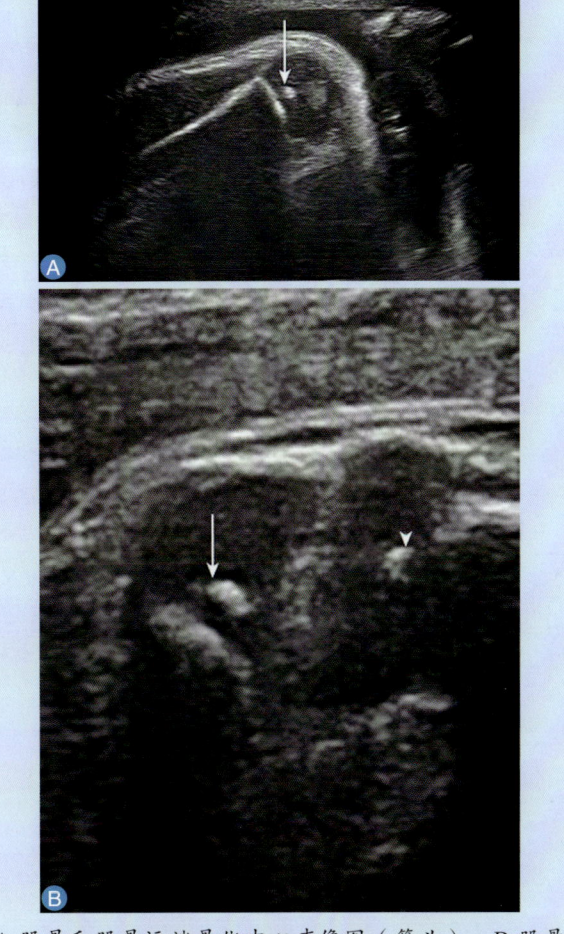

A.股骨和股骨远端骨化中心声像图（箭头）；B.股骨远端和胫骨近端声像图，包括股骨远端骨化中心（箭头）和胫骨近端骨化中心（三角箭头）。

图8.1　妊娠38周时的次级骨化中心

骨骼和肌肉会发育不足，胸部会狭窄，可出现关节挛缩和姿势性畸形。

（二）四肢测量

临床实践中，股骨长度已作为常规评价胎儿大小和形态的一部分。在常规产科超声中，虽然不需要测量所有长骨，但应进行胎儿骨骼的总体评价，以确保管状骨的存在和双侧对称性。下表是四肢长度与胎龄对照的指南（表8.3）。

股骨长度测量不包括近端及远端骨骺，通常选择最大的股骨测量值。把股骨远端骨骺或股骨远端骨骺软骨外缘界面包含入测量范围，是造成高估股骨长度最常见的原因（图8.2A）。斜测股骨长度会导致低估。于超声探头近场的股骨外侧缘可出现平直，而远场股骨内侧缘外观则是弯曲的（图8.2B）。

表8.3 不同胎龄胎儿正常的四肢长骨长度和双顶径[a]

胎龄（周）	双顶径	骨骼					
		股骨	胫骨	腓骨	肱骨	尺骨	桡骨
13	2.3（0.3）	1.1（0.2）	0.9（0.2）	0.8（0.2）	1.0（0.2）	0.6（0.2）	0.8（0.3）
14	2.7（0.3）	1.3（0.2）	1.0（0.2）	0.9（0.3）	1.2（0.2）	0.8（0.2）	1.0（0.2）
15	3.0（0.1）	1.5（0.2）	1.3（0.2）	1.2（0.2）	1.4（0.2）	1.1（0.1）	1.2（0.1）
16	3.3（0.2）	1.9（0.3）	1.6（0.3）	1.5（0.3）	1.7（0.3）	1.4（0.3）	1.6（0.3）
17	3.7（0.3）	2.2（0.3）	1.8（0.3）	1.7（0.2）	2.0（0.4）	1.5（0.3）	1.7（0.2）
18	4.2（0.5）	2.5（0.3）	2.2（0.3）	2.1（0.3）	2.3（0.3）	1.9（0.2）	2.2（0.3）
19	4.4（0.4）	2.8（0.3）	2.5（0.3）	2.3（0.3）	2.6（0.3）	2.1（0.3）	2.4（0.3）
20	4.7（0.4）	3.1（0.3）	2.7（0.2）	2.6（0.2）	2.9（0.3）	2.4（0.2）	2.7（0.4）
21	5.0（0.5）	3.5（0.4）	3.0（0.3）	2.9（0.3）	3.2（0.4）	2.7（0.4）	3.0（0.4）
22	5.5（0.5）	3.6（0.3）	3.2（0.3）	3.1（0.3）	3.3（0.3）	2.8（0.5）	3.1（0.4）
23	5.8（0.5）	4.0（0.4）	3.6（0.2）	3.4（0.2）	3.7（0.3）	3.1（0.4）	3.5（0.2）
24	6.1（0.5）	4.2（0.4）	3.7（0.3）	3.6（0.3）	3.8（0.3）	3.3（0.3）	3.6（0.4）
25	6.4（0.5）	4.6（0.3）	4.0（0.3）	3.9（0.4）	4.2（0.4）	3.5（0.3）	3.9（0.4）
26	6.8（0.5）	4.8（0.4）	4.2（0.3）	4.0（0.3）	4.3（0.3）	3.6（0.4）	4.0（0.3）
27	7.0（0.3）	4.9（0.4）	4.4（0.3）	4.2（0.3）	4.5（0.2）	3.7（0.3）	4.1（0.3）
28	7.3（0.5）	5.3（0.5）	4.5（0.4）	4.4（0.3）	4.7（0.4）	3.9（0.4）	4.4（0.5）
29	7.6（0.5）	5.3（0.5）	4.6（0.3）	4.5（0.3）	4.8（0.3）	4.0（0.3）	4.5（0.3）
30	7.7（0.6）	5.6（0.6）	4.8（0.5）	4.7（0.3）	5.0（0.5）	4.1（0.3）	4.7（0.3）
31	8.2（0.7）	6.0（0.6）	5.1（0.3）	4.9（0.5）	5.3（0.4）	4.2（0.3）	4.9（0.4）
32	8.5（0.6）	6.1（0.6）	5.2（0.4）	5.1（0.4）	5.4（0.4）	4.4（0.4）	5.0（0.6）
33	8.6（0.4）	6.4（0.5）	5.4（0.5）	5.3（0.3）	5.6（0.5）	4.5（0.5）	5.2（0.3）
34	8.9（0.5）	6.6（0.6）	5.7（0.5）	5.5（0.4）	5.8（0.5）	4.7（0.5）	5.4（0.5）
35	8.9（0.7）	6.7（0.6）	5.8（0.4）	5.6（0.4）	5.9（0.6）	4.8（0.5）	5.4（0.4）
36	9.1（0.7）	7.0（0.7）	6.0（0.6）	5.6（0.5）	6.0（0.6）	4.9（0.5）	5.5（0.3）
37	9.3（0.9）	7.2（0.4）	6.1（0.4）	6.0（0.4）	6.1（0.4）	5.1（0.4）	5.6（0.4）
38	9.5（0.6）	7.4（0.6）	6.2（0.3）	6.0（0.4）	6.4（0.3）	5.1（0.5）	5.8（0.6）
39	9.9（0.8）	7.6（0.8）	6.4（0.7）	6.1（0.6）	6.5（0.6）	5.3（0.5）	6.0（0.6）
40	9.9（0.8）	7.7（0.6）	6.5（0.5）	6.2（0.1）	6.6（0.6）	5.3（0.5）	6.0（0.6）
41	9.7（0.6）	7.7（0.4）	6.6（0.4）	6.3（0.5）	6.6（0.4）	5.6（0.4）	6.3（0.5）
42	10.0（0.5）	7.8（0.7）	6.8（0.5）	6.7（0.7）	6.8（0.7）	5.7（0.5）	6.5（0.5）

注：[a]平均值（cm）；括号内数值为2个标准差。
资料来源：With permission from Merz E, Kim-Kern MS, Pehl S. Ultrasonic mensuration of fetal limb bones in the second and third trimesters. J Clin Ultrasound. 1987; 5（3）：175-183.

在下肢骨骼中，外侧骨是腓骨，内侧骨是胫骨。胫骨和腓骨末端在远端处于同一水平。在上肢骨骼中，旋前可能引起尺桡骨交叉，因此采用外侧和内侧位置难以区分尺骨和桡骨。尺骨与桡骨的区别在于尺骨近端范围较长，同时观察二者与远端第五指的关系。桡骨和尺骨在远端同一水平结束。确定尺骨、桡骨，将有效地排除大多数的桡骨缺损。

锁骨呈线性生长，从14周至足月，每周生长约1 mm，胎龄的周数约等于锁骨的长度（mm）。至妊娠40周时，锁骨测量值约为40 mm。

足部长度测量方法：在足底或矢状面上，从覆盖跟骨的皮肤边缘测至最长足趾（第一或第二足趾）远端（图8.3）。骨化的股骨长度大约相当于足长，即正常的股骨长度与足长之比约为1.0。从妊娠第14周开始，该比值保持相对恒定。如果胎儿较小或存在对称性宫内生长受限，比值一般为0.9或更大。在大多数以四肢短小为特征的骨骼发育异常中，由于手足生长相对正常，比值一般<0.9。与正常值下限的偏差越大，失调程度越大（比值越小），通常发育异常也越严重。

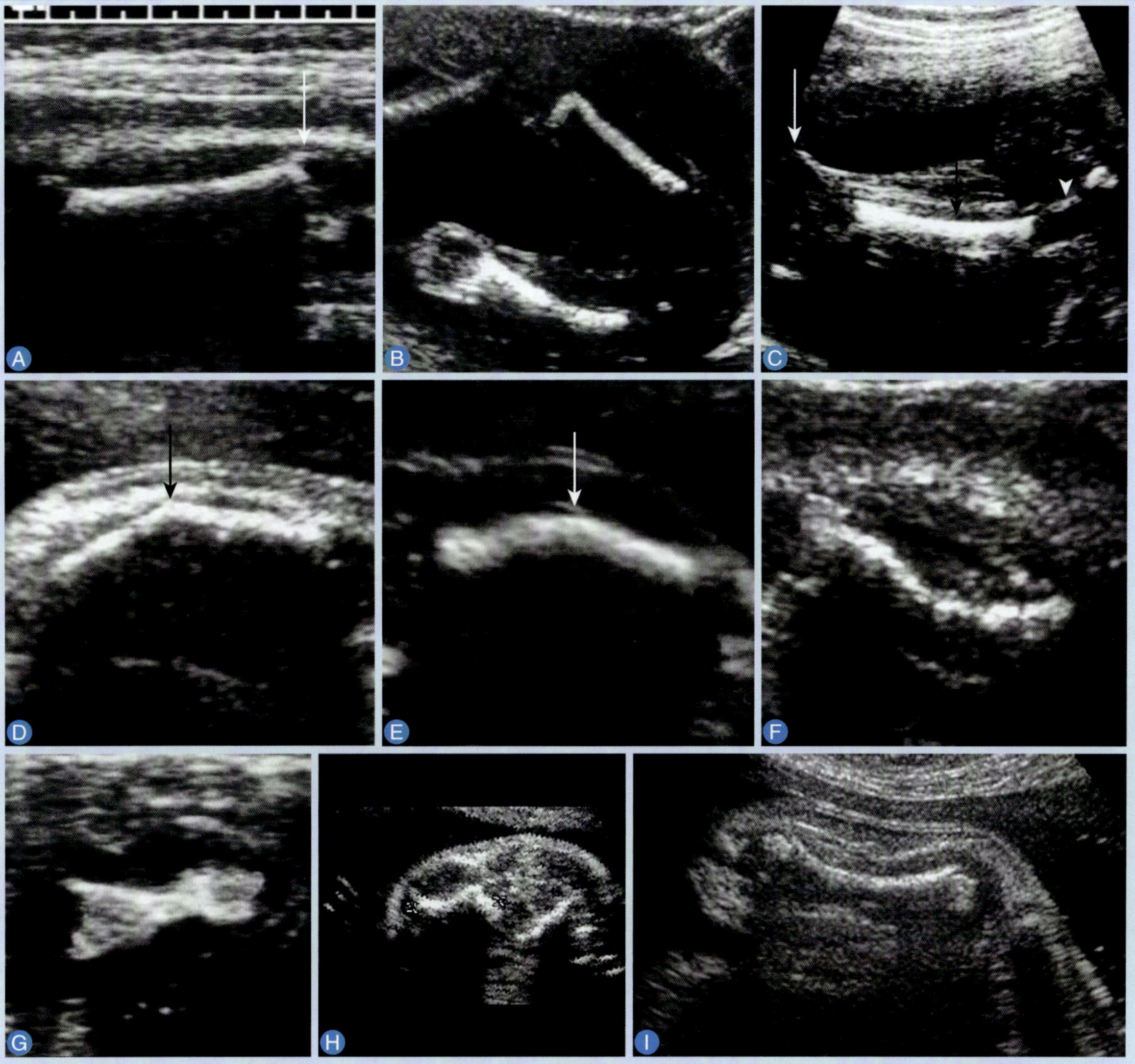

A.正常股骨，测量最长长度，不包括近端和远端骨骺及远端股骨骨骺侧面的镜面反射（箭头）；B.正常股骨，近场的外侧缘平直，远场的内侧缘显示弯曲；C.孤立性左股骨发育不良（三角箭头），胫骨（黑箭头）和足部（白箭头）正常；D.成骨不全Ⅰ型，孤立性股骨骨折伴成角（箭头）；E.躯干发育异常，轻度缩短和轻微弯曲的股骨向腹侧弯曲（箭头）；F.成骨不全ⅡA型，多处不连续的弯曲股骨提示骨折；G.低磷酸酯酶症，重度短肢畸形（干骺端相对较宽，骨干较短）；H.致死性骨发育不良，弯曲如"电话接收器"的股骨；I.点状软骨发育不良，妊娠晚期出现点状骨骺。

图8.2　正常和异常股骨超声声像图

（C courtesy of Ants Toi, MD, University of Toronto; D and E courtesy of Shia Salem, MD, University of Toronto.）

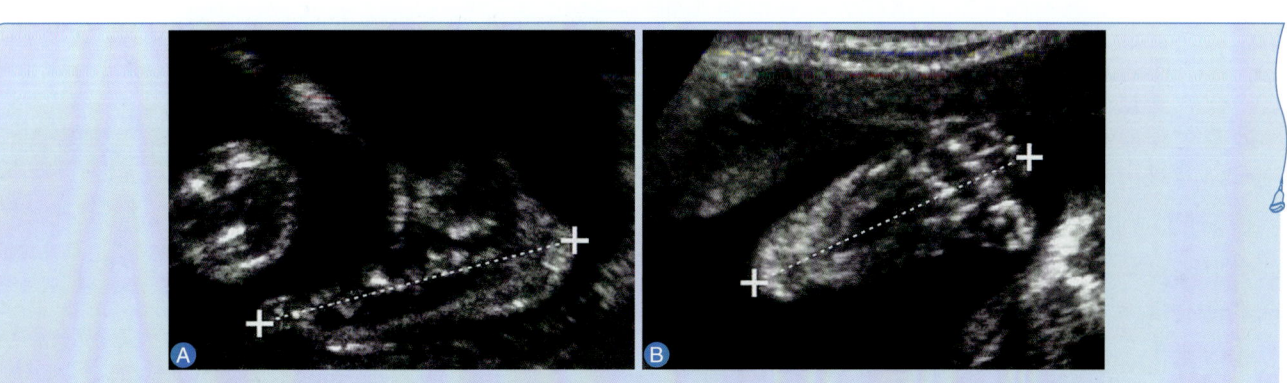

从覆盖于跟骨的皮肤边缘到最长足趾的远端。A.矢状面测量，注意足跟的方形外观；B.足底测量。

图8.3　足部长度测量

二、骨骼发育不良胎儿的超声评价

如果有阳性家族史或超声显示骨骼长度或外观异常，则有骨骼发育不良的产前评价指征。

骨骼发育不良评估：关键特征
家族史
系统性测量
肢体短缩程度
肢体缩短模式
存在弯曲、骨折和成角
脊柱
胸部测量
手和足
颅骨和面部特征

（一）阳性家族史

兄弟姐妹或父母存在骨骼发育不良，或具有父母近亲结婚类似的阳性家族史，提示应着重进行超声检查，重点是进行靶向异常的检查和一系列的测量。近亲婚配史非常重要，因为许多骨骼发育异常为常染色体隐性遗传。杂合性软骨发育不良是最常见的非致死性骨骼发育不良，为常染色体显性遗传。家族史也可能没有帮助，因为80%的病例是由新发突变引起。

（二）骨长度或外观异常

胎儿股骨通常是孕中期超声评价时常规测量的唯一长骨。股骨长度异常传统定义为低于相应胎龄2个标准差。使用该临界值，2.5%的胎儿将被归类为短肢，高于骨骼发育不良的预期发生频度，因此需要进行更多的研究将骨骼发育不良的胎儿、无基础病理学的胎儿及具有与生长受限相关的其他胎儿加以区分。

当一个或所有长骨的测量值低于相应胎龄2个标准差时，应在3周或4周内行超声检查随访，评价该时间间隔内股骨的生长。如果该时间间隔内股骨生长正常，则胎儿很可能无骨骼发育不良；但是，进一步偏离平均值至少1个标准差，表明存在骨骼发育不良或重度宫内生长受限。当股骨长度测量值低于相应胎龄测量值4个标准差时，发生骨骼发育不良的可能性很高。Kurtz等研究表明，-2标准差线以下的毫米数是评价股骨短缩的简单筛查工具，建议如下。

- 如果股骨长度低于-2标准差点1~4 mm，需要进一步随访，连续测量以确定是否存在骨骼发育不良。
- 如果股骨长度低于-2标准差点5 mm以上，则发生骨骼发育不良的可能性非常高。

股骨短小最常见的原因是测量胎龄时间点选择不准确，或是体质较小胎儿的正常表现，其可能与父母或家族史使得身高低于平均水平有关。在约13%的病例中，重新测量股骨长度时，测值在正常范围内，提示首次测量为假阳性而非生长突增。孕中期超声评价发现的孤立的、对称的短股骨有助于识别低出生体重、小于胎龄儿或严重宫内生长受限风险增加的胎儿。通常情况下，这些胎儿的腹围测值也会偏小。

偶有严重宫内生长受限的胎儿长骨会大大缩短。皮褶厚度测量值正常或降低、羊水过少、胎盘形态异常和多普勒波形异常的相关结果提示宫内生长受限，而冗长、增厚的皮褶和羊水过多通常伴有短肢畸形。

非致死性骨骼发育不良，如杂合性软骨发育不良，在妊娠20周前往往不明显。妊娠20周前发现有短长骨，表明疾病更严重且通常为致死性骨骼发育不良。一般而言，发现肢体缩短越早，预后越差。在孕早期诊断的病例几乎均为重度骨骼发育不良，大多数提示致死性疾病。孕早期骨骼生物测量表可参考文献。虽然轻度、孤立的股骨缩短提示21-三体综合征的风险增加了1.5倍，但其他因素对评估该风险更为重要。

应评估肢体缩短的模式，以确定哪些长骨节段受累最严重（图8.4）。笔者发现，将测值标准化为"孕周大小"来确定比例失调比毫米数更有价值。长骨的缩短主要有4种模式：肢根型短缩，肢体近端

肢体缩短的模式
肢根型短缩：肢体近端缩短（股骨、肱骨）
肢体中部短缩：肢体中段缩短（桡骨、尺骨或胫骨、腓骨）
肢体远端短缩：肢体远端缩短（手、足）
短肢畸形：肢体所有部位均短缩（轻度、轻度或弯曲、重度）

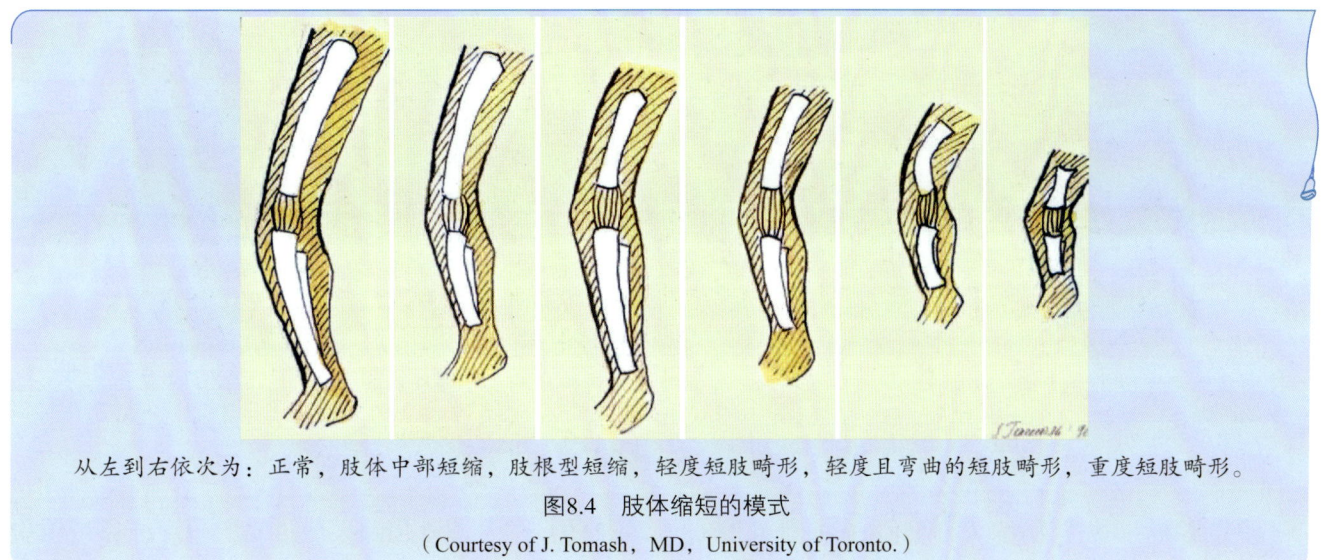

从左到右依次为：正常，肢体中部短缩，肢根型短缩，轻度短肢畸形，轻度且弯曲的短肢畸形，重度短肢畸形。

图8.4 肢体缩短的模式

(Courtesy of J. Tomash, MD, University of Toronto.)

缩短；肢体中部短缩，肢体中段缩短；肢体远端短缩，肢体远端缩短；短肢畸形，整个肢体短缩（轻度、轻度或弯曲、重度）。

应评估长骨的形状、轮廓和密度以判断是否存在弯曲、成角、骨折或增厚。骨弯曲是一种非特异性的表现，通常是由潜在的骨质脆弱引起的。尽管有40多种不同的疾病与弓形、弯曲或成角的股骨有关，但大多数病例可以由3种相对常见的疾病来解释，即躯干发育异常、致死性骨发育不良和成骨不全。Ⅰ型和Ⅳ型成骨不全患者在宫内可表现为长骨（尤其是股骨）明显的孤立性弯曲，但无明确骨折（图8.2D）。胫骨、股骨和肱骨向前弯曲呈弓形可能提示躯干发育异常；通常存在其他更特异性的表现，如肩胛骨发育不全和颈椎后凸，有助于将躯干发育异常与成骨不全、致死性骨发育不良区分开来，后两者更为常见。骨折可表现为骨轮廓的成角或中断，或表现为由于反复骨折和骨痂形成而造成的厚而皱的骨轮廓（图8.2F）。声影的减少或消失是骨化程度降低的标志，如果该征象很明显，则有助于缩小鉴别诊断的范围，但如果无该征象，骨化亦可能存在异常。

评估脊柱是否存在节段异常、脊柱后侧凸、扁平椎（椎体扁平）、骨化缺失、骨髓发育不良和尾部退化综合征。虽然扁平椎是最常见的脊柱畸形，但其产前诊断仍具有挑战性。脊柱的骨化缺失可导致出现椎体虚影或3个骨化中心中的1个或全部不可见（图8.5）。腰椎椎弓根间距逐渐变窄与纯合性软骨发育不良有关；腰椎椎弓根间距变宽与骨髓发育不全有关。三维成像可提供更大的视野和额外的细节，可能有助于诊断（图8.6）。

肺发育不良是致死性骨骼发育不良最可靠的预后指标。基于肺发育不良，超声对致死性骨骼发

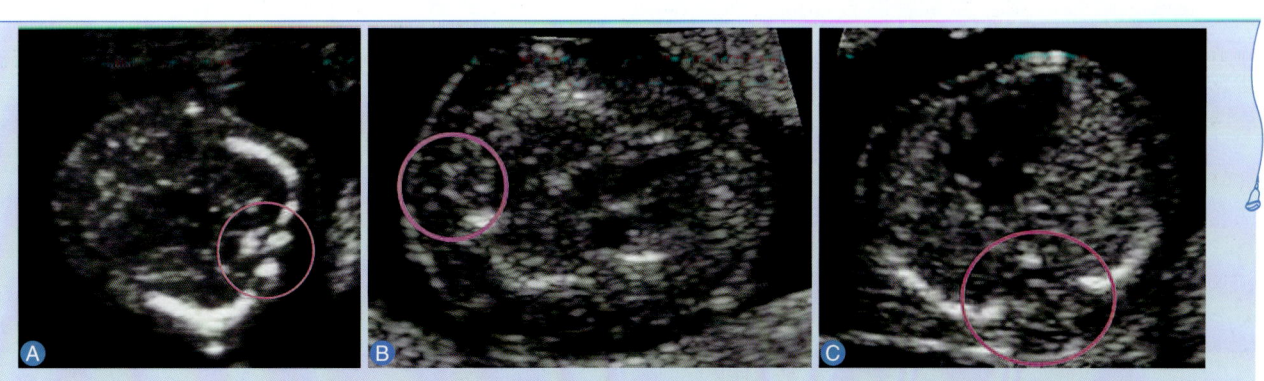

在致死性骨骼发育不良中，对胎儿脊柱骨化中心的评估可以为诊断提供有用的线索。以下病例均因肺部发育不良死亡，表现为短小的肋骨和小胸围。A.短肋多指畸形综合征，脊柱3个骨化中心均正常（圆圈）；B.软骨发育不良，脊柱3个骨化中心都有骨化缺失现象（圆圈）；C.低磷酸酯酶症，后部骨化中心骨化缺失，但椎体存在骨化（圆圈）。

图8.5 脊柱骨化中心

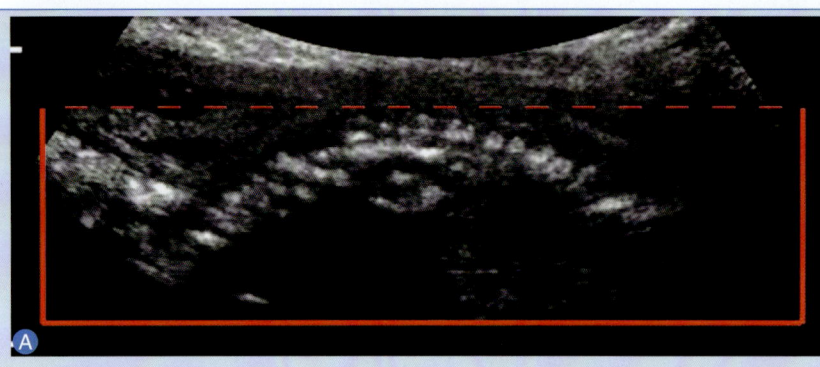
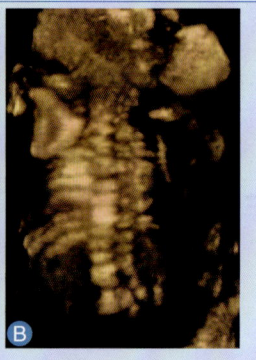

A.矢状面声像图显示了异常的脊柱分段；B.脊柱的三维重建图像进一步明确了脊柱和肋骨的异常发育，伴有异常畸形和异常融合的椎体，导致脊柱侧凸、躯干长度短、肋骨间距不一。

图8.6　妊娠22周时的脊椎肋骨发育不全

育不良的诊断准确率为85%~95%。在心脏四腔心水平测量胸围，并与列线图相比较（参见本书第三章，表4.2），胸围与腹围之比<0.8被认为是异常的。胸廓长度（从颈部到横膈肌）也要测量，并评估肋骨是否缩短。在心脏四腔心水平，肋骨通常应至少环绕胸廓的70%。肋骨保持在一个相对水平的平面内，心轴亦是如此，对评估具有帮助。在矢状面中，胸廓的前后径明显变窄与肺发育不良有关。在冠状面中，凹陷或钟形的胸廓轮廓与肺发育不良有关（图8.7）。

检查手足是否存在畸形，如马蹄内翻足或畸形手。"搭便车拇指"或拇指远端过度伸展与营养不良性侏儒症有关。固定的姿势畸形可能提示先天性多发性关节畸形。多指畸形与短肋多指畸形综合征、软骨外胚层发育不良综合征、窒息性胸廓发育不良及一些染色体异常相关。

评估胎儿颅骨是否存在巨颅、前额突出、三叶草形头颅、潜在的脑部畸形及面部畸形，如鞍鼻、眶距过宽、唇腭裂等。异常的颅骨轮廓可能提示颅缝早闭。颅骨的骨化缺失最可靠的超声征象是压缩性增加，该发现通常存在于成骨不全Ⅱ型和低磷酸酯酶症的胎儿中。与骨化缺失的颅骨相比，大脑镰可能异常明亮或呈强回声。

评估肋骨长度是否正常，从而将肺发育不良的风险降至最低，并检查其数量或外观是否异常。在大多数病例中，胎儿肋骨数量异常是无临床意义的孤立现象，在少数病例（29%）中与轻微异常相关，仅偶尔与严重畸形相关。相关的综合征包括波伦综合征、VACTERL联合畸形（椎体异常、肛门闭锁、心脏异常、气管食管瘘、肾缺如和肾发育不良、肢体缺陷）、躯干发育异常和染色体异常。三维超声容积成像有助于准确计算肋骨的数量（图8.8）。

最终，可能需要对每块骨头进行详细的检查以确定胎儿的情况。骨骼畸形的特殊征象（如锁骨或肩胛骨发育不良，肱骨、胫骨或桡骨的先天性缺如，扁平椎）有助于进一步确定是何种特定的骨骼发育不良。对心血管系统、泌尿生殖系统、胃肠道系统和中枢神经系统的详细评估应与肌肉骨骼的评

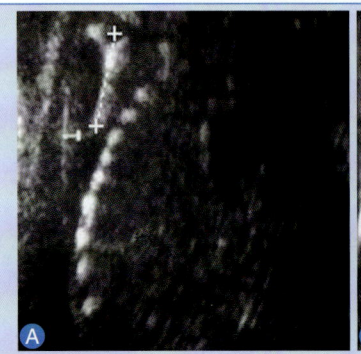
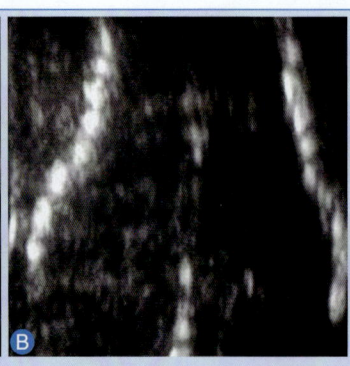
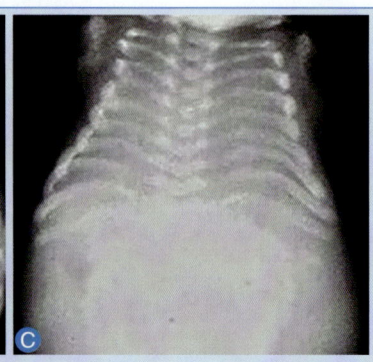

妊娠27周的三胞胎胸廓的冠状面超声声像图。A.正常三胞胎A显示正常胸廓的凸面轮廓，图中测量线测量肩胛骨；B.三胞胎B显示胸廓呈钟形；C.三胞胎B的X线片证实钟形胸廓，与肺发育不良一致。

图8.7　躯干发育异常和肺发育不良

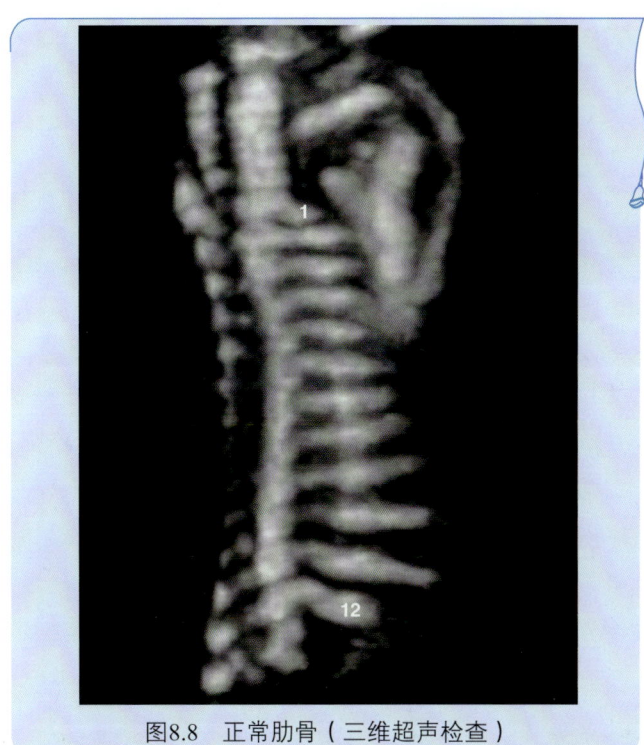

图8.8 正常肋骨（三维超声检查）

估同时进行。

异卵双胎妊娠发生骨骼畸形的风险与单胎妊娠相似，而同卵双胞胎发生骨骼畸形的风险会增加2~3倍。同卵双胎和异卵双胎在遗传和非遗传性骨骼畸形中均可能出现不一致。总之，双胎妊娠的骨骼畸形通常都是不一致的，约15%的双胎会出现相同的骨骼畸形。

（三）其他诊断技术

1. 三维超声

在诊断骨骼发育不良和肺发育不全方面，三维超声正成为二维超声的越来越有用的补充。具有高对比度的结构，如胎儿骨骼，特别适合使用三维超声重建软件和后处理技术。表面重建功能对显示细微的面部畸形（如耳低位或耳畸形、小颌畸形或与面中部发育不良有关的面部轮廓扁平）、评估颅缝早闭引起的颅骨变形或评估手足畸形特别有用。然而，尚无足够的公开发表数据来衡量这种评估方式的诊断效能（图8.9）。

2. X线检查

产前X线检查的作用是有限的。一般来说，可以进行两种拍摄：一种是前后位成像，将胎儿置于骨盆上方；另一种是角度成像，将胎儿向下投影，远离母体骶骨。四肢骨短小而形状正常，有生长恢复线，对区分严重的宫内生长受限和骨骼发育不良非常有帮助。相比之下，产后X线检查在确定许多骨骼异常的放射学特征方面起着极其重要的作用。

3. 三维CT扫描

低剂量三维CT扫描可能比二维超声具有更好的诊断效果，并可能在适当的临床情况下提供有价值的补充诊断。然而，将胎儿的辐射剂量控制在3-mGy以内是要重点考虑的。新的剂量减低技术，如迭代重建，估计可以减少多达80%的剂量。患者死亡后三维CT扫描可以提供"虚拟尸检"，特别是在家属拒绝尸检的情况下。

4. MRI

MRI在评估胎儿骨骼发育不良中的作用相对有限。然而，在超声检查结果不确定且MRI有望提供重要的额外信息的情况下，MRI检查可能是有用的。MRI也可通过"虚拟尸检"对拒绝尸检的家庭提供帮助。

5. 分子诊断

传统的分子诊断对孕期疑似骨骼发育不良的胎儿的诊断作用有限，因为获得分子诊断结果所需时间较长，尤其是需要对多个基因进行测序时。由于新一代测序技术的出现，目前能够在合适的时间内同时检测多个基因。然而，应该注意的是，分子检测为阴性并不能排除骨骼发育不良的诊断，其预后必须基于影像学发现。

对出现超声异常的单基因疾病进行产前诊断，传统上需要采用侵入性检查，如通过绒毛活体组织检查或羊膜穿刺来获取胎儿细胞和DNA。最近，利用母体循环中胎儿的游离细胞DNA进行遗传分析的非侵入性方法（无创产前DNA检测）已被用来辅助胎儿骨骼发育不良的产前超声诊断，从而消除了侵入性检查带来的流产风险。

在超过436种的骨骼发育不良中，约有70%已确定存在遗传缺陷。无创产前DNA检测可以在超声诊断前的孕早期进行，因此可能适合已知有骨骼发育不良风险的胎儿，如这些胎儿的父母受累（常染色体显性遗传病）、母亲为致病基因携带者（X连锁遗传病）或父母为常染色体隐性遗传基因携带者（个人史或家族史中已有孩子或胎儿受累）。明确诊断不仅对早期产前诊断（在超声诊断之前）非常重要，而且对高危家庭的胚胎植入前诊断也非常重要。

如果父母基因均有受累（相同或不同的常染色

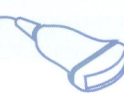

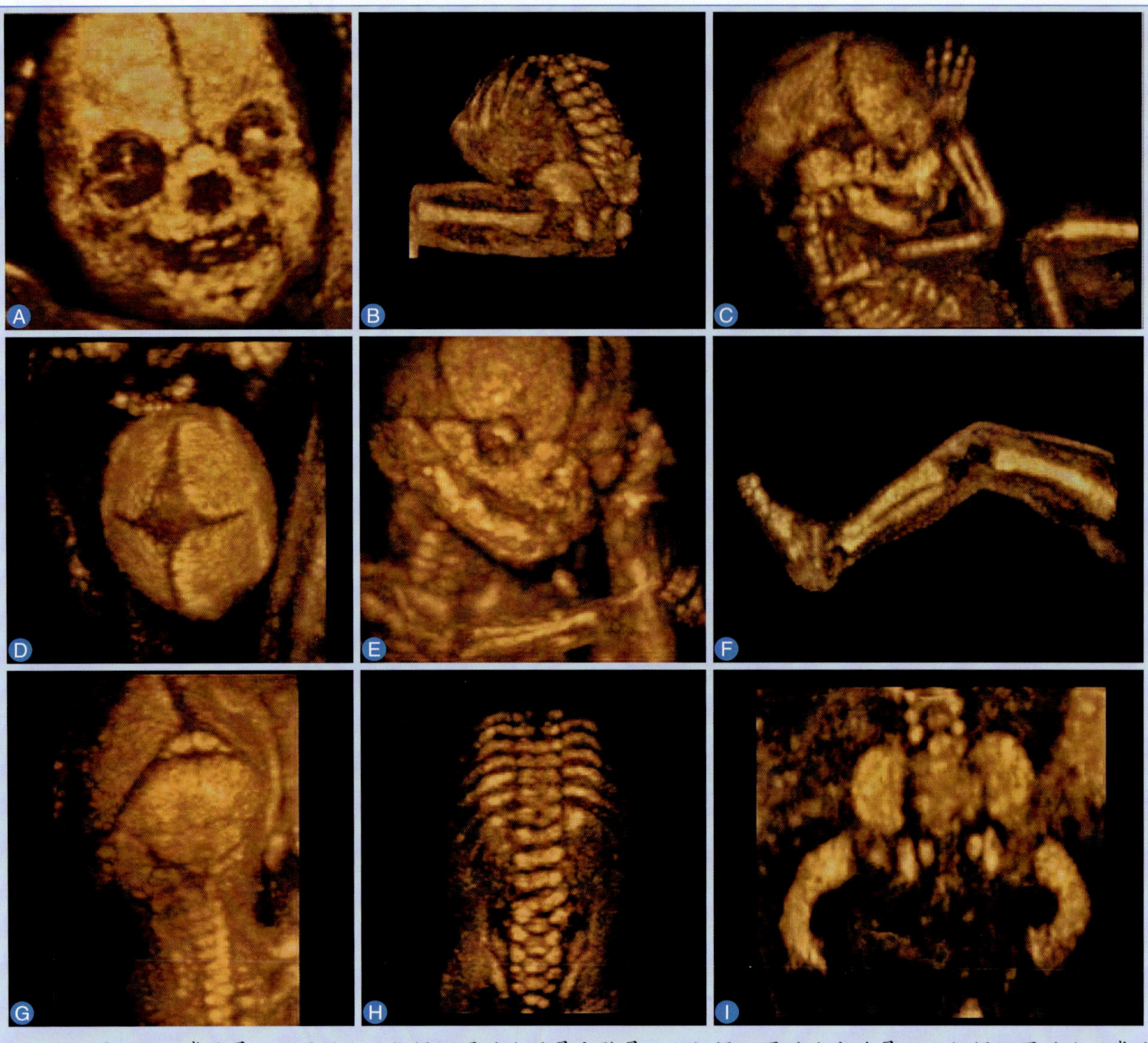

A.妊娠22周胎儿正常头骨，正面观；B.妊娠22周胎儿股骨和髂骨；C.妊娠22周胎儿上肢骨；D.妊娠22周胎儿正常头骨，上面观；E.妊娠22周胎儿面部和头骨；F.妊娠22周胎儿正常下肢，侧面观；G.缝间骨，后囟门；H.妊娠23周胎儿半椎体；I.成骨不全，股骨异常缩短、弯曲和增厚。

图8.9　三维超声声像图合集

(Courtesy of Dr. Bernard Benoit.)

体显性遗传骨骼疾病），则胎儿有25%的风险同时遗传这两种疾病。其一般会导致更严重的骨骼发育不良，而且常常是致命的。在已知父母存在致病基因的情况下，分子诊断可以鉴别出胎儿是否遗传有发育不良基因，是遗传到一种或是两种。

如果胎儿受累的风险相对较低，如父母中只有一人患有常染色体隐性骨骼发育不良，或父母二人患有不同类型的常染色体隐性骨骼发育不良，则分子诊断的适用性就不太明确。对于一对夫妇，若既往一胎患有新发的显性病变，则再次怀孕时复发相同疾病的风险<1%（由于性腺的镶嵌性），然而，如果女方或夫妇双方提出要求，也应组织讨论并进行产前诊断。

当诊断仍然不明时，骨骼发育不良专家会诊可能对明确诊断有帮助。获得产后X线片、胎儿或新生儿的DNA及纤维母细胞培养对于明确诊断、致病基因和基因突变位点是至关重要的，其可以帮助在未来的妊娠中进行植入前诊断或产前诊断。

三、致死性骨骼发育不良

致死性骨骼发育不良的特点包括严重的短肢畸形、小胸围伴肺部发育不良。肺发育不良的存在和程度是决定致死性的最重要因素，在Krakow等人的前瞻性系列研究中，对于96.8%的病例可以准确预测其致死性。使用多个参数来获得最准确的致死率预测是非常重要的，其通常与小胸腔关联的肺发育不良有关。这种致死性骨骼发育不良的定性准确度对于妊娠、分娩和活产新生儿的管理非常重要。

提示肺部发育不良的特征

- 胸围＜第五百分位，在四腔心水平测量（横切面）
- 胸围与腹围之比＜0.6
- 与正常相比，胸廓长度较短（从颈部到横膈膜测量）
- 明显缩小的前后径（矢状面）
- 胸部凹陷或呈钟形（冠状面）
- 股骨长度与腹围之比＜0.16

［With permission from Krakow D, Lachman RS, Rimoin DL. Guidelines for the prenatal diagnosis of fetal skeletal dysplasias. Genet Med. 2009；11（2）：127-13352；Nelson DB, Dashe JS, McIntire DD, Twickler DM. Fetal skeletal dysplasias：sonographic indices associated with adverse outcomes. J Ultrasound Med. 2014；33（6）：1085-1090.］

一项对预测胎儿肺发育不良的8种方法的比较研究发现，肺容积和胸围与腹围的比值表现最好。然而，这些研究大多是在先天性膈疝的胎儿中进行的，可能无法推广到骨骼发育不良的病例。其他研究显示，股骨长度与腹围的比值（＜0.16）在确定致死性方面更为准确。

是否患有致死性骨骼发育不良？

特征性的表现
严重的短肢畸形
肺发育不良

关键的鉴别特征
骨化异常
骨折
是否为巨颅
胸廓长度

许多骨骼发育不良的胎儿，其皮肤和皮下层的生长速度持续高于长骨，导致皮肤皱褶相对增厚，有时会被误认为胎儿水肿。羊水过多很常见，可能与小胸廓压迫食管、胃肠道异常、小颌畸形和（或）肌张力低下等因素的不同组合有关。

常见的致死性骨骼发育不良在新生儿中发生率低于1/10 000，罕见类型的发生率低于1/100 000。

致死性骨发育不良、软骨发育不良和Ⅱ型成骨不全是最常见的3种致死性骨骼发育不良，占所有致死性骨骼发育不良的40%～60%。根据地区和转诊模式的不同可能会有不同。例如，在笔者的三级转诊诊疗中心，最常见的两种是成骨不全和成纤维细胞生长因子受体3型软骨发育不良，其中包括致死性骨发育不良。

笔者建议采用"关键特征"来评估骨骼发育不良，包括短肢畸形的程度、骨化程度、是否为巨颅及胸廓长度和周长，从而提高致死性骨骼发育不良的诊断特异度和易诊断性（表8.4）。

表8.4 胸围减小的严重短肢畸形

	骨化	骨折	巨颅	短躯干
致死性骨发育不良[a][b]	正常	无	有	无
软骨发育不良	斑点状骨化缺乏	偶见	有	有
成骨不全Ⅱ型	广泛骨化缺乏	极常见	无	有
先天性低磷酸酯酶症	斑点状或广泛骨化缺乏	无	无	无

注：[a]纯合性软骨发育不良与致死性骨发育不良相似，但可以相鉴别，因为软骨发育不良为显性遗传，其父母双方均为杂合性软骨发育不良。
[b]短肋多指发育不良与致死性骨发育不良相似，但无巨颅或多指的表现。

（一）致死性骨发育不良

致死性骨发育不良是最常见的致死性的骨骼发育不良，其新生儿发病率为0.24/10 000～0.69/10 000。主要的超声特征是早期发生严重的以肢根型为主的短肢畸形、巨颅（不成比例的大头）、胸围减小但躯干长度正常。骨化正常且无骨折。在妊娠晚期（第三孕期），四肢缩短到与身体成直角。皮肤褶皱增厚且冗余，这是由于皮肤和皮下层的生长速度相对快于骨骼的生长速度（图8.10，图8.11，动图8.1）。

骨骼的超声评估

长骨
肢体缩短的程度
肢体缩短的模式
骨化程度
是否有骨折、弯曲、成角
异常的形状或轮廓
肢体缩小异常
骨骼发育不良或缺如

脊柱
骨化缺乏的程度和模式

骨骼的超声评估
续
扁平椎
节段或曲度异常
尾椎退化综合征
脊髓发育不良
胸廓
胸廓长度和胸围
肋骨发育不良
肺发育不良的钟形胸廓
横截面上呈凸形轮廓
手足
姿势畸形
手指或足趾数目异常
并指畸形
颅骨
巨颅
前额突起
颅缝早闭
可压缩性或骨化程度异常
面部特征
唇裂和腭裂
眶距过宽和眶距过窄
面中部发育不全或鼻梁扁平

Langer等人区分了两种类型的致死性骨发育不良。1型致死性骨发育不良较常见,通常由FGFR3基因的R248C和Y373C突变引起,典型表现为"听筒"形股骨(图8.2H)。由于其末端骨骺的增宽,严重缩短的管状骨呈现出弓形或弯曲的外观。1型致死性骨发育不良与前额突出、鼻梁扁平伴面中部发育不良有关。偶尔,颅缝早闭会导致轻度的"四叶草"头颅畸形。扁平椎畸形亦可见。2型致死性骨发育不良通常由FGFR3基因的K650E突变引起,此时股骨通常是直的,长骨干骺端呈"喇叭口样"膨大,颅骨在冠状面呈"四叶草"或"三叶草"样改变,这是由人字缝和冠状缝过早闭合造成的(图8.12)。与这种不寻常的颅骨畸形可能相关的其他疾病包括纯合性软骨发育不良、躯干发育异常和13-三体综合征。1型致死性骨发育不良和2型致死性骨发育不良都是常染色体显性遗传病,所有病例均由FGFR3基因的新发突变引起。与FGFR基因的突变有关的疾病还包括软骨发育低下、软骨发育不良和黑棘皮症(SADDAN综合征),以及各种颅骨发育不全,包括Crouzon综合征、Apert综合征和Pfeiffer综合征。

致死性骨发育不良和纯合性软骨发育不良有许多表型相似之处,二者的超声和X线片表现相同,可以通过阳性家族史来鉴别,纯合性软骨发育不良的父母双方都是软骨发育不良的杂合子(图8.13)。另一表现为管状骨弯曲的情况是躯干发育异常,可以通过其合并的其他特异征象与致死性骨发育不良相鉴别,如肩胛骨发育不全和小颌畸形。

扁平椎,即椎体扁平,是致死性侏儒前后位X线片上最具特征的征象之一(图8.10A)。椎体呈U型或H型结构,椎间盘间隙的高度相对增加。扁平椎在超声检查中表现为椎体较薄,椎体两侧有相

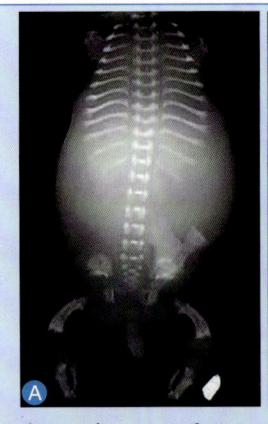 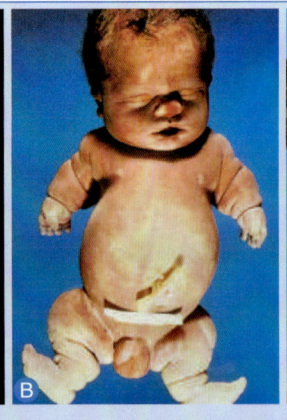 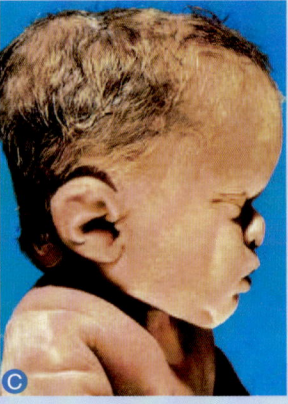

A.前后位X线片显示骨化正常,四肢骨骼短小弯曲,严重的扁平椎伴椎体呈U形,胸廓狭小伴肋骨短小;B.前后位标本照片显示严重的短肢畸形,足部相对较好,多余的皮肤褶皱套叠,胸廓小而呈钟形;C.侧面标本照片显示巨颅,前额突出,鼻梁扁平。

图8.10 妊娠33周胎儿致死性骨发育不良

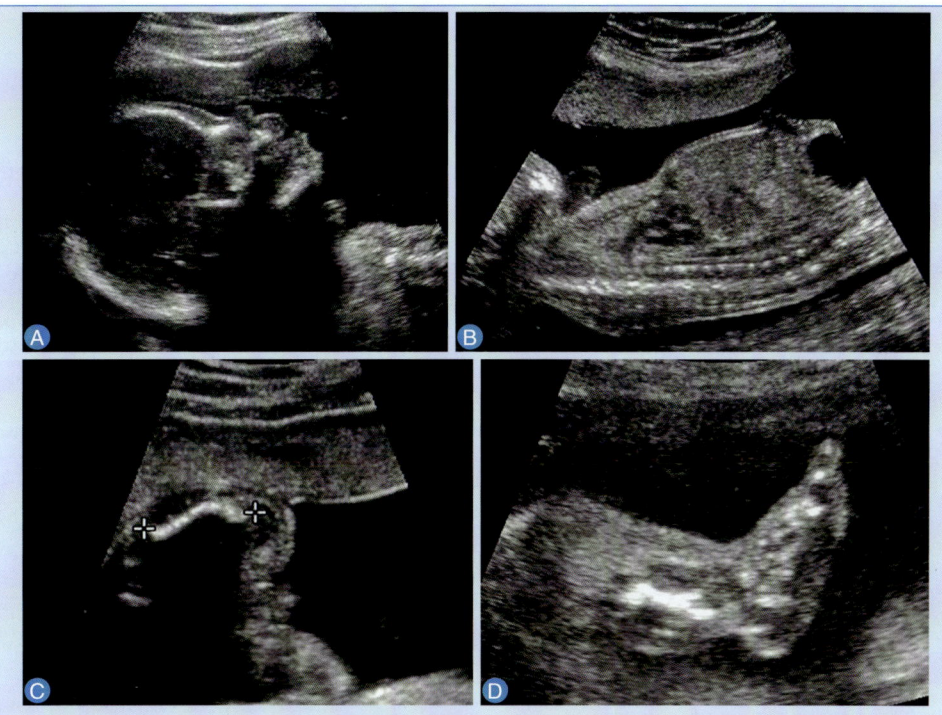

A.侧面观显示面中部发育不良伴鼻梁扁平;B.矢状面声像图显示胸廓异常狭窄,腹部相对隆起,提示致命的肺部发育不全;C.股骨短而弯曲(标尺);D.与极度缩短的胫骨相比,足部长度正常。

图8.11 妊娠22周胎儿致死性骨发育不良
(Courtesy of Fetal Assessment Unit, University Health Network.)

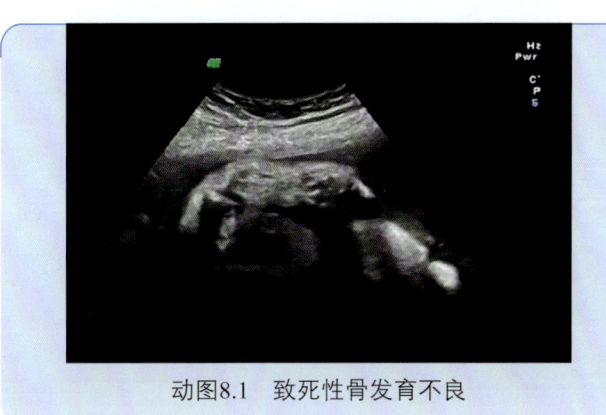

动图8.1 致死性骨发育不良

对较大的低回声,即椎间盘间隙(图8.14)。致死性骨发育不良的椎体高度与椎体间隙(椎体和椎间盘)之比低于正常胎儿。在软骨发育不良和Ⅱ型成骨不全的病例中,也可能发生扁平椎。

相关的中枢神经系统表现包括全前脑畸形、胼胝体发育不全、多小脑回畸形、灰质异位症和脑室扩大。在妊娠20周时,胎儿超声可常规观察到下颞叶的异常深横沟,从而有助于确定具体的诊断(图8.15)。这些明显的特征早在第一孕期后期即已确定。胎儿期颞叶发育不良的表现不尽相同,可能是由综合因素所致,包括其他更引人注目的征象

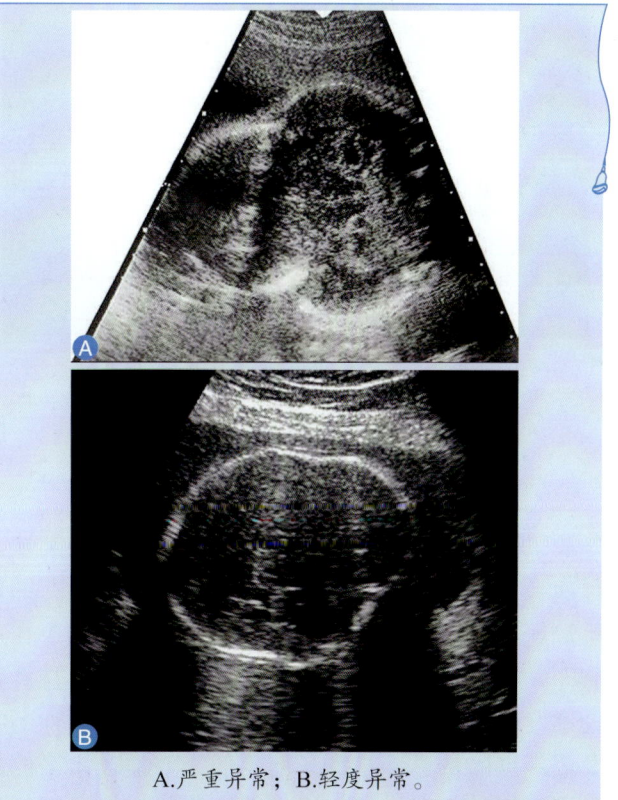

A.严重异常;B.轻度异常。

图8.12 致死性骨发育不良的"三叶草"形头颅畸形
(Courtesy of Greg Ryan, MD, University of Toronto.)

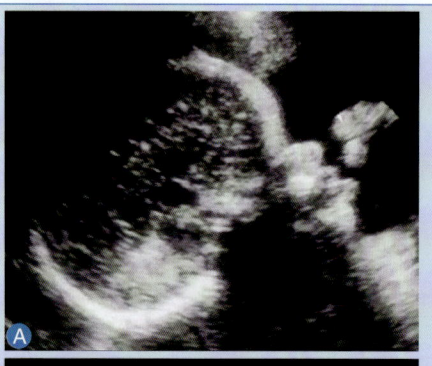

A.侧面声像图显示巨颅、前额突出和鼻梁扁平；B.通过横切面声像图显示眼眶（测量线表示眼眶外直径）和鼻骨，证实鼻梁扁平。

图8.13 妊娠34周胎儿纯合性软骨发育不良

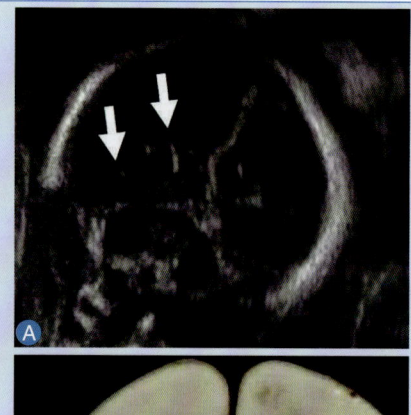

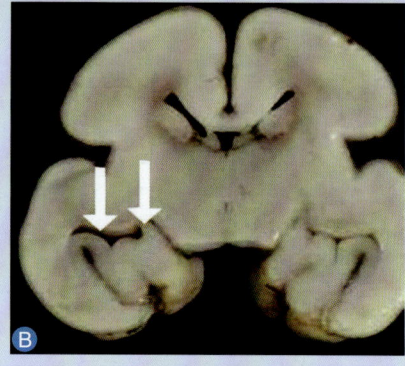

A.调整后的冠状位斜切面声像图显示颞叶脑回异常，存在多处深脑沟（箭头）；B.大体照片证实颞叶的深脑沟（箭头）。

图8.15 妊娠19周致死性骨发育不良胎儿的颞叶发育不良

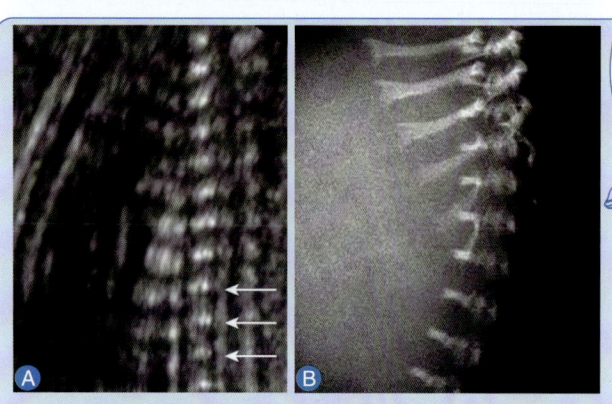

A.扁平椎在超声声像图上显示为锥体薄（箭头）、椎体两侧相对较大的低回声（椎间盘间隙）；B.相应的脊柱侧位片，短的肋骨伴有宽的杯状骨骺端。

图8.14 妊娠33周胎儿致死性骨发育不良

分散了诊断注意力，缺乏专门切面观察，以及缺乏对这一特征的认识等。Wang等人的研究表明，即使无常规的专门切面观察，79%的病例（11/14）在产前即发现了颞叶发育不良。笔者建议，在存在严重骨骼发育不良的胎儿中，应在检查流程中增加颞叶发育不良的特异性扫查，使用低于双顶径水平的低位横切面和包括小脑中线的冠状位斜切面以更好地显示颞叶，从而提高诊断的特异度。使用多平面重建的三维成像也可以证实这些发现。

致死性骨发育不良、软骨发育不良和软骨发育低下均与*FGFR3*基因突变有关。颞叶发育不良已在后两种情况的儿童中得到发现。然而，致死性骨发育不良和软骨发育低下的颞叶脑沟异常发生部位不同，前者通常发生于颞叶的下方，而后者则主要发生于颞叶的内侧。一项研究显示，在一例软骨发育低下的病例中，产前MRI检查发现内侧颞叶发育不良。

其他畸形可能包括马蹄肾、肾积水、先天性心脏病（房间隔缺损和三尖瓣关闭不全）、桡尺骨性结合和肛门闭锁。

（二）软骨发育不良

软骨发育不良是第二常见的致死性骨骼发育不良，发病率为0.09~0.23/10 000。这是一种显性遗传多样性软骨发育不良，其特征为严重的短肢、巨颅、小胸围、短躯干和骨化减少。骨化异常在椎体、坐骨和耻骨最明显，导致躯干长度大大缩短，胸围减小，偶尔发生骨折。经典表现为，由于椎体的骨骼发育异常，脊柱横切面声像图中只出现椎体后部两个高回声结构或神经弓，其与低磷酸酯酶症相反，低磷酸酯酶症主要累及椎体后部的椎弓，仅有少量椎骨受累。软骨发育不良的常见并发症还包括羊水过多、浑浊，皮肤皱襞多。

1型软骨发育不良（ACG1）约占20%，分为A型和B型（ACG1A和ACG1B）。肋骨骨折可见于ACG1A，而不存在于ACG1B。两者都具有常染色体隐性遗传方式，因此存在25%的复发风险。ACG1A由*TRIP11*突变引起，ACG1B由硫酸盐转运蛋白基因突变引起。ACG1A和ACG1B均有严重的短肢，短肢骨的表现为长度短、呈长方体、其干骺端呈扇形且边缘可见骨刺。其他征象包括颅盖、椎体、骶骨和耻骨部分或完全未骨化。因为极其有限的骨骼框架，皮下组织可出现异常增多，多个皮肤皱襞形成套筒，产前可能被误认为胎儿水肿。

2型（AGH2）或Langer-Saldino型软骨发育不良，占软骨发育不良病例的80%。其是由编码Ⅱ型胶原蛋白的*COL2A1*基因的一种新发显性突变引起的，复发风险很低。其特点是颅骨骨化正常而脊柱、骶骨、耻骨骨化缺失（图8.16）。在所有骨骼发育不良中，2型软骨发育不良（ACG2）的脊柱骨化程度最低。Ⅱ型胶原蛋白的异常，临床表现可以从轻微到致命，也许很难得出关于致死性的确切结论。一般来说，相对较长的管状骨和身体长度与生存率的增加有关。软骨发育低下的表现与软骨发育不良类似，通常是致命的，但在X线片上显示较轻，脊柱、骨盆和长骨有较好的骨化。另一种需要鉴别的情况是Kniest发育不全，其特征为椎体冠状位开裂和骨骼干骺端膨大（最显著的是股骨近端）。

软骨发育不良的两个关键特征是骨化异常和躯干缩短，其区别于致死性侏儒，后者骨化和躯干长度正常。两者均表现为巨颅和严重的短肢。

（三）成骨不全

成骨不全是一种遗传异质性的胶原蛋白紊乱，其临床特征是骨质脆弱导致骨折（图8.17，图8.18），发病率是1/60 000。到目前为止，成骨不全有4种临床类型，均为常染色体显性遗传，并与*COL1A1*或*COL1A2*基因突变有关。Ⅱ型成骨不全是致命的，而其他类型则较轻微。在过去的几年中，许多新的致病基因被发现。大多数参与了Ⅰ型胶原蛋白生成、处理和转运的复杂过程（表8.5）。尽管有一些具有隐性遗传模式，但大多数成骨不全符合Sillence分型，并可分为Ⅰ型、Ⅱ型、Ⅲ型或Ⅳ型。Ⅴ型成骨不全在表型上以增生性组织愈合形成骨骺线和前臂骨间膜骨化为特征，为常染色体显性遗

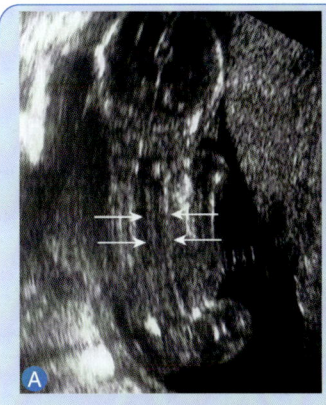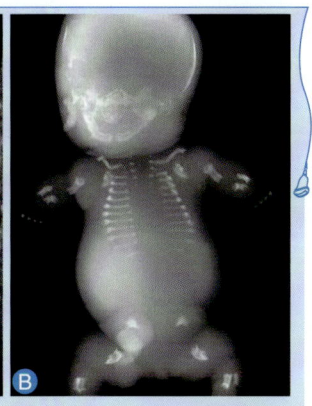

A.冠状位超声声像图显示胸廓小，皮下组织多，脊柱骨化缺失（箭头），颅骨骨化减少；B.尸检X线片显示巨颅，颅骨骨化减少，几乎没有脊柱骨化（只有颈椎区域的一些椎体后部骨化），伴有严重的短肢，骨骼极短且宽，伴有干骺端骨刺，肋骨短而平，两端展开。

图8.16　18周时发生的软骨发育不良
（Courtesy of Shia Salem, MD, University of Toronto.）

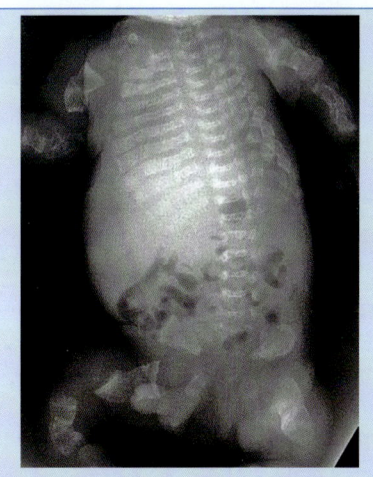

尸检X线片显示严重的短肢，骨质波浪状增厚是由于无数骨折和大量骨痂形成，多处骨折导致肋骨缩短和椎骨扁平。

图8.17　妊娠32周胎儿成骨不全ⅡA型

传。基于骨骼X线检查结果的Sillence分型修订版，仍然是最常用的区分成骨不全亚型的方法。

根据绒毛取样或羊膜穿刺术获得DNA可以进行产前诊断。Ⅰ型、Ⅲ型和Ⅳ型将在非致死骨发育不良章节中进一步描述。

Ⅱ型成骨不全是典型的新生儿期致死类型，通常由*COL1A1*基因新的显性无效突变导致。根据经验，Ⅱ型成骨不全复发风险为6%，其中大多数是由亲本种系和体细胞嵌合体引起的，但也可能是一种常染色体隐性遗传。胶原形成不足导致骨质脆弱，引起多次反复宫内骨折。Ⅱ型成骨不全患病率为0.18/10 000，主要的超声特征包括严重的短肢、胸

围和躯干长度减小、骨化减少和多发骨折。颅顶大小正常，但由于骨化减少，颅内容物的显示度及探头对颅骨的可压缩性增加（图8.19）。大脑镰可能比未骨化的颅骨显得明亮或回声更强，近场大脑半球的细节异常清晰，可出现大囟门及颅缝，普遍存在小颌畸形（图8.20）。

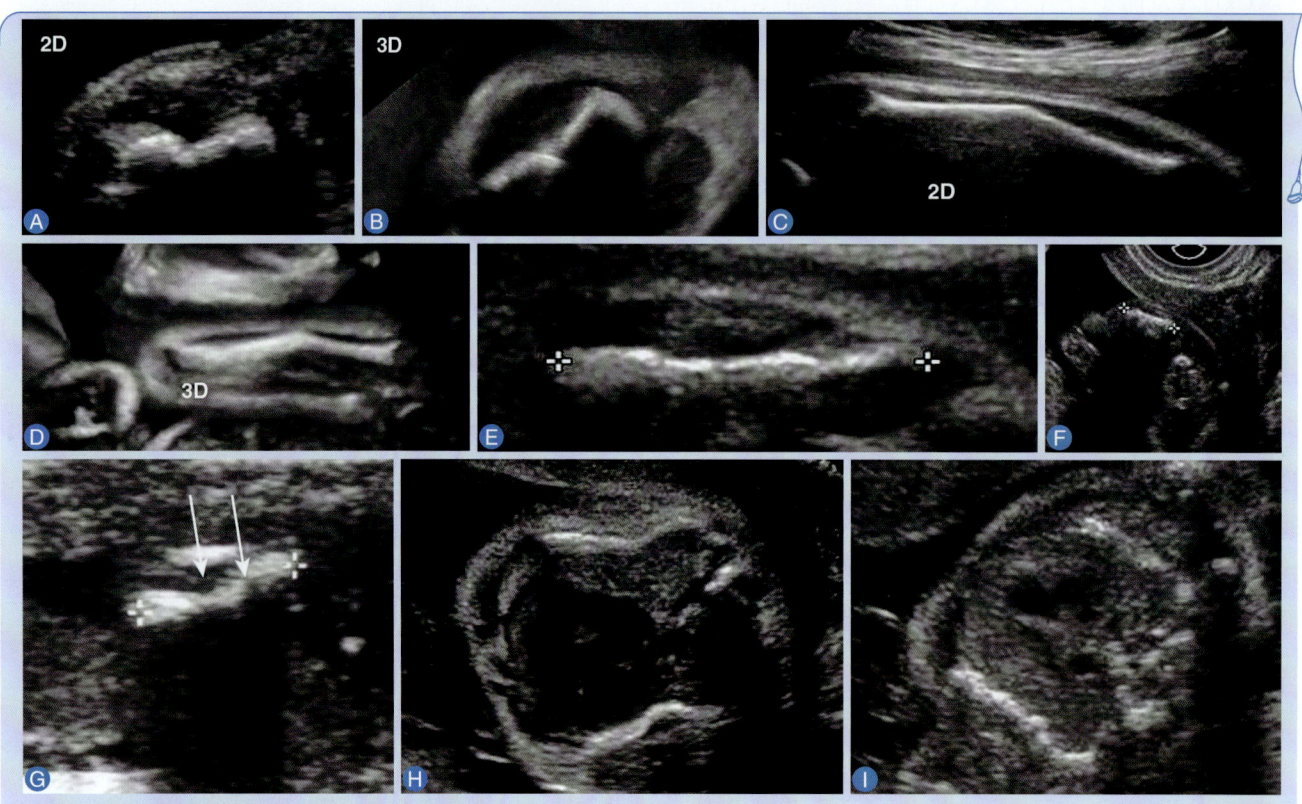

A. ⅡA型，二维超声声像图显示股骨极短，至少有两处骨畸形，符合骨折，上覆多余软组织；B.相应三维超声声像图显示中部骨折伴骨痂形成；C. Ⅰ型，非致死性成骨不全，股骨长度正常，呈轻度成角；D.相应三维超声声像图显示骨折成角愈合；E.Ⅲ型，轻度至中度缩短的股骨多发骨折表现为多处皮质不连续，缺乏骨化的骨干可以表现为皮质增厚，标尺之间测量的是股骨长度；F.Ⅱ型，反复的骨痂形成导致股骨极短且骨质增厚，缺乏骨化的脆性骨仍然可见声影，因此声影存在并不是正常骨化的可靠标志，标尺之间测量的是股骨长度；G.Ⅱ型，缩短的胫骨（箭头）至少有两处不连续，符合骨折，广泛的骨化减少也仍存在声影，标尺之间测量的是股骨长度；H.Ⅱ型，胸部横切面声像图显示胸廓侧面呈典型的凹面，这可能是在宫内胎儿肘部碰撞脆弱的胸廓，造成重复骨折形成的；I.Ⅱ型，胸部横切面声像图显示正常长度的肋骨，每根肋骨内多处骨折，形成波浪状轮廓。

图8.18 成骨不全：各种骨折超声表现

表8.5 成骨不全的分类类型

类型	临床特征	产前发现	预后	遗传特征	分子异常
Ⅰ	身材正常，很少或没有畸形，巩膜蓝色，50%听力丧失 ⅠA型：正常牙齿 ⅠB型：乳白色牙齿	偶见短、弯的长骨和骨折	一般	常染色体显性遗传	COL1A1基因的无意义或移码突变
Ⅱ	致命的；颅骨骨化不足，"串珠状"肋骨，扁平的股骨，显著的长骨畸形，蓝色巩膜，三角形面部，扁平椎	短肢 肋骨和长骨的骨折 颅骨骨化不足	致命的	常染色体显性遗传（新突变）导致复发的原因是父母生殖系嵌合体	COL1A1或COL1A2基因甘氨酸错义突变
Ⅲ	通常伴有长骨骨折；出生时中度畸形，但骨骼逐渐变形；三角形面部，蓝色巩膜，乳白色牙齿，听力下降，身材矮小	偶见短、弯的长骨和骨折	不能走动，需要轮椅	常染色体显性遗传 导致复发的原因是父母生殖系嵌合体 常染色体隐性遗传（罕见）	COL1A1或COL1A2基因甘氨酸错义突变
Ⅳ	轻度至中度骨骼畸形和身材矮小；ⅣB型乳白色牙齿，一些家庭中发生听力损失；白色巩膜	偶见短、弯的长骨和骨折	一般	常染色体显性遗传 导致复发的原因是父母生殖系嵌合体	COL1A1或COL1A2基因甘氨酸错义突变

资料来源：Modified from Sillence DO, Senn A, Danks DM. Genetic heterogeneity in osteogenesis imperfecta. J Med Genet. 1979; 16: 101-116.

胎儿肘部碰撞脆弱的胸廓所致。肋骨因发育不良而呈现短小。由于反复骨折和骨痂愈合的形成，肋骨可表现为连续状、"串珠状"或"波浪状"。多发压缩性骨折可导致扁平椎的发生。

诊断Ⅱ型成骨不全的3个标准是：①股骨长度低于平均值3个标准差；②颅骨缺乏骨化；③单个骨发生多发骨折。早期诊断可能在孕13~15周。孕17周后的正常超声检查可排除这种诊断。

（四）低磷酸酯酶症

先天性低磷酸酯酶症表现为新生儿期致死性的低磷酸症，是一种常染色体隐性遗传的、由组织缺乏非特异性碱性磷酸酶引起的骨骼发育不良。先天性低磷酸酯酶症的发生率为1/100 000，主要特征是严重的短肢、小胸围和正常长度的躯干、骨化缺乏和偶尔发生的骨折，颅骨大小正常。

骨化缺乏的长骨因为骨折可能会变得弯曲，偶见成角。这些骨因为薄且脆可能很难显示。颅顶因缺乏骨化，探头在局部施压可使其发生形变。与成骨不全不同，先天性低磷酸酯酶症的骨化减少，从斑片状分布到弥漫性分布，并严重累及脊柱和颅骨。短肋导致胸围减小，但躯干长度正常。羊水过多是一种常见表现。

主要需与成骨不全Ⅱ型进行鉴别诊断。低磷酸酯酶症和成骨不全Ⅱ型均表现为严重的短肢、缺乏骨化、小胸围，以及因缺乏骨化而可压缩的正常大小的颅骨。Ⅱ型成骨不全骨骼的脆性程度更大，导致无数骨折和增厚呈"波浪状"的骨骼外观，与先天性低磷酸酯酶症中薄而脆的骨骼外观形成鲜明对比。正常的躯干长度和头颅大小有助于区分低磷酸酯酶症和软骨发育不良。典型的先天性低磷酸酯酶症是椎体后部结构骨化较差，而在软骨发育不良中，椎体骨化减少最明显，椎体后部结构相对较好（图8.21）。除非发生严重的多骨畸形，低磷酸酯酶症中软骨组织通常是可以形成的，因此胎儿的大体外观更为正常，其有助于将低磷酸酯酶症与其他致死性骨骼发育不良区分开来。

（五）躯干发育异常

躯干发育异常或弯肢发育不良，是一种罕见的常染色体显性遗传病，通常由SOX9（性别决定区Y-Box 9）的新发显性突变导致，发病率为0.5~1.0/100 000。因合并喉气管软化症和胸腔轻度

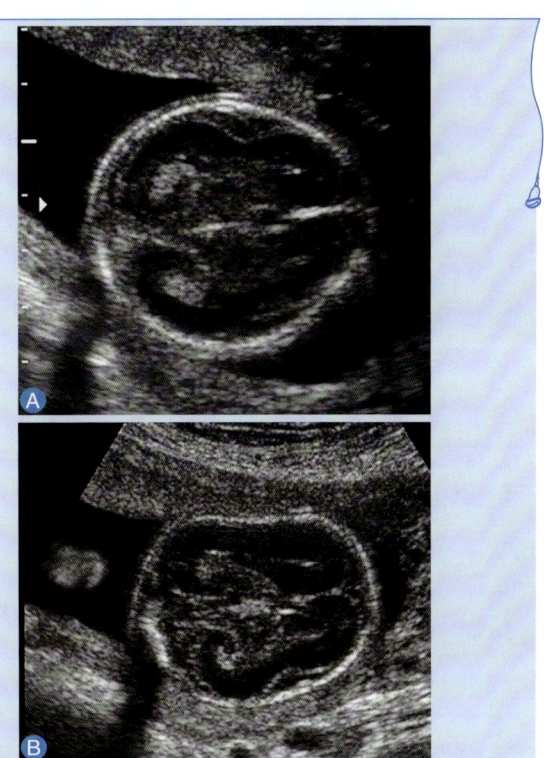

A.圆形头部轮廓；B.探头对缺乏骨化的颅骨轻微施压，即导致颅骨轮廓变扁。注意囟门和颅缝变宽，近场颅内容物更容易显示（而正常胎儿的近场通常会有来自骨化颅骨的声影）。

图8.19　17周胎儿ⅡA型成骨不全

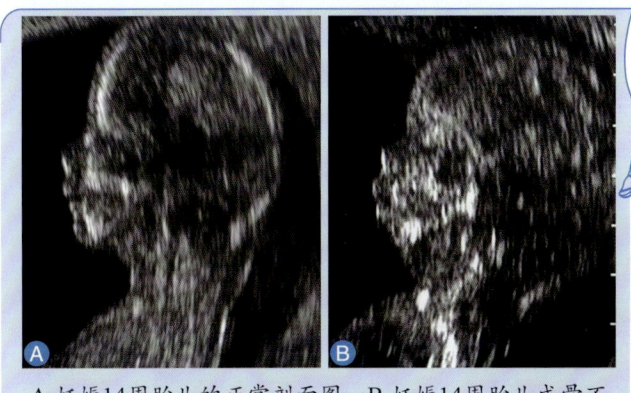

A.妊娠14周胎儿的正常剖面图；B.妊娠14周胎儿成骨不全的面部特征，伴有颅骨和鼻骨骨化缺乏及小颌畸形。

图8.20　面部正中矢状面：正常与成骨不全对比

广泛骨化缺乏导致无数骨折的发生。管状骨表现为典型的"手风琴"或褶皱轮廓，是因为多次宫内骨折引起的重复性骨痂愈合。成角和弯曲通常与严重的短肢有关。在超声检查中，骨骼可能会出现增厚，因为缺乏骨化的骨比正常骨化的骨反射声波少，可出现声影或不伴声影或伴弱声影，所以声影是不可靠的。多处肋骨骨折导致胸廓呈凹面而非凸面，这种凹形通常在胸廓的侧面最明显，据推测是

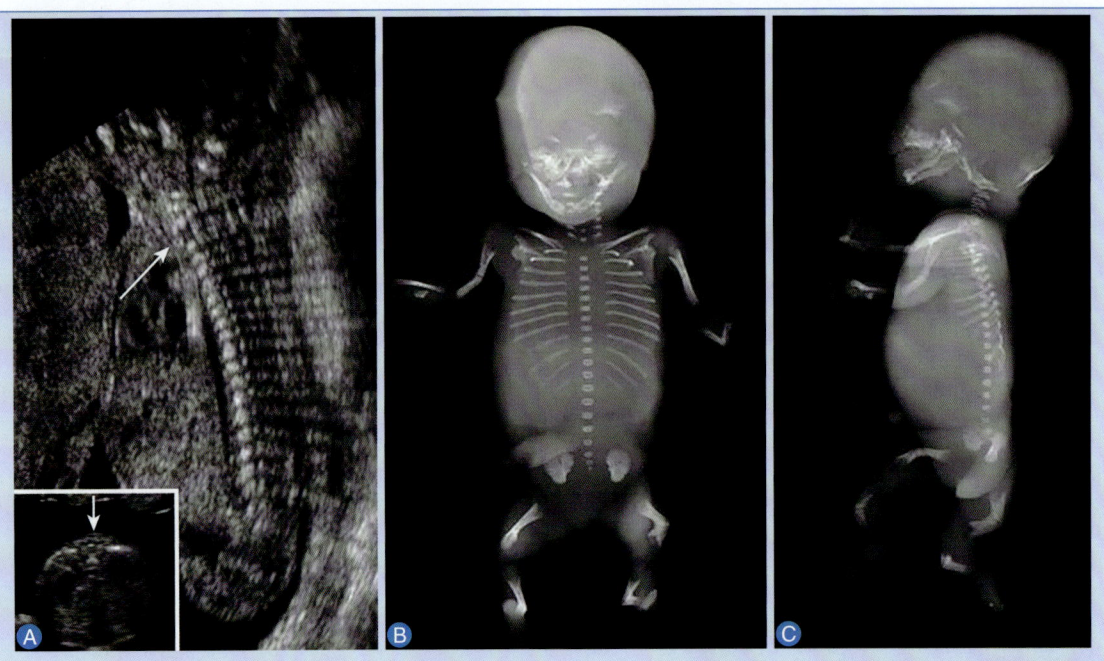

A.脊柱矢状位显示椎体后部结构无骨化，可见斑片状脊椎缺乏骨化伴有颈椎椎体骨化缺失（箭头），胸腔的前后径是狭小的，插图为上腹部横切面声像图，显示脊椎后部结构骨化缺失（箭头），椎体保持骨化；B.正位X线片证实颈椎椎体骨化缺失，椎体后部结构骨化缺失，其他发现包括肋骨发育不良，偶见骨折，小短肢和颅骨骨化减少；C.侧位X线片证实脊柱后部结构骨化缺失。

图8.21　妊娠18周胎儿低磷酸酯酶症

狭窄引起的呼吸功能不全，大多数病例会致死。

躯干发育异常典型的骨骼特征是胫骨和股骨短且呈弓状，腓骨发育不良或缺失，马蹄内翻足（畸形足），肩胛骨发育不良（图8.22）。上肢也可能发生弯曲。其他骨骼特征可能包括脊柱侧弯、颈胸椎发育不良或骨化缺失、髋关节脱位、11对肋骨、面部畸形，后者包括小颌畸形和腭裂（皮埃尔·罗宾序列）。大约33%的胎儿伴有先天性心脏病、大脑（如侧脑室扩张）和肾脏（如肾盂扩张）异常。

在46,XY患者中，约75%出现了性别反转，缺陷的程度从外生殖器性别不清到正常的女性外生殖器外观等。负责躯干发育异常的基因在胎儿的大脑、睾

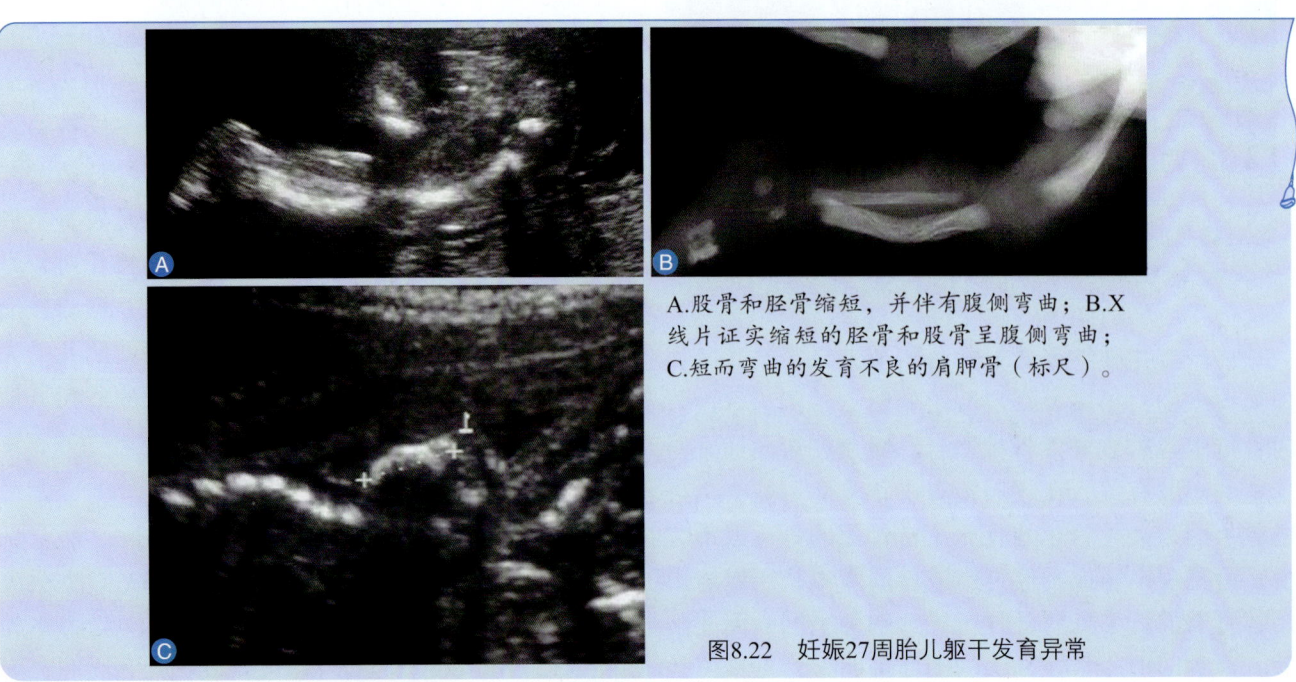

A.股骨和胫骨缩短，并伴有腹侧弯曲；B.X线片证实缩短的胫骨和股骨呈腹侧弯曲；C.短而弯曲的发育不良的肩胛骨（标尺）。

图8.22　妊娠27周胎儿躯干发育异常

丸、长骨、肋骨的软骨膜及软骨细胞中表达。

（六）短肋多指畸形综合征

短肋多指畸形是一种罕见的、致命的骨骼发育不良，具有常染色体隐性遗传模式，属于一组称为"纤毛软骨发育不良"的疾病。该疾病其他表现还包括Jeune窒息性胸椎营养不良（Jeune综合征）、迈因策尔-萨尔迪诺综合征（Mainzer-Saldino综合征）、Sensen-brenner综合征、颅骨外胚层发育不良、口-面-指综合征4和软骨外胚层发育不良综合征。这种遗传模式的唯一例外是魏尔斯面骨发育不全，其是由EVC基因的杂合突变引起的。所有类型的特点是严重的小短肢和小胸围。颅骨的大小和骨化正常。多数病例出现多指畸形、心脏畸形和泌尿生殖系统畸形。

软骨外胚层发育不良（Ellis-van Creveld综合征，图8.23A，图8.23B和图8.23E）和窒息性胸廓发育不良有相似的特征，但四肢缩短和胸廓狭窄较轻。

短肋多指综合征或短肋胸廓发育不良伴或不伴多指综合征包含多种类型：1型（Saldino-Noonan）和3型（Verma-Naumoff）综合征由*DYNC2H1*基因（动力蛋白、细胞质2、重链1）和*IFT80*（细胞纤毛内转运蛋白80）基因突变引起；2型（Majewski或SRTD6）由*DYNC2H1*和*NEK1*基因突变引起；4型（BeemerLanger）可无多指畸形；5型是由*WDR35*基因的纯合或复合杂合突变引起的，影像学和临床特征有助于鉴别。

纤维软骨增生症很罕见，往往是致命的，幸存者通常遭受严重的躯体和神经损伤，其是*COL11A1*和*COL11A2*基因纯合突变或复合杂合突变引起的常染色体隐性遗传的肢体软骨发育不良。典型特征包括胸廓狭窄（杯状的短肋骨），短长骨的干骺端不规则且周围可见骨刺，关节外点状钙化，骨化减少的椎骨（尤其是颈椎）和脊柱裂。其他特征包括扁平面容和腭裂。

（七）其他发育不良

其他致死性骨骼发育不良包括骨发育不全症、boomerang发育不良、de la Chapelle发育不良和Schneckenbecken发育不良。这些发育不良很少见，很难在产前诊断出来。

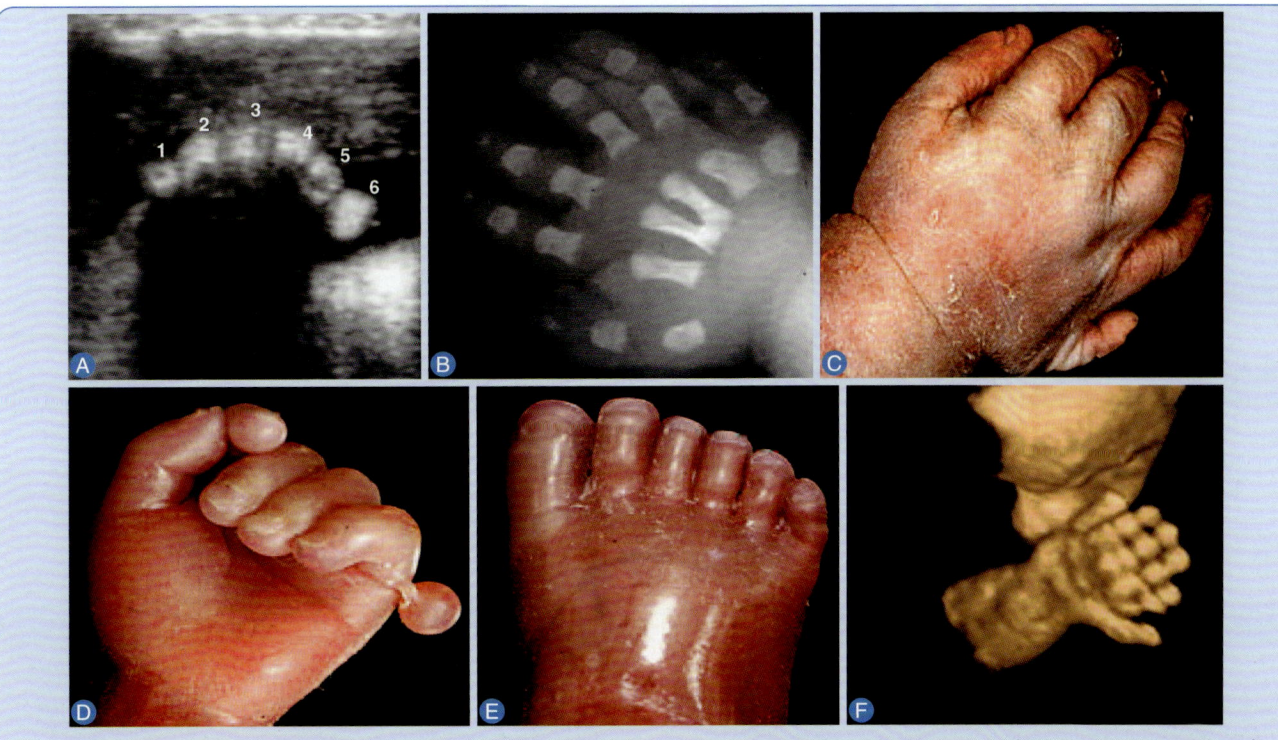

A.Ellis-van Creveld综合征，六趾，横切面声像图显示为轴后多指；B.对应X线片显示轴后多指畸形，可见第三和第四掌骨远端指骨发育不全和融合；C.对应的病理标本；D.多指畸形可表现为无骨成分的软组织结节；E.合并足趾多趾畸形的Ellis-van Creveld综合征；F.三维超声声像图显示孤立性家族性多指畸形。

图8.23 多指（趾）畸形

四、非致死性或预后多变的骨骼发育不良

非致死性或预后多变的骨骼发育不良通常表现为较轻和较晚发病的骨骼畸形。表8.6~表8.8中描述了具有特征性超声检查结果的非致死性或预后多变的骨骼发育不良。

（一）杂合性软骨发育不良

在杂合性软骨发育不良中，约98%的病例c.1138g＞A（p.Gly380Arg）基因突变、约1%的病例c.1138g＞C（p.Gly380Arg）基因突变。FGFR3基因也与孤立性颅缝早闭、致死性骨发育不良和某些软骨发育不良有关。对与软骨发育不良有关的基因和基因突变的鉴定，可以通过DNA分析帮助杂合子父母进行胚胎植入前的基因诊断及孕期产前诊断。

杂合性软骨发育不良是最常见的非致死性骨骼发育不良。发病率为1/26 000。与父系高龄有关，约80%的病例是自发性常染色体显性突变导致的，其余的病例则来自杂合子的父系。

杂合性软骨发育不良主要特征包括轻至中度的肢体短缩（上肢更明显）、巨颅、额凸、鼻梁凹陷、面中部发育不全和手呈"三叉戟状"的短指。双顶径通常在第97百分位以上。椎弓根间的距离从上至下逐渐变窄。在妊娠晚期，股骨长度与双顶径之间逐渐发生差异，与双顶径相比，股骨长度低于第一百分位（图8.24），该情况可能发生在孕21周或孕27周。之前认为该疾病是在孕晚期诊断的，最近的研究表明孕中期亦可诊断。

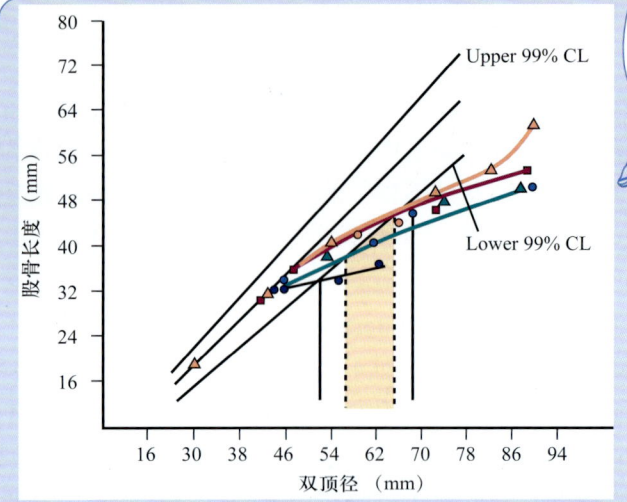

7例杂合性软骨发育不良。当双顶径对应于27周（≈69 mm）的胎龄时，股骨长度下降到99%置信区间（CL）以下。

图8.24 股骨长度与双顶径对比

[With permission from Kurtz AB, Filly RA, Wapner RJ, et al. In utero analysis of heterozygous achondroplasia: variable time of onset as detected by femur length measurements. J Ultrasound Med. 1986; 5（3）: 137-140.]

诊断杂合性软骨发育不良的关键是，识别出腹围测值接近均值的胎儿的双顶径测值大于相应孕龄的测值，而股骨长度测值小于相应孕龄的测值。如果仅按照这3个值的平均值评估胎龄，可能会得到胎龄的平均值，而掩盖双顶径/股骨长度比值的差异。

如果胎儿父母均为杂合性软骨发育不良，产前超声可以区分正常、杂合和纯合性软骨发育不良。

表8.6 肢体发育不良：主要特征

发育不良	预后	肢端缩短程度	关键超声特征
杂合性软骨发育不良	非致死性	轻度	股骨长度和双顶径的渐进性差异
肢根点状软骨发育不良	致死性	中重度	孕晚期点状骨骺
畸形骨发育不良	致死性不定	轻到中度	"搭便车拇指"，姿势畸形，脱位，关节挛缩，畸形足

表8.7 轻度发育不良：主要特征

发育不良	预后	关键超声特征
窒息性胸廓发育不良	可能致死	胸廓长而窄，肾脏异常（囊性发育不良），多指畸形（14%）
Ellis-van Creveld综合征	可能致死	胸廓长而窄，先天性心脏病（50%房间隔缺损），多指畸形（100%）

表8.8 轻度弓状发育不良：主要特征

发育不良	预后	关键超声特征
成骨不全Ⅲ型	变形	骨折或骨弯曲
躯干发育异常	致死性不定	股骨和胫骨向腹侧弯曲，腓骨发育不全或缺失，肩胛骨发育不全

Patel和Filly报道，杂合性软骨发育不良胎儿在双顶径26周时股骨长度可超过34 mm，而纯合性软骨发育不良难以达到。17周双顶径胎龄的胎儿，若股骨长度低于第三个百分位，且在接下来的6周内股骨长度进展性缩短，则提示纯合性软骨发育不良；而在双顶径17～23周胎龄出现股骨长度缩短的胎儿，提示杂合性软骨发育不良。

（二）骨畸形发育不良

骨畸形发育不良是一种常染色体隐性遗传病，表现多变，但多以短肢为主要表现。"骨畸形"是指骨骼扭曲，反映了多种姿势畸形、脱位、关节挛缩和脊柱后侧凸的存在。最典型的特征为"搭便车拇指"，其与第一掌骨发育不良相关、由拇指外侧移位引起（图8.25）。𧿹趾也可有类似表现，可伴有严重的马蹄内翻足，手术治疗可能很难治愈。其他特征包括小颌畸形、腭裂（50%）和喉软骨软化。如果进行性脊柱后侧凸不损害心肺功能，则寿命可能正常。骨畸形发育不良基因被定位到第5号染色体的长臂上，并被发现编码了一种新的硫酸盐转运体。据报道，该基因突变也发生在软骨发育不良ⅠB型和骨发育不全Ⅱ型中。

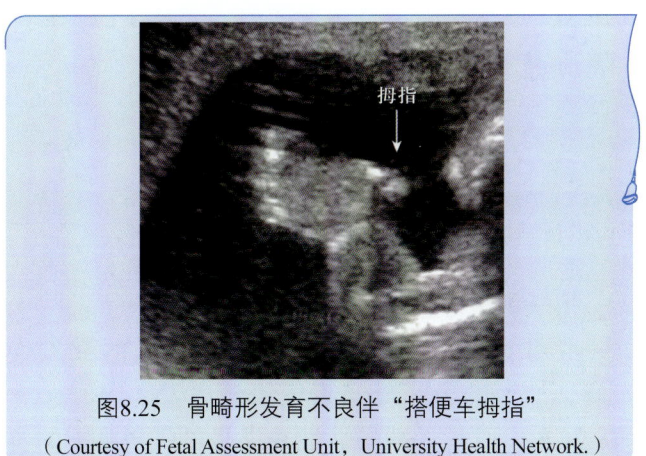

图8.25　骨畸形发育不良伴"搭便车拇指"
（Courtesy of Fetal Assessment Unit, University Health Network.）

（三）窒息性胸廓发育不良

窒息性胸廓发育不良或Jeune综合征，是一种表现多样的常染色体隐性疾病。发病率约为1/100 000。由于肺发育不全，围产期死亡率很高。存活下来的患者可能会出现肾脏和肝脏纤维化（表8.8）。其主要特征是轻度至中度的短肢（60%），以肢根型为主，胸廓长而窄，肋骨短而平直，锁骨呈倒"八"状，肾脏发育不良和多囊肾，14%出现轴后多指畸形。

（四）软骨外胚层发育不良（Ellis-van Creveld综合征）

软骨外胚层发育不良是一种常染色体隐性遗传病，发病率为1/150 000，在近亲结婚的人群中患病率高，如阿米什人和加沙地带的阿拉伯人。该疾病通常是非致死性的，但合并肺发育不全可导致死亡。这种疾病是由4号染色体p16的*EVC*基因发生纯合性或复合杂合性基因突变引起的。Ellis-van Creveld综合征也可以由位于*EVC*基因附近的非同源基因*EVC2*突变引起。*EVC*和*EVC2*基因的突变也会导致魏尔斯面骨发育不良，这是一种常染色体显性遗传的等位基因病。

软骨外胚层发育不良的主要特征包括轻度至中度、以肢体中部缩短为主的短肢，肋骨短而平，轴后或尺侧多指畸形（图8.23A，图8.23B，图8.23E）（几乎100%在手部、25%在足部）和先天性心脏病（50%，最常见的为房间隔缺损）。其他表现包括四肢远端进行性缩短和远端指骨发育不良。常见掌骨和指骨融合。多指、先天性心脏病和多囊肾的存在有助于区别这种疾病与窒息性胸廓发育不良。

（五）点状软骨发育不良

点状软骨发育不良或点状骨骺，是一组表现多样的发育异常，在骨的末端和脊椎周围软骨中有许多小的钙化中心（骨化中心）。已知的相关疾病或影响因素包括单基因疾病，如肢体近端型（肢根）点状软骨发育不良、Conradi-Hünermann综合征和Zellweger综合征（脑肝肾综合征）；染色体异常，如21、18-三体综合征；孕产妇自身免疫性疾病；接触致畸原（如华法林、酒精）。

肢体近端型（肢根）点状软骨发育不良是一种常染色体隐性遗传病，由过氧化物酶体紊乱引起，表现为严重的、对称的、以肢根型主的肢体缩短，发病率约为1/110 000，患儿常在1岁前死亡，这是*PEX7*基因发生纯合性或复合杂合性基因突变、引起过氧化物酶体功能障碍导致的结果，其可能与妊娠中期筛查唐氏综合征时游离雌三醇浓度低有关。

肱骨往往比股骨短，干骺端呈杯状。典型表现是在孕晚期超声检查中发现呈点状增大的骨骺（图8.2I）。其他异常包括面部畸形、关节挛缩、椎体冠状裂、大脑异常和严重的智力低下。

Conradi-Hünermann综合征或非肢根型点状软骨发育不良，是一种具有极端变异表型的X连锁显性遗传病，在缺乏已知家族史的情况下，产前诊断非常困难。广泛可变的表型可能与X染色体的随机失活有关。非肢根型点状软骨发育不良在半合子的男性中不常见，因为伴X染色体显性遗传可能会导致死亡（Xp11）。骨骼异常的特征是四肢不对称的缩短，点状钙化主要影响长骨的末端（腕关节、跗骨区域、脊椎旁区域和骨盆），患者身材通常矮小，可见脊柱后侧凸、长骨短缩（尤其是股骨及肱骨）和面部畸形。

（六）异常节段性发育不良

异常节段性发育不良是一种罕见的、常染色体隐性遗传的骨骼发育不良，其特征为大量的脊椎组织紊乱。典型表现包括短肢、胸腔短窄、关节僵硬、椎体大小和形状不规则，其中可能包括分割缺失、椎体分裂或过大、脊柱后侧凸和多个骨化中心。严重的脊椎组织紊乱可能早在妊娠早期就会被发现，较严重的表现称为Silverman-Handmaker，较轻的表现称为Rolland-Desbuquois，一些人认为异常节段性发育不良可能是硫酸肝素蛋白多糖基因2不同突变引起的疾病谱的代表。

（七）成骨不全Ⅰ、Ⅲ、Ⅳ型-非致死性

成骨不全Ⅰ型是一种轻度的迟发性变异，由COL1A1（17号染色体）或COL1A2（7号染色体）及其他胶原基因突变引起，属于常染色体显性遗传。该疾病是一种广泛性结缔组织疾病，以骨骼脆弱和巩膜发蓝为特征。骨骼长度正常，只有5%在出生时发生骨折。大多数骨折发生在童年至青春期。在大约50%的Ⅰ型病例中会出现渐进性听力障碍。成骨不全Ⅲ型具有多样化的遗传特征，是一种非致死性、渐进的、多样致畸的成骨不全，通常不累及肱骨、椎骨和骨盆。肋骨受累程度不同。蓝色巩膜会恢复正常，无相关的听力障碍。成骨不全Ⅳ型属于常染色体显性遗传，是最轻微的类型，仅表现为单纯骨折。巩膜在出生时是蓝色的，但随着时间的推移会恢复正常，无相关的听力障碍。

五、肢体缺陷及相关疾病

这些不同的肢体缺陷性疾病与染色体异常、单基因疾病、母体的暴露因素及疾病相关。肢体缺陷主要有3类。畸形是异常的发育过程引起的缺陷。变形是由机械力引起的形式、形状或位置的异常。破坏是由外部破坏或干扰原本正常的发育过程而引起的缺陷。这些缺陷可包括整个肢体、部分肢体或手指的缺失（缺肢、短肢或少指），也可包括手指数量的增加（多指），也可仅影响桡侧或尺侧，并可累及或不累及相应的手指（表8.9）。

先天性肢体缺失畸形的总发病率为4/100 000。羊膜带序列征、致畸原暴露或血管意外均可导致孤立性肢体截断。孤立性肢体缺陷的产前检出率为14.6%，当检测到存在上述异常时，该缺陷产前检出率可达49.1%。仅在部分病例中发现末端肢体缺陷与羊膜带有关，在其他病例中仍需要考虑其他病因（如血管破裂、胎儿低氧血症、胚胎发育异常）。

表8.9 肢体畸形的命名

畸形	描述
肢体缺失畸形	
先天性肢体缺失畸形	肢体缺失
无指（趾）畸形	指（趾）缺失
无手畸形	手缺失
无足畸形	足缺失
半肢畸形	膝盖或肘部远端部分肢体缺失
海豹肢症	肢体中段缺失
缺指（趾）畸形	手部分裂或分裂手
尺侧或桡侧半肢畸形	尺骨和近轴尺侧手指或桡骨和拇指缺失
手部和足部畸形	
先天性指（趾）侧弯畸形	指（趾）弯曲
先天性手指屈曲畸形	指屈曲
并指（趾）畸形	指（趾）融合
多指（趾）畸形	存在多余手指（足趾）
少指（趾）畸形	手指（足趾）数量少于正常

（一）股骨近端局灶性缺损

股骨近端局灶性缺损是一种罕见的散发性疾病，35%的患儿母亲为糖尿病患者（图8.2C，图8.26）。股骨近端局灶性缺损是股骨粗隆下的骨不对称缺失，该缺失可延伸至股骨头和髋臼，且多伴同侧腓骨半肢畸形，后者可导致胫骨呈弓状，类似于躯干发育异常（弯肢发育不良）；而股骨近端局灶性缺损，病灶一般仅位于单侧。其他长骨发育不全或发育不良，脊椎异常，小头畸形，面部畸形也可发生。如果缺损仅发生于单侧股骨，则意味着存在股–腓–尺复合物。与股–胫–桡复合物相比，股–腓–尺复合物为非遗传性，而股–胫–桡复合物具有很强的遗传相关性。当患儿患有特殊面容综合征时，股骨发育不全通常为双侧性。

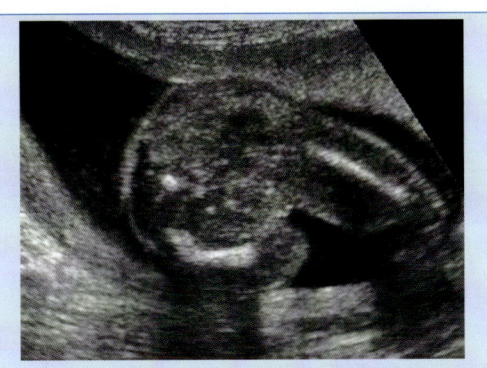

左侧股骨下侧短而弯曲。

图8.26 孤立性股骨发育不全（妊娠20周）

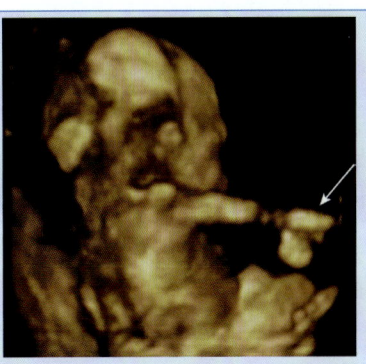

三维超声声像图显示与畸形手相关的桡骨和尺骨发育不全（箭头）。

图8.27 桡骨缺损（妊娠13周）

（二）桡骨缺损

桡骨缺损与多种综合征相关，其诊断标准为：在与尺骨同一水平面，可见桡骨远端缺损，该缺损与桡骨偏斜或畸形手相关（图8.27）。桡骨缺损可伴发尺骨弯曲或发育不全，拇指发育不全或缺失。尺骨缺损发病率极低。

范可尼全血细胞减少（综合征）是一种常染色体隐性遗传疾病，由血细胞发育异常导致，其中50%的患者伴有单侧或双侧拇指和桡骨发育不良。

拇指发育不全或发育不良伴桡骨缺如对范可尼全血细胞减少的诊断具有提示意义，此时应讨论是否需要进行产前诊断或剖宫产以避免孕妇大出血（图8.28）。产前诊断的基础是在培养的羊水细胞暴露于二环氧丁烷前后，发现染色体断裂和姐妹染色单体交换。

Diamond-Blackfan综合征（Aase综合征）是常染色体显性遗传的一组疾病，与再生不良性贫血、

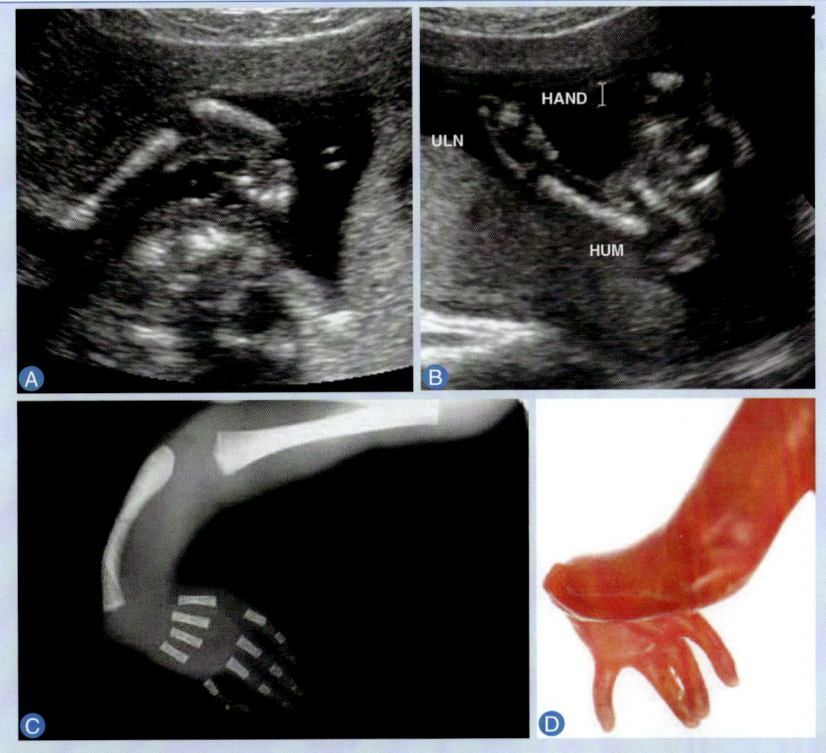

A.二维超声声像图显示左手桡侧偏斜，继发于桡骨缺损和尺骨发育不全，可见拇指缺失；B.二维超声声像图显示桡偏手的极端例子，继发于桡骨缺损和尺骨发育不全；C.X线检查显示图A患儿的左臂，可见拇指缺失；D.标本图像显示图A患儿的左臂，可见拇指缺失。HUM：肱骨；NLU：尺骨；HAND：手。

图8.28 范可尼全血细胞减少症，桡骨缺损伴畸形手和双侧拇指缺失

（Courtesy of Shia Salem, MD, University of Toronto.）

桡骨远端发育不良伴桡偏手、拇指三指节畸形相关，还可能存在相关的心脏缺陷（如室间隔缺损、主动脉缩窄）。拇指三指节畸形还可见于 Holt-oram 综合征、染色体异常和乙内酰脲暴露的胎儿。

血小板减少无桡骨综合征是一种常染色体隐性遗传病，该综合征由血细胞发育不良引起，以巨核细胞减少导致的血小板减少和双侧桡骨缺如为特征性病变。该综合征存在拇指三指节畸形，并伴有肱骨和下肢不同程度受累。该病患者中有 1/3 同时患有先天性心脏病，通常为法洛四联症或间隔缺损。此类胎儿有颅内出血风险，建议行剖宫产分娩（图 8.29）。该综合征的致病基因为 *TBX5*。

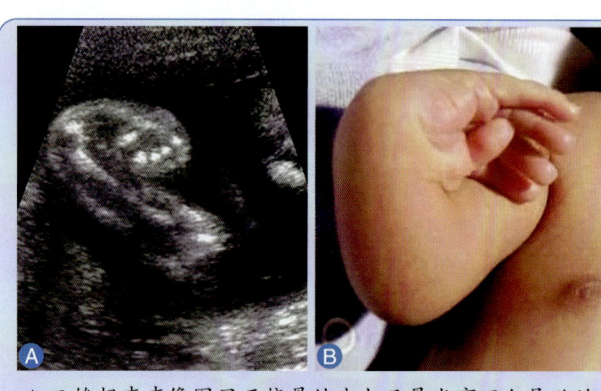

A.二维超声声像图显示桡骨缺失与尺骨发育不全导致的畸形手，可观察到拇指是存在的；B.相关标本的照片。

图 8.29　血小板减少无桡骨综合征

Holt-Oram 综合征是一种常染色体显性遗传病，由先天性心脏病（房间隔或室间隔缺损）合并多种上肢畸形组成。肢体受累具有非对称的特点，左侧肢体通常比右侧肢体受累严重，而下肢则不受累。该综合征的致病基因为 *TBX5*。

Roberts 综合征，又名假反应停综合征，是一种常染色体隐性遗传病，以海豹肢症、双唇裂和（或）腭裂为特征。该综合征的短肢缺陷在上肢最为突出。这种肢体缺陷通常与着丝粒的过早分离和 *ESCO2* 基因的纯合或复合杂合突变有关。

与桡骨缺损异常相关其他情况包括 18 和 13-三体、VACTERL 联合征、Acrorenal 综合征、Cornelia de Lange 综合征、Goldenhar 综合征、纳赫尔面骨发育不全综合征和 Klippel-Feil 综合征。

（三）羊膜带序列征

目前学界推测羊膜带序列征是继发于妊娠早期的羊膜破裂，后者导致羊膜带从羊膜绒毛膜表面延伸到胎儿组织。羊膜带序列征在活产儿中的发生率为 1/1200，但产妇自然流产率也显著增高。羊膜带形成的时间和方向不同，导致的胎儿器官损害也不同，如肢体截肢、手指截肢（图 8.30，图 8.31）、特殊的面裂或颅裂和胸腹裂。羊膜带导致的胎儿器官损害为非对称性的。缩窄环改变是羊膜带序列征最为常见的表现，其病理特征为组织纤维带上形成缩窄环和远端象皮肿或远端未被覆盖的骨突出（图 8.32）。产前超声扫查见异常束带附着在胎儿上，并查见特征性畸形和活动受限，即可诊断为羊膜带序列征。羊膜片是子宫内的粘连或疤痕。与羊膜束带不同，羊膜片的基底增厚、边缘游离。子宫

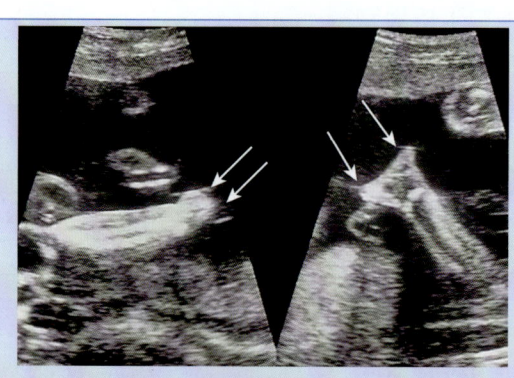

二维超声声像图显示上肢在腕部远端（腕中区，箭头）突然截断。

图 8.30　先天性手截肢

(Courtesy of Ants Toi, MD, University of Toronto.)

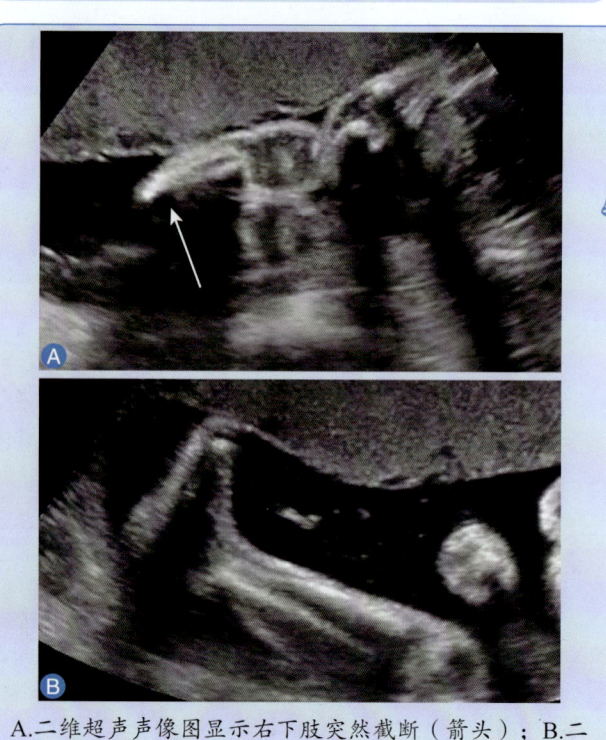

A.二维超声声像图显示右下肢突然截断（箭头）；B.二维超声声像图对比显示左下肢正常。

图 8.31　先天性右下肢截肢

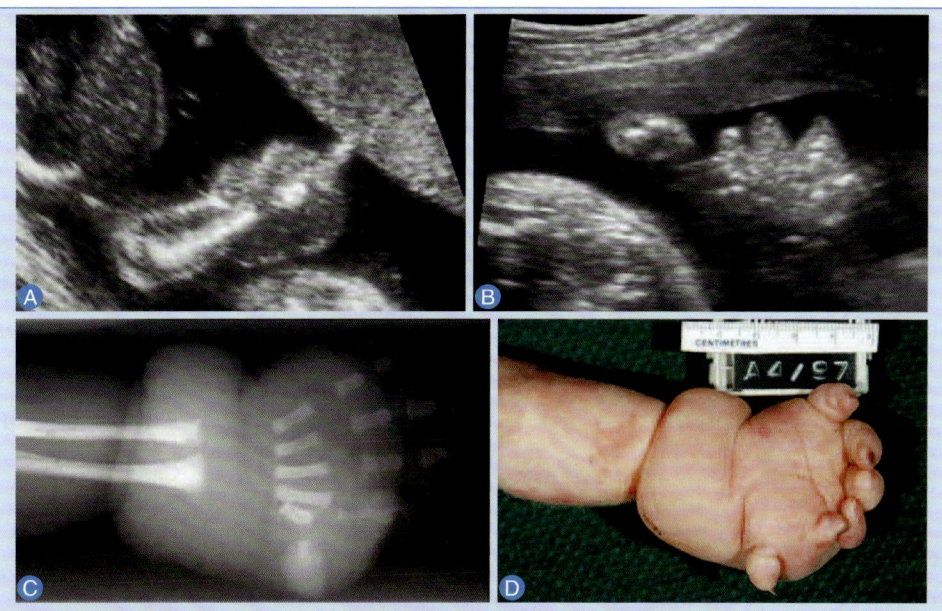

缩窄环伴远端象皮肿。A.超声侧位成像显示前臂远端和手的断面见两个缩窄环伴远端象皮肿；B.二维超声声像图显示手指远端逐渐变细；C.X线检查显示前臂和手远端的两个缩窄环；D.相关标本的照片。

图8.32 羊膜带序列征

内粘连与羊膜带序列征无相关性。

肢体-体壁综合征是一种散发性疾病，在活产儿中发病率约为1/4000。虽然肢体-体壁综合征与羊膜带序列征发病率相近，但肢体-体壁综合征是病情更加严重、致死性更高且更加复杂的胎儿畸形。其他异常表现包括内脏脏器膨出、脊髓脊膜膨出、明显的脊柱侧凸和脐带短直。

（四）尾部退化综合征与并腿畸形

尾部退化综合征轻症患者仅部分骶骨发育不全，重症患者可见全骶骨发育不全与腰椎、骨盆和下肢异常。虽然大多数病例与母亲糖尿病有关，但已有家族性病例报告。并腿畸形的特征为骶骨缺失、下肢融合、肛门直肠闭锁和肾脏发育不全（图8.33），羊水过少和单脐动脉为典型表现。新生儿并腿畸形

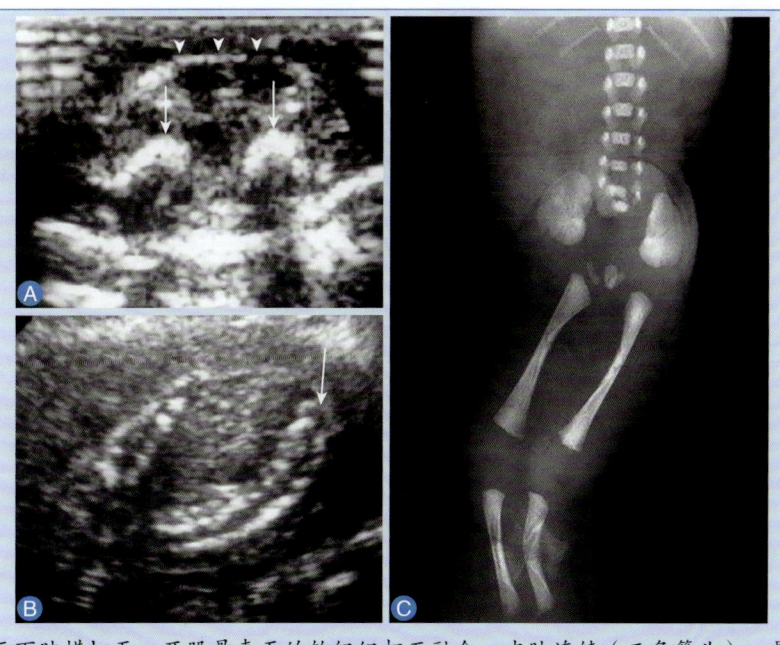

A.二维超声声像图显示下肢横切面，两股骨表面的软组织相互融合、皮肤连续（三角箭头），导致两股骨（箭头）相互靠近超过正常距离；B.骶骨发育不全伴下位脊椎突然截断（箭头）；C.单发的下肢融合和骶骨发育不全。

图8.33 并腿畸形

的发病率约为1/60 000。

（五）先天性多发性关节挛缩

先天性多发性关节挛缩是一组伴有胎儿多发性关节挛缩的病因繁多的疾病（图8.34）。在孕7周或孕8周前，胎儿的正常运动是肌肉骨骼系统发育所必需的，缺乏运动将会导致关节挛缩。某些病例的病因来自胎儿外部，如羊水过少、双胎或子宫肿块。这些病例大多数预后良好。胎儿内部病因包括神经肌肉疾病（在大多数情况下）和骨骼与结缔组织疾病。自近端至远端，关节畸形程度加重，其中以手足关节畸形最为多见。先天性多发性关节挛缩可能导致胎儿"佛位"，表现为胎儿手臂和腿交叉，并最终形成畸形手或马蹄内翻足（图8.34D）。胎儿运动不能畸形序列征是指胎动减少或无胎动、多关节挛缩，在多数情况下表现为胎儿生长发育迟缓、骨骼发育不良、肺发育不全、典型的颅面异常、脐带短。

肢体翼状胬肉是关节上的皮肤蹼，可累及单个或多个关节，多种病因均可导致肢体翼状胬肉。腘窝翼状胬肉是最常见的显性遗传性翼状胬肉综合征，其发病与*IRF6*基因突变相关。

偏侧肥大、皮肤血管瘤或淋巴管瘤、继发于收缩带的象皮肿、动静脉畸形、神经纤维瘤病或Beckwith-Wiedemann综合征均可能导致肢体不对称性增大。

1型遗传性淋巴水肿（Nonne-Milroy淋巴水肿）是一种罕见的常染色体显性遗传病，继发于淋巴回流受阻，常累及下肢。患肢的皮下组织出现弥漫性增厚。患者可有腹腔和胸腔积液，且临床表现和发病年龄多变（图8.35）。在水肿或大于胎龄儿中，肢体增大也可能与皮下组织增厚有关。

脊柱侧凸可能是孤立性椎体缺损的表现，也可能与脊髓脊膜膨出或某些复杂综合征有关，如VACTERL联合征、肢体-体壁综合征、神经纤维瘤病、关节挛缩、骨畸形性发育不良和其他骨骼发育不良等。

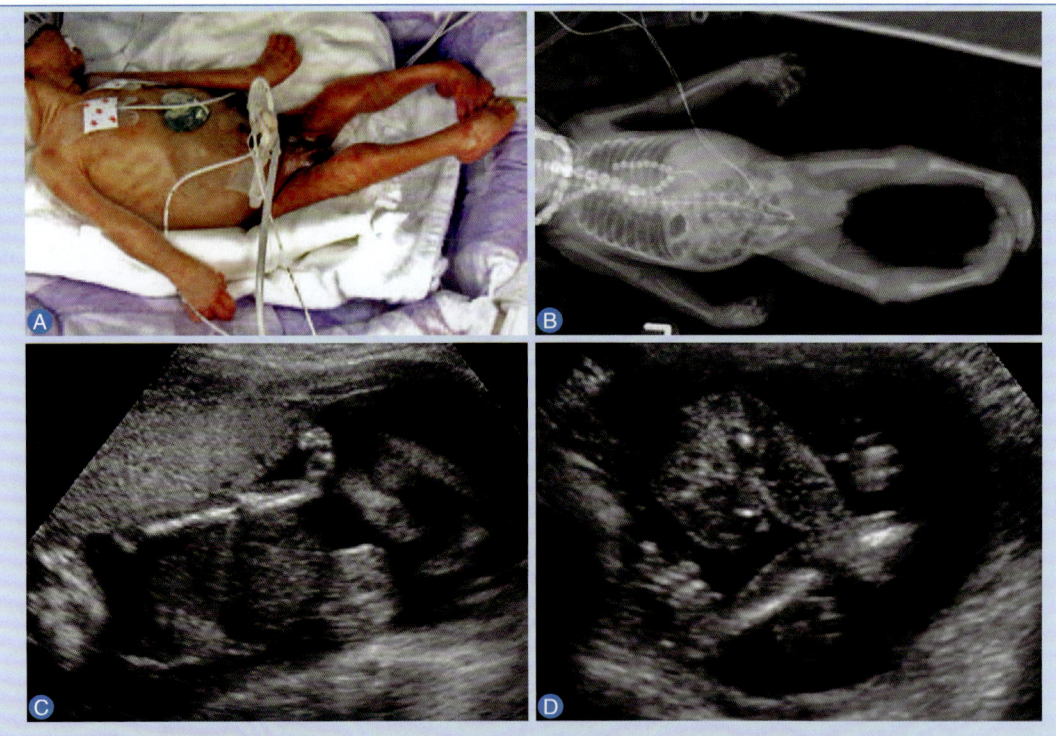

肌肉体积减小并被脂肪组织混合物所取代，导致多发性先天性关节挛缩，包括肩部固定内旋、肘部过伸、手腕屈曲和马蹄内翻足。由关节近端至远端，畸形严重程度逐渐增加。患儿出生时膝关节和髋关节显示为非强直性挛缩，适合采取保守的体位治疗。A.图中显示肘关节、腕关节、指关节和踝关节的强直性挛缩；B.X线检查显示类似的挛缩；C.二维超声声像图显示肘关节强直性伸展，腕关节和手指强直性屈曲伴畸形手；D."佛位"，呈屈髋、屈膝、屈踝，足部可见马蹄样内翻。

图8.34 先天性多发性关节挛缩

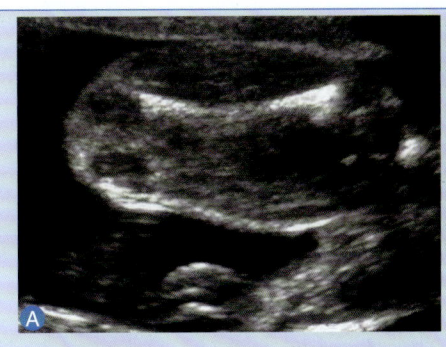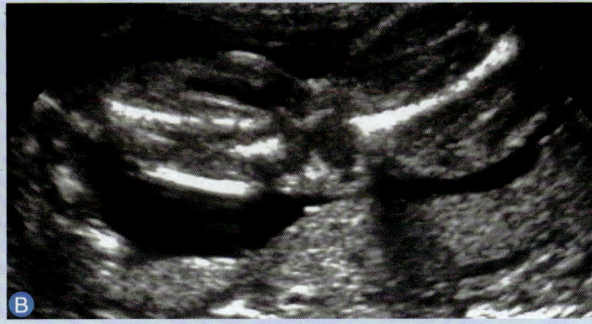

A.股骨周围皮下组织弥漫性增厚；B.下肢皮下组织明显增厚。

图8.35 遗传性淋巴水肿（妊娠12周）

六、手足畸形

在妊娠12～13周时可进行全面的胎儿手指评估。胎儿通常在妊娠前半程保持双手张开，手指伸直，而在妊娠后半程，胎儿可能会在相对较长时间内保持手部闭合，最长可达30分钟，从而限制了对胎儿手指的详细评估。手指畸形的发生率约为1/1000，其中60%的胎儿存在相关畸形序列或核型畸形。评估手部和足部的最佳时间是在孕中期。

一过性表现可能是远端肢体分析中的潜在陷阱。在妊娠后半期，长时间保持手部闭合会导致胎儿出现假性并指综合征。孤立性马蹄足的诊断可能是误诊，因为即使不存在结构性缺陷，胎儿也可能使足部呈现马蹄内翻的形状。明显的马蹄内翻足可能是由胎儿紧贴母体子宫壁或羊水过少所引起，这种马蹄内翻足可随胎儿位置或羊水量的改变而消失。

如果染色体为非整倍体，则胎儿发生手足畸形的风险增加。非整倍体导致的手足畸形包括持续性握紧手、叠指、斜指、多指、并指、单一掌曲褶线（猿褶）、马蹄内翻足、摇椅足和凉鞋趾畸形（图8.36）。

超过50%的18-三体综合征胎儿会出现手指相盖叠的持续握拳，并且通常是双侧的，该特征性手部姿势高度提示18-三体综合征，但也可能发生在其他情况下，如胎儿运动不能综合征、三倍体胎儿。

先天性指侧弯是手指的永久弯曲，由中节指骨不对称性发育（内侧比外侧短）引起，大多累及第五指，并与13、15、18和21号染色体三体相关（图8.36G）。60%的21-三体综合征胎儿存在先天性指侧弯，而多达18%的正常胎儿也可能存在轻度的指侧弯。屈指是指间关节屈曲挛缩引起的永久的手指屈曲。

多指是指足部或手部有多余的趾或指，多孤立发生，但也可能与综合征和染色体异常相关。多指畸形可在妊娠晚期被诊断出来，多出的手指可只是一个小且柔软的突出物，也可是完整手指。轴后多指（尺骨或腓骨）更为常见，可见于Ellis-van Creveld综合征、窒息性胸廓发育不良、短肋多指综合征和13-三体综合征。

多指畸形可是遗传性和家族性，也可孤立性发病，是否具有多指畸形家族史与患儿预后相关，因此回顾相关家族史非常重要。轴前（桡骨或胫骨）多指畸形多为家族性发病，常见于Fanconi综合征、Holt-Oram综合征、Apert综合征及拇指三指节畸形。中央性多指畸形也可发生。

并指畸形是指软组织和（或）骨发生融合（图8.36E）。在妊娠中期，宫内发育迟缓胎儿的第三、第四指并指提示胎儿三倍体。

拇指外展、低位或末节外翻（搭便车拇指）（图8.25）与侏儒症有关。拇指内收可能与导水管狭窄有关。

缺指（趾）畸形是指手或足的中指（趾）缺失、剩余指（趾）呈螯状融合。缺指（趾）畸形可孤立发病，也可继发于其他疾病，如唇裂和（或）腭裂、缺指–外胚层发育不良–唇腭裂综合征、Cornelia de Lange综合征和肢体–乳腺综合征（图8.36H）。多数孤立性病例是由于胎儿基因新发显性突变，或者遗传自表现轻微的父母。因此需要对父母进行仔细检查后再给出胎儿复发风险低的结论。

畸形手在桡侧或尺侧均可形成（桡偏手或尺偏手），桡侧更为常见。畸形手通常与上文描述

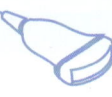

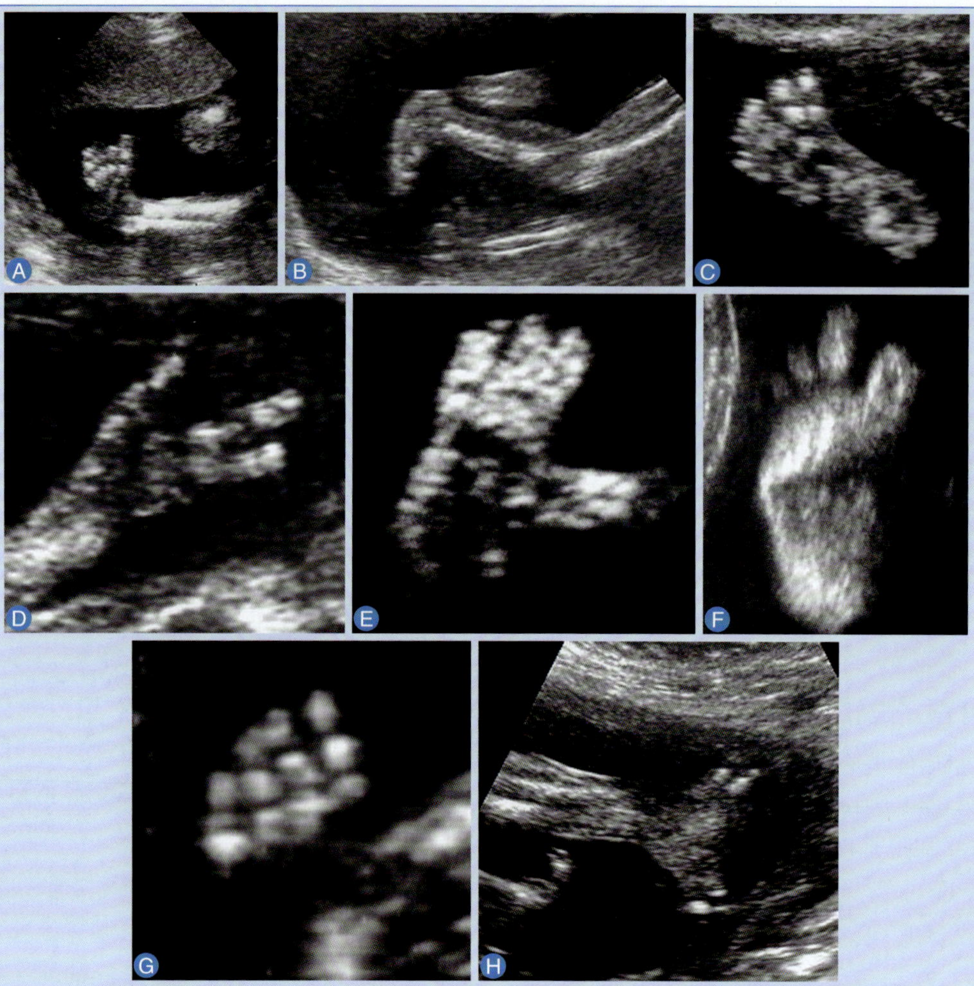

A.马蹄内翻足，足内翻与踝关节跖屈导致距骨长轴与胫腓骨处于同一平面，可见足部和小腿之间的圆角变形；B.摇椅足，足底轮廓凸出、小腿后方软组织隆起；C.多趾畸形，胎儿有6个足趾；D.少指畸形，胎儿仅有3根手指；E.并指畸形，胎儿第一指和第二指之间软组织融合；F.Nager综合征伴凉鞋趾畸形的胎儿（妊娠37周），胎儿第一趾和第二趾之间的距离超过正常值，足底部皮肤起皱；G.斜指畸形，第五指中指骨发育不全；H.缺指（趾）畸形，手或足部可见裂隙。

图8.36　手足畸形图集

的导致桡骨变异的综合征或异常核型有关。18和21-三体、13号染色体长臂缺失和4号染色体形成环状染色体可能与桡偏手有关。VACTERL联合征、Goldenhar综合征和Klippel-Feil综合征也与畸形手相关。其他异常包括与颅面异常相关的散发性综合征，唇腭裂是此类散发性综合征中最常见的。尺偏手不常见，可孤立发生。

马蹄内翻足发病率为0.1%～0.2%。对于第一胎已经是先天性马蹄内翻足的家庭而言，第二胎马蹄内翻足的再发风险为2%～3%。如果父母一方患有马蹄内翻足，则第二胎再发风险高达3%～4%。男性发病率高于女性。产前诊断马蹄内翻足的标准是发现后足内翻，踝关节跖屈，且距骨长轴与胫腓骨处于同一平面。马蹄内翻足的形成与踝关节呈圆角变形有关（图8.37，动图8.2）。马蹄内翻足多为孤立发生。当合并其他畸形时，需要进行MRI检查和染色体分析。产前是否能检出马蹄内翻足与其是否孤立发病密切相关。早期羊膜穿刺术（＜14周）可导致发生马蹄内翻足风险增加。马蹄内翻足还可见后足呈马蹄状（跖屈）、后足内翻（向内旋转）、前足内收和不同程度的弓形前足（跖屈）。

先天性马蹄内翻足可从"姿势性"内翻或仅需要一般治疗的非强直性马蹄内翻足发展为需要广泛手术的严重强直性畸形。马蹄内翻足患者足部固定在内收、旋后和内翻位，呈内翻状。Tillett等人发现，高达26%的畸形足患儿为姿势性畸形，不需要产后进一步治疗。姿势性马蹄内翻足与假阳性马蹄内翻足较难鉴别。假阳性诊断多出现在妊娠晚期被

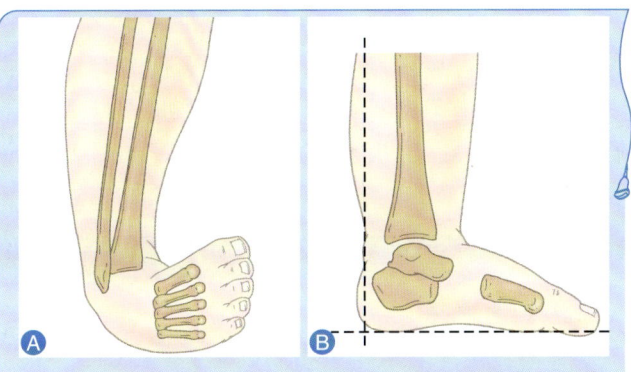

A. 足内翻、跖屈和内侧偏移导致足长轴与胫骨或腓骨在同一平面上显示，注意小腿和足之间的圆角连接；B. 正常足，注意胫骨和腓骨与距骨的正常关系，小腿与足的正常角度。

图 8.37 马蹄内翻足

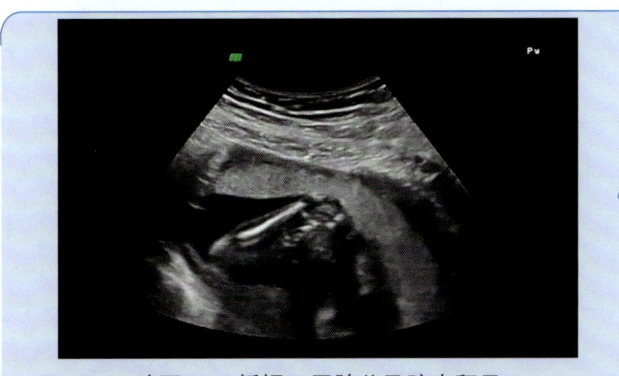

动图 8.2 妊娠 21 周胎儿马蹄内翻足

诊断为孤立性马蹄内翻足的患儿中。在孕 18～22 周的胎儿中，马蹄内翻足假阳性诊断发生率为 2.3%。胎儿正常足部也可极大幅度背屈或跖屈，因此在妊娠晚期首次诊断孤立性马蹄内翻足时应谨慎，以避免出现假阳性。孤立性马蹄内翻足患儿（单侧或双侧）约 40% 需要采取手术治疗。

摇椅足畸形形成原因为距骨垂直于马蹄内翻样足部，或跟腱短于正常值而导致跟骨垂直于马蹄内翻样足部（图 8.37B）。跗骨背侧脱位导致跟骨后凸，胎儿足底形成一个下凸平面。当胎儿染色体异常（如 18 和 13-三体）合并其他异常，或胎儿运动不能序列合并其他综合征时，胎儿患摇椅足畸形的风险非常高。

短指是指手指的异常缩短。许多骨骼发育不良的患儿手部长度会受到影响，而足部长度相对不受影响。软骨发育不良的特征表现是胎儿手指末端在同一水平结束，第二、第三或第四指不能自然并拢，形成"三叉戟手"（图 8.38）。

凉鞋趾畸形指胎儿第一和第二趾之间的距离超过正常值，其通常在正常胎儿中也可见到，但在 21 和 14-三体胎儿中患病率更高（图 8.36F）。第一指或第一趾抬高可能会导致类似凉鞋趾畸形的假性或短暂性异常。

七、与非整倍体相关的骨骼表现

当常规超声检查发现肌肉骨骼系统异常时，需要对胎儿进行全身系统性检查以发现可能导致特定基因或染色体缺陷的其他异常。在妊娠中期，如果股骨长度的实际测量值与基于双顶径的股骨长度预期值的比值低于 0.9，则提示应对胎儿进行详细检查以评估是否存在染色体为非整倍体的其他可能特征。然而，在妊娠晚期，轻度缩短的股骨通常与不对称的宫内生长受限或低体重儿有关，与胎儿染色体非整倍体无关。股骨与足比值＞0.9 提示宫内生长受限，而非骨骼发育不良。股骨与足比值＜0.9 提示骨骼发育不良。一般来说，染色体异常与对称性宫

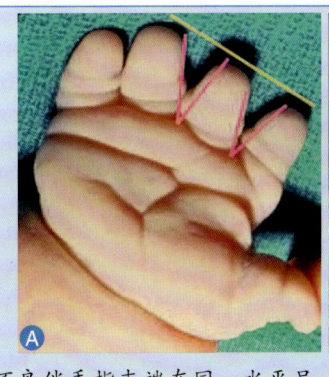 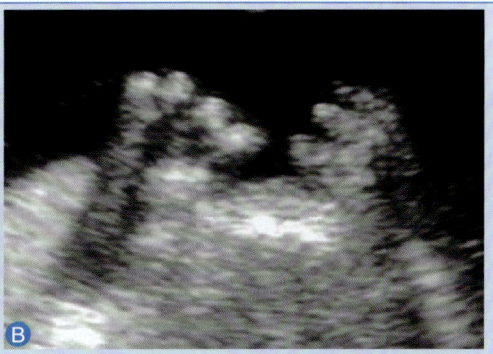

A. 纯合性软骨发育不良伴手指末端在同一水平呈"三叉状"（黄色线），第二、第三和第四手指无法并拢（粉红色线）；B. 纯合性软骨发育不良胎儿超声表现为严重的短指畸形伴"三叉戟手"外形。

图 8.38 软骨发育不良和"三叉戟手"外形

内生长受限相关，而非对称性宫内生长受限通常与子宫胎盘发育不全相关。三倍体是一个例外，发生在严重的非对称性宫内生长受限胎儿中。

21-三体综合征（唐氏综合征）是新生儿中最常见的染色体异常，发病率为1/（600～800）。唐氏综合征根据患儿核型可分为3型：标准型、易位型、嵌合型。标准型患儿有一条额外21号染色体，占患儿总数的95%。易位型由染色体移位导致，占患儿总数的3%。嵌合型由染色体嵌合导致，占患儿总数2%。大多数病例是散发性的。产妇年龄越大，本疾病发病率越高。本疾病的特征性骨骼表现为股骨和肱骨轻度缩短、第五指侧弯、凉鞋趾畸形、鼻梁低平、额头隆起和短头畸形。

唐氏综合征：肌肉骨骼特点

- 股骨和肱骨轻度缩短
- 第五指侧弯
- 凉鞋趾畸形
- 鼻梁低平
- 额头隆起
- 短头畸形

18-三体综合征（Edwards综合征）是一种散发性疾病，多与产妇年龄过大有关，发病率为1/5000。本疾病的典型表现为患儿拳头持续性紧握伴第二、第三指相盖叠和第四、第五指相盖叠。这种典型表现通常与第五指侧弯有关。本疾病通常双侧发病，50%以上的患儿可出现典型表现。其他肌肉骨骼异常包括桡骨缺损（10%～50%患儿可见）、第二、第三趾并趾畸形，单侧猿褶，马蹄内翻足或摇椅足畸形，锁骨不完全骨化及椎体和肋骨异常。本疾病预后较差，90%新生儿在出生后第一年死亡，而幸存者均表现为严重智力低下。

18-三体综合征：肌肉骨骼特点

- 拳头持续性紧握伴第二、第三指相盖叠和第四、第五指相盖叠
- 桡骨发育不全
- 并指（趾）畸形
- 马蹄内翻足
- 摇椅足畸形
- 椎体和肋骨异常

13-染色体综合征（Patau综合征）大多数为散发，发病率为1/10 000。本疾病的肌肉骨骼异常包括轴后多指（趾）畸形，拳头紧握（伴或不伴手指相盖叠），先天性指侧弯，肋骨和骨盆发育不全。

13-三体综合征：肌肉骨骼特点

- 多指（趾）畸形
- 拳头紧握（伴或不伴手指相盖叠）
- 先天性指侧弯
- 肋骨和骨盆发育不全
- 小头畸形
- 眼距过窄
- 面裂

三倍体（69,XXX；69,XXY或69,XXY）占早期流产的18%，发病率为1/2500。60%的三倍体来自双受精卵，40%的三倍体来自二倍体精子或二倍体卵子。早期严重不对称性宫内生长受限和羊水过少可提示胎儿三倍体。胎盘可缩小或因积水增大。相关肌肉骨骼异常包括第三、第四指并指，贯通线，马蹄内翻足和"搭便车趾畸形"。三倍体畸形的其他异常包括小颌畸形、脑室扩大、脊髓脊膜膨出和心脏异常。

八、总结

发现胎儿骨骼发育不良及与胎儿父母进行交流，都颇具挑战性，其要求医师具备同理心并善于提供支持。在某些病例中无法做出具体诊断，此时产前咨询的医师必须基于超声检查给出的预后评估，提出合理建议。产前咨询的医师应与胎儿父母讨论当前发现对于胎儿和产妇的影响，以便父母对妊娠、分娩和产后护理做出知情决定。这个讨论通常需要多学科团队参与，以便向患儿父母提供可选择的治疗方案、这些治疗可能带来的后果、对于未来妊娠影响的最新信息。该团队通常由影像学专家、母胎医学专家、医学遗传学家和新生儿专家组构成。骨科医师、姑息治疗小组、社会工作者和支持性组织提供额外咨询也可为有需要的家庭提供帮助。医师需要提前与胎儿父母讨论选择何种分娩方式，因为在足月生产时，头颅巨大的胎儿可能无法

通过阴道分娩。孕妇分娩或终止妊娠后，需要进行放射影像学检查、拍摄和组织学分析，以确诊胎儿所患疾病；还需要采集DNA和细胞，并进行细胞培养用于进一步分子学研究。胎儿父母还需要参与后续讨论，以便于了解检查结果和这些检查结果对于他们后续生育计划的影响。

致 谢

特别感谢Sunnybrook健康科学中心和多伦多Mount Sinai医院医学影像科和母胎医学科的所有工作人员提供的许多精美的图像、慷慨分享的医学知识和工作经验。

（王浩，万琳媛，张丽，张明博，吴文谦译；梁彗莉校）

参考文献

扫码观看

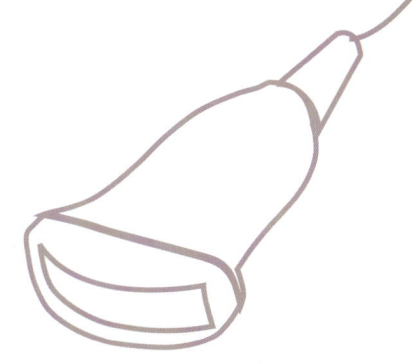

第九章 胎儿水肿

Deborah Levine

章节大纲

一、超声特征
    （一）腹腔积液
    （二）胸腔积液
    （三）心包积液
    （四）皮下水肿
    （五）胎盘水肿
    （六）羊水过多

二、病因学

三、免疫性水肿
    同种免疫的无创性评估

四、非免疫性水肿
    （一）病理生理学
    （二）病因和关联

五、水肿的诊断方法
    （一）病史
    （二）全面产科超声检查
    （三）母体检查
    （四）胎儿检查
    （五）产后检查

六、非免疫性水肿的胎儿健康评估

七、产科预后
    （一）孕产妇并发症（镜像综合征）
    （二）分娩
    （三）产前引流程序
    （四）产后结局

八、结论

> **关键点总结**
>
> - 水肿被定义为至少两个体腔（胸膜腔、腹膜腔或心包腔）组织间液的异常积聚或一个体腔组织间液的异常积聚并伴有全身性水肿（全身性大面积水肿）。胎盘水肿和羊水过多是水肿的常见表现，但并不是诊断所必需的。
> - 水肿代表很多情况的终末期，绝大多数源于胎儿本身。
> - 水肿的发生意味着胎儿失代偿。
> - 由免疫因素导致的水肿可在宫内成功治疗，越来越多的非免疫因素导致的水肿也可在宫内成功治疗。
> - 大脑中动脉多普勒超声可用于评估胎儿贫血风险。
> - 一支拥有产科成像设备、母胎医学专家、新生儿专家和遗传学家的团队，有助于决定哪些病例适合干预治疗。

胎儿水肿是许多不同疾病的终末期表现，其被定义为至少两个体腔（胸膜腔、腹膜腔或心包腔）组织间液的异常积聚或一个体腔组织间液异常积聚并伴有全身性水肿（全身性大面积水肿）。胎盘水肿和羊水过多是水肿的常见表现，但并不是诊断所必需的。

淋巴管扩张是淋巴管的异常扩张，不应被误认为水肿。在妊娠早期，由于液体积聚于皮肤和（或）皮下组织，体壁淋巴管扩张通常呈现出"太空服"样外观（图9.1），该表现提示预后不良，妊娠早期被确诊的30例病例中有26例核型异常。然而，由于其他体腔通常无液体积聚，因此不是水肿。

水肿是许多导致体液在血管内和组织间隙重新分配过程的晚期阶段。造成体液失衡的原因很多（表9.1），导致胎儿水肿的原因有150多种，其中许多原因引起水肿的原理是相同的。水肿的基本病因是间质液体失衡，可由心肌衰竭、高输出量心力衰竭、血浆胶体渗透压降低（贫血）、毛细血管通透性增加和（或）静脉及淋巴回流受阻引起。

从来源上讲，水肿包括免疫性水肿和非免疫性水肿。免疫性水肿是由母体红细胞的循环抗体引起的，而在非免疫性水肿中未发现这种抗体。在20世纪70年代广泛引入Rh抗D免疫球蛋白之前，大多数水肿是免疫性的，而目前，约85%的水肿是非免疫性的。本章节回顾了液体在不同体腔积聚的超声表现、发生原因、诊断和治疗。最近的一系列研究显示，胎儿水肿的死亡率为58%~61%，其生存率比既往的系列报道有所提高，这是由于胎儿医学和介入技术使非整倍体病例的水肿好转。虽然水肿是一个相对常见的三级胎儿评估指征，但由于其病因众多，某一特定病因则相对少见。

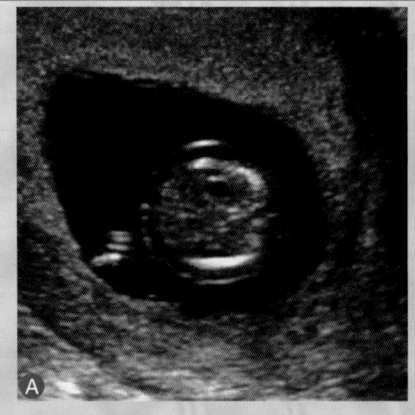
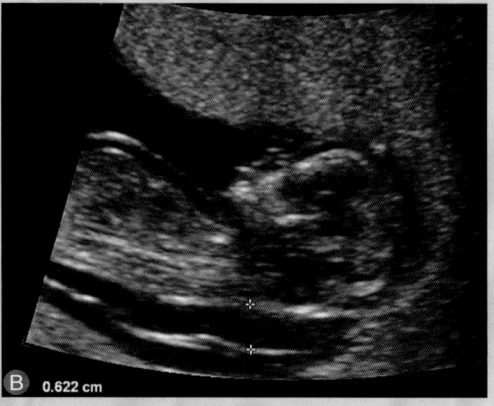

A.腹部横切面声像图显示胎儿皮肤水肿，无腹腔积液；B.矢状面声像图显示颈项透明层异常增厚，为6 mm（标尺），皮肤增厚并向前延伸，包绕胎儿躯干和颅骨，类似"太空服"外观。

图9.1　伴有颈项透明层异常增厚的胎儿淋巴管扩张

第九章 胎儿水肿

表9.1 非免疫性水肿：常见病因和关联

病因（占非免疫性水肿的百分比）	机制	举例
心血管系统（20%）	中心静脉压升高	结构性心脏病（左心或右心发育不良，房室管发育不良） 心肌或心包肿瘤（结节性硬化症中的横纹肌瘤） 快速性心律失常 心动过缓［先天性心脏传导阻滞（Rho抗体）或其他母体自身免疫性疾病］
单绒毛膜性双胎（4%）	贫血和（或）高输出量心力衰竭	双胎输血综合征（通常发生在受血者中，但也可发生于供血者），双胎贫血-红细胞增多序列征，无心畸胎（供体）
淋巴管发育不良（15%）	淋巴引流异常	先天性淋巴管发育不良
颈部或胸部（2%）	腔静脉受阻或胸膜腔内压增加伴静脉回流受阻	水囊状淋巴管瘤 先天性高位气道阻塞序列征 胸腔积液（乳糜胸） 胸部肿块（先天性肺气道畸形，隔离肺，先天性膈疝）
胃肠道（1%）	静脉回流受阻，胃肠道梗阻和梗死伴蛋白质丢失和胶体渗透压降低	门静脉血栓形成 肠扭转 梗阻 胎粪性腹膜炎
泌尿系统（1%）	尿性腹腔积液；肾病综合征与低蛋白血症	Finnish肾病，尿路梗阻
非整倍体（13%）	心脏异常，淋巴管发育不良，贫血，骨髓生成异常	45,XO；21-三体综合征；18-三体综合征；三倍体
血液系统[a]（9%）	贫血，高输出量心力衰竭；缺氧（α-地中海贫血）	α-地中海贫血（纯合子） 母胎输血
感染（7%）	贫血，缺氧，内皮细胞损伤，毛细血管渗透压增加，心肌炎	细小病毒，巨细胞病毒，腺病毒，梅毒螺旋体，弓形虫
先天性代谢紊乱（1%）	贫血 溶血	溶酶体贮积症，黏多糖贮积症 Gaucher病，Niemann-Pick病 葡萄糖-6-磷酸脱氢酶缺乏症
其他综合征（5.5%）	内脏肥大，静脉回流受阻，红细胞生成减少，贫血，低蛋白血症	Noonan综合征 骨骼发育不良，如软骨发育不全、成骨不全症、致死性侏儒、先天性强直性肌营养不良
胸外肿瘤（1%）	贫血，高输出量心力衰竭，低蛋白血症	血管或淋巴肿瘤、畸胎瘤、神经母细胞瘤、动静脉畸形
母体		重度糖尿病，重度贫血，重度低蛋白血症，甲状腺功能亢进 使用吲哚美辛（动脉导管早闭）
胎盘或脐带		胎盘或脐静脉血栓形成，脐带打结，绒毛膜血管瘤
特发性20%		

注：[a]在有α-地中海贫血的地区，如东南亚，水肿比例明显上升。

一、超声特征

临床医师了解液体在不同组织间隙积聚的超声表现十分重要。这些积液可单独发生，如孤立性的腹腔积液、胸腔积液或心包积液。若发现某一部位存在积液，评估其他部位有无积液对诊断水肿十分重要。至少在两个体腔中存在积液，才能称为水肿。水肿的其他表现包括皮下水肿、羊水过多和胎盘水肿。

（一）腹腔积液

胎儿腹腔积液是指液体积聚在肠袢之间，沿着腹壁，环绕肝脏，并显示脐血管的轮廓（图9.2）。在正常胎儿中，可见厚度<2 mm的低回声带沿胎儿前腹和侧腹延伸，这种"假性腹腔积液"是正常的腹壁肌肉或腹壁脂肪，不应被误认为异常的积液（图9.3）。改变探头的角度可以改善图像，从而区分"假性腹腔积液"和真正的腹腔积液。"假性腹腔积液"止于肋骨插入位置、不会包围肝脏、总出现在皮下，而真正的腹腔积液会延伸到肠管周围（图9.4，动图9.1）。

孤立性腹腔积液可能是水肿的早期表现。真性孤立性腹腔积液可能是由尿路或胃肠道梗阻所致。

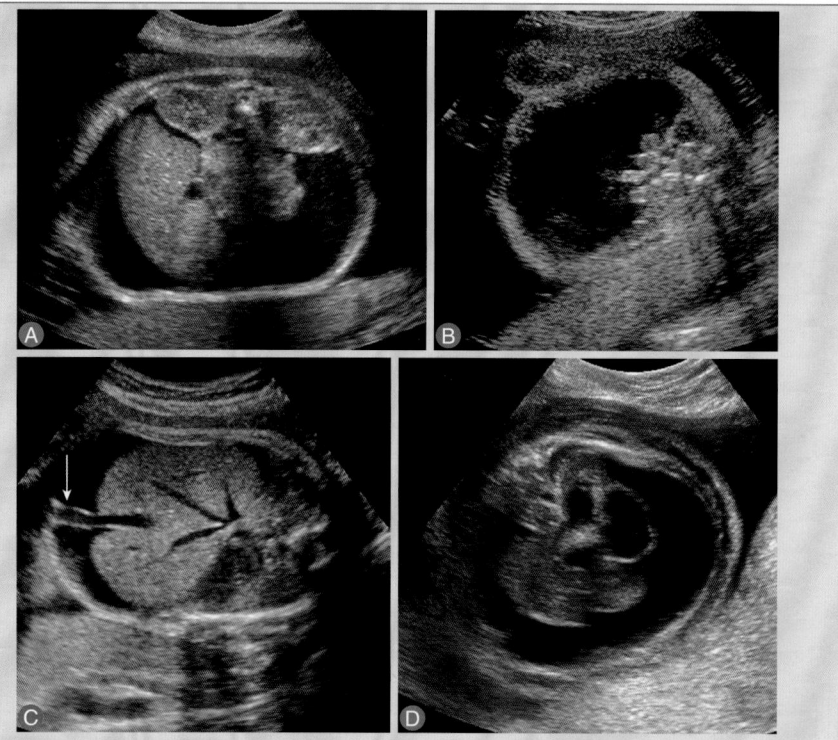

A.积液使肝脏轮廓显示；B.积液使肠管轮廓显示，肠管被压向后方；C.腹腔积液使脐血管轮廓显示（箭头）；D.积液使肝和胃的轮廓显示。注意对应的皮肤层亦增厚。

图9.2　腹腔积液（一）

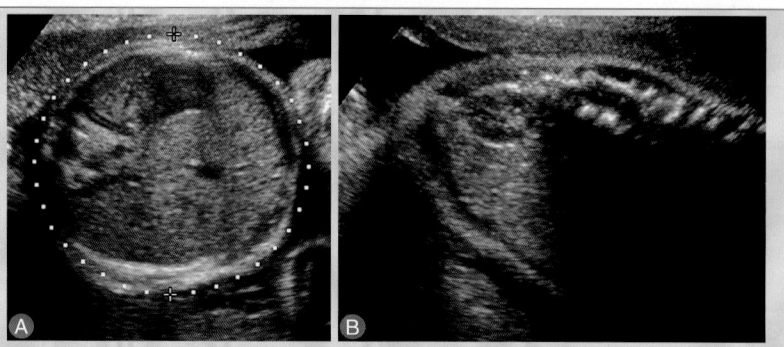

横切面（图A）和旁矢状面（图B）的超声声像图显示低回声的腹部肌肉和脂肪，类似腹腔积液。这种表现将随探头角度的调整而变化，低回声组织多见于皮下，而非肠管周围。

图9.3　假性腹腔积液

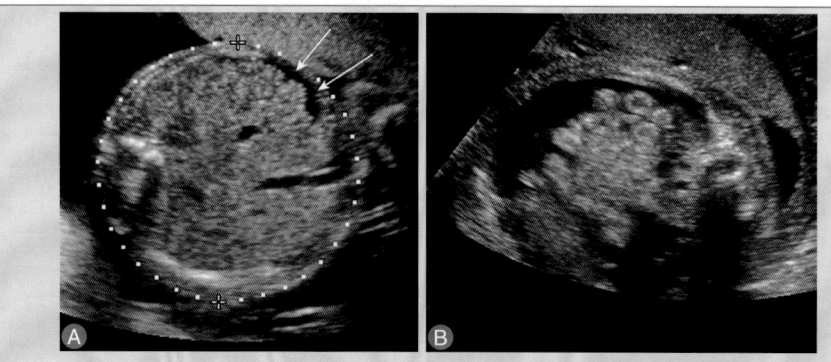

A.少量腹腔积液（箭头）；B.中量腹腔积液。需注意腹腔积液是如何包围肠管的。由于积液的衬托，肠管回声增强。

图9.4　腹腔积液（二）

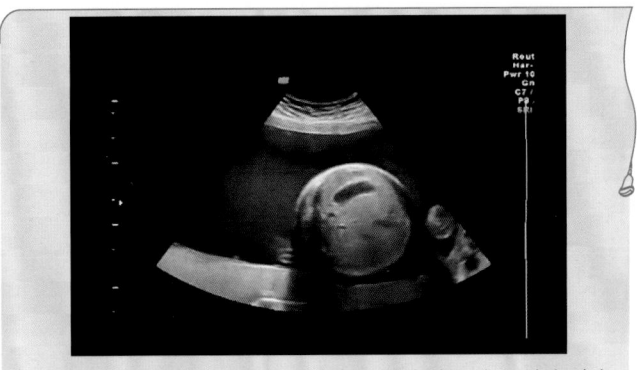

动图9.1 孕30周胎儿，腹部伴有少量腹腔积液、羊水过多

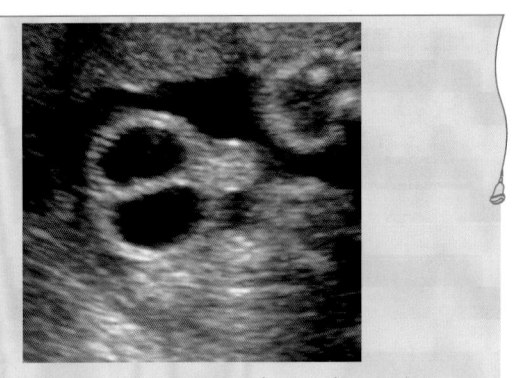

超声声像图显示男性水肿胎儿有积液渗入阴囊。

图9.5 睾丸鞘膜积液

胎儿孤立性腹腔积液的预后较水肿好，但需后续随访以防止出现水肿。

腹腔少量积液可突显出腹部脏器的轮廓，包括肠管或膀胱，并可使其回声明显增强。较多积液可突显出肝脏和脾脏（图9.2A，图9.2D）。脐血管表现为穿过积液的平行线（图9.2C）。肠管可游离，若有胎粪性腹膜炎，可表现为回声紊乱伴后方回声增强的肿块。在男性胎儿中，腹腔积液可通过鞘膜进入阴囊，导致鞘膜积液（图9.5）。大量腹腔积液可引起慢性胸腔压力增高，导致肺发育不全。

（二）胸腔积液

发生水肿时，胸腔积液的出现通常晚于腹腔积液。孤立性少量胸腔积液往往是良性的（图9.6A，动图9.2）。少量胸腔积液表现为环绕在肺组织周围的细窄无回声区，可使纵隔清晰显示但不会使纵隔移位。水肿时，胸腔积液可为单侧或双侧，通常开始时为单侧积液，之后发展为双侧受累（图9.6D）。如果少量胸腔积液伴有纵隔移位，应寻找胸部肿块，如膈疝或先天性肺气道畸形（图9.7）。较多的积液会导致膈肌变薄和反向（凸向腹腔侧，动图9.3）。当积液足够多时，会发生纵隔移位。单侧大量胸腔积液提示局部异常，如乳糜胸，虽然乳糜胸开始时仅为单侧积液，但进展后可

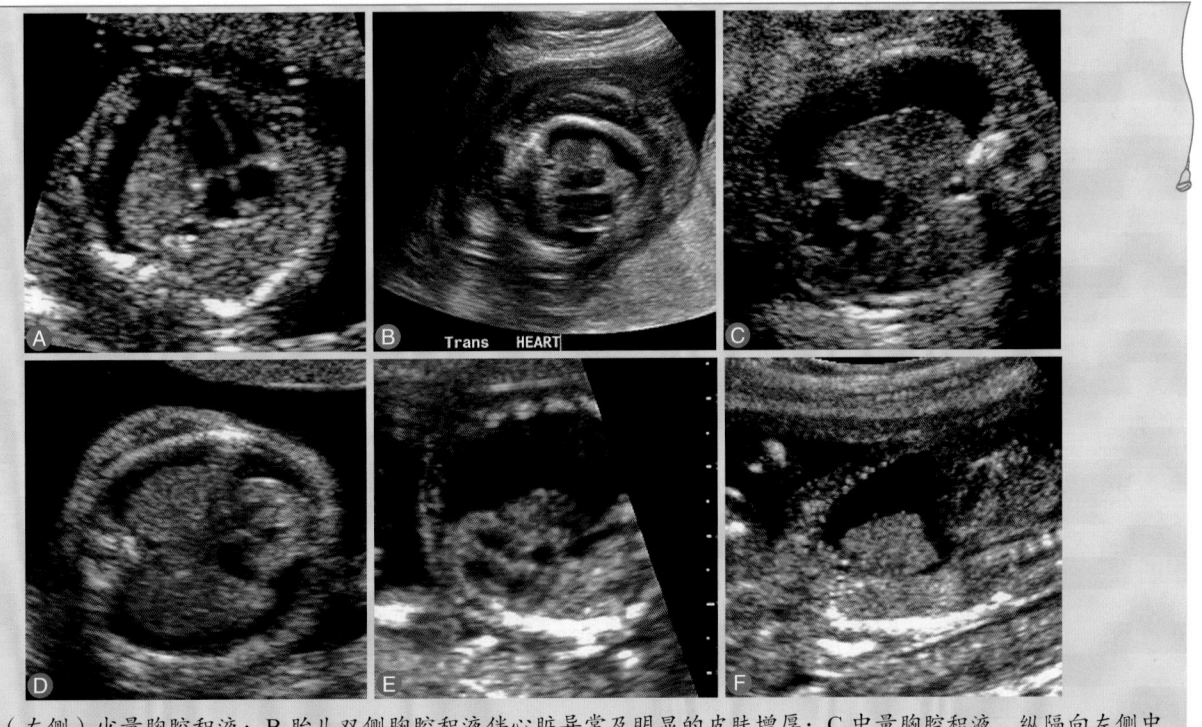

A.单侧（左侧）少量胸腔积液；B.胎儿双侧胸腔积液伴心脏异常及明显的皮肤增厚；C.中量胸腔积液，纵隔向左侧中度移位；D.双侧中量胸腔积液，部分被压缩的肺形似漂浮的"蝙蝠翼"；E、F.右侧大量胸腔积液的横切面和斜冠状切面表现，图E中纵隔严重移位。Trans HEART：心脏横切面。

图9.6 胎儿胸腔积液

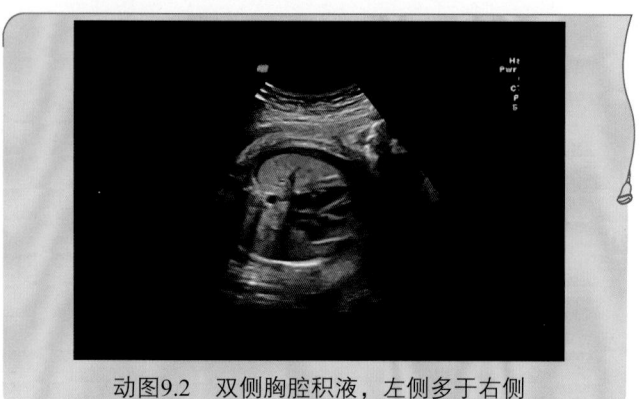

动图9.2 双侧胸腔积液,左侧多于右侧

呈透明黄色,在婴儿被喂养后才会变成乳白色。

最近一项对31例原发性胸腔积液胎儿的回顾性研究中,24例胎儿存在水肿。水肿胎儿更有可能出现双侧胸腔积液。在所有原发性胸腔积液的胎儿中,对21例患儿在胎儿期进行了干预。无水肿的胎儿生存率为7/7(100%),而存在水肿的胎儿生存率取决于是否在胎儿期进行了干预,进行干预的生存率为12/19(63%),未进行干预的生存率为1/5(20%),但接受干预的胎儿往往会出现早产(44%)。

(三)心包积液

与胸腔积液包绕肺并压迫肺组织不同,心包积液位于胸腔前内侧。正常心包腔内可见厚度≤2 mm的生理性积液,少量心包积液(孤立性,各部位厚度之和≤7 mm)也可以被认为是正常的(图9.8,动图9.4)。大量心包积液会向后胸壁方向压迫肺组织(图9.9),心脏则"漂浮"在胸腔前侧的积液中。

(四)皮下水肿

皮下水肿因病因不同可以表现为局限性或全身性(图9.10)。建议将5 mm作为厚度截断值。水肿最容易在胎儿头皮或面部被观察到,表现为覆盖在骨骼上的皮肤增厚(图9.10A,图9.11A)。需要注意的是双顶径和头围的测量是在颅骨外缘,不包括

注意鉴别大的囊性肿块(标尺)和少量胸腔积液(箭头)。

图9.7 先天性肺气道畸形合并少量胸腔积液

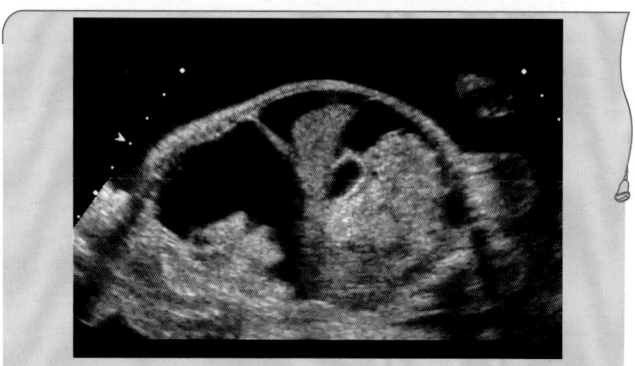

动图9.3 大量的单侧胸腔积液使膈肌反向,并伴有腹腔积液

引起纵隔移位、静脉回流受阻,导致水肿。双侧胸腔大量积液时,肺表现为漂浮在心脏旁边的"蝙蝠翼"(图9.6D),慢性大量胸腔积液可导致肺发育不全。随着胸腔积液量增多,纵隔血管结构受压或扭曲会导致上半部分躯体水肿、功能性食管阻塞,进而导致继发性羊水过多。

乳糜胸是胸腔积液中导致新生儿呼吸窘迫最常见的原因。对于水肿患者,该诊断十分重要,通过引流可以治疗乳糜胸引起的积液。引流积液可逆转积液进展、预防肺发育不全。分娩前立即引流有助于围产期护理,此时排出的液体内有大量淋巴细胞,

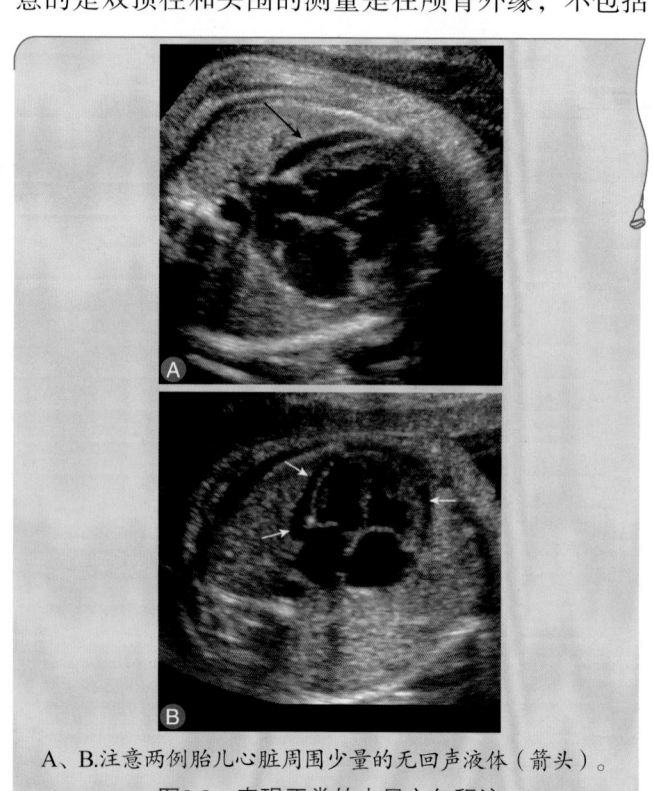

A、B.注意两例胎儿心脏周围少量的无回声液体(箭头)。

图9.8 表现正常的少量心包积液

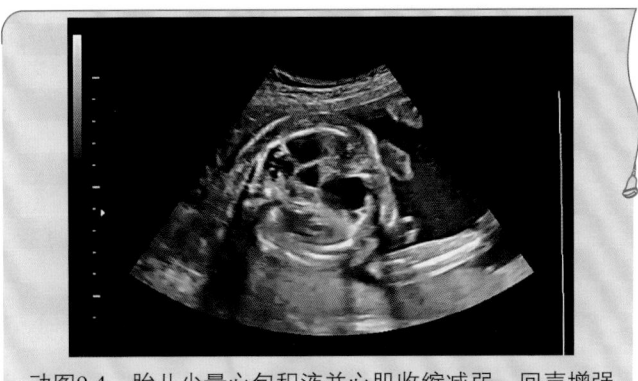

动图9.4 胎儿少量心包积液并心肌收缩减弱、回声增强

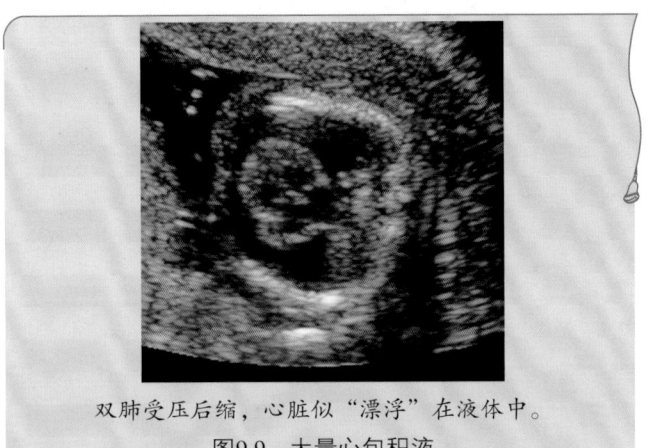

双肺受压后缩，心脏似"漂浮"在液体中。

图9.9 大量心包积液

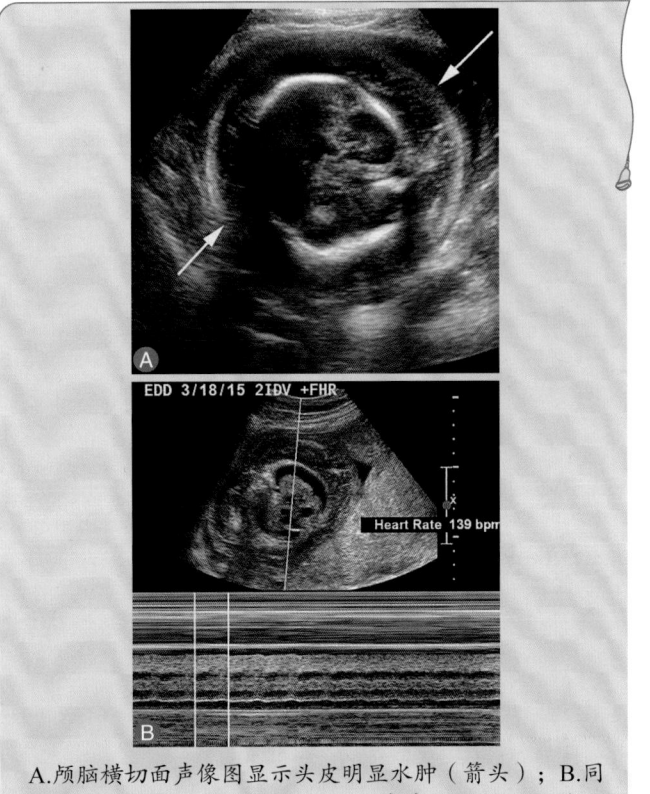

A.胎儿头皮水肿，头围测量（标尺）需包绕颅骨，而非皮肤；B.腹壁增厚，腹壁测量需包绕腹部皮肤，包括增厚的皮肤。注意，按头围计算胎龄为27周，如果只按腹围计算，则胎龄为34周。

图9.11 头皮和体壁水肿的测量方法不同

皮肤。皮下水肿也可见于四肢和腹壁。注意不要将巨大儿过多的皮下脂肪误认为水肿胎儿的全身皮下水肿。皮下水肿会增加腹围测量值，使之超过预期孕周（图9.11B）。在测量胎儿大小时，测量腹围要包括整个皮肤，因为其会影响胎儿体重的计算。因此，对水肿胎儿进行生物测量学评估时，腹围测量应包括在体重计算中，但应将其排除在孕周评估中，以免因皮肤增厚导致预估的孕周增大。当出现广泛性皮下水肿时，其表现可称为"全身性水肿"（图9.12，动图9.5）。

（五）胎盘水肿

胎盘水肿超声表现多变，可表现为胎盘增厚、回声增强、呈海绵状或磨玻璃状，且多为水肿的晚期征象（图9.13）。胎盘的大小，尤其是厚度，在妊娠中期超过正常值4 cm、在妊娠晚期超过正常值6 cm时，考虑水肿。继发于胎儿异常的胎盘水肿通常累及整个胎盘，该表现可用于排除罕见的由胎盘因素引起的水肿（如绒毛膜血管瘤）。

（六）羊水过多

羊水的评估参见本书第七章和第十章。羊水过

A.颅脑横切面声像图显示头皮明显水肿（箭头）；B.同一胎儿，胎儿胸部横切面M型超声声像图显示心律正常，双侧胸腔积液，皮肤明显增厚。

图9.10 水肿胎儿皮肤增厚

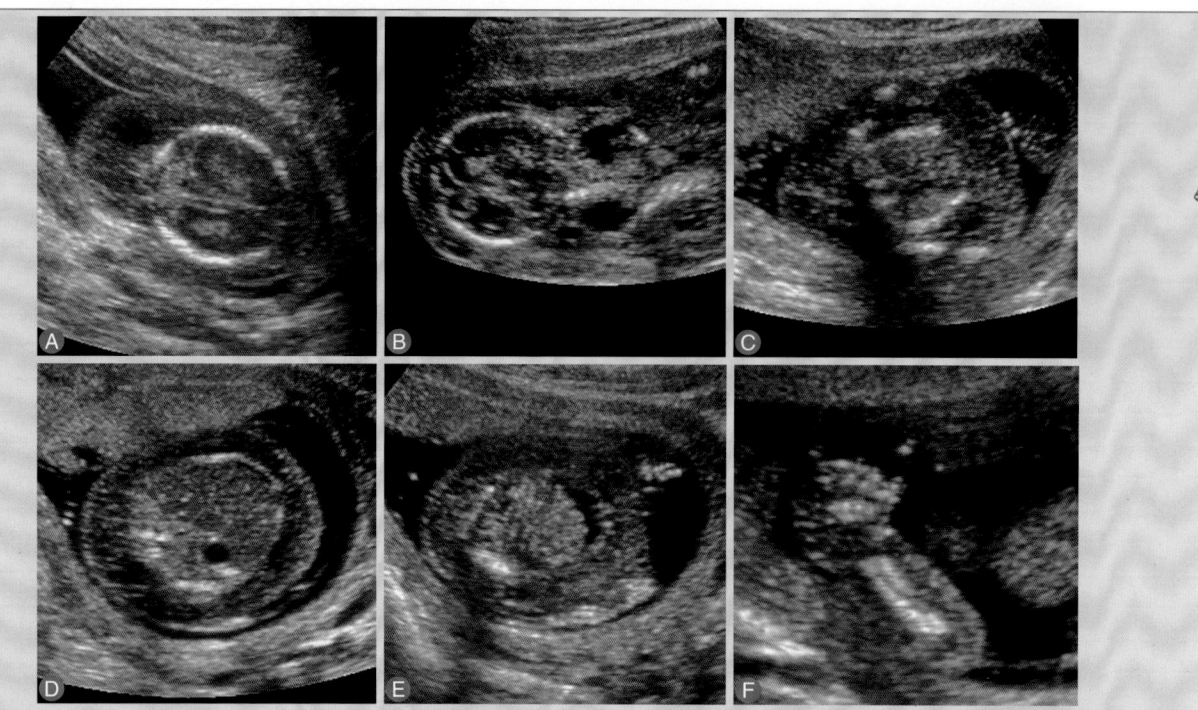

A.颈后部水囊瘤横切面超声表现;B.弥漫性头皮水肿和水囊瘤冠状面超声表现;C.胸壁水肿的横切面超声表现;D、E.腹部横切面声像图显示腹壁水肿和腹腔积液;F.全身性水肿时的手臂表现。参见动图9.5,可见先天性肺气道畸形相关的全身性水肿。

图9.12 Turner综合征胎儿全身性水肿

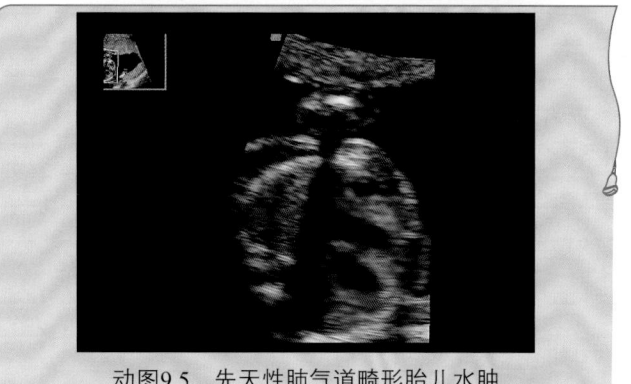

动图9.5 先天性肺气道畸形胎儿水肿

多常伴有水肿(图9.14,动图9.1)。在任何孕周,最大羊水深度≥8 cm都是羊水过多的一个有意义的阈值。羊水过多会增加早产的风险,从而增加与水肿相关疾病的发病率。

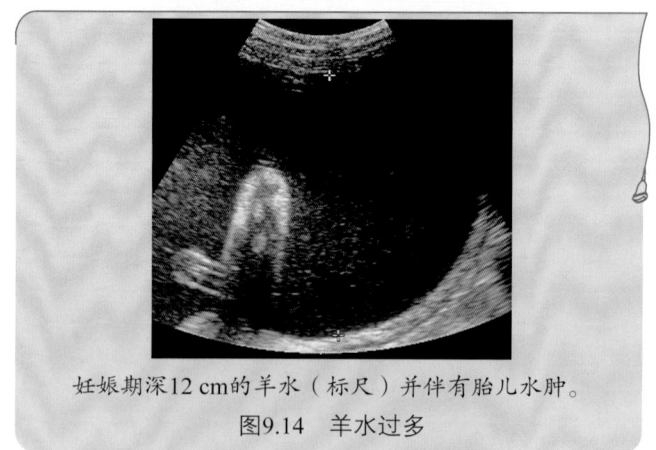

妊娠期深12 cm的羊水(标尺)并伴有胎儿水肿。

图9.14 羊水过多

二、病因学

在Rho(D)免疫球蛋白被发现之前,免疫性水肿占所有水肿病例的80%以上。目前,85%以上的病例为非免疫性水肿。超声检查发现的积液和水肿的分布、出现时间、范围提供了关于水肿病因的线索。例如,在免疫性水肿中,首先出现腹腔积液,

胎盘厚度通常为胎儿周龄±1 mm,妊娠晚期不应超过5 cm。

图9.13 胎盘水肿

只有在发生更严重的贫血时才会出现皮下水肿,胸腔积液通常不会出现或出现于疾病后期。

一般来说,胸腔积液和心包积液在胸廓病变中出现较早且更为明显,而腹腔积液多在贫血和原发性腹部病变中较早出现。大量腹腔积液伴肠管回声增强是细小病毒感染(当腹腔积液张力非常大时)或继发于胎粪性腹膜炎的肠穿孔的典型表现(图9.15)。由于压力和代谢的作用,局限性的液体积聚可能会发展成水肿,积液的形态可能会随时间进展而改变。

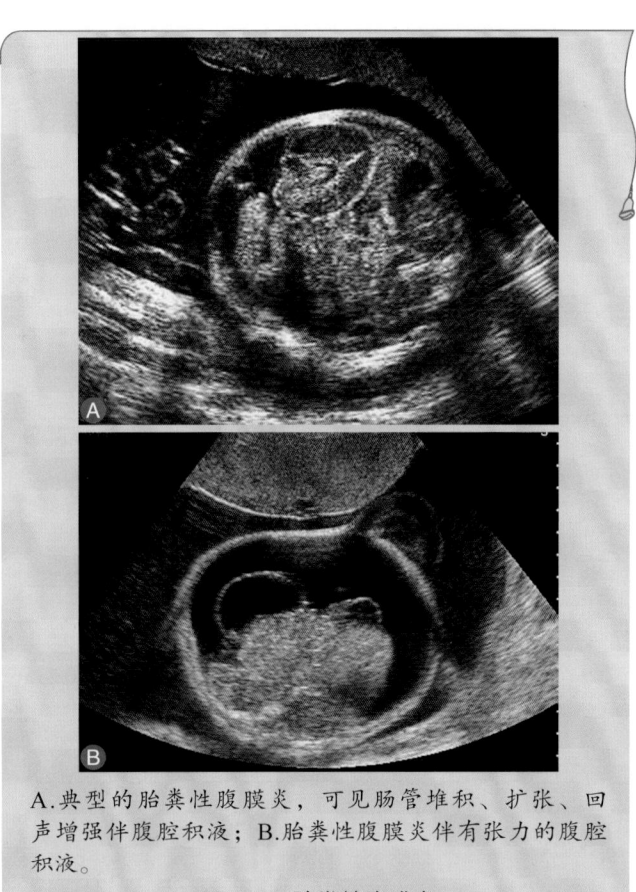

A.典型的胎粪性腹膜炎,可见肠管堆积、扩张、回声增强伴腹腔积液;B.胎粪性腹膜炎伴有张力的腹腔积液。

图9.15 胎粪性腹膜炎

三、免疫性水肿

免疫性水肿,或称胎儿红细胞增多症,发生于致敏母亲对胎儿红细胞产生抗体、导致溶血时。母体循环中的免疫球蛋白G穿过胎盘,攻击抗原阳性的胎儿红细胞。大多数病例都存在Rh(D)抗体,但2%的胎儿溶血由其他抗体引起,如1%~2%的患者在输血后产生的Kell、Rh(C)和Rh(E)等抗体,最终导致贫血、髓外红细胞生成、肝脾肿大、低蛋白血症和充血性心力衰竭。当胎儿血红蛋白减少超过7 g/dL时,低蛋白血症可能继发胶体渗透压降低,若同时伴有高输出量心力衰竭,就会导致水肿。最终,胎儿会发生代谢性酸中毒和乳酸性酸中毒。这种失代偿一旦发生,水肿会很快进展,导致胎儿在48小时内死亡。

母亲致敏的原因包括胎母输血和经胎盘出血。对于与胎儿血型不相容的女性(Rh同种异体免疫或其他红细胞抗原),会产生抗体,其通常发生在第一次妊娠分娩后,因此会影响第二次妊娠。其他母胎血液相通的时机包括流产、治疗性流产(人工流产)、羊膜腔穿刺术、胎盘早剥和不匹配的输血。另一个血液不相容性问题是胎儿同种免疫性血小板减少症。

为避免母体致敏,在致敏个体妊娠28周时给予300 mg Rho(D)免疫球蛋白,其可以对抗30 mL的胎儿出血。如果怀疑有更大程度的胎母输血,可以进行Kleihauer-Betke测试来量化母体循环中的胎儿血液,以确定必要的剂量。作为一种预防措施,可在进行侵入性胎儿操作(如羊膜腔穿刺术和绒毛膜取样术)后48小时内给予Rh阴性妇女Rho(D)免疫球蛋白。

同种免疫的无创性评估

通过测定父母的Rh状态,对胎儿进行同种免疫风险筛查。如果孕妇为Rh阴性,则对父亲进行筛查。如果胎儿的父亲也是Rh阴性,则无需进一步筛查。如果母亲为Rh阴性,父亲为Rh阳性,则监测母亲抗体滴度。如果母亲抗体滴度增加高于1∶8,则应进行进一步测试。过去是通过羊膜腔穿刺术来评估羊水的光密度(溶血增加羊水的光密度),随后进行经皮脐血取样程序来确定红细胞压积。目前,红细胞压积是通过大脑中动脉多普勒研究间接推断出来的,在这种研究中,贫血胎儿的大脑中动脉收缩期峰值流速升高。

严重贫血时,胎儿循环变为高血流动力状态,血流速度增加,这是由于胎儿心输出量增加、血液黏度降低。此外,由于脑循环对低氧血症的快速响应,大脑中动脉的血流量可能进一步增加。尽管胎儿所有血管中的流速都会增加,但大脑中动脉特别适合用于评估,因为其很容易通过彩色多普勒成像显示(动图9.6),大脑中动脉直接在蝶骨大翼上方走行,携带80%以上的脑部血流。大脑中动脉具有高循环阻力,且血流持续向前。大脑中动脉多普勒测量方法为：找到Willis环，使用脉冲波多普勒测量近端大脑中动脉（脑底部，大脑中动脉从颈内动脉发出后不久的位置），获得声束角度接近0°的收缩期峰值流速测量值（图9.16B）。观察者之间的差异性很低。操作技术对于获得准确的结果非常重要。在大多数情况下，检查可以在5分钟内完成。

测量大脑中动脉收缩期峰值流速

- 胎儿静息期间，在蝶骨水平获得头部的横切面声像图。
- 应用彩色多普勒超声识别Willis环，并使大脑中动脉的血流方向与声束的夹角接近0°。
- 放大大脑中动脉声像图，使其占据图像的50%以上。
- 在大脑中动脉从颈内动脉发出后不久，使用1~2mm的取样容积，以接近0°的角度测量大脑中动脉（如果无法获得接近0°的角度，则可以使用角度校正）。
- 测量收缩期峰值流速。
- 重复采集大脑中动脉多普勒超声3次。
- 重复波形应相似。

将测得的收缩期峰值流速与相应胎龄的中位测量值进行比较。中位数的1.5倍测值提示严重贫血（表9.2）。在一项对111例具有贫血风险的胎儿和265例非贫血胎儿的研究中，Mari等人报告，大脑中动脉收缩期峰值流速单一测值对中度或重度贫血的敏感度接近100%，假阳性率为12%。

2009年，Pretlove等人发表了一项研究大脑中动脉多普勒血流对胎儿贫血的诊断价值的荟萃分析（包括9项研究的汇总数据）。重度贫血检出的敏感度和特异度分别为75%和91%。使用大脑中动脉收缩期峰值流速的变化趋势（不同于单一测量）可将

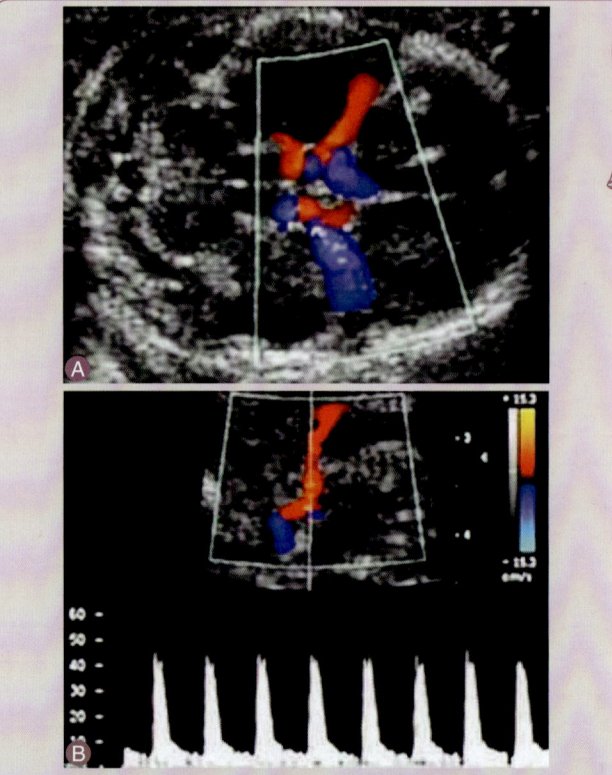

A.Willis环；B.频谱多普勒扫描。注意将多普勒取样框置于自颈内动脉刚发出的大脑中动脉上。大脑中动脉的取样角度接近0°，因此，测量速度接近于真实血流速度。

图9.16　彩色多普勒超声显示大脑中动脉

（With permission from Mari G, Abuhamad AZ, Cosmi E, et al. Middle cerebral artery peak systolic velocity: technique and variability. J Ultrasound Med. 2005；24：425-430.）

表9.2　大脑中动脉收缩期血流预期峰值流速与胎龄的关系

孕周	中位数的倍数（cm/sec）			
	1.00（中位数）	1.29	1.50	1.55
18	23.2	29.9	34.8	36.0
20	25.5	32.8	38.12	39.5
22	27.9	36.0	41.9	43.3
24	30.7	39.5	46.0	47.5
26	33.6	43.3	50.4	52.1
28	36.9	47.6	55.4	57.2
30	40.5	52.2	60.7	62.8
32	44.4	57.3	66.6	68.9
34	48.7	62.9	73.1	75.6
36	53.5	69.0	80.2	82.9
38	58.7	75.7	88.0	91.0
40	64.4	83.0	96.6	99.8

资料来源：With permission from Mari G, Deter RL, Carpenter RL, et al. Noninvasive diagnosis by Doppler ultrasonography of fetal anemia due to maternal red-cell alloimmunization. N Engl J Med. 2000；342（1）：9-14.

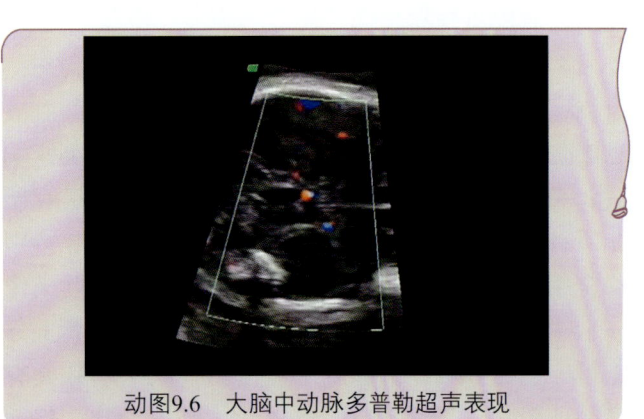

动图9.6　大脑中动脉多普勒超声表现

假阳性率降低至5%以下。

大脑中动脉收缩期峰值流速监测的时机取决于既往病史、胎龄和测量的大脑中动脉收缩期峰值流速的中位数水平。当妊娠进展到可以在技术上完成胎儿采血或宫内输血时，应开始监测，通常在妊娠18周之后。在妊娠24周后，通常每周进行一次常规检查，但在中位数水平较高或有其他提示贫血的异常超声发现时，可能会更频繁地进行检查。

宫内生长受限胎儿的大脑中动脉收缩期峰值流速升高，因此并非所有大脑中动脉收缩期峰值流速升高的胎儿都存在贫血。肝脾肿大是胎儿贫血的一个可变征象。胎儿肝脏和脾脏体积增大，是因为其红细胞产量增加。然而，胎儿可能能够代偿红细胞破坏，在这种情况下，胎儿的肝脏和脾脏可能增大，但不一定会存在严重贫血。相反，红细胞的快速分解可能会阻止胎儿对溶血的适应。因此，贫血可在无肝脾肿大的情况下发生。

大脑中动脉多普勒超声有助于确定第二次胎儿宫内输血的时间。通过估计胎儿红细胞压积随时间的下降可以更好地预测后续输血的需求。

免疫性水肿是紧急胎儿采血和输血的指征。通过使用大脑中动脉收缩期峰值流速数据，可以根据子宫内输血的需要对经皮脐血取样操作进行定时。在一项对80例继发于贫血的水肿胎儿的研究中，当治疗前水肿较轻时（腹腔积液只有较薄的一圈，伴有或不伴有心包积液），88%的胎儿水肿得以逆转；当治疗前水肿严重时，只有65%的胎儿水肿逆转。该情况强调了疑似贫血胎儿早期治疗的重要性。水肿逆转后，生存率为98%。

应该认识到，免疫性水肿即使未经治疗也并非均是致命的，其可以自发逆转，特别是当水肿程度很轻，并且感染（如细小病毒）是自限性时。本章后文将详细介绍胎儿贫血输血的并发症，包括宫内死亡、早产、颅内出血和产后发育迟缓。

四、非免疫性水肿

非免疫性水肿在妊娠中发生率为1/4000～1/1500，这是早期和中期自然流产常见的病理发现。非免疫性水肿的病因因地理位置和胎龄而异。在北美和欧洲，大多数病例源于心血管疾病（20%）、血液病（9%）、感染性疾病（7%）或染色体疾病（13%，通常为Turner综合征、21-三体综合征和18-三体综合征）。然而，在东南亚，纯合子α-地中海贫血是常见原因。在该地区，α-地中海贫血的携带者占总人口的5%～15%。纯合子α-地中海贫血中的非免疫性水肿占东南亚地区围产期死亡的25%。

（一）病理生理学

非免疫性水肿意味着许多疾病的终末期，其通常是多因素的。水肿的病理生理学可能涉及流体静脉压升高、高输出量心力衰竭、血浆渗透压降低、毛细血管通透性增加、淋巴回流受阻或这些因素的组合（图9.17）。体液聚集是由于胎儿体液在血管内、细胞内和组织间隙的重新分布，继发于毛细血管超滤和间隙液体回流的失衡。缺氧和循环衰竭可能导致毛细血管损伤，使血浆蛋白和体液从血管内流失。

与出生后相比，有几个因素容易导致胎儿水肿。胎儿的整个身体和细胞外的液体比例都更大，尤其是在孕早期。由于白蛋白浓度低，胶体渗透压较低。组织间隙的高顺应性有助于大量液体的积聚。造成积水的许多原因，尤其是伴有心脏问题的积水，均是由体静脉压升高引起的，胎儿对此特别敏感。在胎儿体内，液体从血管内净流动到血管外间隙。胎儿模型中淋巴管排出的液体体积是成年动物模型的5倍。因此，胎儿体静脉压的微小升高（2～3 mmHg）可显著降低淋巴回流，并可促使大量液体进入细胞外间隙。胎儿毛细血管对蛋白质相

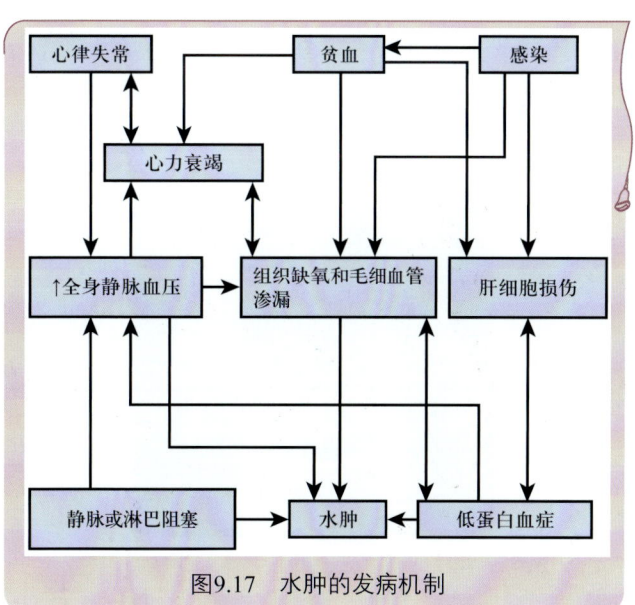

图9.17　水肿的发病机制

对更大的通透性进一步加强了该过程。因此，胎儿特别容易受到多种原因引起的静脉压小幅度升高的影响，所有这些因素都可能导致水肿。

（二）病因和关联

非免疫性水肿通常与胎儿因素相关，但也可能由母体或胎盘因素引起。母体原因（如控制不佳的糖尿病）很少见，应与继发于胎儿水肿的母体并发症（称为镜像综合征，因为水肿发生在水肿胎儿的母亲身上，"镜像"了胎儿的状况）进行鉴别。母体甲状腺功能亢进可导致胎儿甲状腺功能亢进和胎儿水肿，在使用抗甲状腺药物治疗后，水肿可能会消失。胎盘原因（如绒毛膜血管瘤和其他血管分流）相对罕见，通常与高输出量心力衰竭有关，在某些情况下，其与胎儿贫血有关。绒毛膜血管瘤需要足够大（>4～5 cm）才能导致血流动力学损害，可通过激光、射频消融和（或）手术夹的应用进行治疗。胎儿代谢原因罕见但非常重要，因为该诊断可指导恰当的新生儿治疗和对患者进行恰当的复发风险咨询。

表9.1显示了胎儿病因的分类方案，在分组中有一些重叠，其中一些表示关联关系而非因果关系。

1. 心血管系统异常

在大约20%的病例中，结构性心血管异常（图9.18）是导致水肿的原因。然而，水肿是孤立性心脏异常的罕见并发症，因为胎儿有平行的血流循环。例如，在染色体异常中，无论有或无心脏异常，其他因素都会导致水肿。

右心病变，无论是梗阻性病变（如肺动脉或三尖瓣闭锁）还是导致右心房容量或压力超负荷的结构性病变（如二尖瓣反流）都可能导致充血性心力衰竭和水肿。左心梗阻性病变，如主动脉狭窄、二尖瓣狭窄和主动脉缩窄，可导致左心发育不良，通过胎儿右心室的血流增加，从而可能导致水肿。心脏结构异常引起的非免疫性胎儿水肿的预后很差，胎儿和婴儿的联合死亡率为92%，这主要是因为严重的心脏缺陷导致了宫内充血性心力衰竭。一些心脏结构异常的胎儿也存在心律失常，其会导致预后不良。在301例患有房室间隔缺损的胎儿中，胎儿水肿及窦房结功能不全或完全性心脏传导阻滞引起的心动过缓与不良结局相关。

心脏肿瘤：心脏肿瘤是引起水肿的罕见原因。心脏肿瘤的水肿可能由多种机制引起，具体取决于肿瘤的位置、大小和数量。心脏病变可能导致血流受阻和房室瓣功能改变，并可能导致心律失常、心脏压塞、心包积液和水肿。

横纹肌瘤是最常见的胎儿心脏肿瘤，80%以上的病例与结节性硬化症相关。横纹肌瘤也是引起水肿最常见的心脏肿瘤。通常，这些肿瘤表现为多发、边界清楚、均质高回声，主要累及心室肌（图9.19）。横纹肌瘤往往在妊娠后半期生长，因此大多数在孕中期、孕晚期被诊断。

心包畸胎瘤很少见，通常表现为心腔外起源于心包的囊性和实性肿块。畸胎瘤可能比心脏大，肿瘤在狭窄有限的空间内快速生长可出现因为心脏受压导致的心包积液和水肿。据报道，心包内畸胎瘤伴心包积液在引流后，相关水肿消退。通常情况下，需要多个引流途径。在某些情况下，如果液体在排出后迅速重新积聚，则需要放置分流器。心包内畸胎瘤继发心包积液的分流术通常会导致在32周胎龄后的活产。

心律失常：与水肿相关的心律失常大多数是快速性心律失常（≥200次/分），较少出现缓慢性心律

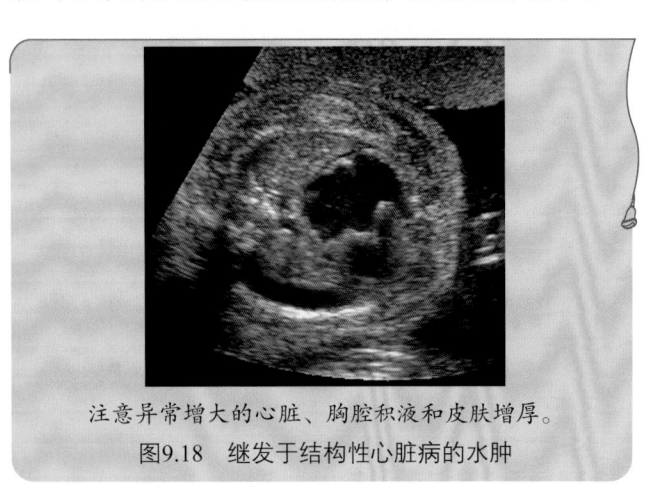

注意异常增大的心脏、胸腔积液和皮肤增厚。
图9.18 继发于结构性心脏病的水肿

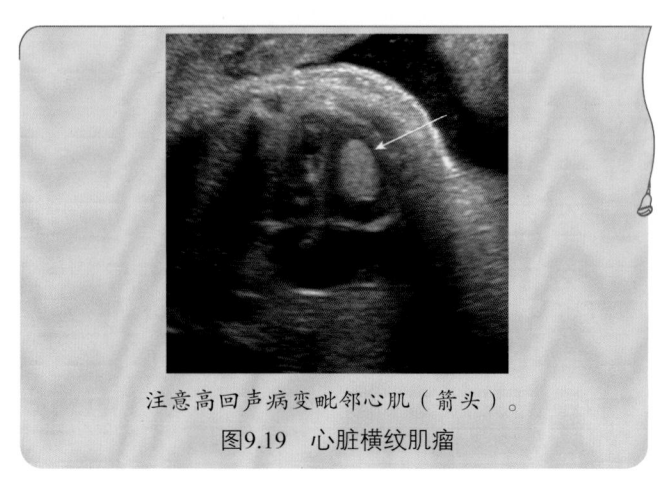

注意高回声病变毗邻心肌（箭头）。
图9.19 心脏横纹肌瘤

失常。诊断非常重要，因为治疗可以逆转水肿。避免早产是非常重要的；早产水肿胎儿的治疗是困难的。胎儿快速性心律失常最常见的是室上性心动过速（包括心房颤动或扑动，图9.20）。患有孤立性心律失常的胎儿预后良好，生存率为95%。然而，当出现水肿（本系列中为41%）并伴有其他孤立性心律失常时，生存率下降至73%。在研究患有胎儿室上性心动过速的新生儿时，大多数病例是由折返回路造成的。如果室上性心动过速持续时间有限，胎儿通常不会表现出异常。然而，持续的室上性心动过速可能会导致水肿。在这些病例中，水肿的存在与产前较难控制的心动过速、较高的死亡率有关。83%接受治疗的非水肿胎儿的心动过速产前得到控制，而接受治疗的水肿胎儿的这一比例为66%。

快速性心律失常的治疗几乎总是经胎盘给药，孕妇通过服用抗心律失常药物使其穿过胎盘进入胎儿循环，很少需要直接胎儿给药。目前，对于室上性心动过速的一线治疗尚无共识。在一份报告中，氟卡尼和地高辛的疗效略高于索他洛尔。据报道，联合疗法（胺碘酮/地高辛、胺碘酮/氟卡尼、索他洛尔/地高辛和索他洛尔/氟卡尼）在单一药物失效时有效。被报道的接受室上性心动过速治疗的最早胎龄为13周。胎儿快速性心律失常的预后取决于许多因素，包括心律失常的类型和持续时间、结构性心脏异常的存在、胎龄，以及胎儿对宫内治疗的反应。

在罕见的室上性心动过速和水肿病例中，早产（如果处在足够大的胎龄）可能是最好的选择，可以直接治疗快速性心律失常。然而，治疗水肿型早产儿是困难的，因此通常不建议早产。

心脏传导阻滞：先天性心脏传导阻滞是一种罕见的心脏传导缺陷，在活产儿中发生率为1/20 000~1/15 000。在患有先天性心脏传导阻滞的胎儿中，水肿是由低心输出量、缓慢心率和结构性病变（如果存在）共同导致的。静脉压升高与低胶体渗透压联合导致水肿。由于约1/3患有先天性心脏传导阻滞的胎儿有相关的结构性心脏缺陷，因此进行详细的胎儿超声心动图评估是必需的。

在孤立性心脏传导阻滞病例中，患儿母亲常患有风湿性疾病。由于在95%的胎儿先天性心脏传导阻滞病例中可以看到患儿母亲的抗Ro和抗La自身抗体经胎盘传递，有必要对患儿母亲进行抗Ro/La抗体的血清学检测。这些抗体早在16周胎龄时即穿过胎盘，对胎儿传导系统和心肌造成炎症性损伤。水肿伴有心室率低于60次/分（约40%的孤立性心脏传导阻滞患者），死亡率为25%~100%。可以使用类固醇和血浆置换术进行治疗，但这些治疗的有效性尚未得到很好的证实。出生时可放置心外起搏器。尽管95%的母亲检测出抗Ro/La抗体呈阳性，但在胎儿被诊断为房室传导阻滞时，只有不到5%的患儿母亲存在结缔组织疾病的体征和症状。

当心脏传导阻滞伴有结构异常时，水肿胎儿的胎儿期和新生儿期总体死亡率为83%~100%。Jaeggi等人报告了29例产前诊断为孤立性先天性房室传导阻滞的病例，在6例出现水肿的胎儿中，2例在产前死亡、4例在新生儿期死亡。在这些病例中，妊娠期间使用皮质类固醇并未逆转水肿或降低房室传导阻滞的严重程度。除水肿外，其他预后不良因素包括心内膜纤维化伴心室功能障碍和并存的结构性心脏病。

心肌功能下降：心肌病可分为原发性或继发性，或通过超声心动图评估分为扩张型或肥厚型。

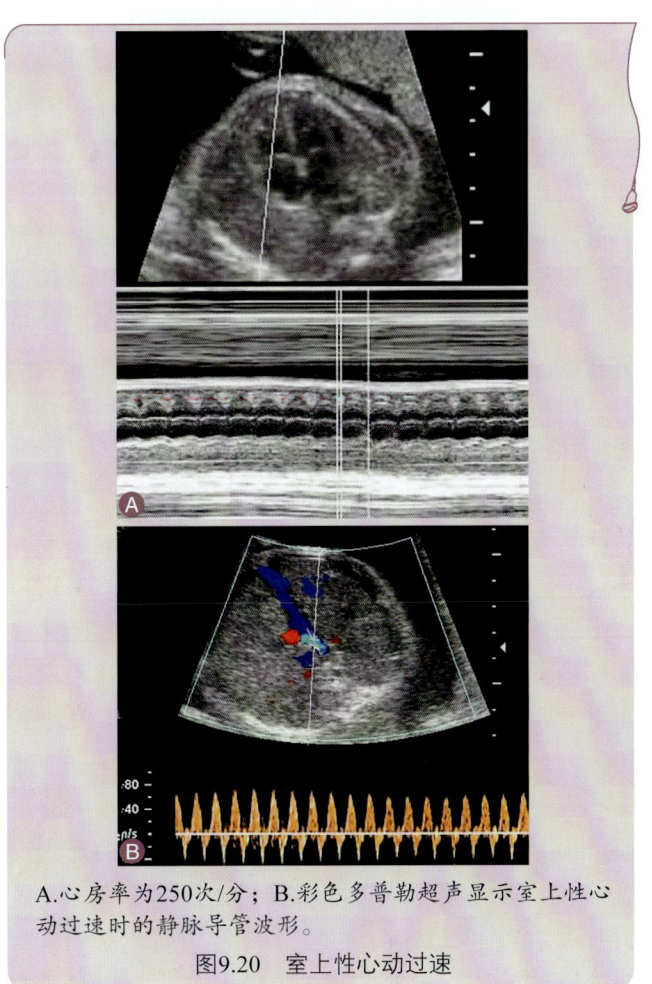

A.心房率为250次/分；B.彩色多普勒超声显示室上性心动过速时的静脉导管波形。

图9.20　室上性心动过速

原发性胎儿心肌病可能存在内在原因（如单基因疾病、线粒体疾病、染色体异常、α-地中海贫血）或外在原因，如感染、母体疾病（自身抗体或胰岛素依赖型糖尿病）和双胎输血综合征。继发性胎儿心肌病与结构性或功能性心脏病（动图9.7）及高输出量状态相关。

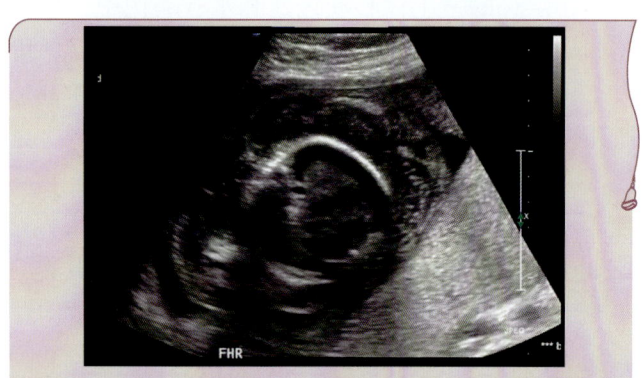

动图9.7　收缩不良的心脏呈现心脏异常、双侧胸腔积液和显著的全身水肿

2. 颈部异常

颈部肿块，如畸胎瘤和淋巴管瘤，会因压迫或高输出量性心力衰竭导致胎儿水肿（图9.21）。水囊瘤（颈后部积液）可能提示染色体（如45,XO）或其他异常。在42例妊娠早期水囊瘤的胎儿中，14例在妊娠晚期出现水肿。诊断水囊瘤时，每个胎儿的颈项透明层测值≥3 mm。妊娠早期出现水肿的胎儿，其颈项透明层均增厚。

3. 胸部异常

水肿可由发育不良、压迫、扭曲或心脏压塞引起的静脉或淋巴回流受阻所致。纵隔肿块、胸腔积液和膈疝可通过类似的机制引起非免疫性水肿。

胎儿胸腔积液的发生率估计为1/15 000。孤立性胸腔积液最常见的原因是先天性乳糜胸，这是一种原发性淋巴异常疾病。胸腔积液可能导致肺发育不全、心脏受压和静脉回流受阻，随后发展为水肿和食管受压，导致羊水过多。若未经治疗，围产期死亡率为22%~53%。胸腔积液合并畸形（约25%）和非整倍体（约7%）时，胎儿结局恶化。

在胎儿无水肿的情况下，孤立性胸腔积液的预后良好，因此不需要进行侵入性产前治疗。然而，当发生水肿时，如果不进行干预，胎儿结局非常差。在一项大型综述中，尽管在一些病例中进行了产前干预，但水肿组的围产期死亡率仍高达69%。

肺部肿块通常是先天性肺气道畸形，之前称为"先天性囊性腺瘤样畸形"，还包括支气管肺隔离症、先天性大叶性肺气肿或罕见的先天性高位气道阻塞综合征。大多数先天性肺气道畸形病例，无论肿块大小如何，在妊娠晚期至少会有部分肿块自发消退，只有少数胎儿出现水肿。局灶性肺部肿块可引起同侧胸腔积液（图9.22，图9.7）、纵隔移位、最终发生水肿。但是，水肿不仅可能是由纵隔移位引起的，也可能是由高输出量心力衰竭引起的，因为分流可能发生在异常的体循环动脉和经肺静脉或体循环静脉的静脉回流中。

一项关于67例肺部肿块病例的报告中，只有7%的胎儿发展为水肿。在134例转诊到美国的两家胎儿外科中心的先天性肺气道畸形胎儿中，随访101例，其中25例水肿胎儿全部死亡，而76例非水肿胎儿全部存活，提示对水肿胎儿可以考虑进行胎儿手术。如果无水肿和其他异常，这些病例的生存率几乎为100%。

当患有先天性肺气道畸形的胎儿出现水肿时，预后很差，通常建议进行产前干预。干预的形式可以是囊肿抽吸减压术（图9.22）、分流术或开放式胎儿手术。一项2006年的荟萃分析表明，对于有肺部肿块的胎儿，先天性肺气道畸形分流术提高了水

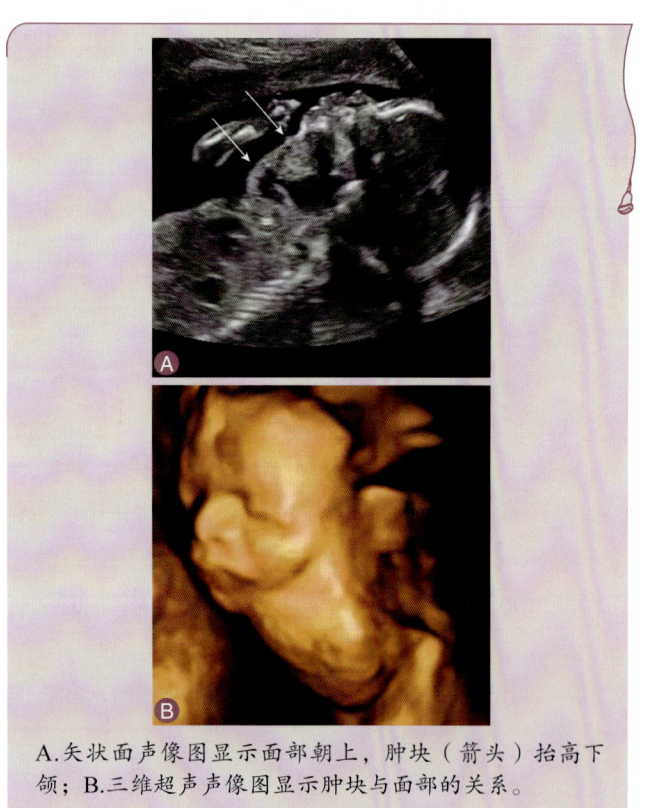

A.矢状面声像图显示面部朝上，肿块（箭头）抬高下颌；B.三维超声声像图显示肿块与面部的关系。

图9.21　颈部畸胎瘤

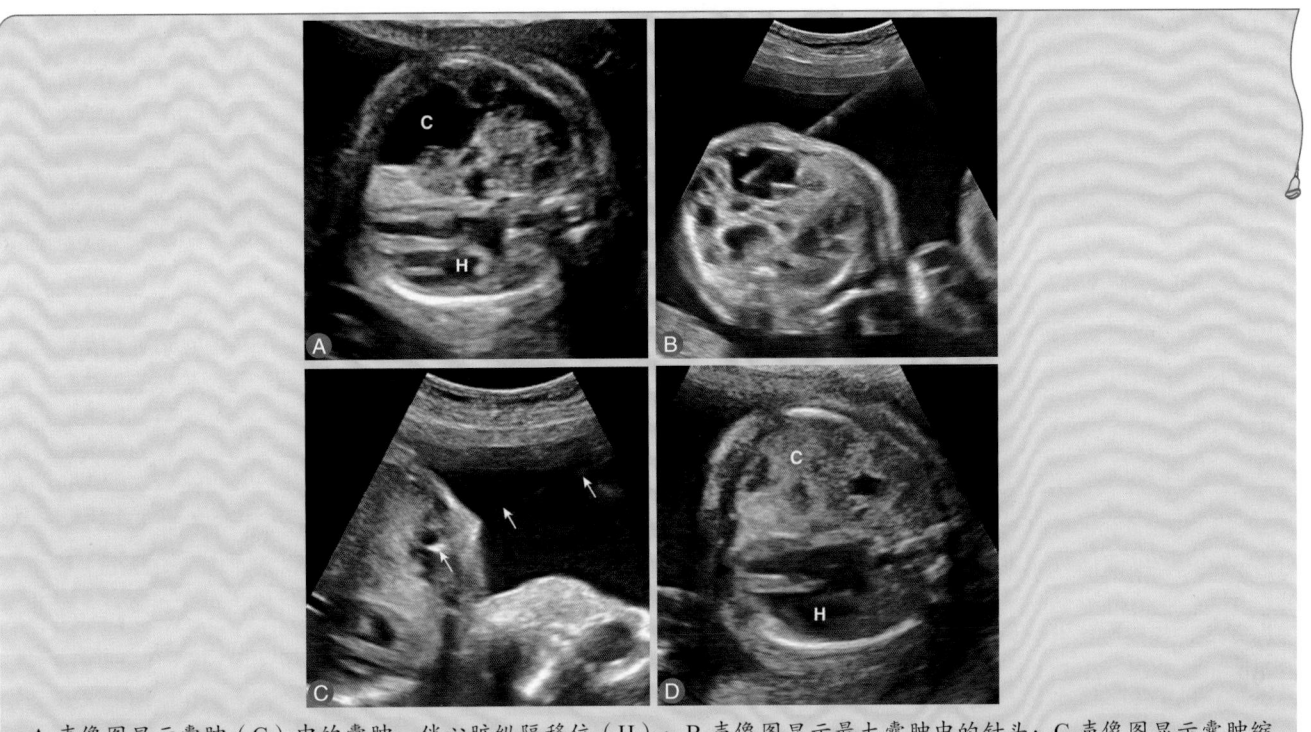

A.声像图显示囊肿（C）中的囊肿，伴心脏纵隔移位（H）；B.声像图显示最大囊肿中的针头；C.声像图显示囊肿缩小，可看到针（箭头）；D.手术完成时，心脏（H）受压较前减少，仍可见胸部肿块（C），但已不存在大囊肿。

图9.22　伴有纵隔移位和早期水肿的大囊型先天性肺气道畸形的抽吸减压术

肿胎儿的生存率，但对无水肿胎儿的生存率没有影响。发生水肿的产前预测因素包括由微囊和大囊组成的肿块及肿块与正常肺的大的体积比（＞1.6）。对于无明显囊肿和先天性肺气道畸形体积比＜1.6的胎儿，97%未进展为水肿。而在体积比＞1.6的病例组中，75%发展为水肿。在先天性肺气道畸形病例中，开放式胎儿手术的成功率为29%～62%。产前抽吸大囊型先天性肺囊性腺瘤样畸形有时可能是一种有效的治疗方法，但由于囊液的快速再积聚，这种方法常常无效。在液体快速再积聚的情况下，胸腔羊膜分流术可能是一种更好的方法。分流术后的生存率与出生时的孕龄、病灶缩小百分比及水肿消退率相关。母体使用类固醇也可能有帮助。

非免疫性胎儿水肿很少发生在支气管肺隔离症病例中，其与围产期高死亡率和新生儿严重呼吸功能不全有关。患有支气管肺隔离症和水肿的新生儿可以存活。不同的宫内治疗策略已被提出，如胸腔羊膜腔分流术，胸腔穿刺术并血管内给予呋塞米、地高辛，酒精消融血管蒂并放置分流器，消融来自主动脉的异常体循环动脉和开放式胎儿手术。

在先天性高位气道阻塞综合征中，胎儿水肿继发于扩大的肺对心脏和大血管的压迫。

胸腔引流程序：约6%的乳糜胸病例为非整倍体，应予以排除。孤立性大量积液最初可使用细针引流并送检，用于淋巴细胞计数（无感染时淋巴细胞＞80%可诊断为乳糜胸），快速核型分析，蛋白质、包涵体和感染的研究。这种方法也可评估肺再扩张能力，有时可能具有治疗作用。对快速再积聚的胸腔积液可以进行多次引流术或放置引流管。通过治疗，胎儿生存率超过60%。对于妊娠晚期发生的大量胸腔积液，分娩前立即进行治疗性引流有助于新生儿复苏。2015年，一项对接受引流管放置的先天性肺病变或胸腔积液的胎儿进行的回顾性研究中，75例胎儿放置了97个引流管。放置引流管和分娩时的平均胎龄分别为25周和35周。引流术可使大囊型肺病变体积减小55%±21%，29%和71%的胎儿胸腔积液完全或部分引流。69%的胎儿出现水肿，其中83%的胎儿在引流术后病情缓解。胎儿生存率为68%，其与出生时的胎龄、病灶缩小百分比、单侧胸腔积液和水肿消退有关。

4. 胃肠道异常

胃肠道异常通常引起孤立性腹腔积液而非水肿。如果由于肠梗阻、肠扭转或脐膨出等原因造成淋巴和静脉回流的局部阻塞，在极少数情况下可能会导致水肿。腹部肿块可能通过压迫静脉回流而引起水肿，但低蛋白血症和（或）房室分流也可能起到了作用。

在70%的病例中，胎粪性腹膜炎与胎儿囊性纤维化有关。肠破裂导致无菌性化学性腹膜炎并常伴有腹腔积液（图9.23，图9.15）。超声检查腹腔积液可呈透明或颗粒状，外观可随时间而改变。肠管通常呈束状或缠结状，可见钙化区。如果怀疑此诊断，应推荐胎儿父母进行常见囊性纤维化突变携带者的检测。

5. 泌尿系统异常

泌尿系统异常是水肿的罕见原因。先天性肾病可导致严重的蛋白尿和低白蛋白血症，从而导致水肿。膀胱破裂可导致尿性腹腔积液，但很少发生水肿（图9.24）。

6. 淋巴管发育不良

先天性淋巴管发育不良可能是许多无明显病因的水肿病例的根源。Bellini等人发现，6例出生时发生不明原因水肿的新生儿均患有淋巴管发育不良。

7. 单绒毛膜双胎

双胎的水肿发生率增加，这是由于双胎先天性异常的发生率较高，以及继发于与单绒毛膜胎盘相关的并发症（双胎输血综合征和无心畸胎）。这些内容在《超声诊断学（第5版）：妇产分册》第七章中有详细描述。双胎输血综合征的Quintero分期Ⅳ期，一胎或双胎出现水肿。受血胎儿由于动静脉吻合处的血液分流而出现心输出量和血压升高。最初，右心室负荷的增加由心室肥大代偿，伴有轻微的血流动力学功能障碍。随着容量和压力的持续超负荷，开始出现右心室扩大和三尖瓣反流，可能与右心室舒张末压增加有关，这会反映在右心房的舒张末压中。在心房收缩期，心房收缩对抗升高的压力会在静脉导管、肝静脉和下腔静脉中产生逆向血流，最终，发生代谢性酸中毒和充血性心力衰竭。

早发性重度双胎输血综合征保守治疗的生存率低于10%。胎儿死亡是由极度早产引起的，与供血胎儿的生长受限、受血胎儿的心力衰竭和水肿有关（图9.25）。目前的系列研究表明，如果在26周之前对严重的双胎输血综合征采用内窥镜进行胎盘血管吻合支的选择性激光消融治疗，可以提高生存率并减少神经系统后遗症。

在该过程中，通过内窥镜将激光引入子宫，并在超声引导下消融胎盘表面的血管吻合支。

在无心畸胎（双胎反向动脉灌注序列征）中，

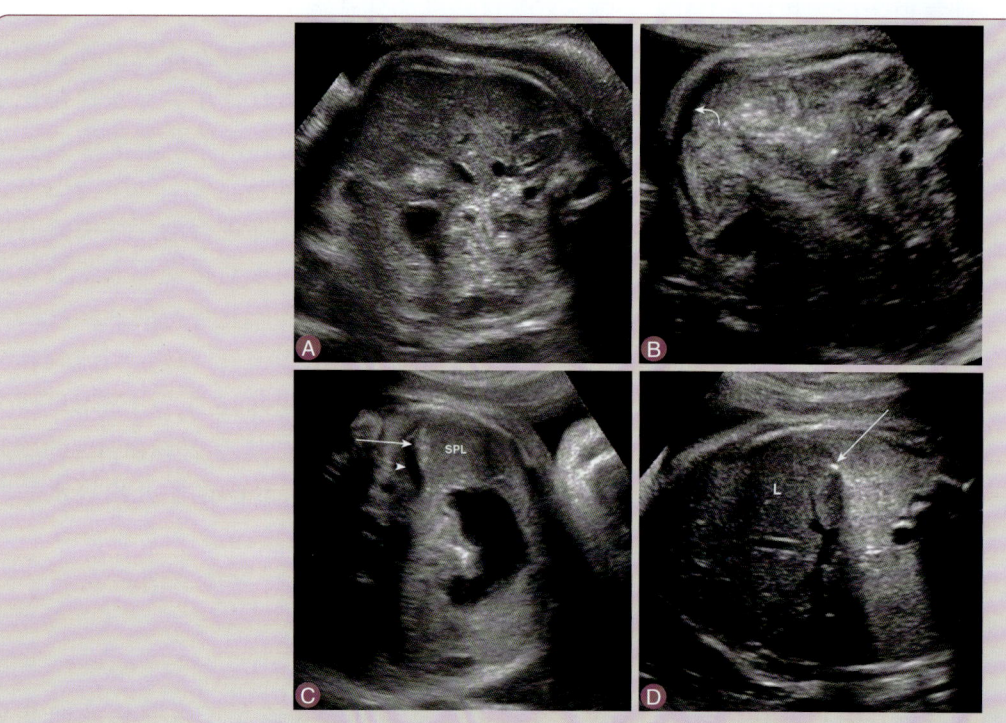

A～D.胎儿腹部横切面声像图显示肠管回声增强，以及脾脏（SPL）和肝脏（L）周围的点状强回声（箭头），可见合并腹腔积液（图B中弯曲箭头）和胸腔积液（图C中三角箭头）。

图9.23　胎粪性腹膜炎

单绒毛膜双胎中存在一个泵血胎儿和一个无心受血胎儿。泵血胎儿灌注无心受血胎儿，导致高输出性心力衰竭（特别是无心脏受血胎儿的重量大于泵血胎儿重量的70%时）和羊水过多。无心受血胎儿伴有全身水肿，但不是真正的水肿。治疗方法包括阻断流向无心受血胎儿的血液，通常采用射频消融术、激光消融术或脐带结扎术。射频消融术可使胎儿的生存率达80%。

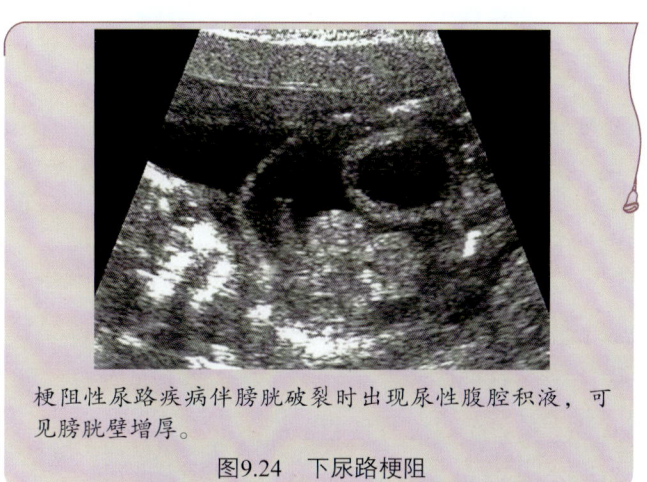

梗阻性尿路疾病伴膀胱破裂时出现尿性腹腔积液，可见膀胱壁增厚。

图9.24　下尿路梗阻

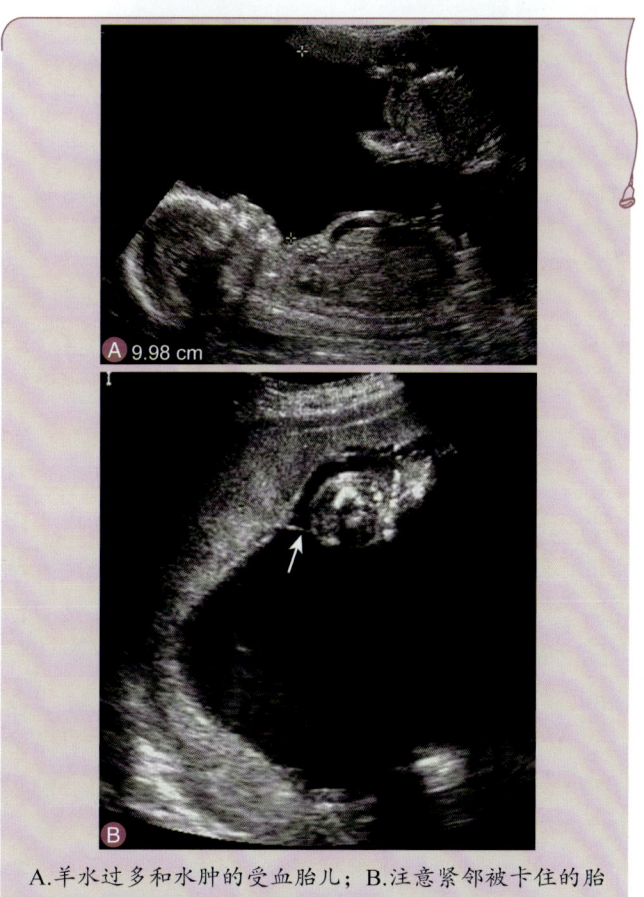

A.羊水过多和水肿的受血胎儿；B.注意紧邻被卡住的胎儿（供血胎儿）的膜（箭头）。

图9.25　孕20周的双胎输血综合征

8. 染色体异常

在妊娠24周前出现的水肿病例中，非整倍体的发生率高于妊娠晚期。在妊娠24周前，水肿病例的非整倍体发生率为33%~78%，妊娠24周后，水肿病例的非整倍体发生率低至2%。

Turner综合征（45,XO）通常与妊娠早期和中期的水囊瘤相关（图9.26，图9.12）。这些疾病中有许多会导致早期自然流产。21-三体、18-三体、13-三体及三倍体与非免疫性水肿有关，尽管水肿发生的原因尚不清楚。有少数报道称21-三体综合征引起的暂时性骨髓异常增生是导致肝大和非免疫性水肿的原因。在这些病例中，经皮脐血取样表现为胎儿贫血和低白蛋白血症。具有多种结构异常、明显的水囊瘤或颈项透明层增厚的水肿胎儿可能存在染色体异常。颈项透明层增厚的生理基础尚不完全清楚，但其可能是由淋巴发育延迟引起，与心血管畸形有关，特别是在非整倍体病例中。

9. 肿瘤

在具有高比例实体组织的大型肿瘤中，动静脉畸形和动静脉分流通过引起高输出量心力衰竭并导致Kasabach-Merritt序列（消耗性凝血病）而发生水肿。通常选择患有肿瘤的胎儿（如伴有水肿的巨大骶尾部畸胎瘤）进行子宫内手术，包括囊肿抽吸术和开放式胎儿手术切除。然而，这些手术由于早产和其他产科并发症而变得复杂。最近的报告表明，针对肿瘤的供血血管进行激光消融或酒精硬化治疗可改善预后。宫内治疗骶尾部畸胎瘤胎儿的生存率为30%~55%。

10. 贫血

胎儿贫血是由红细胞生成减少、溶血增加或出血引起的。如果该过程是渐进的，胎儿会产生代偿性红细胞生成反应，并且只有当贫血超过其代偿能力时，才会出现非免疫性水肿，通常是当血红蛋白浓度低于7 g/dL或更少时。水肿是由高输出量心力衰竭和缺氧性毛细血管损伤共同引起的，因为蛋白质渗漏及红细胞生成组织浸润肝脏，从而导致门静脉高压症。

红细胞生成减少：患有α-地中海贫血的纯合子不能在子宫内制造胎儿血红蛋白，也不能在出生后制造血红蛋白A；相反，其在子宫内形成血红蛋白Bart，对氧的亲和力很高，导致组织缺氧，从而引起毛细血管损伤、蛋白质渗漏、心力衰竭和水肿。

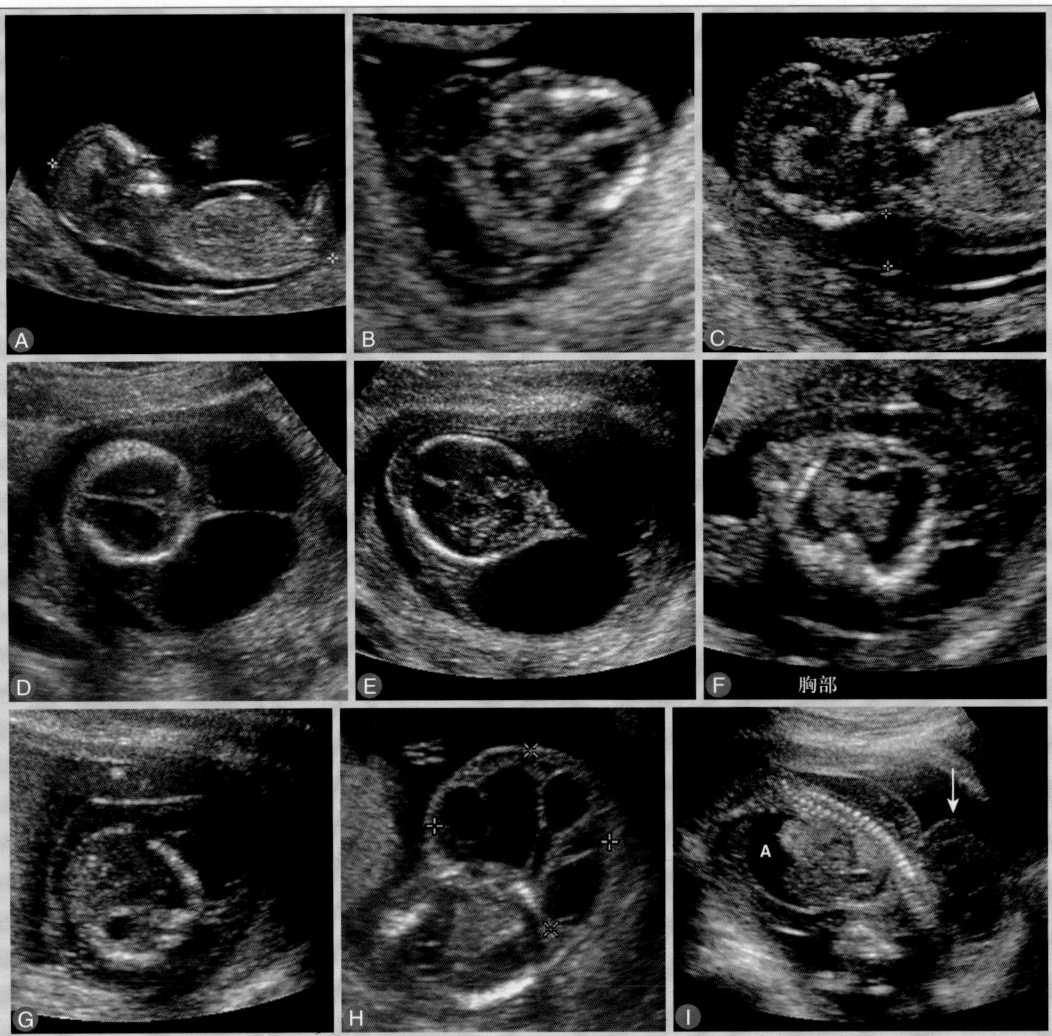

A.胎儿12周时出现弥漫性皮肤增厚和淋巴管扩张；B、C.胎儿13周时颈部增厚，可见弥漫性体壁水肿；D~G.胎儿18周时出现水囊瘤、胸腔积液和弥漫性体壁水肿；H、I.胎儿19周时伴有水囊瘤（箭头）和腹腔积液（A）。

图9.26 妊娠早期和妊娠中期的Turner综合征

子宫内红细胞生成减少的其他原因包括全身性骨髓再生障碍，如细小病毒感染和胎儿白血病。

溶血：据报道，葡萄糖-6-磷酸脱氢酶缺乏是溶血增加导致非免疫性水肿的一个罕见原因。溶血也可能导致子宫内感染而引起贫血。

出血：出血可能发生在双胎输血综合征中一胎向另一胎输血时，以及胎儿本身（如颅内）出血、肿瘤（如骶尾部畸胎瘤）出血或经胎盘出血。

11. 感染

宫内感染占非免疫性水肿病例的16%。对宫内死亡和非免疫性水肿的胎儿进行的系列尸检显示，33%的胎儿存在感染。水肿可能是由于感染对骨髓（细小病毒、巨细胞病毒、弓形虫）、心肌（腺病毒、柯萨奇病毒、巨细胞病毒等导致充血性心力衰竭）、血管内皮（缺氧性毛细血管损伤导致蛋白质渗漏）的影响，或肝炎和蛋白生成减少（梅毒）引起的严重败血症。除水肿外，感染征象还包括心包或脑部钙化，以及脑室扩大。

细小病毒B19：细小病毒B19可导致高达27%的病例出现非免疫性水肿。水肿继发于骨髓再生障碍的心肌炎和胎儿贫血（图9.27）。在妊娠16~24周时，骨髓对细小病毒感染特别敏感。红细胞寿命缩短（45~70天）进一步表明感染对红细胞再生的影响。

在母体感染的妊娠中，胎儿感染发生率高达10%。其导致妊娠9~20周感染的胎儿出现9%的过度流产率。在妊娠早期，胎儿感染可能导致流产，而在妊娠中期，胎儿有发生水肿的风险。与大多数其他先天性感染相比，细小病毒很少引起不良的长期后遗症。尽管与细小病毒B19相关的水肿可以在

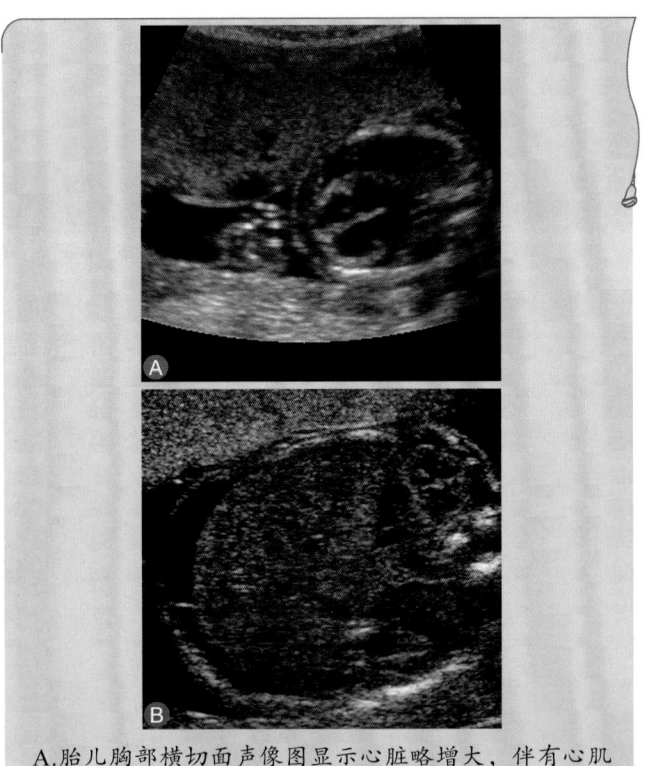

A.胎儿胸部横切面声像图显示心脏略增大，伴有心肌回声增强和少量心包积液；B.腹部横切面声像图显示腹腔积液。多普勒测量大脑中动脉（声像图未展示）收缩期峰值流速为55 cm/s，提示严重贫血。

图9.27　19周伴有细小病毒感染和贫血的胎儿水肿

不输血的情况下自行消退，但大多数病例受益于宫内输血。当母体血液显示阳性的免疫球蛋白M（提示近期感染），以及升高的免疫球蛋白G时，怀疑是细小病毒感染。尽管有时水肿是由心肌炎引起的，但脐带穿刺可显示伴有少量网织红细胞的再生障碍性贫血。通过对羊水或胎儿血液进行聚合酶链反应检测来诊断胎儿细小病毒感染。聚合酶链反应结果可在几小时内获得。

当发现母体细小病毒感染时，需要对妊娠进行连续监测，在母体感染后8～12周，每周进行一次超声检查。超声检查可用于评估水肿的迹象，包括通过多普勒分析以评估大脑中动脉血流流速加快，其可作为评估胎儿贫血的一种指标。

在宫内输血治疗细小病毒感染的病例中，胎儿生存率为43%～84%。然而，也有报告称高达31%的病例出现发育异常。

弓形虫病：先天性弓形虫感染可导致贫血、脑内或肝内钙化、脑室扩大和脉络膜视网膜炎，并可出现水肿，尤其是腹腔积液。大多数患有先天性弓形虫病的孕妇在妊娠期间无症状或仅有轻微症状。胎儿感染率因垂直传播时的胎龄而异，

为26%～40%。产前诊断弓形虫病较困难，主要通过聚合酶链反应或分离技术证明母体血清转化和（或）羊水中的寄生虫。受感染的母亲在整个孕期都要接受螺旋霉素治疗，如果证实胎儿感染，则在治疗方案中加入乙胺嘧啶和磺胺多辛或磺胺嘧啶。

其他感染：先天性巨细胞病毒感染占非免疫性水肿病例的1%～2%，即使在母体反复感染的情况下也可能发生，可通过脐静脉注射更昔洛韦或腹膜内注射高免疫球蛋白对胎儿进行治疗。风疹、梅毒和水痘是非免疫性水肿的较少见的原因。在梅毒病例中，如果胎儿处于妊娠晚期且肺部发育成熟，分娩和青霉素治疗可使水肿消退。非免疫性水肿的罕见感染原因包括单纯疱疹病毒、腺病毒和孕产妇急性乙型肝炎病毒感染。

12. 遗传疾病

多种非染色体遗传条件可导致非免疫性水肿（表9.1），其机制尚不清楚，而且是多因素的。在贮积病中，最可能的机制是肝脏浸润导致低蛋白血症或血管阻塞。

13. 代谢紊乱

先天性代谢异常是一种罕见的水肿原因。早期诊断和治疗某些疾病可以改善结局，同时对有关复发风险的遗传咨询也非常重要。与胎儿水肿相关的溶酶体疾病包括GM1神经节苷脂贮积症、半乳糖唾液酸贮积症、婴儿游离唾液酸贮积病、黏多糖贮积症Ⅳ型和Ⅶ型、黏脂贮积症Ⅰ型和Ⅱ型、戈谢病Ⅱ型、Farber病、尼曼-皮克病、沃尔曼病和多种硫酸酯酶缺乏症。胎儿水肿与葡萄糖-6-磷酸脱氢酶或丙酮酸激酶缺乏、Pearson综合征、其他线粒体疾病、N-糖基化缺陷、糖原贮积病Ⅳ型和新生儿血色素沉积症有关。

14. 骨骼疾病

骨骼发育不良是水肿的罕见原因。与胎儿水肿有关的骨骼疾病包括软骨发育不全、软骨成长不全、成骨发育不全、低磷酸酯酶症和关节挛缩。

15. 内分泌失调

胎儿内分泌失调是引起非免疫性水肿的罕见原因。胎儿甲状腺功能减退和甲状腺功能亢进均可引起水肿。即使孕妇已经接受过毒性弥漫性甲状腺肿治疗，通过胎盘的母体抗体也可引起胎儿水肿。

16. 药物

吲哚美辛（消炎痛）可导致动脉导管收缩，在

极少数情况下会导致胎儿水肿，因此，应在消炎痛治疗48小时内对动脉导管进行超声评估。

17. 特发性疾病

特发性非免疫性水肿（仍然无法确定病因）的比例约为10%，随着诊断能力的提高，该比例将继续下降。

五、水肿的诊断方法

系统的产前评估可以确定高达90%病例的非免疫性水肿的原因。这不仅对当前的妊娠管理非常重要，而且对未来的遗传咨询也很重要。水肿检查总结见表9.3。

（一）病史

详细的病史为诊断病因提供初步线索，并可能提供适当的诊断方向。例如，母亲有系统性红斑狼疮或糖尿病病史可能与疾病有关，纯合子α-地中海贫血在东南亚血统的患者中尤为普遍。血型可以为同种免疫疾病提供线索。患有贫血或感染的孕产妇疾病病史非常重要。先前的妊娠失败可能与先天性代谢异常或染色体重排有关，而家族史或血缘关系的存在可能表明存在其他遗传条件。细小病毒感染更可能发生在教师或日托工作者身上。药物使用有时可以是病因。

（二）全面产科超声检查

全面的超声评估应该是第一步。然而，15%~30%的病例通过超声检查未发现病因。羊水过多是一种常见的并发症。超声检查的一个常见适应证是临床怀疑胎儿相对于妊娠期较大。胸膜腔、腹膜腔和心包腔积液可诊断水肿，积液相对分布和发展时间可能为寻找病因提供线索。非整倍体的超声标记提示染色体原因。应评估羊水过多的程度，因为其可能会造成紧迫的胎膜早破或早产，并且应对宫颈进行影像学检查，以确保宫颈未出现漏斗（内口开放）或缩短。

应进行系统详细的胎儿解剖学检测，寻找导致水肿的其他线索。应观察胎儿膀胱以排除膀胱破裂引起的尿性腹腔积液。评估骨长度、曲率、密度及是否存在骨折以排除骨骼发育不良。应评估先天性感染的特征，如小头畸形、胎儿大脑或肝脏内的钙化。有必要进行专门的胎儿超声心动图结构和功能评估，以了解水肿胎儿的心脏结构、节律和功能。

（三）母体检查

应检查母体血型、进行间接Coombs试验（抗球蛋白滴度）和检测有无红细胞抗体，以排除免疫性水肿。其他基础检测包括全血细胞计数和指标

表9.3 胎儿超声心动图检查、产妇病史（包括家族史）、用药情况、暴露情况

解剖检查		母体检查	附加胎儿检查	侵入检测/治疗	羊水/胎血检测
结构正常		血型 Rh（D）抗原状态 间接Coombs试验（抗体筛选） Kleihauer-Betke测试 细小病毒血清学（其他需要考虑的感染：梅毒、巨细胞病毒感染、弓形虫病）	大脑中动脉多普勒检查		
	心律失常	当胎儿心动过缓时，检测母体抗Ro/La抗体		快速型心律失常需要治疗	
	无心律失常，大脑中动脉多普勒正常			羊膜腔穿刺术	染色体核型和（或）芯片 巨细胞病毒和弓形虫的聚合酶链反应检测 羊水甲胎蛋白 溶酶体酶的聚合酶链反应检测
	贫血（大脑中动脉收缩期峰值流速>1.5倍中位数）	检测父母平均红细胞体积以检查地中海贫血（<80提示携带者状态）		羊水（经皮脐血取样），必要时输血	染色体核型和（或）芯片 巨细胞病毒、弓形虫和细小病毒的聚合酶链反应检测 如果无其他原因，需要检测葡萄糖-6-磷酸脱氢酶、丙酮酸激酶、溶酶体酶
结构异常				羊膜腔穿刺术	染色体核型和（或）芯片±巨细胞病毒、弓形虫的聚合酶链反应检测，特异性异常DNA检测

资料来源：Adapted from Society for Maternal-Fetal Medicine, Norton ME, Chauhan SP, Dashe JS. Society for Maternal-Fetal Medicine（SMFM）clinical guideline #7: nonimmune hydrops fetalis. Am J Obstet Gynecol. 2015; 212（2）: 127-139.

检查、Kleihauer-Betke测试、感染筛查（TORCH感染、细小病毒免疫球蛋白M/免疫球蛋白G）和血糖检测。

（四）胎儿检查

通常需要行羊膜腔穿刺术，取羊水用于检查胎儿核型（在适当的胎龄），聚合酶链反应抗原检测及梅毒螺旋体、巨细胞病毒和弓形虫的培养。当多普勒显示贫血时，应行经皮脐血取样及大脑中动脉多普勒检测。从胎儿体腔中抽取的液体也可用于胎儿检测。最合适的选择取决于胎龄、可及性和结果的紧迫性。可以从大多数胎儿体液标本中成功获得快速核型。荧光原位杂交可用于鉴定常见的非整倍体（13-三体、18-三体和21-三体；X单体或Turner综合征）、其他特异性缺失和染色体重排，可以在24~48小时给出羊水检测结果。确认或排除最常见的非整倍体，从而指导妊娠管理。羊水是病毒培养、聚合酶链反应检测弓形虫和巨细胞病毒的较好方法，其可用于评估妊娠晚期胎儿肺成熟度。绒毛膜绒毛取样是一种在任何妊娠期获得快速核型或DNA检测的替代方法。

在染色体不能提供诊断的许多情况下，胎儿血液取样是一项关键检查。基本的胎儿血液检查应包括直接Coombs试验、全血细胞计数和指标、核型、蛋白质、白蛋白和病毒特异性IgM。其他测试是有选择地进行的，并且可以存储样本以供后续评估。通过这种方法，在大多数情况下可以确定水肿的原因。

1. 进行经皮脐血取样

对于脐带穿刺术，有1%~1.6%的胎儿存在流产风险。需要解释清楚胎儿风险，因为这些胎儿发生流产和不良结局的风险特别高。Ghidini等人进行了一项荟萃分析，排除病理性胎儿后，确定接受胎儿血液取样的"低风险"胎儿的流产率约为1.4%。最近的一项研究发现，与手术相关的并发症为3.1%，与手术相关的流产率为1.6%。脐带穿刺术的其他并发症包括胎儿心动过缓（4%~12%）、穿刺部位出血（20%~40%）、血肿（17%）、感染（1%）、胎盘早剥（罕见）、母胎输血（40%）和早产（7%）。动脉穿刺的并发症比静脉穿刺更常见。在比利时最近的一份总结了14年经验的报告中，对56例胎儿进行了135次宫内输血，无胎儿或新生儿死亡，轻度不良事件发生率为10%，严重不良事件发生率为1.5%，水肿和自由循环输血二者与不良事件风险增加相关，而妊娠34周之后的输血风险与胎龄不相关。除光疗外，65%的新生儿需要对同种免疫性贫血进行额外的治疗。非血液系统并发症占24%，其主要与早产有关。

当胎儿存在严重贫血（大脑中动脉收缩期峰值流速>1.5倍中位数或水肿）且在此孕龄分娩的风险高于手术风险时，建议行经皮脐血取样。

如果预计胎儿可能需要输血（如存在细小病毒感染伴有大脑中动脉速度加快），谨慎的做法是准备好交叉配型的血液和血小板，以避免二次手术的风险。

经皮脐血取样通常在妊娠24周后进行，给予产妇镇静并对胎儿窘迫进行干预，在多数情况下于可以待产和进行分娩手术的手术室进行。对患者进行术前准备并铺无菌手术单，将子宫轻微移位并适当固定；在超声探头上覆盖无菌护套，以便在无菌区域进行引导。在手术过程中，患者通常会被给予清醒镇静以使其舒适，并尽量减少其活动。用利多卡因局部麻醉可减缓患者不适。由第一助手或术者徒手进行超声引导，通常使用20~22号针在胎盘脐带插入处的脐静脉进行穿刺（图9.28）。其他的穿刺位置包括胎儿脐带插入处或脐带游离段的脐静脉处。针头的位置是通过抽取血样、超声观察到针在静脉内及注射生理盐水观察其在脐静脉内的流动来确定。肝素化注射器用于胎儿血液采样，并获得血红蛋白或红细胞压积、血小板和平均红细胞体积的值。胎儿平均红细胞体积（应>100 μm³）高于母体值时，有助于确定血样来源于胎儿。

根据穿刺部位和脐带穿刺术的适应证，可以考

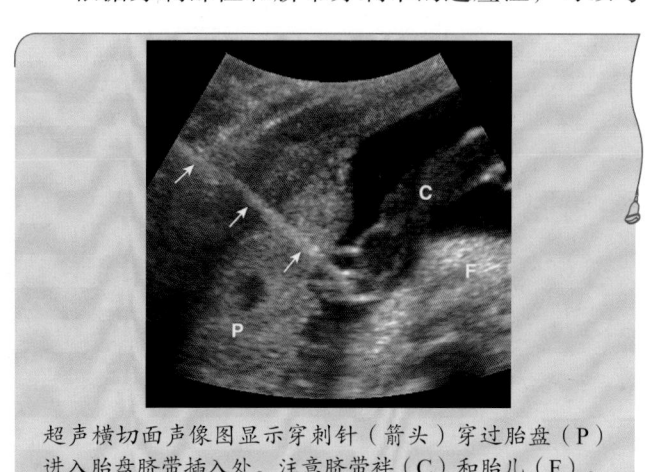

超声横切面声像图显示穿刺针（箭头）穿过胎盘（P）进入胎盘脐带插入处。注意脐带袢（C）和胎儿（F）。

图9.28 脐带穿刺术

虑使用维库溴铵（0.1 mg/kg估计的胎儿体重）或苯磺酸阿曲库铵（0.4 mg/kg估计的胎儿体重）。在整个过程中记录胎儿心脏的活动。

测定胎儿红细胞压积以确定所需输血量（20周后红细胞压积<30%，即第2.5个百分位数）。为限制液体输注到循环能力相对较小的胎儿，给予浓缩红细胞（O型阴性；红细胞压积>90%）。治疗目标为输血至红细胞压积为40 mL/dL。据报道，早在妊娠13周就可以通过血管内输血成功治疗贫血。在进行经皮脐血取样时，拥有包括遗传咨询师（明确贫血的根本原因）、检验医学专业人员（检查平均红细胞体积并准备好可用的红细胞）、母胎医学专家及熟悉超声引导程序的医师的团队是非常重要的。

当无法进行经皮脐血取样时，尤其是妊娠早期脐带细小、难以安全使用仪器时，可以进行腹腔内、肝内（图9.29）或心内输血。

2. 胎儿输血

如果需要胎儿输血，通常采用T型连接管以方便输血。输血量可按下列公式计算：

$$输血量（mL）=胎儿胎盘体积（mL）\times\left[\frac{最后血细胞比容（mL）-初始血细胞比容（mL）}{输血血细胞比容（mL）}\right]$$

胎儿胎盘体积可估计为 $1.046+$ 胎儿体重（g）$\times 0.14$。输血可使用母体细胞或捐赠的O-阴性、洗涤、白细胞减少的血液。母体细胞在胎儿体内的消耗速度慢于匿名捐献的血液，但是时间和妊娠相关的贫血限制了其使用。输血后应采集胎儿血样评估治疗效果。基于胎儿多普勒评估结果安排后续的输血计划，或通过估计每天血细胞压积下降0.7%，并在估计的血细胞压积为20~22 mL/dL时安排输血。

对于Rh（D）阴性的母亲，如果不是出于Rh（D）同种免疫的原因进行脐带穿刺术或输血，应在手术后进行Rho（D）免疫球蛋白输注。

3. 腔内引流术

在胎儿采血或行羊膜腔穿刺术时，临床医师通常可以轻松地将针头推进胎儿胸部、腹部或羊水中（图9.30）。其既可用于诊断（如乳糜胸中淋巴细胞计数、快速核型检测），偶尔也可用于治疗，同时采样不会增加整体程序的风险。

（五）产后检查

胎儿出生后，应将胎盘送去进行病理学分析，骨骼检查可能会有所帮助。遗传学家看到新生儿可能会提供额外的信息。在死亡病例中，与产前检查相关的详细尸检和胎盘检查是确定非免疫性水肿原因的最佳方法。尸检时额外的身体迹象可能会为进一步的调查提供线索。如果怀疑是代谢状况引起的水肿，可以在显微镜下寻找包涵体。在一些

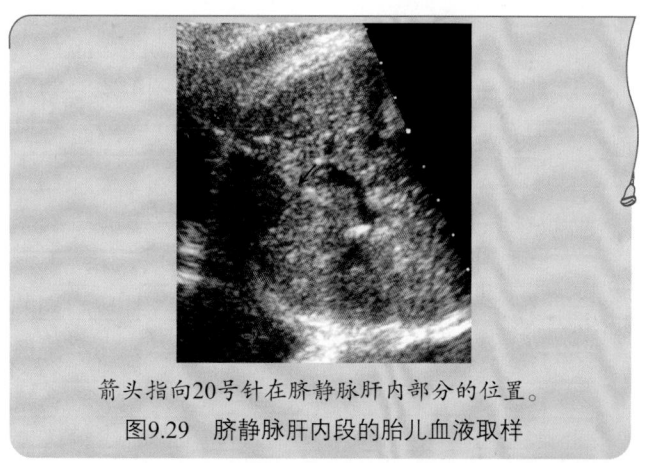

箭头指向20号针在脐静脉肝内部分的位置。

图9.29 脐静脉肝内段的胎儿血液取样

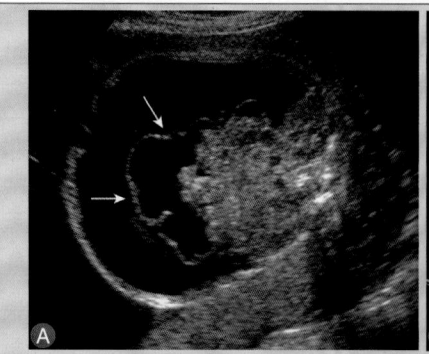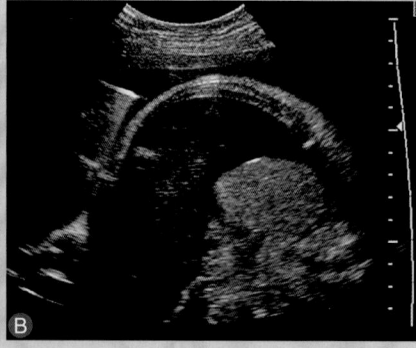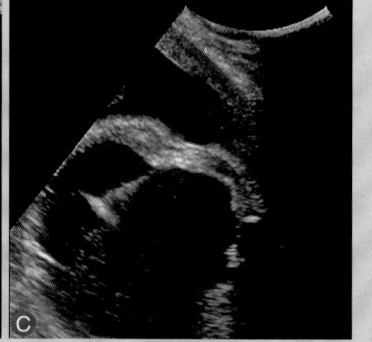

A.胎儿腹部横切面声像图显示腹腔积液之间勾勒出的大网膜（箭头）；B、C.引流过程中的声像图，显示针在羊水（图B）和腹腔积液（图C）中。

图9.30 26周淋巴管发育不良胎儿的腹腔积液引流

系列病例中，只有40%～50%的病例未经尸检就确定了水肿的原因，尸检后确定水肿原因的病例为80%～90%。

六、非免疫性水肿的胎儿健康评估

无创超声技术可用于妊娠合并非免疫性水肿的胎儿健康评估，包括生物物理评分、脐部和胎儿局部血管的脉冲波多普勒测速，以及心脏功能评估。胎儿多普勒评估可能提示贫血、心力衰竭和健康状况。脐静脉和肝静脉搏动或静脉导管a波反向代表心脏舒张功能障碍，并与不良围产期结局相关。

七、产科预后

非免疫性水肿胎儿的总死亡率约为70%，其中因结构异常而无法治疗的胎儿死亡率高达100%。在一个包含100例非免疫性水肿的系列病例中，74例水肿被认为是由无法治疗的原因引起的，这些病例中没有一例活产；在26例病因可治疗的患儿中，18例活产并在1岁时仍存活。诊断水肿时的胎龄已被用于预测结果。一项对82例胎儿水肿的10年回顾报告显示，20周后出现水肿的总死亡率为87%，24周后诊断出的水肿更可能是特发性或与心胸异常有关。据报道，在24周前诊断为染色体正常的胎儿中，水肿可自发消退。

尽管近年来胎儿水肿的总体预后有所改善，但大多数研究病例数量较少、病因多样，因此难以比较。与早期报告相比，预后的改善是由于越来越多的病例可以接受宫内治疗。不幸的是，许多病例仍然结局较差。早期识别、转诊、全面评估和适当的胎儿治疗是进一步改善预后的基础。获得最佳诊断有助于咨询复发风险。

（一）孕产妇并发症（镜像综合征）

孕产妇并发症可能与胎儿水肿有关，可能出现低蛋白血症、水肿、体重增加、高血压、少尿和子痫前期。这种关联被称为镜像综合征，因为孕妇的水肿反映了胎儿的水肿。镜像综合征已与各种原因的水肿一起被描述，其围产期死亡率和发病率很高，通过分娩或干预胎儿水肿可以改善孕产妇的结局。如果水肿无法治愈，分娩可能会减少孕产妇并发症的风险。

Espinoza等人最近提出，高血浆浓度的可溶性血管内皮生长因子受体1与镜像综合征的病理生理有关。在绒毛水肿的情况下，绒毛滋养层的缺氧导致可溶性血管内皮生长因子受体1和其他抗血管生成因子的产生和释放到母体循环中增加，这些产物的浓度过高可能是造成镜像综合征中孕产妇水肿的原因。

（二）分娩

分娩方式和地点的选择应基于产科因素，并立足于潜在的预后。重度羊水过多时，子宫过度扩张会带来胎盘早剥、羊膜破裂后脐带脱垂及子宫收缩乏力引起产后出血的风险。继发于羊水过多的早产是导致一些新生儿预后不良的主要因素。在重度羊水过多的情况下，可以考虑在引产前进行羊膜腔穿刺术，以降低胎位不正性难产或脐带脱垂的风险。吲哚美辛（消炎痛）也被用于减少羊水量，但其可能引起胎儿动脉导管收缩，故需要在妊娠32周后谨慎使用。

（三）产前引流程序

胎儿积液可以在分娩前于超声引导下引流排出，以帮助新生儿复苏。如果胎儿存在大量胸腔积液，这一点尤为重要。当计划阴道分娩时，大量腹腔积液也可以引流，以防止难产；当腹腔积液导致膈肌抬高时，引流腹腔积液可以帮助患儿呼吸。

（四）产后结局

宫内死亡发生率高，考虑是因为宫内水肿的原因与活产新生儿水肿的原因不同。在对30例妊娠10～14周诊断为水肿的病例回顾中，所有非免疫性水肿均导致流产、胎儿宫内死亡或妊娠终止。2007年，一项对水肿活产新生儿国家数据库的综述发现，水肿的病因包括心脏问题（13.7%）、心率异常（10.4%）、双胎输血综合征（9%）、先天性畸形（8.7%）、染色体异常（7.5%）、先天性病毒感染（6.7%）、同种免疫（4.5%）和先天性乳糜胸（3.2%）。新生儿死亡率最高的病因是先天性畸形（57.7%），最低的是先天性乳糜胸（5.9%），病因无法确定的死亡率为26%，与死亡相关的独立因素包括较小胎龄、5分钟Apgar评分低及出生后第一天需要高水平支持。研究报告显示，在出院或转到另一家医院之前，新生儿的死亡率为36%。水肿的严重程度和婴儿的出生胎龄是生存的关键决定因素。这些因素非常重要，因为通过提前分娩治疗不断恶化的水肿可能不会提高生存率。

关于水肿后存活儿童长期结局的资料有限。一项研究显示，19例存活超过1岁的儿童中有13例（68%）正常；2例1岁时出现轻度发育迟缓；1例8岁儿童智力低下；3例（16%）患有严重的精神运动障碍并伴有明显的生长障碍。Haverkamp等发现，86%的患者精神运动发育正常，86%的患者神经功能状态正常，7%的患者有轻微的神经功能障碍，4%的患者有痉挛型脑性瘫痪。

八、结论

水肿代表许多疾病的终末期，其中绝大多数病因源于胎儿本身。水肿的出现意味着胎儿失代偿。由免疫因素导致的水肿可以在子宫内成功治疗，越来越多的非免疫因素也实现了宫内成功治疗。过去，非免疫性水肿的死亡率几乎是100%，但目前情况已经改变。一支拥有产科成像设备、母胎医学专家、新生儿专家和遗传学家的团队，有助于决定哪些病例适合干预治疗。研究水肿必须采取综合方法，既用于当前病例的妊娠管理，又用于未来的遗传咨询。包括超声心动图在内的详细超声检查、胎儿核型分析、其他适当的诊断干预及胎儿、胎盘的病理学检查是研究水肿的基础。

（张瑞芳，粟河舟，王睿丽，郭玮涛，武丽娜译；梁彗莉校）

参考文献

扫码观看

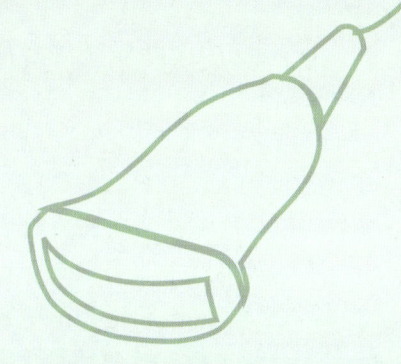

第十章 胎儿测量：正常和异常胎儿的生长与健康评估

Carol B. Benson and Peter M. Doubilet

章节大纲

一、核定胎龄
　（一）孕早期
　（二）孕中期和孕晚期
　（三）综合公式
　（四）超声估测胎龄：各个妊娠阶段最准确的方法

二、体重估计与评估
　（一）估测胎儿体重
　（二）根据胎龄评估体重

三、胎儿生长异常
　（一）大于胎龄儿
　（二）小于胎龄儿和胎儿生长受限

四、胎儿健康评估
　（一）生物物理评分
　（二）胎儿多普勒

关键点总结

- 在孕期准确地核定胎龄十分重要,原因有多个,包括安排非整倍体筛查的时间,监测胎儿生长和诊断生长发育障碍,以及安排选择性引产或剖宫产的时间。
- 如果妇女在怀孕期间做了多次超声检查,那么在初次检查后就不应再重新确定怀孕时间;而应将初次检查时的胎龄加上自该次检查以来经过的时间来计算后续检查时的胎龄。
- 孕早期,在妊娠6周之前通过超声或平均妊娠囊直径来确定孕周的误差为±0.5周,而在妊娠6周或之后通过胎儿顶臀长来确定孕周的误差为±0.7周。
- 在孕中期和孕晚期通过超声检查确定孕周的误差,在14~20周时为±1.2周,20~26周时为±1.9周,26~32周时为±3.1~3.4周,32周后为±3.5~3.8周。
- 胎儿的体重通过一个综合胎儿头部、腹部和股骨测量结果的公式来估计,其准确度(95%置信区间)为±15%~18%。
- 应将胎儿体重估计值与胎龄结合进行评估,以确定胎儿的大小相较于胎龄是否正常。
- 如果胎儿因体重低于胎龄的第10百分位数被诊断为小于胎龄儿,应对母亲和胎儿一起评估来确定原因。

当怀疑胎儿生长受限时,可以用生理活动指标和胎儿多普勒进行产前监测来指导管理并改善预后。

胎儿的超声测量可以提供关于胎儿胎龄和生长的信息。这些数据可用于确定孕周,估计胎儿体重,以及诊断生长障碍。正如在其他章节所讨论的,胎儿测量也可用于诊断多种胎儿异常,如骨骼发育不良和小头畸形。根据偏离"日期正常值"的测量结果可以诊断或怀疑胎儿存在这些异常。

首先,从定义孕龄评估中使用的各种术语开始。衡量孕龄的真正标准是自受孕起的天数,即概念孕龄。然而,在人类历史的大部分时间里,受孕发生的时间是无法得知的。因此,怀孕的时间是从末次月经的首日算起的,称为月经孕龄。对于月经周期通常为28天的妇女而言,受孕发生在末次月经约2周后,所以月经孕龄比概念孕龄多2周。目前,最常用于计算怀孕时间的术语是胎龄,其与月经孕龄相似,定义如下。

$$胎龄 = 概念孕龄 + 2周$$

对于月经周期为28天的妇女,胎龄和月经孕龄是相等的。对于月经周期较长的妇女,胎龄小于月经孕龄;对于月经周期较短的妇女则相反。

准确了解胎龄是非常重要的,原因有多个。在孕早期进行的筛查(如颈项透明层测量和母体细胞游离胎儿DNA分析),在孕中期进行的遗传学羊膜腔穿刺,以及在孕晚期进行的选择性引产或剖宫产,都是以胎龄为依据的。足月和早产的区分及对胎儿"过期"的定性都取决于胎龄。了解胎龄对于区分正常和病态的胎儿发育至关重要。例如,中肠疝气在妊娠11~12周内是正常的,但在之后则为脐疝的标志。胎儿身体各部分的正常大小取决于胎龄,母体血清甲胎蛋白、人绒毛膜促性腺激素和雌三醇的水平亦是如此。当产前发现胎儿异常时,孕妇的选择和产科处理受到胎龄的显著影响。

胎儿体重的估计及其与胎龄的关系,会影响到关于分娩时间和方式的产科管理决策。生长不良的胎儿可能受益于对其健康状况的密切监测,以确定是否需要提前分娩。这样的胎儿可能无法从胎盘得到足够的氧气和营养物质,因此在新生儿科医师的护理下可能比在子宫内更好。当胎儿较大时,剖宫产可能是首选的分娩方式,特别是在孕妇患有糖尿病的情况下。鉴于这些考虑,每个完整的产科超声检查都应包括胎儿测量。

对于有围生期发病和死亡风险的胎儿,如生长受限的胎儿,其健康状况可通过超声检查,使用生理活动探测仪和多普勒进行监测。任何这些监测测试中的异常和变化都可以指导决定分娩时间。

一、核定胎龄

怀孕时间的临床测定通常基于妇女对末次月经首日的回忆和对子宫大小的检查。然而,这两种方法均不精确,导致对胎龄的核定也不准确。由于月经周期长度的变化、记忆错误、近期口服避孕药或怀孕早期的出血，通过末次月经（月经孕龄）来确定胎龄可能不准确。根据触诊的子宫尺寸确定胎龄则可能会受到子宫肌瘤、多胎妊娠和产妇体型的影响。

只有在满足以下两个条件之一的情况下，临床测定胎龄才是准确的。①患者孕史记录十分清晰，月经周期规律，子宫大小与末次月经密切相关；②有明确受孕时间的信息，如基础体温表或不孕症妇女通过辅助生殖技术实现怀孕。

超声检查为估计胎龄提供了一种替代方法，在许多情况下，其是估计胎龄的优选方法。超声测定胎龄基于超声检查时的声像发现或测量值。由于胎儿大小的生物多样性随妊娠的进展而增加，所以超声测定胎龄的准确性随着妊娠的进展而下降。因此，如果妇女在妊娠期间进行多次超声检查，那么在第一次扫描之后就不应该再重新确定胎龄。

在第一次扫描时，选择使用临床测定胎龄还是超声测定胎龄，目前并没有适用于所有妊娠的统一标准。在某些情况下，选择是明确的：通过体外受精实现的妊娠应根据胚胎移植日期来确定胎龄，而月经周期不规律或对末次月经记忆不清的妇女的自然受孕应根据超声检查标准来确定胎龄。但在其他情况下，特别是对于周期规律、对末次月经记忆良好的妇女的自然受孕，有两种合理的方法。第一种方法是当基于末次月经测定和基于超声检查测定的胎龄接近时，根据末次月经时间确定怀孕日期：8.9周前，末次月经测定胎龄与超声测定胎龄相差5天内；9.0～15.9周相差7天内；16.0～21.9周相差10天内；22.0～27.9周相差14天内；28.0以上相差21天内。另一种方法是如果末次月经可以被明确回忆起且发生在超声检查的21天内，在24周内常规使用超声测定，之后使用末次月经测定。

无论使用哪种方法，重要的是了解有哪些超声检查标准可用于估计胎龄，以及在妊娠的每个阶段哪些是最准确的。

（一）孕早期

从妊娠5周到孕早期结束这一时间内，超声检查和测量可以高度准确地确定胎龄。最早的宫内妊娠征兆是在子宫腔内发现妊娠囊。大约在妊娠5周时，经阴道超声检查可首次发现子宫腔内有圆形或椭圆形的液体聚集。在某些情况下，早期妊娠囊被一个或两个回声环所包围，该环由增生的绒毛和较深的蜕膜形成。然而，这些回声环并非总是存在。对于妊娠检测呈阳性的女性，子宫中部任何圆形或椭圆形的液体聚集都有可能是妊娠囊（图10.1）。

妊娠5～6周时，可采用两种方法通过超声来确定胎龄：①测量平均妊娠囊直径；②用超声鉴定妊娠囊内容物。平均妊娠囊直径通过计算前后径、横径和纵径的平均值得到。其从5周时的2 mm增加到6周时的10 mm，在这一时期，可以用这种增长模式来确定胎龄（表10.1）。

第二种方法基于妊娠囊内的超声表现，最好通过经阴道超声来完成检查。该方法基于以下观察结果，即平均而言，妊娠囊可在5.0周时首次识别，卵黄囊可在5.5周时首次识别（图10.2），而胚胎和胚胎心跳可在6.0周时首次识别（图10.3，动图10.1）。这些里程碑事件发生时机的变异程度极小，95%置信区间约为0.5周，可以根据这些里程碑事件确定胎龄（表10.2）。

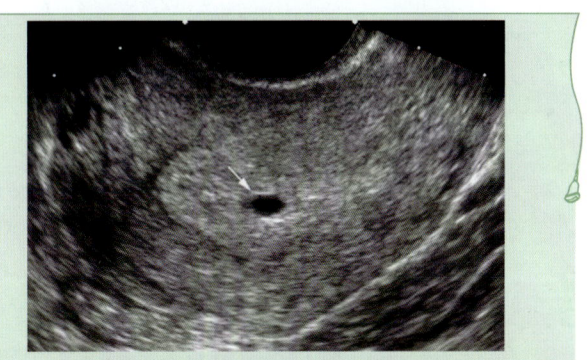

妊娠5.0周时，妊娠囊（箭头）出现在宫内，显示为一个小的宫内液体聚集。

图10.1 妊娠囊

表 10.1 孕早期按平均妊娠囊直径计算的胎龄

平均妊娠囊直径（mm）	胎龄（周）
2	5.0
3	5.1
4	5.2
5	5.4
6	5.5
7	5.6
8	5.7
9	5.9
10	6.0

95%置信区间=±0.5周。
资料来源：Values from Daya S, Wood S, Ward S, et al. Early pregnancy assessment with transvaginal ultrasound scanning. CMAJ. 1991；144（4）：441-446.

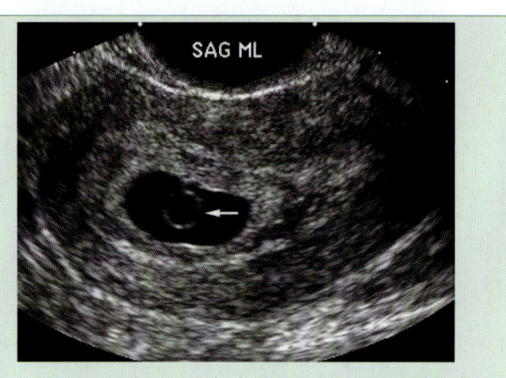

妊娠5.5周时，经阴道超声声像图上的妊娠囊含有卵黄囊（箭头），未见胚胎。SAG ML：矢状中线。

图 10.2 卵黄囊

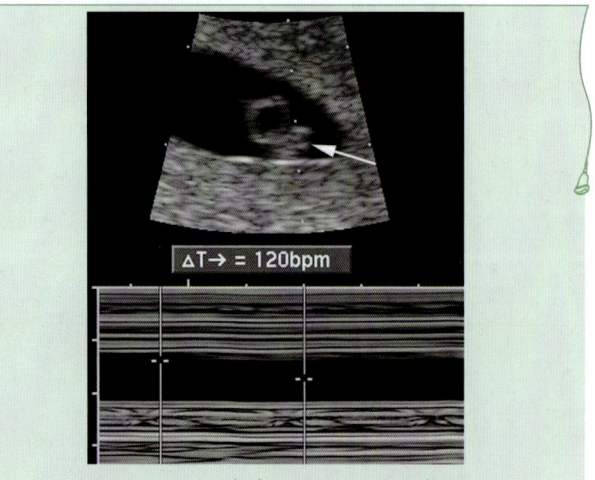

妊娠6周时的经阴道超声声像图和M型超声扫描显示来源于卵黄囊附近的小胚胎（箭头）的心脏活动。

图 10.3 胚胎的心跳

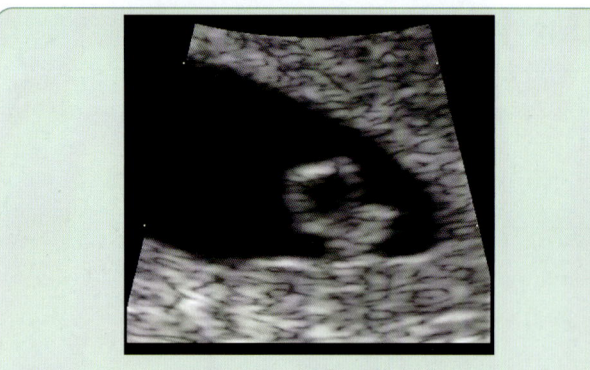

动图 10.1 早期胚胎心跳

表 10.2 孕早期超声检查测定胎龄

超声检查结果	胎龄（周）
有妊娠囊，无卵黄囊、胚胎或心跳	5
有妊娠囊与卵黄囊，无胚胎或心跳	5.5
有妊娠囊，有心跳，胚胎长度＜5 mm	6
胚胎或胎儿长度≥5 mm	胎龄基于头臀长（表 10.3）

从妊娠第6周开始直到孕早期结束，胎龄与胚胎或胎儿的头臀长密切相关。胚胎一词通常用于妊娠10周以内，之后用胎儿一词。头臀长是从胚胎或胎儿头顶到躯干底部的最长长度，不包括卵黄囊和四肢。从妊娠第9周或第10周开始，当胎儿处于自然位置时，头臀长的测量最准确（图10.4）。在妊娠14周前，胎儿长度的个体差异很小，所以头臀长可用于准确地确定胎龄（表10.3）。在这之后，胎儿更长、更成熟，头臀长即不再可靠。在该后期阶段，头臀长受胎儿体位的影响，对脊柱前倾的胎儿测量结果较短，而对脊柱伸展的胎儿测量结果则较长。

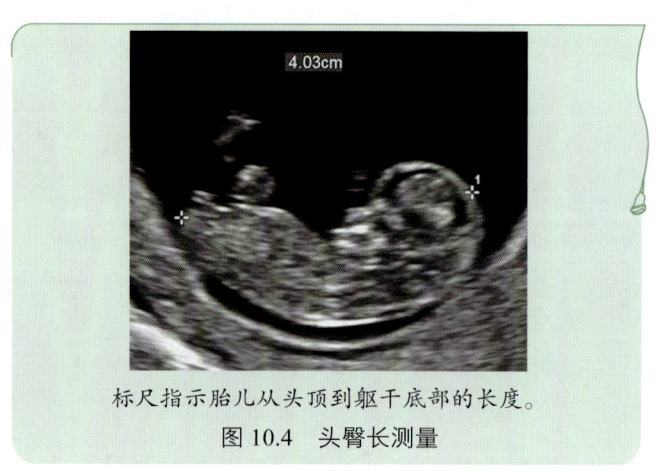

标尺指示胎儿从头顶到躯干底部的长度。

图 10.4 头臀长测量

（二）孕中期和孕晚期

学者已提出众多超声参数用于估测孕中期、孕晚期胎龄，包括以下胎儿测量值：双顶径、头围、腹围、股骨长度及两个或多个胎儿测量的组合值，如校正双顶径和综合胎龄公式。结构异常胎儿的身体部位测量结果不可用于确定胎龄。

1. 胎儿头部测量

涉及胎儿头部的参数测量有3个：双顶径、枕额径和头围。这3个测量值都取自显示成对丘脑和透明隔腔水平的胎儿头部横轴切面（图10.5）。当切面为真正的横切面、显示头部为椭圆形、丘脑和大脑半球对称、不显示颅后窝时，这些头部测量数据最准确。从离探头最近的颅骨外缘到离探头最远的颅骨内缘（前缘到前缘）测量双顶径（图10.5）。枕额径从与双顶径相同的横切面中获得，是沿着胎儿头颅中线的长轴从额部到枕部测量得到的（图10.5）。后者的测量结果可与双顶径一起通过下式计算出校正双顶径。

表 10.3　根据头臀长估算胎龄

头臀长（mm）	胎龄（周）	头臀长（mm）	胎龄（周）
5	6.0	45	11.1
6	6.2	46	11.2
7	6.4	47	11.3
8	6.6	48	11.4
9	6.8	49	11.4
10	7.0	50	11.5
11	7.2	51	11.6
12	7.4	52	11.7
13	7.5	53	11.8
14	7.7	54	11.8
15	7.8	55	11.9
16	8.0	56	12.0
17	8.1	57	12.1
18	8.3	58	12.2
19	8.4	59	12.2
20	8.5	60	12.3
21	8.7	61	12.4
22	8.8	62	12.4
23	8.9	63	12.5
24	9.0	64	12.6
25	9.1	65	12.7
26	9.3	66	12.7
27	9.4	67	12.8
28	9.5	68	12.9
29	9.6	69	12.9
30	9.7	70	13.0
31	9.8	71	13.1
32	9.9	72	13.2
33	10.0	73	13.2
34	10.1	74	13.3
35	10.2	75	13.4
36	10.3	76	13.4
37	10.4	77	13.5
38	10.5	78	13.5
39	10.6	79	13.6
40	10.7	80	13.7
41	10.8		
42	10.8		
43	10.9		
44	11.0		

资料来源：Values derived from formula in Robinson HP, Fleming JE. A critical evaluation of sonar "crown-rump length" measurements. Br J Obstet Gynaecol. 1975；82（9）：702-710.

$$校正双顶径 = \sqrt{(BPD \times OFD)/1.265}$$

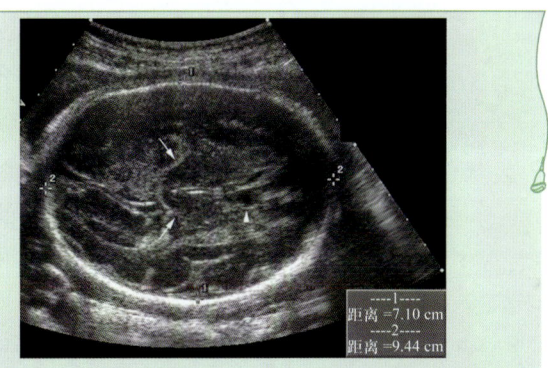

胎儿头部在成对的丘脑（箭头）和透明隔腔（三角箭头）水平的横切面表现，测量双顶径（标尺1）和枕额径（标尺2）。测量是应从头骨的外侧到头骨的内侧标记双顶径的标尺，即"前缘到前缘"。

图 10.5　双顶径和枕额径的测量

校正双顶径的合理性在于其代表了相同横截面积下标准头形（枕额径/双顶径的比值为1.265）对应的双顶径。用来确定双顶径对应胎龄的表格或公式也可用来确定校正双顶径对应的胎龄（表10.4）。

表 10.4　根据双顶径估算胎龄

BPD 或 BPDc（mm）	胎龄（周）	BPD 或 BPDc（mm）	胎龄（周）
20	13.2	60	24.2
21	13.4	61	24.5
22	13.6	62	24.9
23	13.8	63	25.3
24	14.0	64	25.7
25	14.3	65	26.1
26	14.5	66	26.5
27	14.7	67	26.9
28	14.9	68	27.3
29	15.1	69	27.7
30	15.4	70	28.1
31	15.6	71	28.5
32	15.8	72	29.0
33	16.1	73	29.4
34	16.3	74	29.9
35	16.6	75	30.3
36	16.8	76	30.8
37	17.1	77	31.2
38	17.3	78	31.7
39	17.6	79	32.2

续表

BPD 或 BPDc (mm)	胎龄（周）	BPD 或 BPDc (mm)	胎龄（周）
40	17.9	80	32.7
41	18.1	81	33.2
42	18.4	82	33.7
43	18.7	83	34.2
44	19.0	84	34.7
45	19.3	85	35.2
46	19.6	86	35.8
47	19.9	87	36.3
48	20.2	88	36.9
49	20.5	89	37.4
50	20.8	90	38.0
51	21.1	91	38.6
52	21.4	92	39.2
53	21.7	93	39.8
54	22.1	94	40.4
55	22.4	95	41.0
56	22.8	96	41.6
57	23.1	≥97	42.0
58	23.5		
59	23.8		

注：BPD，双顶径；BPDc，校正双顶径。
资料来源：Values from Doubilet PM, Benson CB. Improved prediction of gestational age in the late third trimester. J Ultrasound Med. 1993；12（11）：647-653.

头围是指在胎儿头部的横切面取得的颅骨外周长，其可以用电子椭圆测量（图10.6，表10.5），或通过从外缘到外缘的双顶径和枕额径模拟计算。

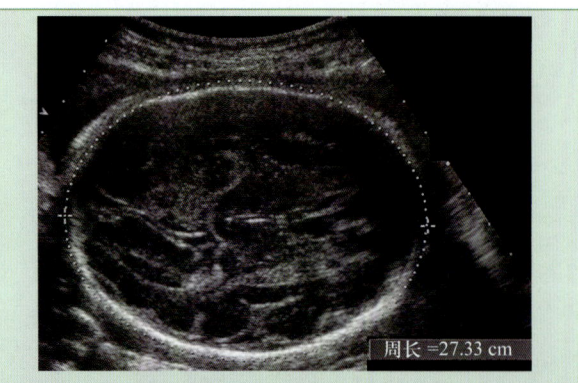

胎儿头部声像图上的头围测量（标尺和描记点），与测量双顶径的水平相同。注意头围的测量是通过描记颅骨的外缘测定的。

图 10.6　头围测量

头围=1.57×[（外缘到外缘的双顶径）+（外缘到外缘的枕额径）]

虽然双顶径比校正双顶径或头围更易测量，但其缺点在于其是这3个测量结果中唯一一个不考虑头部形状的。这意味着两个宽度相同但长度不同的头部有着相同的双顶径，而相比于较短的头部，较长头部的校正双顶径和头围会更大（图10.7）。因此，根据校正双顶径或头围，头部较长的胎儿将被核定有更大的胎龄；而根据双顶径，两个胎儿将被核定有相同的胎龄。

表 10.5　根据头围估算胎龄

头围（mm）	胎龄（周）	头围（mm）	胎龄（周）
80	13.4	225	24.5
85	13.7	230	25.0
90	14.0	235	25.5
95	14.3	240	26.1
100	14.7	245	26.6
105	15.0	250	27.1
110	15.3	255	27.7
115	15.6	260	28.3
120	16.0	265	28.9
125	16.3	270	29.4
130	16.6	275	30.0
135	17.0	280	30.7
140	17.3	285	31.3
145	17.7	290	31.9
150	18.1	295	32.6
155	18.4	300	33.3
160	18.8	305	33.9
165	19.2	310	34.6
170	19.6	315	35.3
175	20.0	320	36.1
180	20.4	325	36.8
185	20.8	330	37.6
190	21.3	335	38.3
195	21.7	340	39.1
200	22.2	345	39.9
205	22.6	350	40.7
210	23.1	355	41.6
215	23.6	360	42.4
220	24.0		

资料来源：Values derived from formula in Law RG, MacRae KD. Head circumference as an index of fetal age. J Ultrasound Med. 1982；1（7）：281-288.

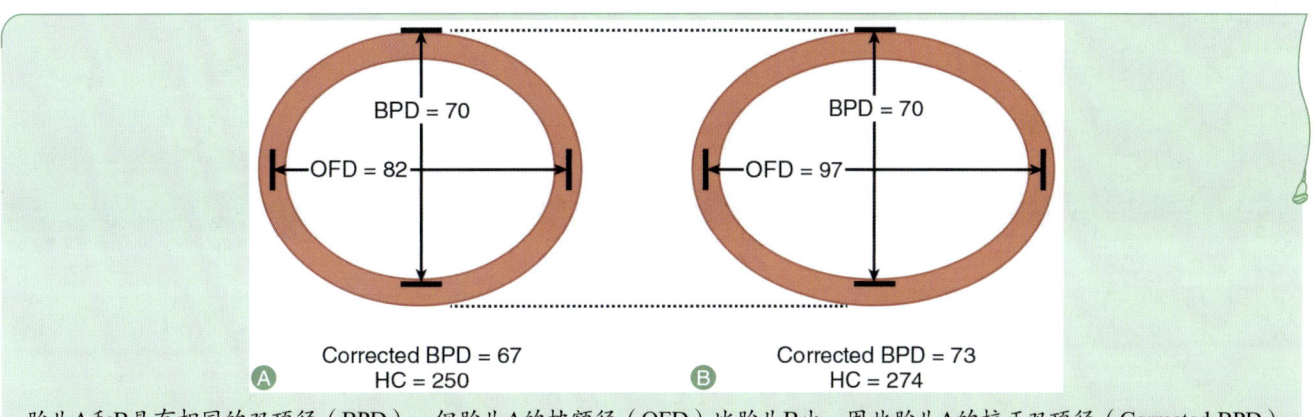

胎儿A和B具有相同的双顶径（BPD），但胎儿A的枕额径（OFD）比胎儿B小，因此胎儿A的校正双顶径（Corrected BPD）和头围（HC）都比胎儿B小。根据双顶径，胎儿A和B的胎龄被认为是相等的，然而，根据校正双顶径或头围，胎儿A的胎龄将比胎儿B小。

图 10.7　头部形状对校正双顶径和头围的影响

2. 股骨长

胎儿钙化股骨干的长度通常用于估计胎龄。要通过股骨长度获得准确的胎龄估计，必须细致地进行测量（图10.8，表10.6）。探头必须对准股骨干的长轴，（骨干）垂直于声束，骨干的两端呈方形。标尺应定位在强回声骨与低回声软骨的交界处，薄而明亮的软骨骨骺端不应包括在测量中。

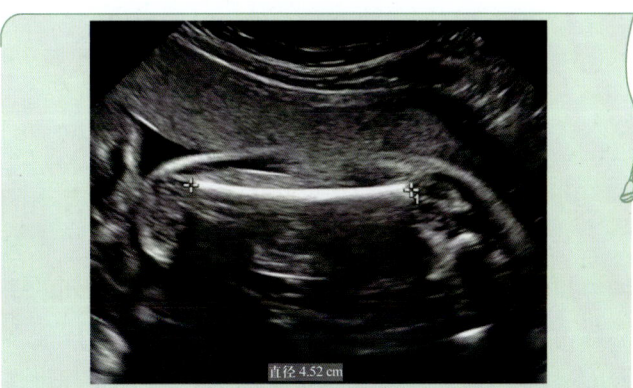

标尺测量股骨的骨骺线。注意骨骼是如何与探头保持平行成像的。

图 10.8　股骨长度测量

表 10.6　根据股骨长度估算胎龄

股骨长度（mm）	胎龄（周）	股骨长度（mm）	胎龄（周）
10	13.7	45	24.5
11	13.9	46	24.9
12	14.2	47	25.3
13	14.4	48	25.7
14	14.6	49	26.2
15	14.9	50	26.6
16	15.1	51	27.0
17	15.4	52	27.5

续表

股骨长度（mm）	胎龄（周）	股骨长度（mm）	胎龄（周）
18	15.6	53	28.0
19	15.9	54	28.4
20	16.2	55	28.9
21	16.4	56	29.4
22	16.7	57	29.9
23	17.0	58	30.4
24	17.3	59	30.9
25	17.6	60	31.4
26	17.9	61	31.9
27	18.2	62	32.5
28	18.5	63	33.0
29	18.8	64	33.6
30	19.1	65	34.1
31	19.4	66	34.7
32	19.7	67	35.3
33	20.1	68	35.9
34	20.4	69	36.5
35	20.7	70	37.1
36	21.1	71	37.7
37	21.4	72	38.3
38	21.8	73	39.0
39	22.2	74	39.6
40	22.5	75	40.3
41	22.9	76	40.9
42	23.3	77	41.6
43	23.7	78	42.0
44	24.1	≥78	

资料来源：Values from Doubilet PM，Benson CB. Improved prediction of gestational age in the late third trimester. J Ultrasound Med. 1993；12（11）：647-653.

3. 腹围

胎儿的腹围是指胎儿腹部外周的周长，在脐静脉肝内段水平的横切面上测量。在理想情况下，可见胃部（图10.9），且腹部应呈圆形。所选水平应仅显示肝脏前1/3处的脐静脉的一小段。测量腹围时须将椭圆沿皮肤外表面放置（图10.9A），或者，腹围可以通过在同一图像上测量的两个垂直的腹部直径算出，一个是前后方向的，另一个是横向的（图10.9B），如下式。

腹围=1.57×（腹部直径$_1$+腹部直径$_2$）

（三）综合公式

胎龄可以通过头部、腹部或股骨的测量值结合表格或公式来估计。这些表格或公式给出了胎龄所对应的各个测量结果的平均值（表10.4～表10.6）。联合了多个胎儿测量结果的综合胎龄公式也可用于估计胎龄。

由于综合胎龄公式使用两个或更多的测量组合来估计胎龄，使用这种公式的一个潜在缺点是，异常测量结果或胎儿异常情况可能被掩盖。例如，对于一个骨骼发育不良，表现为长骨缩短而头部正常的胎儿，基于综合公式计算的胎龄会被低估，结果介于用头围预测和用较短的股骨长度预测结果之间。而这个计算不恰当的胎龄可能不会提示股骨长度异常小。

（四）超声估测胎龄：各个妊娠阶段最准确的方法

使用超声而非临床测试来确定胎龄时，应用最准确的方法或测量结果十分重要（表10.7），其在妇女怀孕期间的首次超声检查时最为重要，原因如前所述，在怀孕期间的第二次或后续检查时不宜重新确定胎龄。

如果首次检查是在妊娠早期进行的，当超声显示无胚胎或胚胎长度<5 mm时，有两种确定胎龄的方法，准确性相同，95%置信区间均为±0.5周。这两种方法为：根据平均妊娠囊直径（表10.1）或妊娠囊内容物（表10.2）来确定胎龄。妊娠早期之后，当头臀长测量值为5～80 mm时，根据头臀长确定日期（表10.3）是非常准确的，95%置信区间为±0.7周。

在孕中期和孕晚期，有几种超声测定的选择，包括头部、股骨或腹部的测量，以及基于以上两个或更多个测量结果的综合公式。当头部的宽度和长度（双顶径和枕额径）都可见时，在孕中期进行超声胎龄核定的最佳方法是使用校正双顶径或头围，而在孕晚期的最佳方法则是使用校正双顶径、头围或股骨长度。如果颅骨的前部或后部在超声上不能很好显示，进而无法准确测量枕额径和头围时，在孕中期最好使用双顶径或股骨长度，在孕晚期最好使用股骨长度。这些方法是最准确的基于单个身体部位的超声测量方法，由于前面提到的原因，该方法比综合胎龄公式更可取。

二、体重估计与评估

在出现超声检查技术之前，估计胎儿大小的方法是手动检查孕妇腹部。然而，这种体格检查只能提供胎儿体重的大致近似值，因为触诊得到的子宫尺寸除了受胎儿大小影响以外，还受到其他多种因素的影响，包括羊水量、有无子宫肌瘤和母体肥胖。

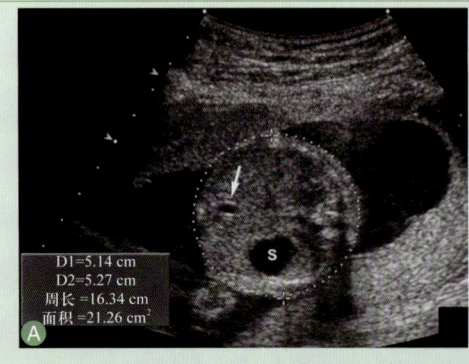
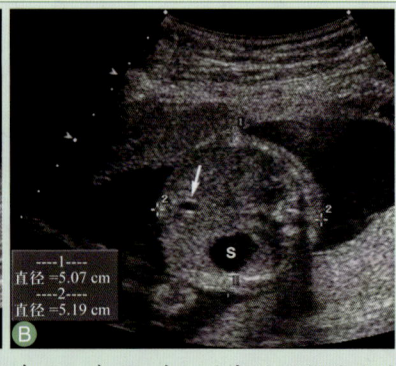

A、B.胃（S）及脐静脉肝内段（箭头）水平的胎儿腹部横切面表现。在图A中，腹部的周长是通过描记获得的（标尺和描记点）。在图B中，用电子标尺测量了横向（标尺1）和前后（标尺2）的直径。

图10.9　腹围和腹径的测量

表 10.7　超声估测胎龄：各个妊娠阶段最准确的方法

孕期	测定胎龄的基础数据	表格	精确度（周）[a]
孕早期			
早期（5~6周）	平均妊娠囊直径或超声征象	10.1, 10.2	±0.5
中到晚期（6~13周）	CRL	10.3	±0.7
孕中期			
如果 OFD 可以测量	BPDc 或 HC	10.4, 10.5	±1.2（14~20周） ±1.9（20~26周）
如果 OFD 不可测量	BPD 或 FL	10.4, 10.6	±1.4（14~20周） ±2.1~2.5（20~26周）
孕晚期			
如果 OFD 可以测量	BPDc、HC 或 FL	10.4, 10.5, 10.6	±3.1~3.4（26~32周） ±3.5~3.8（32~42周）
如果 OFD 不可测量	FL	10.6	±3.1（26~32周） ±3.5（36~42周）

注：[a] 2个标准差或95%置信区间。
BPD，双顶径；BPDc，校正双顶径；CRL，头臀长；FL，股骨长度；HC，头围；OFD，枕额径。
资料来源：With permission from Doubilet PM. Should a first trimester dating scan be routine for all pregnancies? Semin Perinatol. 2013；37（5）：307-309；Benson CB, Doubilet PM. Sonographic prediction of gestational age: accuracy of second- and third-trimester fetal measurements. AJR Am J Roentgenol. 1991；157（6）：1275-1277.

胎儿身体部位的超声测量提供了评估胎儿体重的直接方法，主要用于妊娠晚期。胎儿体重的估计和评估方法包括几个步骤：①根据胎儿测量结果估计胎儿体重；②用前文描述的方法估计胎龄；③用描述标准体重与胎龄关系的公式或图表来确定体重相对于胎龄的百分位数；④如果胎儿高于第90百分位数或估测体重高于4000 g，需考虑分娩途径的选择；⑤如果体重处于或低于第10百分位数，需要确定胎儿较小是先天性的还是由于病理原因造成的，然后对妊娠进行相应的管理。

（一）估测胎儿体重

目前已发表许多基于超声测量结果估计胎儿体重的公式，其中大多数公式使用以下一个或多个胎儿身体部位：头部（双顶径或头围），腹部（腹部直径或腹围）和股骨（股骨长度）。其他测量结果，如股围（大腿围），也被一些公式使用。使用三维超声和三维MRI技术估计胎儿体重的公式也已发表。

胎儿体重预测公式的准确性是通过评估该公式在一组临近分娩的胎儿检查中的表现来确定的。衡量公式性能的一个重要标准是其95%置信区间。例如，如果95%置信区间为±18%，那么在95%的案例中，估计的体重将落在实际体重的18%误差以内，而只在5%的案例中误差会＞18%。置信区间越窄，公式越可靠。

许多已发表的研究报告提供了使用该方法衡量公式准确性的信息（表10.8）。需注意以下几点。

- 体重预测公式的准确性随着测量的身体部位数量的增加而提高，当使用头部、腹部和股骨3个测量结果时，其准确性最高。增加股围作为第四个测量值并不会明显改善准确性，也没有证据表明使用三维超声或MRI有何种好处。

- 即使基于头部、腹部和股骨的测量结果，超声预测胎儿体重也有较大的95%置信区间，至少为±15%。基于腹部及头部或股骨时，95%置信区间至少为±16%~18%。仅使用腹部测量结果时，准确度更低。

- 一些因素已经得到了研究，以确定其对体重预测准确性的影响。相较于较大的胎儿，对于体重＜1000 g的胎儿的预测准确度似乎更差。然而，在其余的出生体重范围内，准确性是相当稳定的。在母亲患糖尿病时，其对胎儿体重预测比母亲无糖尿病时更不准确：在糖尿病母亲中，使用头部、腹部和股骨测量公式的95%的置信区间为±24%，比在一般人群中的±15%范围更大。存在羊水少或羊水多的情况对准确性无影响。扫描质量可能对准确性存在影响。研究表明，以图像显示解剖标志的能力为质量评价标准，图像质量"高"比"低"的检查准确性更好。

表 10.8　胎儿体重预测公式的准确性

公式中包括的身体部位	公式	95% 置信区间（%）[a]
腹部	Campbell and Wilkin	±17.1～23.8
	Higginbottom et al.	±23.8
	Hadlock et al.	±22.2
	Vintzileos et al.	±22.8
头部与腹部	Warsof et al.	±17.4～21.2
	Shepard et al.	±18.2～18.3
	Thurnau et al.	±19.8
	Jordaan	±25.8
	Hadlock et al.	±18.2
	Hadlock et al.	±18.2
	Birnholz	±17.7[b]
	Vintzileos et al.	±21.2
腹部与股骨	Hadlock et al.	±16.4
	Hadlock et al.	±16.0
头部、腹部与股骨	Hadlock et al.	±15.0～15.4
	Hadlock et al.	±14.8～15.0
	Vintzileos et al.	±17.6
头部、腹部、股骨与股围	Vintzileos et al.	±15.6～17.8

注：[a] 根据参考的研究报告，除非另有说明，否则计算相对误差的两个标准差。
[b] 基于估测体重与实际重量误差在10%以内的案例比例。

推荐方法

应尝试在适当的解剖水平上对所有的3个关键胎儿解剖区域（头部、腹部及股骨）进行成像（表10.9）。如果能获得这3个结构的测量结果，应使用表10.9中的公式1来估计胎儿体重。如果枕额径可得，应使用校正双顶径，否则直接使用双顶径。另一种方法是在枕额径不可得时使用公式1，而在枕额径可得时使用基于头围、腹围和股骨长度的公式，这种方法同样准确但更麻烦。如果腹部显示良好，而头部或股骨只能获得一个部位，应使用公式2或3。如果腹部无法测量，或者头部和股骨都无法测量，那就无法通过计算得到体重的估计值。使用表10.9中列举的方法，体重估计的准确度可达到±15%～18%。

（二）根据胎龄评估体重

在妊娠晚期进行超声检查时，应确定胎龄和胎儿体重的最佳估计值。胎龄可以基于先前的超声检查、临床标准或当前的测量结果得到；胎儿体重则总是根据当前的测量结果计算。应将两个数值进行联合评估，以确定胎儿的大小和胎龄是否正常。此种评估可以通过表10.10来进行，该表提供了胎龄与对应的胎儿体重标准的函数关系，部分内容已发表。

表 10.9　胎儿体重估计的方法

身体部位成像	用于估测体重的公式
头部、腹部和股骨	
OFD 可测量	公式1，使用校正双顶径代替双顶径
OFD 不可测量	公式1
头部和腹部	
OFD 可测量	公式2，使用校正双顶径代替双顶径
OFD 不可测量	公式2
腹部和股骨	
——	公式3

公式 1[a]
$$\mathrm{Log}_{10}(EFW>)=1.4787-0.003343\ AC\times FL+BPD_2+0.0458\ AC+0.158\ FL$$

公式 2[a]
$$\mathrm{Log}_{10}(EFW>)=1.1134+0.05845\ AC-0.000604\ AC^2-0.007365\ BPD^2+BPD_2+0.00595\ BPD\times AC+0.1694\ BPD$$

（译者注：原文公式有误，且引用错误，实际引用文章为"Sonographic estimation of fetal weight. The value of femur length in addition to head and abdomen measurements. Radiology. 1984 Feb；150（2）：535-40"。）

公式 3[a]
$$\mathrm{Log}_{10}(EFW)=1.3598+0.051\ AC+0.01844\ FL-0.0037\ AC\times FL$$

注：AC，腹围（cm）；BPD，双顶径（cm）；EFW，胎儿体重估计值（g）；FL，股骨长度（cm）；OFD，枕额径（cm）。
资料来源：[a] Formulas from Hadlock FP, Harrist RB, Sharman RS, et al. Estimation of fetal weight with the use of head, body, and femur measurements-a prospective study. Am J Obstet Gynecol. 1985；151（3）：333-337.

根据胎龄评估胎儿体重在一些方面仍存在争议。评估胎儿体重时采用的体重表应当基于新生儿体重还是基于胎儿体重的估计？该图表是否应当仅根据低风险母亲的妊娠建立？是否应该使用"人口标准"或"定制标准"？

大多数体重标准（表格或图表）来自胎龄已知的新生儿出生体重的大数据集。在另一方面，至少有一个图表是用估计的胎儿体重而非新生儿出生体重制作的。后者的理由是，一些研究表明，相比于留在宫内的胎儿，相同胎龄时早产的胎儿平均更小。因此，早产儿是一个体重分布呈负偏态的异常群体。这一现象表明，胎儿应该与胎儿而非婴儿进行比较。

一项大型国际研究，INTERGROWTH-21st，使用了另一种方法建立来自健康人群的体重标准。虽然其是基于出生体重而不是胎儿体重，但用于建立标准的研究人群中包括在33周或33周以上出生且母亲没有已知的妊娠相关危险因素的婴儿。然而，评估胎龄对应的胎儿体重时，INTERGROWTH-21st标准的作用很有限，因为其不包括妊娠33周之前的时期。

也许关于体重评估的最大争议是，胎儿的估测体重应与整体人口的标准相比，还是应与相似的胎儿亚群得出的定制标准相比。例如，如果一个非裔美国人的胎儿在妊娠30周时估测体重为1200 g，那么其体重百分位数应该根据整体人口的标准还是根据非裔美国人的标准来确定？在这个例子中，基于人口的百分位数将低于定制的百分位数，因为非裔美国人的胎儿和新生儿平均体重比一般人群的胎儿要小。尽管有定制标准的支持者，这种方法的一个主要问题是，其可能会无意中将病理原因导致的小胎儿的体重视为正常的，从而造成伤害。支撑该观点的事实是，至少在某些人口群体中，小婴儿的产后并发症发生率较高，而且INTERGROWTH-21st显示，来自健康母亲的新生儿，其体型并不因种族背景而有差异。

总的来说，笔者推荐的方法是使用人口标准。尽管从理论上讲，使用根据胎儿体重估计值得出的标准较好，但实际上根据出生体重得出的标准更好，因为其是基于更大的研究人群得出的结果。

在两次超声检查之间的体重增加可以用两次体重估计值的差异来大致计算。通过比较该差值与已建立的正常胎儿生长率（关于胎龄的函数），可以评估体重增加是否充分。INTERGROWTH-21st的数据表明，胎儿每周体重增加的中位数从妊娠33周开始逐渐下降，33周时最高为270 g/周，41周时降至100 g/周。其他较早的生长表显示，体重的增加可能会一直上升直到36周，然后稳定地下降。两次扫描之间的时间间隔越长，超声对间隔期间体重增加的估计就越准确。当两次扫描在1周内进行时，不能可靠地确定体重增加，因为对体重的预测非常不精确，无法发现生长期间的微小变化。在估测体重时，如果离前次扫描的时间太近，可能会错误地发现胎儿的生长低于正常值，甚至发现体重下降的欺骗性结果，进而引起不必要的担心。因此，在第一次扫描后1周进行第二次扫描时，计算体重估计值几乎没有意义。相反，建议至少间隔2周后再评估胎儿体重的增加。

当进行数次检查后，可以通过趋势图或生长曲线来描述胎儿的生长。图10.10A展示了一种胎儿体重估计值与胎龄关系的生长曲线，该曲线同时叠加了被检查胎儿体重估计值的第1、第10、第50、第90和第99百分位数的曲线。另一种显示方式是将胎儿体重估计值的百分位数与胎龄相对应（图10.10B）。在后一种模式中，正常生长胎儿对应的图形为一条水平线，表示其在整个妊娠期间保持着一个特定的体重百分位，向下倾斜的线表明其生长速度低于正常值。

通过使用计算机和产科超声软件包可以很容易地计算体重百分位数并绘制生长曲线。另外，通过计算器和手动绘制数据也可以获得类似的结果。

三、胎儿生长异常

（一）大于胎龄儿

大于胎龄儿的定义为体重超过胎龄对应体重的第90百分位数，一个相关的群体是巨大胎儿，在大多数情况下是指体重超过4000 g；有时也使用其他的体重界值（4100 g，4500 g）。这些生长失调发生的频率不同，其与母亲患有糖尿病的胎儿不同于一般人群的发病率和死亡率相关。因此，这两个患者群体应被分开考虑。

表 10.10　孕晚期胎儿体重百分位数

胎龄（周）	体重百分位数（g）		
	第10百分位数	第50百分位数	第90百分位数
25	490	660	889
26	568	760	1016
27	660	875	1160
28	765	1005	1322
29	884	1153	1504
30	1020	1319	1706
31	1171	1502	1928
32	1338	1702	2167
33	1519	1918	2421
34	1714	2146	2687
35	1919	2383	2959
36	2129	2622	3230
37	2340	2859	3493
38	2544	3083	3736
39	2735	3288	3952
40	2904	3462	4127
41	3042	3597	4254
42	3142	3685	4322
43	3195	3717	4324

资料来源：With permission from Doubilet PM, Benson CB, Nadel AS, Ringer SA. Improved birth weight table for neonates developed from gestations dated by early ultrasonography. J Ultrasound Med. 1997；16（4）：241-249.

1. 普通人群

大约10%的婴儿出生体重超过胎龄对应的第90百分位数，被认为是大于胎龄儿。在所有新生儿中，8%~10%体重超过4000 g，因此被归类为"巨大胎儿"，且有2%的新生儿体重超过4500 g。然而，根据是否存在危险因素，这些比例在不同的患者亚群中差异很大。大于胎龄儿和巨大胎儿相关的危险因素包括产妇肥胖、大于胎龄儿孕史、怀孕时间过长（>40周）、怀孕体重增加过多、多胎妊娠和高龄产妇。

大于胎龄儿的围生期发病率和死亡率较高，其在很大程度上是因为产科并发症。创伤性分娩导致肩难产、骨折、面神经和臂丛神经麻痹的发生率更高。在这些妊娠中，围生期窒息、胎粪吸入、新生儿低血糖和其他代谢并发症的发生率显著增加。

诊断大于胎龄儿和巨大胎儿最直接的方法是使用超声测量结果计算胎儿体重的估计值。如果体重估计值超过胎龄标准体重的第90百分位数，提示为大于胎龄儿，如果估计的体重超过4000 g，提示是巨大胎儿。虽然对大于胎龄儿的体重估计不如对一般体型的胎儿准确，但这种方法已被证明对诊断大于胎龄儿和巨大胎儿症有一定的诊断价值。其对大于胎龄儿和巨大胎儿的阳性预测值分别高达51%和67%，其他超声参数的灵敏度或阳性预测值低于胎儿体重估计值的灵敏度或阳性预测值（表10.11）。

2. 糖尿病母亲

胰岛素依赖型和妊娠期糖尿病母亲的胎儿在整个妊娠期间暴露于高水平葡萄糖环境中，因此产生过量的胰岛素。导致胎儿躯干和腹部器官过度生长，而头部和大脑以正常速度生长。因此，这些胎儿的身体比例往往与非糖尿病母亲的胎儿不同。对糖尿病母亲的胎儿进行的超声测量显示，从妊娠第28~32周开始，胎儿胸部和腹部的生长加快。

糖尿病母亲的婴儿中，25%~42%出现大于胎

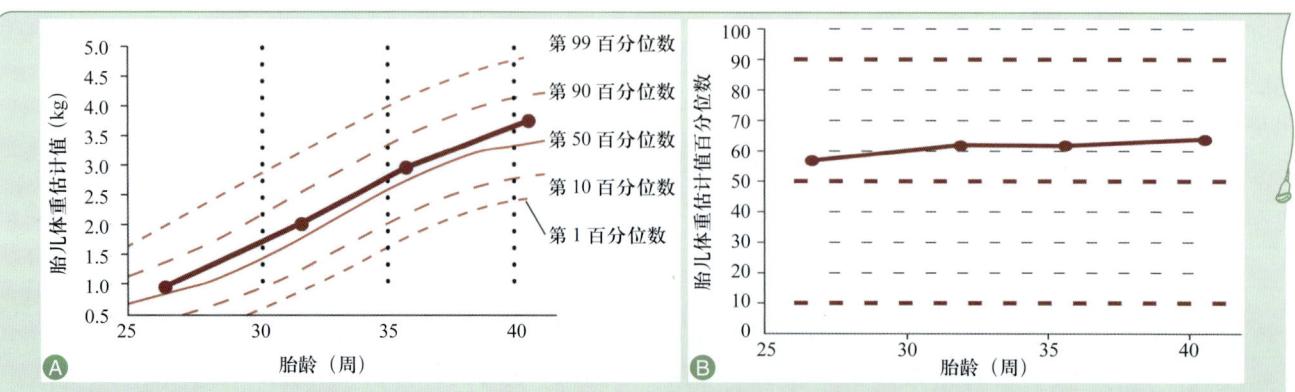

A.胎儿体重估计值与胎龄的关系，叠加第1、第10、第50、第90及第99百分位数的曲线，在4次超声声像图中，所描述的胎儿具有正常的生长模式，胎儿体重估计值在第50百分位数~第90百分位数；B.胎儿体重估计值（EFW）百分位数与胎龄的关系。

图 10.10　胎儿生长曲线

第十章 胎儿测量：正常和异常胎儿的生长与健康评估

表 10.11 普通人群中大于胎龄儿和巨大胎儿的超声指标：特征表现

	(%)		预测值(%)[a]	
	灵敏度	特异度	阳性	阴性
大于胎龄儿预测标准[a]				
AD-BPD 较高	46	79	19	93
FL/AC 较低	24~75	44~93	13~26	92~94
AFV 较高	12~17	92~98	19~35	91
重量指数较高	13~15	85~98	13~36	91~94
EFW 高	20~74	93~96	6~51	88~94
生长分数较高	14	91	10	90
AFV 较高，EFW 较高	11	99	54	99
巨大胎儿预测标准				
FL 较高	24	96	52	88
AC 较高	53	94	63	89
EFW 高	11~65	89~96	38~67	83~91
BPD 较高	29	98	71	92

注：[a] 大于胎龄儿预测标准的预测值通过贝叶斯定理计算，假设大于胎龄儿的发病率为10%。
AC，腹围；AD，腹部直径；AFV，羊水量；BPD，双顶径；EFW，胎儿体重估计值；FL，股骨长度；FL/AC，股骨长与腹围比值。
资料来源：With permission from Doubilet PM, Benson CB. Fetal growth disturbances. Semin Roentgenol. 1990; 25 (4): 309-316.

表 10.12 糖尿病母亲的大于胎龄儿和巨大胎儿超声声像图标准：性能特点

	(%)		预测值(%)[a]	
	灵敏度	特异度	阳性	阴性
大于胎龄儿预测标准[a]				
HC 较高	50	80	64	70
AC/BPD 较高	83	60	71	75
EFW 高	78	78	74	81
BPD 较高	13	86	75	57
AC 高	71~88	81~85	56~78	81~96
AC 生长较高	84	85	79	89
FL/AC 较低	58~79	75~80	68~83	75~76
AC 较高，EFW 高	72	71	89	89
巨大胎儿预测标准				
AC 较高	84	78	41	96
FL/AC 较低	48~64	60~74	36~42	80~83
TD-BPD 较高	87	72	61	92
EFW 高	48	95	77	84

注：[a] 大于胎龄儿预测标准的预测值通过贝叶斯定理计算，假设大于胎龄儿的发病率为10%。
AC，腹围；AC/BPD，腹围与双顶径之比；BPD，双顶径；EFW，胎儿体重估计值；FL，股骨长度；FL/AC，股骨长与腹围之比；HC，头围；TD，胸廓直径。
资料来源：With permission from Doubilet PM, Benson CB. Fetal growth disturbances. Semin Roentgenol. 1990; 25 (4): 309-316.

龄儿体重，10%~50%出现巨大胎儿。糖尿病母亲的婴儿中有多达12%在出生时体重超过4500 g。与非糖尿病母亲的巨大胎儿相比，糖尿病母亲的巨大胎儿的围生期并发症更为常见。例如，在糖尿病母亲的巨大胎儿中，有31%发生肩难产，而在非糖尿病母亲的巨大胎儿中，只有3%~10%发生肩难产。

许多超声参数，包括各种测量、公式和比率，已被提出用于诊断糖尿病母亲的大于胎龄儿和巨大胎儿（表10.12）。这些参数比一般人群的超声检查标准具有更高的灵敏度和阳性预测值，部分原因是糖尿病母亲的大于胎龄儿发病率较高。

与普通人群一样，诊断糖尿病母亲的大于胎龄儿和巨大胎儿的最直接方法是通过超声估计胎儿的体重。胎儿的估测体重高于胎龄的第90百分位数时，有74%的可能性是大于胎龄儿，而估测体重低于第90百分位数时，可能性仅为19%。当体重估计值高于4000 g时，发生巨大胎儿的概率为77%，而高于4500 g时，发生巨大胎儿的概率为86%。当体重估计值低于4000 g时，发生巨大胎儿的概率仅为16%。因此，如果认为糖尿病母亲的巨大胎儿不宜经阴道分娩，在选择分娩方式时应考虑胎儿的估测体重。

（二）小于胎龄儿和胎儿生长受限

如果胎儿的估测体重低于胎龄的第10百分位数，则称为小于胎龄儿。小于胎龄儿是一个异质性群体，可细分为先天性小胎儿（如父母体型较小的胎儿）和因病理过程导致的小胎儿。

小于胎龄儿：原因

先天性小
病理性小
胎盘导致
原发性胎盘因素
母亲遗传
胎儿
非整倍体
畸形
感染

作为一个群体，小于胎龄儿的预后很差，围生期发病率和死亡率较高。其死亡率是非小于胎龄儿的4~8倍。在存活的小于胎龄儿中，一半患有严重的短期或长期并发症，包括胎粪吸入、肺炎和代谢紊乱，而其风险取决于导致体型小的原因。不同于那些因病理状况而导致的小胎儿，先天性小胎儿的风险不会比一般胎儿高。此外，根据病因的不同，通过对病理性小胎儿进行适当的管理来改善结局的可能性也不同。例如，当小胎儿是由胎盘功能不全引起时，提前分娩可能会改善结局，但这种干预方法对染色体异常胎儿的结局没有影响。

不同的作者对于胎儿生长受限（又称宫内生长受限）这一术语的使用方式是不同。有些人将胎儿生长受限和小于胎龄儿作为同义词使用，认为所有低于胎龄第10百分位的胎儿都是生长受限的。另外一些人用胎儿生长受限指代病理性的小胎儿。

抛开术语学不谈，导致胎儿体型小的原因很难确认，因此所有小于胎龄儿都应被归类为疑似胎儿生长受限。对小于胎龄儿或胎儿生长受限的处理包括3步：①诊断，识别小胎儿；②归类，尝试确定胎儿体型小的原因；③管理，进行监测并决定分娩时间。

识别小于胎龄儿的最直接方法是，如果胎儿体重估计值低于胎龄对应最佳估计值的第10百分位，则诊断为小于胎龄儿。也有其他一些用于诊断小于胎龄儿或胎儿生长受限的标准被提出，包括超声测量和比率，以及多参数评分系统。单独使用某一参数的阳性预测值均不高，评分系统的性能特点也不足以弥补其复杂性和烦琐性。因此，直接使用胎儿体重估计值百分位的方法是诊断小于胎龄儿的首选方法。

一旦诊断出小于胎龄儿，就应通过对母亲和胎儿的评估来确定其原因。母体评估应包括体格检查和抽血化验，以诊断高血压、肾脏疾病和其他可能引起胎儿生长受限的母体疾病。胎儿评估从仔细的超声检查开始，特别要寻找提示染色体或病毒原因的征象（如全脑畸形、双手紧握、摇椅足、颅内钙化）。如果存在此种迹象，羊膜腔穿刺术或脐血穿刺取样可以确诊染色体异常。在某些情况下，导致胎儿生长受限的病毒因素也可以通过这些程序诊断出来。

生长受限的胎儿，除患有致死性疾病的胎儿，如13或18-三体综合征，应在剩余妊娠期间仔细监测。监测通常每周或每半周进行一次。需要关注的超声特征包括羊水量、胎儿生物物理评分、胎儿体重估计值百分位数和胎儿多普勒。如果这些特征中的一个或多个出现恶化的趋势，应考虑提前分娩。

四、胎儿健康评估

研究表明，当胎儿被怀疑生长受限或有其他可能影响胎儿氧合或营养的疾病时，产前监测可以改善这些胎儿的结局。对这类胎儿的监测包括连续的超声检查以监测胎儿的生长，进行生理活动评估，并测量多普勒参数。无应激试验也可用来监测胎儿的健康状况。监护检查的性质和频率取决于胎儿受损的明显严重程度。

与胎儿生长受限相关的胎儿与胎盘风险因素

胎儿因素
染色体异常
13、18、21-三体综合征
单整倍体（45,XO）
缺失
单亲二体征
胎盘嵌合症

先天性畸形
胎儿胰腺缺失
无脑畸形
膈疝
脐膨出
腹裂畸形
肾萎缩或发育不良
多发畸形

多胎妊娠
单绒毛膜双胎
一胎儿存在畸形
双胎输血
双胎发育不一致
三胞胎

胎盘因素
滋养细胞侵入异常
胎盘多灶性梗死（慢性早剥）
脐带-胎盘血管异常
脐带插入异常（帆状胎盘）
前置胎盘
环状胎盘
绒毛状血管瘤

资料来源：With permission from Lin C. Current concepts of fetal growth restriction: part I. Causes, classification, and pathophysiology. Obstet Gynecol. 1998; 92（6）: 1044-1055.

与胎儿生长受限相关的母体风险因素

遗传/体质性

营养/饥饿
- 炎症性肠病
- 回肠分流术
- 慢性胰腺炎
- 孕前体重低
- 孕中期、孕晚期体重增加不足

低氧
- 严重肺部疾病
- 淤血性心脏病
- 镰状细胞贫血

血管
- 慢性高血压
- 子痫前期
- 胶原血管病
- 1型糖尿病

肾脏
- 肾小球肾炎
- 脂肪性肾炎
- 动脉性肾硬化
- 肾移植

抗磷脂抗体

环境和药物
- 高海拔
- 情感压力
- 身体压力
- 吸烟
- 酗酒
- 滥用药物（海洛因、可卡因）
- 治疗性药物
- 抗代谢物
- 抗惊厥剂
- 抗凝血剂

不良产科史
- 死胎
- 反复流产史
- 生长受限胎儿生育史
- 早产史

资料来源：With permission from Lin C. Current concepts of fetal growth restriction: part I. Causes, classification, and pathophysiology. Obstet Gynecol. 1998; 92（6）: 1044-1055.

（一）生物物理评分

生物物理评分于20世纪80年代被提出，是一种基于4个超声参数和无应激试验的无创性胎儿健康测试。这4个超声参数包括：①胎动；②胎儿肌张力；③胎儿呼吸样运动；④羊水量（表10.13，图10.11，动图10.2，动图10.3）。对于每个参数，如果胎儿符合标准则得2分，不符合标准则得0分。因此生物物理评分的超声部分满分是8分，即4个参数中每个参数得2分。选择这些参数是为了评估胎儿的急性和慢性状态，其中衡量胎儿健康的急性指标包括胎儿的肌张力、运动和呼吸样运动，慢性指标是羊水量。研究显示，生物物理评分是可靠的、可重复的，得到8分满分与在测试后1周内的低死胎率和低胎儿窒息率相关。6分以下的较低分数与胎儿窒息、脐带血pH值低、脑性瘫痪和死胎风险增加有关。分数越低，围生期受损的风险就越高。

生物物理评分检查是在30分钟内进行的。如果胎儿在30分钟内未达到某项参数的标准，该参数将被评为0分。生物物理评分分数报告应给出在整个研究期间的得分，对于没有无应激试验的超声生物物理评分来说，得分为8分。当得分低于8分时，也应报告未得分的参数。例如，如果胎儿的羊水量正常，羊水深度超过2 cm，宽度超过1 cm，且表现出足够的胎动和胎儿肌张力，在这3个参数中各得2分，但其在30分钟的检查中未表现出胎儿的呼吸样运动，则该生物物理评分将被报告为6分（满分8分，因缺乏胎儿呼吸样运动而被扣2分）。在大多数情况下，超声评估生物物理评分不需要30分钟，因为到胎儿的睡眠周期很短，通常在不到30分钟内就能达到标准，有时甚至只需5分钟。

作为胎儿的健康状况测试，生物物理评分存在几个局限性。首先，对于严重未成熟的胎儿，由于大脑不成熟，测试的可靠性较低，因此在妊娠24周之前不应进行测试。其次，胎儿的生理活动状态会受到皮质激素的影响，在使用该类药物治疗后的几天内，胎儿呼吸和运动可能受到抑制。对于接受激素治疗不久的胎儿，在使用生物物理评分来指导管理决策时，必须牢记后一种局限性。

（二）胎儿多普勒

包括脐动脉、脐静脉、静脉导管、大脑中动脉、主动脉峡部和母亲的子宫动脉在内的许多血管

表 10.13　30 分钟超声检查的生理活动评估参数

参数	2 分	0 分
胎儿运动	至少有 3 次不连续的身体或肢体运动	少于 3 次不连续的身体或肢体运动
胎儿肌张力	至少有 1 次四肢或脊柱的伸展和倾斜	没有四肢或脊柱的伸展和倾斜
胎儿呼吸样运动	至少有 30 秒的连续、有节奏的呼吸样运动	无 30 秒的连续呼吸样运动
羊水量	单象限至少横向 1 cm、纵向 2 cm	无象限达到横向 1 cm、纵向 2 cm

资料来源：With permission from Manning FA, Platt LD, Sipos L. Antepartum fetal evaluation: development of a fetal biophysical profile. Am J Obstet Gynecol. 1980；136（6）：787-795.

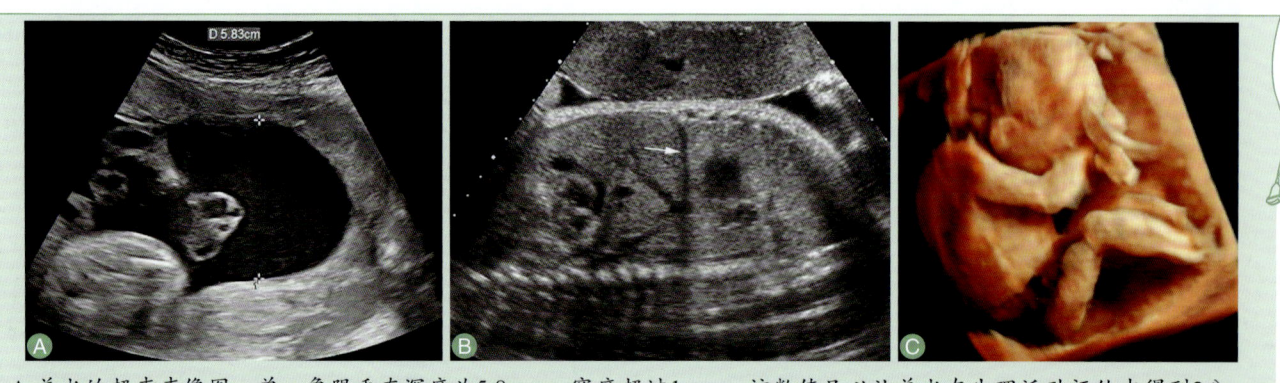

A.羊水的超声声像图，单一象限垂直深度为 5.8 cm，宽度超过 1 cm，该数值足以让羊水在生理活动评估中得到 2 分；B.通过纵向观察胎儿的膈肌（箭头）来识别胎儿的呼吸样运动，以检测有节奏的吸气和呼气运动，如果在 30 分钟的检查中，胎儿有 30 秒的连续呼吸样运动，则得 2 分；C.胎儿蜷缩姿势的三维超声声像图，在生理活动评分中，如果胎儿在 30 分钟内至少有 3 次身体或四肢的运动，则胎儿运动项得分，如果至少有一次外展和内收的动作，则胎儿肌张力项得分。

图 10.11　用于生理活动评估的超声参数

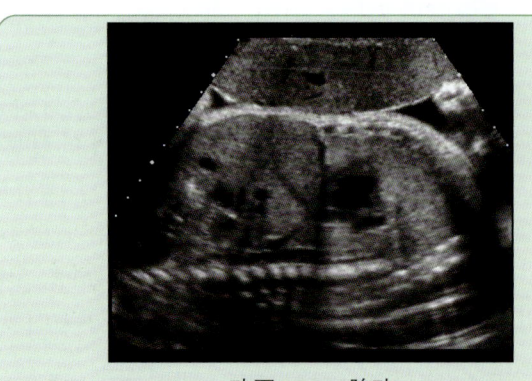

动图 10.2　胎动

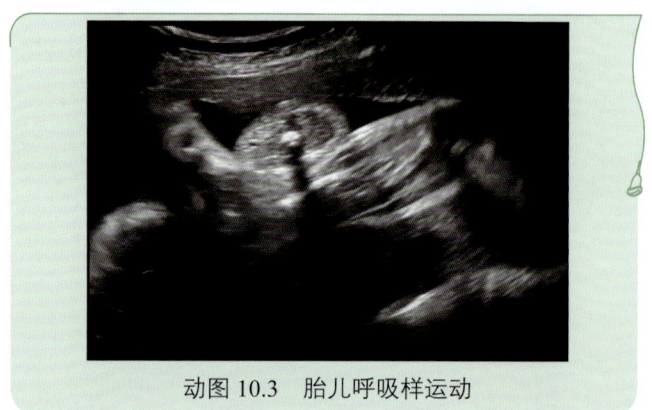

动图 10.3　胎儿呼吸样运动

的多普勒参数已得到研究，以确定多普勒参数是否可用于预测结局并指导管理。在这些已被研究的血管中，脐动脉多普勒被证明对监测有受损危险的胎儿，特别是疑似胎儿生长受限的胎儿最有用。将脐动脉多普勒纳入对疑似生长受限胎儿的监测时，总体结局会得到改善，可减少不必要的干预、引产、剖宫产和围生期死亡。尽管对于疑似生长受限的胎儿和患有子痫前期或高血压的母亲来说，脐动脉多普勒已被证明可以改善其预后，但不建议在低危妊娠中使用脐动脉多普勒进行常规筛查，因为其并没有使这一患者群体的预后得到改善。

尽管有人主张将大脑中动脉和（或）静脉导管多普勒纳入对疑似生长受限和脐动脉多普勒异常胎儿的评估，尚无研究显示这些额外的多普勒检查有助于改善结局。

1. 脐动脉多普勒

脐动脉多普勒可用于评估妊娠 24 周后的胎儿健康状况，适用于疑似生长受限或母亲患有先兆子痫或高血压的胎儿。为获得频谱，需在胎儿没有呼吸样运动时将多普勒采样容积放于脐带的游离段，并远离胎盘和胎儿脐带的连接处。计算收缩期峰值与舒张末期速度的比值。脐动脉的血流通常是低阻力的，孕28周前的收缩期峰值与舒张末期速度比值<3.5，之后<3.0（图10.12A）。胎盘功能严重失调时，胎盘阻力增加，脐动脉血流显示舒张期血流减少，收缩期峰值与舒张末期速度比值高于正常范围（图10.12B）。在这种情况下，胎儿受损和围生期死亡的风险增加。当脐动脉内舒张末期血流消失时，胎儿受损的风险会进一步增加（图10.12C），而当舒张末期血流反转时风险最高（图10.12D）。特别是当生长受限胎儿出现脐动脉舒张末期反向血流时，1周内围生期死亡的风险非常高（接近50%），因此无论胎龄如何一般均建议分娩。

2. 静脉导管多普勒

静脉导管是将脐静脉直接连接至下腔静脉的短血管，位于脐静脉与左门静脉交界处附近，其可以将脐静脉血液绕过肝脏直接分流到心脏。在整个心动周期内，静脉导管内的正常血流是前向的，流向心脏（图10.13A）。研究表明，在心动周期内的任何时刻，静脉导管内血流消失或反向（图10.13B）都是心血管不稳定的标志，与生长受限胎儿的发病率和死亡率增加有关。然而，这些研究也表明静脉多普勒的灵敏度和特异度较差，因此，静脉导管多普勒在指导生长受限胎儿的管理方面的价值尚未确定。

3. 大脑中动脉多普勒

大脑中动脉多普勒可提供有关胎儿大脑低阻力的信息。为了对大脑中动脉进行最佳检测，多普勒容积应放在位于大脑中动脉血管近端1/3处，靠近其在大脑动脉环的起点。如果要测量收缩期峰值速度，多普勒角度必须为零或使用角度校正。在正常情况下，大脑中动脉的血流阻力高，舒张期血流量低（图10.14A）。在受损的胎儿中，脑血管会扩张，这种反应被称为"脑保护"，其会导致血流阻力降低和大脑中动脉中的舒张期血流量增多。这种"脑保护"效应可以通过计算大脑中动脉波形的阻力指数来度量。当阻力指数小于胎龄的第5百分位数时，认为阻力指数是异常的（图10.14B）。大脑中动脉的异常阻力指数与围生期的死亡率和发病率有关，包括出生时的酸中毒、5分钟Apgar评分低和新生儿颅内出血。然而，已发表的研究结果并不一致，对于早产儿的不良结局，大脑中动脉多普勒异常并不是一个好的预测指标。尚无令人信服的证据表明使用大脑中动脉多普勒指导生长受限胎儿的管

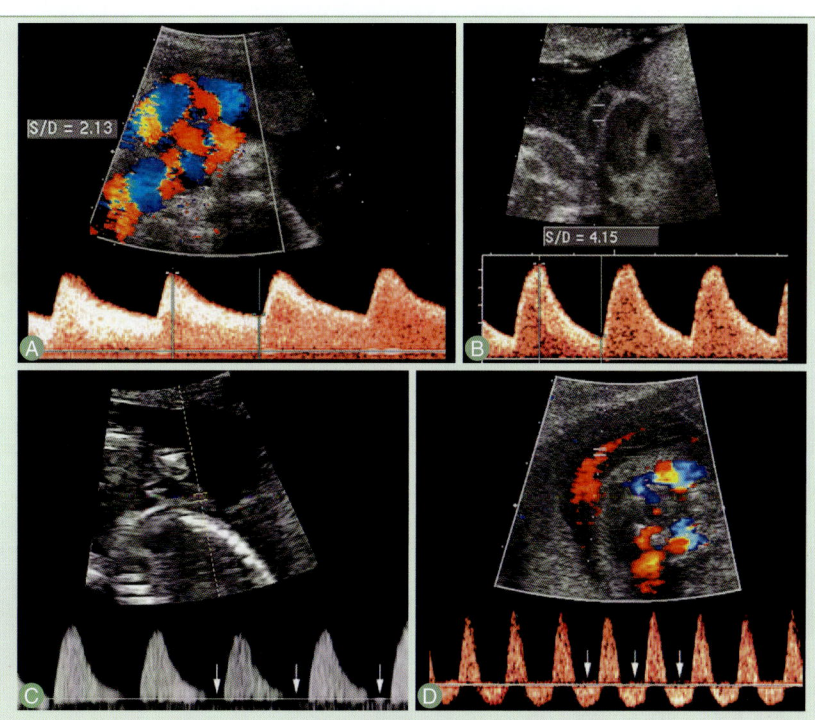

A.脐动脉彩色和频谱多普勒显示正常血流，收缩期与舒张期之比正常，为2.13；B.足月胎儿的声像图显示脐动脉的频谱多普勒波形，由于舒张期血流减少，收缩期峰值与舒张末期速度的比值升高为4.15；C.声像图显示脐动脉频谱多普勒波形舒张末期血流消失（箭头）；D.彩色和频谱多普勒显示舒张末期血流反向（箭头）。

图10.12 脐动脉多普勒

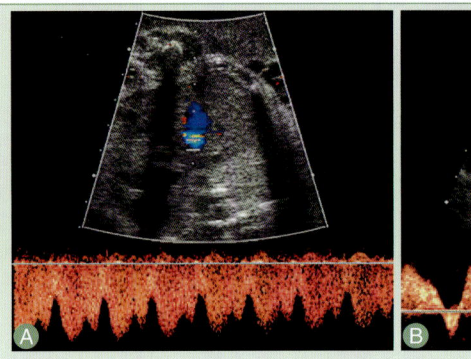
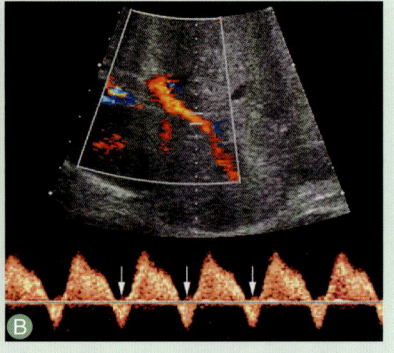

A.静脉导管的彩色和频谱多普勒显示正常血流,在整个心动周期内均流向心脏;B.静脉导管的彩色和频谱多普勒显示舒张末期血流反向(箭头),这是异常现象。

图 10.13　静脉导管多普勒

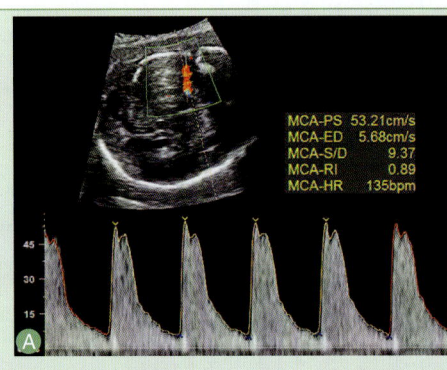
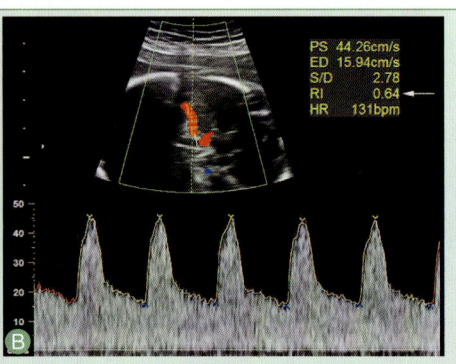

A.正常胎儿大脑中动脉的彩色和频谱多普勒,阻力指数正常,为0.89;B.异常胎儿大脑中动脉的彩色和频谱多普勒显示出异常的低阻力指数,为0.64(箭头),这是舒张期血流增加的结果。

图 10.14　大脑中动脉多普勒

理可以改善结局。

有人主张将大脑中动脉多普勒与脐动脉多普勒结合起来使用,以更好地识别有不良结局风险的胎儿。有人建议将大脑中动脉的阻力指数或搏动指数与脐动脉的阻力指数或搏动指数进行比较,将其比例称为"脑胎盘比"(图10.15):

脑胎盘比=大脑中动脉搏动指数/脐动脉搏动指数

脑胎盘比<1.0时则为异常,该比值考虑到了"脑保护"和血管扩张导致的大脑中动脉阻力下降,以及胎盘功能障碍导致的胎盘阻力增加,进而导致的脐动脉阻力增加。异常的脑胎盘比与分娩时胎儿窘迫、脐带血pH值低和新生儿重症监护率高相关。然而,该比值在监测生长受限胎儿方面的效用尚未得到充分证实。

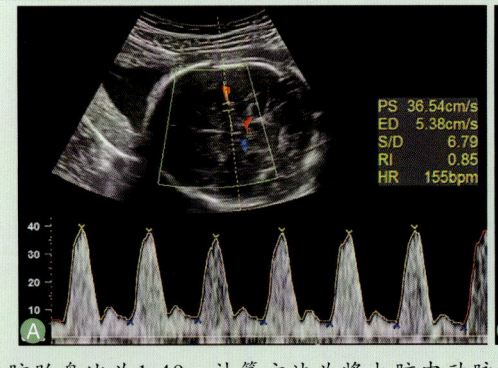
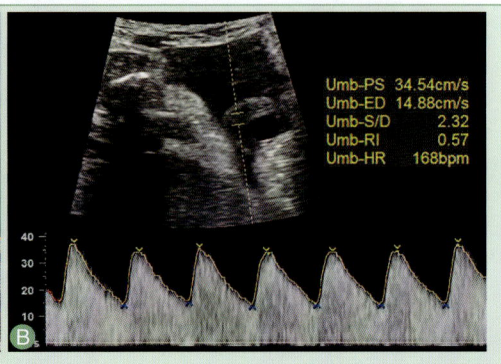

正常胎儿,脑胎盘比为1.49,计算方法为将大脑中动脉阻力指数(0.85,图A)除以脐动脉阻力指数(0.57,图B)。

图 10.15　脑胎盘比

4. 胎儿多普勒总结

迄今为止，脐动脉多普勒是唯一被证明能改善生长受限胎儿结局的多普勒监测方法。虽然静脉导管和大脑中动脉多普勒已被证明能显示胎儿受损时的变化，但其在指导胎儿生长受限的高危妊娠管理方面的作用还未得到证实。

（刘丽文，李军，高巍伦，焦一宇，郑敏娟译；邢长洋校）

参考文献

扫码观看

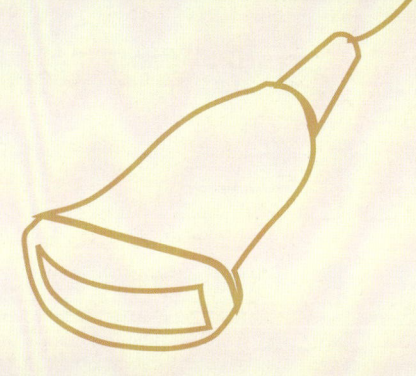

第十一章　新生儿和婴儿脑成像

Carol M. Rumack and Amanda K. Auckland

章节大纲

一、设备
二、超声检查技术
　（一）冠状面成像
　（二）矢状面成像
　（三）经后囟成像
　（四）经乳突囟成像
　（五）三维超声
三、标准化报告
　用于显示的标准化切面
四、发育解剖学
　（一）脑沟发育和蛛网膜下腔
　（二）透明隔腔和Vergae腔
　（三）中间帆腔
　（四）侧脑室前角变异
　（五）脉络丛及其变异
　（六）生发基质
　（七）禽距
　（八）小脑蚓部
　（九）小脑延髓池
五、颅脑先天畸形
六、神经管闭合障碍
　（一）Chiari畸形
　（二）胼胝体发育不全
　（三）胼胝体脂肪瘤
　（四）Dandy-Walker畸形
七、分裂与憩化障碍：全前脑畸形
　（一）视隔发育不良
　（二）无叶全前脑畸形
　（三）半叶全前脑畸形
　（四）叶状全前脑畸形
　（五）中线变异型全前脑畸形
八、脑沟形成与神经元移行障碍
　（一）脑裂畸形
　（二）无脑回畸形
九、破坏性损伤
　（一）脑穿通性囊肿
　（二）积水性无脑畸形
　（三）囊性脑软化
　（四）代谢性疾病
十、脑积水
　（一）脑脊液产生与循环
　（二）梗阻水平
十一、缺氧缺血性脑病
　（一）分水岭区血管成熟度与脑损伤类型
　（二）生发基质出血
　（三）室管膜下出血（Ⅰ级出血）
　（四）脑室内出血（Ⅱ级出血）
　（五）脑室内出血伴脑积水（Ⅲ级出血）
　（六）脑实质内出血（Ⅳ级出血）
　（七）小脑出血
　（八）蛛网膜下腔出血
　（九）脑水肿和脑梗死
　（十）豆纹动脉血管病变
　（十一）尾状核回声增强
十二、创伤后损伤
　硬膜下和硬膜外血肿
十三、感染
　（一）先天性感染
　（二）新生儿获得性感染
十四、颅内肿块
　（一）脑肿瘤
　（二）颅内囊性病变
　（三）幕上脑室周围囊性病变
　（四）Galen静脉畸形

关键点总结

- 早产儿发生基质出血及脑积水行颅脑超声检查的最佳时间为出生后10～14天，囊性脑室周围白质软化症为出生后30天。
- 评估早产儿脑白质损伤的最佳时间是足月（矫正年龄）。
- 如果不能获得经乳突的颅后窝切面声像图，可能会漏诊小脑出血。
- 全面评估脑白质损伤需获得脑实质的高分辨率声像图。
- 多声窗扫查对于获得准确、详细的颅脑超声声像图至关重要。
- 所有囊性病变均需进行多普勒评估以排除血管畸形。
- 除非是产伤患儿，否则不推荐新生儿行颅脑CT检查。
- 超声可以很好地评估颅脑先天性异常，如果还需获得更多的信息，可行MRI检查。

新生儿颅脑超声检查是新生儿诊疗的重要组成部分，尤其是对高危和生命体征不稳定的早产儿。目前的超声技术可在重症监护室对婴儿进行快速评估，几乎没有任何风险。与CT或MRI相比，超声成像具有便携性、成本低、速度快、无电离辐射、无需镇静的优势，且可存储实时动态视频以供后期查看。超声筛查早产儿颅内出血已被证实具有高度的敏感度和特异度。Daneman团队报道，优质的新生儿颅脑成像需要同时清晰显示近场和远场结构，对一些细节的评估，要通过调节焦点位置和探头频率获得更高分辨率图像，并对感兴趣区域进行局部放大。实时评估对于检测脑实质回声的细微变化非常重要，尤其是早产儿脑白质损伤。MRI识别脑损伤的敏感度和特异度很高，但是由于费用高及存在早产儿转运风险，通常只有在神经发育可能存在问题时，才会在早产儿足月（矫正年龄）时进行MRI检查。

超声对新生儿脑积水和脑室周围白质软化的评估和随访至关重要。对于产前超声和MRI诊断的中枢神经系统畸形、感染或肿块，新生儿期多通过超声进行随访。当存在重大异常时，相关异常可能需要新生儿MRI来评估。CT不适用于早产儿，因为新生儿大脑中水分含量高，CT不能很好地区分灰质和白质。CT同样很少用于足月儿，除非有产伤史。

超声可以用于脑室分流术或其并发症的随访。彩色和频谱多普勒超声评估颅内血流很有价值，特别是对于鉴别囊性病变与血管病变、硬膜下血肿，其可以分辨正常的血管结构和血栓。多普勒超声对于接受体外膜肺氧合治疗的婴儿或低血流量有发生脑梗死风险的婴儿非常有帮助（参见本书第十二章）。

一、设备

对于早产儿，为获得尽可能高的分辨率，建议使用7.5 MHz或更高频率的探头。当婴儿头部较大需要足够的声波穿透力时，可以使用5 MHz的探头。具有120°扇形角和多焦点区域功能的电子相控阵探头，通常用于经前囟成像。小尺寸、线性阵列、高频探头（高达12 MHz）可为经前囟的近场病变扫查提供高质量图像。这些探头适用于硬膜下血肿、脑膜炎、上矢状窦血栓形成和脑水肿检查，在某些情况下还适用于移行障碍疾病检查，还适用于经乳突囟、后囟和枕骨大孔进行检查。虽然颞骨鳞部很薄，但经乳突囟不能成像时，可能需要高穿透力的5 MHz探头。多焦点功能可为整个视野提供极好的分辨率，但帧频显著减低，因此需要患儿配合。复合成像，利用多角度的声波作用，在通过狭小空间成像时（如囟门）非常有价值。视频采集存储功能对于检查无法配合的婴儿或在记录动态数据（如血流）时非常有帮助。

习惯性保存动态视频以供后期审查（回放），不仅可以避免在发现有问题时进行重复的检查，而且可确保每个切面都被完全评估。动态图像可以大大提高对病变的理解。在单幅静态图像上，回声增强或减弱的区域可能非常细微，但结合动态图像或视频观察，其会变得更加清晰。因为这些动态图像或视频可以捕捉病变的实时超声声像图及其与正常结构间的关系。

二、超声检查技术

目前，大多数颅脑超声检查都是通过前囟在冠状面和矢状面进行的。如果不通过后囟和乳突囟来评估颅后窝，新生儿大脑显然无法得到全面的检查。事实上，MRI已经证明，如果不经乳突对颅后窝进行扫查，很容易漏诊小脑出血。如果未获得小脑、第四脑室和小脑延髓池的详细切面，则无法准确评估颅后窝畸形。因此，经乳突囟观察颅后窝对评估小脑出血或颅后窝畸形非常重要。声学耦合剂可以改善探头与皮肤的贴合。有时，可用导声垫来评估较浅表的病变，如硬膜下出血，当然对于评估近场病变，高分辨率探头才是最佳的选择。

使用彩色多普勒超声成像来评估积液是非常重要的，因为灰阶图像显示的一些囊性区域实际上是血管。如果怀疑脑外积液，最好用CT或MRI进行评估。超声横切面扫查已广泛应用于产科，尤其是用于准确测量胎儿脑室大小。在新生儿中，经乳突囟横切面可评估颅后窝，同时使用彩色多普勒超声可评估Willis环。多普勒超声评估大脑动脉，需要特别注意阻力指数变化，这些变化可以提示脑血流异常。彩色和频谱多普勒可显示血流，如显示硬脑膜窦是否通畅及其血流情况（参见本书第十二章）。后位扫查是评估脑室后角血凝块的最佳方法，可经枕骨大孔途径评估上位椎管，如Chiari畸形患者。

前囟大约2岁时闭合，但适合扫查的时间是从出生到12~14个月，因为后期囟门越小，声窗越小，检查越困难。

早产儿行超声检查时，应尽量保持正常体温。因患儿体积小，暴露在外时表面-体积比高，散热快。应常规使用头顶加热灯、毯子和加热耦合剂。如果婴儿处于保温箱中，可将探头通过侧面的窗孔伸入，将热损失降至最低。

洗手和清洁探头对于避免重症监护室的感染至关重要。使用合格的消毒剂简单清洁探头头部即可。当需要绝对无菌时，如术中超声，探头可以放置在无菌外科手套或带有耦合剂的无菌探头套内。无菌水凝胶或生理盐水可用作无菌套外的耦合剂。

标准的颅脑扫查包括经前囟的矢状面和冠状面，常规还应包括至少两个经后囟和乳突囟的横切面。通过后囟获取的冠状面声像图有助于比较脑室大小。高频探头放大切面对于研究近场病变至关重要，如脑外积液是否有出血或感染及是否有硬脑膜静脉窦病变。扫查时将探头牢牢握在拇指和食指之间，手的侧面放在婴儿的头上以保持稳定。常规采集动态视频，可以提高超声的诊断率、避免对病重的新生儿重复扫查、便于对复杂疾病图像进行重复查看并做出及时诊断，从而避免耽误患者的治疗。与静态图像相比，实时图像更容易观察到回声的细微变化。影响灰质和白质分界的病变，如局灶性非出血性梗死，可仅表现为轻微的回声变化。

（一）冠状面成像

将探头横置于前囟获取冠状面声像图（图11.1，动图11.1），从前向后摆动扫查，完整地扫查整个大脑。必须注意保持大脑和颅骨成像时的对称性。对大脑进行初步扫查时，显示每个三角区内平行排列的脉络丛球，是保持对称性的好方法。在这种前后摆动扫查中，至少应获得6个标准的冠状面声像图。

最前面的声像图是在侧脑室前角前方获得的（图11.2A），可以看到颅前窝，包括大脑额叶，以及深至颅底的眼眶。

探头角度向后移动，前角呈对称的、无回声的逗号状结构，凹陷的外侧缘有呈低回声的尾状核头部（图11.2B）。在中线从上到下的结构包括大脑半球间裂、扣带沟、胼胝体膝部和体部前部，以及脑室之间的透明隔。尾状核从中线向外延伸，经内囊与壳核分开。在壳核的外侧，包含大脑中动脉的外侧裂将额叶和颞叶分开。在下方，颈内动脉分叉形成回声增强的大脑前动脉和大脑中动脉。

探头角度继续往后移动到中脑上方，可见透明隔腔两侧的侧脑室体部（图11.2C）。在其下方，可见丘脑位于第三脑室的两侧，但正常婴儿的第三脑室通常因太薄而无法观察。在丘脑深处，脑干开始出现，丘脑位于中线外侧，通过内囊与豆状核（尾状核和壳核）（译者注：应为苍白球和壳核）分开。豆状核的外侧是大脑的深层白质区域，称为"半卵圆中心"（译者注：豆状核外侧为外囊，豆状核外上方白质为半卵圆中心）。此外，还可见外侧裂。

探头角度稍向后偏，获得小脑切面。当室间孔后方的尾状核缩小时，侧脑室体部会变得更圆（图11.2D）。在中线水平，胼胝体体部深入扣带沟，第三脑室位于丘脑的前部之间，侧脑室底部可见高回声的脉络丛。第三脑室顶部也可见脉络丛回声，共形成3个脉络丛回声灶，此时丘脑在第三脑室的两侧更加突出。中线结构没有改变，在丘脑深处，还可见覆盖小脑的小脑幕。在此下方，颅后窝中的小脑蚓部是位于中线的回声结构，周围被较低回声的小脑半球环绕。当透明隔向后形成囊性结构时，称为Vergae腔。随着大脑逐渐成熟，透明隔的囊性中心由后向前闭合，所以妊娠晚期出生的新生儿多为仅透明隔前腔可见。在该切面上可能看不到豆状核。侧脑室下角除非有脑积水时可以在丘脑的外侧和下方看到，否则一般不显示。

颅脑冠状面扫查：正常结构

中线结构

大脑半球间裂

扣带沟

胼胝体

透明隔腔

Vergae腔（存在时）

第三脑室

第四脑室

脑干

小脑蚓部

中线旁结构

额叶

顶叶

枕叶

侧脑室前角

侧脑室体部

侧脑室下角

侧脑室三角区

脉络丛

脉络丛球

尾状核

内囊

丘脑

豆状核

小脑幕

小脑半球

外侧裂

小脑延髓池

探头角度进一步向后，可见侧脑室三角区和后角（图11.2E）。广泛的脉络丛球回声几乎遮盖了

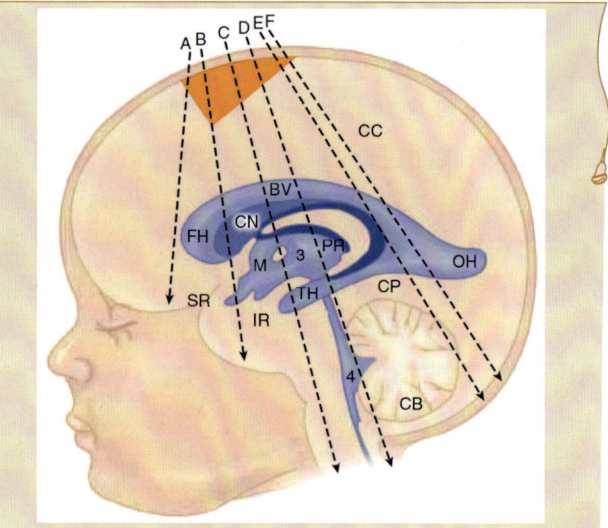

A～F对应从前到后扫查的切面。3：第三脑室；4：第四脑室；BV：侧脑室体部；CB：小脑；CC：大脑皮质；CN：尾状核；CP：脉络丛；FH：侧脑室前角；IR：漏斗隐窝；M：中间块；OH：侧脑室后角；PR：松果体隐窝；SR：视上隐窝；TH：侧脑室下角。

图11.1 经前囟的颅脑冠状面表现

(With permission from Rumack CM, Manco-Johnson ML. Perinatal and infant brain imaging: role of ultrasound and computed tomography. St Louis: Mosby; 1984.)

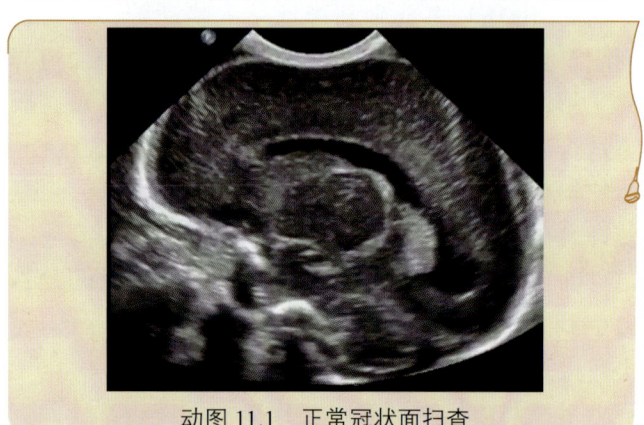

动图11.1 正常冠状面扫查

含脑脊液的内腔，即充满侧脑室的三角区。在中线区，可看见扣带沟深面胼胝体的部分切面，即胼胝体压部。在下方，小脑幕将小脑与枕叶皮质分开。在最后一个切面，主要显示枕叶皮质和侧脑室后角的最后方，侧脑室内不包含脉络丛（图11.2F），此切面位于小脑上方，不显示小脑。

正常早产儿上述切面的颅脑超声声像图如图11.3所示，侧脑室稍大，透明隔腔向后延伸，形成侧脑室体部和后角之间的Vergae腔。早产儿只有少许脑沟，外侧裂更宽，通常呈盒状而非细缝样。早产儿的基底核通常呈弥漫的均匀高回声，比大脑皮层回声更强，这一表现比丘脑更突出。在足月同

龄时，基底核和丘脑未表现出回声增强。

矢状面声像图（图11.4，动图11.2）。首先通过大脑半球间裂识别中线，即透明隔腔和Vergae腔上方胼胝体曲线。透明隔腔下方是第三脑室顶部的脉络

（二）矢状面成像

将探头纵向放置在前囟上并向两侧倾斜可获得

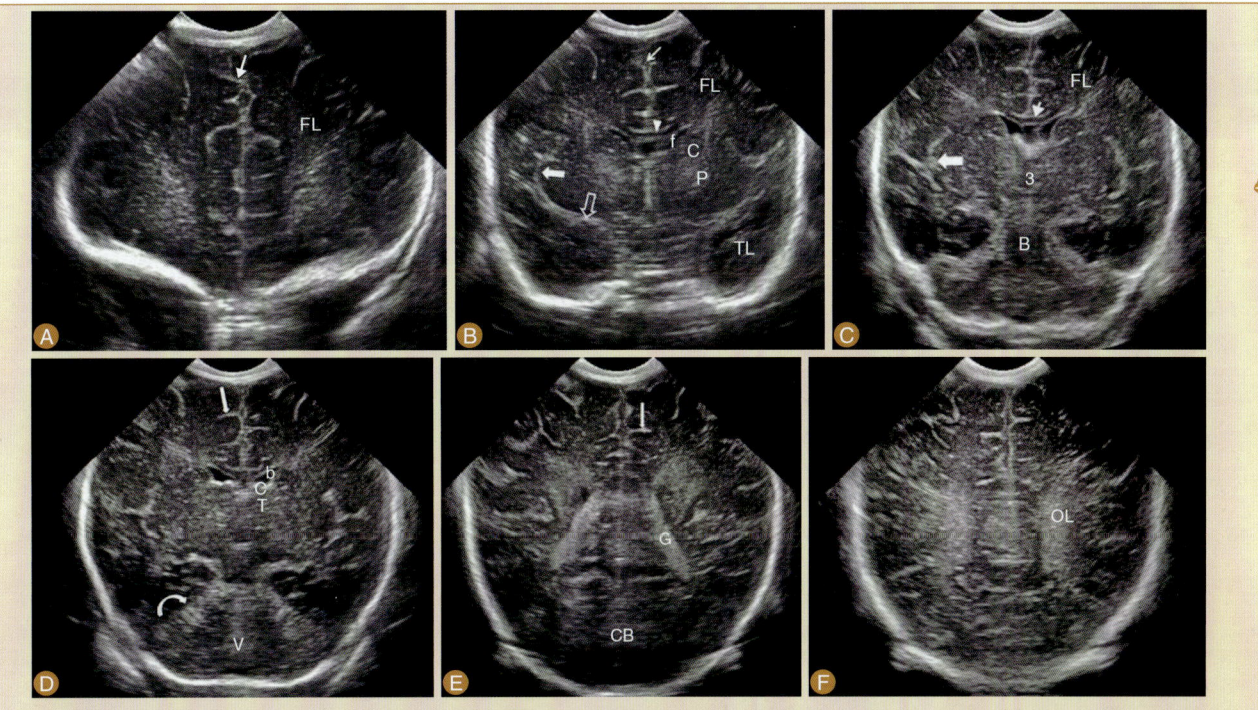

从前到后对应图11.1中的A~F。A.FL：额叶；细箭头：大脑半球间裂。B.C：尾状核；f：侧脑室前角；细箭头：大脑半球间裂；P：壳核；TL：颞叶；FL：额叶；三角箭头：胼胝体；闭合箭头：外侧裂；空心箭头：颈内动脉分叉。C.3：第三脑室；B：脑干；FL：额叶；闭合箭头：外侧裂；三角箭头：胼胝体。D.b：侧脑室体部；C：脉络丛；T：丘脑；V：小脑蚓部；弯箭头：小脑幕；直箭头：扣带沟。E.CB：小脑；G：脉络丛球；直箭头：扣带沟。F.OL：枕叶。

图11.2　正常颅脑冠状面声像图：足月婴儿

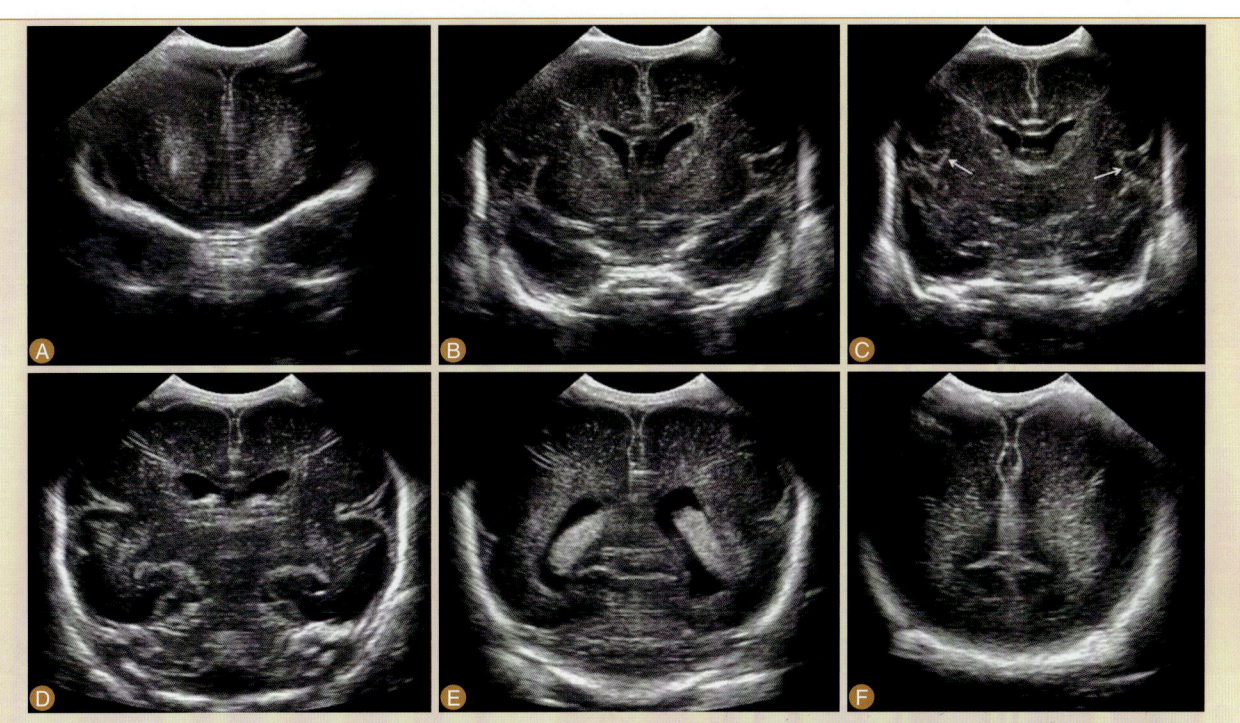

A~F.极早产儿的冠状面声像图，极度早产时脑室会增大；C.外侧裂（箭头）呈盒状。

图11.3　正常颅脑冠状面声像图：早产儿

丛。如果存在第三脑室扩大，脑脊液可显示中间块的结构，并可显示中脑导水管。第四脑室是高回声小脑蚓部表面前方的一个切迹（图11.5）。

扣带沟平行于胼胝体并位于其上方。因高回声的大脑镰难以在正中矢状面显示，需要向侧方轻微倾斜以显示中线区脑结构，在此切面中，小脑蚓部的大小可用来评估胎龄。然而，根据现有的病理学标准，脑沟发育程度是评估胎龄的最可靠方法。每侧倾斜约10°可显示正常较小的侧脑室（图11.6A，图11.6B）。脑室并非位于前后完全呈直线的切面上。探头必须倾斜，扇形的前部指向内侧，后部指向外侧，从而使单幅声像图中包含整个侧脑室。

侧脑室上方是大脑皮质，下方是小脑半球。尾状核和丘脑在第三脑室周围，脑室将其围绕（图11.6B）。位于这两个结构交界处的丘脑尾状核沟是一个需要识别的重要区域，因为这是脑室室管膜下生发基质出血最常见的部位。

进一步向外扫查将显示脑室的周边和大脑半球的更外侧，包括颞叶及其内向脑室走行的大脑中动脉分支（图11.6C）。

颅脑矢状面扫查：正常结构

中线结构
- 额叶
- 顶叶
- 枕叶
- 扣带沟
- 胼周动脉
- 胼胝体
- 透明隔腔
- Vergae腔
- 中间帆腔
- 第三脑室
- 第四脑室
- 小脑幕
- 脉络丛，第三脑室
- 中脑导水管
- 顶枕沟
- 脑干
- 小脑蚓部

中线旁结构
- 额叶
- 顶叶
- 枕叶
- 侧脑室前角
- 侧脑室体部
- 侧脑室三角区
- 侧脑室下角
- 侧脑室后角
- 脉络丛
- 尾状核
- 丘脑
- 丘脑-尾状核沟
- 小脑

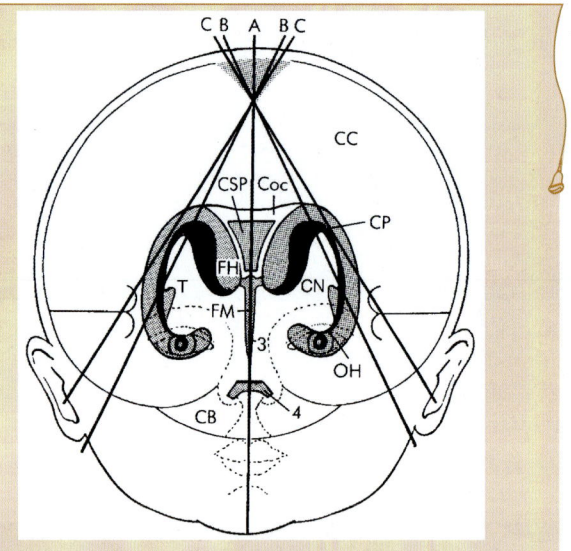

A～C对应于从中线至外侧。3：第三脑室；4：第四脑室；CB：小脑；CC：大脑皮质；CN：尾状核；Coc：胼胝体；CP：脉络丛；CSP：透明隔腔；FH：侧脑室前角；FM：室间孔；OH：侧脑室后角；T：侧脑室下角。

图11.4　经前囟颅脑矢状面扫查

（Modified from Rumack CM, Manco-Johnson ML. Perinatal and infant brain imaging: role of ultrasound and computed tomography. St Louis: Mosby; 1984.）

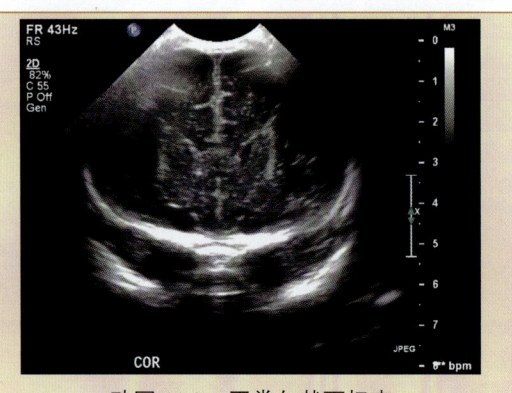

动图11.2　正常矢状面扫查

超声于矢状面扫描通常可显示正常的侧脑室三角周围的高回声区,其在旁矢状面上紧邻侧脑室三角后上方的顶叶区(图11.6B)。该高回声区是由通过前囟的超声声束穿过许多与其垂直的平行纤维界面引起的,是一种各向异性效应伪像,当通过前囟的声束垂直于纤维时发生。在经后囟获得的超声声像图上未见类似的回声增强区域,因为该角度扫查时声束的长轴和纤维束几乎平行。

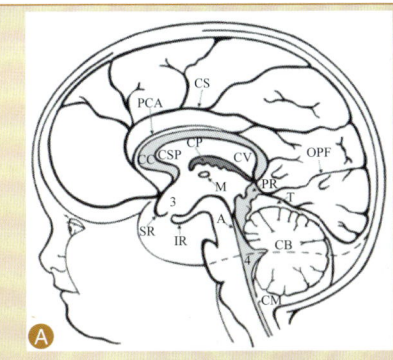 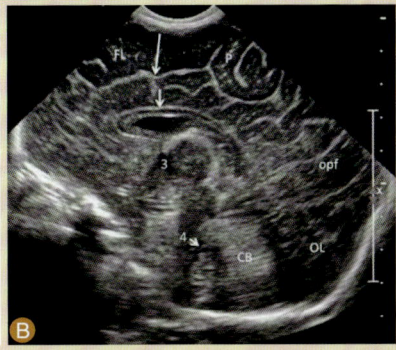 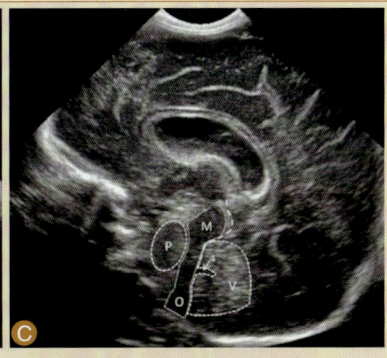

A.解剖结构示意图;3:第三脑室;4:第四脑室;A:中脑导水管;CB:小脑蚓部;CC:胼胝体;CM:小脑延髓池;CP:脉络丛;CS:扣带沟;CSP:透明隔腔;CV:Vergae腔;IR:漏斗隐窝;M:中间块;OPF:顶枕沟;PCA:胼周动脉;PR:松果体隐窝;SR:视上隐窝;T:小脑幕。B.正常颅脑矢状面扫查声像图;3:第三脑室;4:第四脑室;CB:小脑蚓部;FL:额叶;OL:枕叶;opf:顶枕沟;P:顶叶;长箭头:扣带沟;短箭头:胼胝体。C.正中矢状面声像图;4:第四脑室;M:中脑;O:延髓;P:脑桥;V:小脑蚓部;虚线:中脑导水管。

图11.5 正常正中矢状面解剖结构

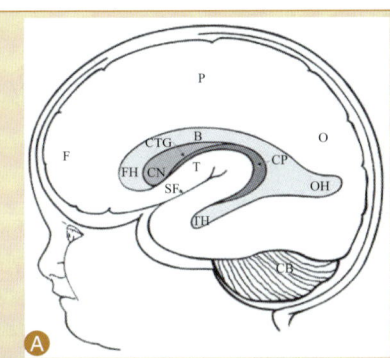 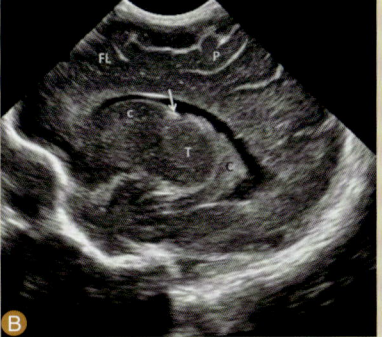 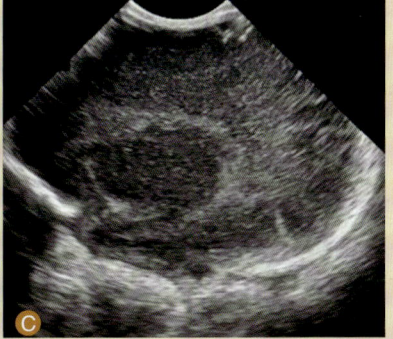

A.解剖结构示意图;B:侧脑室体部;CB:小脑;CN:尾状核;CP:脉络丛;CTG:丘脑-尾状核沟;F:额叶;FH:侧脑室前角;O:枕叶;OH:侧脑室后角;P:顶叶;SF:外侧裂;T:丘脑;TH:侧脑室下角。B.正常旁矢状面声像图;黑色C:脉络丛;FL:额叶;P:顶叶;T:丘脑;白色C:尾状核;箭头:丘脑-尾状核沟。C.大脑皮质旁矢状面声像图。

图11.6 正中旁矢状面解剖结构

(三)经后囟成像

经后囟成像对评估侧脑室后角脑室内出血的诊断非常有用。后囟位于人字缝和矢状缝交界处的中线;3个月左右时后囟闭合(图11.7)。探头应稍微偏离中线,探头的前部略向内侧,以显示侧脑室三角区及其近场后角(图11.8)。脉络丛球会延伸到脑室体部和下角。后角不含脉络丛,应完全呈无回声。将探头倾斜到左和右旁矢状面可显示双侧后角。这些切面对于检测低位处的层状凝血块和附着于脉络丛的凝血块非常有价值。

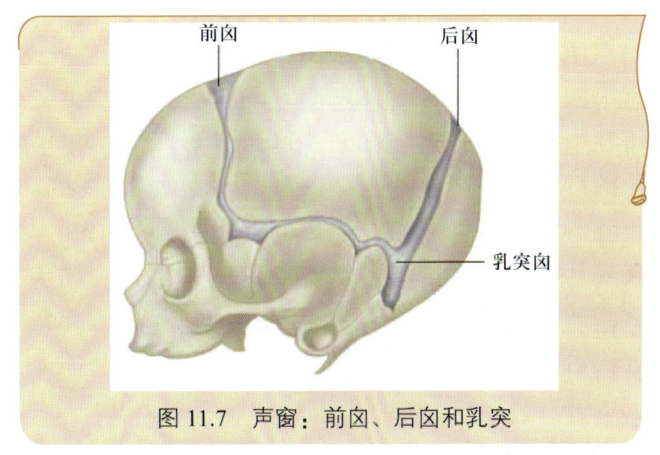

图11.7 声窗:前囟、后囟和乳突

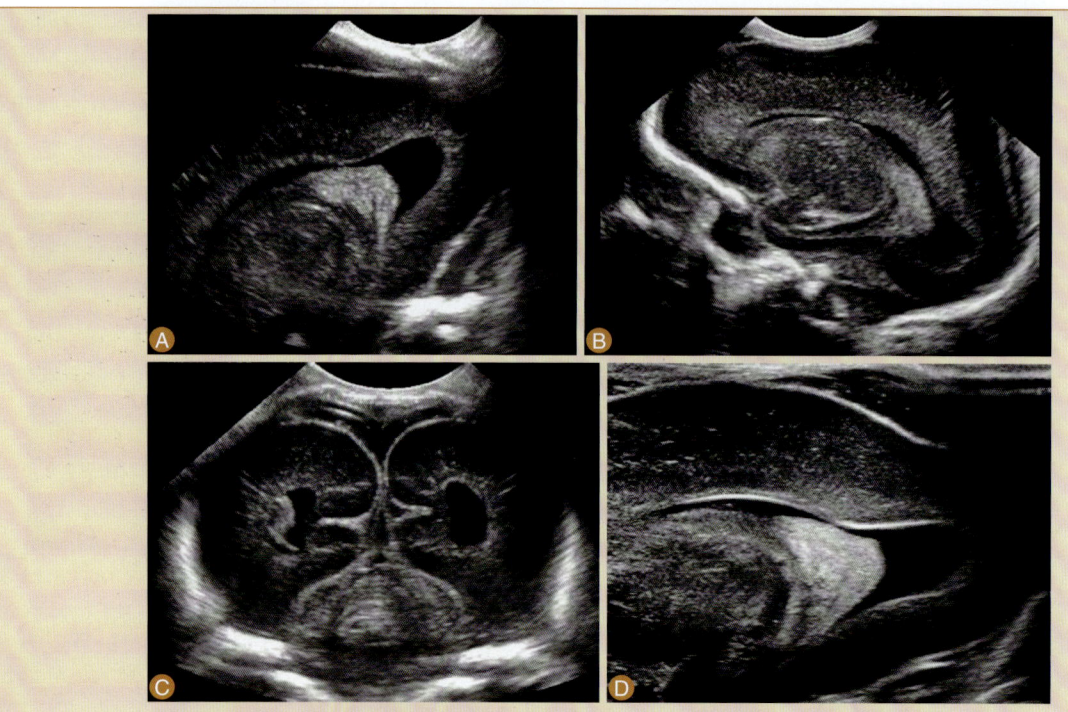

A.经后囟的侧脑室后角矢状面声像图；B.经前囟的侧脑室后角矢状面声像图；C.经后囟的侧脑室后角冠状面声像图，右侧侧脑室后角见高回声血凝块；D.相同的侧脑室后角声像图，线阵探头显示更高的分辨率。

图11.8　侧脑室后角

（四）经乳突囟成像

经乳突囟可以很好地评估脑干和颅后窝，这些结构在经前囟的标准切面上却不能很好地显示。探头应放置于耳蜗后约1 cm，耳屏上方约1 cm处。乳突囟位于鳞缝、人字缝和枕骨缝的交界处（图11.7，动图11.3）。颅后窝横切面声像图：探头前部略向头侧倾斜，将显示第四脑室、小脑后蚓部、小脑半球和小脑延髓池。横切面声像图从头顶向左侧显示（图11.9）。小脑半球的放射叶含有相对低回声的神经组织，并被多个小脑裂的软脑膜回声包围。第四脑室顶部存在正常回声的第四脑室脉络丛。第四脑室后方为中线蚓部回声，与中线矢状面声像图相比，横切面的中线蚓部回声较低。当通过第四脑室以下的小脑下部获得横切面声像图时，可在中线看到（通常较细的）小脑半球之间的间隙（图11.9C），特别是当存在脑积水时明显。在进一步倾斜横切扫查中，在中线可以看到第四脑室正中孔是从第四脑室延伸到小脑延髓池的两个小脑半球之间的一条细长透声线，应避免将其误认为Dandy-Walker变异型。在更高层面的声像图上，显示完整的蚓部并将探头尽量向足侧倾斜以显示小脑半球沟可以鉴别这种正常变异型。彩色多普勒超声在此切面上可以评估横窦和直窦的血流，以排除静脉血栓形成。

稍高水平的横切面扫查包括丘脑、中脑、第三脑室、中脑导水管和四叠体池，此时探头与标准横切面成一定角度置于外耳头侧（图11.10）。在该水平，丘脑是低回声、倒置的心形结构。中脑，包括大脑脚和四叠体，由丘脑下方的一对低回声的豆状结构组成。第三脑室通常是一条细小的裂缝，在丘脑之间几乎看不见。在中脑，导水管通常是一条细长的回声线，但有时也可能是一条细缝。四叠体池显示为环绕中脑的高回声。

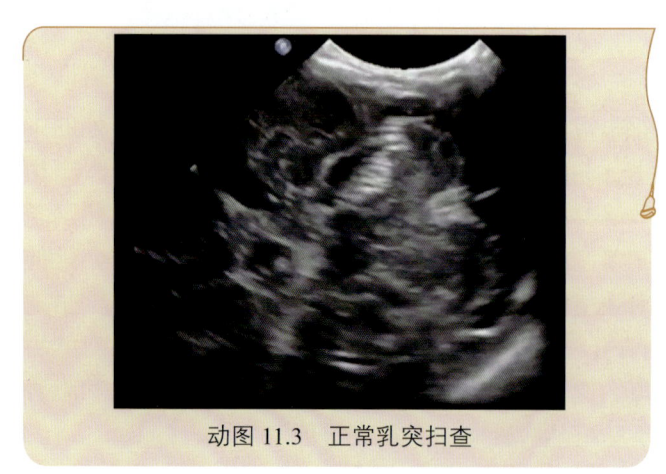

动图11.3　正常乳突扫查

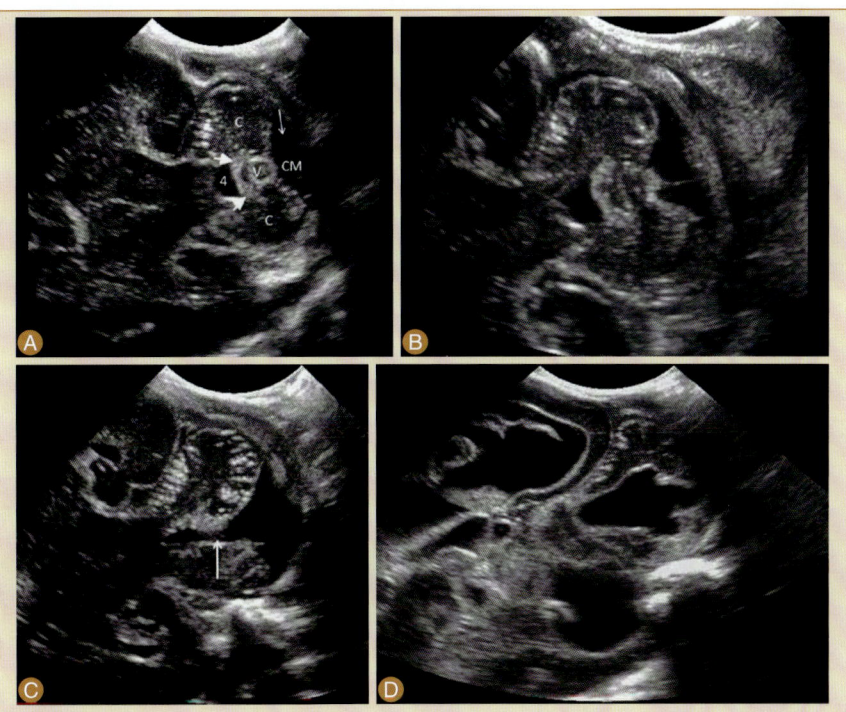

A.正常小脑半球（c），小脑蚓体（v），第四脑室（4），小脑延髓池（CM），小脑延髓池隔（箭头）和第四脑室顶部脉络丛（三角箭头）；B.正常横切面小脑延髓池，注意小脑半球放射状的叶形线，其包含相对低回声的神经组织，并被多个小脑裂中高回声软脑膜包绕；C.经小脑半球沟低位后颅窝切面（箭头）；D.出血性脑积水婴儿的第四脑室严重增大。

图11.9 经乳突囟的后颅窝第四脑室水平图像

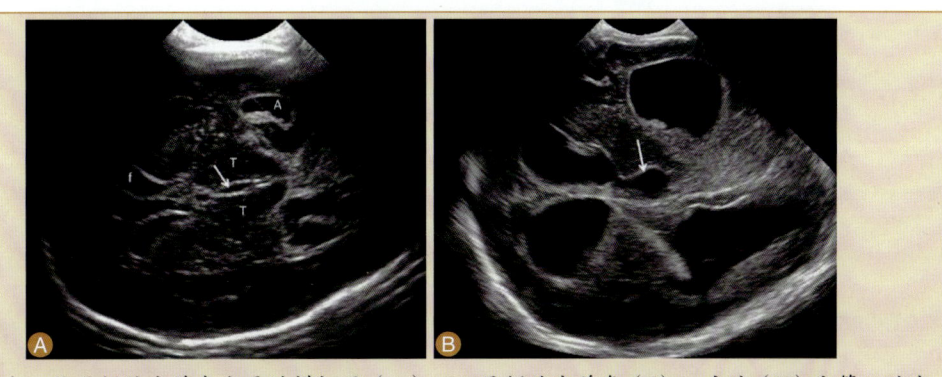

A.轻度出血性脑积水，位于侧脑室前角水平的横切面（A），可见侧脑室前角（f）、丘脑（T）和第三脑室（箭头）；B.中度出血性脑积水婴儿第三脑室的横切面声像图（箭头）。

图11.10 出血性脑积水新生儿经乳突囟的第四脑室以上中脑平面的声像图

（五）三维超声

三维超声可在一定程度补充新生儿颅脑标准二维成像技术的不足。我们可以在几秒钟内获得大脑的容积图像，除重建冠状面、矢状面和横切面外，还可以进行任意角度的3个八角形切面的重建显示。脑部病变同时在三视图中显示，可以更好地识别病变的具体位置和获得最有可能的诊断。一些研究者建议对脑室进行三维体积测量；目前标准方法仍然是基于不同年龄组典型的正常脑室进行定性评估。

三、标准化报告

用于显示的标准化切面

脑部解剖图像应以一致的方式显示，以便容易进行比较。在本机构，常规的矢状位图像总是将婴儿的面部显示在声像图左侧。矢状位扫查的标注应该是"左"或"右"。动态图像更难标记，除了从一边到另一边对整个大脑进行全面扫查外，最好是分别在左边和右边进行。

使用美国放射学院和美国超声医学会的实践参数对新生儿和婴儿进行神经超声检查，有一些特殊问题需要回答。开发报告模板是确保报告完整性的一种有效方法。

> **脑部超声：标准报告模板**
>
> 脑室大小和形态正常
> 胼胝体存在并位于透明隔腔Vergae腔上方
> 丘脑尾状核沟及脑室系统无出血
> 小脑蚓部、第四脑室和小脑半球显示正常
> 脑沟发育（相对胎龄）正常

四、发育解剖学

（一）脑沟发育和蛛网膜下腔

极早产儿脑沟发育不完全，显示大脑非常光滑（图11.11，图11.12）。

第一个形成的脑沟是原始的、几乎是方形的大脑外侧裂，在冠状面上最容易看到（图11.3C）。后来，在岛叶内折后（岛盖形成），外侧裂成为一

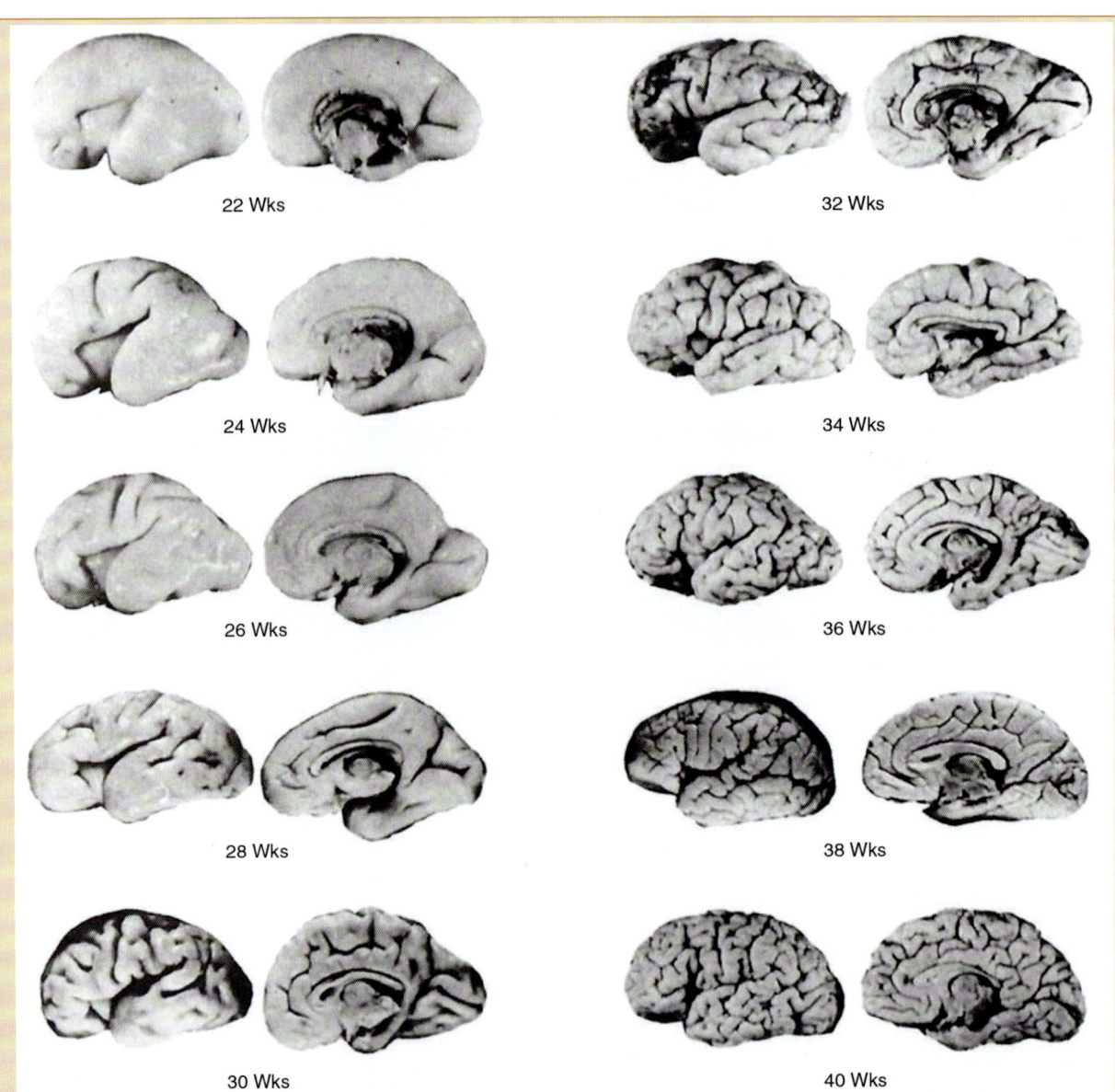

At 22 to 40 weeks' gestation.
FIG. 11.11 Normal Sulcal Pattern Development
（With permission from Dorovini-Zis K, Dolman CL. Gestational development of brain. Arch Pathol Lab Med. 1977;101[4]:192-195. 注：版权方要求保留英文）

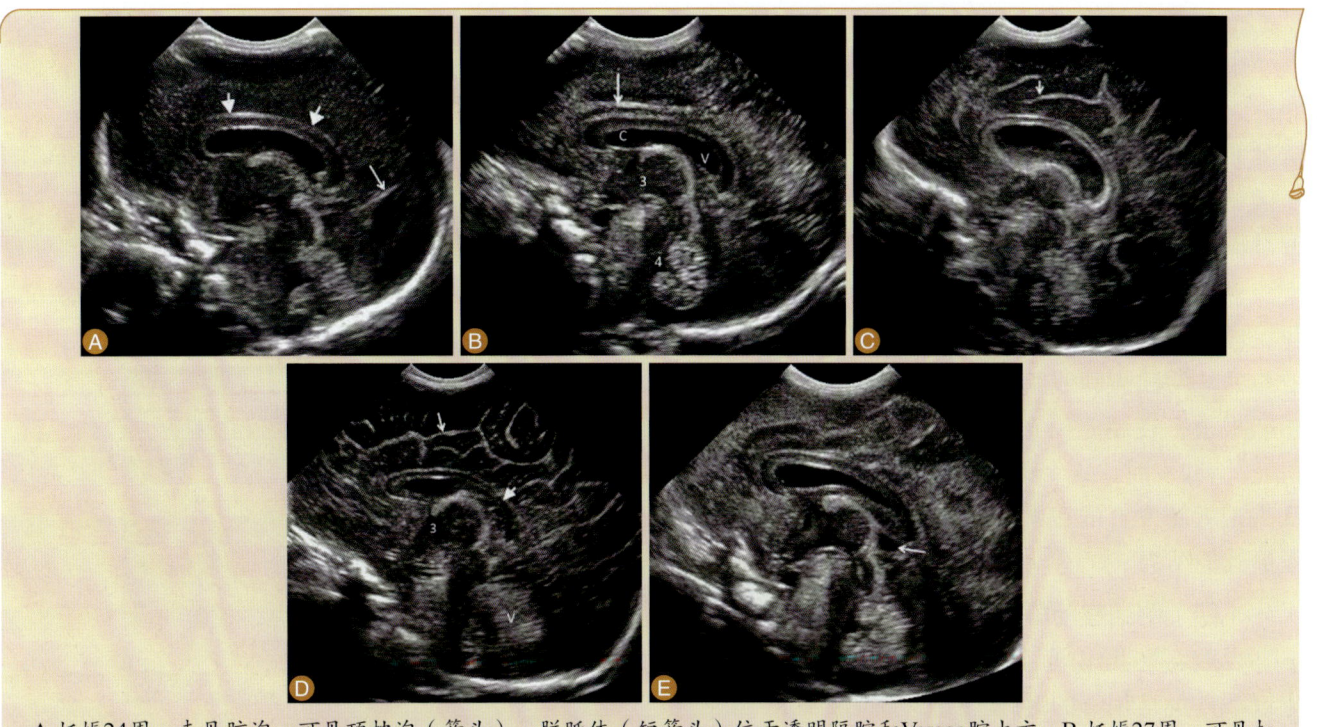

A.妊娠24周,未见脑沟,可见顶枕沟(箭头),胼胝体(短箭头)位于透明隔腔和Vergae腔上方;B.妊娠27周,可见扣带沟(箭头),中线矢状位声像图显示透明隔腔(C)、Vergae腔(V)、第三脑室(3)和第四脑室(4);C.妊娠33周,扣带沟(箭头)可显示分支;D.妊娠39周,扣带沟(箭头)显示多个分支,Vergae腔(短箭头)闭合,声像图显示第三脑室(3)和小脑蚓体(V);E.中间帆腔(箭头)。

图11.12 早产儿脑沟发育

个狭窄的高回声裂隙,其内走行有大脑中动脉分支。脑沟发育的最佳评估切面为正中矢状面,然后在妊娠5个月(20周)以一条简单的直线延伸至距状裂。妊娠24~25周时,顶枕沟出现,但没有实际的脑沟。到28周时,可见胼胝体上方的胼胝体缘沟和一条简单的线形扣带沟,位于胼胝体上方并与之平行(图11.12B)。妊娠30周时,扣带沟出现分叉。在妊娠33~40周,脑沟弯曲、分支、吻合,使足月婴儿的颅脑表面出现许多外周脑沟分支(图11.12D)。

虽然尚未常规应用,但可在放大的脑部声像图上测量从三角形的上矢状窦到大脑皮层表面的距离,从而测量蛛网膜下腔。Armstrong团队报道,在妊娠36周之前,95%的早产儿蛛网膜下腔通常<3.5 mm。越接近足月,测值越接近上限,如果每周只略有增加,则表明早产儿在宫外生活期间大脑发育缓慢。

(二)透明隔腔和Vergae腔

胎儿期透明隔内有一个连续的囊状中线结构,包括室间孔前方的透明隔腔(图11.12)和后方的Vergae腔。这两个结构通常都出现在妊娠早期,从妊娠6个月时开始(图11.13),从后向前闭合。足月时,97%的婴儿发生后闭合,因此出生时只有一个透明隔腔。在出生后3~6个月,85%的婴儿的透明隔完全闭合,但也有些人在成年后透明隔仍然开放。在胎儿大脑成像中,Callen团队报道穹隆柱可能被误认为透明隔腔。在侧脑室前角下方的横切面上,穹隆呈囊状结构,中央有线状回声。由于穹隆存在,可模拟两个侧脑室前角之间的空腔,因此可能无法辨认出胼胝体缺失。仔细评估位于侧脑室前角下方的侧穹隆下部可避免这种错误。

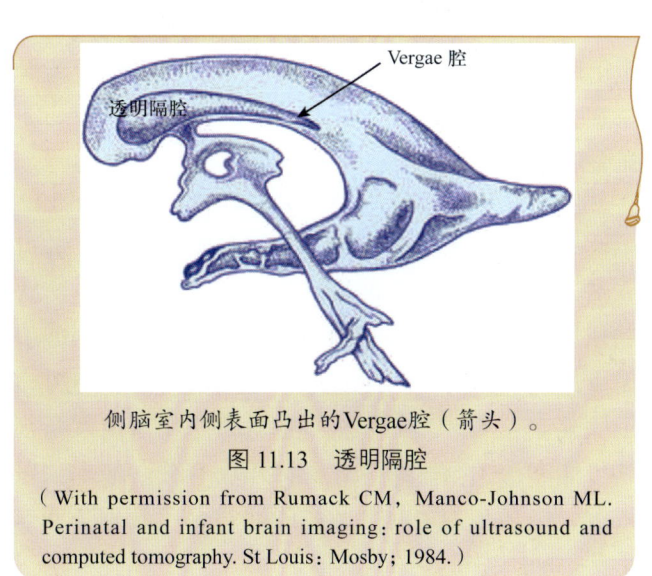

侧脑室内侧表面凸出的Vergae腔(箭头)。

图11.13 透明隔腔

(With permission from Rumack CM, Manco-Johnson ML. Perinatal and infant brain imaging: role of ultrasound and computed tomography. St Louis: Mosby; 1984.)

（三）中间帆腔

中间帆腔是存在于第三脑室顶部脉络膜上方和穹隆柱下方的潜在性腔隙，其可表现为松果体区紧邻胼胝体压部下后方的倒立的头盔样无回声间隙（图11.12E）。Blasi团队描述了二维和三维彩色多普勒血流超声对中间帆腔的产前诊断，需要仔细观察该囊性结构的解剖位置、大小和随时间产生的变化，以确定这是一种正常的变异，而不是伴有占位效应的蛛网膜囊肿或其他相关的胼胝体异常。Chen团队报道，在超声检查中，21%的新生儿存在中间帆腔。到2岁时，这个囊性区域已不常见，因此其被认为是大脑发育的正常阶段。此区域偶可出现囊肿压迫其他结构。

（四）侧脑室前角变异

少数新生儿出现与侧脑室前角完全平行（非上方或下方）且相邻的囊肿（图11.14）。这些囊肿通常是双侧发生，且在囊肿和侧脑室前角之间存在间隔。侧脑室前角囊肿，也称为侧脑室前角缩窄和额叶角囊肿，是由前角自身折叠导致的扭结（被视为间隔）引起的。在冠状面声像图上，典型的正常前角位于透明隔腔的正侧方，胼胝体下方。与后角相比，前角相对较薄。

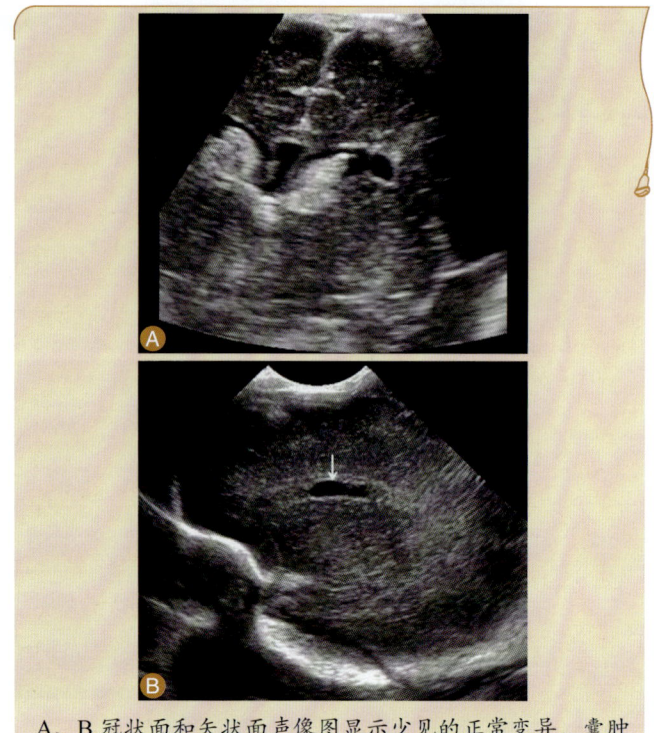

A、B.冠状面和矢状面声像图显示少见的正常变异，囊肿位于侧脑室侧面（箭头），也称为"前角缩窄"或"额叶角囊肿"，其被认为是由侧脑室前角自身折叠引起的（也存在双侧侧脑室前角室管膜下和脑室内出血）。

图11.14　侧脑室前角囊肿

（五）脉络丛及其变异

脉络丛是脑室产生脑脊液的部位（图11.15）。脉络丛最大的部分是脉络丛球，是一种附着在双侧侧脑室三角区上的高回声结构。脉络丛向前延伸至室间孔时逐渐变细，并由双侧侧脑室向第三脑室顶部延伸。当脉络丛向外侧延伸到侧脑室下角时逐渐变细。侧脑室前角或后角无脉络丛。脉络丛也存在于第四脑室的顶端（图11.9A）。脉络丛中的小囊肿很常见，但有时看起来像是囊肿的区域实际上为小血管。

脉络丛球通常是两个，呈分叶状（图11.16）。一些学者将这种现象称为"分裂的"脉络丛。其可能被误认为是粘连在脉络丛上的凝血块。彩色多普勒超声可鉴别血流丰富的正常脉络丛和回声相似但无血流的凝血块（图11.8C）。冠状面声像图也可显示侧脑室三角区最厚处水平的脉络丛变薄或截断，其可能和探头与脉络丛之间的角度有关。如果脑室很大，当婴儿侧卧时，脉络膜通常会"悬垂"或位于低位的脑室壁（图11.16D）。

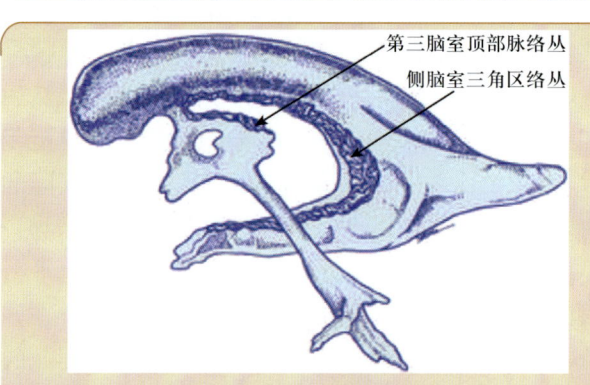

脉络丛穿过第三脑室和侧脑室（箭头）。

图11.15　脉络丛

(With permission from Rumack CM, Manco-Johnson ML. Perinatal and infant brain imaging: role of ultrasound and computed tomography. St Louis: Mosby; 1984.)

（六）生发基质

生发基质在室管膜的深部发育，其内含有疏松排列的增殖细胞，并由其衍生皮层和基底节内的神经细胞和胶质细胞（图11.17）。生发基质的血管床是发育中的大脑内血流灌注最为丰富的区域，该区域的血管形成不成熟的毛细血管网、管壁极薄的静脉和大量不规则血管。这种毛细血管网络在原始基质的外周发育得最好，而越靠近中央神经胶质团块

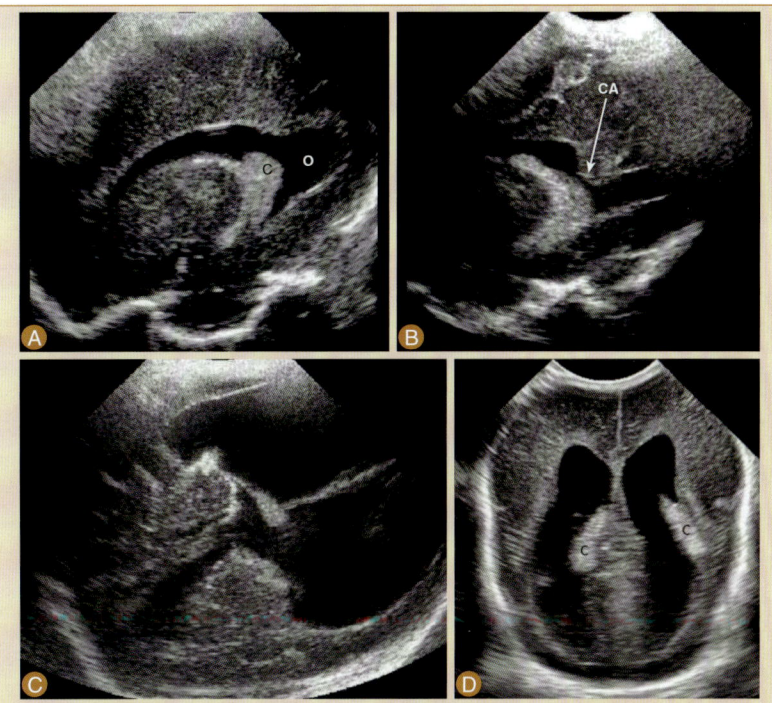

A、B.经后囟侧脑室切面观，图A显示正常脉络丛球（C）不伸入侧脑室后角（O），图B中可见禽距（CA，箭头）突入后角，类似出血，其与相邻大脑结构相延续可资鉴别；C.侧脑室横切面声像图显示一例因中脑导水管狭窄引起脑积水的新生儿的脉络丛"悬挂征"；D.侧脑室冠状面声像图显示低位处的脉络丛。

图11.16　脉络丛和禽距

则发育得越差。尽管生发基质不能在超声声像图上显示，但却十分重要，因为其解剖部位正好位于尾状核的周围，此处是早产儿生发基质出血的发生位置。

大脑皮层。此种退变一直持续到妊娠40周，这时生发基质已不再以离散结构存在，而不成熟的血管网则已经重塑为成熟的血管形态。

> **神经超声成像中的陷阱**
>
> 矢状面上的侧脑室三角区周围的高回声区（各向异性效应）
> 受位置影响的脉络丛形状
> 正常脉络丛：分裂状、分叶状或截断状
> 悬垂脉络丛（脑积水中）
> 正常脉络丛血管与脉络丛囊肿
> 正常脉络丛与脉络丛周围出血
> 不对称的正常大小脑室
> 因从小脑下部的角度观察而出现Dandy-Walker畸形假阳性诊断

在妊娠早期，生发基质形成了脑室系统的整个壁。在妊娠3个月之后，生发基质开始退化，首先从第三脑室周边开始，然后是侧脑室下角、后角和三角区域。到妊娠24周时，生发基质只残留于尾状核头部，略延伸至尾状核体部。至妊娠32周，通常已经无法看见生发基质出血，因这些细胞均已移行到

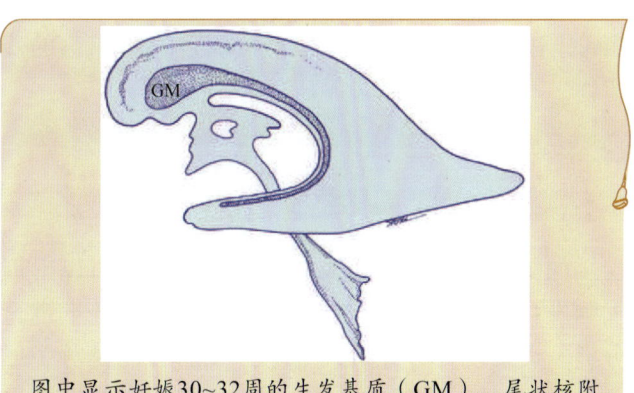

图中显示妊娠30~32周的生发基质（GM），尾状核附近数量最多。

图11.17　生发基质

(With permission from Rumack CM, Manco-Johnson ML. Perinatal and infant brain imaging: role of ultrasound and computed tomography. St Louis: Mosby; 1984.)

（七）禽距

禽距在经后囟切面上是一个正常的脑回，经常在侧脑室三角区和后角的交界处突出到侧脑室的内侧（图11.16B）。虽然该正常的脑回可能与脑室内血凝块表现相似，但稍微转动探头就会显示其与

大脑相延续，可以通过找到中央高回声脑沟（距状沟）、判断其与相邻大脑的连续性及彩色多普勒血流成像上的正常血管分布来识别禽距。

（八）小脑蚓部

由于小脑发育出现在妊娠后期，有时会被误诊为胎儿小脑蚓部发育不全。如果在低于正常的第四脑室水平进行横切面扫查，小脑半球之间的小脑溪可能会被误认为Dandy-Walker变异。通过后颅窝的横切面可出现下蚓部假性缺失或假性蚓部发育不良，可能表现为小脑蚓部变小或缺失，第四脑室和枕大池之间有广泛的交通。稍高位切面可显示正常的小脑蚓部。通过向上移动探头来显示正常蚓部并获得正中矢状面声像图，可以仔细评估缺失或发育不良的小脑蚓部的形态。小脑溪是一个大小不一的蛛网膜下腔，位于第四脑室下方且与其不相连。在Dandy-Walker变异中，第四脑室正中孔比蚓部裂隙更狭窄（图11.9C）。

（九）小脑延髓池

小脑延髓池间隔通常位于小脑蚓部的下后方，通常是直且平行的（图11.9）。该间隔起自小脑和小脑蚓部交界处，并延伸至枕骨。Robinson和Goldstein提出，这些间隔是Blake陷窝的遗迹，因此是小脑正常发育的标志。（译者注：原文Blake pouch cysts为Blake陷窝囊肿，但小脑延髓池间隔是Blake陷窝的残留物，不是Blake陷窝囊肿的遗迹。）

五、颅脑先天畸形

颅脑先天畸形是人类最常见的畸形，可以根据大脑发育和发育改变时导致的异常类型对畸形进行分类。大脑发育可分为3个阶段。细胞发生是分子形成细胞的过程。组织发生是细胞形成组织并涉及神经元的增殖和分化的过程。器官发生是组织形成器官的过程。

器官发生可以进一步细分为若干阶段（图11.18）。第一个阶段为神经管的形成和闭合，发生在妊娠3~4周。神经板自行折叠，在背部融合并形成最早可识别的大脑和脊髓。在下一阶段，前脑泡的分裂和憩化出现在妊娠5~6周。胎儿单个中央脑室分为两个侧脑室，大脑分为两个大脑半球。前脑泡憩化引发嗅球和视囊的形成及面部发育。垂体和松果体也在这个阶段通过脑室演变而发育。

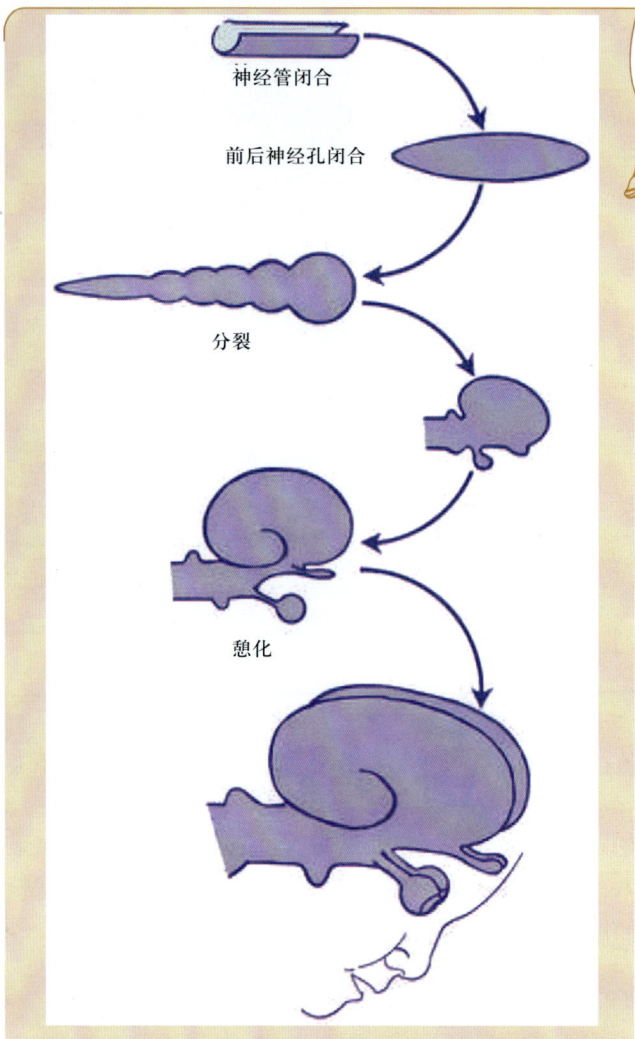

在妊娠3~4周时，神经管闭合，包括前后神经孔闭合；在妊娠5~6周时，大脑节段和5种类型憩室形成。首先，成对的嗅束、视束和脑室发育，然后是不成对的松果体和垂体发育。神经元增殖、神经元迁移、组织形成和髓鞘化发生在这些阶段之后。

图11.18 器官发生阶段

[With permission from DeMyer W. Classification of cerebral malformations. Birth Defects Orig Artic Ser. 1971；7（1）：78-93.]

神经元增殖和迁移发生在妊娠8~24周。大量的细胞增殖为正常生长的大脑提供了所必需的"砖瓦"。最后，数以百万计的细胞必须迁移到正常大脑特定的组织功能结构中。生发基质是许多迁移细胞的来源，并随着细胞的迁移最终消失。髓鞘化从妊娠中期到成年期发生，但从出生到2岁时最为活跃。最好用MRI评估迁移和髓鞘化缺陷，Barkovich已经对此进行了很好的阐述。MRI大大增加了我们对脑发育的理解认识。许多遗传和环境因素可能会干扰正常发育。

颅脑先天畸形

器官发生障碍
神经管闭合障碍
Chiari畸形
胼胝体发育不全
胼胝体脂肪瘤
Dandy-Walker畸形或变异
后颅窝蛛网膜囊肿
畸胎瘤

分裂与憩化障碍
视隔发育不良
全前脑畸形（无叶型、半叶型、脑叶型）

脑沟形成或神经元移行障碍
无脑回畸形（平滑脑）
脑裂畸形
灰质异位
小儿麻痹症或多发性硬化症

大小异常
髓鞘化障碍
破坏性损伤
组织发生障碍

神经皮肤综合征（斑痣性错构瘤病）
结节性硬化症
神经纤维瘤病
先天性血管畸形
细胞生成障碍
先天性肿瘤

资料来源：Modified from DeMeyer classification of anomalies.

大脑发育阶段

细胞发生：分子发育成细胞
组织发生：细胞发育成组织
器官发生：组织发育成器官
神经管闭合（背侧诱导：妊娠3~4周）
分化（腹侧诱导：妊娠5~6周）
神经元增殖（妊娠8~16周）
神经元迁移（妊娠24周~数年）
组织形成（妊娠6个月~出生后数年）
髓鞘化（出生至出生后数年）

注：ᵃ各阶段在时间上有重叠，但可能单独出现异常。
资料来源：Modified from Volpe JJ. Brain injury in premature infants: a complex amalgam of destructive and developmental disturbances. Lancet Neurol. 2009；8（1）：110-124.

破坏性损伤可以发生在大脑发育的任何节点。先天性脑部畸形通常在宫内即可被诊断出来，可能需要新生儿超声成像检查来明确或进一步评估产前诊断。在大多数情况下，可能需要MRI来佐证超声检查结果。一般来说，MRI优于CT，因为其是显示脑沟形态、迁移异常和髓鞘化异常的最佳方法。随着胎儿MRI神经影像学的重大进展和遗传学的重大进展，现在可以更好地理解小脑生长和发育障碍。关于小脑发育和畸形的评论综述可参考Limperopoulos、du Plessis、Patel和Barkovich等发表的文章。

六、神经管闭合障碍

（一）Chiari畸形

共有3种典型的Chiari畸形：Chiari Ⅰ型畸形仅是小脑扁桃体向下移位，无第四脑室或延髓移位；Chiari Ⅱ型畸形是最常见且最具有临床意义的畸形，因为其几乎均合并脊髓脊膜膨出；Chiari Ⅲ型畸形是一种高位颈部脑脊膜脑膨出，涉及延髓、第四脑室和几乎整个小脑。

Chiari Ⅱ型畸形的典型超声表现涉及整个大脑。目前的理论认为，神经管闭合失败会导致后颅窝变小。在大脑发育早期，神经管闭合异常可能导致脊髓缺陷，如脊髓脊膜膨出，其会使脑室减压，导致后颅窝骨结构发育不全。颅内表现的结果是小后颅窝。小脑幕附着较低，联合作用导致小脑幕压迫小脑上部。小脑下部受压并移位入枕骨大孔。小脑扁桃体和蚓部通过扩大的枕骨大孔疝入椎管。脑桥和延髓向下移位，第四脑室向下延长（图11.19，图11.20，动图11.4，动图11.5）。

Chiari Ⅱ型畸形：超声表现

指向前下方的侧脑室前角呈蝙蝠翼样外形
侧脑室扩大（如果合并胼胝体发育不全或发育不良则为枕角扩大）
增大的中间块充满第三脑室
第四脑室、脑桥、延髓和小脑蚓部的伸长和下移
第四脑室受压消失

通常在冠状位和中线矢状位超声声像图上存

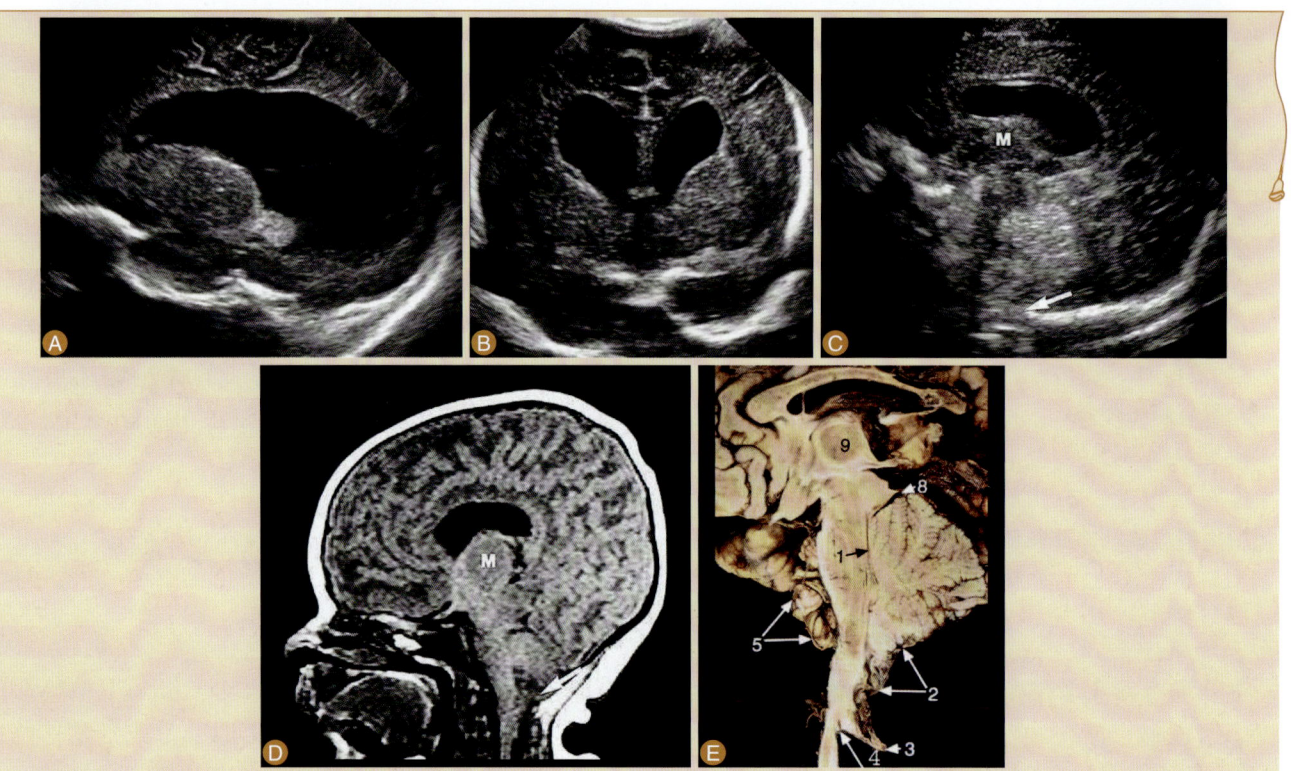

A、B.旁矢状面和冠状面声像图显示尖额角和枕角扩大；C、D.中线矢状位声像图和MRI显示中间块（M）扩大和通过枕骨大孔（箭头）的小脑扁桃体疝；E.病理标本。

图11.19 不同新生儿的 Chiari Ⅱ型畸形

（C and D with permission from Rumack CM, Manco-Johnson ML. Perinatal and infant brain imaging: role of ultrasound and computed tomography. St Louis: Mosby; 19847; E with permission from Osborn AG. Diagnostic neuroradiology. St Louis: Mosby; 1994.）

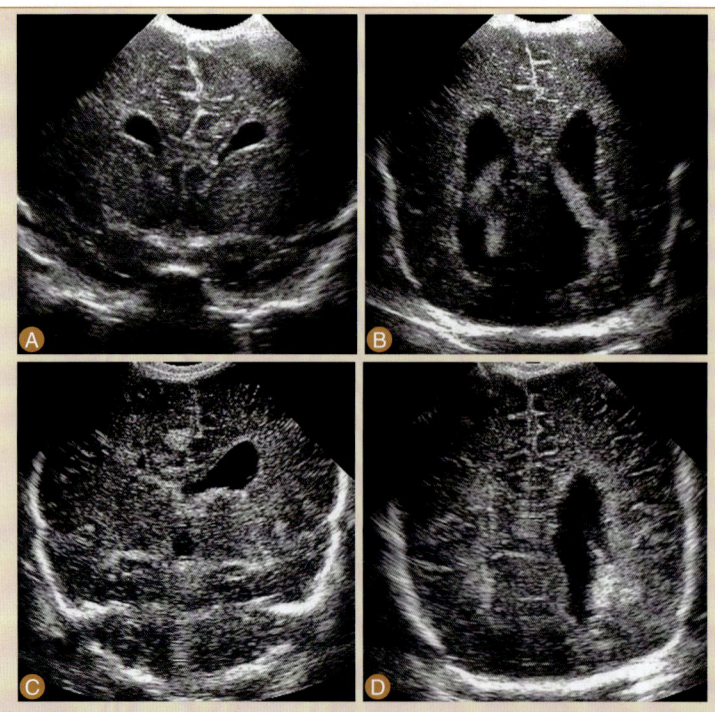

A.前部冠状面声像图显示前额角间距明显扩大；B.后部冠状面声像图显示侧脑室的平行排列，在该患儿行分流术之前，于该切面回旋交错显示最佳；C、D.前后冠状位超声扫查显示Chiari Ⅱ型畸形脑室腹腔分流术后脑积水变化，术后超侧侧脑室显著缩小，说明该侧是分流侧。另参见动图11.4～动图11.6。

图11.20 Chiari Ⅱ型畸形和胼胝体缺如

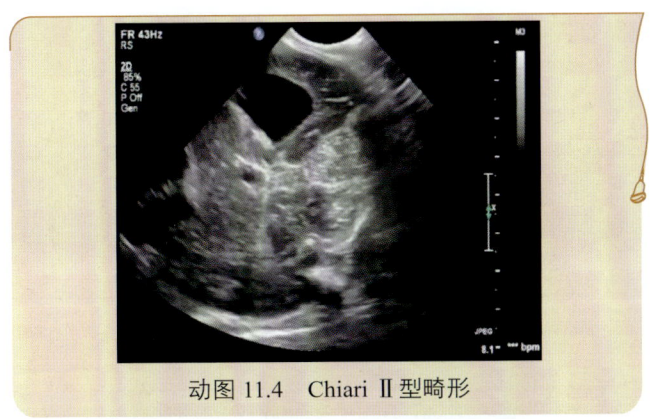

动图 11.4　Chiari Ⅱ 型畸形

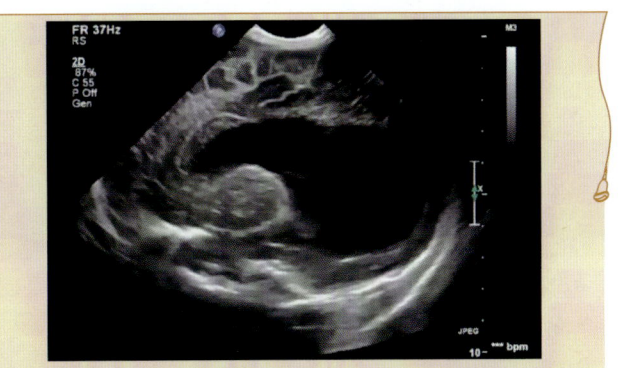

动图 11.6　Chiari Ⅱ 型畸形，可见尖额角和增大的枕角，部分胼胝体缺失（与动图 11.4 和动图 11.5 中新生儿相同）

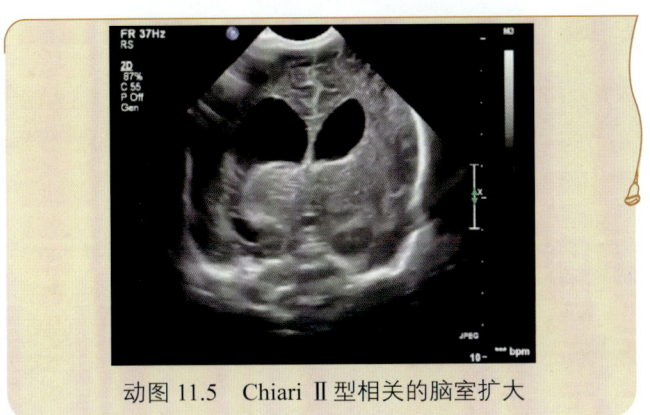

动图 11.5　Chiari Ⅱ 型相关的脑室扩大

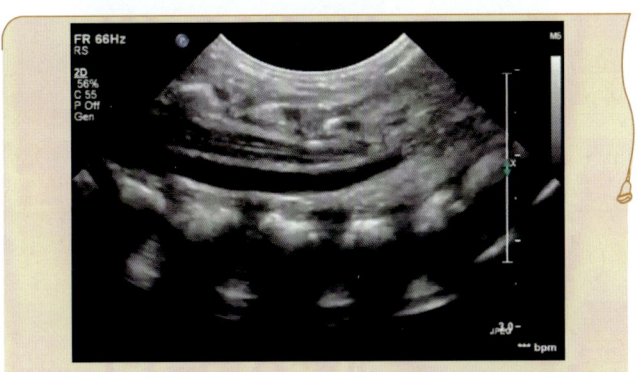

动图 11.7　矢状面扫查 Chiari Ⅱ 型畸形患者的脊髓栓系

在明显的中间块增大。虽然第三脑室经常扩大，导水管扭结，但增大的中间块经常充满第三脑室，使第三脑室看起来仅比正常稍大。第四脑室通常不可见，因为其较薄、拉长、受压并移位到更上的椎管中。侧脑室前角通常小而尖。胼胝体常出现发育不良或缺失。当存在胼胝体异常时，侧脑室后角通常出现不成比例的增大，称为"枕角增大"。侧脑室前角的前部和下部通常呈蝙蝠翼状（图 11.19，图 11.20，动图 11.6）。透明隔腔可完全或部分缺失。在冠状面上，大脑半球间裂通常变宽，特别是在分流后。当胼胝体缺失时也可出现回旋交错（图 11.20）。后颅窝通常较小，小脑幕相对较低且发育不全。由 Chiari Ⅱ 型畸形引起的脑积水在宫内通常表现轻微，但随着时间的推移可能会进展并与脊髓栓系有关（动图 11.7）。当脊髓脊膜膨出修复后，脑脊液循环不能减压时，脑积水通常会恶化。新生儿脑积水筛查最好在脊髓脊膜膨出修复后约 2 天进行，因为在此之前脑室可能尚未扩张。此阶段可能出现颅骨骨内面凹陷（蜂窝状颅）的超声诊断。蜂窝状颅是一种发育不良，通常在出生时即存在于 Chiari Ⅱ 型畸形中。蜂窝状颅的内颅骨呈波浪状、不规则外观，即使无分流，颅内凹陷也会在出生后的第一年消失。

常规产前筛查母体血清甲胎蛋白升高与神经管缺陷相关，广泛应用的孕期超声检查可对大多数 Chiari 畸形进行产前诊断。由于其典型的表现，Chiari Ⅱ 型脑畸形通常在宫内即可被筛查出来，并提醒超声医师检查并密切关注脊髓脊膜膨出。另外，在不到 2% 的脊髓脊膜膨出中，神经管缺损被皮肤覆盖，因此无母体血清甲胎蛋白升高，也可能无 Chiari Ⅱ 型畸形（图 11.21）。超声或 CT 检查是分流术后可靠的随访方法。为了对枕骨大孔进行减压，可能需要用 MRI 来评估存在可疑脑干受压症状的婴儿。胎儿期脊髓脊膜膨出修复术会降低部分胎儿出生后 Chiari Ⅱ 型畸形的严重程度。

（二）胼胝体发育不全

胼胝体是大脑半球之间连合纤维构成的宽厚束板。胼胝体的发育发生在妊娠 8~20 周。早期胎儿的 MRI 显示，胼胝体膝部和前体部先发育，前到喙部，后到压部。因此，根据宫内损伤时间，发育可能会部分停止，或可能发生完全不发育。如果是部分发育不全，则通常存在膝部、背侧压部或前喙部缺失。由于导致胼胝体异常的损伤发生在发育早期

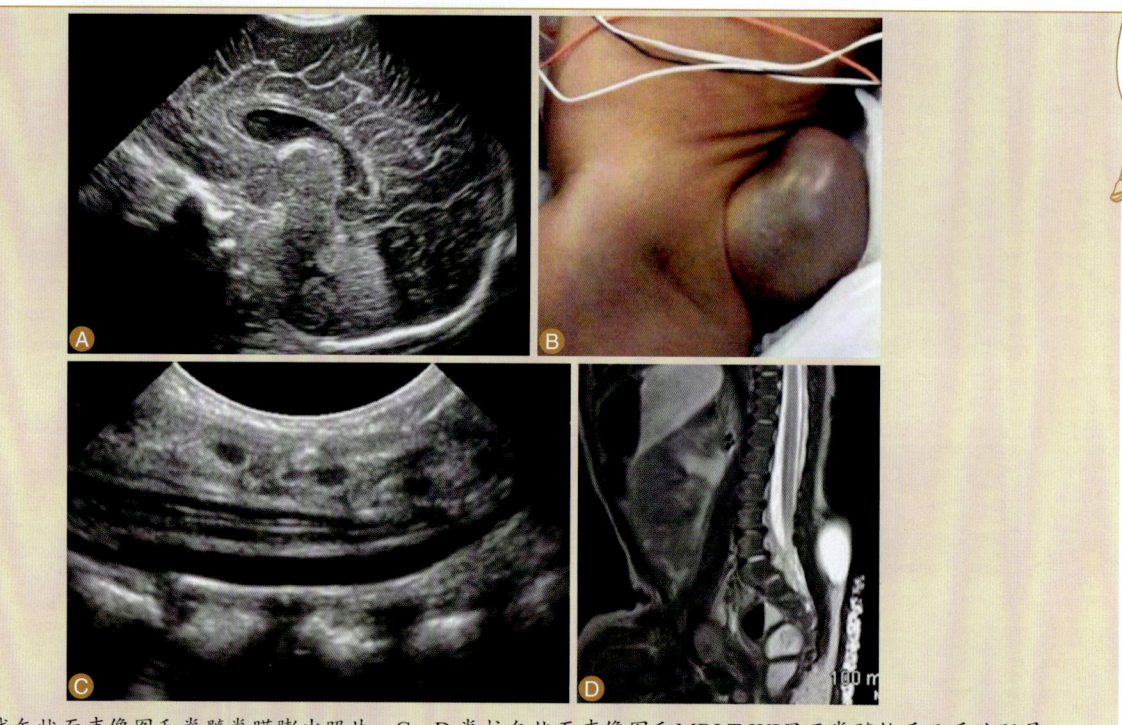

A、B.脑中线矢状面声像图和脊髓脊膜膨出照片；C、D.脊柱矢状面声像图和MRI T$_2$WI显示脊髓栓系几乎达骶骨。

图11.21　脊髓脊膜膨出，皮肤覆盖，无Chiari Ⅱ畸形

（妊娠8~20周），该疾病合并其他中枢神经系统异常的发生率高达80%。这些相关异常包括Chiari Ⅱ型畸形、Dandy-Walker畸形、前脑无裂、脑膨出、脂肪瘤、蛛网膜囊肿、迁移异常和Aicardi综合征（女婴胼胝体发育不全、眼部异常和婴儿痉挛）。如果胼胝体缺失，MRI在宫内或生后评估都非常具有价值，可以发现可能导致预后不良和改变患儿管理的相关情况。孤立的胼胝体发育不全患儿预后可能正常。然而，Barkovich已报道，有症状的胼胝体缺如患者通常伴有癫痫发作、小头畸形、发育迟缓、智力低下或下丘脑功能障碍。

超声检查胼胝体发育不全的关键诊断线索是侧脑室增宽且平行排列，前角极窄，通常呈狭缝状（图11.22）。在冠状面上，前角和侧脑室体部存在锐角和侧峰，可能存在相对增大的枕角和经常扩大的颞角。纵向胼胝体纤维未能交叉或异常交叉到对侧大脑半球，从而沿着侧脑室的上内侧突入脑室，称为Probst束。侧脑室内侧边界凹陷在冠状面声像图显示最清晰，图示未见透明隔，第三脑室经常扩张抬高；其顶部在侧脑室之间向上延伸，进入大脑半球间裂，并可能合并背侧中线囊肿（图11.23）。内侧大脑沟通常呈放射状排列，垂直于胼胝体的走向，在矢状中线声像图上形成"日光放射征"（图11.24）。胼周脑沟缺失，扣带回缺失或仅作为未连接的节段存在。由于75%以上胼胝体发育不全的患者伴有其他的脑部异常，因此需要进行产后MRI进一步评估。小脑发育不全、脑回异常和异位在MRI上最常见。

> **胼胝体发育不全：超声表现**
>
> 胼胝体缺如
> 扣带回和脑沟缺如
> 第三脑室上方内侧脑沟的放射状排列（"日光放射征"）
> 宽间距、平行走行的侧脑室
> 前角极度狭窄（狭缝状）
> 继发于Probst束的凹形或平直的侧脑室内侧缘
> 枕角扩大
> 第三脑室抬高，延伸至侧脑室之间，与半球间裂延续，有或无背侧囊肿
> 透明隔缺如

（三）胼胝体脂肪瘤

胚胎神经嵴组织发育不良可能导致大脑半球间裂脂肪瘤。这些脂肪瘤无占位效应，因此不需要手

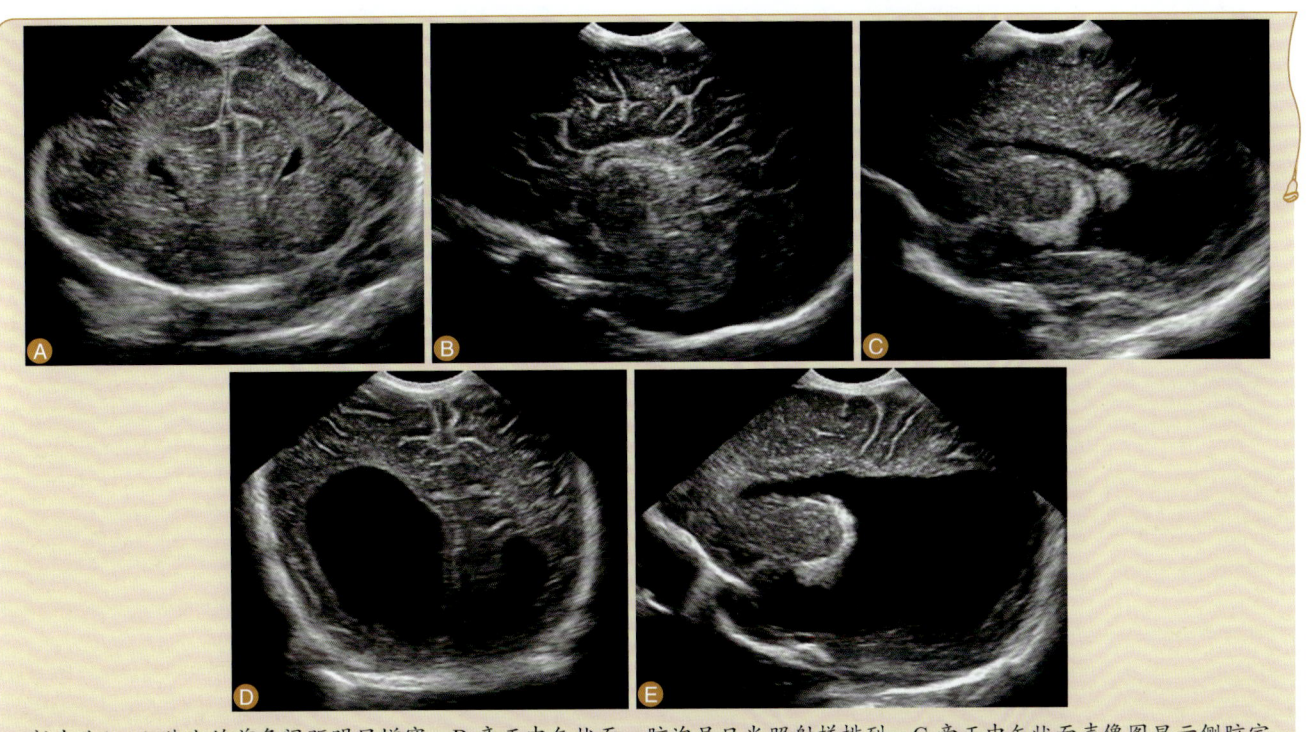

新生儿1：A.狭小的前角间距明显增宽；B.旁正中矢状面，脑沟呈日光照射样排列；C.旁正中矢状面声像图显示侧脑室枕角增大。新生儿2：D.冠状面声像图显示右枕角扩大；E.旁正中矢状面声像图显示右侧侧脑室枕角扩大。

图 11.22　胼胝体发育不全，两例孤立性胼胝体发育不全病例

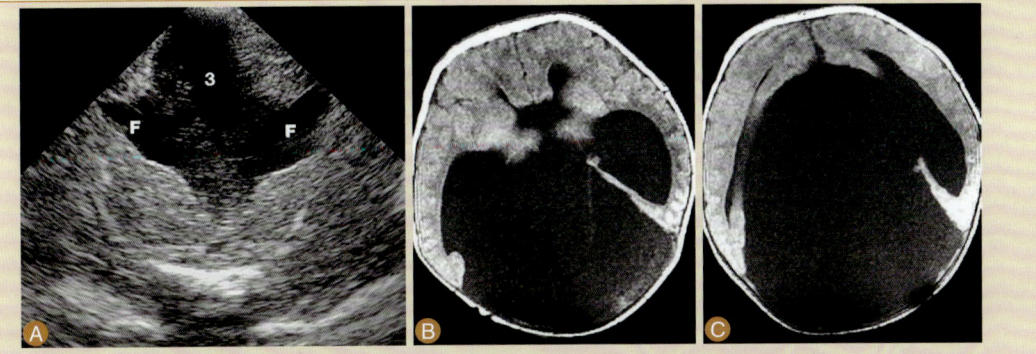

冠状位声像图（图A）和计算机断层扫描（图B，图C）显示显著分离的侧脑室前角（F）和一个大的第三脑室，其向上延伸为一位于双侧侧脑室间的背侧囊肿（3），此患儿同时患有Dandy-Walker畸形。

图 11.23　胼胝体发育不全伴第三脑室抬高，并与一个大背侧囊肿交通

术。胼胝体脂肪瘤占颅内脂肪瘤的30%~50%，合并有胼胝体发育不全（图11.25）。

（四）Dandy-Walker畸形

Dandy-Walker畸形表现为扩张的第四脑室与小脑延髓池直接连通（图11.26）；后颅窝扩大，小脑幕、直窦和静脉窦汇合处的环状窦汇升高；小脑蚓部发育不全或缺如，小脑半球发育不全并受压外移，第四脑室扩大；脑干可能被前压或发育不全。

弥漫性阻塞性脑积水发生率高达80%。如果合并胼胝体发育不全，通常会出现枕角扩大。

Dandy-Walker畸形：超声表现
扩大的第四脑室与后方的Dandy-Walker囊肿相连
后颅窝扩大
小脑蚓部发育不全
发育不全的小脑半球被第四脑室压迫外移
小脑干
脑积水（80%）
第四脑室上下梗阻
胼胝体缺如或发育不全（高达70%）

Dandy-Walker畸形的病因尚不清楚，理论包

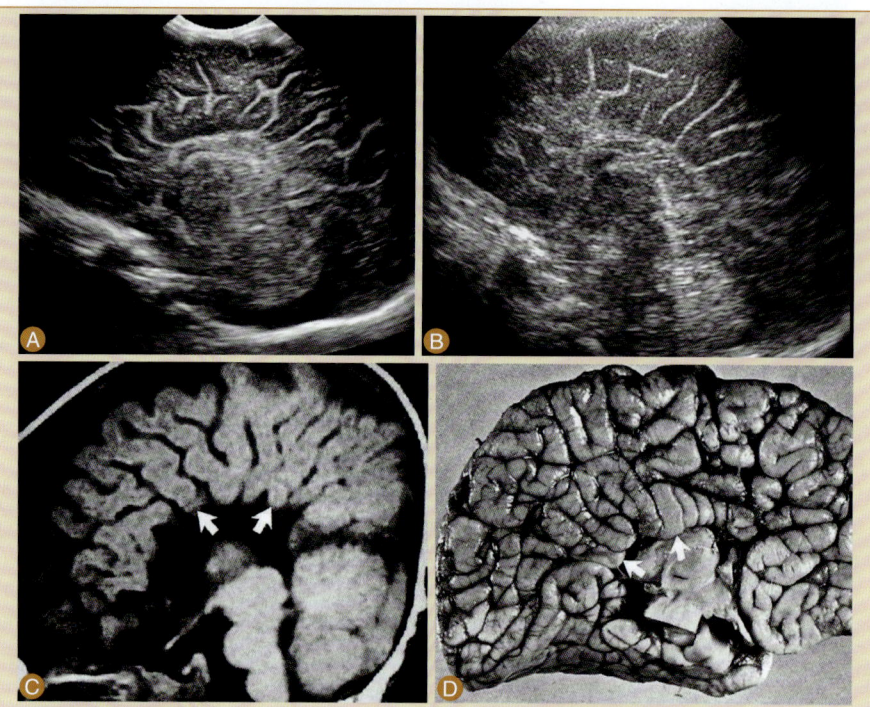

A、B.正中矢状面声像图；C.正中矢状面MRI表现；D.矢状面病理切片图像。箭头指示放射状排列的脑沟。

图 11.24 胼胝体缺如的"日光照射征"或脑沟放射状排列表现

(C with permission from Osborn AG.Diagnostic neuroradiology. St Louis：Mosby；1994234；D with permission from Friede R. Developmental neuropathology. 2nd ed. New York：SpringerVerlag；1975.)

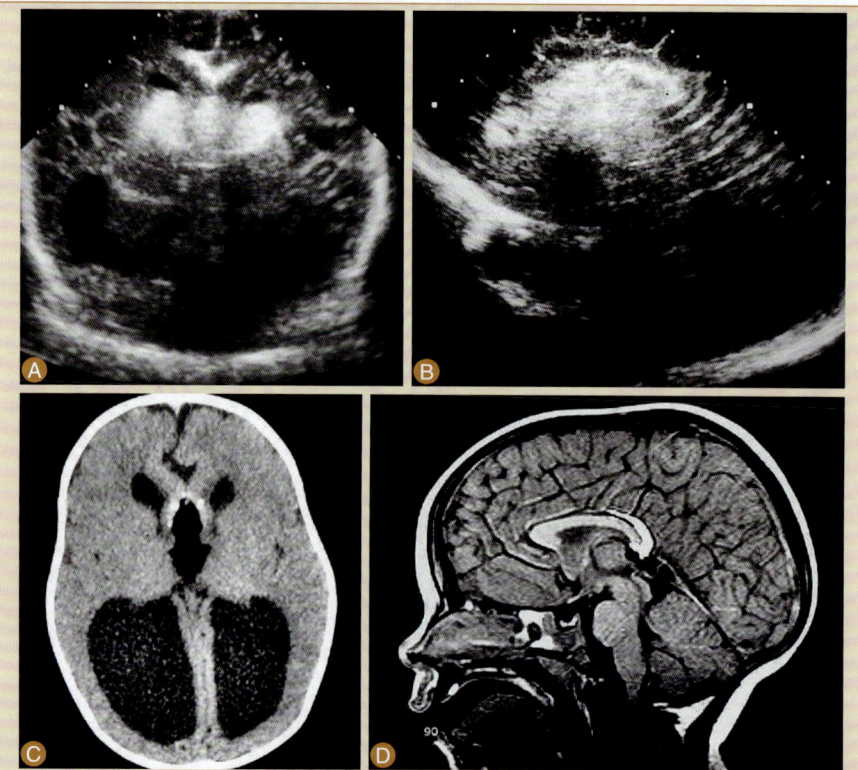

A、B.冠状位和矢状位声像图显示胼胝体区强回声的脂肪组织周边被钙化包绕，后伴声影；C.CT显示黑色的中央脂肪区被周边钙化斑包绕；D.矢状位T$_1$WI显示延伸到胼胝体区的脂肪高信号。

图 11.25 胼胝体脂肪瘤

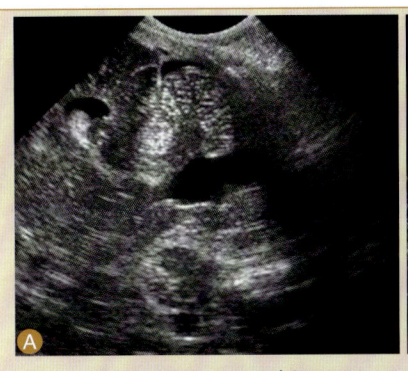 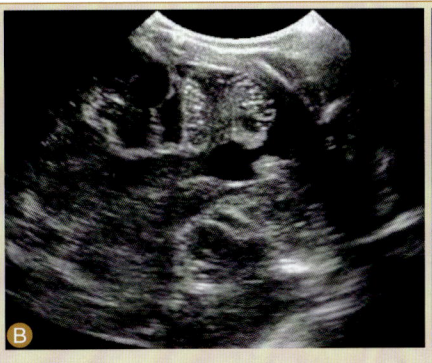 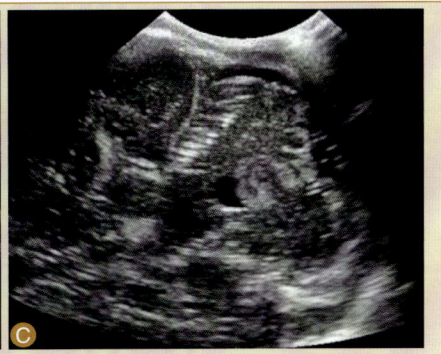

A、B.两例Dandy-Walker畸形婴儿后颅窝横切面声像图显示第四脑室和小脑延髓池之间广泛相通；C.正常声像图显示第四脑室和呈轻度高回声的小脑蚓部。

图11.26　Dandy-Walker畸形与正常后颅窝对比

括妊娠早期Luschka和Magendie孔闭锁、第四脑室顶部畸形和Magendie孔延迟开放。Dandy-Walker畸形通常可产前诊断，并可与Dandy-Walker变异型、后颅窝蛛网膜囊肿和颅后窝池扩张相鉴别。严重的病例可以早期诊断，但通常在妊娠17周后诊断出Dandy-Walker畸形，此时小脑下蚓部通常已完全形成。

在高达70%的病例中，Dandy-Walker畸形合并其他中枢神经系统畸形，其中包括胼胝体部分或完全发育不全、脑膨出、全前脑畸形、小头畸形、灰质异位和脑回畸形，多达20%~50%的病例存在染色体异常（包括13、18和21-三体），其他相关畸形包括胃肠道、泌尿生殖道系统、心脏、肌肉骨骼和肺部畸形（包括先天性膈疝和囊状水瘤）。Dandy-Walker畸形的治疗包括脑室腹腔分流术，其可以减压侧脑室，但可能不会减压后颅窝囊肿。囊肿可能需要单独的分流进行减压。超声检查可用于随访此类新生儿至18月龄，但该方法很少在出生后几个月使用。

在Dandy-Walker谱系疾病中，小脑后下蚓部有不同程度的发育不全及第四脑室与小脑延髓池之间的交通。第四脑室可能轻度至中度扩大。在最轻微的类型中，后颅窝大小正常，虽然小脑蚓部很小，但小脑半球正常，无相关的脑积水。此时，应通过乳突囟观察第四脑室，以免将因脑积水而扩大的Magendie孔和小脑溪误认为是Dandy-Walker异常（图11.9C）。Dandy-Walker谱系表现随小脑蚓部发育不全、第四脑室扩大、导水管和第三脑室增大而变异很大。多达30%的患儿存在染色体异常，合并的中枢神经系统和中枢神经系统外的畸形可能比Dandy-Walker谱系对婴儿结局的影响更大。

后颅窝囊性病变的鉴别诊断包括两种类似Dandy-Walker综合征的疾病。巨大的小脑延髓池为该畸形中最轻微的类型，无占位效应，无脑积水，小脑蚓部、第四脑室和小脑半球正常（图11.27）。后颅窝蛛网膜下腔囊肿可与Dandy-Walker畸形或谱系进行鉴别，该囊肿与第四脑室不相通。正常的第四脑室、蚓部和小脑被蛛网膜囊肿压迫移位。

后颅窝囊性病变
Dandy-Walker畸形
小脑蚓部发育不全伴旋转
Blake囊肿
巨大小脑延髓池
后颅窝蛛网膜下腔囊肿

不伴有脑积水的小脑蚓部完全缺如发生于Joubert综合征中，症状包括间歇性呼吸亢进、共济失调、异常眼球运动及智力低下。该病被认为是由于后颅窝内的神经轴突无法跨越过中线形成交叉所致。Meckel样综合征合并Dandy-Walker畸形、多囊肾、肝纤维化、手和生殖器异常。真正的Meckel-Gruber综合征包括脑膨出、肾囊性发育不良、四肢短小和多指畸形。

七、分裂与憩化障碍：全前脑畸形

全前脑畸形是由妊娠4~8周时原始前脑未分裂成端脑和间脑时的憩化失败所致。端脑正常发育成大脑半球、脑室、壳核和尾状核。间脑发育成为第三脑室、丘脑、下丘脑和外侧苍白球。全前脑畸形表一系列畸形，从最严重的端脑未分离成大脑半球（无叶型）到最轻微的脑背侧部分分离（叶状型）。所有类型的全前脑畸形均存在透明隔缺如（图11.28）。

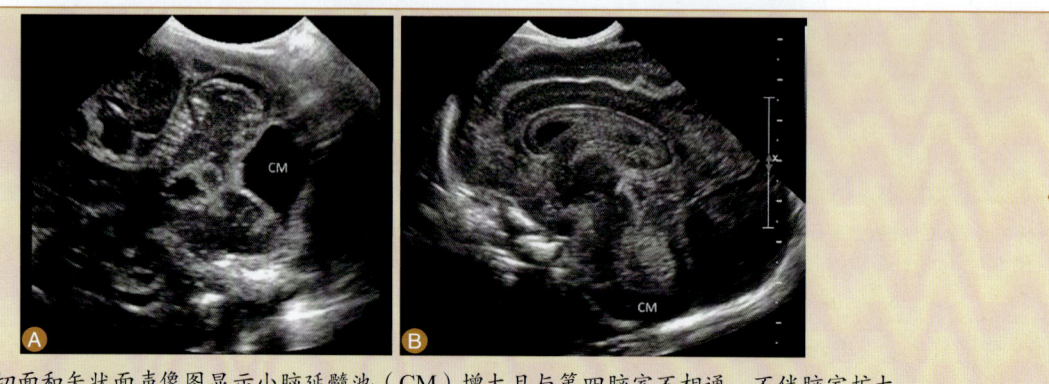

A、B.横切面和矢状面声像图显示小脑延髓池（CM）增大且与第四脑室不相通，不伴脑室扩大。

图11.27 巨大小脑延髓池

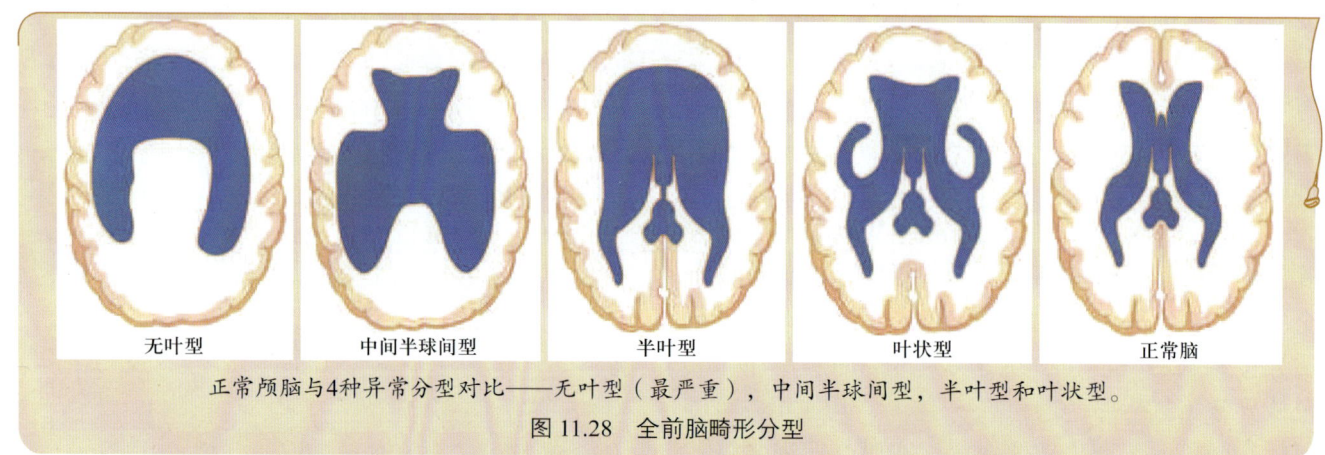

正常颅脑与4种异常分型对比——无叶型（最严重），中间半球间型，半叶型和叶状型。

图11.28 全前脑畸形分型

（一）视隔发育不良

有人认为视隔发育不良是最轻微的叶状全前脑畸形，表现为透明隔缺如和视神经发育不良（图11.29，动图11.8）。大约2/3的患儿存在下丘脑-垂体功能障碍，其可能伴有视觉症状和生长受限。除与全前脑畸形、胼胝体发育不全和Chiari Ⅱ型畸形伴发外，其他相关因素表明，视隔发育不良可能由导致脑裂畸形和慢性严重脑积水的损伤性病变引起。半叶全前脑畸形的严重程度介于无叶型和叶状型之间，此型前部皮质和脑室融合，后部存在不同程度分离，患儿面部畸形无或轻微。因为在憩化过程中面部和脑同时发育，所以合并的面部和颅骨异常可以帮助预测脑部畸形的严重程度。前脑无裂畸形患儿常因伴发相应的面部畸形而被疑诊，面部畸形越严重常预示颅内畸形越严重。前脑无裂畸形最常见于13和18-三体综合征，也可由致畸原引起，最常见于糖尿病母亲生产的婴儿。

（二）无叶全前脑畸形

无叶全前脑畸形是最严重的全前脑畸形类型。此型患儿常常流产或在出生后1个月内死亡。其面部特征可能包括猴头畸形（眼距过窄和畸形鼻，图11.30D），独眼畸形，头发育不全畸形（独眼或眼距过窄伴眼上方的长鼻）。大脑围绕一个单一的中线区马蹄形或新月形的脑室，周围环绕一层菲薄的原始脑皮质（图11.30）。在头颅的最前部，两个半球融合成一个煎饼样的组织块。在全前脑畸形中，胼胝体压部是仅存的部分，可见丘脑融合、无大脑镰、胼胝体或大脑半球间裂。中线区可见中等回声的融合丘脑位于融合的脉络丛前方。第三脑室常缺如，因此，一个大而孤立的中央全脑室向下与导水管相通，并且可能向后形成一个背侧囊肿，其可能合并巨脑回畸形。后颅窝结构可能正常。

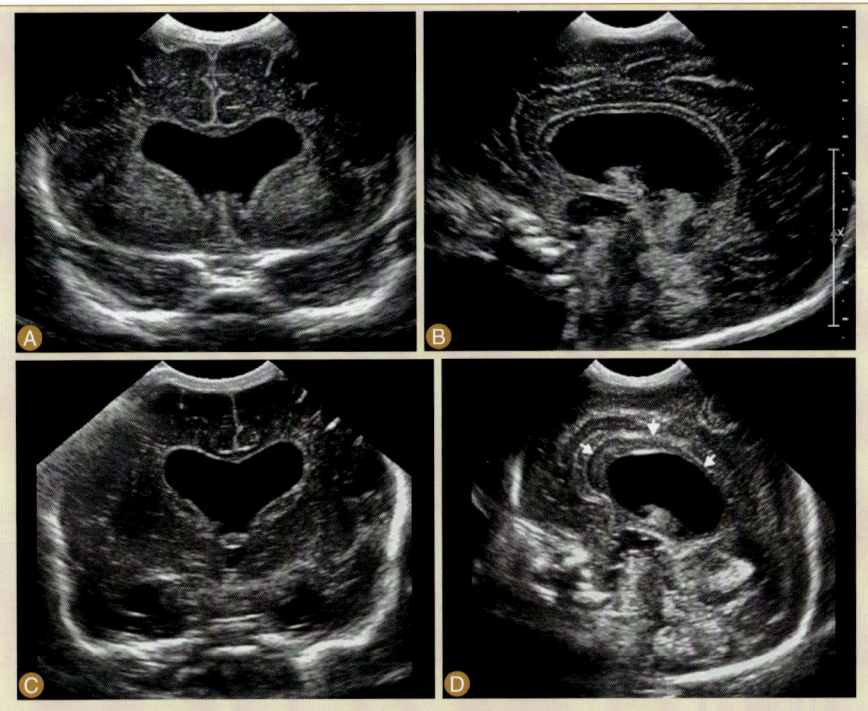

A、B.冠状位和矢状位声像图，虽然透明隔腔缺如，但胼胝体存在且完整；C.冠状位声像图显示由于透明隔腔缺如引起的额角相通；D.正中矢状位声像图显示变薄后移的胼胝体（箭头）。

图11.29 两例视隔发育不良的婴儿

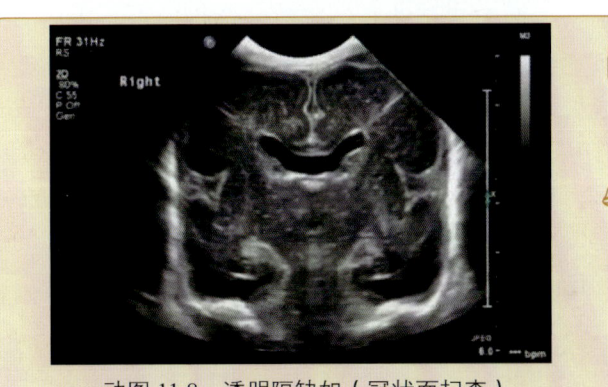

动图11.8 透明隔缺如（冠状面扫查）

无叶全前脑畸形：超声表现

孤立的中线区新月形脑室
薄层脑皮质
大脑镰缺如
大脑半球间裂缺如
胼胝体缺如
丘脑和基底节融合
融合的强回声脉络丛
第三脑室缺如
大的背侧囊肿

（三）半叶全前脑畸形

半叶全前脑畸形中存在更多的脑实质，但单脑室仍然存在，可能有独立的枕角或颞角。枕叶皮质后方可出现小部分的大脑镰和大脑半球间裂。胼胝体压部和膝部常已形成，其可在正中矢状面声像图上显示。丘脑部分分离，而第三脑室未发育完全（缺如）。面部畸形较无脑叶型轻微，常常仅有轻度的眼距过窄和中部或侧方唇裂。

（四）叶状全前脑畸形

叶状全前脑畸形是最轻微的全前脑畸形，此型大脑半球几乎完全分离，形成大脑镰和大脑半球间裂，但其可能在前部较浅，而额叶融合（部分分离）；透明隔腔缺如；侧脑室前角融合呈方形，枕角分离，可能存在颞角。第三脑室通常存在，丘脑正常。胼胝体压部和体部通常存在，膝部和吻部缺如。面部畸形轻微，类似于半叶全前脑畸形或不存在异常。

（五）中线变异型全前脑畸形

全前脑畸形的第四种类型是中间半球间型，又称端脑融合畸形（中线变异型），发生率低于5%。此型大脑半球前部和后部分离，但顶叶半球间中央部分脑组织存在融合，面部通常正常。典型病例表现为脑室轻度扩大，部分透明隔腔缺如，可见中央部胼胝体异常和背侧囊肿。该型类似于轻度脑室扩

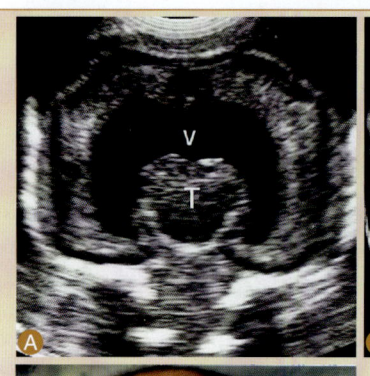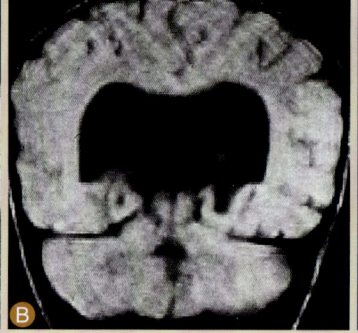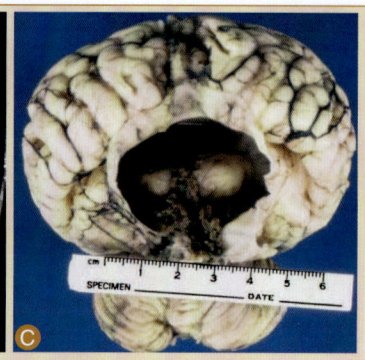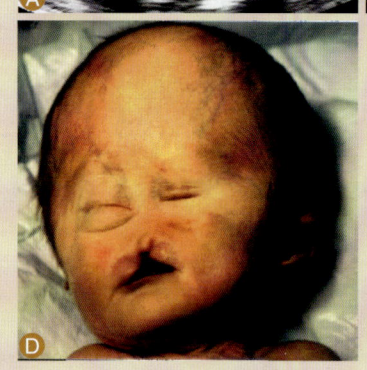

A.冠状位声像图显示孤立中央脑室（V）和融合丘脑（T），未见大脑镰或大脑半球间裂；B、C.MRI和病理切片显示单一的中央脑室和融合丘脑；D.尸检显示猴头畸形（严重的眼距过窄和畸形鼻）。

图 11.30　无叶全前脑畸形

大合并透明隔穿通。冠状位检查可以显示大脑半球中央部分融合。MRI有助于确认这种表现，通常表现为外侧裂异常跨越中线。

八、脑沟形成与神经元移行障碍

（一）脑裂畸形

脑裂畸形被认为是由宫内的原发性神经元迁移异常引起，在家族性病例及由于药物滥用、腹部创伤、血管损伤或毒素引起的早期产前损伤中均有报道，其表现为灰质裂隙横跨整个大脑半球，从侧脑室的室管膜到皮质软脑膜表面。裂隙可为双侧或单侧（图11.31），裂隙可能有较大的开口（开唇型脑裂畸形）。部分病例裂隙是闭合的（闭唇型脑裂畸形），因为超声无法很好地区分灰质和白质，此时需要通过MRI进行诊断。此类患儿多会发生癫痫发作、偏瘫和各种发育迟缓，其严重程度与受累脑组织的数量有关。部分患儿会出现失明，目前认为该表现可能与透明隔缺如或相关的视神经发育不良有关，此类型考虑为继发性视隔发育不良。存在来自*EMX2*同源盒基因的遗传病例报道，在孕中期可能发生宫内损伤。巨细胞病毒会导致脑裂畸形，其是由于妊娠早期发生母体感染引起了大脑早期发育异常。在单侧受累患儿中，最近报道存在运动区重组，未受累半球替代相应功能。

（二）无脑回畸形

无脑回畸形引起的脑沟完全缺失可由超声识别，表现为与预期胎龄不符的脑沟回声。皮质表面呈"沙漏样"或"8字样"为典型特征。由于岛盖形成失败，大脑外侧裂经常开放。髓鞘化受阻造成只有4层脑皮质和光滑脑。因为这些患儿多伴有小头畸形，检查时需要非常仔细。虽然无脑回畸形与多种遗传综合征伴发，巨细胞病毒和其他感染引起的病例也有报道。

九、破坏性损伤

（一）脑穿通性囊肿

妊娠26周之前的局灶性脑损伤通常会引起灰质发育不良从而形成脑裂畸形，通常与神经元迁移缺陷有关。妊娠26周后的损伤会在正常脑组织发育的部位形成脑穿通畸形囊肿，由单层胶质细胞瘢痕修复形成。根据定义，脑穿通畸形囊肿总与脑室系统相通但不延伸至皮质表面，这类损伤通常发生于出生后，如继发于脑实质出血、感染（局灶性血管炎，脓肿）或创伤。

（二）积水性无脑畸形

传统观点认为，积水性无脑畸形是由胎儿发育期双侧颈内动脉闭塞引起，但其也可由其他任何类型的颅内破坏性疾病引起（图11.32）。积水性无

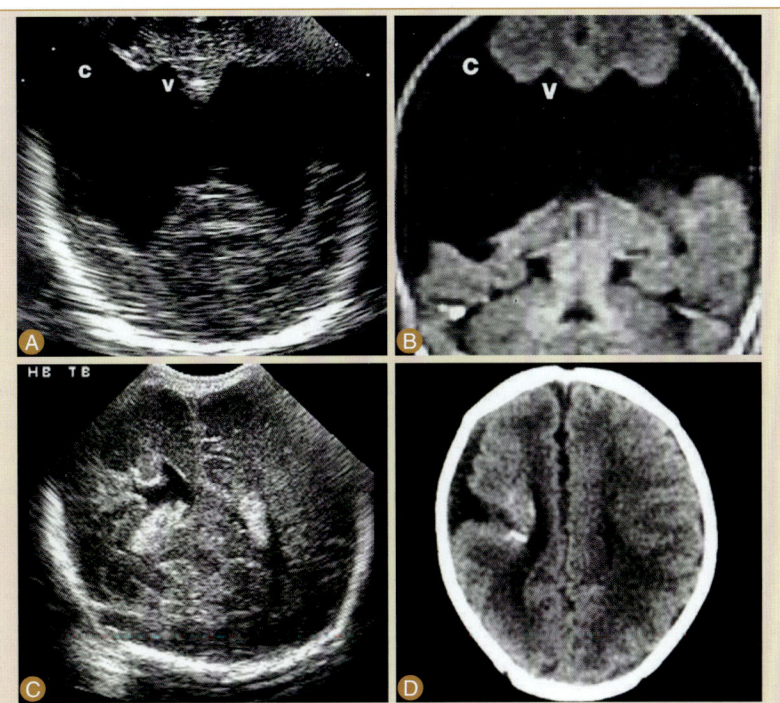

A、B.冠状位声像图和冠状位MRI显示开唇型脑裂畸形的双侧裂隙（C）与脑室（V）系统间存在宽大交通；C、D.声像图和CT检查显示闭唇型脑裂畸形合并宫内感染引起的钙化。

图 11.31　脑裂畸形

脑畸形是最严重的一种脑穿通畸形，因为几乎所有的脑皮质都受到破坏。这些婴儿在出生时可能看起来比较正常，但很早就表现出发育迟缓并通常在出生后第一年内死亡。超声表现为颅内充满脑脊液而无其他结构。接受大脑后动脉和椎动脉供血的结构（如丘脑、小脑、脑干和后脉络丛等）正常，且可以识别。颈动脉的血流和频谱不可见，可见完整或不完整的大脑镰，由此可与无脑叶型全前脑畸形相鉴别，后者不存在大脑镰。积水性无脑畸形与重度脑积水有时难以鉴别，在脑积水时，超声上可显示一个薄的皮质环。如果出现头围增大，不管实际诊断情况，脑室-腹腔分流术均可用于控制脑脊液聚集和严重颅骨扩大。

（三）囊性脑软化

脑软化是一种局灶性脑损伤，病理上表现为星形胶质细胞增生和胶质细胞间隔。在发生弥漫性脑损伤时，可出现大范围的囊性脑软化（图11.33）。损伤的位置依赖于损伤的类型。通常，病变与脑室系统不相通。新生儿感染或缺氧会引起广泛损伤，而血栓会引起局灶性损伤。

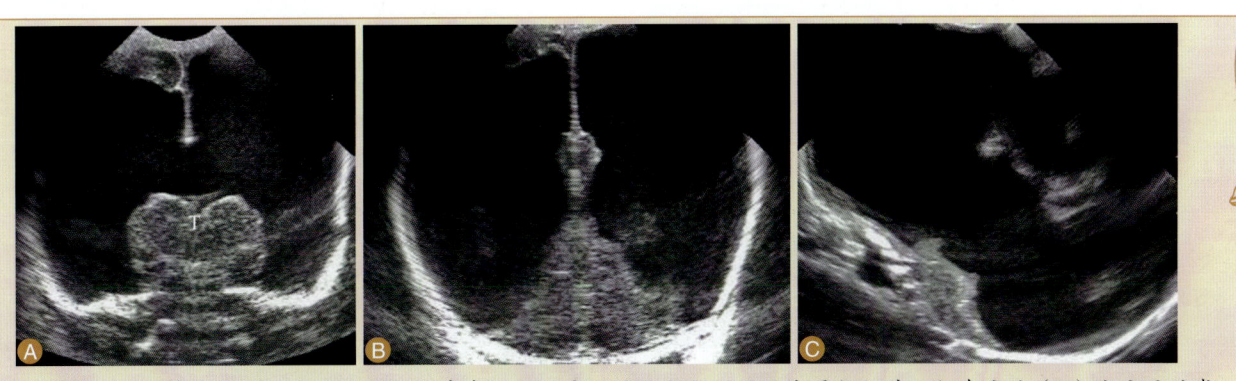

A、B.前冠状面超声表现；C.中线矢状面超声表现。注意，除右侧颅顶区见少量组织外，仅在丘脑（T）上方见脑脊液。该病变初诊时类似前脑无裂畸形，但中线处可见大脑镰回声。

图 11.32　积水性无脑畸形与严重脑室扩张

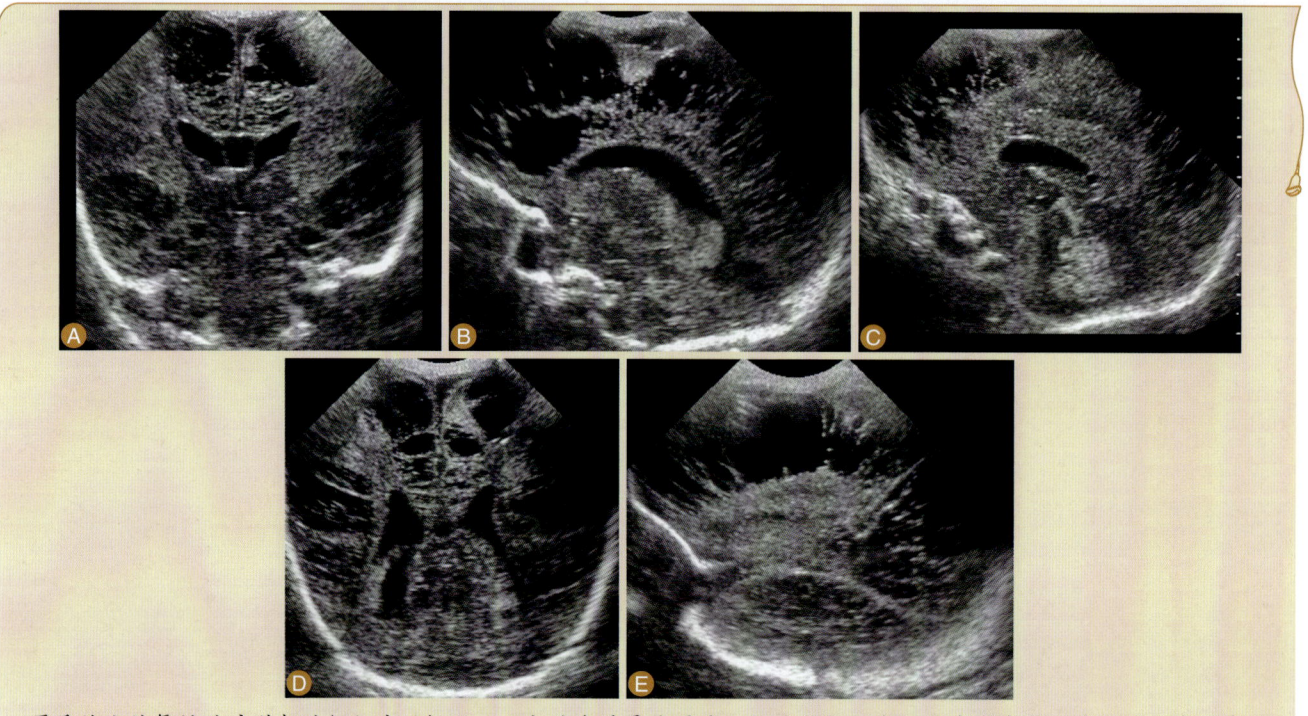

严重缺血缺氧性脑病引起脑组织广泛梗死，以大脑皮质最为严重，坏死脑组织内可见多发囊性区域，后颅窝通常正常。图A和图D为冠状面声像图；图B、图C和图E为矢状面声像图。

图 11.33 囊性脑软化

（四）代谢性疾病

新生儿颅脑超声检查可发现代谢性疾病引起的多种异常，包括囊肿、钙化、脑结构异常和白质回声改变。新生儿出生后3天内会出现显著低血糖和癫痫发作。脑组织的异常高回声可见于双侧顶叶后区，而非典型的分水岭区域。

十、脑积水

脑积水是由脑脊液产生与蛛网膜绒毛吸收之间的失衡所致，其可由脑室内梗阻或脑室外脑脊液循环受阻引起。前者是由脑室内脑脊液流动受阻引起，后者发生于蛛网膜下腔或脑池内，或继发于矢状窦内的蛛网膜绒毛对脑脊液的吸收减少。脉络丛乳头状瘤造成的脑脊液过度分泌是罕见原因。其他病因包括静脉梗阻或血管畸形，Galen静脉畸形常引起梗阻。脑室内梗阻性脑积水最常见的病因是感染或出血（其引起第三或第四脑室的出口孔阻塞），先天畸形［如导水管狭窄（图11.34）］，Dandy-Walker畸形和肿瘤。X连锁基因（*L1-CAM*）导致的男性患儿先天性导水管狭窄可在妊娠18周左右诊断，表现为脑积水并拇指内收。脑室外梗阻性脑积

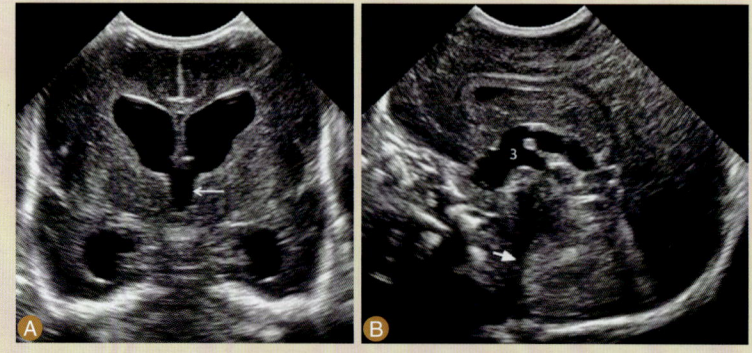

A.冠状面声像图显示侧脑室和第三脑室（箭头）扩张；B.正中矢状面声像图显示第三脑室（3）明显扩张，第四脑室（短箭头）正常。

图 11.34 中脑导水管狭窄

水最常见的病因是基底池、切迹池、凸面池或矢状窦旁区域出血，以及感染后的纤维化。

（一）脑脊液产生与循环

脑脊液提供了一个覆盖中枢神经系统的、持续循环的、具有化学调节功能的液体保护环境，其主要由脉络丛产生，但也可来自脑室室管膜、颅内和脊髓蛛网膜下腔内皮。脑脊液从侧脑室向下经室间孔，进入第三脑室、中脑导水管和第四脑室，最后经第四脑室的中间孔和两个侧孔，流向基底池。少量脑脊液经基底池流入脊髓表面的蛛网膜下腔。脑脊液围绕大脑前后向上流动，到达穹隆面，通过蛛网膜颗粒吸收入上矢状窦。

胎儿脑积水通常在妊娠15周可以诊断。在妊娠中晚期，脑室腔和脉络丛球的大小在横切面上保持不变。胎儿侧脑室腔的上限值为10 mm，该数据已经得到充分证实。然而，脑室扩大（巨脑室）更多应考虑是由白质和（或）灰质的发育不全引起，而非脑脊液失衡所致。一旦发现脑积水，需要仔细检查是否存在脊柱闭合障碍、其他中枢神经或中枢神经系统外的异常。如果发现其他异常，通常建议进行染色体评估。应特别注意寻找Chiari Ⅱ型畸形的迹象，因为几乎所有此种病例都合并脊髓脊膜膨出。

新生儿脑积水很容易通过常规冠状面和矢状面声像图识别。早产儿脑室比足月儿略大。脑积水的进展可通过与早先的超声检查比较进行评估。超声检查还有助于随访脑积水分流术后患者的脑室减压情况。在随访脑积水患者的脑室大小时，必须注意，超声扫查时扫查深度的变化可能从视觉上引起脑室明显的扩大或减小。

（二）梗阻水平

侧脑室不对称引起一侧脑室轻微增大，可视为正常变异。梗阻水平的判断应建立在对整个脑室系统评估的基础上，以确定脑室从大到小的过渡位置。侧脑室和第三脑室扩张提示中脑导水管梗阻，通常为X染色体相关的隐性遗传病，有时为脑室内出血引起。孤立性第四脑室扩张罕见，也需要进行整体脑室系统的评估。所有脑室均扩张则提示为脑室外病因引起梗阻。

脑积水的原因

脑室内梗阻
出血后
中脑导水管阻塞
第四脑室梗阻
后颅窝池硬膜下血肿
Chiari Ⅱ型畸形
Dandy-Walker畸形
中脑导水管狭窄
感染后瘢痕形成
Galen静脉畸形
肿瘤或囊肿

脑室外梗阻
出血后瘢痕形成
感染后瘢痕形成
软骨发育不全
蛛网膜颗粒缺如或发育不全
静脉阻塞

脑脊液分泌过量
脉络丛乳头状瘤

脑室增大并不总是意味着存在梗阻。严重的缺血缺氧性脑损伤2~4周后会出现脑室增大，这是脑萎缩的结果，而非梗阻性脑积水所致。脑室增大的一个罕见原因是戊二酸尿症Ⅰ型。这些患儿实际上在出生时或出生后几周内即出现巨颅畸形。两侧大脑外侧裂囊状增宽可能是首个征象，随后是进行性额颞部蛛网膜下腔和脑室增大，考虑是由脑萎缩引起。如果在婴儿早期能诊断出戊二酸尿症，严格的饮食控制可能会使神经系统发育正常。一些学者认为囊性改变代表了病灶局部水肿，可造成巨颅畸形，随后由于脑破坏导致脑组织萎缩而出现头部变小。认识这种疾病进展的模式及进行戊二酸尿症的检测非常重要。

十一、缺氧缺血性脑病

新生儿缺氧缺血可分为母体原因和新生儿原因。母体原因包括慢性心肺疾病、胎盘功能不全、休克、胎盘早剥和心跳呼吸骤停,这些因素都可能导致严重的新生儿窒息。另一个不常见的原因是母亲吸食可卡因。在这些极度重症、缺氧的新生儿中,一些治疗措施也与继发于静脉阻塞的生发基质出血风险增加有关。已证实,在使用机械呼吸机通气、经气管插管吸引及存在高吸气峰压的情况下,婴儿的静脉压力会增加。张力性气胸、换血疗法、快速输注胶体溶液及窒息引起的心肌损伤可能是明显影响血流动力学和静脉压的其他因素。

(一)分水岭区血管成熟度与脑损伤类型

由于新生儿缺氧缺血性事件发生的原因和年龄不同,超声检查的表现也不同,因为在妊娠最后3个月,大脑分水岭区的位置发生了改变(表11.1)。在早产儿中,分水岭区紧邻脑室周围,因此生发基质出血和脑室周围白质软化症是常见的病变。由于MRI检查所具有的优势,越来越多的早产儿被诊断出非囊性脑白质损伤,这些损伤超出脑室周围区域,广泛影响脑白质、丘脑、基底神经节、脑干和小脑。足月儿损伤往往更多发生在皮质或皮质下区域,因为分水岭区更多地向大脑表面移动到这些部位,导致足月儿出现旁矢状区梗死。如何检查缺氧缺血性脑病取决于新生儿大脑的成熟度和稳定性。MRI可以补充超声影像,并且可能更常用于预测非囊性脑白质病变。

缺乏脑部血压的自动调节(通常发生于早产儿,少见于窒息的足月儿)将导致大脑灌注直接受到高血压或低血压的影响。这种被动压力调节体系可导致突然的局灶性出血,或在低血压时引起弥漫性或局灶性梗死。

早产儿脑损伤的神经系统表现可从轻微的运动及认知障碍到严重的痉挛性运动障碍,包括痉挛性双侧瘫痪和伴有更严重智力障碍的痉挛性四肢瘫痪。在足月儿中,缺氧缺血可能表现为癫痫发作、运动障碍(包括攥拳弓背体态)、音调改变、吸吮反射消失,以及不同程度的智力障碍。

(二)生发基质出血

生发基质出血可能导致脑室内出血、脑积水和孔洞脑。生发基质出血是一种发生在<32周胎龄早产儿中的常见疾病。尽管发病率一度高达55%,但大多数护理机构生发基质出血的发病率已显著下降,以至于现在新生儿重症监护病房的极低出生体重婴儿(<1000 g)的生发基质出血发生率仅为10%~25%。胎龄<30周、出生体重<1500 g或两者兼有的婴儿风险最大。根据美国国家儿童健康与人类发展研究所对极低出生体重婴儿(<1500 g)的一项大型预后研究报告,伴脑积水的严重脑室内出血(Ⅲ级)和脑实质内出血(Ⅳ级)发病率稳定在11%左右。

生发基质出血与多种因素相关,包括脑血流量改变引起的早产并发症,如缺氧、高血压、高碳酸血症、高钠血症、快速容量增加和气胸。其他原因包括分娩时脑静脉压升高、充血性心力衰竭、呼吸机通气压增高和凝血障碍。与生发基质出血发病率降低的相关因素包括产前激素使用增加及新生儿呼吸护理改善,如高频呼吸机、振荡器和表面活性剂等的有效使用,这些措施可降低肺部的压力。

生发基质出血起源于室管膜下层之下,可能局限于室管膜下,也可能破裂进入脑室系统,或者更少见地进入相邻脑实质,因此可以表现为室管膜下出血、脑室内出血或脑实质内出血(图11.35)。生发基质是由血管和原始神经组织构成的网状结构,在胎儿时期分布于脑室系统的室管膜下层。随着胎儿的成熟,生发基质退向室间孔,因此在足月时,只有少量生发基质存在于丘脑和尾状核之间的丘脑尾状核沟中。生发基质的血管网很容易受到压力和代谢变化的影响,其可能导致血管破裂。在妊娠32周后,生发基质几乎消失,很少成为出血部位。因此足月儿很少出现此种类型的出血。

表 11.1 新生儿缺氧缺血性损伤的类型

低血压	早产儿	足月儿
轻到中度	GMH 或脑室周围出血性梗死 早产儿脑白质损伤(又称脑室周围白质软化)	矢状旁区皮质或皮质下损伤
重度	深部灰质、脑干和小脑梗死	外侧丘脑、后壳核、海马、皮质脊髓和感觉运动束损伤

注:脑室周围白质软化表现为大脑白质、大脑皮质、丘脑、基底神经节、脑干和小脑存在广泛的损伤;GMH,生发基质出血。
资料来源:Modified from Volpe JJ. Brain injury in premature infants: a complex amalgam of destructive and developmental disturbances. Lancet Neurol. 2009; 8(1): 110-124.

生发基质出血最广泛使用的分类是Burstein及其同事提出的。其他的分类方法也适用，但对脑损伤发生的确切部位进行解剖学描述比分类更重要。神经系统预后不良的关键原因与脑积水和脑实质损伤延伸到下行白质束有关（表11.2）。

超声检查是检出新生儿期生发基质出血和随后几周随访的最有效方法。大多数出血（90%）发生在出生后7天内，其中只有1/3发生在出生后24小时内。早产儿筛查的最佳成本效益时间是出生后10~14天，可识别出严重出血及其中进展为脑积水的患儿。如果筛查较晚，小的室管膜下出血（Ⅰ级）很快消退则可能被漏诊，但其对临床是否重要尚未证明。脑室周围白质软化的晚期筛查应在出生1个月时进行，以寻找脑室周围白质软化的囊性变化，因为临床进程或第一次脑超声均无法预测脑积水或脑室周围白质软化的后期发展。如果患者病情需要，可更早进行检查。目前经常使用校正胎龄足月时的MRI检查以确定损伤程度。Daneman及同事最近在校正胎龄足月时进行的超声检查研究表明，许多非囊性征象可以通过高分辨率探头聚焦于非脑室周围区域的脑实质（发生非囊性早产儿脑白质损伤的区域）进行识别。

早产儿（<30周妊娠或<1500 g）的最佳脑超声筛查时间

第一次检查：10~14天
生发基质出血
出血后脑积水

第二次检查：4周龄
囊性PVL
囊性PVL合并病变，4周后仅留下薄层脑白质
脑室扩张

第三次检查：校正胎龄足月
早产儿脑白质损伤（除外单纯PVL）
最好通过超声或MRI观察

注：PVL，脑室周围白质软化症。

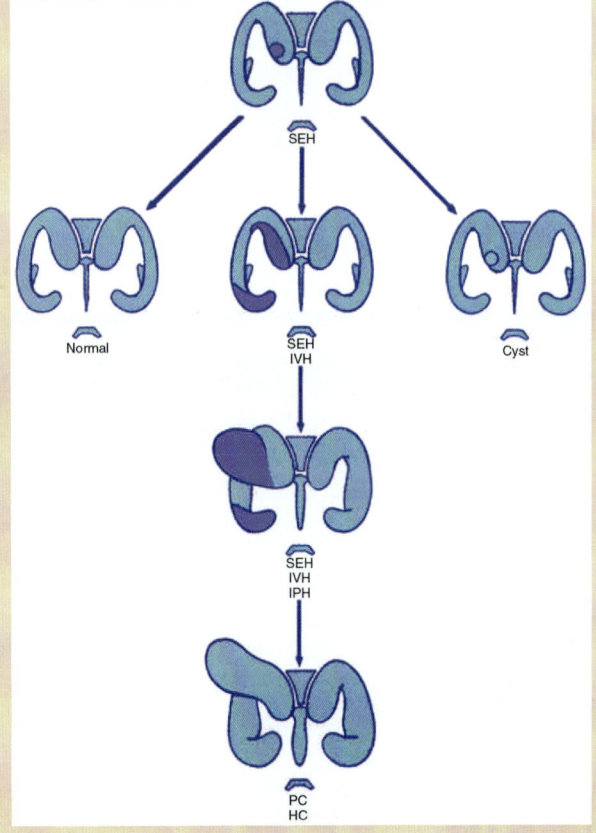

室管膜下出血（SEH）可能会吸收，表现为正常（Normal）；可能会消退，留下一个小的室管膜下囊肿（Cyst）；或可能进展，破裂进入脑室，导致脑室内出血（IVH）；或延伸到脑实质，导致脑实质内出血（IPH）。脑积水（HC）和孔洞脑（PC）是室管膜下出血的常见后遗症。

图11.35 室管膜下出血的演变

（With permission from Rumack CM, Manco-Johnson ML. Perinatal and infant brain imaging: role of ultrasound and computed tomography. St Louis: Mosby; 1984.）

表 11.2　生发基质出血的分级

分级	类型和描述
Ⅰ	室管膜下出血
Ⅱ	脑室内出血不伴脑积水
Ⅲ	脑室内出血伴脑积水
Ⅳ	脑实质出血伴或不伴有脑积水

室管膜下出血和脑室内出血的并发症是通常位于室间孔或中脑导水管的脑室内梗阻性脑积水，以及位于蛛网膜颗粒处的脑室外梗阻性脑积水。脑实质出血的并发症是持续存在大脑受损区域坏死，导致孔洞脑。

（三）室管膜下出血（Ⅰ级出血）

在超声检查中，急性室管膜下出血表现为均匀的等回声至高回声的团块（图11.36）。有回声的血凝块常起因于丘脑尾状核沟局部出血。正常脉络丛在侧脑室三角区通常非常厚，向前逐渐变薄，于尾状核头部和丘脑之间的室间孔上方下降。室管膜下出血也可能表现为脉络丛的隆起（图11.37，动图11.9，动图11.10）。随着出血时间的推移，血凝块回声减弱，中央出现无回声区。其后血凝块进一步凝固收缩，若完全溶解可发生坏死吸收，偶尔会演变成室管膜下囊肿。室管膜下出血超声还可表现为持续存在的室管膜旁线状高回声。出血数月仍可在MRI上明显显示，但大约10天时CT上即表现为等密度，这些对比影像学差异是提示室管膜下出血的征象。

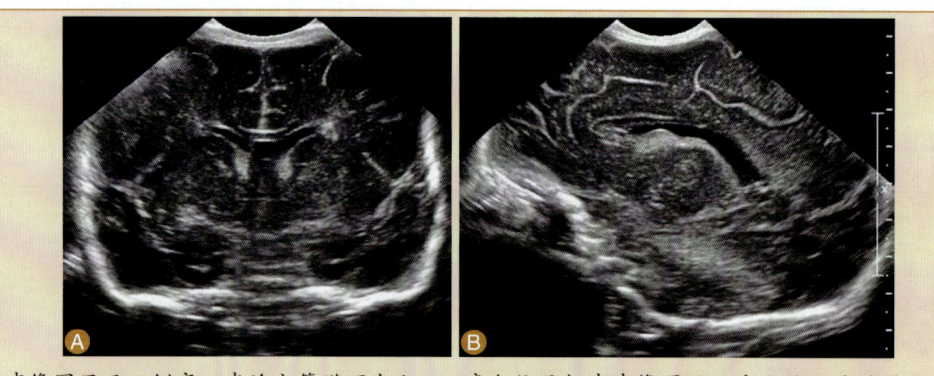

A.冠状面超声声像图显示双侧高回声的室管膜下出血；B.旁矢状面超声声像图显示出血位于丘脑尾状核沟。另参见动图11.9和动图11.10。

图 11.36　室管膜下出血，双侧

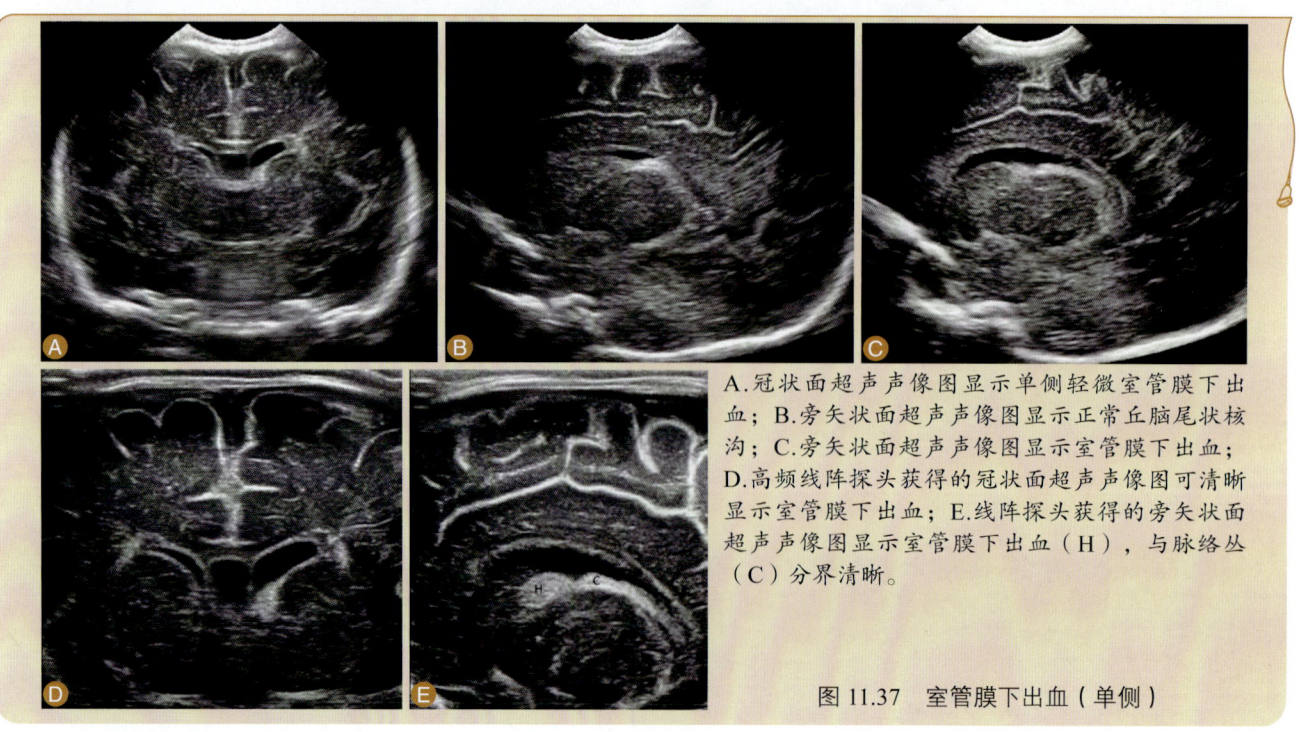

A.冠状面超声声像图显示单侧轻微室管膜下出血；B.旁矢状面超声声像图显示正常丘脑尾状核沟；C.旁矢状面超声声像图显示室管膜下出血；D.高频线阵探头获得的冠状面超声声像图可清晰显示室管膜下出血；E.线阵探头获得的旁矢状面超声声像图显示室管膜下出血（H），与脉络丛（C）分界清晰。

图 11.37　室管膜下出血（单侧）

回声的碎屑回声。使用经后囟或颞囟水平成像将增加大小正常的脑室中脑室内出血的检出率，因有时枕角中只有小血凝块或小的脑脊液-血液的液平面（图11.39D，图11.39E）。

> **脑室内出血的征象**
>
> 高回声血凝块充填部分侧脑室
> 血凝块形成高回声脑室铸型
> 可因管腔完全充填而使脑室显示模糊
> 厚的、回声增强的脉络丛
> 随着出血进展，血凝块中央出现无回声
> 侧脑室内漂浮的低回声物
> 脑脊液-血液形成的液平面

第三或第四脑室中的出血容易被漏诊，经颞囟后颅窝超声可以更清楚地显示。如果出血延伸到蛛网膜下腔和小脑延髓池，则会增加出血后脑积水的风险（图11.40，动图11.11，动图11.12）。小脑延髓池血凝块比早期脑积水更能预测出血后脑积水。早发脑室内出血（出生后6小时内出现）并不常见，与认知和运动障碍（包括脑性瘫痪）的高风险相关。一项澳大利亚极端早产儿的神经发育结局的队列研究显示，即使最初的损伤仅为Ⅰ级或Ⅱ级脑室内出血，在2～3岁校正年龄时，神经感觉障碍、发育迟缓、脑性瘫痪、失明和耳聋的发生率也会增加。

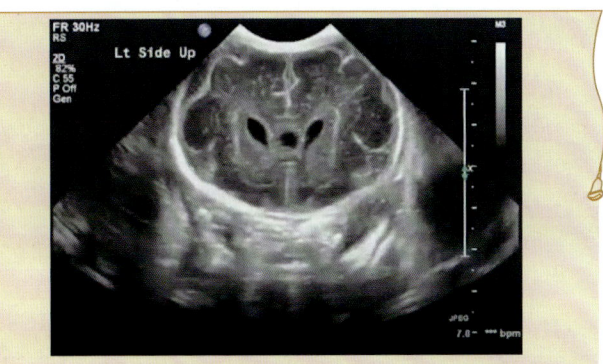

动图 11.9　右侧亚急性室管膜下、脑室内及右侧额叶脑实质内出血

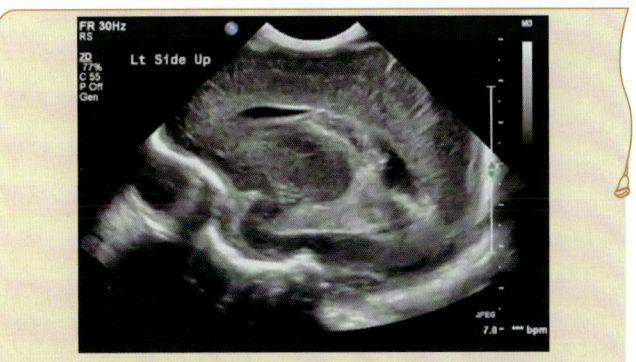

动图 11.10　右侧室管膜下、丘脑尾状核沟及脑室内出血

（四）脑室内出血（Ⅱ级出血）

当室管膜下出血突入侧脑室时，脑室内出血可表现为充填于部分侧脑室的高回声血凝块，或充满整个侧脑室腔的高回声脑室铸型（图11.38）。因出血的完全充填，血凝块本身可能使脑室模糊不清。正常厚度的、高回声的脉络丛可表现为不对称增厚，并且难以和脑室内致密高回声血凝块区分（图11.39）。随着血凝块的进展，其中央出现无回声改变，边界更清晰，可与更高回声的脉络丛区分开来。当血凝块碎裂时，侧脑室内会出现低

（五）脑室内出血伴脑积水（Ⅲ级出血）

脑室内出血后出现的脑室扩张使得血凝块可以清晰显示，血凝块通常游离存在，但也可能黏附在脑室壁和（或）脉络丛上（图11.41，图11.42，动图11.13～动图11.15）。改变体位可能会导致活动性血凝块的位置发生变化。经后囟成像可在较轻

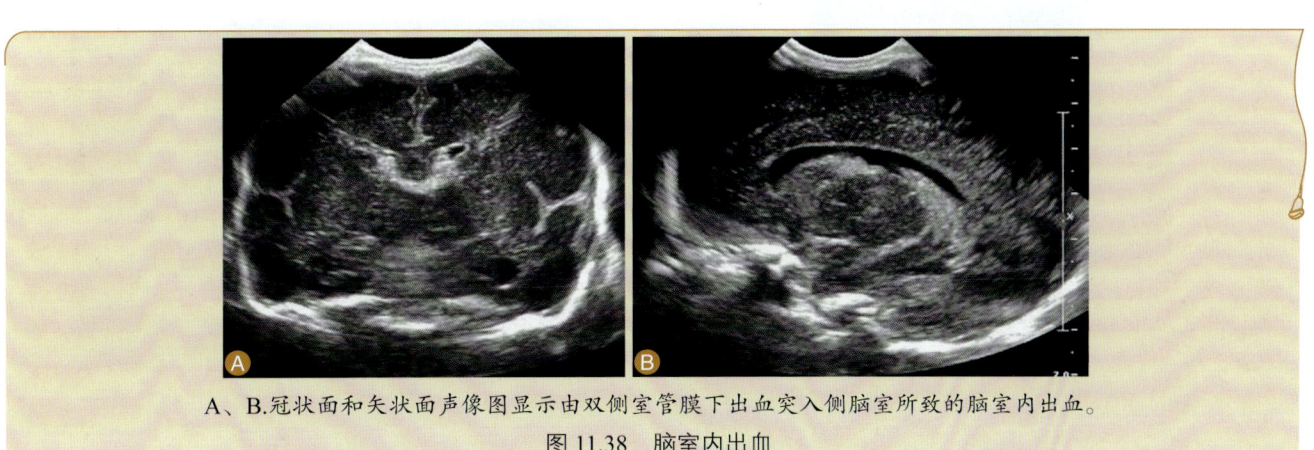

A、B.冠状面和矢状面声像图显示由双侧室管膜下出血突入侧脑室所致的脑室内出血。

图 11.38　脑室内出血

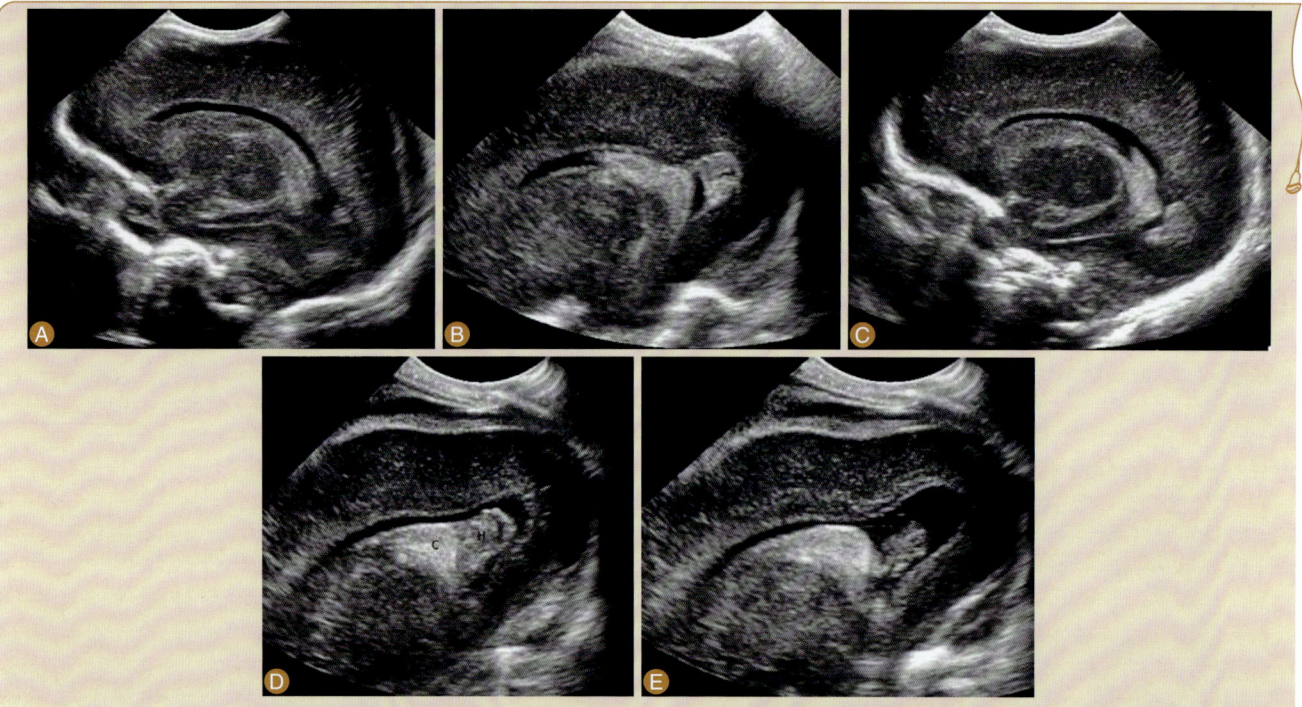

新生儿1：A.通过前囟的矢状面扫查显示枕角内的脑室内出血；B.通过后囟可更好地观察枕角出血。新生儿2：C.通过前囟的矢状位超声扫查显示模糊枕角出血灶；D.通过后囟的矢状位超声扫查清楚地显示出血（H）和脉络丛（C），比前面的声像图显示更为清晰；E.与脉络丛分离的出血。注意新生儿2的血凝块回声低于脉络丛回声，提示其出血时间比新生儿1晚。

图 11.39　脑室内出血：两个新生儿的前囟和后囟扫查

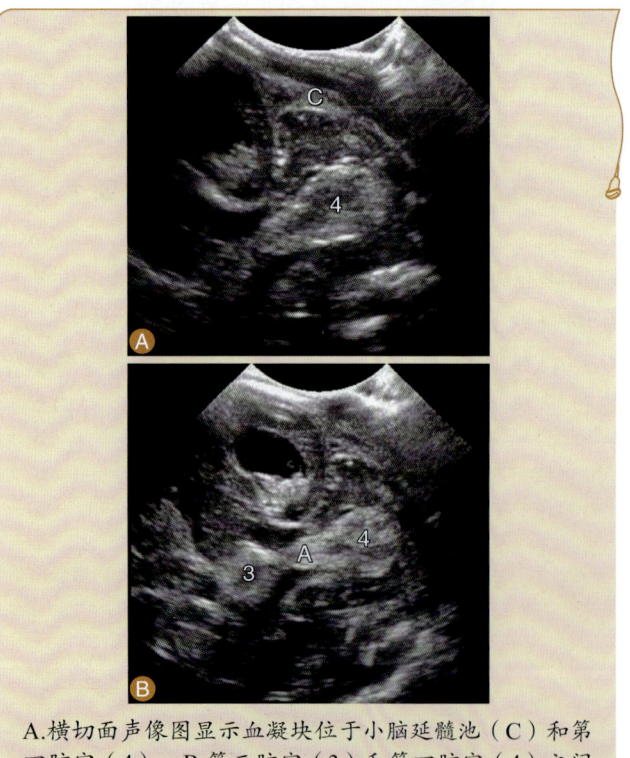

A.横切面声像图显示血凝块位于小脑延髓池（C）和第四脑室（4）；B.第三脑室（3）和第四脑室（4）之间的导水管内可见广泛分布的血凝块。

图 11.40　小脑延髓池和第四脑室血凝块

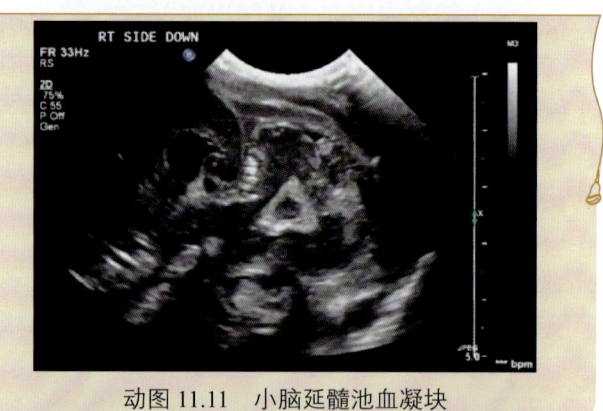

动图 11.11　小脑延髓池血凝块

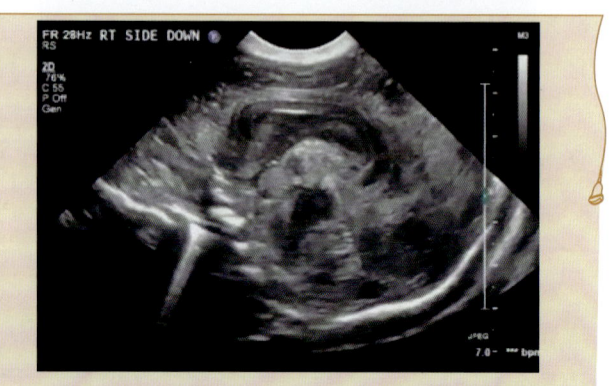

动图 11.12　急性脑室内出血高回声超声表现

微的病例中显示枕角的脑室内出血。与室管膜下出血一样，随着时间的推移，血凝块中心会变得更加透明，最终可能会消失。脑脊液中血液的刺激反应通常会产生化学性脑室炎，导致脑室室管膜下区域的增厚和回声增强。如果是进行性出血后脑积水，可能需要实施分流术。应每周进行一次后续的超声随访，除非头围增长迅速或出现其他危急情况。在通常情况下，最严重的脑积水发生在出血后数周内。对于伴有导水管阻塞的患者，随着血液从脑室排出，脑室大小可能恢复正常。一项系列研究报道，在极低出生体重的脑积水婴儿中，需要使用脑室腹腔分流或引流术进行外科干预的仅占34%。另一系列报道指出，在极低胎龄新生儿中，暂时性和永久性分流均明显减少，仅有16%严重的出血性脑积水婴儿需要永久性分流。偶尔，导水管和第四脑室出口同时阻塞可导致孤立性第四脑室扩张，在这种情况下，脑室腹腔分流术只会减轻侧脑室和第三脑室的压力。分流术可能会存在长期副作用，特别是在术后感染后出现多囊性复杂脑积水的情况下。

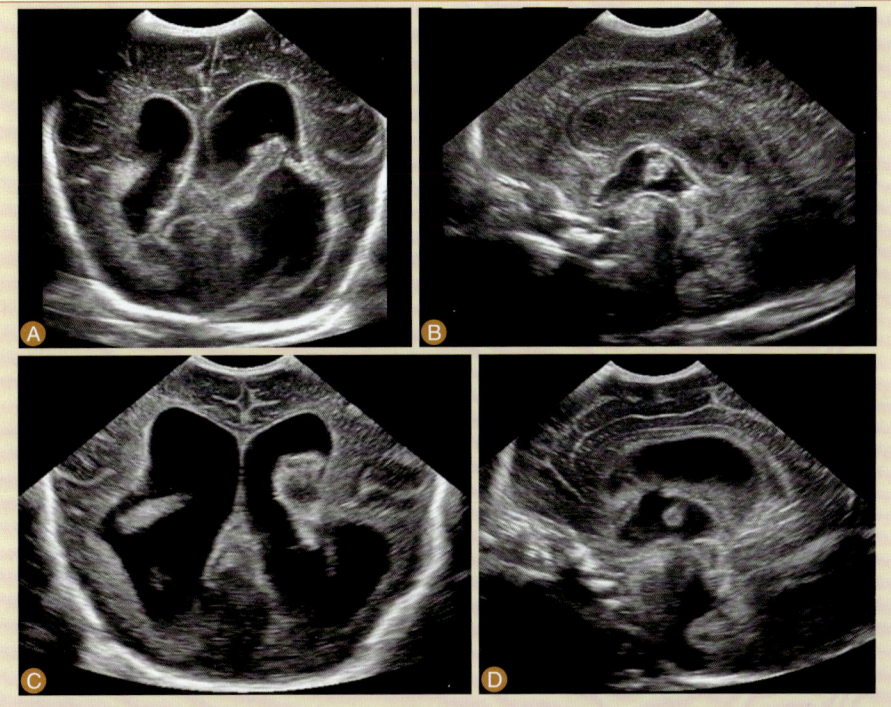

A、B.冠状面和矢状面声像图显示侧脑室和第三脑室扩张，血凝块导致脑室内梗阻性脑积水，注意与脑室出血相关的脑室炎引起的侧脑室内壁高回声；C、D.冠状面和矢状面声像图显示脑室外梗阻性脑积水，侧脑室、第三脑室和第四脑室均扩张。

图 11.41 脑室内出血和脑积水

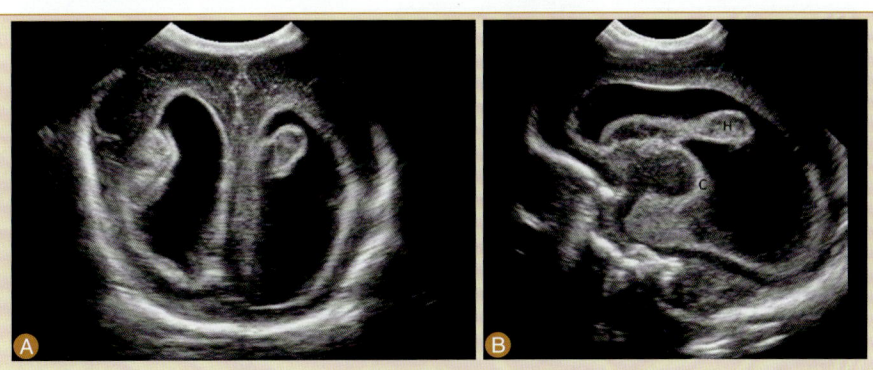

A.冠状面声像图显示患儿脑室中低位处血凝块（此时患儿的头右侧朝下）；B.矢状面声像图显示左侧侧脑室低位处的血凝块（H）与脉络丛（C）分离。注意脑室周围回声弥漫性增强，其可能与脑室炎及血凝块有关。

图 11.42 脑室出血：附着的血凝块

（六）脑实质内出血（Ⅳ级出血）

脑实质内出血通常发生于额叶或顶叶的大脑皮层内，通常由室管膜下向丘脑尾状核沟上方延伸（图11.43）。研究表明，脑实质内出血常由静脉出血性梗死引起。大多数学者认为，脑室周围出血性梗死是由室管膜下大面积出血压迫室管膜下静脉导致静脉性梗死引起的。此类脑室周围局灶性白质梗死通常位于额叶至顶枕叶，多为单侧且不对称；如发生于双侧，则病灶大小通常不对称。发生于颞叶的脑室周围出血性梗死患者发生认知、行为和视觉障碍的风险更大。由生发基质出血引起的脑实质内出血患儿易出现偏瘫症状，如合并脑室周围高信号灶，则可能出现脑性瘫痪。有学者认为，高信号灶的形成可能与脑积水的挤压有关。与脑室周围高回声不伴或仅伴有少量脑室内出血的患儿相比，后者发生脑室周围白质软化的风险更高，且通常会引起痉挛性偏瘫。

在急性出血期，脑实质内出血表现为向脑实质内延伸的均质回声团。随着血肿的逐渐吸收，团块边缘形成高回声环，而中央回声逐渐减低，并可能向低处移行。2~3个月后，该区域可形成孔洞脑（若团块与脑室相通）或脑软化灶（图11.44，图11.45）。

一些有出血倾向的人群（如维生素K缺乏症患者），以及患有血友病、同种免疫血小板减少症、Rh血型不合溶血病及高钠血症的人群易发生梗死或血栓栓塞，导致血肿破入脑软化灶内，进而导致一些特殊类型或特殊部位的脑实质内出血、急性期出血灶囊性变、脑中线偏移及血肿向下延伸破入丘脑等情况。既往文献显示，血友病与颅内出血密切相

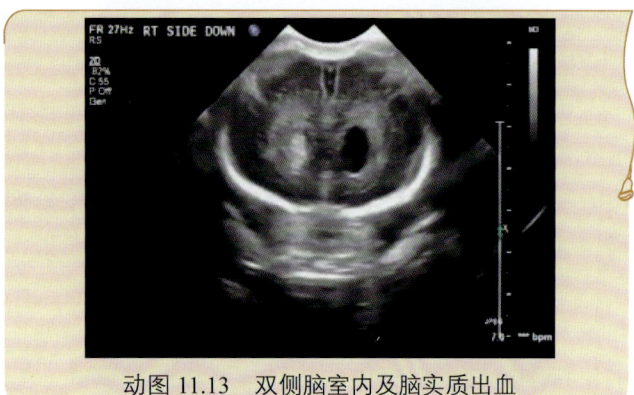

动图11.13　双侧脑室内及脑实质出血

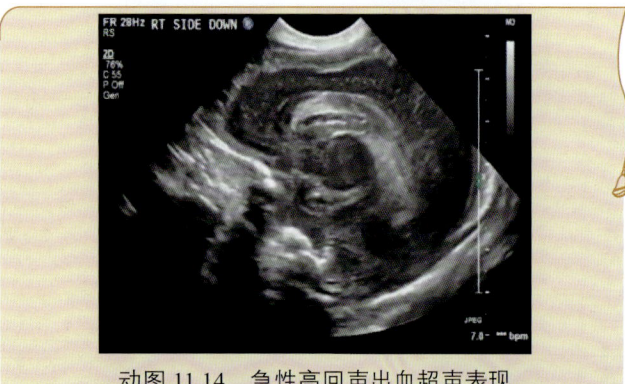

动图11.14　急性高回声出血超声表现

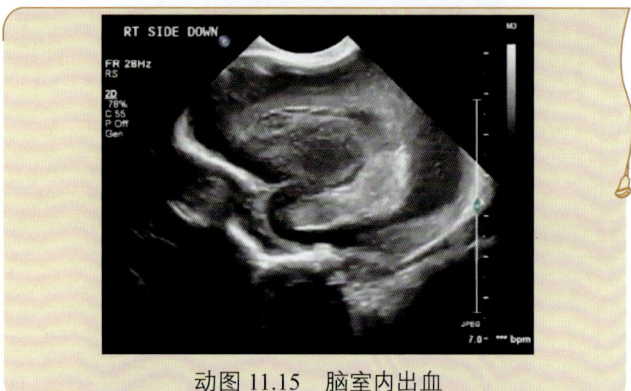

动图11.15　脑室内出血

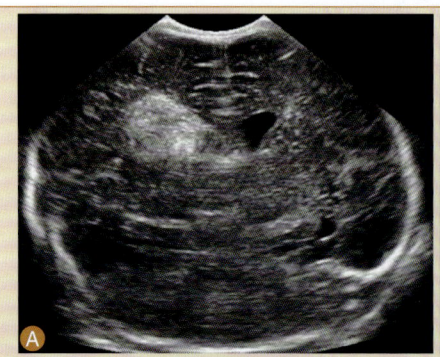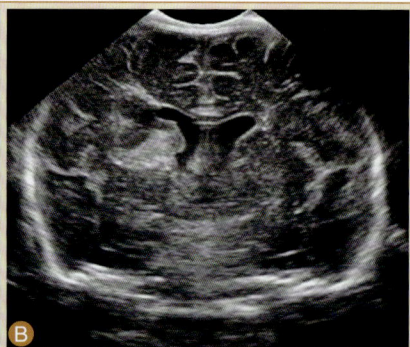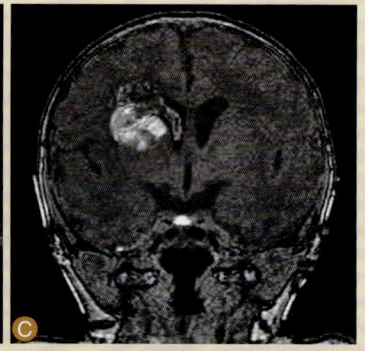

A、B.右侧顶叶脑实质内出血急性期和8天后复查的冠状面声像图，血凝块回声随时间推移发生改变，虽然部分区域仍为高回声，但其余区域已经接近脑实质的回声；C.冠状面MRI显示的血凝块。另参见动图11.11和动图11.12。

图11.43　脑实质内出血

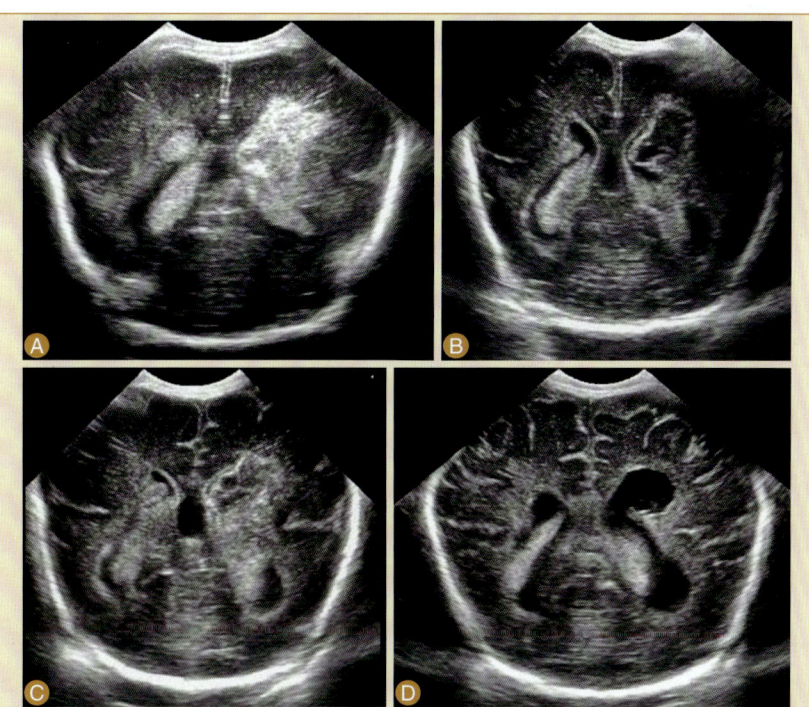

A.冠状面声像图显示出生后2天婴儿左侧顶叶脑实质内出血；B.出生后17天表现；C.出生后29天表现；D.出生后2个月表现。

图11.44 脑实质内出血：孔洞脑的形成

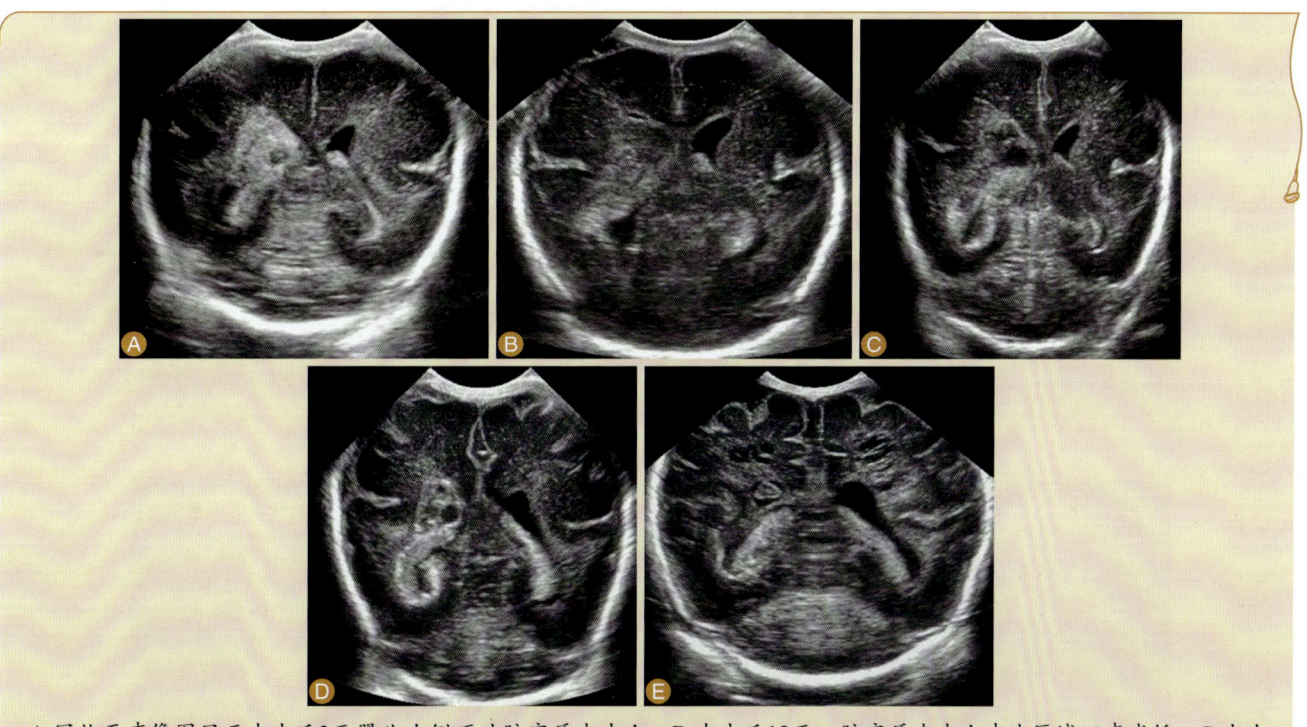

A.冠状面声像图显示出生后3天婴儿右侧顶叶脑实质内出血；B.出生后12天，脑实质内出血中央区域回声减低；C.出生后19天，脑实质内出血中央区呈无回声，外周可见高回声环；D.出生后1个月表现；E.出生后2个月，双侧可见大面积脑室周围白质软化伴脑白质损伤。

图11.45 脑实质内出血：脑室周围出血性梗死及晚期脑室周围白质软化

关。一项对33篇文献中102例新生儿脑出血病例的回顾研究显示，65%的病例为颅内出血，35%为颅外出血。在足月儿中也有自发性脑实质内出血的病例报道，但通常与外伤或颅内静脉受压有关。当新生儿出现单侧丘脑出血时，应高度怀疑脑静脉窦血栓形成。

脑实质内出血是体外膜肺氧合的并发症之一，通常继发于梗死、缺血和血栓栓塞。然而，体外膜肺氧合治疗后引起的生发基质出血和脑室内出血并不常见，这是因为此类出血在早产儿中极易发生，因此通常不在早产儿中进行此项治疗。体外膜肺氧合并发症的发生通常与基础的肺部疾病引起的缺氧性脑损伤有关，此类损伤甚至可能在体外膜肺氧合治疗前已发生。此外，体外膜肺氧合的并发症也可能与肝素化和一过性血压增高有关。

超声可用于接受体外膜肺氧合治疗患儿的日常评估。超声具有便携、易于操作两大优势，其在重症患儿中的应用大大减少了转运的问题。荷兰一项为期20年的研究表明，在17%患有脑部畸形的患者中，8%发生颅内出血，而5%发生脑卒中，且多数发生在左侧。对于此类患者，超声医师应注意提醒临床医师颅内出血的风险，必要时需停止使用体外膜肺氧合治疗。

（七）小脑出血

小脑出血通常采用以乳突囟作为声窗获得的特殊超声切面进行诊断，或在MRI对小脑发育异常进行评估时得以诊断。据报道，后颅窝出血是足月儿产伤、体外膜肺氧合治疗或凝血功能障碍的并发症之一。然而，由于第四脑室内也存在生发基质，早产儿也可能发生小脑出血（图11.46）。此外，小脑半球外部也是小脑出血的好发部位。乳突囟为观察小脑提供了最佳透声窗，有助于发现小脑出血及全面评估后颅窝的情况。小脑血肿吸收后形成后颅窝囊肿，易于早期诊断。在急性期，正常小脑结构的高回声可能会掩盖出血，但Daneman等通过"优化检查"的方法获得了更清晰的显像，有助于发现细小的实质出血灶及损伤。

Merrill等报道显示，在525例体重在1500 g以下的婴儿中，有13例发生小脑出血，均发生于出生后一周内。这13例婴儿均为伴有酸中毒或低血压需要紧急复苏的生命体征不稳定的新生儿，但并非所有病例均存在幕上脑出血。通过随访2年发现，其中4例婴儿出现认知障碍和发育迟缓，但并无运动功能障碍的表现。一些研究应用MRI随访小脑出血患儿至足月，发现小脑体积比出血初期进一步缩小，其成因机制尚不清楚，但Volpe推测这可能与选择性神经元坏死有关。3例产前诊断为后颅窝囊肿的病例最终被发现是由颅内出血引起。起初这些病例被误诊为先天性后颅窝蛛网膜囊肿，随后因在MRI检查中发现囊内有沉积物及含铁血黄素才得以纠正。新生儿小脑出血很少需要手术干预，而年龄较大的儿童则可能需要紧急引流。

（八）蛛网膜下腔出血

当出现大脑半球间裂和大脑外侧裂增宽，伴脑沟增厚且回声增强时，应考虑蛛网膜下腔出血的可能。蛛网膜下腔出血可发生于有窒息、创伤或弥散性血管内凝血病史的新生儿。而对于无生发基质出血风险的足月儿来说，蛛网膜下腔出血是足月儿唯一可能出现的颅内出血类型。脑室内出血可继发脑池内蛛网膜下腔出血，这种类型出血超声诊断较困难，后颅窝切面可有助于诊断（图11.47）。生发基质出血后，脑室系统内的血液可向下扩散进入脊髓蛛网膜下腔，该现象常见于早产儿初次发生严重脑室内出血的24小时内。

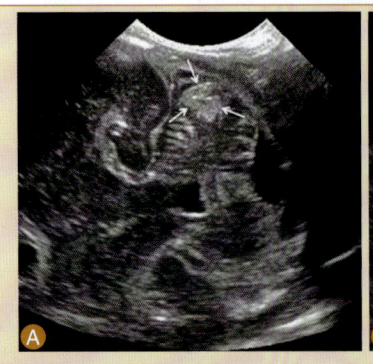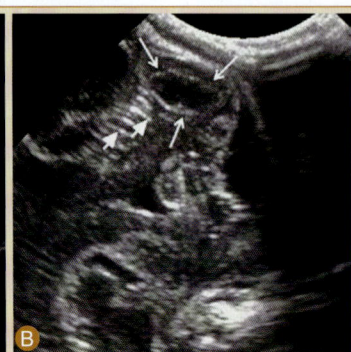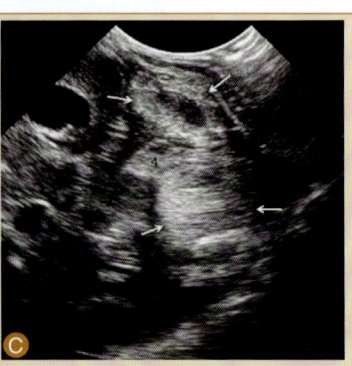

A.小脑横切面声像图可见小脑半球外部小面积的急性出血灶，呈高回声（箭头）；B.同一病例的小脑慢性出血灶，呈无回声（长箭头），经乳突囟探查，可观察到正常小脑叶和小脑裂呈高、低回声线交替排列（短箭头）；C.小脑双侧严重出血（箭头），第四脑室可见脑室内出血（4）。

图11.46　小脑出血

白质软化"，指脑室周围白质的梗死和坏死，是早产儿中的主要缺血性病变。在MRI研究中，弥散加权成像（弥散受限区域呈高信号）显示早产儿脑白质损伤范围往往超出脑室周围，进而延伸至大脑白质、大脑皮层、丘脑、基底节、脑干和小脑。根据累及范围的分布特点，将其称为"早产儿脑白质损伤"。部分患儿既往有心肺功能不全引起低血压和严重缺血、缺氧的病史。脑室周围白质软化的发病机制与3个主要因素有关：①脑室周围分水岭区域血管发育不成熟；②早产儿缺乏血管自动调节功能，尤其是脑白质区；③少突胶质前体细胞未成熟，对损伤易感性高，极易受到缺血-再灌注所产生的自由基攻击。

既往研究显示，脑室周围白质软化在极低出生体重婴儿（<1000 g）中的发病率约为25%～40%。其后，Ment等的研究则显示脑室周围白质软化的发病率仅约7%，而无论采用超声还是MRI进行检查，囊性和非囊性脑白质损伤在早产儿中的发生率均约为50%。与过往相比，目前有更多患有早产儿脑白质损伤或脑室周围白质软化的患儿得以存活（但仍有发生脑性瘫痪的风险），因此该疾病的诊断显得尤为重要。早产儿脑白质损伤可引起囊性脑室周围白质软化，此类患儿多数可经由超声检查发现；而非囊性脑白质损伤则在MRI上更易于观察（图11.48）。

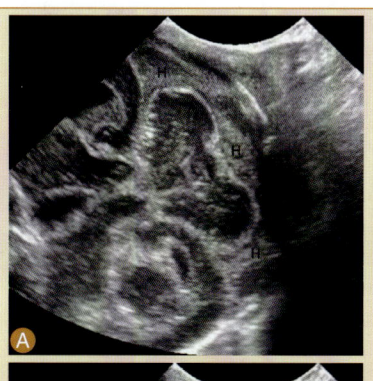
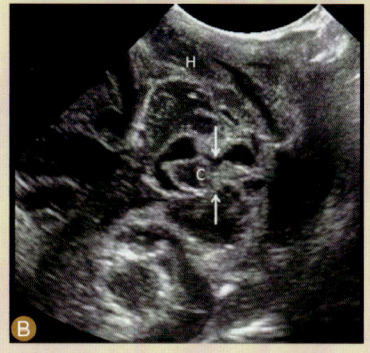

A.后颅窝横切面声像图显示蛛网膜下腔和小脑延髓池的出血（H）；B.横切面声像图可见蛛网膜下腔出血、第四脑室内的血凝块（C）及扩张的Magendie孔（箭头）。

图11.47 当血液由第四脑室流入小脑延髓池时，蛛网膜下腔出血是脑室内出血的继发改变

（九）脑水肿和脑梗死

1、早产儿脑白质损伤或脑室周围白质软化

早产儿脑白质损伤，之前被称为"脑室周围

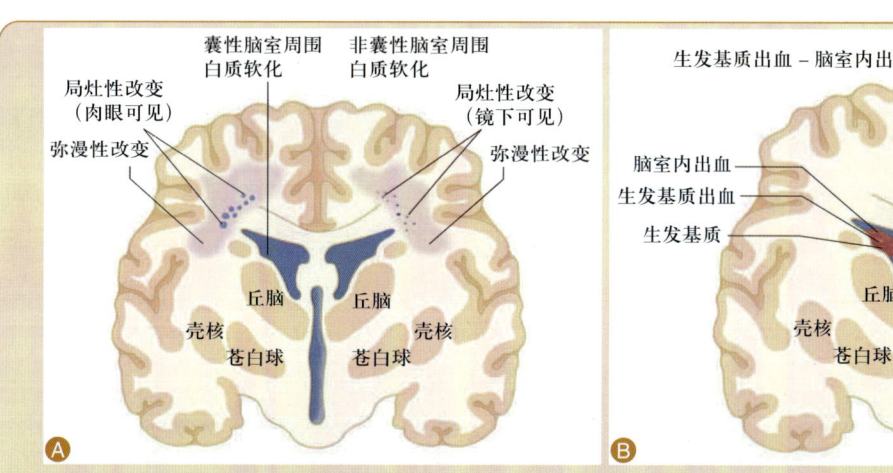
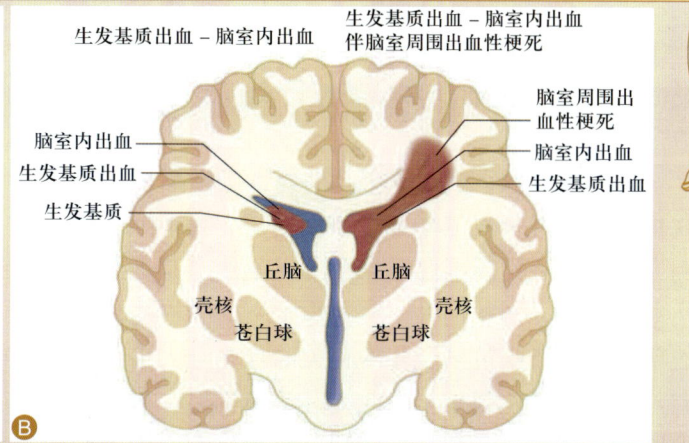

图为妊娠第28周出生的早产儿的大脑冠状面，显示了背侧的脑室下区、腹侧的生发基质、丘脑、壳核和苍白球。A.囊性脑室周围白质软化中的局部坏死病灶肉眼可见，进而将演变为囊肿；而非囊性脑室周围白质软化的局部坏死病灶仅镜下可见，进而将演变为胶质瘢痕；囊性和非囊性脑室周围白质软化均出现的弥漫性改变（粉红色区域）源于该区域的细胞学改变。B.出血（图中红色区域）破入生发基质后可引起生发基质出血，当室管膜破溃，血液流入脑室则导致脑室内出血（左侧），若生发基质出血-脑室内出血累及范围较大，则可引起脑室周围出血性梗死（右侧）。

图11.48 囊性和非囊性脑室周围白质软化，生发基质出血-脑室内出血及脑室周围出血性梗死

[Adapted from Volpe JJ. Brain injury in premature infants: a complex amalgam of destructive and developmental disturbances. Lancet Neurol. 2009；8（1）：110-124.]

囊性脑室周围白质软化最常累及位于侧脑室三角区旁视辐射水平的动脉供血边缘带及Monro孔周围的额叶白质，也可呈弥漫性广泛分布。随着早产儿生存率的提高，脑室周围白质软化的发病率也相应增加，而后续发生如循环功能受损、动脉导管未闭、窒息发作及败血症等并发症的可能性也随之增高。

非囊性早产儿脑白质损伤或脑室周围白质软化患者可能存在大脑皮层白质的广泛损伤，镜下局灶性白质损伤，基底节、丘脑及小脑的损伤（后续演变为胶质瘢痕），其主要表现为脑白质变薄，脑室壁不规则。此外，也可能存在胼胝体的损伤。Epelman等研究发现，利用超声对胼胝体进行仔细扫查可观察到胼胝体损伤时其回声增强，利用这一特征可对胼胝体损伤进行诊断，而MRI则较少用于胼胝体损伤的诊断。此外，已有文献显示，在近足月校正年龄进行超声检查或在足月校正年龄进行MRI检查有助于预测极早产儿的神经发育结局。

孕妇绒毛膜羊膜炎与早产儿脑白质损伤或脑室周围白质软化有关，其可能是由血管活性蛋白进入胎儿循环引起胎儿大脑血流量波动导致的。胎儿或新生儿感染引起的炎症反应可激活星形胶质细胞和小胶质细胞，从而引起脑室周围白质软化；或者这些细胞反应可能只是机体为修复脑室周围白质软化引起的组织损伤产生的病理反应。研究发现，绒毛膜羊膜炎产生的前炎症细胞因子与脑室周围白质软化相关。预防脑室周围白质软化主要依靠母体产生的抗体（针对其母亲产前曾患有绒毛膜羊膜炎的患儿）、抗细胞因子类药物及自由基清除剂治疗。

有文献显示，56%早产儿的囊性脑室周围白质软化出现在严重血流动力学事件之后，而44%的病例为突发性脑室周围白质软化（在不伴有其他新生儿事件的情况下发生）。突发性脑室周围白质软化的病例通常接受过早产儿的相关治疗，且大多数孕妇曾患绒毛膜羊膜炎。因此，有学说提出，母体感染可能是诱发早产和脑室周围白质软化的原因。产前使用类固醇药物已被证明可降低脑室周围白质软化的发生率及生发基质出血引起脑实质内出血的发生率。

囊性脑室周围白质软化或早产儿脑白质损伤导致的晚期神经问题包括发育迟缓和下肢痉挛性双瘫，通常在出生后6个月内被发现。下肢痉挛性双瘫的原因是支配下肢肌肉运动的锥体束由运动皮层发出后，经内囊下行，在下行过程中需途经侧脑室壁周围区域。严重脑室周围白质软化病例还可累及双臂，导致痉挛性四肢瘫痪，亦可导致视力和智力障碍。法国EPIPAGE队列研究对2364例在妊娠第22～32周出生的儿童进行了关于脑性瘫痪患病率的调查，其中纳入的2岁儿童有1954例（83%）。20%在妊娠第24～26周出生的儿童患有脑性瘫痪，而在妊娠第32周出生的儿童中只有4%出现此种情况。在接受新生儿颅脑超声检查和随访的儿童中，17%出现新生儿脑室内出血（Ⅲ级）。在出现新生儿脑白质损伤的儿童中，25%有脑性瘫痪症状，而在超声表现正常的儿童中仅4%发生脑性瘫痪。

在病理上，脑室周围白质软化区域发生凝固性坏死后，坏死组织被细胞所吞噬。坏死区多见于侧脑室外角周围的脑白质，可引起脱髓鞘改变及侧脑室局部扩张，严重时可形成囊腔。若合并出现皮肤瘀点，则说明病情可能更为复杂。数据显示，当采用MRI与超声联合检查时，出血性脑室周围白质软化的发病率比预想中更高（64%）。

对于最终进展为囊性脑室周围白质软化的患儿，其首次超声检查结果可能是正常的。但在脑室周围白质软化发生2周内，脑室周围白质的回声会逐渐增强，直至高于相邻脉络丛的回声，其通常是由梗死引起的水肿导致的，也可能是由出血引起（图11.49A）。发病后2～4周，实质内回声异常增强区可出现囊性改变（图11.49B～图11.49D，动图11.16）。囊性病变呈单发或多发，直径由数毫米到2 cm不等，平行分布于脑室边缘，通常位于脑室顶部外侧和（或）上方的深部白质内，多数情况下呈双侧对称分布。胼胝体囊性变可进展导致胼胝体变薄。病理研究表明，超声检查低估了脑室周围白质软化的实际发生率。Adcock等在51例尸检证实的脑室周围白质软化病例中发现，44%的病例颅脑超声检查未能给予正确诊断，漏诊原因有两个：①超声检查通常在患儿1月龄前进行，此时尚未发生脑室周围白质软化囊性变；②囊性病灶体积过小，超声检查无法发现。

随着病程进展，囊性病变可增大或消退。因此，在脑组织损伤后数周至数月内，即使声像图提示脑白质正常，仍无法排除脑室周围白质软化可能。对于脑实质损伤的长期随访，MRI具有比CT或超声更高的灵敏度。随着脱髓鞘程度的加重，MRI可以识别受损白质中的胶质瘢痕（图11.50），其典型表现为扩大的脑室周围的白质变薄，囊性病变与扩张的脑室融合消失。对于发生严重缺氧缺血性事件的患儿，其首次颅脑超声检查往往表现为正常，因此建议在出生后4周左右复查超声以排除脑室周围白质软化。对于尚未与脑室融合的脑室周围白质软化囊性病变，其分布位置具有特征性，可以据此与生发基质出血Ⅳ级中的脑实质内出血相鉴别。然而，生发基质出血和脑室周围白质软化亦可同时存在。颅脑超声可用于观察脑室周围白质损伤，但在检查中应注意将声束聚焦于回声增强区域。Leijser等把脑白质回声强度分为以下级别：0级，低于脉络丛回声；1级，与脉络丛回声相似；2级，高于脉络丛回声。只有当脑白质回声明显增强（2级）时，提示神经系统预后不良。

极低出生体重儿是发生脑室周围白质软化的高风险人群，在足月校正年龄对极低出生体重儿进行MRI检查是诊断早产儿脑白质损伤或脑室周围白质软化的最佳手段。随着MRI的广泛应用，是否将MRI作为一项常规检查目前仍存在争议，但其在评估极早产儿神经发育预后方面具有一定价值。联合应用弥散加权成像和弥散张量成像有助于评估更大范围白质损伤的预后。文献显示，髓鞘化延迟、脑室扩张和脑外间隙宽度并不是脑性瘫痪的最佳预测指标。

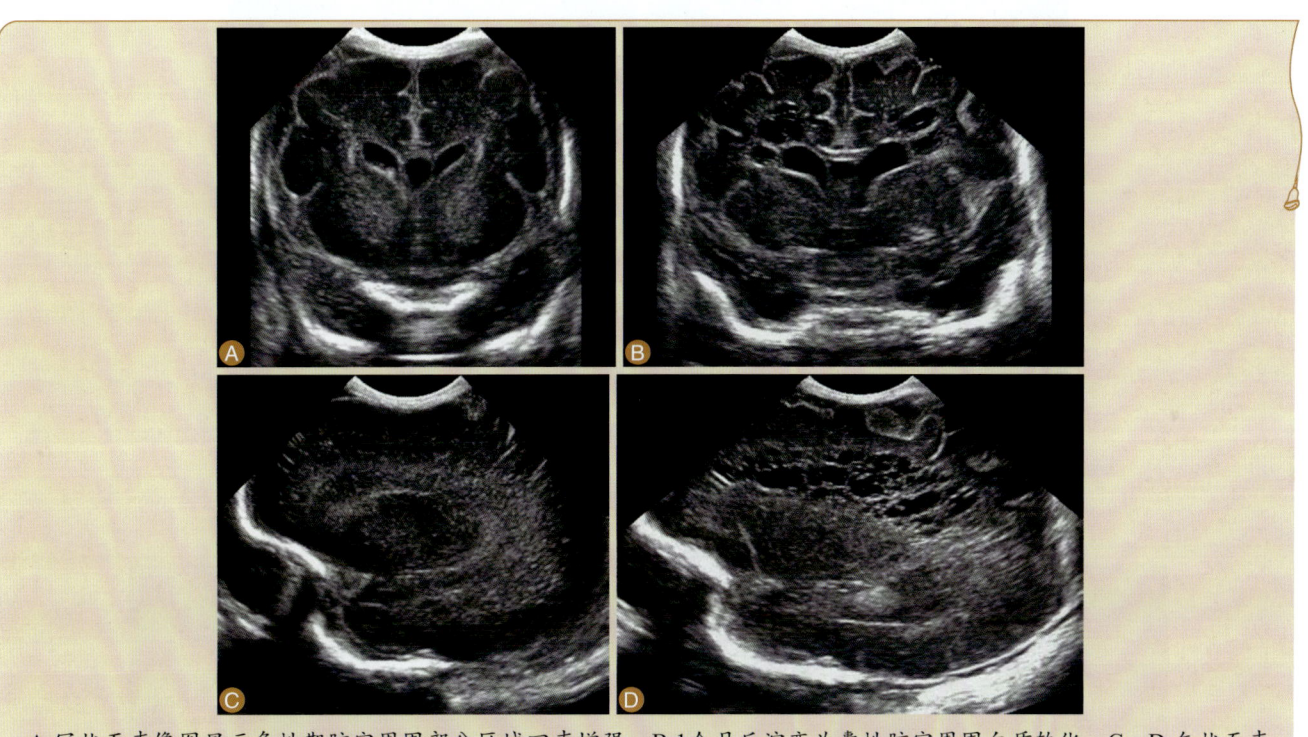

A.冠状面声像图显示急性期脑室周围部分区域回声增强；B.1个月后演变为囊性脑室周围白质软化；C、D.矢状面声像图。

图11.49 脑室周围白质软化：从回声增强到囊性无回声的过程

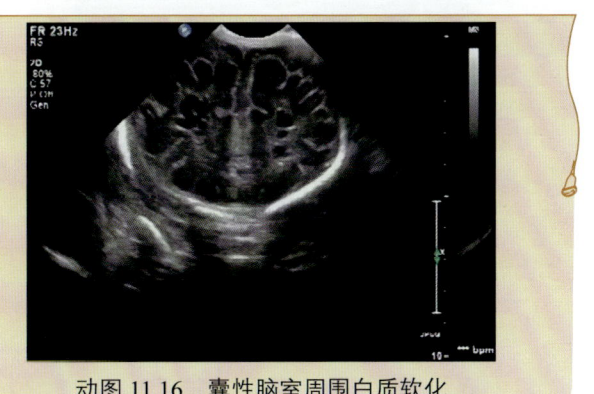

动图11.16 囊性脑室周围白质软化

2、足月儿缺氧缺血性损伤

弥漫性脑水肿伴或不伴蛛网膜下腔出血是足月儿缺氧缺血性事件的常见并发症。在个别病例中，当急性脑水肿仅累及局部非常小的范围时，可使图像上大脑灰质与白质分界变得更清晰。在一般情况下，脑水肿在超声上的典型表现为脑实质回声弥漫性增强，脑室呈裂隙样，脑沟模糊。脑实质回声的增强可影响脑沟的显示，在超声声像图上表现为脑沟消失（图11.51），脑实质回声增强并沿受损区域分布，脑沟因周围脑实质水肿回声增强而显示不清。脑水肿导致脑实质回声增强的机制目前尚不完全清楚，可能与细胞内液体增多导致回声界面的增多有关。

对于重度窒息的患儿，联合应用彩色多普勒成像比单纯使用灰阶超声能更早地诊断，且能显示更多的病灶（参见本书第十二章）。目前已有研究利用多普勒超声对脑水肿进行分型和结局预测。通过对47例脑血流指标异常的患儿进行追踪随访（从新生儿期至4岁）发现，舒张期血流缺失或反向并不一定导致不良结局。患儿的生存率与是否得到及时有效的治疗相关。一些研究结果显示，在新生儿窒息

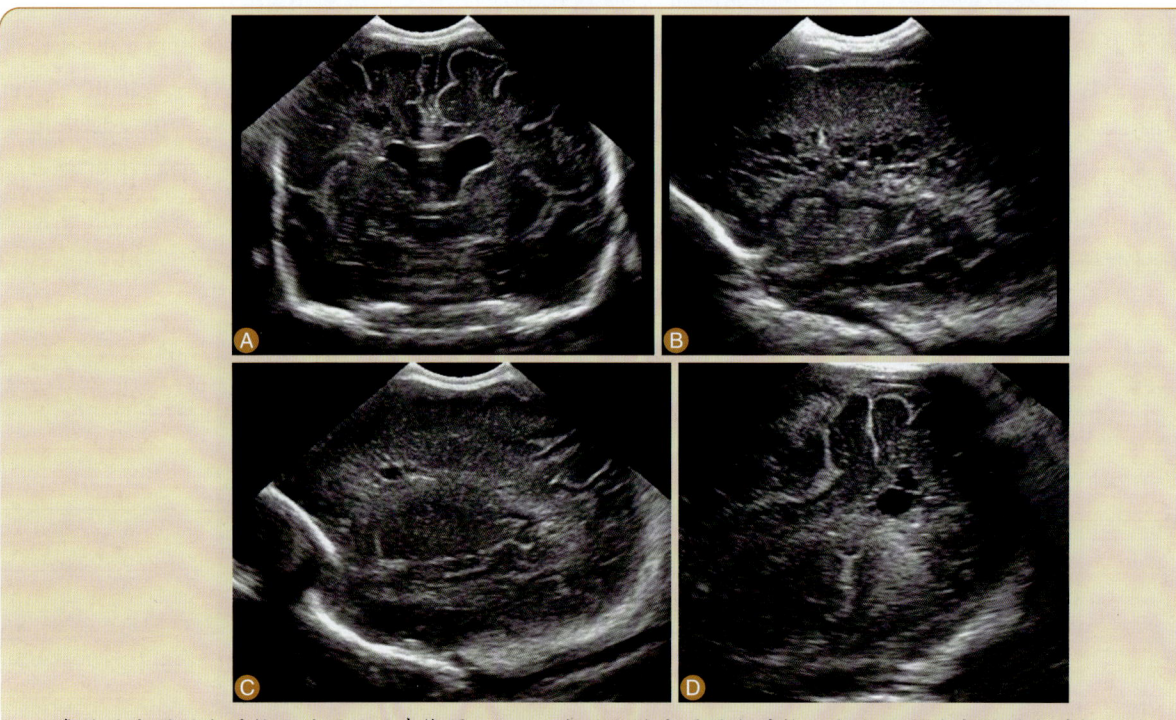

A.囊性脑室周围白质软化的冠状面声像图；B、C.大面积脑室周围白质软化和小面积脑室周围白质软化的矢状面声像图；D.枕叶囊性脑室周围白质软化的矢状面声像图。

图 11.50　脑室周围白质软化

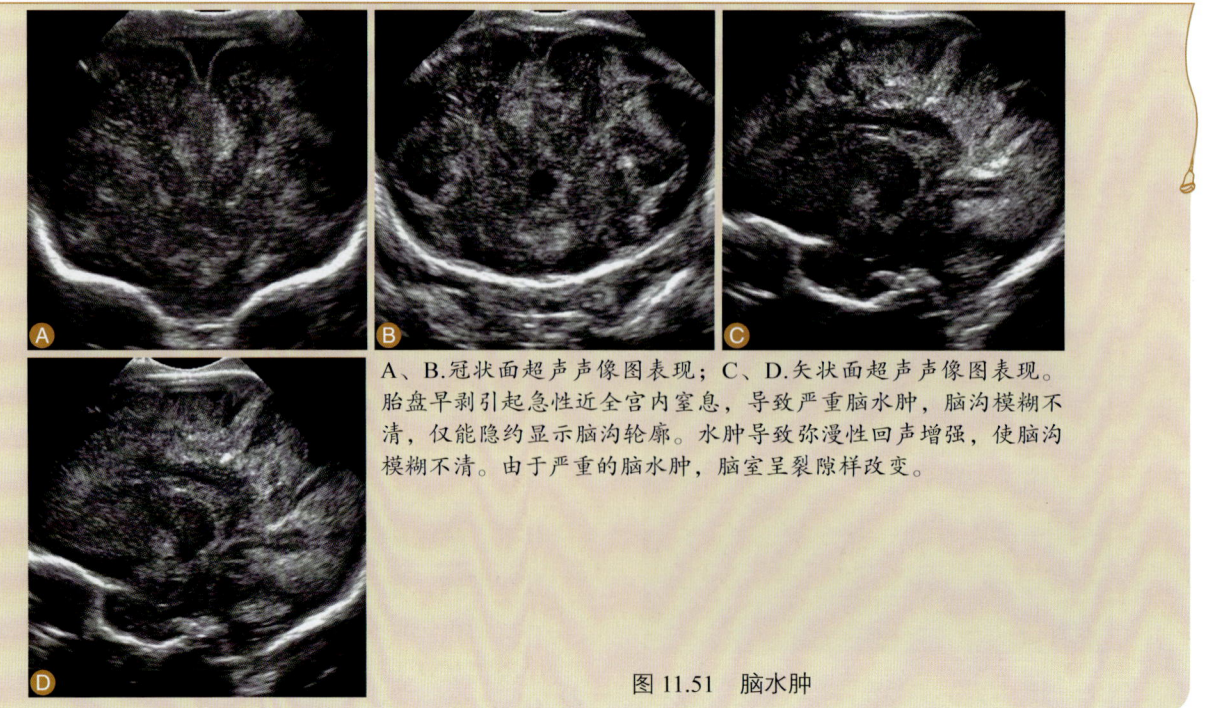

A、B.冠状面超声声像图表现；C、D.矢状面超声声像图表现。胎盘早剥引起急性近全宫内窒息，导致严重脑水肿，脑沟模糊不清，仅能隐约显示脑沟轮廓。水肿导致弥漫性回声增强，使脑沟模糊不清。由于严重的脑水肿，脑室呈裂隙样改变。

图 11.51　脑水肿

的发病早期已可观察到MRI表现的改变，但大多数新生儿医师反对将病情不稳定的新生儿转运进行MRI检查。如果缺血严重进而导致梗死，则2周内可出现弥漫性脑容量减小、脑萎缩，进而引起脑室扩大。

脑萎缩也可导致脑实质外液体间隙扩大，头围有助于区分弥漫性脑萎缩和脑积水，因弥漫性脑萎缩患者的头围正常或偏小。根据损伤类型，可能会出现弥漫性脑萎缩、局灶性孔洞脑或脑软化灶。对于急性近全宫内窒息的新生儿，曾报道一种特殊类型的损伤模式，即发生基底神经节损伤而不伴大脑皮层和白质损伤，这种损伤如果没有出血，在出现晚期萎缩性病变之前，超声很难诊断（图11.52）。

超声检查可发现这些缺血缺氧性损伤所导致的并发症，但MRI能够更加敏感且最大限度地显示近皮层表面的损伤。为优化足月新生儿颅脑超声成像，Daneman和同事使用8～17 MHz的高频超声，采用多聚焦成像，放大近场、中场和远场图像，采用频谱和彩色多普勒超声，通过频谱多普勒寻找异常的阻力指数。Daneman和同事还强调为了比较的准确性，需要在2小时内完成超声和MRI检查。新生儿缺血缺氧性损伤超声检查要点应包括脑灰质-白质分界和脑皮层及深部结构的局灶性回声异常；多普勒超声在评估血流阻力指数和硬脑膜窦血流方面具有价值。

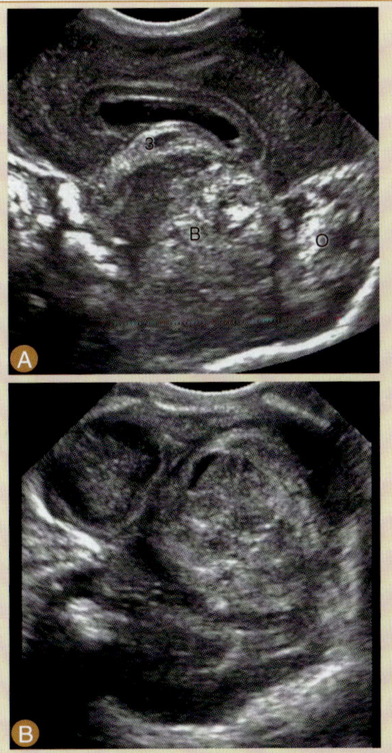

足月儿采用低体温治疗缺血缺氧性脑病，尽管有一些罕见的脑室内出血的报告，但是，国家儿童健康与人类发育研究所新生儿研究网络的研究结果表明，低体温治疗缺血缺氧性脑病使患儿死亡率降低，低体温不会增加存活者严重残疾的比率。

新生儿缺血缺氧性脑病最好在出生后的前几天采用超声进行评估。MRI是最敏感、最特异的成像技术，在病情稳定的足月儿中作用非常大。一些研究者认为，在出生后第一周末期进行MRI检查可能有用，但按照足月矫正的年龄对预后评估最佳。然而，在发生损伤后的5～7天，大脑表现可正常或接近正常。对于严重的低血压发作，丘脑、脑干和小脑因其高代谢活动而最为敏感。早产儿缺血缺氧性脑损伤超声表现为回声增强，CT表现为低密度（可能因新生儿脑部含水量高而漏诊），弥散加权成像上因弥散受限呈高信号。在足月儿中，丘脑外侧、后壳核、海马体、脑干、皮质脊髓束和感觉运动皮层受影响最大。

3、局灶性脑梗死

除脑室周围白质软化或脑室周围出血性静脉梗死，新生儿脑梗死并不常见；危险因素包括早产、严重的产时窒息、先天性心脏病（左向右分流）、脑膜炎、栓子（来自胎盘或体循环）、红细胞增多症、高钠血症和创伤；症状表现各异，可从无症状到伴嗜睡和昏迷的癫痫发作。本疾病最常见于大脑中动脉分布区域，也可累及前循环和后循环。单一部位的梗死多见于足月儿，而早产儿往往表现为多处梗死。病情不稳定新生儿可采用彩色和（或）能量多普勒超声评价脑血流，病情稳定的新生儿可采用MRI弥散加权来检测脑卒中的最早期征象。

小脑梗死远比大脑梗死少见。然而，伦敦汉默史密斯医院3年内报道了6例早产儿在若干岁时通过MRI诊断小脑梗死的病例。所有患儿均存在脑室出血，因此小脑损伤可能是弥漫性缺血性损伤所致。6例患儿中只有1例在超声检查中被诊断为小脑损伤。因为蚓部回声高，该区域的水肿或出血诊断十分困难。MRI将13例伴有小脑半球和蚓部损伤的重度脑性瘫痪患者诊断为小脑梗死。由于常规对后颅窝进行详细的评估，我们能发现更多早产儿的小脑梗死。

矢状面（图A）和横切面（图B）声像图显示脑干、小脑蚓部、大脑半球及枕叶皮层后部出血，回声增强，继发于急性近全宫内窒息。透明隔腔下方第三脑室内可见凝血块。B：脑干；O：枕叶；3：第三脑室。

图 11.52　脑干和小脑出血

在超声上，梗死的脑实质在2周内表现出特异性征象（图11.52，图11.53），包括实质回声增强、动脉搏动缺失、脉冲或彩色多普勒超声无法检出血流信号、水肿引起的占位效应、损伤沿动脉供血区域分布及脑沟边界不清。2周后，回声增强的病灶开始出现囊性改变，进行性萎缩引起同侧脑室增大（代偿性脑积水），主要动脉分支自近心端向周边搏动逐渐恢复。小脑病变通常位于周边，因此不会导致侧脑室局部扩张。无论是实验研究还是新生儿，彩色多普勒能够在局部血管损伤后数小时内检出过度灌注。能量多普勒比彩色多普勒能更加敏感地检出过度灌注血管的内径和数量的增加。

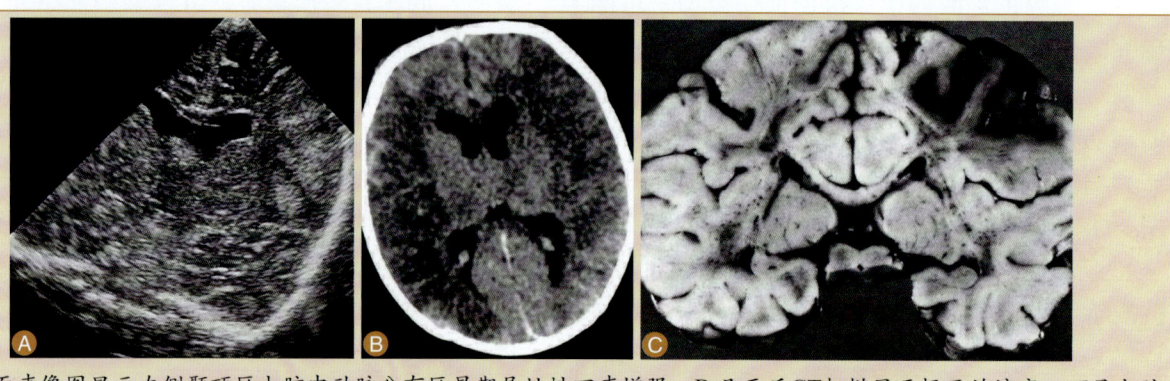

A.冠状面声像图显示左侧颞顶区大脑中动脉分布区早期局灶性回声增强；B.几天后CT扫描显示梗死的演变，可见大脑两侧大面积低密度影，呈典型的旁矢状分布；C.另一患者的病理标本冠状面显示典型的局灶性梗死呈旁矢状分布，延伸至脑表面。

图11.53　足月婴儿局灶性脑梗死

（With permission from Friede R. Developmental neuro-pathology. 2nd ed. New York: Springer-Verlag; 1975.）

脑梗死：超声表现

- 脑实质回声增强
- 彩色多普勒和频谱多普勒血流消失
- 水肿所致占位效应
- 损伤沿动脉供血区域分布
- 脑沟边界模糊不清
- 梗死区域的周边搏动增加
- 损伤发生数小时内即出现早期动脉侧支血管形成

（十）豆纹动脉血管病变

丘脑和基底节的豆纹动脉的线状分支状回声增强并不常见，但可见于宫内病毒感染（巨细胞病毒感染、风疹、梅毒，动图11.17，动图11.18）、新生儿窒息、非免疫性水肿、胎儿酒精综合征、13-三体和唐氏综合征。Coley和同事报道63例豆纹动脉血管病变中有30例由缺血缺氧性疾病引起。Amir对92例先天性巨细胞病毒感染的婴儿进行研究，半数在首次颅脑超声检查中发现豆纹动脉血管病变，这是感音神经性耳聋的标志。在Chamnanvanakij和其同事的一项研究中，10例最终在基底神经节和丘脑出现了线性高回声的早产儿，平均诊断年龄是1个月，这是脑损伤更加弥漫且神经功能预后更差的标志。

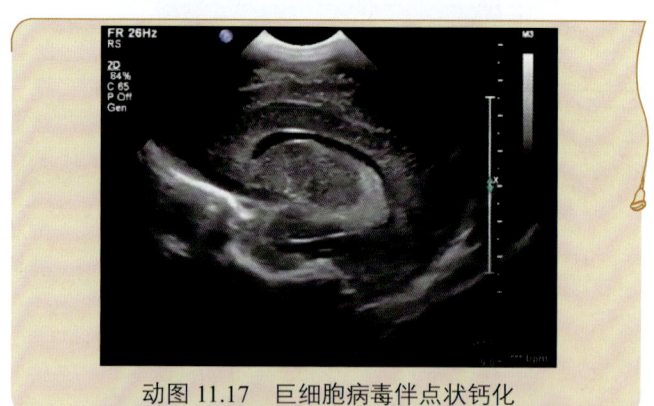

动图11.17　巨细胞病毒伴点状钙化

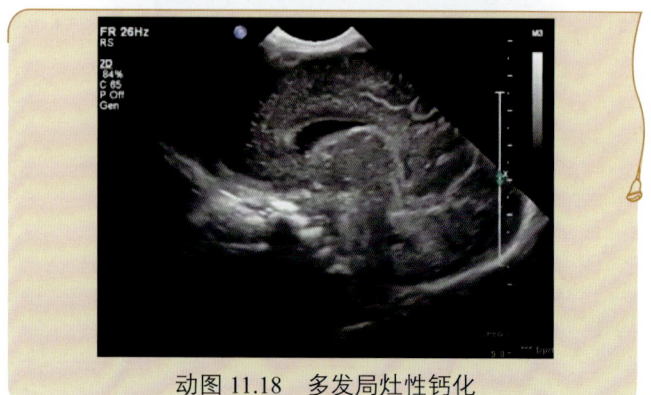

动图11.18　多发局灶性钙化

（十一）尾状核回声增强

双侧尾状核高回声灶出现于胚胎生发基质出血的特征性部位，但其边界清晰，呈泪滴状，且为双侧对称性（图11.54）。Schlesinger和其同事报道，根据MRI和组织病理学检查，9例婴儿中有5例出现缺血，2例该区域正常。尾状核回声增强似乎出现较晚，通常在出生1周后出现，而大多数胚胎生发基质出血在出生1周内发生。

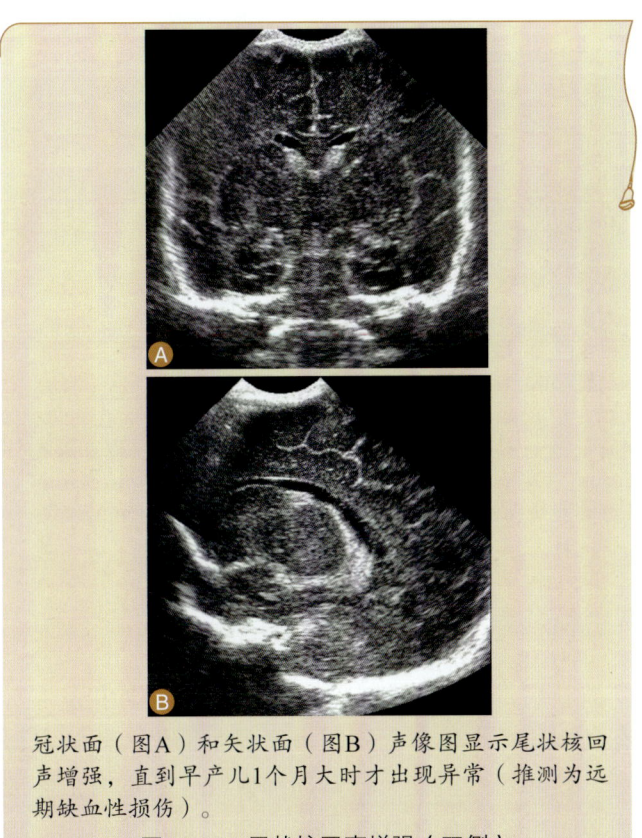

冠状面（图A）和矢状面（图B）声像图显示尾状核回声增强，直到早产儿1个月大时才出现异常（推测为远期缺血性损伤）。

图11.54 尾状核回声增强（双侧）

十二、创伤后损伤

硬膜下和硬膜外血肿

与CT或MRI相比，硬膜下和硬膜外出血的超声诊断难度更大。这些血肿超声表现为聚集在脑实质周围的单侧或双侧低回声液体暗区（图11.55）。硬膜下血肿在新生儿中并不常见，并不一定代表产伤，CT诊断的26例患儿中有13例有创伤史，然而硬膜下血肿很少需要手术。由于超声探头固有的近场伪像，少量的液体可能很难发现。但是，如果使用高频探头（10~12 MHz），会大大提高检出率。使用低频探头，在探头和囟门之间放置超声波导声垫，有助于消除近场伪像。使用高频线阵探头（至少10~12 MHz），采用局部放大的冠状面，是超声检出幕上硬膜外和硬膜下积液的最佳方法。经枕骨大孔或后囟成像有助于幕下脑外积液的诊断。

彩色多普勒超声可根据脑表面血管的移位鉴别蛛网膜下腔和硬膜下的积液和出血（图11.55，另参见本书第十二章）。多普勒超声可用于决定哪些患者仅需要动态观察，哪些患者需要MRI检查以对出血进行更明确的诊断。

新生儿期产伤可导致出血，此后，如出现新的硬膜下积液则表明既往存在脑膜炎（多数来自流感嗜血杆菌）或非意外创伤。如果婴儿的头围在出生后的前2周异常迅速增大，通常需要进行CT检查确认有无脑外积液，该情况最常见的原因是硬膜下出血，而非脑积水。如果进行超声检查，应放大近场图像，仔细检查是否存在脑外积液、脑撕裂，以及慢性硬膜下积液的膜状结构。

十三、感染

（一）先天性感染

先天性感染会对发育中的胎儿造成严重的后果。在妊娠的某一关键时期发生感染，可导致胎儿死亡、先天性畸形、智力低下或发育迟缓、痉挛或癫痫发作。超声在胎儿和新生儿先天性感染并发症的诊断和随访中发挥着重要作用，而很多病例在MRI检查中有更多的异常表现。

最常见的先天性感染通常被简称为TORCH，指弓形虫、风疹病毒、巨细胞病毒和单纯疱疹病毒2型；字母"O"代表"其他"，如梅毒。梅毒可引起急性脑膜炎，偶尔引起新生儿脑实质病变。

在TORCH感染中，巨细胞病毒先天性感染是最常见的，约占所有出生婴儿的1%。巨细胞病毒感染可能发生在出生时或出生后，几乎无不良结局，但产前感染可能对发育中的大脑产生严重的损害。母体感染通常为亚临床感染，母体对巨细胞病毒的免疫降低了宫内巨细胞病毒感染的风险，目前正在考虑使用疫苗。弓形虫病是第二常见的先天性感染，由单细胞寄生虫弓形虫引起。

巨细胞病毒或弓形虫感染的严重程度取决于妊娠期感染的时间。20~24周之前的早期感染会导致更严重的后果：小头畸形、伴有髓鞘化异常的无

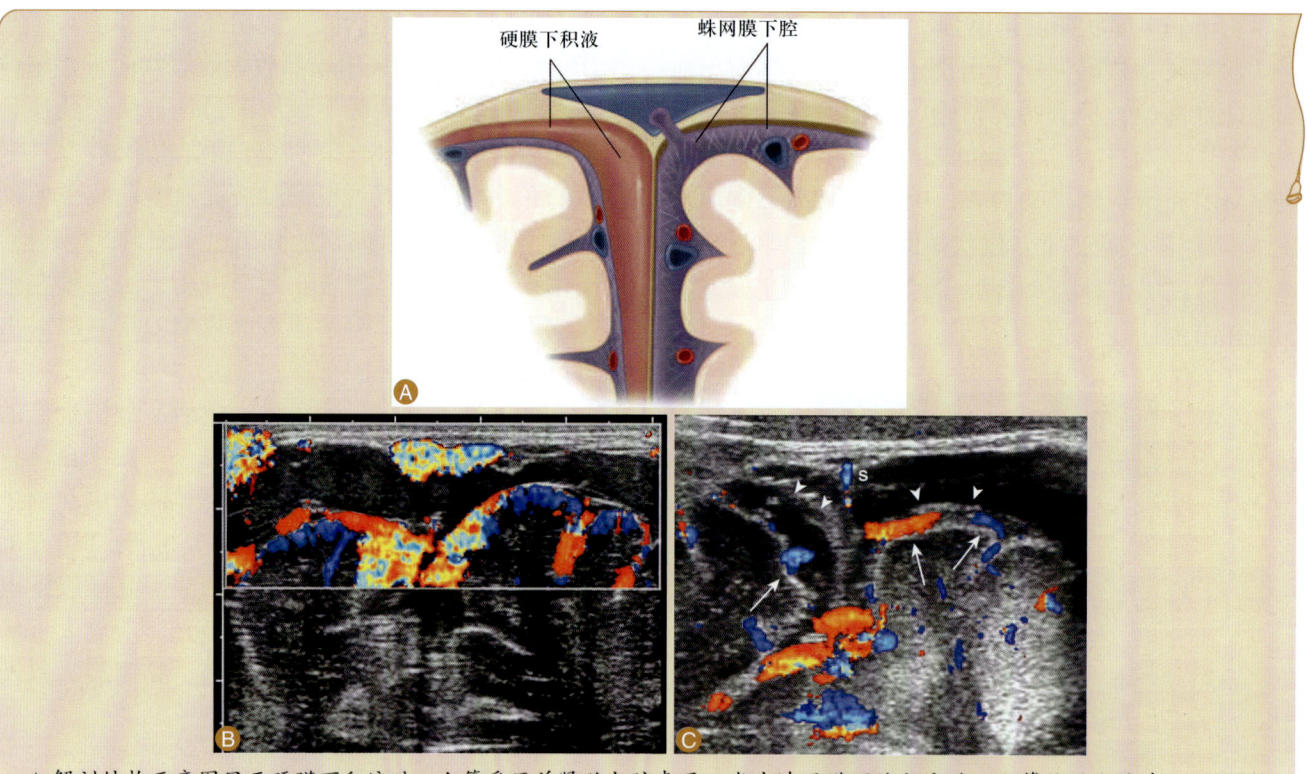

A.解剖结构示意图显示硬膜下积液时,血管受压并紧贴大脑表面,发生蛛网膜下腔积液时,血管位于积液中;B.2周龄婴儿大脑半球间裂的冠状面放大彩色多普勒声像图,显示脑膜炎引起的大面积双侧硬膜下积液,呈弱回声,将皮质表面血管压迫至皮质表面;C.1月龄婴儿大脑半球间裂的冠状面彩色多普勒声像图,显示非意外创伤造成慢性硬膜下血肿(S),呈低回声,左侧较大,右侧较小,位于高回声的蛛网膜下腔液体之上,高回声的蛛网膜下腔液体压迫皮质表面,同时包绕着皮质表面的血管(箭头),增厚的高回声软脑膜-蛛网膜将其与无回声的硬膜下积液相分隔(三角箭头)。注意呈高回声的皮质下白质和上矢状窦。

图 11.55 硬膜下积液与蛛网膜下腔积液

脑回畸形、小脑发育不全、多小脑回和皮质发育不良、孔洞脑和多囊性脑软化。有报道巨细胞病毒在一些患者中引起脑裂畸形(图11.56)。脑容量减少可能导致脑室扩大。24周后感染所导致的神经损伤程度较轻。

病原体血清抗体滴度可用于鉴别巨细胞病毒和弓形虫感染。其他鉴别标准包括巨细胞病毒可引起皮肤瘀斑和肝大,而弓形虫感染可导致脉络膜视网膜炎。有报道两种感染均可发生颅内钙化。巨细胞病毒多引起脑室周围钙化(图11.56,动图11.17,动图11.18),另有报道可见脑室内分隔带(动图11.19)。弓形虫感染引起的钙化更加分散,多分布于基底神经节。然而,这2种钙化模式均可见于巨细胞病毒和弓形虫感染。有报道称,先天性弓形虫感染经过治疗,颅内钙化可消退,相应地,神经系统预后得到改善。

超声可显示脑室周围或散在颅内钙化,表现为点状高回声,后方伴或不伴声影。在8例已证实的巨细胞病毒感染病例中,Malinger和其同事报告所有病例均存在脑室周围回声增强、钙化、侧脑室增宽、蚓部发育不良、脑室周围囊肿、脑室内粘连带和基底神经节血管回声增强,1例出现小脑钙化。脑实质可表现为结构紊乱,脑沟和胼胝体边界不清。CT能更好地显示钙化,而MRI显示髓鞘化异常或皮质发育不良最可靠。

最近,巴西和许多其他国家都报道了孕妇寨卡病毒感染,与胎儿小头畸形和严重的脑损伤有关。超声表现类似于程度更为严重的巨细胞病毒感染,伴小头畸形、侧脑室增宽、胼胝体异常、灰质和白质丢失,以及脑内钙化。

单纯疱疹病毒1型或单纯疱疹病毒2型可能导致中枢神经系统疾病,单纯疱疹病毒2型在新生儿中更常见,单纯疱疹病毒1型主要发生在年龄较大的儿童和成年人中。单纯疱疹病毒2型可经胎盘传播,或分娩时暴露于阴道生殖器疱疹病变,所引发的脑炎通常为弥漫性,导致灰质-白质分界消失。与年龄较大的儿童和成年人感染单纯疱疹病毒1型时出现的颞叶病变不同，先天性单纯疱疹病毒2型感染常导致脑室周围白质囊性软化灶和出血性梗死伴散在脑实质钙化，而较低的神经轴，包括基底神经节、丘脑、小脑和脑干受影响程度相对较轻。单纯疱疹病毒2型宫内感染可导致小头畸形、颅内钙化和视网膜发育不良。

自1967年风疹疫苗的广泛使用后，先天性风疹病毒感染在西方国家已变得极为罕见；但不幸的是在世界许多其他地区，这仍然是一个严重的问题。有报道称风疹病毒感染可引起室管膜下囊肿、小头畸形和血管病变。

（二）新生儿获得性感染

脑膜炎和脑室炎

尽管已有治疗细菌感染的抗生素，但现在仍有耐甲氧西林感染的病例，细菌性脑膜炎仍然是婴儿和儿童中出现的一个严重问题。不论有无其他风险因素，新生儿败血症对极早产儿的神经发育结局存在严重的影响。Schlapbach与同事发现败血症之后患脑性瘫痪的风险上升4倍，并提出可能的机制包括感染引起的直接脑损伤和继发于感染性休克的低动脉血压。

在出生后的第一个月，2种最常见的感染来自大肠杆菌和B组链球菌；第4~12周，大肠杆菌和肺炎链球菌最常见；在3个月~3岁，流感嗜血杆菌最

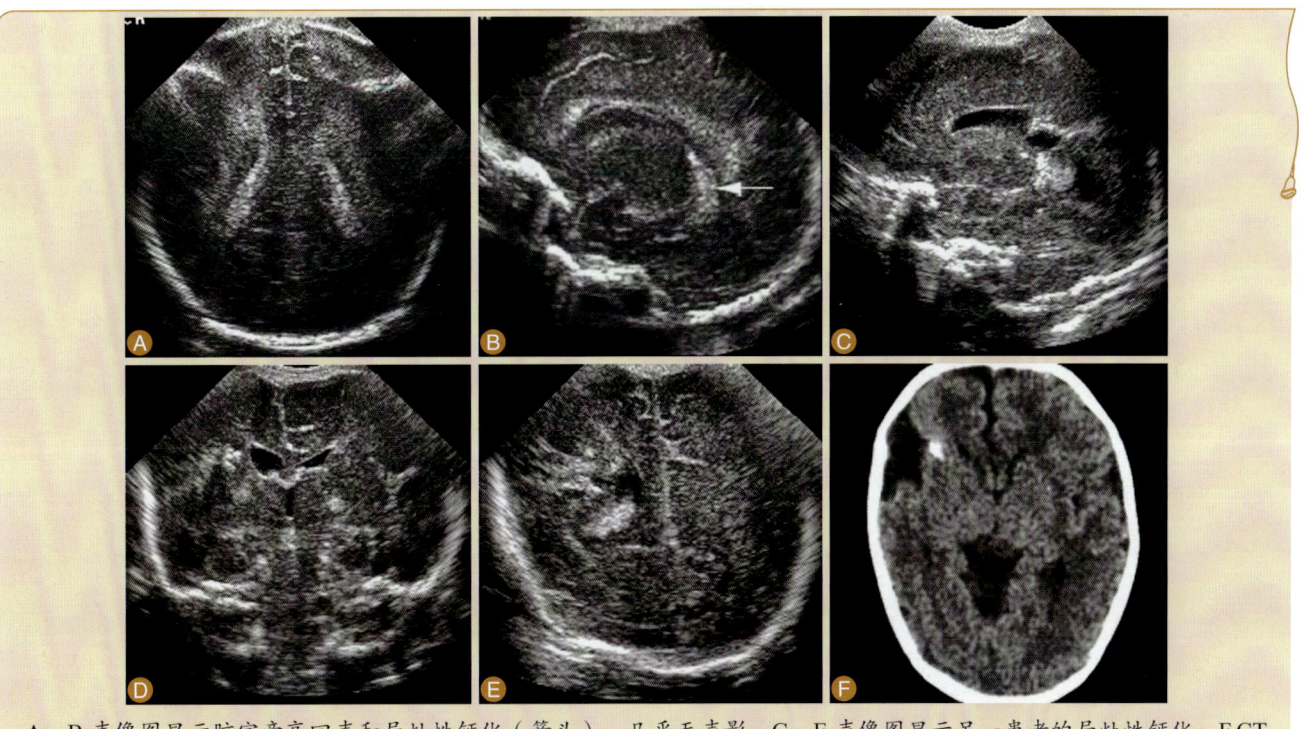

A、B.声像图显示脑室旁高回声和局灶性钙化（箭头），几乎无声影；C~E.声像图显示另一患者的局灶性钙化；F.CT扫描表现。

图11.56　巨细胞病毒脑炎

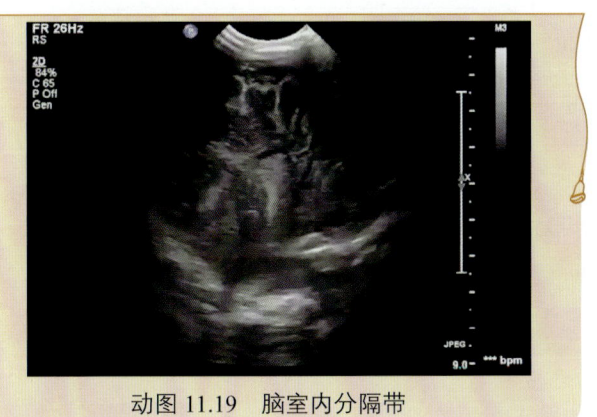

动图11.19　脑室内分隔带

常见。据报道，肠道病毒也可引起脑炎。脑膜炎通常是临床诊断，影像学检查仅用于评估并发症或当患者临床情况恶化时进行评估。

脑膜炎的并发症包括硬膜下积脓或积液（图11.57，图11.58）、脑炎、脓肿形成和静脉窦血栓形成。脑梗死可源于动脉血管炎或静脉窦血栓形成所致的静脉阻塞。超声可识别这些并发症，但不具有特异性。脑实质或脑沟回声增强或减弱的区域可能代表水肿、脑炎或进行性梗死（图11.59）。

脑室炎是脑膜炎的另一并发症，见于60%~

95%的病例,其超声征象为脑积水、脑室内碎屑样高回声、脑室回声增强,或室管膜呈松散杂乱的线样回声,或脑室内纤维分隔形成(图11.60)。与CT或MRI相比,超声是检出脑室内分隔的最佳方法。这些分隔可导致分流术失败或使细菌逃避抗生素。增强MRI和CT对感染相关并发症的定位更为敏感,如梗死、静脉窦血栓形成、脑外积液等。

十四、颅内肿块

(一)脑肿瘤

儿童脑肿瘤只有11%发生在2岁前。2岁前发生的肿瘤通常是先天性的,在产前超声检查中可能表现为羊水过多。新生儿的肿瘤很难诊断。如果肿瘤引起脑积水及颅内压增高的体征和症状,如头颅增大、呕吐或行为改变,则可能做出诊断。更特异性的体征和症状取决于肿瘤的位置,如颅神经症状或垂体和下丘脑功能障碍,一般来说,MRI是首选成像方式。然而,对于非特异性的体征和症状,包括脑积水导致的头部增大,超声可作为首选的影像学检查。超声可评估肿瘤的位置和大小,并评估囊性和实性成分。

肿瘤的最初表现可能是肿瘤内出血。事实上,在新生儿中,出血比肿瘤更常见,由于两者回声都

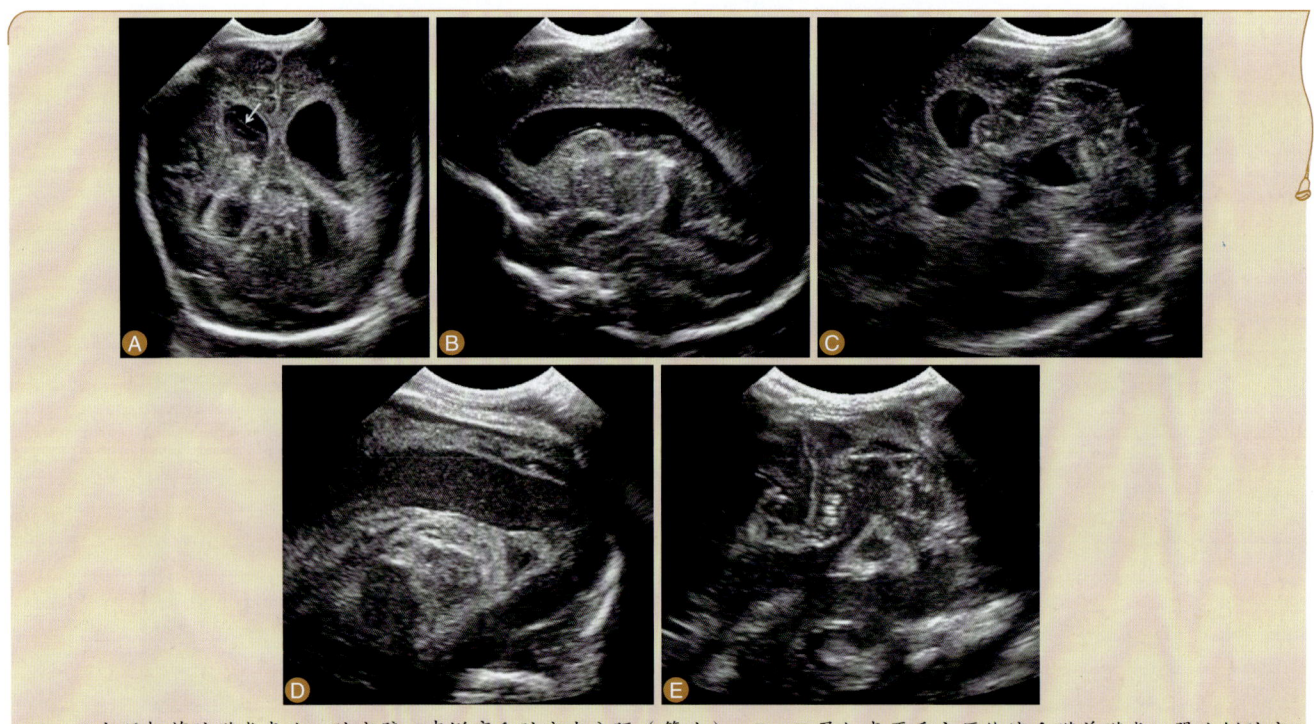

A~C.大肠杆菌脑膜炎患儿,脑室壁回声增高和脑室内分隔(箭头);D、E.孕妇患严重衣原体绒毛膜羊膜炎,婴儿侧脑室和第四脑室的脑室壁增厚、回声增强,在剖宫产时,子宫内可见大量脓性液体,注意脑外也会见到类似的高回声物质。

图 11.57 脑室炎:大肠杆菌脑膜炎和衣原体绒毛膜羊膜炎

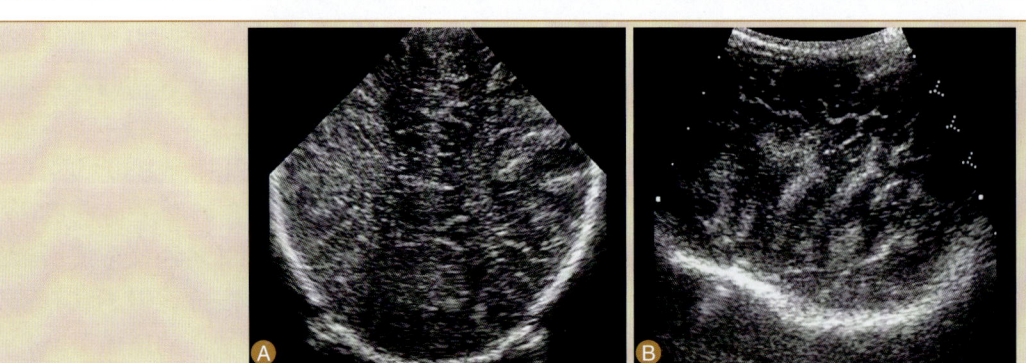

A、B.冠状面和矢状面声像图显示脑沟弥漫性增厚,回声增强。

图 11.58 B组链球菌性脑膜炎

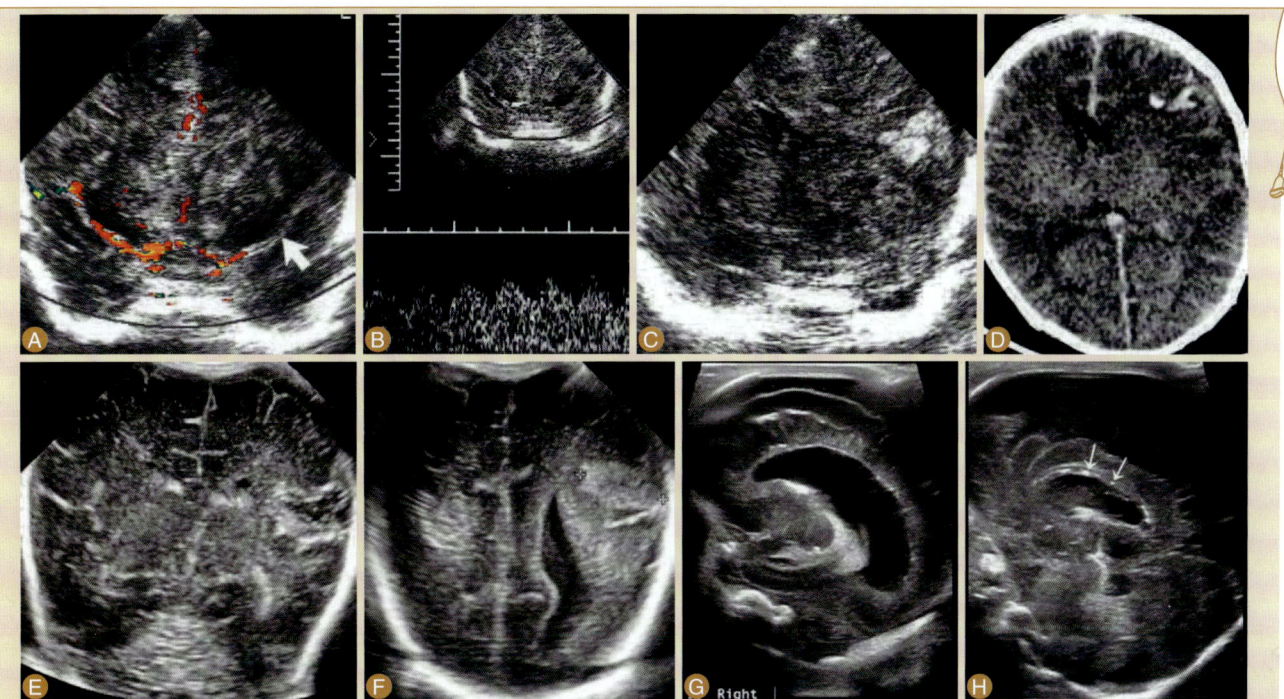

图A~图D为B组链球菌性脑膜炎伴局灶性脑梗死。A.冠状面声像图，彩色多普勒显示左侧大脑中动脉（箭头）血流信号缺失，灰阶图像显示左右两侧大脑中动脉对称，回声增强；B.脉冲波多普勒提示右侧大脑中动脉（对侧）舒张末期血流流速明显增加；C、D.冠状面声像图和CT图像显示脑梗死伴出血，中线结构右侧移位；E、F.出生后2周的另一早产儿，冠状面声像图显示左侧大脑中动脉供血区脑梗死，原因不明，可见脑实质内局灶性高回声（标尺）；G、H.胎儿不明原因感染，矢状面声像图显示脑灰白质交界区钙化，提示寨卡病毒感染，胼胝体也存在钙化（箭头）。

图 11.59　感染
（G and H courtesy of I. Castro-Aragon, MD, Boston.）

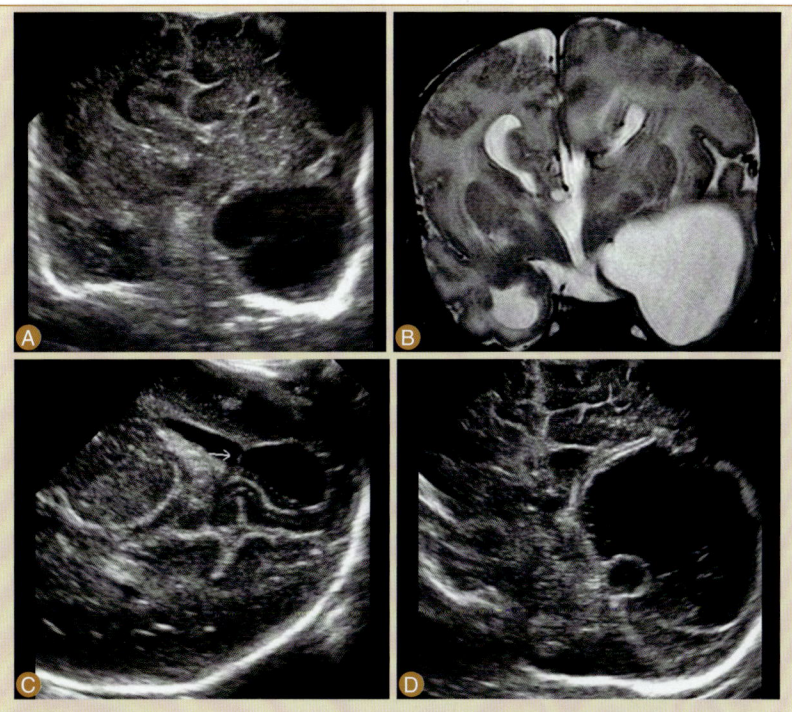

A~D.足月婴儿脑皮质回声弥漫性增高和脑积水；C.分隔（箭头）将左侧脑室下角隔离成为囊性肿块，合并胼胝体缺如和小脑蚓部发育不全。

图 11.60　产前感染：脑室炎

很高,因此很难将单纯的血肿与肿瘤区分开来。对任何异常部位的出血均应进行增强CT或MRI检查,寻找隐匿性肿瘤。对于不寻常的出血,后续扫查也有帮助,因为出血引起的凝血会随着时间的推移而溶解,使肿瘤得以显示。

频谱和彩色多普勒超声能够识别肿瘤的血管成分。MRI检查用于评估肿瘤范围、鉴别诊断和疗效评价。尽管不能鉴别肿瘤的组织学类型,但肿瘤的定位有助于鉴别诊断。

1岁以下婴儿的脑肿瘤位置与较大年龄的儿童不同,肿瘤类型也不一样。幕上肿瘤比幕下肿瘤更常见,大约为2.5∶1。畸胎瘤在1岁内最常见。星形细胞瘤(星形细胞胶质瘤)在多数肿瘤类型中占第二位,通常起源于视交叉、视神经或下丘脑(图11.61,图11.62)。其他肿瘤包括非典型畸胎瘤样或横纹肌样瘤(非髓母细胞瘤)、原始神经外胚层肿瘤、室管膜瘤和脉络膜丛乳头状瘤(图11.63)。少突胶质细胞瘤、血管网状细胞瘤、血管瘤、皮样囊肿、脂肪瘤、原发性神经母细胞瘤、畸胎瘤和脑膜瘤等亦存在散发病例报道。少数几例弥漫性新生儿血管瘤病的病例报道显示,病变累及脑、皮肤、脊髓、肝脏和心脏。虽然血管瘤病可能会导致充血性心力衰竭,但最大的危险是病变部位出血和可能出现的播散性血管内凝血。皮质类固醇疗法对治疗新生儿血管瘤有帮助,但新生儿血管瘤病患儿寿命通常不够长,从而无法使用类固醇治疗消退病变。

1岁以内常见脑肿瘤
畸胎瘤
鞍上星形细胞瘤(下丘脑)
畸胎瘤或横纹肌瘤
室管膜瘤
脉络丛肿瘤

(二)颅内囊性病变

颅内囊性病变很常见,超声是评价此类病变的

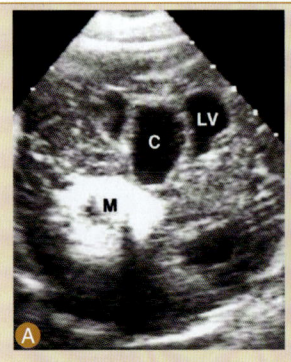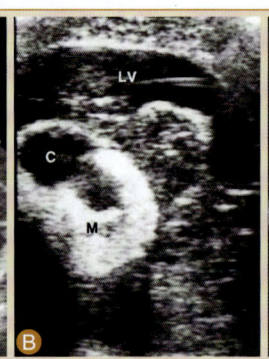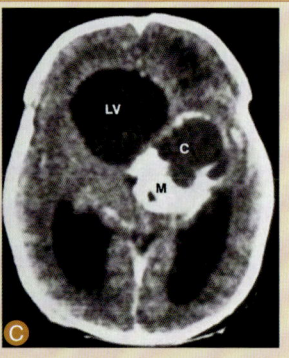

A、B.冠状面和矢状面声像图显示肿块呈强回声(M)伴液性成分(C),位于侧脑室(LV)之间并向上方延伸;C.横断位增强CT检查表现。

图 11.61 星形胶质细胞瘤(星形细胞瘤)
(Courtesy of T. Stoeker, MD, Roanoke, VA.)

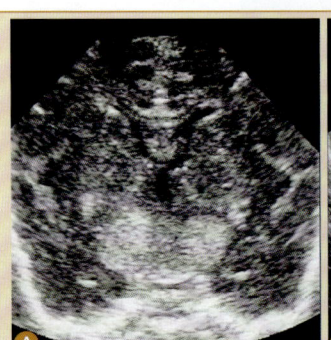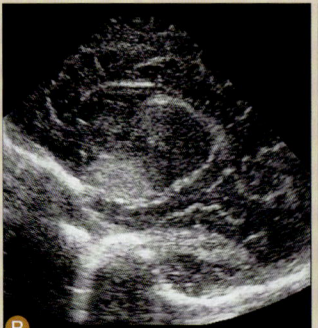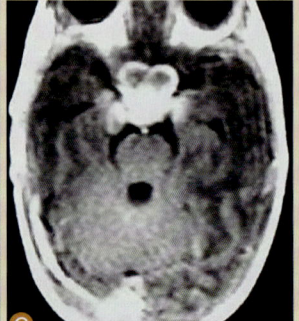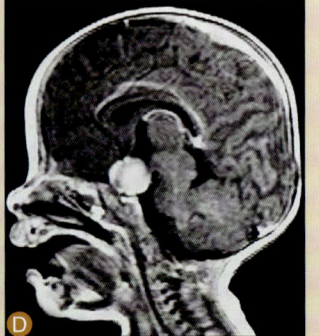

A、B.冠状面和矢状面声像图显示中线区肿块呈高回声;C、D.横断位增强CT和矢状位增强MRI T_1WI显示中线区视神经胶质瘤强化。

图 11.62 视神经胶质瘤

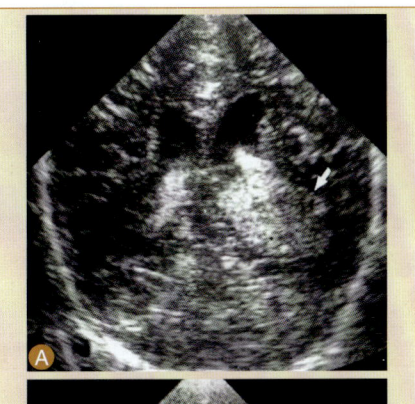

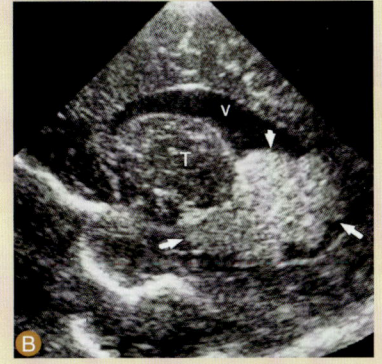

A、B.冠状面和矢状面声像图。T：丘脑；V：侧脑室。

图11.63 左侧侧脑室脉络丛乳头状瘤（箭头）

(Courtesy of D. Pretorius, MD, University of California at San Diego.)

最佳手段（缺少手术证实），颅内绝大部分囊性病变为良性病变。

首先，认识正常的囊性结构和发育过程中出现的解剖变异非常重要，包括透明隔腔和Vergae腔、中间帆腔、侧脑室前角囊肿和小脑延髓池（表11.3）。其次，正常的变异大的小脑延髓池或巨小脑延髓池并非真正的囊肿（图11.27）。

表11.3 颅内囊性病变

类别	特定病变
正常变异	侧脑室前角囊肿（Connatal囊肿，侧脑室缩窄） 脉络丛囊肿
先天性	原发性蛛网膜囊肿 Dandy-Walker畸形 积水性无脑畸形 全前脑畸形
脑室周围	脑室周围白质软化 室管膜下囊肿 脑穿通性囊肿
肿瘤	小脑星形细胞瘤（囊性型） 颅咽管瘤 畸胎瘤
炎性	脓肿 硬膜下积脓
其他	继发性蛛网膜囊肿 Galen静脉畸形

1、蛛网膜囊肿

蛛网膜囊肿是最常见的脑部真性囊肿，但在儿童中仅占所有占位性病变的1%。蛛网膜囊肿是两层蛛网膜之间形成的内含脑脊液的袋状结构。原发性和继发性囊肿形成机制不同。原发性囊肿被认为是由蛛网膜的异常分裂，脑脊液在两层之间积聚所致。而继发性蛛网膜囊肿则为蛛网膜粘连包裹脑脊液所致。蛛网膜囊肿，尤其位于大脑中线区时，如果不断增大，则会引起脑室系统梗阻。中线区蛛网膜囊肿常在婴儿期即表现为脑积水。超声显示蛛网膜囊肿表现为囊壁分离的无回声区。中线区蛛网膜囊肿常伴有其他脑部异常。当胼胝体发育不全时，第三脑室抬高，中线区囊肿常与第三脑室相通。在全前脑畸形中，背侧的囊肿可与单一的中央脑室相通。

蛛网膜囊肿部位[a]
颅中窝前部
鞍上区
后颅窝
四叠体区
大脑凸面
大脑半球间裂

注：[a] 发生率依次减低。

2、脑穿通性囊肿

脑穿通性囊肿是脑坏死和空洞软化所致，与脑室系统相通（图11.44）。病变通常由脑实质出血、感染或手术引起。

3、脉络丛囊肿

脉络丛囊肿比较常见，通常无症状。脉络丛囊肿可发生在所有的年龄组，34%的胎儿和婴儿在尸检中被发现。然而，产前和新生儿超声仅在约1%的研究人群中发现。脉络丛囊肿往往是单发和孤立性的。大的（>10 mm）和多发的脉络丛囊肿有时会与染色体异常有关，特别是18-三体综合征、唐氏综合征和Aicardi综合征等。这类新生儿通常还存在其他异常。

脉络丛囊肿通常位于脉络膜丛内，境界清楚（图11.64），大小小于4 mm至10 mm以上不等，多为单侧，左侧大于右侧，位于脉络膜丛背侧。极少数病例因导致梗阻性脑积水而出现症状，但其可能与某些特定的病因有关，而非正常变异。脉络丛出血进入脑室后，偶尔会形成脉络丛囊肿。彩色多普勒有助于将脉络丛血管和囊肿鉴别开来。

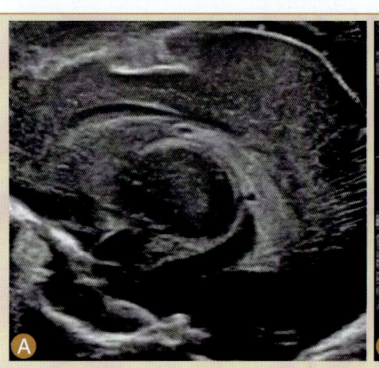
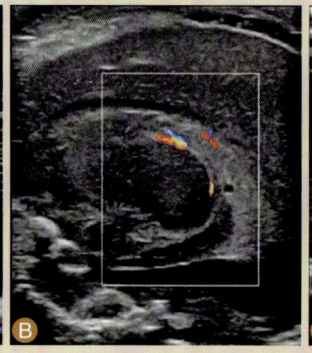
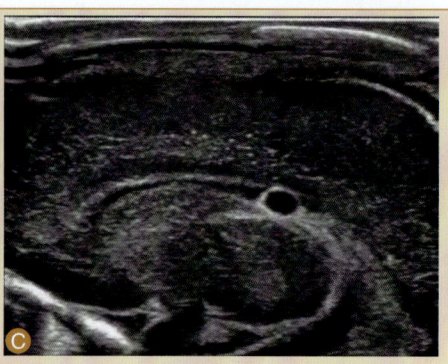

A~C.矢状面声像图分别显示不同大小的囊肿，脉络丛可见正常血流和囊肿无血流。

图11.64 脉络丛囊肿

（三）幕上脑室周围囊性病变

正常脑室内和脑室周围会发现许多脑室周围囊肿（图11.65）。

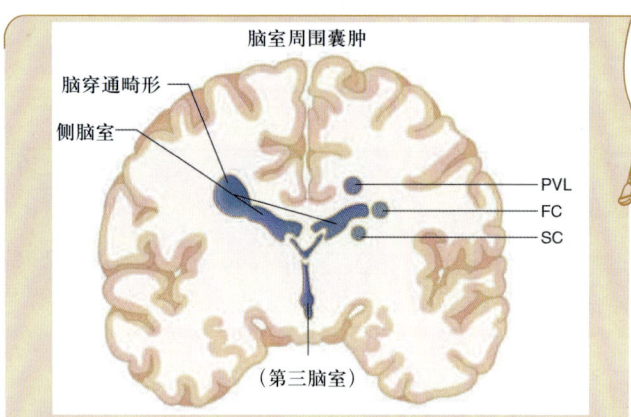

此类囊肿包括正常变异的侧脑室前角囊肿（FC）、室管膜下囊肿（SC）、脑室周围白质软化（PVL），以及与脑室直接相通的脑穿通性囊肿。

图11.65 脑室周围囊肿

1、侧脑室前角囊肿

侧脑室前角囊肿直接贴附于侧脑室前角外侧壁，也称侧脑室缩窄和Connatal囊肿（图11.14A）。侧脑室前角囊肿既往被认为是脑组织缺血后软化所致，目前则认为是孟氏孔前方的正常变异，可能为胎儿时期脑室出现折叠，导致囊肿紧贴侧脑室前角。

2、室管膜下囊肿

室管膜下囊肿位于脑室管膜下，可单发或多发（图11.66），多为早产儿生发基质出血的后遗症。其他原因包括感染（如巨细胞病毒和风疹病毒），以及罕见的脑-肝-肾综合征（Zellweger综合征）。室管膜下囊肿可孤立存在，无明显诱因。据报道，可卡因会增加早产儿室管膜下囊肿的发病率。

3、脑室周围白质软化

脑室周围囊肿也可为脑室周围白质软化所致（图11.50）。囊肿可出现在整个侧脑室的侧面和上方，典型者位于侧脑室前角和体部上方。

（四）Galen静脉畸形

Galen静脉畸形常被称为Galen静脉动脉瘤，但这里用词不当，因其并非真正的动脉瘤，实际上为大脑前动脉或大脑后动脉发出的大动脉血管畸形导

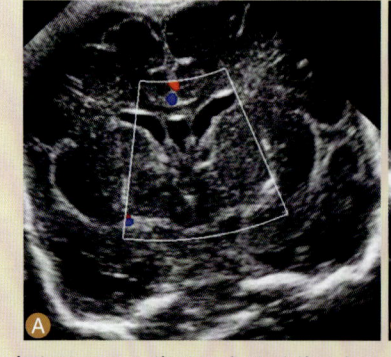
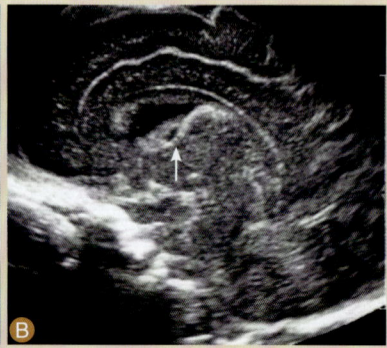

A、B.冠状面和矢状面声像图显示室管膜下囊肿（箭头），其在产前巨细胞病毒感染后于尾状核丘脑切迹处形成，该区域通常会发生典型的生发基质出血，该囊肿在出生时即已存在。

图11.66 室管膜下囊肿

致的大脑大静脉（Galen静脉）瘤样扩张。动静脉分流量大的患儿出生后1个月通常出现充血性心力衰竭。后期，分流量小的患儿可出现癫痫发作、颅内杂音、脑积水和心脏增大。

超声显示，Galen静脉畸形表现为双侧侧脑室间的无回声囊性肿块（图11.67），位于孟氏孔后方，第三脑室上方，主要为大脑中线区。Galen静脉畸形存在粗大供血动脉，可以与其他囊性肿块鉴别。频谱或彩色多普勒显示肿块内充满血流信号即可确诊。Galen静脉畸形可伴或不伴脑积水，可存在钙化，特别是在畸形内有血栓形成时。MRI和磁共振血管成像对制定治疗计划非常有价值。

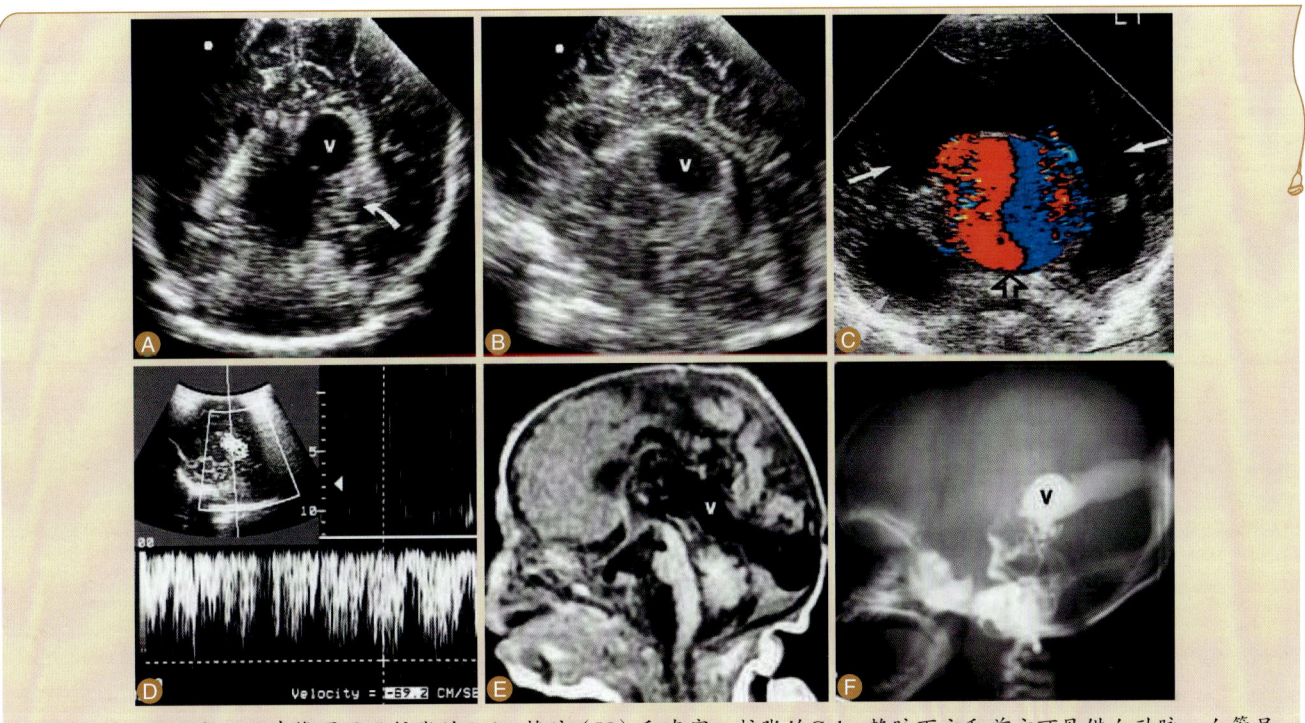

A、B.冠状面和矢状面声像图显示扩张的Galen静脉（V）和直窦，扩张的Galen静脉下方和前方可见供血动脉，血管呈强回声（弯箭头）；C、D.彩色多普勒和频谱多普勒超声显示湍流血流，明确囊样肿块为血管；E、F.另一患者的矢状位MRI无回声区和血管造影所显示的强回声区为走行迂曲的异常供血血管，囊性肿块为扩张的Galen静脉（V）。

图11.67　Galen静脉畸形

（张丽，章春泉，申屠伟慧，于利利，余铖，刘俐，刘莹莹，路晶，李朝军译；洪柳校）

参考文献

扫码观看

第十二章 新生儿与婴儿颅脑的双功能超声成像

Thierry A.G.M. Huisman and Andrea Poretti

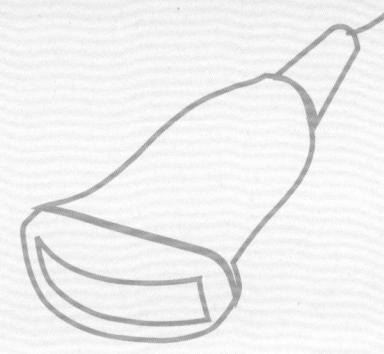

章节大纲

一、超声技术
   （一）方法学
   （二）多普勒超声参数优化调节
   （三）安全注意事项
   （四）多普勒测量及阻力指数影响因素
二、正常血流动力学
   （一）正常大脑动脉血流
   （二）正常大脑静脉血流
三、重症监护治疗与脑血流动力学
   （一）机械通气
   （二）体外膜肺氧合
   （三）治疗性低体温与脑冷却
四、弥散性神经损伤
   （一）缺氧缺血性脑损伤与窒息
   （二）脑水肿
   （三）脑死亡
五、脑出血与脑卒中
   局灶性动脉缺血性脑卒中
六、脑积水
七、脑血管畸形
八、颅内肿瘤
九、近场结构
   （一）蛛网膜下腔积液与硬膜下积液的鉴别
   （二）硬脑膜静脉窦血栓形成
十、超声在其他少见的血管病变中的应用
十一、双功能超声成像的缺陷

> **关键点总结**
> - 小儿颅脑双功能超声成像是B型超声解剖成像的功能性补充，具有重要价值。
> - 从血流频谱曲线中可以获得收缩期峰值流速、舒张末期流速、时间平均峰值流速及阻力指数等各种定量指标。
> - 这些定量指标可能会受到各种因素的影响，如机械通气、动脉导管未闭、体外膜肺氧合、动静脉分流及各种影响脑血流动力学自主调节功能的病理因素。
> - 存在缺氧缺血性脑损伤和脑水肿时，动脉阻力指数通常会低于正常水平。
> - 双功能超声成像有助于探查和识别动脉和静脉畸形，如Galen静脉瘤等。

双功能超声成像采用连续和脉冲回波技术，将灰阶组织成像与血流频谱分析相结合，在过去几十年里一直被用于评估正常及异常新生儿的颅内血流动力学。彩色多普勒超声不仅有助于了解血流方向与探头声束方向的关系，还可以更好地了解颅内血流变化及显示畸形的复杂血管结构。由于超声探头的设计和设备灵敏度的不断改进，颅脑超声可常规显示新生儿及婴儿的颅内血管系统，包括对亚毫米级别动脉（如豆纹动脉）血流及硬脑膜静脉窦（如上矢状窦和下矢状窦）通畅性地显示。能量多普勒超声具有动态范围宽、灵敏度高的特点，在能量多普勒声像图中，血流由不同亮度的单一颜色显示，这对显示低速低振幅血流特别有价值。但是，能量多普勒超声不能提供关于血流方向的信息。通过获取取样容积的多普勒频谱或曲线及后处理软件分析，可以从频谱多普勒超声声像图中获取客观的半定量数据，如收缩期峰值流速、舒张末期流速、阻力指数及时间平均流速等。这些半定量数据能够连续监测，通过分析频谱形态特征，如收缩期血流加速延迟、收缩期波峰平缓、舒张期减速缓慢或舒张期血流反向等，可以获得实时反映疾病进展或康复情况的有价值的脑血流动力学信息。本章阐述了颅脑超声作为一种重要的无创床边成像方式，如何通过多平面、多解剖途径探查，获取脑功能或血流动力学信息，为临床诊断、监测、指导治疗及评估各种新生儿神经性疾病预后方面提供重要支撑。

一、超声技术

（一）方法学

新生儿颅脑超声常用的扫查路径包括经前囟路径、经颞窗路径及经乳突囟路径，3种路径的扫查各具优劣。经前囟路径是新生儿颅脑超声最常见、最便捷的扫查路径，在该路径的正中矢状面中，基底动脉、颈内动脉、大脑前动脉、大脑内静脉、Galen静脉、上矢状窦、下矢状窦及直窦均可显示（图12.1A，图12.1B）。在前囟旁矢状面中，还可以显示豆纹动脉及岛盖支等大脑中动脉的细小分支。此外，临床还使用经枕骨大孔及经眼眶路径扫查以辅助诊断。

在前囟冠状面，颈内动脉床突上段、大脑中动脉M1段、豆纹动脉、大脑前动脉A1段及海绵窦在向前倾斜扫查时几乎均可显示（图12.1C）；成对的大脑中动脉终末分支、豆纹动脉、大脑内静脉、基底动脉、直窦及横窦在向后倾斜扫查时可显示。冠状面扫查的缺陷是大脑中动脉走行方向与超声声束方向接近垂直，使得大脑中动脉血流显示不佳。

经颞窗路径（前外侧囟路径）显示大脑中动脉效果最佳。将超声探头轴向置于耳廓前上方约1 cm处，利用菲薄的颞骨作为声窗，可以获得大多数足月儿的灰阶及彩色多普勒血流超声声像图。该扫查路径可清晰显示Willis环的各主要分支（图12.1D）。在大多数早产儿中，单侧颞窗扫查即可显示双侧大脑中动脉血流。

经乳突囟路径采用稍向下倾斜的轴位扫查，乳突囟（后外侧囟）位于耳廓后上方约1 cm处，即顶骨、枕骨及颞骨的交界处，该路径是显示横窦和窦汇血流的首选扫查路径（图12.1E）。

采用枕骨大孔路径或枕下路径扫查可获得后循环血流图像（图12.1F），新生儿取侧卧位，头颈稍屈曲，探头置于枕骨隆突下方正中，在矢状位或轴位向头侧倾斜扫查。此外，选择在人字缝与矢状缝交界处的后囟作为声窗扫查，也可获得大多数小儿后循环动静脉血管的血流图像（图12.1G）。

最后，可选择经眶路径探查眼动脉及颈内动脉虹吸段（图12.1H），一般将探头置于闭合的上眼睑，稍向内上方倾斜，声束朝向眶尖或视神经管扫查。

多普勒超声参数优化调节要点

- 声窗应与取样血管相匹配。
- 放大图像。
- 限制彩色多普勒血流取样框大小，以提高彩色灵敏度及帧频。
- 调节彩色增益，使血流彩色多普勒信号最大化，同时信号混叠和组织伪像最小化。
- 采用低通滤波器，便于最大限度显示低速血流和评估静脉结构。
- 采用7~15 MHz线阵探头显示上矢状窦。
- 若不需要了解血流方向时，采用能量多普勒超声显示微小血管。
- 在频谱多普勒模式下，多普勒取样线与血流方向之间的夹角应<60°。
- 多普勒取样容积应置于血管腔中央，测量位置应避开血管曲度较大处。

（二）多普勒超声参数优化调节

为更好地显示脑血管系统，仪器参数调节至关重要。检查时应将图像放大，将取样框的大小调整至刚好覆盖待观察区域，以获取最佳彩色检出灵敏度及帧频。应合理调节和平衡彩色增益，以最大限度提高血管血流信号、降低混叠及组织运动伪影。在评估静脉血流时，应选择低通滤波器，以利于显示低速血流。检查位于浅表部位的上矢状窦时，建议使用7~15 MHz的线阵探头。使用可检测低速血流的高频（7 MHz或10 MHz）凸阵探头可显示大多数早产儿及足月儿大脑中动脉及大脑前动脉的细小动脉分支。当以血流探测为主而血流方向信息为辅的时候，推荐使用能量多普勒超声检查。

对于特定血管的评估，根据目标血管的深度和位置不同，可以选用3.5~15 MHz探头进行频谱多普勒超声检查。为保证血流动力学参数的可靠性及可重复性，在血流取样分析时，应保证多普勒取样线方向与血流方向之间的角度<60°；同一血管系列数据的比较，需要保证每次检查时的取样角度是一致的。此外，在频谱多普勒超声检查中，还

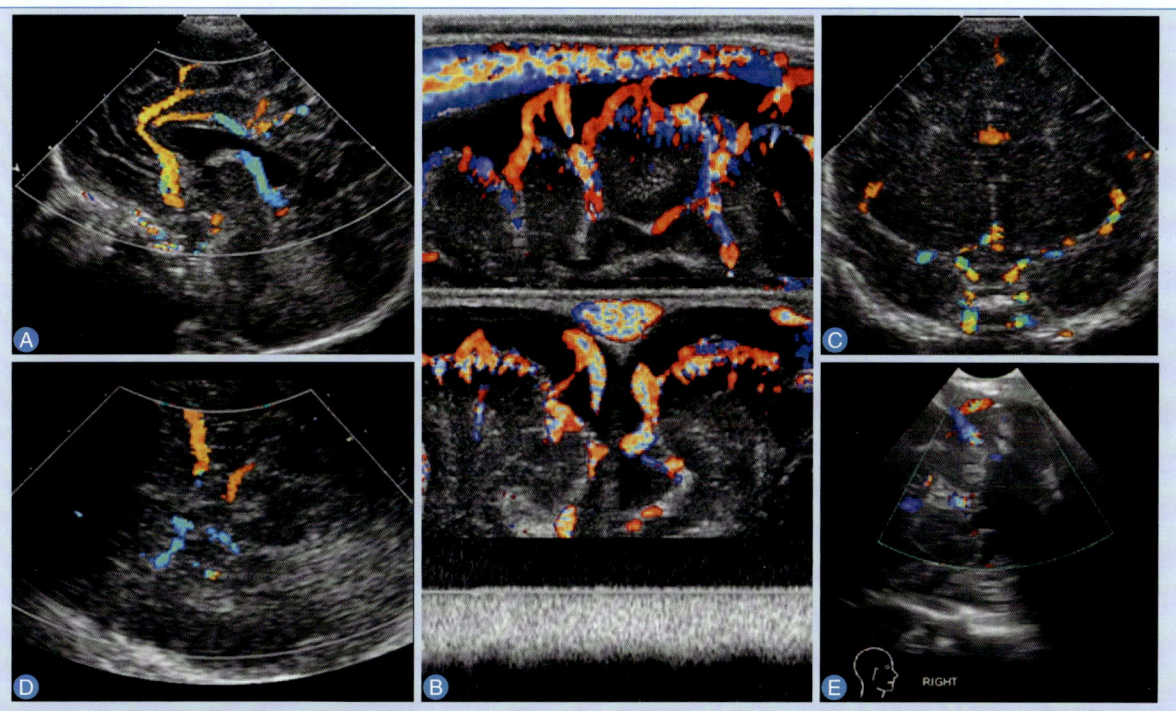

A.经前囟正中矢状面扫查，婴儿面朝左侧，显示颈内动脉远端、大脑前动脉、胼周动脉、大脑内静脉及Galen静脉，下矢状窦常与胼周动脉远端重叠而不能单独显示；B.经前囟矢状位及冠状位扫查显示上矢状窦，见多条皮质浅静脉穿过蛛网膜下腔汇入上矢状窦，频谱多普勒超声显示上矢状窦内稳定、受心搏影响不明显的静脉血流；C.经前囟冠状位扫查显示颈内动脉远端、大脑中动脉、前交通动脉和大脑前动脉近端，下矢状窦与胼周动脉血流相互重叠；D.经颞窗轴位扫查显示Willis环，与远场侧相比，近场侧大脑中动脉及大脑后动脉血流方向相反；E.经乳突囟轴位扫查显示右侧横窦；

图12.1 大脑动静脉的正常彩色多普勒超声声像图

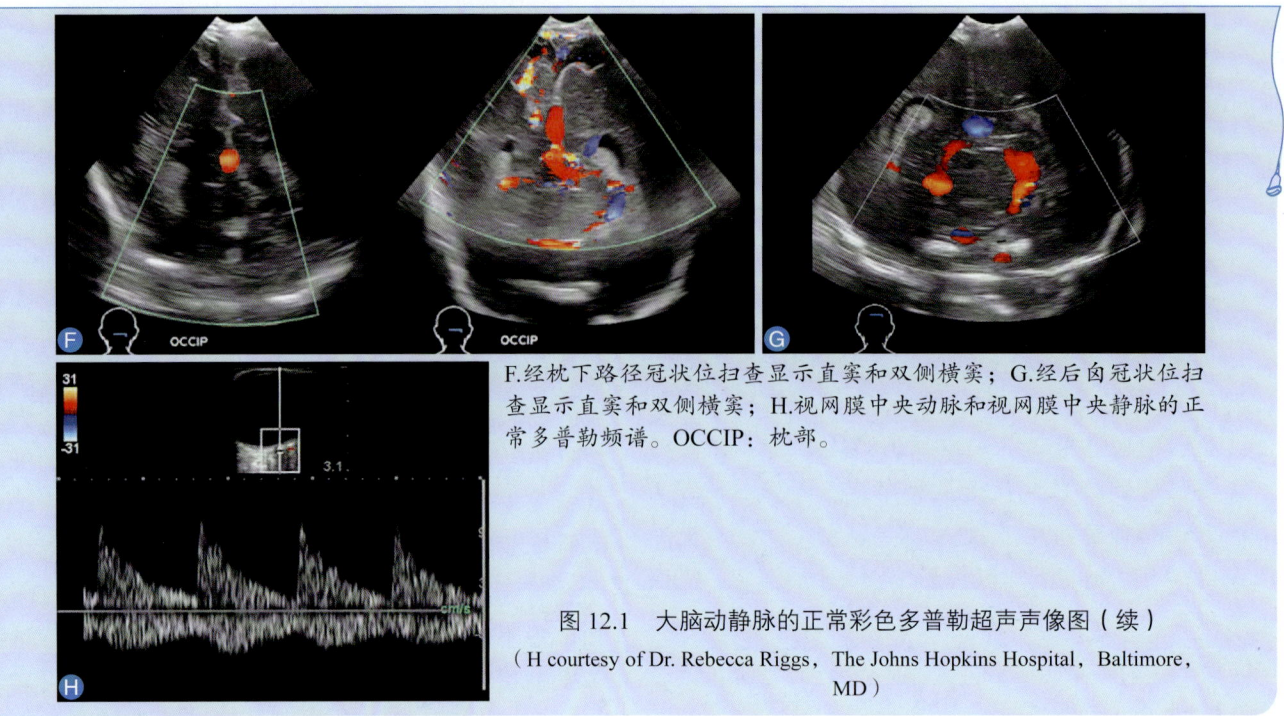

图12.1 大脑动静脉的正常彩色多普勒超声声像图（续）

F.经枕下路径冠状位扫查显示直窦和双侧横窦；G.经后囟冠状位扫查显示直窦和双侧横窦；H.视网膜中央动脉和视网膜中央静脉的正常多普勒频谱。OCCIP：枕部。

（H courtesy of Dr. Rebecca Riggs, The Johns Hopkins Hospital, Baltimore, MD）

应考虑到各种可能改变血管内径的因素，如血压、$PaCO_2$、PaO_2及红细胞压积等的急性改变。

（三）安全注意事项

在脉冲波多普勒及彩色多普勒显像中，探头将能量传递给组织后获取回波信号，虽然颅脑多普勒超声是安全的，但是其具体生物效应目前尚未被阐明，因此仍应限制颅脑的超声波暴露时间，同时信号强度的最大化也应该通过增加增益而非通过增加输出功率实现。总之，在检查过程中，应该遵循可合理达到的最低量原则，以减少对脑组织的能量暴露。

（四）多普勒测量及阻力指数影响因素

收缩期峰值速度、舒张末期流速、阻力指数和时间平均流速是颅内血流动力学监测最常用的半定量指标（图12.2）。

然而，多种影响因素可能改变阻力指数的测量，包括技术因素和多种脑外并发症（图12.3，表12.1）。

提高滤波通量，较低速的血流信号无法显示，导致阻力指数偏高。置于前囟的探头压力作用可使颅内压暂时性增高，导致舒张期血流流速率先降低，进而使得阻力指数增高，该现象在脑血流灌注自主调节功能受损（如继发于缺氧缺血性脑损伤）的患儿中更为明显。在有症状的动脉导管未闭患儿中，由于脑血管血流阻力高于肺血管阻力，舒张期血液从大脑向外分流，导致颅内阻力指数升高。在心动过速期间，由于舒张期缩短，动脉压力波下降时间较少，舒张末期血流流速较高，导致阻力指数偏低。左心室功能障碍患儿，由于心输出量减少，导致收缩压力波减低、收缩期峰值速度降低和阻力指数下降。

在大多数生理条件下，阻力指数仅是脑血管阻力的弱预测因子，平均血流速度是评价脑血流最有价值的指标。尽管测量时要求准确放置取样容积，调整取样线角度，但许多临床和实验数据均表明平均血流速度与整体脑血流量之间存在着很强的相关性。

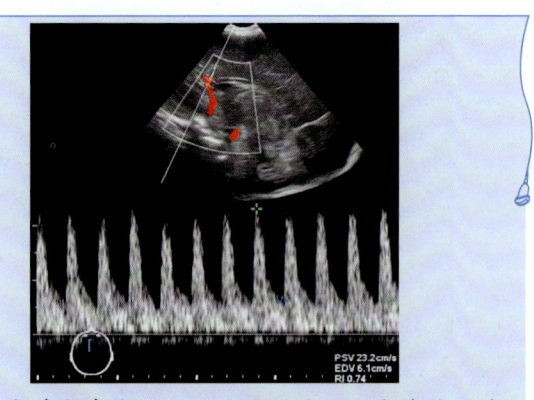

在频谱多普勒声像图上，通过测量收缩期峰值流速（绿十字）和舒张末期流速（蓝十字）获取阻力指数，计算公式为RI=（PSV-EDV）/PSV。PSV：收缩期峰值流速；EDV：舒张末期流速；RI：阻力指数。

图12.2 大脑前动脉分支的收缩期峰值流速、舒张末期流速和阻力指数的测量

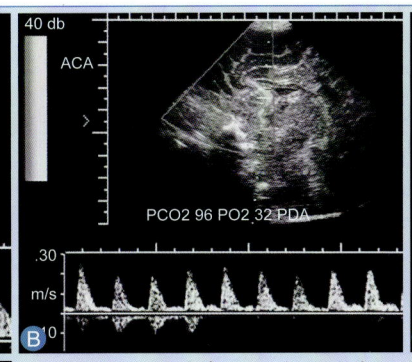
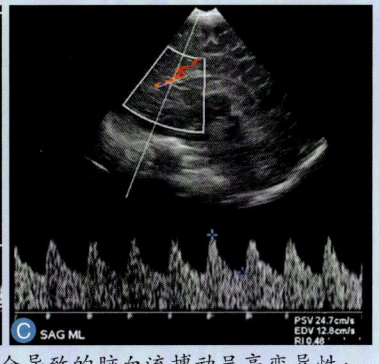
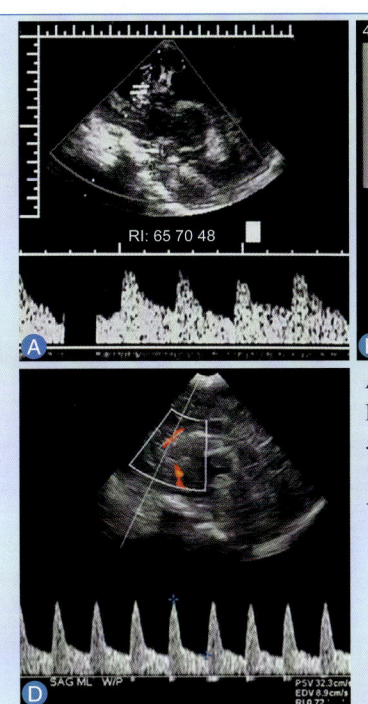

A.先天性心脏病患儿，左心功能不全导致的脑血流搏动呈高变异性；B.有症状的动脉导管未闭婴儿，舒张末期无血流；C、D.缺氧缺血性脑损伤的新生儿，由于脑血流自动调节功能受损，频谱多普勒测量值及阻力指数波动较大，按压前囟后，阻力指数显著增高，图C显示按压前阻力指数为0.48，图D显示按压后阻力指数为0.72。

图12.3　脑血管阻力指数影响因素

表12.1　阻力指数的影响因素

影响因素	对阻力指数的影响
高通滤波器设置	增加
探头压迫	增加
动脉导管未闭	增加
心率升高	减少
心输出量减少	减少

二、正常血流动力学

（一）正常大脑动脉血流

在健康新生儿中，大脑动脉血流动力学会随着正常脑发育成熟过程发生变化。大脑前动脉的阻力指数从早产儿的0.78（0.5~1.0）下降至足月儿的0.71（0.6~0.8），此种趋势与舒张期血流速度增加有关，也可能与脑血管阻力的改变或近心端血流动力学改变有关，如动脉导管关闭和左向右分流减少。在足月儿中，阻力指数也可在出生的最初几天发生变化。在一项纳入476例出生体重超过2500 g的正常新生儿的研究中，大脑前动脉阻力指数在前24小时内从70.6±7（51~87）降至68.3±6（51~83）。

表12.2为文献报道的颅内动脉的收缩期峰值速度、舒张末期流速及阻力指数的正常值范围，虽然正常值范围较宽，但是在个体患者中不应出现很大变化，当偏离基线值超过50%时应视为异常。Willis环各主要分支之间、左右侧血管之间的瞬时血流速度不存在持续性差异。但是，脑血流速度可能会因为探头施加于前囟的压力而发生改变，在健康早产儿和足月新生儿中，通过压迫前囟可以观察到阻力指数增高的趋势；而在缺氧缺血性脑损伤相关的脑积水或脑水肿患儿中，由于脑血流灌注自动调节功能受损，阻力指数可出现有统计学意义的显著增高。

表12.2　足月儿脑动脉血流速度范围 [a]

动脉	收缩期峰值速度（cm/s）	舒张末期速度（cm/s）	阻力指数
颈内动脉	12~80	3~20	0.5~0.8
基底动脉	30~80	5~20	0.6~0.8
大脑中动脉	20~70	8~20	0.6~0.8
大脑前动脉	12~35	6~20	0.6~0.8
大脑后动脉	20~60	8~25	0.6~0.8

注：[a] Values modified from Archer LN, Evans DH, Levene MI. Doppler ultrasound examination of the anterior cerebral arteries of normal newborn infants: the effect of postnatal age. Early Hum Dev. 1985；10（3-4）：255-260；Horgan JG, Rumack CM, Hay T, et al. Absolute intracranial blood-flow velocities evaluated by duplex Doppler sonography in asymptomatic preterm and term neonates. Am J Roentgenol. 1989；152（5）：1059-1064；Allison JW, Faddis LA, Kinder DL, et al. Intracranial resistive index（RI）values in normal term infants during the first day of life. Pediatr Radiol. 2000；30（9）：618-620；and Raju TN, Zikos E. Regional cerebral blood velocity in infants. A real-time transcranial and fontanellar pulsed Doppler study. J Ultrasound Med. 1987；6（9）：497-507.

（二）正常大脑静脉血流

颅内静脉与硬脑膜窦血流是相连续的，心脏搏动波幅的改变偶尔会传递至Galen静脉、矢状窦、横窦等较大的大脑静脉（图12.4）。异常的静脉高振幅波或锯齿状搏动可见于右心压力增高或三尖瓣反流的患儿。虽然在正常的安静呼吸过程中通常观察不到呼吸系统对大脑静脉血流的影响，但在患儿剧烈哭闹或进行高频机械通气时，大脑静脉血流速度可出现显著改变。表12.3为颅内各静脉及静脉窦的平均血流速度范围。

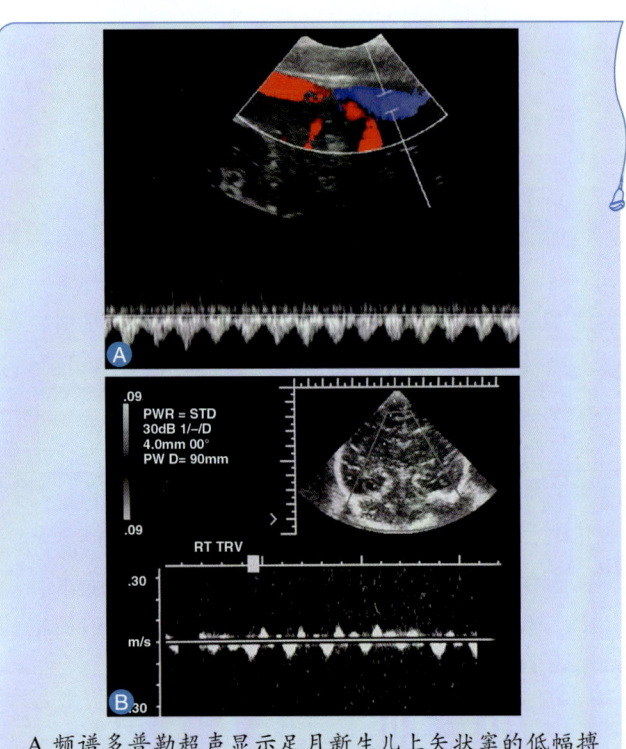

A.频谱多普勒超声显示足月新生儿上矢状窦的低幅搏动血流；B.三尖瓣反流引起的静脉搏动幅度增大。

图12.4　受心脏搏动影响的大脑静脉

表12.3　足月新生儿平均静脉血流速度

血管	时间平均血流速度[a]（cm/s）
终末静脉	3.0 ± 0.3
大脑内静脉	3.3 ± 0.3
Galen静脉	4.3 ± 0.7
直窦	5.9 ± 1.0
上矢状窦	9.2 ± 1.1
下矢状窦	3.5 ± 0.3

注：时间平均血流速度用均值±标准差表示。
[a] Time-averaged mean blood flow velocity (± standard error of the mean). Values modified from Taylor GA. Intracranial venous system in the newborn: evaluation of normal anatomy and low characteristics with color Doppler US. Radiology. 1992; 183（2）: 449-452.

三、重症监护治疗与脑血流动力学

（一）机械通气

机械通气可显著影响脑血流动力学。患儿自主呼吸节律与呼吸机节律不同步使静脉回流到心脏的血流量出现波动，可导致脑动脉频谱波形呈显著的差异性搏动。

同样，高吸气峰压会阻碍静脉血回流到心脏，并导致颅内静脉血流反向。高频通气治疗对大脑动脉和静脉血流动力学的影响表现为低幅振荡频谱（图12.5）。气管吸痰可导致早产儿平均动脉压和动脉血流速度显著升高，其与早产儿被动压力性脑循环（缺乏自主调节功能）有关。据报道，患有肺动脉高压的新生儿在一氧化氮吸入治疗后，肺血流动力学和气体交换显著改善，脑血流速度随之降低。

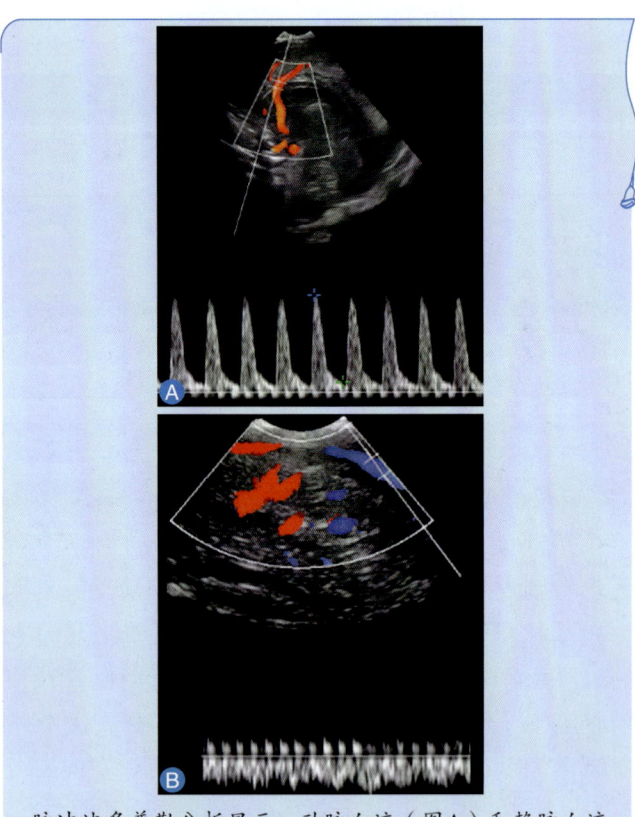

脉冲波多普勒分析显示，动脉血流（图A）和静脉血流（图B）存在与通气相关的振荡。

图12.5　高频通气治疗早产儿的大脑动静脉频谱表现

（二）体外膜肺氧合

体外膜肺氧合常用于严重难治性心肺衰竭患儿的治疗，也可用于先天性心脏病或先天性膈疝修补术后心肺衰竭患儿的支持治疗。静脉-动脉式体外膜肺氧合需行右侧颈总动脉及颈内静脉插管结扎建立血管通路，并进行非脉冲式部分体外循环，其将导致脑血流动力学发生显著改变（图12.6A），随着经体外膜肺氧合旁路回流血流量的增加，动脉搏动则相应减弱甚至完全消失，其在严重心功能障碍的情况下表现尤为明显。同时，由于颈内静脉结扎，大脑静脉血流通常也会相应受到影响。

近来，由于双腔静脉套管的应用，出现了静脉-静脉式体外膜肺氧合，在此种模式中，富氧血流由静脉-静脉式体外膜肺氧合输送到右心，再通过功能正常的心脏泵入体循环。静脉-静脉式体外膜肺氧合回路与静脉-动脉式体外膜肺氧合回路的主要区别在于前者不减少动脉血流量（图12.6B）、避免结扎颈动脉，且通过氧合良好的血液灌注肺循环和冠状动脉循环。静脉-静脉式体外膜肺氧合适用于仅有肺功能不全但心功能正常的患者。

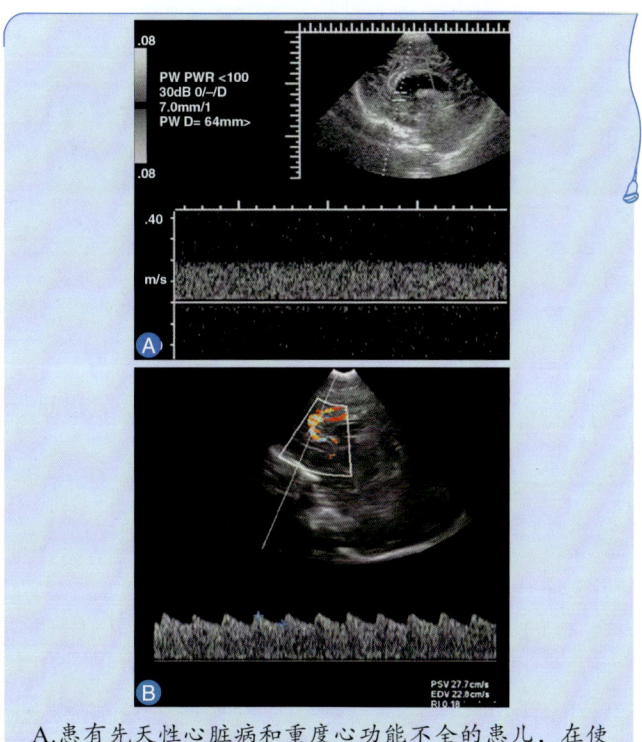

A.患有先天性心脏病和重度心功能不全的患儿，在使用体外膜肺氧合期间，脉冲多普勒频谱分析显示大脑前动脉的搏动消失，呈现连续性非搏动性血流频谱；
B.患有先天性心脏病和中度心功能不全的患儿，在使用体外膜肺氧合期间，脉冲多普勒频谱分析显示大脑前动脉的搏动减弱，呈低阻血流。

图12.6　体外膜肺氧合多普勒频谱改变

应用体外膜肺氧合的患儿，双功能超声可用于床边监测脑损伤情况。研究表明，在体外膜肺氧合支持治疗下，无明显神经系统损伤的新生儿脑血流速度显著低于正常值，在脱机拔管后，脑血流速度逐渐回升；发生脑出血的患儿，在临床确诊数日前即可出现脑血流速度增高。

（三）治疗性低体温与脑冷却

大脑温度与脑血流灌注密切相关，过去脑冷却的研究主要集中于心脏手术或创伤性脑损伤后的患者，但是关于脑冷却对新生儿脑血流动力学影响的研究很少。在通常情况下，体温下降则脑血流速度减低，体温上升则脑血流速度增高。

四、弥散性神经损伤

（一）缺氧缺血性脑损伤与窒息

与缺氧缺血性脑损伤或窒息相关的脑血流动力学变化取决于多种因素，包括损伤的严重程度、发生时间及持续时间、持续的高碳酸血症、低氧血症、大脑成熟度等。在严重或长时间窒息情况下，缺氧缺血性脑损伤会导致谷氨酸、天冬氨酸等兴奋性氨基酸的过度释放，随之复杂的神经代谢级联反应导致脑血管扩张及脑水肿发生。除常规灰阶超声中脑白质回声增强、脑白质与灰质辉度差异增大、裂隙样脑室和蛛网膜下腔消失等表现外，在双功能超声成像中还可以观察到血流动力学指标的显著改变，在缺氧缺血性损伤发生后的12小时至数天内，频谱多普勒成像显示平均脑血流速度增加，阻力指数下降（<0.55~0.60，图12.7）。阻力指数测量联合临床特征，可以作为一种安全经济有效的方法来判断缺氧缺血性脑损伤的预后和预测低温治疗的疗效（图12.8），脑冷却前阻力指数可大体判断20~32月龄新生儿预后，若阻力指数低于0.60，则更可能出现严重的神经发育障碍甚至死亡。持续的低氧血症或高碳酸血症可导致全身血管扩张及多普勒频谱异常。此外，缺氧缺血相关的心脏损伤可导致血流频谱中收缩期峰值流速的波动。

（二）脑水肿

脑水肿可见于缺氧缺血性脑损伤、充血性心力衰竭及各种颅内感染，在脑水肿的早期，由于血管扩张，通常阻力指数降低；随着脑水肿加重，脑血管阻力增加，舒张期血流速度减低，阻力指数随之进行性增高，甚至可能出现脑动脉舒张期血流反向。

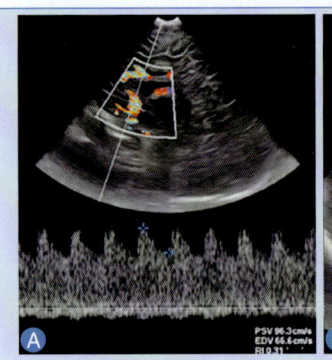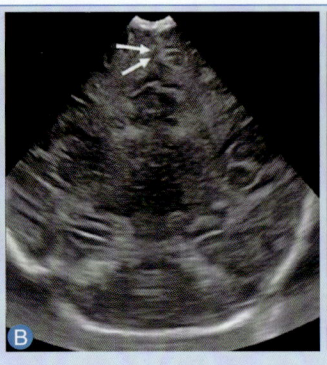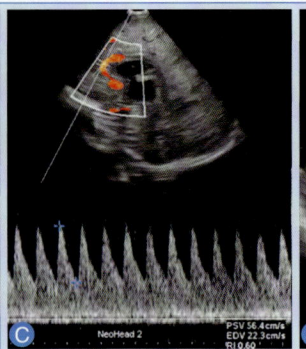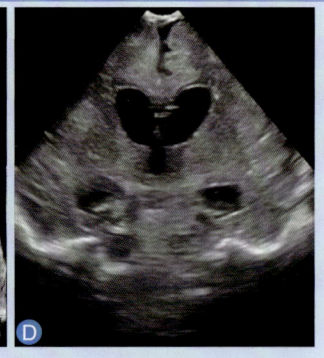

A、B.首次超声检查显示弥漫性脑水肿，脑白质回声增强，脑白质与灰质辉度差异增大，可见脑沟消失（箭头）及裂隙状脑室，大脑前动脉频谱多普勒显示舒张期血流流速增高，阻力指数降低（0.31）；C、D.超声随访检查显示大脑进行性严重损伤，表现为整体大脑灰质及白质回声异常（灰质与白质分界不清）和脑室扩张，阻力指数假性正常化（阻力指数=0.60）。

图12.7　足月儿胎粪吸入伴呼吸窘迫导致围产期严重缺氧缺血性脑损伤的颅脑超声表现

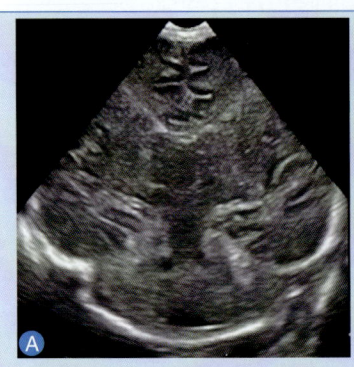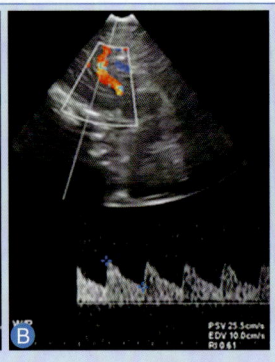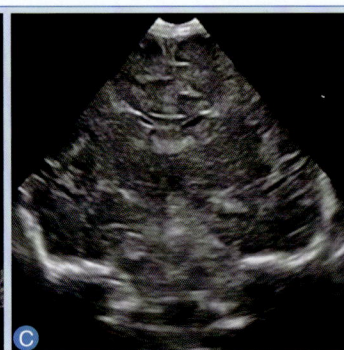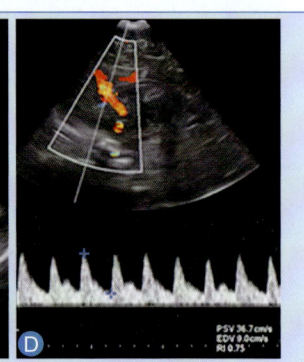

A、B.首次超声检查显示弥漫性脑水肿，脑白质回声增强，脑白质与灰质辉度差异增大，脑室呈裂隙状，大脑前动脉多普勒频谱显示阻力指数为0.61；C、D.低温治疗结束后随访，B型超声显示脑组织回声正常，结构清晰，动脉频谱多普勒显示阻力指数正常，阻力指数为0.75，这些表现与正常的神经检查结果一致。

图12.8　低温治疗围产期缺氧缺血性脑损伤患儿的超声声像图

（三）脑死亡

根据相关法律法规，判定脑死亡必须满足若干严格的临床标准，包括瞳孔对光反射消失、各种神经反射消失、无自主呼吸、脑电图电波平直及放射性核素显像显示脑灌注消失等。在过去，也存在一些聚焦于双功能超声成像在诊断脑死亡方面的应用价值的研究。

脑死亡患者颅内压增高，继之舒张期血流反向，双功能超声成像上常常表现为阻力指数显著升高（阻力指数>1.0）。但是，舒张期血流反向并不是脑死亡的特异性表现，其也可见于重度的脑积水和动脉导管未闭的患儿。此外，脑死亡时，大脑中动脉及大脑前动脉还可表现为搏动减弱，收缩期血流减少，仅在心动周期中短暂出现，这代表无活力的脑血流（图12.9）。

虽然经多普勒超声证实的颅内无血流是大脑皮质功能丧失的可靠标志，但脑血流的存在不代表脑功能的完整性，即使颅内血流存在，仍可能出现脑死亡。

五、脑出血与脑卒中

彩色多普勒血流成像可显示生发基质层出血导致的室管膜下静脉及终末静脉的移位、包绕和闭塞（图12.10）。一项研究报道，50%的生发基质层出血和92%的脑室周围白质出血患儿存在终末静脉移位或闭塞，这一发现可能有助于早期预测新生儿颅内出血进展加重的风险。

局灶性动脉缺血性脑卒中

新生儿期动脉缺血性脑卒中由脑血流局部中断导致，围产期并发症是新生儿脑卒中最常见原因，其他因素包括脑膜炎、创伤、红细胞增多症、脱水、高凝状态和脑血管炎等。动脉缺血性脑卒中多见于足月婴儿，主要影响大脑中动脉的分布区域

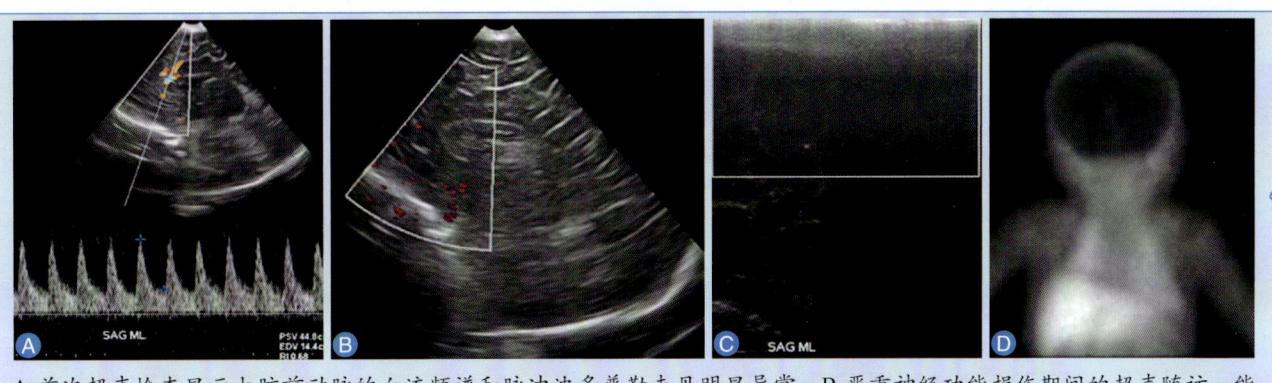

A.首次超声检查显示大脑前动脉的血流频谱和脉冲波多普勒未见明显异常;B.严重神经功能损伤期间的超声随访,能量多普勒成像显示大脑前动脉无明显血流灌注;C.在正中矢状面能量多普勒成像上,矢状窦内未见静脉血流,证实脑血流灌注不足;D.核医学脑灌注成像证实脑组织完全无灌注。

图 12.9　出生 7 周患儿进行性肝功能衰竭、严重神经功能损伤和脑死亡

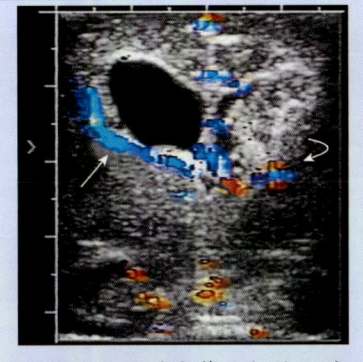

左侧室管膜下静脉血流(弯箭头)被血肿阻塞;正常右侧室管膜下静脉血流显示清晰(直箭头)。

图 12.10　左侧室管膜下生发基质层出血伴终末静脉闭塞、脑室周围静脉淤滞并出血性梗死

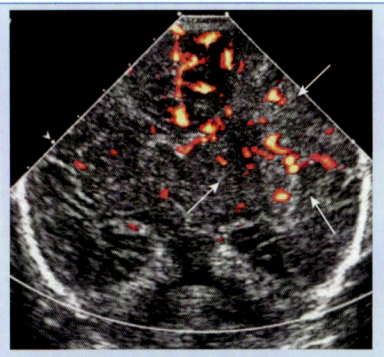

冠状面能量多普勒超声显示,稍高回声的缺血区周边血流明显增加(箭头),呈过度灌注。

图 12.11　足月儿左侧大脑中动脉缺血性卒中继发过度灌注

(>50%),常为单侧发生。

并非所有脑梗死患儿可出现局部血流量的改变。虽然MRI和数字减影血管造影是缺血性脑卒中的标准影像学检查,但在亚急性期,新生儿颅脑多普勒超声可显示缺血灶外周半暗带血流高灌注,表现为该区域血管数目和血管内径的增加,以及脑局部血流速度的增高(图12.11),这是因为脑血流不能满足局部代谢需求所导致的脑血管扩张,被称为过度灌注。

六、脑积水

颅内压增高时,动脉血流在舒张期比在收缩期受影响更大,导致大脑动脉搏动性增强及阻力指数增高。Seibert等在实验犬脑积水模型中发现,阻力指数增高与颅内压增高之间有良好的相关性。脑积水患儿行脑室穿刺分流术后,大脑动脉血流搏动性及阻力指数均显著下降。然而,脑室扩张的患儿并不总是存在颅内压增高,阻力指数可能处于正常范围,此外,阻力指数受胎龄、生后月龄、心功能、心率、动脉导管通畅度和治疗等多种因素影响,因此,阻力指数不能单独作为判断颅内压是否增高的指标。

双功能超声成像的一些特殊技术可提高诊断颅内压增高的灵敏度和特异度。在大脑动脉多普勒超声检查时行前囟分级加压实验,有助于在进展为颅内压增高前早期识别颅内顺应性减低的脑积水患儿,主要表现为囟门加压时颅内动脉阻力指数增高。Taylor与Madsen测量了脑积水脑室分流手术前后的颅内压及阻力指数。这些研究均表明,进行前囟分级加压实验时阻力指数增高是颅内压增高的强预测因子,有助于帮助预测脑积水患儿是否需要植入分流装置。此外,该技术也被成功应用于颅缝早闭患儿手术前评估颅内顺应性。

根据Monro-Kellie学说，大脑、脑脊液、血液和其他颅内成分的体积是恒定的，在前囟分级压迫过程中，正常婴儿脑脊液及血液可快速再分布，以补偿前囟受压导致的体积微小增加，从而维持颅内压稳定。然而，患有脑积水的患儿由于颅内顺应性减低，前囟受压时颅内体积的增加会导致颅内压的急剧增高和颅内动脉搏动性迅速增加，从而导致阻力指数增高（图12.12）。采用该技术进行序贯检查可以为评估颅内顺应性提供一种无创、间接的监测方法（图12.13）。

Karl-Heinz Deeg团队的研究显示，计算颅内外段颈动脉收缩期峰值流速、舒张末期血流速度和时间平均流速的比值（I/E值），可作为半定量评估颅内压的另一种有效方法。颅内压轻微增高，在<20 cmH_2O时，I/E>1，而阻力指数无明显改变；当颅内压>20 cmH_2O时，I/E降低，明显低于正常值0.8，同时阻力指数增高。在颅内压增高的情况下，相比收缩期峰值流速和时间平均流速，舒张末期血流速度的I/E值下降更为明显。

七、脑血管畸形

小儿脑动静脉畸形在血管构成、临床表现、全身血流动力学影响和总体结局等方面与成年人都有很大不同。小儿脑动静脉畸形通常为瘘管状或呈多灶性，通常对静脉系统产生血流动力学影响，但很少出现高血流量相关性血管病或血流相关性动脉

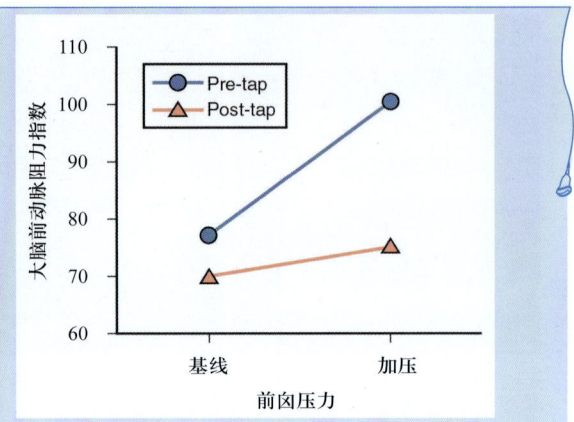

脑积水患儿系列阻力指数测定显示，在基线时，分流手术前后阻力指数接近；相比手术前（Pre-tap），脑室分流术后（Post-tap）大脑动脉血流动力学对前囟压力的反应大大减低。

图12.13　脑积水分流术后，颅内动脉阻力指数对前囟压力的敏感度降低

瘤。心脏超负荷的全身表现是发病率和死亡率增加的关键临床特征，慢性静脉血流淤滞和（或）缺血合并血管窃血可能导致慢性心功能不全，并产生不可逆性脑损伤。Galen静脉动脉瘤样畸形，一般称为Galen静脉瘤，是最常见的新生儿颅内血管畸形，所谓的"融化脑"是Galen静脉动脉瘤样畸形的严重并发症。区分真假Galen静脉动脉瘤样畸形至关重要，在真性Galen静脉动脉瘤样畸形中，动脉直接引流入持续存在于大脑半球间的扩张的Markowski静脉，不与深静脉相交通；在假性Galen静脉动脉瘤样畸形中，邻近小脑、脑干或幕上深部区域的软膜下动静脉畸形的血流引流入正常发育的Galen静脉，由于静脉负荷过重，导致Galen静脉扩张。因此，假性Galen静脉动脉瘤样畸形正确的术语应该为"Galen静脉动脉瘤样扩张"。超声作为一种重要的影像学工具，可以直接显示扩张的血管、脑水肿、脑积水等并发症。Galen静脉动脉瘤样畸形和Galen静脉动脉瘤样扩张通常可通过超声产前筛查进行诊断。围产期彩色多普勒血流成像和频谱多普勒分析可显示Galen静脉瘤供血血管及引流血管的血流频谱曲线，为治疗前后提供重要的血流动力学信息（图12.14，图12.15）。Galen静脉瘤频谱多普勒成像通常表现为静脉内血流动脉化和流速增高，供血动脉搏动减弱。由于"血管窃血"，周边脑组织内血流通过低阻畸形血管引流，周边部分区域可能表现为血流减少或无血流。

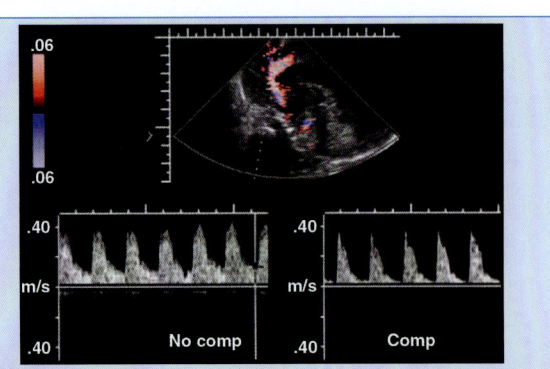

将探头轻置于脑积水患儿前囟，未加压（No Comp），大脑前动脉脉冲多普勒频谱显示阻力指数为0.69；将探头置于前囟轻压数秒钟后（Comp），重复采集脉冲多普勒频谱，阻力指数增加到0.99，表明颅内顺应性异常。

图12.12　脑积水患儿在前囟轻度受压时，颅内动脉阻力指数增高

第十二章 新生儿与婴儿颅脑的双功能超声成像

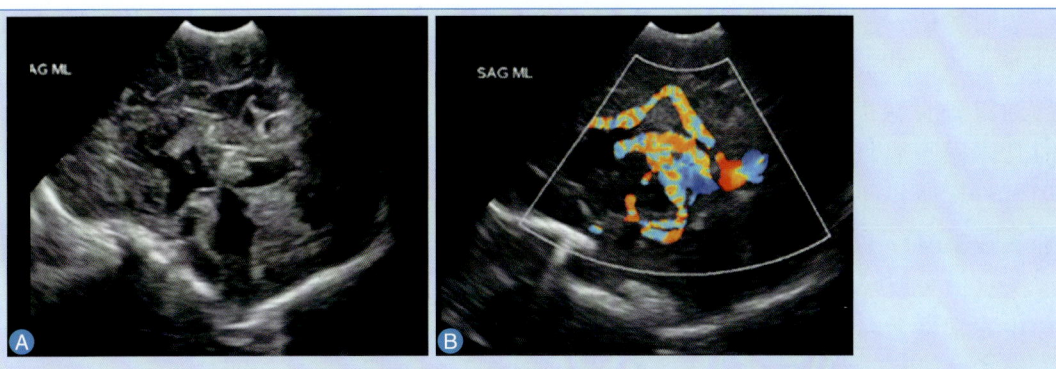

A.正中矢状位脑中线处可见一血管性结节，在灰阶超声中呈低回声，易被忽略；B.彩色多普勒血流成像可见扩张的Galen静脉，由扩张的胼胝体周围动脉和脉络膜后动脉供血。

图 12.14　Galen 静脉动脉瘤样畸形

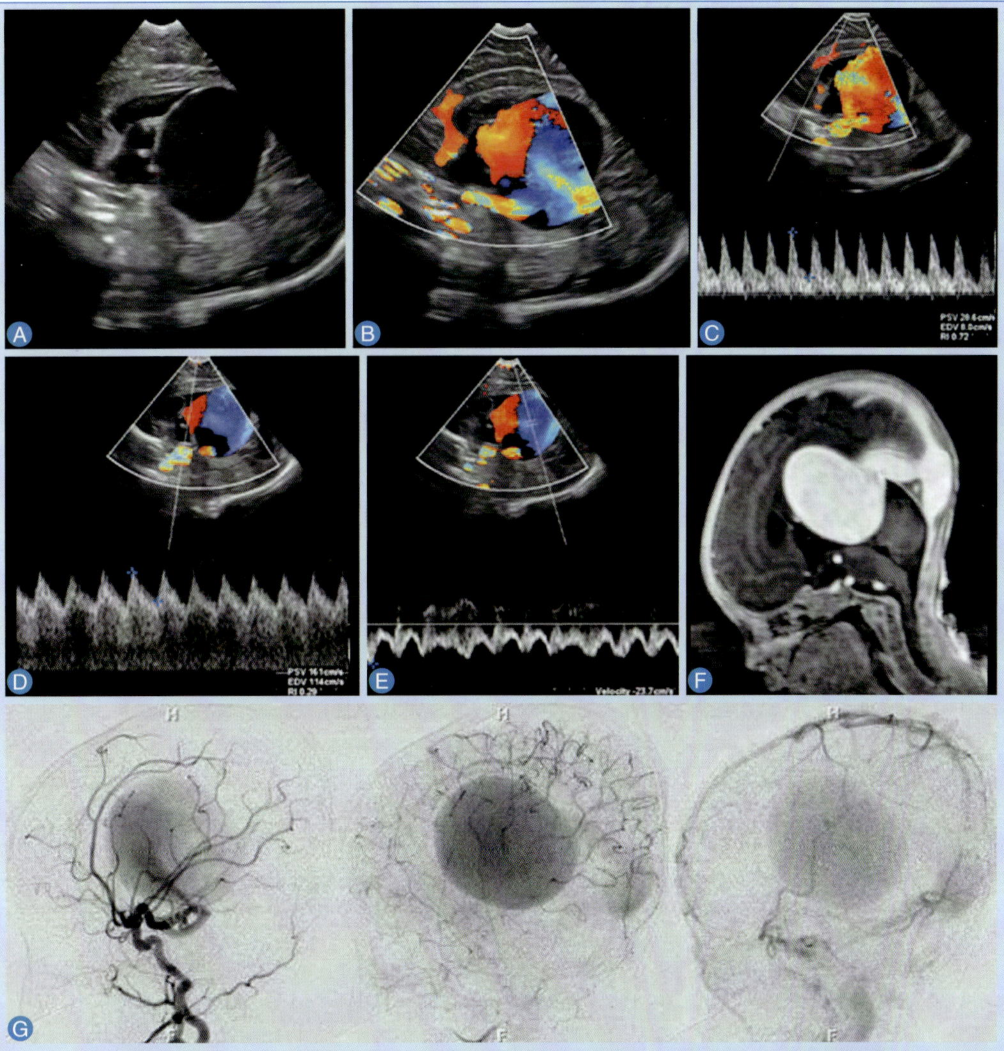

A.正中矢状位灰阶超声显示Galen静脉瘤样扩张，呈囊状，由于中脑导水管受压阻塞和静脉压力增高，顶盖下压，幕上脑室扩张；B.彩色多普勒超声显示扩张的Galen静脉内可见明显的湍流血流；C.胼周动脉内血流正常；D.由于动静脉分流，供血动脉脉络膜后动脉为高速低阻血流（阻力指数=0.29）；E.在扩张的Galen静脉内，可见明显受心脏影响的搏动（通过图C~图E的彩色多普勒超声的频谱分析可以了解畸形血管的血流动力学构成）；F.对比增强MRI静脉造影证实了Galen静脉畸形；G.数字减影血管造影显示畸形的Galen静脉由双侧扩张的脉络膜后动脉供血。

图 12.15　Galen 静脉动脉瘤样畸形

颅周窦是一种先天性静脉血管畸形，其特征是一种波动的、可压缩的皮下静脉瘤样病变，颅内外静脉通过颅骨缺损处相通（图12.16），当患儿哭闹时其体积通常会增大。双功能超声成像很容易将颅周窦与其他各种病变相鉴别，包括脑膜脑膨出、皮样囊肿（图12.17）、脂肪瘤、动静脉畸形、血管瘤、头皮血肿或帽状腱膜积液。颅周窦在常规灰阶超声中通常呈无回声，在多普勒超声中呈静脉性频谱，表现为颅内外相连通的扩张静脉内探及双向湍流静脉血流。

八、颅内肿瘤

新生儿颅内肿瘤罕见，医师对此类病变的多普勒超声特征的经验有限。多普勒超声可能有助于了解肿瘤内血管数量及确定肿瘤的供血动脉（图12.18）。

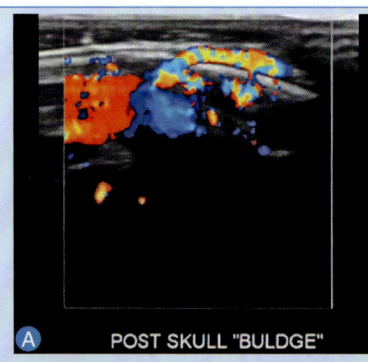
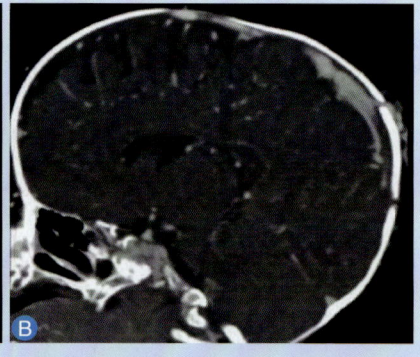

A.正中矢状位彩色多普勒血流成像见一明显的静脉血管连接颅内上矢状窦及头皮下静脉网；B.对比增强CT扫描可见血管从枕骨小缺损处穿过颅骨。

图12.16　颅周窦

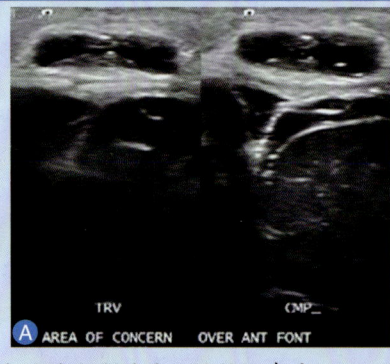
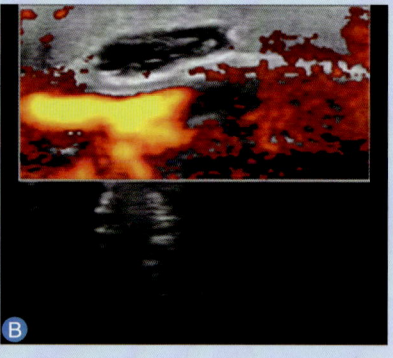

A.灰阶超声显示位于矢状缝上方的局灶性低回声病灶；B.能量多普勒超声显示局灶性"肿块"内部无血流，可排除颅周窦。AREA OF CONCERN：感兴趣区；OVER ANT FONT：前后。

图12.17　矢状缝处皮样囊肿

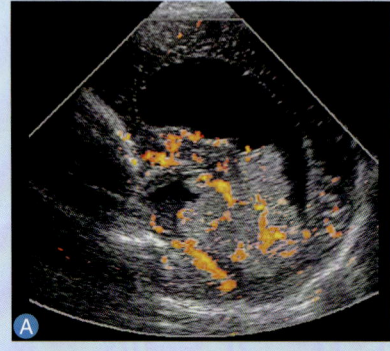
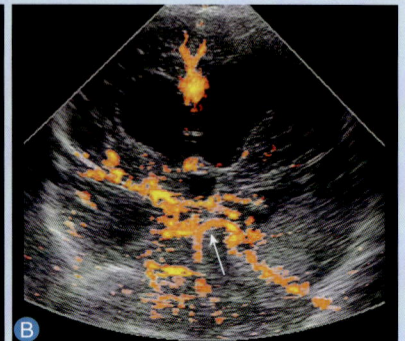

旁矢状面（图A）和冠状面（图B）能量多普勒超声显示左侧侧脑室脉络丛高回声病灶内的肿瘤血管增多，供血动脉来源于基底动脉的分支（箭头）。

图12.18　出生6周的脉络丛乳头状瘤患儿

九、近场结构

(一) 蛛网膜下腔积液与硬膜下积液的鉴别

高频线阵探头的彩色多普勒血流成像可用于识别蛛网膜下腔积液、硬膜下积液及并发的脑外积液。由于脑皮层表面穿支血管位于软脑膜蛛网膜内,在蛛网膜下腔积液时,液体包围血管并推挤穿支血管使之远离脑表面(图12.19);在硬膜下积液时,蛛网膜将积液与脑穿支血管分离,积液位于蛛网膜外并推挤穿支血管使之向大脑表面靠近。MRI和CT的相关性研究表明,彩色多普勒血流成像在进行上述鉴别诊断时是可靠的,但是,皮质静脉通过桥静脉穿过脑外间隙汇入上矢状窦,可能被误认为蛛网膜下腔的血管。

(二) 硬脑膜静脉窦血栓形成

新生儿可能因全身或局部感染、先天性心脏病、凝血功能障碍、血管畸形、外伤和脱水而发生硬脑膜静脉窦血栓,彩色多普勒血流成像可作为一种无创性影像学方法,用于初步识别和监测硬脑膜窦血栓形成。

十、超声在其他少见的血管病变中的应用

双功能超声成像有助于诊断新生儿丘脑基底节中的线性树枝状高回声血管病变,也称为豆纹动脉血管病(图12.20)。多普勒超声可发现各种罕见的血管解剖异常,如颈内动脉发育不良,双功能超声成像还有助于诊断和监测蛛网膜下腔出血或创伤性脑损伤后脑血管舒缩反应性及血管痉挛。

十一、双功能超声成像的缺陷

与所有其他先进的影像学检查一样,双功能

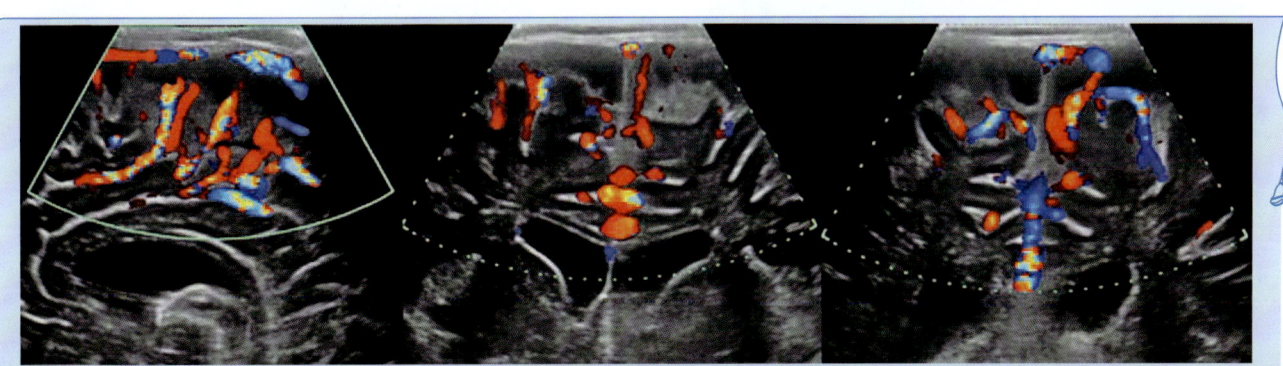

纵裂矢状面和冠状面的彩色多普勒血流成像,可见双侧硬膜下和蛛网膜下腔大范围积液,部分呈无回声,部分呈高回声;穿支血管穿过蛛网膜下腔和硬膜下间隙引流入上矢状窦;脑室轻度增宽;软脑膜增厚,回声增强。

图12.19 脑膜炎引起的硬膜下和蛛网膜下腔积液

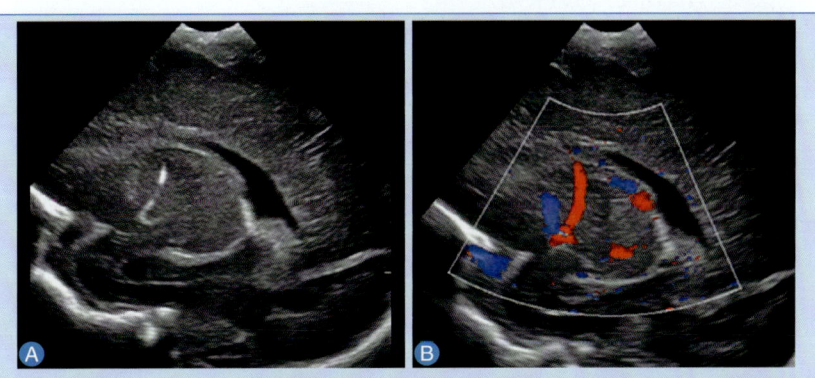

A.旁矢状位灰阶超声显示基底节区线状高回声病变;B.彩色多普勒血流成像证实为豆纹动脉。

图12.20 豆纹动脉血管病

超声成像同样具有潜在的缺陷和局限性：超声取样线方向应与目标血管走行方向一致；取样框应位于目标血管居中位置；测量部位应避开血管曲度较大处（避免湍流混叠）；在Willis环和Trolard静脉的毗邻处测量时，可能导致对动脉和静脉同时采样，从而影响各种血流动力学指标（如阻力指数）的正确计算（图12.21）。此外，低流速血管、深部血管、被颅骨遮挡或位于声窗外的浅表血管可能会被忽略。总之，对相关疾病病理生理的熟稔是保证双功能超声成像敏感度和特异度的必要条件。

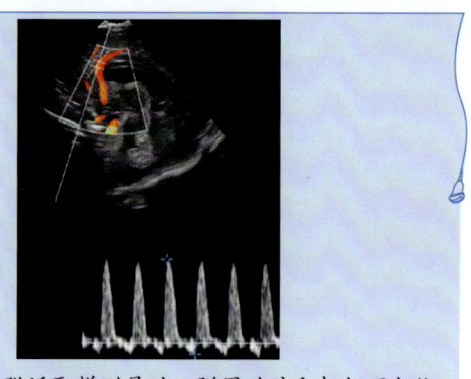

在胼胝体膝部附近取样测量时，胼周动脉和相邻下矢状窦内的静脉血流相重叠，表现为动脉频谱中出现假性"舒张期血流反向"，从而使阻力指数的计算不准确。

图12.21　陷阱：动脉和静脉血流频谱曲线上的重叠

（刘娅妮，陶安宇，黄媛，姜岚译；邢长洋校）

参考文献

扫码观看